PÄDIATRIE

FÜR STUDIUM UND PRAXIS

Unter Berücksichtigung des Gegenstands-kataloges und der mündlichen Examina in den Ärztlichen Prüfungen

6. Auflage

M. Eppinger • M. Müller
und Mitarbeiter

Medizinische Verlags- und Informationsdienste • Breisach

Herausgeber:

Dr. med. Markus Müller
Neutorplatz 4
D-79206 Breisach a. Rh.
E-Mail: med.verlag-dr.mueller@t-online.de

6. Auflage

ISSN: 2195-0865
ISBN: 978-3-929851-41-0

Wichtige Hinweise: Medizin als Wissenschaft ist im ständigen Fluss. Hinsichtlich der in diesem Buch angegebenen Anwendungen von Therapien und Dosierungen von Medikamenten wurde die größtmögliche Sorgfalt beachtet. Dennoch ist der Leser aufgefordert, die entsprechenden Empfehlungen der Hersteller zu den verwendeten Präparaten zu prüfen, um in eigener Verantwortung festzustellen, ob die Indikation, individuelle Dosierung und Hinweise auf Kontraindikationen gegenüber den Angaben in diesem Buch abweichen. Dies ist insbesondere wichtig bei selten verwendeten Präparaten oder solchen, die neu auf den Markt gebracht worden sind. Besondere Sorgfalt erfordert der Einsatz von Medikamenten, die nicht primär für pädiatrische Patienten entwickelt wurden oder off-label eingesetzt werden. Eine Garantie oder Gewähr für die Aktualität, Vollständigkeit und Richtigkeit der Inhalte dieses Buches übernehmen wir ausdrücklich nicht.
Aus der Bezeichnung einer Ware mit dem für sie eingetragenen Warenzeichen kann bei Fehlen des Vermerkes ® od. ™ nicht geschlossen werden, dass es sich um einen freien Warennamen handelt. Angegebene Handelsnamen sind Beispiele für Medikamente mit dem entsprechenden Wirkstoff ohne Anspruch auf Vollständigkeit produzierender Hersteller. Jegliche Haftung, die auf irgendeine Art aus der Benutzung der in diesem Buch enthaltenen Informationen oder Teilen davon entsteht, wird ausgeschlossen.
Für alle angegebenen Internet-Links in diesem Buch gilt, dass wir uns ausdrücklich von allen Inhalten der gelinkten Seiten distanzieren und uns diese Inhalte nicht zu eigen machen. Die Nutzung der Links durch den Leser erfolgt auf eigenes Risiko.
Personenbezogene Bezeichnungen, die sich zugleich auf Frauen, Männer oder diverses Geschlecht beziehen, werden teilweise nur in der männlichen oder weiblichen Form von personenbezogenen Wörtern geschrieben. Dies impliziert keinesfalls eine Benachteiligung der jeweils anderen Geschlechter, sondern dient dem einfacheren Verständnis und der besseren Lesbarkeit der Texte.
Datenschutzerklärung: Wir behandeln personenbezogene Daten vertraulich und entsprechend den gesetzlichen DSGVO-konformen Datenschutzvorschriften. Falls Sie uns per E-Mail anfragen, werden Ihre Angaben zwecks Bearbeitung der Anfrage und für den Fall von Anschlussfragen gespeichert. Diese Daten werden nicht ohne Ihre Einwilligung weitergegeben.

Bezug über den Buchhandel oder beim Verlag:

Medizinische Verlags-
und Informationsdienste
Neutorplatz 4
D-79206 Breisach/Rh.

Bestellungen im Direktversand vom Verlag sind in Deutschland zum Einzelpreis von **38,-- EUR** pro Expl. (inkl. MwSt. und aller Versandkosten) bei nebenstehender Adresse möglich.
Mengenpreise, Antiquariat und Mängelexemplare auf Anfrage (E-Mail: med.verlag-dr.mueller@t-online.de)
Auslandspreis unverbindlich: 40,-- EUR

Bibliografische Information der Deutschen Bibliothek

Die Deutsche Nationalbibliothek verzeichnet diese Publikation in der Deutschen Nationalbibliografie; detaillierte bibliografische Daten sind im Internet über http://dnb.dnb.de abrufbar.

Danksagung

Bedanken möchte ich mich bei allen meinen Freunden und Kollegen, die mir mit Anregung, Rat, Tat und Korrektur hilfreich zur Seite standen.

Ein besonderer Dank geht an den unermüdlichen Mitautor **Dr. Matthias Eppinger**, Weißenburg.

und an die weiteren Mitarbeiter:

- Dr. A. Eppinger, Weißenburg (wissenschaftliche Mitarbeit)
- Dr. N. Hanhart, Mayen (Kinderurologie)
- Dr. U. Kottler, Bad Wörishofen (Kinderophthalmologie)
- P. Neugebauer, Bad Schwalbach (wissenschaftliche Mitarbeit)
- Dr. S. Rogowski, St. Gallen (Kinderkardiologie)
- Dr. M. Sander, Horkheim u. Dr. R. Schlichtherle, Walenstadt (wissenschaftliche Mitarbeit)
- Dr. M. Tryzna, München (wissenschaftliche Mitarbeit)
- Dr. G. Tryzna, Wermelskirchen (wissenschaftliche Mitarbeit)
- Prof. Dr. S.-B. Wirth, Heidelberg (Anatomie, Embryologie)

Weiterhin gilt unser gemeinsamer Dank den Professoren und Dozenten der Universität Mainz und Freiburg sowie den Professoren und Dozenten an den Lehrkrankenhäusern in Ludwigshafen und Koblenz für die Anregungen, die wir aus ihren Vorlesungen und Unterrichten entnehmen konnten.

Vorwort

Berücksichtigt wurden alle wichtigen, kinderheilkundlichen Lehrbücher, die aktuellen **pädiatrischen Fachzeitschriften**, der **Gegenstandskatalog** (ÄAppO 2002/2013/2019, IMPP-Gk 2, 2019 ist gültig seit dem Examen Frühjahr 2022, www.impp.de) sowie die aktuellen Leitlinien der AWMF (Arbeitsgemeinschaft der wissenschaftlichen medizinischen Fachgesellschaften, www.awmf.org) und Empfehlungen der Dt. Gesellschaft für Kinder- u. Jugendmedizin. Für alle Tumoren werden neben den gebräuchlichen klinischen Einteilungen die aktuelle TNM-Klassifikation und UICC-Stadiengruppierung (von 2017) angegeben. Die **klinischen Einteilungen** des Buches sind allgemein gebräuchliche (die Autoren sind dabei jeweils angegeben). An den verschiedenen Universitäten werden aber oft zusätzliche oder andere eigene Klassifizierungen benutzt, die der/die Leser/in selbst ergänzen möchte - gleiches gilt für besondere Therapieverfahren in speziellen Zentren. Die internationale Klassifizierung der Krankheiten **ICD-10-GM** (German Modification, Version 2022) ist jeweils im Textteil und als alphabetische Hitliste am Ende des Buches zu finden. Ergänzt wurden die bekannten **Selbsthilfegruppen** mit Anschrift und Internet-/E-Mail-Adresse im Textteil sowie eine Sammlung aller wichtigen **Internet-Adressen** rund um die Medizin am Ende des Buches.

Zur Entstehung dieses Buches:

Unsere Idee war es, den Studenten/innen auch ein Buch für die Pädiatrie an die Hand zu geben, das es ermöglichen soll, sich den relevanten Stoff des großen Faches der Kinderheilkunde in realistischer Zeit anzueignen. Dabei will und kann dieses Buch kein großes Lehrbuch ersetzen, jedoch soll die **klar strukturierte Gliederung** des Stoffes eine wertvolle Hilfe vor allem in der Zeit der Prüfungen geben. Der konsequente didaktische Aufbau soll die Leser und Lernenden dabei besonders unterstützen.
Ein weiteres Anliegen war es, auf allen Gebieten den heutigen **aktuellen Wissensstand** zusammenzutragen und zusammenzufassen. Es blieb dabei nicht aus, dass einzelne Kapitel weit über das normale Wissen hinaus spezielle Aspekte beinhalten. Das soll dem/r interessierten Leser/in die Möglichkeit zur Vertiefung geben. So kann der/die Student/in zur Zeit der Prüfungen sich die wichtigsten Punkte jeweils erarbeiten und später als junge/r Assistent/in die weiterführenden Hinweise benutzen. So möchte dies nicht nur ein Buch für die Zeit der Prüfungen, sondern auch darüber hinaus sein. Die geplanten Neuauflagen sollen der Aktualität und dem ständigen Fluss des medizinischen Wissens Rechnung tragen.

Um künftig das Wissen sowohl aktuell zu halten als auch die Verbindung zum/r Lernenden nicht zu verlieren, hoffen wir nicht nur auf, sondern **wünschen uns ausdrücklich Anregungen, Hinweise und Kritik aus dem Leserkreis**, gerne per E-Mail (med.verlag-dr.mueller@t-online.de).

Der Herausgeber
M. Müller

ABKÜRZUNGSVERZEICHNIS

A., Aa.	= Arteria, Arteriae
a.p.	= anterior-posterior
Abb.	= Abbildung
Ak	= Antikörper
allg.	= allgemein
Amp.	= Ampullen
Anm:	= Anmerkung
art.	= arteriell
asc.	= ascendens
ASS	= Acetylsalicylsäure
Ät:	= Ätiologie
ATD	= abdomino-transvers. Durchm.
aut.	= autosomal
AV	= arterio-venös
AZ	= Allgemeinzustand
bakt.	= bakteriell
BB	= Blutbild
bezgl.	= bezüglich
BGA	= Blutgasanalyse
BL	= Bauchlage
BSG	= Blutkörperchensenkungs-geschwindigkeit
BWK	= Brustwirbelkörper
BWS	= Brustwirbelsäule
BZ	= Blutzucker
Ca	= Karzinom
ca.	= circa
Ch	= 1 Charrière = 1/3 mm
Chrom.	= Chromosom, chromosomal
chron.	= chronisch
CRP	= C-reaktives Protein
CT	= Computertomographie
CTG	= Kardiotokographie
d.	= der, die, das
d.F.	= der Fälle
DD:	= Differentialdiagnosen
Def:	= Definition
desc.	= descendens
DGJK	= Dt. Ges. f. Kinder-/Jugendmed.
Diag:	= Diagnostik
DIC	= Verbrauchskoagulopathie
Diff-BB	= Differentialblutbild
Dig.	= Digitus
Disp.	= Disposition
dist.	= distal
DMS	= Durchbltg. Motorik Sensibilität
dom.	= dominant
DSA	= Digitale Subtraktionsangiogr.
Duct.	= Ductus
E	= Einheiten / Escherichia
ECV	= Extrazellularvolumen
ED	= Einzeldosen
EEG	= Elektroenzephalogramm
EKG	= Elektrokardiogramm
ELISA	= Enzyme-linked imm. sorb. assay
EMG	= Elektromyographie
engl.	= englisch
Etlg:	= Einteilung
evtl.	= eventuell
ext.	= externus
Extr.	= Extremität
Fakt.	= Faktor
fktl.	= funktionell
FSH	= follikelstimulierendes Hormon
genet.	= genetisch
ggf.	= gegebenenfalls
GI	= Gastrointestinal
GnRH	= Gonadotropin-Releasing-Horm.
gr./Gr.	= groß/Größe, griechisch
Hb	= Hämoglobin
Hep.	= Hepatitis
Histo:	= Histologie
HN	= Hirnnerv
HWK	= Halswirbelkörper
HWS	= Halswirbelsäule
i.d.R.	= in der Regel
I.E.	= internat. Einheiten
i.m.	= intramuskulär
i.v.	= intravenös
ICD	= Internat. Classific. of Diseases
ICR	= Interkostalraum
ICSI	= intracytopl. Spermieninjektion
ICV	= Intrazellulärvolumen
IfSG	= Infektionsschutzgesetz
IL	= Interleukin
Ind:	= Indikation
inkl.	= inklusive
insb.	= insbesondere
int.	= internus
ITN	= Intubationsnarkose
IVP	= intravenöse Pyelographie
J.	= Jahre
JÜR	= Jahres-Überlebens-Rate
Kap.	= Kapitel
KE	= Kontrasteinlauf
kg	= Kilogramm
kgKG	= pro Kilogramm Körpergewicht
K-Ind:	= Kontraindikationen
kl.	= klein
Klin:	= Klinik, Symptome
KM	= Kontrastmittel, Knochenmark
KOF	= Körperoberfläche
Kompl.	= Komplikationen
kons.	= konservativ
körpl.	= körperlich
KS	= Klopfschall
l	= Liter
LA	= Lokalanästhesie
lat.	= lateral / lateinisch
LH	= luteinisierendes Hormon
li.	= links
Lig.	= Ligamentum
Lj.	= Lebensjahr
Lk	= Lymphknoten
Lok:	= Lokalisation
LWK	= Lendenwirbelkörper
LWS	= Lendenwirbelsäule
m	= männlich
M., Mm.	= Musculus, Musculi
max.	= maximal
MDP	= Magen-Darm-Passage
med.	= medial
Med:	= Medikament
min.	= minimal
Min.	= Minute
mind.	= mindestens
Mio.	= Millionen
mögl.	= möglich
Mon.	= Monate
MRT	= Magnetresonanztomographie
n.	= nach
N., Nn.	= Nervus, Nervi
neg.	= negativ
NLG	= Nervenleitgeschwindigkeit
Nll.	= Nodi lymphatici
NNH	= Nasennebenhöhlen
NNR	= Nebennierenrinde
Nr.	= Nummer
NSAR	= nicht steroidale Antirheumatika
NW:	= Nebenwirkungen
o.B.	= ohne pathologischen Befund
od.	= oder
Op	= Operation
org.	= organisch
OS	= Oberschenkel
p.a.	= posterior-anterior
p.c.	= post conceptionem
p.os	= per os
p.p.	= post partum
Pat.	= Patient
Path:	= Pathogenese
PCR	= Polymerase-Kettenreaktion
PE	= Probeentnahme
PEEP	= pos. endexspiratory pressure
phys.	= physiologisch
postop.	= postoperativ
Prädisp.	= Prädisposition
präop.	= präoperativ
Präp.	= Präparate
prim.	= primär
Proc.	= Processus
prof.	= profundus
Prog:	= Prognose
Proph:	= Prophylaxe
prox.	= proximal
re.	= rechts
rel.	= relativ
rez.	= rezessiv, rezidivierend
RF:	= Risikofaktoren
RGs	= Rasselgeräusche
RIA	= Radio-Immunoassay
RKI	= Robert-Koch-Institut
RL	= Rückenlage
Rö	= Röntgen
RR	= Blutdruck
SD	= Schilddrüse
s.	= siehe
s.c.	= subkutan
s.o.	= siehe oben
s.u.	= siehe unten
seitl.	= seitlich
sek.	= sekundär
Sek.	= Sekunden
SHT	= Schädel-Hirn-Trauma
sog.	= sogenannt
Stad.	= Stadium
Std.	= Stunde
Supp.	= Suppositorium
symp.	= sympathisch
Sympt.	= Symptome
Syn:	= Synonyma
syst.	= systemisch, systolisch
TBC	= Tuberkulose
Tbl.	= Tabletten
Tel.:	= Telefon
Temp.	= Temperatur
Tg.	= Tage
tgl.	= täglich
Ther:	= Therapie
TNM	= Tumor, Nodi, Metastase
Tr.	= Truncus
Trac.	= Tractus
Tub.	= Tuberculum
u.	= und
UA	= Unterarm
US	= Unterschenkel
usw.	= und so weiter
V.a.	= Verdacht auf
v.	= von
V., Vv.	= Vena, Venae
ven.	= venös
Vit.	= Vitamin
w	= weiblich
Wdh.	= Wiederholung
WHO	= Weltgesundheitsorganisation
Wo.	= Wochen
WS	= Wirbelsäule
z.B.	= zum Beispiel
Z.n.	= Zustand nach
z.Zt.	= zur Zeit
ZNS	= zentrales Nervensystem
zus.	= zusätzlich
ZVD	= zentraler Venendruck
ZVK	= zentraler Venenkatheter
zw.	= zwischen

Sonstige Zeichen:

®, ™	= eingetragene Warenzeichen
°C	= Grad Celsius
m	= milli
μ	= mikro
<	= kleiner
>	= größer
§	= Paragraph
⇨	= daraus folgt

INHALTSVERZEICHNIS

Pädiatrische Untersuchung 1
Anamnese 1
Klinische Untersuchung 2
Kindliche Reflexe 4
Kinder-Früherkennungsuntersuchungen 6

Kindliche Entwicklung 11
Meilensteine 11
Normales Wachstum 14
Pubertät 16

Pränatale Schäden 18
Embryonale/Fetale Störungen 18
Genetische Erkrankungen 26
Down-Syndrom 29
Edwards-Syndrom 30
Pätau-Syndrom 31
Warkany-Syndrom 2 31
Monogenetische Erkrankungen 32
Prader-Willi-Syndrom 35
Cri-du-chat-Syndrom 36
Geschlechtsentwicklungsstörungen 37
Ullrich-Turner-Syndrom 40
Klinefelter-Syndrom 41
XYY-Syndrom 42
Triple-X-Syndrom 43
Fragiles-X-Syndrom 44
Kongenitale Anomalien der Mamma 45
TORCH-Komplex 46
Weitere Erkrankungen mit prä-/perinatalem Infektionsrisiko 46
Toxoplasmose 49
Zytomegalie 50
Listeriose 52
Fetales Alkoholsyndrom 53

Neonatologie 55
Kriterien eines reifen Neugeborenen 55
Physiologische Anpassungen des gesunden Neugeborenen 55
Ernährung / Stillen 57
Risikoneugeborene 59
Frühgeborene 64

Neonatale Störungen der Atmung ... 67
Neugeborenenreanimation ... 68
Apnoe / Atemnotsyndrom ... 70
Transitorische Tachypnoe ... 71
Hyperbilirubinämie des Neugeborenen ... 72
Morbus haemolyticus neonatorum ... 74
Mekoniumaspirationssyndrom ... 77
Omphalozele ... 78
Zwerchfellhernie ... 80
Lippen-Kiefer-Gaumenspalten ... 81
Pierre-Robin-Syndrom ... 83
Mekoniumileus ... 83
Plötzlicher Kindstod ... 85

Infektionskrankheiten ... 86
Impfungen ... 89
Exanthematöse Erkrankungen ... 92
Masern ... 93
Röteln ... 95
Ringelröteln ... 98
Exanthema subitum ... 99
Mononukleose ... 100
Varizellen ... 101
Mumps ... 103
Herpes simplex ... 104
Streptokokken-Infektionen ... 106
Angina tonsillaris ... 107
Scharlach ... 108
Pyodermie / Erysipel ... 109
Neugeborenensepsis ... 109
Bakterielle Meningitis ... 110
Enzephalitis ... 112
Atemwegsinfektionen ... 114
Bronchitis ... 116
Pneumonie ... 117
Pertussis ... 119
Diphtherie ... 121
Tuberkulose ... 122
Durchfallerkrankungen ... 124
Rotavirus-Infektion ... 126
Norovirus-Infektion ... 127
Salmonellosen ... 127
E.-coli-assoziierte Durchfallerkrankungen ... 129
Campylobacter-Enteritis ... 130
Shigellose ... 130
Yersiniose ... 131
Staphylokokkengastroenteritis ... 131

Botulismus ... 132
Antibiotika-assoziierte Enterokolitis / Pseudomembranöse Kolitis ... 133
Wurmerkrankungen ... 133
HIV / AIDS ... 135

Hämatologie ... 140
Allgemeine Entwicklung ... 140
Anämie ... 141
Neonatale Anämie ... 142
Eisenmangelanämie ... 143
Aplastische/hypoplastische Anämien ... 144
Megaloblastäre Anämie ... 145
Autoimmunhämolytische Anämie ... 146
Sphärozytose ... 147
Sichelzellkrankheit ... 148
Thalassämie ... 150
Erythrozytenenzymdefekte ... 151
Hyperviskositätssyndrome ... 152
Gerinnungsstörungen ... 153
Thrombozytopenie ... 154
Neonatale Alloimmunthrombozytopenie ... 155
Immunthrombozytopenie ... 156
Thrombozytenfunktionsstörungen ... 157
Hämophilie ... 158
Von-Willebrand-Jürgens-Syndrom ... 159
Morbus haemorrhagicus neonatorum ... 160
Verbrauchskoagulopathie ... 161
Purpura Schönlein-Henoch ... 163
Kawasaki-Syndrom ... 164

Immunologie ... 166
Allgemeine Entwicklung ... 166
Einteilung der Immundefekte ... 167
B-Zelldefekte ... 168
Transitorische Hypogammaglobulinämie ... 168
Angeborene/erworbene Hypogammaglobulinämien ... 168
Selektiver IgA-Mangel ... 169
Bruton-Syndrom ... 170
Hyper-IgM-Syndrom ... 171
T-Zelldefekte ... 171
DIGEORGE-Syndrom ... 171
Kombinierte Immundefekte ... 172
Kombinierte B-/T-Zelldefekte ... 172
Wiskott-Aldrich-Syndrom ... 174
Ataxia teleangiectatica ... 174
Hyper-IgE-Syndrom ... 175
Phagozytendefekte ... 176
Infantile Agranulozytose ... 176
Zyklische Neutropenie ... 177
Granulozytenfunktionsstörungen ... 177

Progressiv-septische Granulomatose ... 178
Komplementdefekte ... 179
Autoimmunerkrankungen ... 180
Systemischer Lupus erythematodes ... 180
Polymyositis / Dermatomyositis ... 182

Endokrinologie ... 183
Pubertätsstörungen ... 183
Wachstumsstörungen ... 184
Adrenogenitales Syndrom ... 187
Konnatale Hypothyreose ... 189
Wachstumsbedingte Mamma-Fehlbildungen ... 190

Stoffwechselstörungen ... 192
Einteilung der Stoffwechselstörungen ... 192
Phenylketonurie ... 193
Diabetes mellitus im Kindesalter ... 194
Embryofetopathia diabetica ... 198
Hypoglykämien ... 199
Glykogenosen ... 200
Galaktosämie ... 201
Hereditäre Fruktoseintoleranz ... 202
Mukopolysaccharidosen ... 203
Sphingolipidosen ... 205
Skorbut ... 207
Rachitis ... 208
Untergewicht ... 209
Adipositas im Kindesalter ... 212

Kinderkardiologie ... 214
Angeborene Herz- und thorakale Gefäßfehler ... 214
Vorhofseptumdefekte ... 216
Lutembacher-Syndrom ... 217
Defekte des AV-Kanales ... 217
Ventrikelseptumdefekt ... 218
Persistierender Ductus arteriosus BOTALLI ... 218
FALLOT-Tetralogie ... 219
Ebstein-Anomalie ... 220
Trikuspidalklappenatresie ... 221
Totale Lungenvenenfehlmündung ... 221
Transposition der großen Arterien ... 222
Truncus arteriosus communis ... 222
Aortenisthmusstenose ... 223
Hypoplastisches Linksherzsyndrom ... 224
Herzklappenfehler ... 225
Pulmonalstenose ... 227
Aortenstenose ... 228
Aortenklappeninsuffizienz ... 229

Mitralvitien ... 229
Trikuspidalklappenfehler ... 230
Endokarditis ... 231
Myokarditis ... 232
Kardiomyopathie ... 233
Herzrhythmusstörungen ... 235
Sick-Sinus-Syndrom ... 236
Long-QT-Syndrome ... 236
Supraventrikuläre Tachykardien ... 237
Präexzitationssyndrome ... 237
Ventrikuläre Tachykardien ... 238
AV-Block ... 238
Extrasystolie ... 239
Synkopen ... 240

Respirationstrakt ... 242
Fehlbildungen des Respirationstraktes ... 242
Tracheaanomalien ... 243
Bronchusanomalien ... 243
Primäre ziliäre Dyskinesie ... 244
Lungenhypoplasie ... 244
Lungenemphysem ... 245
Lungensequestration ... 246
Zystische/adenomatoide Malformationen der Lunge ... 246
Lungenfibrose ... 247
Pneumothorax ... 247
Mukoviszidose ... 248

Verdauungstrakt ... 251
Akutes Abdomen ... 251
Ösophagusatresie ... 256
Pylorusstenose ... 257
Darmatresien ... 258
Invagination ... 260
Appendizitis ... 261
Meckel-Divertikel ... 263
Megakolon / Morbus Hirschsprung ... 264
Nekrotisierende Enterokolitis ... 265
Kurzdarmsyndrom ... 267
Zöliakie ... 268
Obstipation ... 270
Dreimonatskoliken ... 271
Reizdarmsyndrom ... 272
Hepatopathien ... 273
Angeborene Leberzysten ... 273
GILBERT-MEULENGRACHT-Syndrom ... 273
CRIGLER-NAJJAR-Syndrom ... 273
Exkretionsstörungen des konjugierten (direkten) Bilirubins ... 273

α1-Antitrypsin-Mangel ... 274
Morbus WILSON ... 274
REYE-Syndrom ... 274
Autoimmunhepatitis ... 274
Fettleber ... 274
Kongenitale Veränderungen der Gallenwege ... 275
Gallengangatresie ... 275
ALAGILLE-Syndrom ... 275
Gallengangzyste ... 275
CAROLI-Syndrom ... 276
Cholangioadenomatose ... 276
Progressive familiäre intrahepatische Cholestase ... 276
Kongenitale Veränderungen des Pankreas ... 276
Pancreas anulare ... 276
Pankreaszysten ... 276
Ektopisches Pankreas ... 276

Kinderurologie ... 277
Nierenfehlbildungen ... 277
Niereninsuffizienz ... 280
Glomerulonephritis ... 282
Harnleiterfehlbildungen ... 285
Megaureter ... 287
Vesikoureteraler Reflux ... 290
Urachusfistel ... 291
Epispadie / Blasenekstrophie ... 293
Hypospadie ... 294
Harnröhrenklappen ... 295
Harnröhrenstenose ... 297
Enuresis ... 298
Harnweginfektion ... 299
Urolithiasis ... 301
Penisfehlbildungen ... 305
Phimose ... 306
Hymenalatresie ... 308
Lageanomalien des Hodens ... 309
Hodentorsion ... 311
Skrotumverletzung / Hodentrauma ... 312
Varikozele ... 313
Hoden-/Nebenhodenentzündung ... 315
Leistenhernie ... 316

Kinderonkologie ... 319
Tumoren im Kindesalter ... 319
Schmerztherapie ... 320
Leukämien ... 322
Lymphome ... 324

Hirntumoren ... 326
Astrozytome u. Glioblastom ... 329
Medulloblastom ... 330
Ependymom ... 331
Plexuspapillom ... 332
Kraniopharyngeom ... 332
Retinoblastom ... 333
Neuroblastom ... 334
Wilms-Tumor ... 336
Hepatoblastom ... 338
Hodentumoren ... 339
Tuberöse Sklerose ... 343
Weichteiltumoren ... 345
Knochentumoren ... 347
Osteosarkom ... 350
Ewing-Sarkom ... 350

Kindertraumatologie ... 352
Polytrauma ... 352
Schädel-Hirn-Trauma ... 354
Kindliche Frakturen ... 358
Epiphysenfugenverletzung ... 362
Verbrennungen ... 363
Hitzenotfälle ... 367
Unterkühlung / Erfrierung ... 368
Fremdkörperingestion und Vergiftungen ... 369
Fremdkörperaspiration ... 371
Ertrinkungsunfall ... 372
Kindesmisshandlung ... 373

Kinderorthopädie ... 374
Bewegungsmaße im Kindesalter ... 374
Knochenentwicklungsstörungen ... 375
Dysmelien ... 375
Osteogenesis imperfecta ... 377
Achondroplasie ... 378
Osteopetrose ... 379
Dysostosis cleidocranialis ... 379
Kraniosynostosen ... 380
Klippel-Feil-Syndrom ... 381
Arthrogryposis multiplex congenita ... 382
Osteomyelitis ... 383
Wirbelsäulenerkrankungen ... 385
Skoliose ... 386
Schiefhals ... 387
Kyphose ... 388
Morbus Scheuermann ... 389
Spondylolyse u. Spondylolisthesis ... 390

Trichterbrust ... 392
Juvenile Osteochondrosen obere Extremität ... 392
Hüfterkrankungen ... 393
- Hüftdysplasie ... 394
- Epiphyseolysis capitis femoris ... 396
- Coxitis fugax ... 397

Untere Extremität ... 398
- Beinachsenfehlstellung ... 399
- Kongenitale Kniegelenkluxation ... 399
- Patellare Instabilität ... 400

Juvenile Osteochondrosen untere Extremität ... 401
- Perthes-Calvé-Legg-Krankheit ... 402
- Osteochondrosis dissecans der Femurkondyle ... 403
- Blount-Krankheit ... 404
- Schlatter-Osgood-Krankheit ... 405
- Köhler-I-Krankheit ... 406
- Köhler-II-Krankheit ... 406

Fußerkrankungen ... 407
- Klumpfuß ... 407
- Knicksenkfuß ... 409
- Sichelfuß ... 410

Benigne Knochentumoren ... 410
- Osteochondrom ... 411
- Osteoidosteom ... 412
- Chondroblastom ... 413
- Nicht-ossifizierendes Knochenfibrom ... 413
- Solitäre / juvenile Knochenzyste ... 414
- Aneurysmatische Knochenzyste ... 414
- Fibröse Dysplasie ... 415
- Langerhans-Zellhistiozytose ... 415

Pädiatrische Rheumatologie ... 417

Juvenile idiopathische Arthritis ... 417
- Systemische juvenile Arthritis ... 419
- Seropositive Polyarthritis ... 420
- Seronegative Polyarthritis ... 420
- Oligoarthritis ... 420
- Arthritis psoriatica ... 421

Reaktive Arthritis ... 422
Rheumatisches Fieber ... 422

Allergologie ... 424

- Allergische Reaktionen ... 424

Urtikaria ... 426
Pollinosis ... 427
Asthma bronchiale ... 429
Nahrungsmittelallergie ... 432
Insektengiftallergie ... 433
Anaphylaktischer Schock ... 434

Hautkrankheiten ... **436**
Parasiten ... 437
Pediculosis capitis ... 438
Scabies ... 438
Strophulus infantum ... 439
Windeldermatitis ... 439
Seborrhoische Dermatitis ... 440
Neurodermitis ... 441
Psoriasis vulgaris ... 442
Akne vulgaris ... 443
Dermatomykosen ... 444
Molluscum contagiosum ... 446
Epidermolysen ... 446
Ichthyosen ... 447
Alopezie ... 448
Hauttumoren ... 449
Naevus ... 450
Naevus flammeus ... 451

HNO-Erkrankungen ... **452**
Otitis media ... 452
Otitis externa ... 453
Hörstörungen ... 454

Kinderophthalmologie ... **456**
Visusentwicklung ... 456
Amblyopie und Fehlsichtigkeit ... 456
Strabismus ... 457
Kongenitale Katarakt ... 458
Kongenitales Glaukom ... 459
Neugeborenenkonjunktivitis ... 460
Lidphlegmone u. Orbitalphlegmone ... 461
Ptosis ... 461
Tränenwegsstenose ... 462

Neuropädiatrie ... **463**
Kopfschmerzen ... 463
Kinetosen ... 465
Hydrozephalus ... 465
Dysrhaphische Störungen ... 467
Infantile Zerebralparese ... 469
Kindlicher/juveniler Schlaganfall ... 471
Epilepsie ... 474
Status epilepticus ... 478
Neugeborenenkrampfanfälle ... 479
Grand-mal ... 480

BNS-Krämpfe ... 481
Myoklonisch-astatische Anfälle ... 481
Myoklonische Anfälle ... 482
Absencen / Pyknolepsie ... 483
Fokale Anfälle im Kindesalter ... 483
Psychomotorische Anfälle ... 484
Fieberkrampf / Gelegenheitsanfall ... 485
Narkolepsie ... 486
Tourette-Syndrom ... 487
Athetosen ... 488
Friedreich-Ataxie ... 489
Spinale Muskelatrophie ... 490
HMSN ... 492
Muskeldystrophien ... 493
Myotonien ... 495

Kinder- und Jugendpsychiatrie ... 496
Intelligenzminderung ... 496
Autismusspektrumstörung ... 498
Kindliche Entwicklungsstörungen ... 500
Verhaltens- u. emotionale Störungen ... 502
Schlafstörungen ... 504
Anorexie und Bulimie ... 505
ADHS ... 507
Stottern ... 509
Sucht / Alkohol / Nikotin / Drogen ... 510

Altersadaptierte Normwerte ... 513
Größe, Gewicht, KOF, Blutdruck ... 513
Blutbild ... 513

ICD-10 ... 514

Gegenstandskatalog 2 ... 516
IMPP-Gk 2 für den Zweiten Abschnitt der Ärztlichen Prüfung v. 10/2021 ... 516

Internet-Adressen ... 518
Medizinische Selbsthilfegruppen, Informations- und Kontaktstellen ... 518
Sonstige medizinische Adressen und Auskunftsdienste ... 518

Stichwortverzeichnis ... 519

PÄDIATRISCHE UNTERSUCHUNG

ANAMNESE

Def: Die Anamnese ist die Erhebung der aktuellen Krankheits-, der Vor- und Gesundheitsgeschichte des Kindes. Bei Neugeborenen, Säuglingen und teilweise noch bei Kleinkindern ist dies immer eine **Fremdanamnese** und muss von der Begleitperson (Eltern, Erziehungsberechtigte, Erzieherin, Pflegeperson od. bei Unfällen z.B. durch Beteiligte) erfragt werden. Das Kind sollte soweit wie möglich eingebunden werden, dies kann auch spielerisch erfolgen und gelingt zumindest ab dem Schulalter gut.

Anamnese:
⇒ Personaldaten (Name, Alter des Kindes, wer ist/sind die Begleitperson/en)
⇒ **Anlass** der jetzigen Vorstellung, **Hauptbeschwerden**,
Beginn der Erkrankung und erste Symptome
⇒ **Bisheriger Verlauf** der Erkrankung bis zum jetzigen Zeitpunkt (Symptomdauer, Intensität, Begleiterscheinungen)
⇒ Frühere Anamnese des Kindes: **Vorerkrankungen** (insb. Infektionskrankheiten), frühere Operationen, **Frühgeburtlichkeit**?
⇒ Vegetative Anamnese: **Miktion** und **Stuhlgang** (Störung der Urinentleerung wie Harnretention, Einnässen, Sauberkeitsentwicklung), Schwitzen, Appetit, Ernährungsstörungen, Durst, **Schlaf** (Ein- od. Durchschlafstörungen, Schlafdauer)
⇒ Mütterliche Anamnese: pränatale Anamnese (Schwangerschaftsverlauf, Mutterpass), Geburtsanamnese (siehe auch U1 der Kindervorsorgeuntersuchung, z.B. Asphyxie, Krämpfe, Anpassungsstörung?), Kind gestillt?
⇒ Postnatale Entwicklung: (**Meilensteine**, motorische u. geistige), Wachstumskurve (s.u. Somatogramme), Ernährung u. **Ernährungsprobleme**, Verhaltensauffälligkeiten (motorisch, sozial, emotional)
⇒ Durchgeführte **Impfungen** (Impfausweis), Vorsorgeuntersuchungen (gelbes Kinder-Untersuchungsheft einsehen)
⇒ Einnahme von **Medikamenten**, bekannte **Allergien**?
⇒ Familienanamnese: wesentliche Erkrankungen von Eltern, Großeltern, Geschwistern, bekannte Erbkrankheiten in der Familie, Beruf der Eltern, Lebensumstände (Umgebungs- und Sozialanamnese)
⇒ Das Kind während der Anamnese immer beobachten!

Allgemeine Empfehlungen für die Anamneseerhebung und klinische Untersuchung bei Kindern:
- Gepflegtes Äußeres, ggf. auf das Tragen des Kittels verzichten
- Vorhandene Informationen einsehen (Krankenakte) und einprägen (insb. Name des Kindes)
- Ruhiger Raum, genügend Sitzmöglichkeiten (ältere Kinder eigene Sitzgelegenheit, Säugling auf dem Schoß der Begleitperson), altersentsprechende Spielsachen
- Zeit nehmen bzw. den Eltern vermitteln, keine Störung während der Anamnese/Untersuchung
- Beginn mit Begrüßung, Name des Kindes verwenden, eigene Vorstellung, Kind dabei immer beobachten, Auflockerung durch positive Äußerungen, z.B. altersangemessene Worte zum Kind
- Nach der Anamnese kurzen Überblick über den weiteren Verlauf der Untersuchung geben
- Für sich selbst: Krankheitsgrad des Kindes einschätzen!

Etlg:
Gesundes Kind
Leicht bis deutlich krankes Kind
Chronisch krankes Kind
Schwer krankes bis lebensbedrohlich erkranktes Kind

Besonderheiten der Anamnese abhängig vom Alter des Kinders:

Neugeborene (0-4 Wo.) und Säuglinge (Syn: Baby, 1.-12. Mon.):

- Fremdanamnese (Betreuungsperson), Interpretation der Symptome durch die Fremdanamnese
- Beim Kind spielerisch versuchen Aufschlüsse zu erhalten

Kleinkind (1-5 J.):

- Fremdanamnese (Betreuungsperson), Anamnese ist eingeschränkt auch mit dem Kind möglich
- Beachte: Kinder können Schmerzen oft nicht genau lokalisieren, diese können an andere Körperstellen projiziert angegeben werden
- Sauberkeitsentwicklung, Sprachentwicklung (z.B. physiologisches Stottern), Schulreife?

Schulkind (6-14 J.), Pubertät (10-14 J.), Jugendliche (12-18 J.):

- Aktive Beteiligung des Kindes an der Anamnese, jugendliche Sprachweise
- Unterschiedliche Anamneseinhalte bei Eltern und Kind, ggf. getrennt erheben! (z.B. in der Pubertät vermehrt Konflikte mit den Eltern)
- Selbstbild des Kindes (Magersucht/Bulimie), Freundschaften, Sexualität/Verhütung?
- Schulische- und häusliche Situation
- Alkohol-, Nikotin-, Drogenkonsum?

KLINISCHE UNTERSUCHUNG

Syn: Ganzkörperuntersuchung, ICD-10: Z00.0

Allg.:
- Kind immer ansprechen, spielerischer Umgang
- Je nach Organisation wird Körpergewicht, Körpergröße, Kopfumfang, Körpertemperatur und Blutdruck vorab vom Assistenzpersonal gemessen und dokumentiert
- Säuglinge u. Kleinkinder werden i.d.R. komplett entkleidet untersucht
- Versuch, die Kinder abzulenken, die eigentliche Untersuchung möglichst zusammenhängend und schnell durchführen, Mund-Ohr-Inspektion zuletzt
- Beachte: Die Begleitperson benötigt ggf. ebenfalls Zuwendung!

Übersicht über die Reihenfolge des Untersuchungsablaufes

	Befunde
Allgemeinzustand	– Guter AZ: Kind schreit laut und kräftig, Kind spielt mit Händen und Füßen, seitengleiche Motorik, Interesse an Gegenständen, fixiert, Hunger, rosiges Hautkolorit – Reduzierter AZ: Kind jammert leise u. kraftlos, wenig Motorik, Apathie, Haut zyanotisch, gräulich-weiß, schweißig
Haut	– Farbe: Rötung, Blässe, Zyanose, Bräunung, Ikterus, Pigmentstörung – Konsistenz: Turgor, Elastizität, Ödeme – Sonstiges: Durchblutung, Gefäßzeichnung, Temperatur, Blutungen, Exantheme, Narben, Behaarung, Naevi, Nagelform
Thorax	– Herz: Perkussion, Auskultation: Frequenz, Rhythmus, Töne, Geräusche – Lunge: Perkussion im Seitenvergleich, Atemtyp, -frequenz, Atemgeräusche, Atemphasen, Stridor, trockene od. feuchte Nebengeräusche – Mamma: Entwicklungsstadium, Gynäkomastie, Milchsekretion?
Abdomen, Rektum, After	– Tastbefund des Abdomens: Organvergrößerungen, Druck-/Loslassschmerz, Abwehrspannung und Resistenzen, Bruchpforten (Hernien), Nabel – Perkussion: vermehrte Luft, fluktuierende Flüssigkeit – Auskultation: Darmgeräusche gesteigert, vermindert, hochstehend, klingend etc. – Rektale Untersuchung bei abdomineller Symptomatik unerlässlich: Ausschluss von Rhagaden, Fissuren und Fisteln, Dermalsinus, Analprolaps, enges Segment, Blut am Finger, Invagination

	Befunde
Urogenitaltrakt	– Mädchen: Inspektion der Labien (Synechien?), Klitoris (Hypertrophie?), Vaginaleingang (Hymenalatresie?), Urethramündung, Schambehaarung – Knaben: Hodenlage und Größe (Hydrozele?), Penis (Phimose, Verklebung?), Urethramündung (Hypo-/Epispadie), Schambehaarung
Neurologische Untersuchung, Entwicklungs-Diagnostik	– Äußerlich: Kopfgröße, Proportionen, sichtbare Missbildungen, Abtasten der Schädelknochen u. Fontanellen – Bewusstseinslage: Glasgow-Coma-Scale bei SHT, mentale Entwicklung – Hirnnervenstatus – Muskeltonus, Reflexe (kindliche Entwicklungsreflexe [s.u.], Eigen-, Fremdreflexe, Pyramidenbahnzeichen, auf Seitendifferenzen achten), Koordination – Auskultation: Gefäßgeräusch bei AV-Fisteln auskultierbar – Wirbelsäule: Klopfschmerzhaftigkeit, Skoliose, Spaltbildung – ggf. weiterführende Entwicklungstests (z.B. DENVER-Test 0-6 J., BSID-II 0-3 J., GRIFFITH-Skalen 0-2 (8) J., MÜNCHNER-Entwicklungstest 0-3 J.)
Kopf, Hals	– Fontanellen, Schädelnähte, Fehlbildungen, Hämatom – Gesichtsform (Dysmorphie, Epikanthus?), Spaltbildungen – Auge: Folgebewegung der Augen, Pupillenreflex, Iris (Kolobom?), ggf. Ophthalmoskopie (Katarakt?) – Struma, Schiefhals?
Mund-, Racheninspektion	– Untersuchung im Liegen od. auf dem Schoß der Begleitperson sitzend (Säuglinge, Kleinkinder), sitzend (Schulkinder) – Zuerst Mundhöhle inspizieren, Beurteilung der Zunge, der Zähne, der Wangenschleimhaut und des Zahnfleisches, zuletzt Druck mit dem Spatel gegen den Zungengrund und Beurteilung der Gaumenbögen mit Zäpfchen, Tonsillen, Rachenhinterwand
Ohr	– Äußerlich: Ohrform, Rötung, Überwärmung, Tragus- od. Mastoiddruckschmerz – Otoskop: Zug an der Ohrmuschel nach dorsokaudal (Säuglinge), nach dorsokranial (Kinder) ⇨ Beurteilung von äußerem Gehörgang und Trommelfell

Weitere Aspekte bei der klinischen Untersuchung:

Diag:
1. Äußerer Aspekt: Körperproportionen, Dystrophiezeichen (Tabaksbeutelfalten der Gesäßhaut, Greisengesicht), Exsikkosezeichen (stehende Hautfalten, halonierte Augen, seltener Lidschlag, trockene Schleimhäute, eingesunkene Fontanelle)
2. Meningitische Zeichen (vorgewölbte Fontanelle, Nackensteifigkeit, BRUDZINSKI-, KERNIG-, LASÈGUE-Zeichen positiv, Dreifuß-, Knie-Kuss-Phänomen, Opisthotonus)
3. Abtasten des Thorax (aufgetriebene Knochen-Knorpelgrenze -> Rachitis)
4. Tasten der Femoralispulse (abgeschwächt bei Aortenisthmusstenose)
5. Rekapillarisierungszeit (engl. capillary refill time): Druck auf die Fingerbeere (Neugeb. auf das Sternum), dann loslassen. Norm: <2 Sek., verlängert bei Zentralisation, Schock
6. Tragusdruckschmerzprüfung (typisch bei Entzündung des äußeren Gehörganges)
7. Prüfung der Hüftgelenke (ORTOLANI-Zeichen in ersten 2 (-4) Wochen nachweisbar: spür- und hörbares Schnappen bei Abduktion in 90° Beugung. Abspreizbehinderung des betroffenen Beines ab 2. Lebensmonat). DD: ab 3.Monat ggf. erhöhter Adduktorentonus.
8. Blutdruckmessung: Manschettenbreite 2/3 der Oberarmlänge; an allen 4 Extremitäten messen (z.B. für Hinweis auf eine Aortenstenose od. arterielle Gefäßverschlüsse)
9. Schmerzen: für Säuglinge und Kleinkinder (bis 4 J., nach BÜTTNER, 1998) gibt es zur Einschätzung die Kindliche Unbehagens- und Schmerzskala – **KUSS**
   - Kind wird beobachtet und nach fünf Kriterien beurteilt
   - Dauer der Beobachtung beträgt 15 Sekunden (nicht länger), nur diese Zeit wird bewertet, auch wenn sich das Verhalten des Kindes unmittelbar danach ändert
   - Punktzahl für jedes Kriterium notieren u. Summe bilden, Punktzahl und Code für Schmerzintensität (A–D) in das Untersuchungsblatt/Schmerzprotokoll übertragen
   - Cave: Es besteht eher die Tendenz, **die Schmerzen zu unterschätzen!**

Kriterium	Ausprägung	Punkte
Weinen	gar nicht	0
	stöhnen, jammern, wimmern	1
	schreien	2
Gesichtsausdruck	entspannt lächelnd	0
	Mund verzerrt	1
	Mund u. Augen grimassieren	2
Rumpfhaltung	neutral	0
	unstet	1
	aufbäumen, krümmen	2
Beinhaltung	neutral	0
	strampelnd, tretend	1
	an den Körper gezogen	2
Motorische Unruhe	nicht vorhanden	0
	mäßig	1
	ruhelos	2

Auswertung: KUSS 0-1 2-3 4-7 8-10 Pkt.
Code A B C D

Interpretation: A = keine Intervention; B = ggf. Intervention nötig, Evaluation;
ab C = Therapie ist erforderlich, Neuevaluation in kurzen Abständen

Für Kinder >5 J. wird eine visuelle Analogskala eingesetzt (Smiley-Skala, Kind zeigt an):

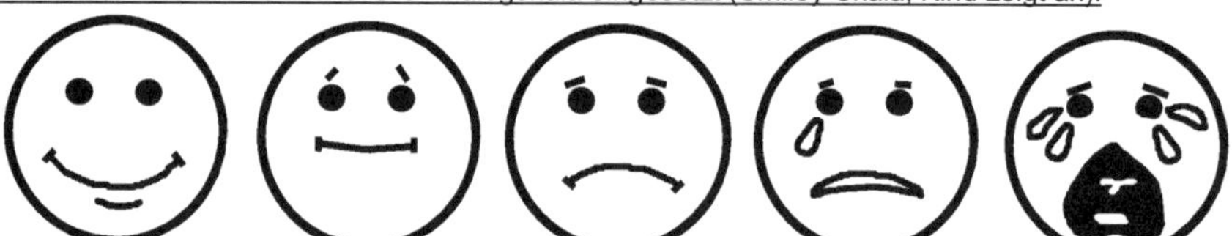

kein Schmerz **stärkster Schmerz**

0 Pkt. 1 2 3 4 5 6 7 8 9 10

Ältere Kinder u. Jugendliche können den Schmerz auf einer gedachten Skala von 1-10 meist bereits sehr gut einschätzen.

Notfall: Bei der klinischen Untersuchung sind **Alarmsignale**:
- ◊ Atemnot, Stridor, Knorpsen, Apnoen, akuter Atemstillstand
- ◊ Qualität des Schreiens: schrill, Wimmern, keine Reaktion mehr
- ◊ Schwer od. nicht erweckbares Kind
- ◊ Plötzliche Hautkoloritveränderungen (livide, grau, blass, weiß, petechiale Blutungen)
- ◊ Exsikkosezeichen (an Haut, Augen, Mund)
- ◊ Fieber ≥41,0 °C oder Unterkühlung ≤36,0 °C
- ◊ Zuckung, Krämpfe, Tonusverlust, Muskelschwäche oder Lähmungen
- ◊ Schockzustand, verlängerte Rekapillarisierungszeit, Pulslosigkeit od. Leblosigkeit

KINDLICHE REFLEXE

Syn: Primitive (frühkindliche) Reflexe, neurokinesiologische Diagnostik

Def: Physiologische (reflektorische) Reaktionen, die im Verlauf des zerebralen Reifungsprozesses zu bestimmten Zeitpunkten verloren gehen od. neu auftreten. Ein **Fehlen**, eine **Seitendifferenz** oder die **Persistenz** dieser kindlichen Reflexe über die normale Zeit hinaus kann Hinweis auf eine Entwicklungsverzögerung od. Erkrankung sein.

Im Folgenden die wichtigsten frühkindlichen Reflexe, die bei der Untersuchung von Neugeborenen und Säuglingen geprüft werden können (siehe auch unten, Kap. Kindliche Entwicklung):

Reflex	**Alter**	**Beschreibung**
Schreitreflex	bis 6-8 Wo.	„Gehautomatismus": berührt in Axillahänge die Fußsohle den Untergrund, wird dieses Bein gebeugt, das andere gestreckt
Steigreflex (placing reaction)	bis ca. 2. Mon.	Berührt der Fußrücken in Axillahängelage die Tischunterkante, steigt der Fuß über die Tischkante
Magnetreflex	bis ca. 3. Mon.	In RL Daumendruck auf die Fußsohle bei gebeugten Knien u. Hüfte, dann langsames Zurückziehen des Daumens führt zum Nachgehen des Beines (Kontakt bleibt erhalten)
Glabellareflex (Nasopalpebralreflex)	bis ca. 3. Mon.	Augenschluss (= Orbicularis-oculi-Reflex) bei Beklopfen der Glabellaregion (= unbehaarter Bereich zwischen den Augenbrauen)
Suchreflex (rooting reflex)	bis ca. 3. Mon.	Bestreichen der Wange od. seitliche periorale Berührung führt zur Kopfdrehung zur betreffenden Seite
Saugreflex	bis ca. 3. Mon.	Bestreichen der Lippen führt zum Mundspitzen und Saugen
BABKIN-Reflex (Hand-Mund-Reflex)	bis ca. 3. Mon.	Druck auf beide Handinnenflächen ⇨ Mundöffnung, Kopfbeugung nach vorne, Augenschluss
GALANT-Reflex (tonischer Rückgratreflex)	bis ca. 6. Mon.	In BL paravertebrales Bestreichen der Haut führt ipsilateral zur Rückenverkrümmung und ipsilateralen Streckung der Extremitäten
MORO-Reflex (Umklammerungsreflex, startle reaction)	bis 4.-6. Mon.	In RL auf der Hand des Untersuchers führt die plötzliche Senkung des Kopfes zur Streckung der Arme, gefolgt von einer langsamen Umklammerungsreaktion der Arme (Reflex ist auch in RL liegend durch Beklopfen der Unterlage auslösbar)
BAUER-Reaktion	bis ca. 5. Mon.	Bei Druck gegen die Fußsohlen in BL versucht das Kind zu kriechen
ATNR (asymmetrisch tonischer Nackenstell-Reflex)	bis ca. 3.-6. Mon.	Drehung des Kopfes in RL zur Seite führt zur ipsilateralen Streckung der Extremitäten und Beugung der Gegenseite („Fechterstellung")
STNR (symmetrisch tonischer Nackenstell-Reflex)	bis ca. 6. Mon.	Inklination des Kopfes auf die Brust ⇨ Beugung der Arme und Streckung der Beine Reklination des Kopfes ⇨ Streckung der Arme, Beugung der Beine
Greifreflex (palmar/plantar)	palmar: bis ca. 6. Mon. plantar: bis ca. 11. Mon.	Untersucherfinger in die Handinnenfläche legen ⇨ Faustschluss Berühren der Fußsohle führt zum Krallen der Zehen

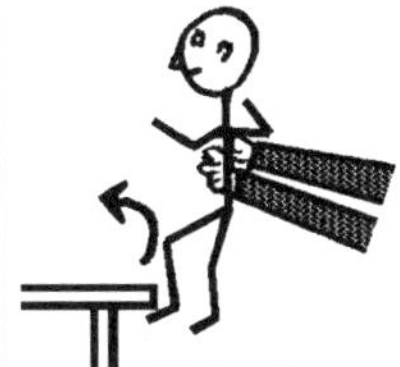
Steigreflex

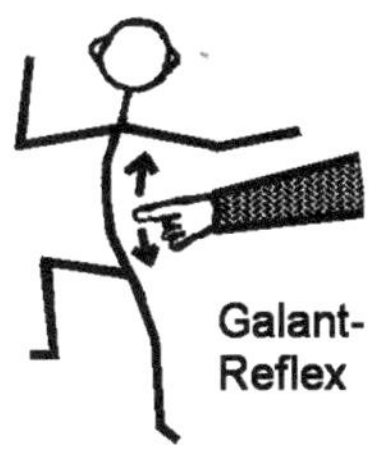
Galant-Reflex

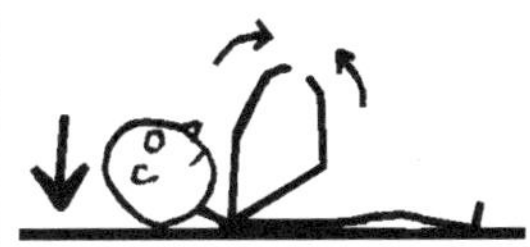
Moro-Reflex

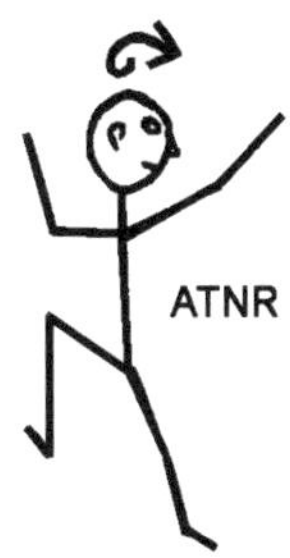
ATNR

Reflex	Alter	Beschreibung
LANDAU-Reflex	ab 5. Mon.	Kind schwebend in BL halten ⇨ Kopfhebung und Streckung der Extremitäten bei passiver Beugung des Kopfes werden alle Extremitäten gebeugt
SCHALTENBRAND-Reflex (parachute reflex, Sprungbereitschaft)	ab 6. Mon., bleibt lebenslang	Kind in horizontaler BL auf eine Unterlage zubewegen od. Kind in BL nach vorne unten fallen lassen ⇨ Ausstrecken der Arme, Abstützbewegung mit geöffneten Händen
Stemmreaktion	ab 7. Mon.	Anstoßen des Kindes führt zur Anspannung der ipsilateralen Muskulatur zur Lagekontrolle, Abstützreaktionen

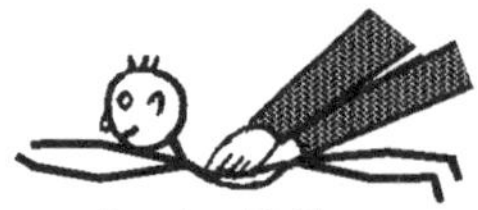
Landau-Reflex

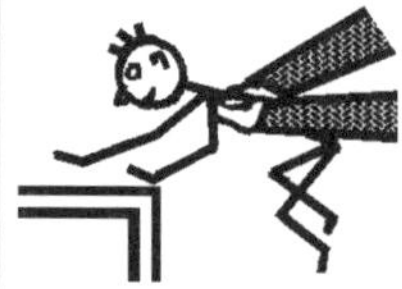
Schaltenbrand-Reflex

KINDER-FRÜHERKENNUNGSUNTERSUCHUNGEN

Syn: Kindervorsorgeuntersuchungen, umgangssprachlich U-Untersuchungen, ICD-10: Z00.1

Allg: In Deutschland gesetzlich 1976 (letzte Fassung 6/2015 mit Änderung 4/2022) eingeführte Untersuchungen zur **Sekundär-** (Früherkennung) und **Primärprävention** (Aufklärung zur Vermeidung von Erkrankungen, Beratung über gesundheitsförderndes Verhalten) für Kinder ⇨ diese dienen der frühzeitigen Erkennung von Störungen der körperlichen, geistigen od. sozialen Entwicklung in altersabhängigen, definierten Entwicklungsphasen zur ggf. frühzeitigen u. gezielten Förderung bzw. Behandlung. Die Durchführung erfolgt nach der „Kinder-Richtlinie" des Gemeinsamen Bundesausschusses (G-BA, juristische Person des öffentlichen Rechts, Wegelystr. 8, 10623 Berlin, Internet: www.g-ba.de), die Befunddokumentation erfolgt im **gelben Kinderuntersuchungsheft** (Logo s. Abb.).
Aufgrund der in den vergangenen Jahren immer häufiger vorkommenden Verwahrlosung od. Gewaltdelikten an Kindern in Deutschland wird politisch diskutiert, die Vorsorgeuntersuchungen nicht mehr nur auf **freiwilliger Basis** anzubieten, sondern diese verbindlich zu machen (mit entsprechender Überwachung durch die Jugendämter, wenn die Eltern mit Ihren Kindern nicht daran teilnehmen). Einige Bundesländer in Deutschland haben dies bereits umgesetzt.

Epid: Die **Früherkennungsuntersuchungen** (U1 – U9) werden ab der U2 meist durch einen Kinderarzt od. Allgemeinmediziner durchgeführt, die U1 (Neugeborenen-Erstuntersuchung) findet direkt nach der Geburt statt und erfolgt meist durch den/die entbindenden Gynäkologen/in, Hebamme od. einen hinzugezogenen Kinderarzt (z.B. bei Risikogeburten, Frühgeburten, Komplikationen).

Empfehlungen zum Zeitpunkt (max. Toleranzgrenze):

U1: direkt nach der Geburt (Neugeborenen-Erstuntersuchung)
U2: 3.-10. Tag Neugeborenen-Untersuchung (3.-14. Tag)
U3: 4.-5. Lebenswoche (3.-8. Lebenswoche)
U4: 3.-4. Lebensmonat (2.-4 ½ Lebensmonat)
U5: 6.-7. Monat (5.-8. Monat)
U6: 10.-12. Monat (9.-14. Monat)
U7: 21.-24. Monat (20.-27. Monat)
U7a: 34.-36. Monat (33.-38. Mon., zusätzlich eingeführt)
U8: 46.-48. Monat (43.-50. Mon.)
U9: 60.-64. Monat (58.-66. Mon.)
[U10: 7.-8. Jahr und U11: 9.-10. Jahr (eine Einführung in Deutschland wird diskutiert)]

J1: (Jugendgesundheitsuntersuchung): 12.-14. Jahr
J2: 16.-17. Jahr (noch keine Routineuntersuchung)
FU: zahnärztliche Früherkennung, ab dem 30. Mon. 1x/J. bis zum 6. Lj., dann ½-jährlich
Die U-Untersuchungen werden in Deutschland bei 90-95 % der Kinder wahrgenommen.

Diag: 1. Allgemeine Anamnese mit den Eltern/Betreuungsperson bei jedem Untersuchungstermin: Fragen nach Gedeihstörungen, Trinkschwäche, Erbrechen, Stuhlgang, Miktion, Schlafen, Bewegungsarmut, Krampfanfälle, zwischenzeitliche Erkrankungen, sonstige **Auffälligkeiten in der Entwicklung** des Kindes und Impfstatus (s.u., Kap. Impfungen)

2. Messung von **Größe**, **Gewicht**, **Kopfumfang** (Erfassung bei jedem Untersuchungstermin und als Verlauf in **Somatogrammen** dokumentieren, s. Abb. Weitere Somatogramme s.u., Kap. Kindliche Entwicklung), diese sind im gelben Kinderuntersuchungsheft am Ende enthalten und werden zur Einschätzung der Entwicklung des Kindes benutzt.

3. Allgemeine Untersuchung bei jedem Untersuchungstermin: ausführliche Ganzkörperuntersuchung, spontane Haltung, Fehlstellungen, Asymmetrien, Dyszephalie (durch Kraniosynostosen), Fontanellenvorwölbung? Eine Übersicht zur Entwicklung von Haltungskontrolle, Motorik, Lagereaktionen, Stellreaktionen, primitiven (frühkindlichen) Reflexen und sensorischen Funktionen in den ersten 12 Lebensmonaten findet sich unten im Kap. Kindliche Entwicklung. Allgemein wird die motorische und geistige Entwicklung anhand sog. erreichter "Meilensteine" (wie freies Sitzen, Greifen, Reaktion auf Zuruf, Krabbeln usw., s.u., Kap. Meilensteine) beurteilt.

Somatogramme:

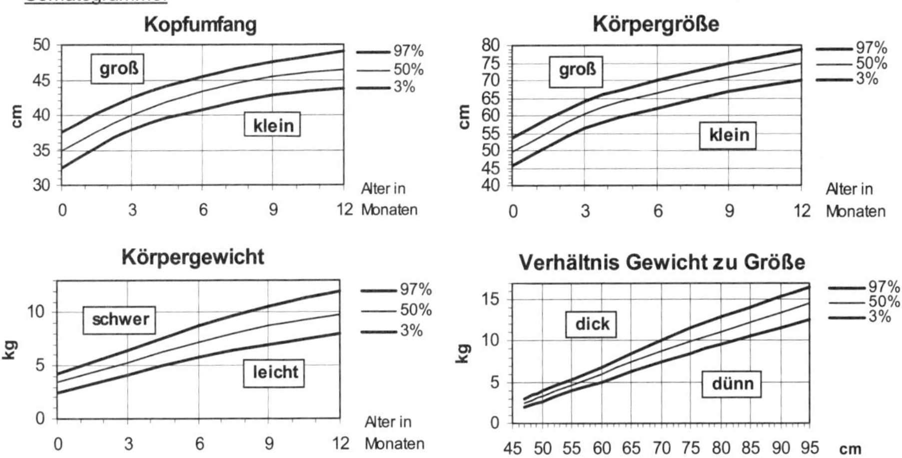

Spezieller Untersuchungsumfang bei den einzelnen Terminen:

U1 Neugeborenen-Erstuntersuchung (direkt nach der Geburt) ⇨ **APGAR**

APGAR-Score zur Vitalitätsbeurteilung des Neugeborenen nach der Geburt (n. V.APGAR, 1953)

	A (Aussehen)	**P** (Puls)	**G** (Gesichtsbewegung)	**A** (Aktivität)	**R** (Respiration)
0	blau, blass	fehlt	keine Reaktion	schlaff	fehlt
1	Körper rosig, Extremitäten blau	<100/Min.	schwacher Schrei, grimassieren	träge Bewegungen der Extremitäten	flach, unregelmäßig
2	alles rosig	>100/Min.	kräftiges Schreien	aktive Bewegungen	regelmäßig (40/Min.)

APGAR: Es wird das Kind **1, 5 u. 10 Min. nach der Geburt** beurteilt und die Summe der Punkte gebildet
normal: **9-10** Punkte (z.B. APGAR 9-10-10)
5-8 Punkte: Depressionszustand des Neugeborenen (leichte Asphyxie)
<5 Punkte: Lebensgefahr (bei Frühgeborenen ist der APGAR-Index nur eingeschränkt verwendbar)

Bestimmung des pH-Wertes aus der Nabelarterie
Rektale Temperaturmessung (damit auch Ausschluss rektaler Atresie), Untersuchung auf grobe Missbildungen (Lippen-Kiefer-Gaumenspalten, ggf. Sondierung der Nasengänge und des Ösophagus bei Auffälligkeit, Augendefekte, Neuralrohrdefekte (Spina bifida, Meningomyelozele), Angiome, Extremitätenfehlbildungen, Hüftgelenksluxation, Klumpfuß) od. Geburtsverletzungen, Ikterus, Ödeme, Auskultation von Herz und Lungen.

Vit.-K-Gabe 2 mg oral (Phytomenadion, Konakion®), alternativ 1 mg i.m. (wenn eine orale Aufnahme nicht mögl. ist, z.B. schlechter Allgemeinzustand, V.a. Resorptionsstörung), DGKJ (2013)

Bei Frühgeburten kann anhand der körperlichen und neuromuskulären Reife (Scores, z.B. n. DUBOWITZ od. n. BALLARD mit Beurteilung von Aussehen, Genitalien, Körperhaltung, Muskeltonus, Reaktionen auf passive Bewegungen) das Gestationsalter bestimmt werden (s. spezielle Neuropädiatriebücher). Der APGAR-Score ist bei Frühgeburtlichkeit nicht/nur eingeschränkt anwendbar.

Dokumentiert werden bei der U1 noch die wichtigsten Risiken (mütterliche Risiken, Schwangerschaftsverlauf, vorherige Befunde), diese werden kodiert angegeben (die Risikonummern zur Kodierung sind in der vorderen Umschlaginnenseite des Kinder-Untersuchungsheftes verzeichnet).

In den ersten 24-48 Std. (spätestens bei der U2) einmalige Durchführung einer **Pulsoxymetrie** (SO_2 am Fuß, Norm: >96 %) als Screening auf schwere Herzfehler (vom G-BA in 2017 eingeführt).

U2 (3.-10. Tag, Untersuchung häufig noch in der Klinik vor der Entlassung von Mutter und Kind)
Neugeborenen-(Basis)Untersuchung bestehend aus:
- Frage nach Trinkschwäche, Schluckstörungen, Atemstillständen od. Krampfanfällen
- Inspektion: Körperhaltung, Spontanmotorik, pathologische Bewegungsmuster, Anomalien der Geschlechtsorgane
- Inspektion der Augen auf Katarakt (Augenlinsentrübung) od. Kolobome (Spaltbildung der Iris), Pupillenreaktion, Augenmotilität, Inspektion der Mundhöhle
- Neurologisch: Saugreflex auslösbar, Muskeltonus am Rumpf und bei Hochziehen an den Armen beurteilen, MORO-Reflex (Umklammerungsbewegung beim Zurückfallenlassen des Kopfes), periphere Lähmungen
- Auskultation von Herz und Lungen, Herzfrequenz 90-150/Min., Atemfrequenz 30-50/Min.
- Manuelle Beurteilung der Hüftgelenke (bei Auffälligkeiten bereits jetzt Hüftsonographie durchführen, sonst bei der U3 vorgesehen)
- Neugeborenen-Hörscreening: Inspektion der Gehörgänge, Reaktion auf Geräusche, seit 2009 wird auch eine **objektive Hörtestung** mit der Methode **TEOAE** (= automatisch ausgewertete transitorisch evozierte otoakustische Emissionen, dabei werden durch einen akustischen Reiz die äußeren Haarzellen angeregt, die wiederum selbst Schallwellen retrograd aussenden, die dann gemessen werden können) durchgeführt. Bei pathologischem Befund (bzw. bei Risikogeburten immer) zusätzlich AABR (= automated auditory brainstem response, also akustisch evozierte Potentiale) zur Kontrolle.
- Vit.-K-Gabe 2 mg oral (Phytomenadion, Konakion®), wenn bei der U1 oral gegeben wurde.
- Beratung: Rachitis- (Vit. D) und Kariesprophylaxe (Fluorid) empfehlen, Beratung zur Ernährung, Körperpflege des Kindes und Versorgung des Nabels

Labor (sog. **erweitertes Neugeborenenscreening** nach den Richtlinien des Gemeinsamen Bundesausschusses, G-BA, Stand: 6/2022): am **2.-3. Lebenstag** (36-72 Std. nach Geburt, spätestens aber bei der U2) wird Kapillarblut meist am Fersenrand entnommen und auf eine Filterpapierkarte getropft ⇨ dann Untersuchung in einem speziell dafür ermächtigten Labor: TSH-Test (Ausschluss kongenitaler Hypothyreose), Untersuchung auf 21-Hydroxylase-Mangel (adrenogenitales Syndrom), Biotinidasemangel, Galaktosämie sowie mittels Tandemmassenspektrometrie auf Phenylketonurie u. Hyperphenylalaninämie, Ahornsirupkrankheit, Acyl-CoA-Dehydrogenasedefekte (MCAD, LCHAD, VLCAD), Carnitinzyklus-Defekte (CPT-I, CPT-II, CACT), Glutarazidurie, Isovalerianazidämie), Mukoviszidose (IRT-Test = immunreaktives Trypsin im Blut, bei erhöhter Konzentration dann weitere Diagnostik), Tyrosinämie Typ I, Sichelzellenkrankheit, 5q-assoziierte spinale Muskelatrophie und auf schwere kombinierte Immundefekte (SCID/T-Zell-Mangel). Eine Aufnahme weiterer Zielerkrankungen in das Screening wird geprüft (Homocystinurie, Propionazidämie, Methylmalonazidurie, Vit.-B_{12}-abhängige Störungen).

U3 (4.-5. Woche):
- Frage nach Reaktion auf Geräusche, Anheben des Kopfes in Bauchlage, Kopfkontrolle für kurze Zeit in gehaltener Sitzhaltung
- Trinkschwäche, Schluckstörungen, abnorme Stühle, Krampfanfälle, schrilles oder kraftloses Schreien, Rachitis- u. Fluoridprophylaxe begonnen?
- **Hüftsonographie** n. GRAF zum Ausschluss einer angeborenen Hüftgelenkdysplasie od. -luxation

(pathologisch: liegt der α-Winkel [Winkel zwischen Verlängerung des Os ilium und dem knöchernen Pfannendach] <50°, so ist dies eine Indikation für eine Spreizbehandlung)
- Objektive Hörtestung, falls diese noch nicht bei der U2 durchgeführt wurde
- Vit.-K-Gabe 2 mg oral (Phytomenadion, Konakion®), insb. bei gestillten Säuglingen sicherstellen.
- Beratung über die **Impfungen**, die dann mit der ersten Impfung noch vor oder bei der U4 begonnen werden (die Impfungen sind kein Bestandteil der U-Untersuchungen, werden aber meist gleichzeitig durchgeführt)

U4 (3.-4. Monat):
- Frage nach **Kopfbewegung zu Geräuschen** hin, reaktives Lächeln, Zusammenführen der Hände in der Mittellinie, Kopfkontrolle im Sitzen, Fixieren und Blickverfolgung von vorgehaltenen Gegenständen
- Trinkschwäche, Erbrechen, Schluckstörungen, abnorme Stühle, Krampfanfälle, Rachitis- und Fluoridprophylaxe fortgeführt?
- Allgemeine klinische Untersuchung
- Empfehlung zur gleichzeitigen Durchführung der Kombinationsimpfungen (s.u., Kap. Impfungen)

U5 (6.-7. Monat):
- Frage nach Blickkontakt, Reaktion auf Zuruf, stimmhaftes Lachen, **Interesse an angebotenem Spielzeug**, Greifen nach Gegenständen mit der ganzen Hand, aktives Drehen von Rücken- in Seiten- od. Bauchlage
- Ernährungsprobleme, Erbrechen, Schluckstörungen, abnorme Stühle, konstantes Schielen, Krampfanfälle, Rachitis- u. Fluoridprophylaxe fortgeführt, rachitische Zeichen am Skelett?
- Allgemeine klinische Untersuchung
- Beratung zur Mundhygiene und zur Karies-vermeidenden Ernährung (z.B. kein dauerhaftes Nuckeln an süßen od. säurehaltigen Getränken, „baby bottle syndrome")
- Empfehlung zur gleichzeitigen Durchführung der Kombinationsimpfungen (s.u.)

U6 (10.-12. Monat):
- Frage nach Blickkontakt, Reaktion auf leise Geräusche, Sprachentwicklung (**Silbenverdopplungen** wie la-la, da-da usw. vorhanden?), Krabbeln, gezieltes Greifen mit Daumen und Zeigefinger
- pathologische stereotype Bewegungsmuster (z.B. rhythmisches Kopfschütteln), gehäufte Infektionen, Ernährungsprobleme, Erbrechen, Schluckstörungen, abnorme Stühle, Miktionsstörungen, Krampfanfälle, Nystagmus, Rachitis- u. Fluoridprophylaxe fortgeführt?
- Allgemeine klinische Untersuchung, Beratung zur Zahnpflege
- Empfehlung/Planung der Durchführung der Kombinations- und MMR- u. V-Impfungen (s.u.)

U7: (21.-24. Monat):
- Frage nach altersgemäßer **Sprachentwicklung** (Wortschatz mind. 50 Worte, **Zweiwortsätze**) und Sprachverständnis (Befolgen **einfacher Anweisungen**), freies Gehen, Treppensteigen mit Festhalten am Geländer, freies Bücken in die Hocke und Wiederhochkommen
- Frage nach gehäuften Infektionen, Ernährungsprobleme, Karies, Erbrechen, Schluckstörungen, abnorme Stühle, Miktionsstörungen, Schlafstörungen, Krampfanfälle, Fluoridprophylaxe fortgeführt, Impfungen durchgeführt? bzw. Empfehlung noch notwendige Impfungen durchzuführen
- Allgemeine klinische Untersuchung, auf Skoliose, X- od. O-Beine achten
- Beratung über richtiges Schuhwerk (zw. Großzehe u. Schuhkappe sollte 1cm Abstand sein)

U7a (34.-36. Monat, dieser Termin wurde im Jahr 2008 in Deutschland zusätzlich eingeführt, da der zeitliche Abstand zwischen U7 und U8 mit zwei Jahren als für zu groß erachtet wird und wertvolle Interventionszeit bei Auffälligkeiten sonst verloren gehen würde):
- Beurteilt wird insb. die altersgemäße **Sprachentwicklung** (Drei- bis Fünfwortsätze, **eigener Name** wird verwendet) und das **Sprachverständnis** (z.B. Zeigen von Körperteilen auf Befragen)
- Frage nach gehäufte Infektionen, Miktionsstörungen, Schlafstörungen, Stereotypien, Krampfanfälle, Fluoridprophylaxe fortgeführt, Impfungen vollständig?
- Allgemeine klinische Untersuchung
- **Augen**: seitengetrennte Sehschärfenbestimmung mit Sehzeichen (z.B. LEA-Symbole) u. Prüfung des Binokularsehen (LANG-Test) ⇨ bei Auffälligkeit augenärztliche Untersuchung

---

U8 (46.-48. Monat):
- Frage nach altersgemäßer Sprachentwicklung (Sprechen in **Sätzen**, Verwendung der **Ich-Form**), Sprachstörungen (Stammeln, Stottern, unverständliche Laute)
- Frage nach gehäufte Infektionen, Miktionsstörungen, Einnässen, Durchschlafstörungen, Störungen im sozialen Kontakt, Stereotypien, auffällige motorische Ungeschicklichkeit, unkonzentriertes Spielen, Krampfanfälle, Fluoridprophylaxe fortgeführt, Impfungen vollständig?
- Allgemeine klinische Untersuchung, Kiefer- und/od. Zahnstellungsanomalien

- **Harnbefund** (Urinstix) durchführen
- Neurologisch: Stand mit geschlossenen Augen (10 Sek.), **Einbeinstand** (3 Sek.), Hörtest

U9 (60.-64. Monat):
- Frage nach Sprachstörungen (Grammatik, Satzbau), Aussprachstörungen (z.B. Poltern, Stottern) und Sprachverständnis, insb. auch im Hinblick auf die zu erwartende Schulreife
- Verhaltensauffälligkeiten (z.B. spielt nicht mit Gleichaltrigen, keine Freunde), auffällige motorische Ungeschicklichkeit (z.B. kann keinen Ball fangen), gehäufte Infektionen, Atemnot bei Belastung od. in Ruhe, Krampfanfälle (Fieberkrämpfe?), Fluoridprophylaxe fortgeführt?, Impfungen vollständig?
- Allgemeine klinische Untersuchung, Auffälligkeiten in der Mitarbeit bei der körperlichen Untersuchung, Gehen auf einer Linie für 2 m, Abzeichnenlassen von Quadrat, Dreieck und Kreis
- **Sehtest mit Bildtafeln** durchführen (einfache Prüfung des Visus, Farb- u. Stereosehens)
- **Harnbefund** (Urinstix) durchführen

U10 (8. Jahr): Dieser Termin und die U11 (10. Jahr) sind in der Diskussion. Beide Termine sollen insb. dazu dienen, auffällige oder verwahrloste Kinder zu finden. Dies wird als wichtig erachtet, weil zwischen der U9 im 5.-6. Lj. und der J1 viele Jahre liegen, in denen sonst keine vorsorgliche Untersuchung stattfindet und wertvolle Interventionszeit bei Auffälligkeiten (z.B. Lese-/Rechtschreibschwäche, ADHS) verloren gehen würde.

J1 (**Jugendgesundheitsuntersuchung**, 12.-14. Jahr, wurde 1998 noch zusätzlich eingeführt):
- Kind kann die Untersuchung alleine, mit Eltern od Freund/Freundin wahrnehmen (vertrauliches Gespräch). Derzeit nehmen aber nur etwa 1/3 der Kinder die Untersuchung wahr.
- Frage nach Gewichtsproblemen/**Essstörungen**, Alkohol/Rauchen/Drogen, Sexualität, Verhütung
- Allgemeine **klinische Untersuchung**, Fehlhaltung (Skoliose) aufgrund von Wachstumsschüben?
- Impfungen vollständig?, gleichzeitige Empfehlung/Durchführung der HPV-Impfung (♀ u. ♂)

Für Mädchen: Hormonale Kontrazeptiva sind in Deutschland verschreibungspflichtig. Bei Mädchen <14. Lj. ist zur Verordnung die Einwilligung der Eltern erforderlich, 14.-16. Lj. je nach Reife der Pat., ggf. Einwilligung wenigstens eines Elternteils einholen, >16. Lj. ist i.d.R. keine Einwilligung der Eltern mehr erforderlich. Bis zum 20. Lj. werden in Deutschland die Kosten für die Pille von der Krankenkasse (bis zum 18. Lj. ohne Zuzahlung) übernommen. Werden hormonale Kontrazeptiva verordnet, sollte zweimal pro Jahr eine gynäkologische Untersuchung mit Blutdruck- u. Gewichtskontrolle sowie eine Abstrichentnahme zur Vorsorge durchgeführt werden.

J2 (16.-17. Jahr, diese wird von den Kinderärzten als zusätzliche Untersuchung empfohlen, ist bisher jedoch noch keine Kassenleistung, wird teilweise aber dennoch von den Krankenkassen übernommen):
- Frage nach Pubertätsstörungen, Gewichtsproblemen/Essstörungen/Ernährung, Alkohol/Rauchen / Drogen, Sexualität, Verhütung
- Allgemeine klinische Untersuchung, Fehlhaltung (insb. Skoliose) aufgrund von Wachstumsschüben, Schilddrüsenerkrankung (Struma), Diabetes-Vorsorge/Beratung
- Überprüfung des Impfschutzes, Empfehlung/Durchführung der HPV-Impfung (♀ u. ♂)
- Frage zur Schule, Ausbildung, Berufswahl

FU (zahnärztliche Früherkennungsuntersuchungen): insg. drei Untersuchungen bis zum 6. Lj., (FU1 - 30.-42. Mon., FU2 - 49.-52. Mon., FU3 - 60.-72. Mon.), die Kosten hierfür werden in Deutschland von den Krankenkassen übernommen:
- Untersuchung auf **Fehlstellungen**, Kariesbefall der Milchzähne (Nuckelkinder!)
- **Aufklärung** über Zahngesundheit, Zahnputzverhalten, Fluoridprophylaxe

Vom 6.-18. Lj. dann ½-jährliche Untersuchung, je nach Bundesland z.B. in den Grundschulen durch einen Schulzahnarzt (Gruppenprophylaxe) od. als sog. Individualprophylaxe beim Zahnarzt:
- Mundhygienestatus, Beurteilung der **Gebissentwicklung** während des Zahnwechsels
- lokale **Fluoridierung** der Zähne (Fluoridlack)
- **Aufklärung** über Zahngesundheit und Motivation zum richtigen Zähneputzen
- **Versiegelung** der Fissuren der Molaren 6 + 7 nach dem Zahndurchbruch durch den Zahnarzt
- Ab dem 12. Lj. erhält das Kind dann auch ein Bonusheft als Nachweis für die Krankenkasse.
- Seit 2018 keine Füllungen aus Amalgam mehr bei Kindern (und Schwangeren) in der EU.

Informationsmaterial gibt es kostenlos bei der Bundeszentrale für gesundheitliche Aufklärung, Maarweg 149-161, 50825 Köln, Tel.: 0221 8992-0, Fax: -300, Internet: www.bzga.de

KINDLICHE ENTWICKLUNG

MEILENSTEINE

<u>**Syn:**</u> Grenzsteine der kindlichen Entwicklung, kindlicher Entwicklungsstand, engl. milestones

<u>**Def:**</u> Als Grenzsteine werden wesentliche postnatale **Entwicklungsschritte** bezeichnet, die 90 % der gesunden Kinder zu bestimmten Zeitpunkten normalerweise im Verlauf erreichen.
<u>Die einzelnen Kriterien sind:</u> **Wachstum** ("–", Größe, Kopfumfang und Gewicht), **Motorik** ("⇒", unterteilt in Grobmotorik, hierzu zählen insb. die Kopfkontrolle und das Gehen, sowie die Feinmotorik, hierzu zählen insb. die Augenkontrolle und Handbewegungen), **sozialer Kontakt** und Spielverhalten ("♥") sowie die **sprachliche Entwicklung** ("♫").

<u>**Altersklassen-Definition:**</u>
Neugeborenes: 0-28. Tag
Säugling: 1.-12. Monat (Syn: Baby, engl. infant)
Kleinkind: 1.-6. Lj. (in manchen Einteilungen nur 1.-3. Lj. und 4.-6. Lj. = Vorschulkind)
Schulkind: ab 6. Lj.
Pubertät: Beginn ca. 10.-12. Lj. bis Ende ca. 14.-16. Lj.
Jugendliche: 12.-18. Lj.
Adoleszenz: 13.-21. Lj.

<u>Altersspanne:</u> **0 - 5 Monate**

–	2 Mon.	hintere Fontanelle verschlossen
–	4-5 Mon.	**doppeltes Geburtsgewicht**
⇒	1 Mon.	kann Kopf in Bauchlage zur Seite drehen u. kurz anheben, ungezielte grobe Bewegungen, Innehalten von Bewegungen od. Zucken bei Geräuschen
⇒	3 Mon.	Kopfkontrolle in Bauchlage, **wendet sich Geräuschen zu**
♥	1 Mon.	fixiert bewegte Gegenstände im Gesichtsfeld
♥	3 Mon.	spontanes Lachen, Spielen mit den eigenen Fingern
♫	1 Mon.	erste Laute, bei Zuwendung Antwort mit Lächeln
♫	3 Mon.	**Quietschlaute**

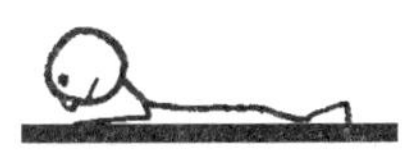
1 Mon. - Kopf kurz anheben

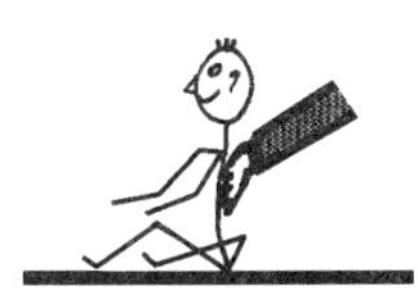
6 Mon. - Sitzen mit Anhalten

½ - 1½ Jahre

–	6 Mon.	erste untere Schneidezähne
–	1 J.	**3faches Geburtsgewicht**, im Röntgen 2 Handwurzelknochen erkennbar
–	1-2 J.	große Fontanelle geschlossen (im Mittel 10.-14. Mon., große Schwankungsbreite)
⇒	6 Mon.	**Kopfkontrolle in jeder Lage**, stützt sich in Bauchlage auf die durchgestreckten Arme ab, **Sitzen mit Anhalten**
⇒	9 Mon.	**freies Sitzen**, **Vierfüßlerstand**, Fortbewegung in Form von Robben, Kriechen, Krabbeln, Rollen, Drehen, Rutschen auf dem Gesäß (shuffling, scooting)
⇒	1 J.	Hochziehen an Gegenständen zum Stehen, Gehen an Möbeln seitwärts entlang, **Stehen mit Festhalten**, Gehen mit Unterstützung (an der Hand)
⇒	1½ J.	**freies Gehen**

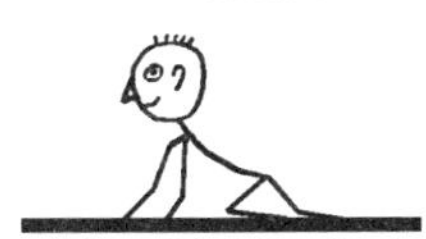
9 Mon. - Vierfüßlerstand

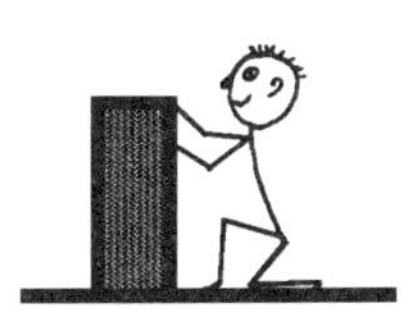
1 Jahr - Hochziehen an Gegenständen

♥	6 Mon.	greift nach Gegenständen, Palmargriff (flache Hand)
♥	9 Mon.	**Hand-Augen-Mund-Exploration** von Gegenständen, Scherengriff (ganzer Daumen und Zeigefinger), unterscheidet vertraute von fremden Personen („**fremdeln**")
♥	1 J.	wirft mit Gegenständen, **Pinzettengriff** (Daumen- und Fingerspitzen)
♥	1 ½ J.	Ein- und Ausräumen von Schubladen, **alles wird untersucht**
♫	6 Mon.	antwortet auf Ansprache mit Lauten, Freude bei Zuwendung, Gurren
♫	9 Mon.	**Silbenketten**, wie nana, baba usw.
♫	1 J.	reagiert auf den eigenen Namen, **erste Worte**: Mama, Papa
♫	1½ J.	Wortschatz: Mama u. Papa gezielt + mindestens ein weiteres Wort

2 - 4 Jahre

–	2½ -3 J.	Milchgebiss komplett
–	4 J.	im Röntgen 4-5 Handwurzelknochen erkennbar
⇒	2 J.	Hinhocken und Aufstehen aus der Hocke freihändig, Treppensteigen mit Festhalten
⇒	3 J.	Kind kann kurz auf einem Bein stehen, hüpfen, Dreirad fahren
⇒	4 J.	Treppen steigen mit Beinwechsel freihändig, kann länger auf einem Bein stehen, Bälle fangen
♥	2 J.	imitiert Handlungen der Erwachsenen, „verteidigt seinen Besitz", Trotzphase
♥	3 J.	„so tun als ob" – **intensive Rollenspiele**, teilt seinen Besitz mit anderen, erste Spiele mit anderen Kindern, Feinmotorik entwickelt sich, Malen
♥	4 J.	Rollenspiele mit anderen Kindern, erste Freundschaften, Spiele mit einfachen Regeln mögl., **konstruktives Spielen** (Lego, Bauklötze usw.)
♫	2 J.	Wortschatz mind. 50 Worte, **Zweiwortsätze** (Subjekt und Verb), erstes Fragealter
♫	3 J.	spricht in **Ich-Form**, verwendet Personalpronomen (ich, du, usw.), Dreiwortsätze, Singular und Plural, ständige Fragen: wer, wieso, **warum?**
♫	4 J.	kann Farben benennen, kann einfaches Gespräch führen, **erzählt Geschichten**, erste zeitliche Orientierung mögl., zweites Fragealter

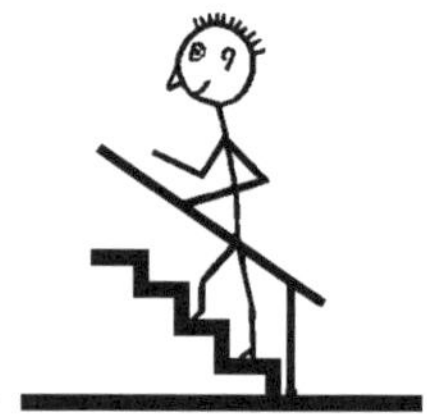

2 J. - Treppensteigen mit Festhalten

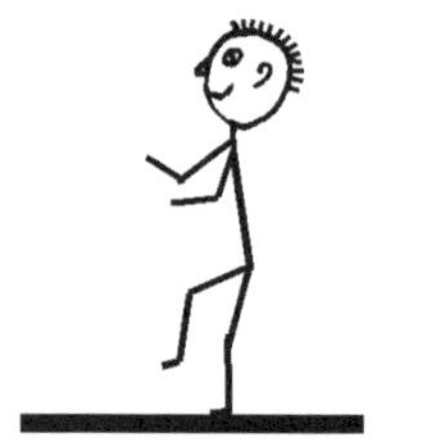

3 J. - Stehen auf einem Bein

4 - >6 Jahre

–	6 J.	**6faches Geburtsgewicht**, Zahnwechsel beginnt (oberer 6-Jahres-Molar)
–	11 J.	im Röntgen alle Handwurzelknochen erkennbar
–	12 J.	12faches Geburtsgewicht, alle bleibenden Zähne vorhanden (letzte sind die hinteren 7er = 12-Jahres-Molare, die Weisheitszähne folgen später noch)
⇒	5 J.	Hüpfen auf einem Bein
♥	5 J.	Spiele mit Regeln mögl., hält sich meistens an die Spielregeln
♥	6 J.	**Schulreife**
♫	5 J.	flüssige Sprache, **fast fehlerfreie Aussprache**, nur noch geringe grammatikalische Fehler, zählen bis 10

Eine tabellarische Übersicht zur Entwicklung von Haltungskontrolle, Motorik, Lagereaktionen, Stellreaktionen, primitiven (frühkindlichen) Reflexen und sensorischen Funktionen in den ersten 12 Lebensmonaten findet sich auf der folgenden Seite:

	Lebensmonat	1.	2.	3.	4.	5.	6.	7.	8.	9.	10.	11.	12.
Motorik	Kopfkontrolle	Kopfkontrolle beginnt		hält Kopf in Schwebelage		Kopf abheben in Rückenlage		sichere Kopfkontrolle in jeder Körperlage					
	Bauchlage/Vierfüßlerstand Lokomotion in Bauchlage	Kopf drehen Reflexkriechen	Kopf abheben in Bauchlage 10 Sek 45° 1 Min 75°		Einzelellenbogen-Stütz		Handstütz	Robben		Vierfüßlerstand, Krabbeln		koordiniertes Krabbeln	
	Hochziehen/Sitzen		Kopf wird mit angehoben				Sitzen mit Unterstützung		freies Sitzen		setzt sich alleine hin		
	Lokomotion Rückenlage	Strampeln, Massenbewegungen			Drehen in Seitenlage		Drehen in Bauchlage				Aufrichten mit Rotation u. Stützen		
	Stehen	Extensorenstoß							zieht sich hoch		steht mit Festhalten	geht an Gegenständen entlang	
	Hände/Greifen	häufig Faust		häufig offen	Hände spielen miteinander, Hand-Mund-Koordination		Greifen (mit flacher Hand)	bimanuelle Koordination	Hand-Augen-Mund-Exploration	Pinzettengriff, schlägt 2 Klötzchen zusammen, winkt, wirft Spielzeug mit Absicht weg			
Primitive Reflexe	Glabellareflex	Lidschluss bei Druck auf die Glabella											
	Suchreflex	Kopfwenden auf Bestreichen der Wange											
	Saugreflex	Mundspitzen u. Saugen bei Bestreichen d. Lippen											
	Babkin-Reflex (Hand-Mund-Reflex)	Druck in beide Hände ⇨ Mundöffnung, Augen zu, Kopf nach vorne											
	Handgreifreflex	Finger in die Hand legen ⇨ Faustschluss (palmarer Greifreflex)											
	Galant-Reflex (tonischer Rückgratreflex)	in Bauchlage Bestreichen der Rückenhaut ⇨ ipsilaterale Rückenverkrümmung und ipsilaterale Streckung der Extremitäten											
	tonischer Labyrinth-Reflex	in Bauchlage Strecken des Kopfes ⇨ Beugung von Kopf u. Extremitäten											
	asymmetrisch tonischer Nackenreflex	Kopf langsam drehen ⇨ Fechterstellung = gleichseitiger Arm + Bein gestreckt, Gegenseite wird gebeugt											
	symmetrisch tonischer Nackenreflex	Kopf in Rückenlage langsam beugen ⇨ Beugen der Arme, Strecken der Beine											
	Halsstellreflex	Drehen des Kopfes in Rückenlage ⇨ Körper folgt der Drehung nach mit Torsion (= zuerst Schulter, dann Becken)											
	Moro-Reflex	Beklopfen der Unterlage führt zu „Umklammerungs"-Reaktion											
	Gekreuzter Beugereflex	In Rückenlage Beugen von Hüfte u. Knie eines Beines ⇨ Beugung des Gegenbeines											
	Fußgreifreflex	Berühren der Fußsohle führt zum Krallen der Zehen (plantarer Greifreflex)											
	Stützreaktion	Aufsetzen des ganzen Fußes auf die Unterlage ⇨ Strecken der Extremität											
	Schreitreflex	„Gehen" bei Berühren der Unterlage in Axillahänge											
	Landau-Reflex					Kind in Bauchhängelage, passive Kopfbeugung ⇨ alle Extremitätengelenke werden gebeugt							
	Sprungbereitschaft						Syn: SCHALTENBRAND-Reflex, „parachute reflex", Kind in Bauchlage nach vorne unten fallen lassen ⇨ Arme werden ausgestreckt, Abstützbewegung mit geöffneten Händen						
	Stemmreaktion							Anstoßen ⇨ Anspannen der ipsilateralen Muskulatur, Abstützreaktion					
Sensorik	Visueller Kontakt	fixiert bis 45°	folgt Personen	betrachtet eigene Finger	betrachtet Spielzeug in der Hand		ROF = optico-fazialer Reflex (vor Auge ⇨ Lidschluss)				berührt Dinge gezielt mit dem Zeigefinger		
	Gehör	RAF = acustico-fazialer Reflex (klatschen ⇨ Lidschluss)		reagiert auf Geräusch mit Innehalten		Kopfwenden n. Papierrascheln					reagiert auf seinen Namen		
	Lautbildung/Sprache	Schreien	Kehllaute	r r r-Laute			Lippen-/Zungenlaute		Silbenketten „dada, nana"		1. Wort	gezielt Mama, Papa	
	Sozialverhalten		lächelt spontan		lacht laut		verfolgt Tätigkeit der Bezugsperson		fremdelt, spielt Versteken		Spiele nachahmen, trinkt aus einer Tasse		befolgt erste Aufträge
	Sonstiges	Kopfumfang 35 cm, Größe 50 cm		Kopfumfang 40 cm, Größe 60 cm	doppeltes (Geburts-) Gewicht		1. Zahn (Schneidezahn im UK)		Kopfumfang 45 cm, Größe 70 cm		10.-14. Monat: die große Fontanelle schließt sich		dreifaches Gewicht, Größe 75 cm

Normales Wachstum

Im 1. Lj. ca. 2 cm/Monat, im 2. J. ca. 1 cm/Monat, es nimmt dann immer weiter ab auf ca. 0,5 cm/Monat vom 4. bis zum 11. Lj., bis dahin bei Mädchen geringfügig höheres Wachstum als bei Jungen. Bei Mädchen erfolgt dann in der Pubertät zwischen 11 u. 13 J. ein Wachstumsschub, bei Jungen zwischen 12 u. 15 J. (= länger und mit deutlich höherer Wachstumsgeschwindigkeit ⇨ größere Endgröße).

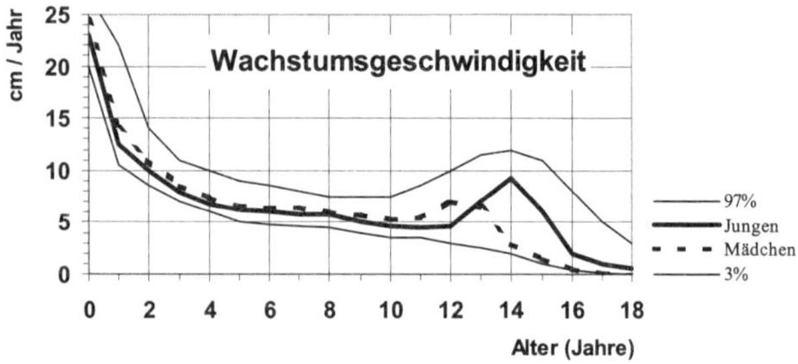

Bei Mädchen endet das Längenwachstum um das 16 Lj., bei Jungen erst mit 18 (-20) J. (s. Abb.). Weitere altersabhängige **Gewichtskurven** (BMI) s.u., Kap. Stoffwechselstörungen – Untergewicht.

Das Wachstum wird bei jeder U-Untersuchung im gelben Kinder-Untersuchungsheft in den **Somatogrammen** (Somatogramm I = Größe, Somatogramm II = Relation Körpergröße zu Körpergewicht und auf der hinteren Umschlagsinnenseite Somatogramm zum frontookzipitalen Kopfumfang) eingetragen. Damit können im **Verlauf** das Wachstum und insb. **Abweichungen** (Ausbrechen der Punktekurve aus dem Normalbereich noch oben od. unten) sofort erkannt werden.

Eine umfassende Sammlung anthropometrischer Daten mit Referenzperzentilen für Kinder findet sich beim RKI auf Basis der KiGGS-Studie (Internet: www.rki.de, bei: >Gesundheitsmonitoring >Gesundheitsberichterstattung >Beiträge zur GBE, 2. erweiterte Auflage 2013).

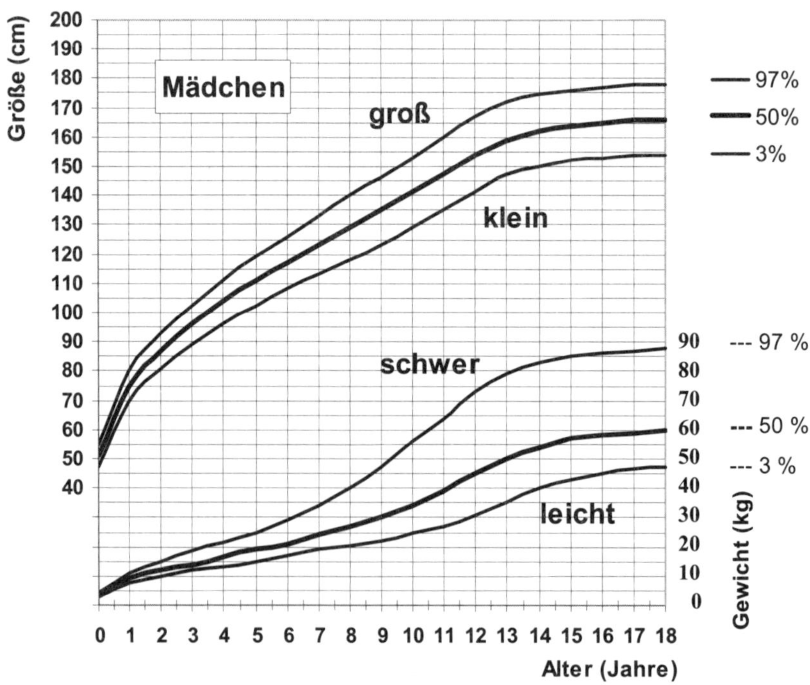

<u>Größenentwicklung:</u> als vereinfachter Anhalt ergibt sich folgende Größenprognose (weitere Berechnungen siehe Kap. Wachstumsstörungen)

Berechnung: $\frac{\textbf{(Größe Vater + Größe Mutter)}}{\textbf{2}}$ **+6,5 cm für Jungen** bzw. **-6,5 cm für Mädchen**

<u>Folgende Tabelle berücksichtigt die bereits bestehende Größe:</u>
Berechnung: Größe des Kindes (cm) x 100 / Altersprozentwert der Tabelle
(Beispiel: ein 6-jähriger Junge mit 114 cm wird voraussichtlich 114 x 100 / 65 = 175 cm groß)

Alter	Mädchen	Jungen
Geburt	31 %	29 %
3 Monate	36 %	34 %
6 Monate	40 %	38 %
9 Monate	42 %	40 %
1 Jahr	45 %	42 %
1 ½ Jahre	49 %	46 %
2 Jahre	53 %	50 %
2 ½ Jahre	55 %	52 %
3 Jahre	57 %	54 %
4 Jahre	62 %	58 %
5 Jahre	66 %	62 %
6 Jahre	70 %	65 %

Alter	Mädchen	Jungen
7 Jahre	74 %	69 %
8 Jahre	78 %	72 %
9 Jahre	81 %	75 %
10 Jahre	84 %	78 %
11 Jahre	88 %	81 %
12 Jahre	93 %	84 %
13 Jahre	96 %	87 %
14 Jahre	98 %	92 %
15 Jahre	99 %	95 %
16 Jahre	100 %	98 %
17 Jahre	100 %	99 %
18 Jahre	100 %	100 %

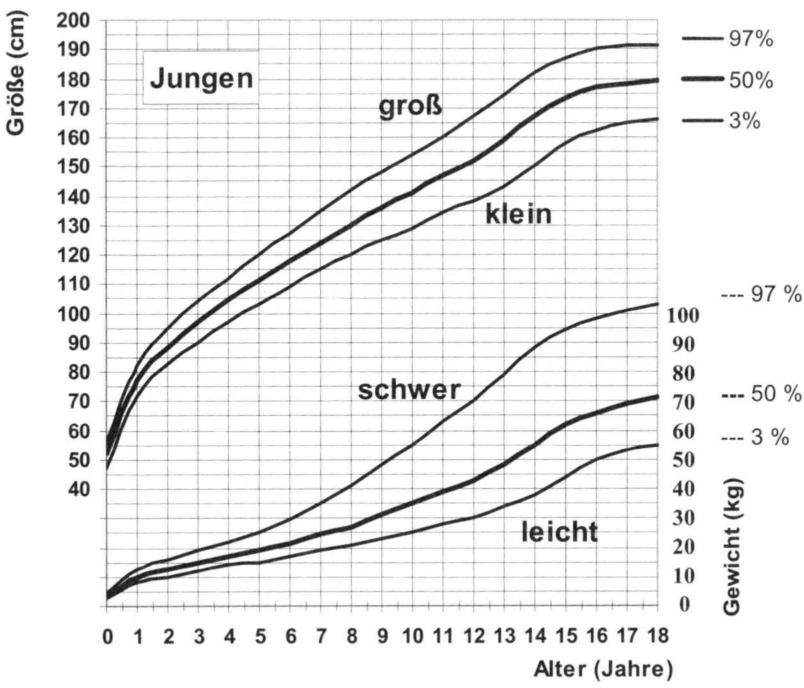

PUBERTÄT

Def: Pubertät (lat. pubertas = Geschlechtsreife, engl. puberty): Zeitspanne vom Beginn der Ausbildung sekundärer Geschlechtsmerkmale bis zur Geschlechtsreife (im Durchschnitt 3,5 J.)

Phys:
- Allgemein: Gesteuert wird der Umstellungsprozess durch eine Verminderung der hemmenden Wirkung der Sexualhormone der Gonaden auf den Hypothalamus (Sollwertverstellung) ⇨ vermehrte Produktion von **LHRH** im Hypothalamus ⇨ vermehrte Sekretion von **LH** und **FSH** aus der Hypophyse ⇨ Produktion von **Östradiol** bei Mädchen und **Testosteron** bei Jungen ⇨ Beginn der Entwicklung sekundärer Geschlechtsmerkmale.
- Die beteiligten Hormone sind:

  LHRH (luteinizing hormone-releasing hormone) des Hypothalamus, steuert die Hormonproduktion der Hypophyse

  LH (luteinisierendes Hormon, ICSH = interstitial cell stimulating hormone) u. **FSH** (Follikelstimulierendes Hormon, Follitropin) sind die beiden Gonadotropine aus dem Hypophysenvorderlappen (= Adenohypophyse) und steuern die Gonadenfunktion von Mädchen und Jungen

  Östrogene: Biosynthese hauptsächlich in den Ovarien (zusätzlich in der NNR sowie durch Umwandlung von Androstendion im Fettgewebe, bei Jungen in geringer Menge auch im Hoden) ⇨ beeinflusst die Ausbildung weiblicher sek. Geschlechtsmerkmale und ist zusammen mit STH am Wachstumsschub in der Pubertät beteiligt (auch bei Jungen)

  Testosteron (wichtigstes Androgen): Biosynthese hauptsächlich im Hoden (zusätzlich in der NNR sowie bei Mädchen in geringer Menge auch im Ovar) ⇨ beeinflusst die Ausbildung männlicher sek. Geschlechtsmerkmale und der allg. männlichen Behaarung, anabol

Mädchen:	**Ovarien:** zunehmendes Wachstum der Ovarien (von 0,5 auf 7,5 g) und vermehrte Östrogenproduktion beginnend im 8.-9. Lj. **Mammae:** erstes sichtbares äußeres Zeichen ist die zunehmende Entwicklung der Brustwarzen u. -drüsen (= **Thelarche**, ab ca. 10 J., s.u. TANNER-Stadien), Aussprossung der Milchgänge Vagina: Wachstum und Ausbildung des Scheidengewölbes Uterus: Corpus uteri vergrößert sich zunehmend (Verhältnis Zervix zu Korpus verändert sich von 2 : 1 auf 1 : 2) und geht von der gestreckten Form in die Anteflexion über, der Zervixkanal öffnet sich, physiologischer Fluor **Menarche**: erste uterine Regelblutung, heute im Durchschnitt mit **12½ J.** (Schwellengewicht im Durchschnitt bei ca. 48 kg) durch Überschreiten von FSH über den erforderlichen Schwellenwert, dies ist anfänglich eine Östrogenentzugsblutung (monophasischer Zyklus = meist noch unregelmäßige und anovulatorische Zyklen bis zum ca. 15. Lj., da LH noch zu niedrig und Corpus-luteum-Insuffizienz, daher meist auch nur begrenzte Fertilität) Durch die ebenfalls zunehmende Androgenproduktion in der NNR (= Adrenarche) beginnt die **Pubarche** (= Wachstum der Schambehaarung und Verdickung des Mons pubis ab dem 10. Lj., Axillarbehaarung ca. 2 Jahre später, NW: Pubertäts**akne**). Wachstumsschub: ab 11. Lj. bis zum ca. 16. Lj., max. 8 cm/Jahr bis zur Menarche, dann abnehmend, Breitenentwicklung des Beckens, Hüftrundung Die Pubertät endet mit der Geschlechtsreife um das 15. Lj. = volle feminine Geschlechtsmerkmale, **biphasische Hormonproduktion**, **regelmäßiger Menstruationszyklus** mit **Ovulation** und absoluter **Fertilität.**
Jungen:	**Hoden**: mit ca. 12 J. zunehmendes Wachstum (von <3 ml präpubertär auf 12 ml), Beginn der **Samenzellproduktion** im Tubulusepithel, gleichzeitig Wachstum des Skrotums (in Analogie zu den Tanner-Stadien wird die Genitalentwicklung mit G1 – G5 angegeben) Penis: zunehmendes Wachstum Schambehaarung: Beginn ab dem 12.-13. Lj. (durch die Adrenarche, NW: Akne) **Stimmbruch**: Absinken der Stimmlage um 1 Oktave durch Stimmlippenwachstum Pubertätsgynäkomastie (durch Östrogenwirkung, bildet sich später spontan zurück) Wachstumsschub: ab 13. Lj. bis zum ca. 18. Lj., max. 12 cm/Jahr

Mädchen	10 J.	11 J.	12 J.	13 J.	14 J.	15 J.	16 J.
Brustdrüse	**B2**		**B3**	**B4**		**B5**	
Ovulation			Menarche	anovulatorisch		ovulatorische Zyklen	
Schambehaarung		**P2**	**P3**	**P4**	**P5**		
Wachstumsschub			Maximum				

Jungen	10 J.	11 J.	12 J.	13 J.	14 J.	15 J.	16 J.
Genitale			**G2**	**G3**	**G4**	**G5**	
Schambehaarung				**P2 P3**	**P4**	**P5**	**P6**
Wachstumsschub					Maximum		

Epid: ◊ Pubertät in Europa: Beginn bei Mädchen zwischen **8,5-13 J.**, bei Jungen **9,5-13,5 J.**
◊ Das Menarchenalter hat sich im letzten Jahrhundert v. 16. Lj. auf das 12.-13. Lj. verschoben. Der säkulare Trend mit einer immer früheren Pubertät ist seit den 60er-Jahren in Europa aber nicht mehr nachzuweisen, der Grund: Hygiene, med. Versorgung und insb. die Ernährung haben seitdem einen gleichmäßig hohen Stand.

Pathol: ♦ Pubertas praecox = vorzeitige Geschlechtsentwicklung: Mädchen **<8.**, Jungen **<9. Lj.**
♦ Pubertas tarda = verzögert, noch keine Pubertät **>16. Lj.**

TANNER-Stadien (nach TANNER, 1962): physiologische Entwicklung der Brustdrüsen u. der Schambehaarung während der Pubertät (B1-5/P1-6)

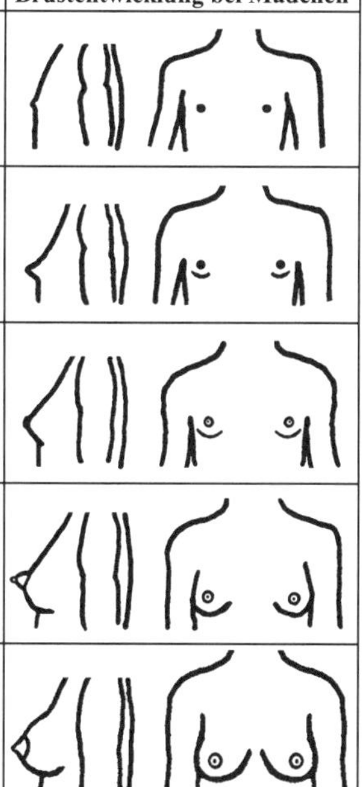

	Brustentwicklung bei Mädchen
B1: keine palpable Drüse	
B2: Knospenbrust, Drüse im Bereich des vergrößerten Warzenhofes vorgewölbt = **Thelarche**	
B3: Drüse größer als der Warzenhof	
B4: Drüse weiter vergrößert, Warzenhof hebt sich gesondert von der übrigen Drüse ab	
B5: reife Brust, Warzenvorhof in die allgemeine Kontur integriert, nur die Mamille tritt hervor	

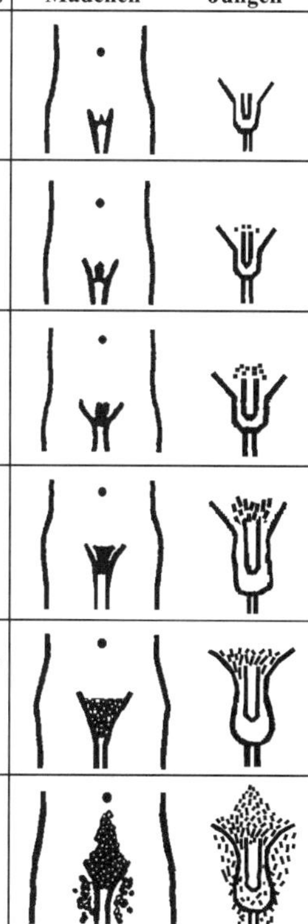

Schambehaarung	**Mädchen**	**Jungen**
P1: keine Behaarung		
P2: beginnende Behaarung um die Labia minora / Basis des Penis = **Pubarche**		
P3: kräftige Behaarung mit geringer Ausdehnung		
P4: kräftige Behaarung wie bei Erwachsenen, aber mit geringerer Ausdehnung		
P5: ausgedehnte kräftige Behaarung, dreieckig, nach oben horizontal begrenzt		
P6*: Behaarung bis zum Nabel ausgedehnt und am Oberschenkel, Hirsutismus		

* P6: Dieses Stadium erreichen Männer häufig (u. ist nicht pathologisch), bei Frauen kommt es nur in ca. 10 % d.F. vor und kann Hinweis auf eine hormonelle Störung sein.

PRÄNATALE SCHÄDEN

EMBRYONALE/FETALE STÖRUNGEN

Embryologie (Embryogenese, Organogenese, Fetogenese):

- Bei befruchtungsfähigem Ei (die Eizelle bleibt nach der Ovulation 6-12 Std. befruchtungsfähig, Spermien 2-3 Tage) kommt es durch aktives Eindringen des Spermiums in die Oozyte im ampullären Bereich der Tuba uterina zur **Konzeption**.
- Die Nidation (= Einnistung, **Implantation**) erfolgt um den 6. Tag p.c. im Stadium der **Blastozyste** (Trophoblast und Embryoblast ⇨ daraus entwickelt sich der Embryo) im Cavum uteri.
- Am 8. Tag hat sich der Embryoblast bereits in 2 Keimblätter (**Ektoderm** u. **Entoderm**) differenziert, in der 3. Woche entsteht dann noch das **Mesoderm** durch Invagination von Ektodermzellen (damit sind alle 3 Keimblätter vorhanden = wird jetzt **Embryo** genannt).
- Erste Herzschläge um den 22. Schwangerschaftstag
- 9. SSW: Das ungeborene Kind wird jetzt **Fetus** genannt, im Gehirn bilden sich die ersten Nervenzellen, bis zur 18. Woche Ausbildung des ZNS.
- 12. SSW: Fetus zeigt menschliche Gestalt, Geschlechtsbestimmung mögl.
- 9.-16. SSW: Erste reflexartige **Bewegungen** des Fetus (es besteht noch keine Verbindung zum Gehirn), ab der 16.-18. SSW sind die Bewegungen spürbar.
- 18. SSW: Fetus öffnet Mund u. schluckt Fruchtwasser ⇨ Verdauungssystem beginnt zu arbeiten
- 20.-24. SSW: Großhirnrinde angelegt ⇨ Erfahrungsspeicherung mögl., Augen u. Iris entwickelt
- 24. SSW: Entwicklung der **Lungenbläschen**, bis zur 30. Wo. bildet sich der Oberflächenfilm (Surfactant, ermöglicht später das Entfalten der Alveolen).
- 24.-26. SSW: ausgebildetes Innen- und Mittelohr ⇨ ab jetzt kann der Fetus Herzschlag, Atemgeräusche u. Sprache der Mutter sowie Außengeräusche wahrnehmen.
- 26. SSW: ausgebildete Augenlider, Augen teilweise geöffnet
- 28. SSW: Fetus kann riechen
- 30.-34. SSW: Augen können bewegt werden, Fetus nimmt optische Sinneseindrücke wahr, reagiert z.B. auf Lichtreize, Deszensus der Hoden beim männlichen Fetus. Der Fetus ist **fertig entwickelt**, wächst noch und nimmt bis zur Geburt an Gewicht zu.
- 32.-33. SSW: Ausbildung des Saugreflexes
- 38. SSW p.c. (40. SSW p.m.): **Geburt**

Vulnerable Phasen der Organogenese: (angegebene SSW hier = **p.c.**)

<table>
<tr><th>Blastenphase</th><th colspan="3">Embryonalperiode</th><th colspan="3">Fetalperiode</th><th>Geburtstermin</th></tr>
<tr><td>1.-2. SSW</td><td>3.-4.</td><td>5.-6.</td><td>7.-8.</td><td>9.-12.</td><td>12.-16.</td><td>16.-36.</td><td>36.-38.</td></tr>
<tr><td rowspan="8">„alles oder nichts“-Prinzip ⇨ i.d.R. keine Missbildungen in dieser Periode, sondern bei Störungen Fruchttod</td><td colspan="2">ZNS</td><td colspan="5"></td></tr>
<tr><td colspan="3">Ohr</td><td colspan="2"></td><td colspan="2"></td></tr>
<tr><td colspan="3">Augen</td><td colspan="4"></td></tr>
<tr><td colspan="2"></td><td>Gaumen</td><td></td><td colspan="3"></td></tr>
<tr><td colspan="2"></td><td>Zähne</td><td colspan="2"></td><td colspan="2"></td></tr>
<tr><td colspan="2">Herz</td><td></td><td colspan="4"></td></tr>
<tr><td colspan="2"></td><td>Gonaden</td><td colspan="4">äußere Genitale</td></tr>
<tr><td></td><td colspan="2">Extremitäten</td><td colspan="4"></td></tr>
<tr><td>Abort</td><td colspan="3">schwere Missbildungen</td><td colspan="4">funktionelle Defekte</td></tr>
</table>

■ kritische Phase, besondere Empfindlichkeit □ weniger empfindliche Phase

Path:
- Gametopathie: präkonzeptionelles Fehlen oder Überzahl eines oder mehrerer **Chromosomen** bei Frau od. Mann (z.B. Trisomien, Mosaik) oder **Chromosomenbrüche**
- Genopathie: präkonzeptionelle Schädigung an einem **Genlocus** bei Frau od. Mann
- Blastopathie: Schädigung 1.-14. Tag post conceptionem ⇨ Fruchttod (50 % d.F.) oder Ersatz der geschädigten Zelle durch die zu dieser Zeit noch pluripotenten Zellen ohne Folgen oder sehr selten Doppelmissbildungen („siamesische Zwillinge")
- Embryopathie: Schädigung 2.-9. SSW p.c. ⇨ Störung der **Organogenese** (= Teratogenität) ⇨ schwere Organmissbildungen
- Fetopathie: Störung ab 9 SSW p.c. (nach Abschluss der Organogenese), somit nur noch **Ausreifungsstörungen** mögl.

RF: Mütterliche Risikofaktoren:
- Primipara >30. Lj. oder Multipara **>35. Lj.** (in Deutschland werden fast 20 % der Kinder von Müttern >35 J. geboren)
- Sehr junge Erstgebärende <18. Lj. (Uterus noch relativ hypoplastisch, ggf. höheres Gestose- u. Frühgeburtsrisiko, in Deutschland werden ca. 1 % der Kinder von Müttern <18 J. geboren)
- Zervixinsuffizienz, frühere Uterus-Op
- Beckenanomalien, bzw. Missverhältnis zwischen Größe des kindlichen Kopfes und dem Becken der Mutter
- frühere Früh- od. Totgeburten, mehrere aufeinanderfolgende Aborte, schnelle Schwangerschaftsfolge (<1 Jahr), Multipara (>4 Kinder)
- Vorherige Schnittentbindungen (Sektio) oder schwierige (operative) vaginale Entbindungen
- Schwere Schwangerschaftsanämie der Mutter (Hb <8 g/dl), Folsäuremangelanämie, homozygote Form der Sichelzellenanämie, Thalassämie
- Gerinnungsstörungen: Blutungsneigung bei Hämophilie, v.-WILLEBRAND-JÜRGENS-Syndrom, Thrombozytopenie oder Thrombophilie bei APC-Resistenz (insb. bei homozygoter Faktor-V-LEIDEN-Mutation), AT-III-, Protein-S-, Protein-C-Mangel, Faktor-II-Mutation, Lupusantikoagulans, Polyzythämie, Thrombozytose
- Vorbestehende organische Erkrankungen der Mutter: **Diabetes mellitus** (vorbestehend od. auch Schwangerschaftsdiabetes), **arterielle Hypertonie** (vorbestehend oder auch schwangerschaftsbedingt, dann meist ab der 20. SSW, >140/90 mmHg), chronische Nierenerkrankung od. Hämodialyse, neurologische Erkrankungen (s.u.), unbehandelte Hypo- od. Hyperthyreose (Morbus BASEDOW), Hypo- od. Hyperparathyreoidismus, Phäochromozytom, CUSHING-Syndrom, ADDISON-Krankheit (NNR-Unterfunktion), Diabetes insipidus, Phenylketonurie, **angeborene Herzfehler** od. rheumatische Endokarditis, Pat. mit implantierten künstlichen Herzklappen, koronare Herzkrankheit, Herzinsuffizienz, Herzrhythmusstörungen, Aortenaneurysma (MARFAN-Syndrom), systemischer Lupus erythematodes, Porphyrie, Allergien
  Z.n. Organtransplantation: z.B. Nierentransplantation (eine Transplantation ist bei stabiler Transplantatfunktion keine prinzipielle Kontraindikation gegen eine Schwangerschaft, allerdings häufig mit fetalen u. maternalen Komplikationen behaftet, insb. Frühgeburtlichkeit [50 %] und art. Hypertonus mit Präeklampsie [30 %])
- Auftreten einer Karzinomerkrankung während der Schwangerschaft (am häufigsten sind das Zervix- u. das Mammakarzinom sowie HODGKIN-Lymphome), Inzidenz: ca. 1 Tumorerkrankung auf 1.000 Schwangerschaften. Aufgrund des meist schon fortgeschrittenen Stadiums und des jungen Alters ist die Prog. für die Mutter meist ungünstig. Je nach Malignität und Stand der Schwangerschaft kann bis zur 28.-30. SSW zugewartet werden, dann Geburt. Operationen sind davor meist mögl. Es kann aber auch ein Schwangerschaftsabbruch erforderlich werden, z.B. wegen notwendiger Chemotherapie (bei hochmalignen Non-HODGKIN-Lymphomen od. akuter Leukämie) in der Frühschwangerschaft.
- Prolaktinom der Mutter (Mikro- od. Makroprolaktinom) ⇨ Größenzunahme mögl. (Überprüfung des Prolaktinspiegels und Gesichtsfeldes alle 2 Mon. durchführen)
- Adipositas
- Kleinwüchsigkeit

Schwangerschaftsbedingte Risikofaktoren:
- **Mehrlingsschwangerschaft** (Zwillings-, Drillingsschwangerschaft oder höhergradige Mehrlinge)

- Frühgestose (Hyperemesis gravidarum), **Gestose** (hypertensive Schwangerschaftserkrankung), EPH-Gestose, HELLP-Syndrom
- **Blutungen** in der zweiten Schwangerschaftshälfte (>23. SSW)
- Übertragung (Geburtstermin >42. SSW bzw. relative Übertragung = in Relation zu einer vorzeitig eingeschränkten Plazentafunktion zu lange Schwangerschaftsdauer)
- **Frühgeburtlichkeit** (drohende od. bereits in Gang befindlich), vorzeitige Wehen (<33. SSW)
- Missverhältnis zwischen Größenzunahme des Uterus und der Schwangerschaftsdauer = intrauterine Wachstumsretardierung
- Oligohydramnion oder Polyhydramnion
- Morbus haemolyticus fetalis (fetale Erythroblastose, meist durch irreguläre Blutgruppenantikörper gegen die kindlichen Rhesus-Blutgruppen = **Rhesus-Inkompatibilität** durch eine vorherige Schwangerschaft)
- Reifungsstörungen der Plazenta, Plazentainsuffizienz, Placenta praevia, vorzeitige Plazentalösung
- Fehlbildungen des Fetus, die zu einem Geburtshindernis führen
- **Lageanomalien**: Beckenendlage, Querlage
- V.a./bestätigte Chromosomenaberration in der Schwangerschaftsvorsorgeuntersuchung

Infektionskrankheiten: insb. TORCH-Komplex (s.u.): Toxoplasmose, other (andere wie Lues, Listeriose, Tuberkulose), Röteln, Cytomegalie, Herpes simplex
Hepatitis B, C od. E, HIV, Masern, Mumps, Varizellen, Herpes zoster, Ringelröteln, Mononukleose, LCM, Chlamydia trachomatis, Gonorrhoe, Streptokokken Gruppe B, Gardnerella vaginalis (bakterielle Vaginose), Mykoplasmen, Candidose

Potenzielle Noxen:

- Erforderliche (oder versehentliche) **Medikamenteneinnahme**, die ein erhöhtes Risiko für Missbildungen oder sonstige Störungen bedingen, insb. Antiepileptika, Zytostatika, Kumarine, Retinoide
- **Alkoholabusus** ⇨ Alkoholembryopathie (s.u.)
- **Nikotinabusus** (s.u. Kompl.), **Drogen** (s.u. Kompl.)
- Ionisierende Strahlung (z.B. Bestrahlungstherapie) >100 mSv Äquivalenzdosis
- Koffein: schädlich nur in hohen Dosen [>400 mg/Tag], normaler Konsum von Kaffee, Tee, Cola, Kakao od. Schokolade ist unbedenklich (eine Tasse Kaffee hat ca. 100 mg, eine Tasse Tee ca. 30 mg, ein Liter Cola ca. 120 mg Coffein)

Sonstige Risikofaktoren:

- Chromosomale Anomalien (Trisomien: 21 = DOWN-Syndrom, 18 = EDWARDS-Syndrom, 13 = PÄTAU-Syndrom, 47,XXX = Triple-X-Syndrom, 47,XXY = KLINEFELTER-Syndrom) oder sonstige Fehlbildungen bei einem **vorherigen Geschwisterkind**
- Bekannte familiäre Erkrankung, Fehlbildungen od. Stoffwechselstörungen (Mukoviszidose, Muskeldystrophie DUCHENNE, Hämophilie, Lipidosen, Ahornsirupkrankheit, Galaktosämie)
- Alter des Vaters >50. Lj.
- Besondere psychische od. soziale/wirtschaftliche Belastungen

Epid: ◊ Die Schwangerschaft wird in Drittel = **Trimenon** eingeteilt: 1. Trimenon = 1.-13. SSW, 2. = 14.-26. SSW, 3. = 27.-40. SSW p.m.

◊ Schwangerschaftsdauer (Syn: Tragezeit, engl. duration of pregnancy): wird meist in Schwangerschaftswochen **SSW p.m.** angegeben (post menstruationem = vom ersten Tag der letzten Menstruation an gerechnet, genau angegeben wird die Zeit z.B. als 4.+4 = 4. SSW plus 4 Tage, die Tage werden immer von 0-6 gezählt) und beträgt ca. 280 Tage (= **40 Wochen**, **10 Lunarmonate** zu 28 Tagen). Die eigentliche Dauer von der Konzeption (Empfängnis) an gerechnet = p.c. (post conceptionem) ist 2 Wochen kürzer.

◊ Geschlechtsverhältnis: es werden statistisch 48,6 % Mädchen u. 51,4 % Jungen geboren

◊ In ca. **1 %** der Schwangerschaften kommt es zu einer **Mehrlingsschwangerschaft**:
Zwillinge (Syn: Gemini) 1:85 = 1,2 % (davon 2/3 zweieiig, 1/3 eineiig), Drillinge $1:85^2$ = 0,01 %, Vierlinge $1:85^3$ = 0,0002 %, Fünflinge $1:85^4$ = 0,000002 % (HELLIN-Regel)

◊ Häufigkeit: als Risikoschwangerschaft gelten heute bis **30 % der Schwangerschaften,** Hochrisikoschwangerschaften sind 3 % der Schwangerschaften (diese erfordern eine Verlegung/Behandlung in einem Perinatalzentrum).

◊ Fehlbildungsrate: Statistisch sind 68 Kinder mit Fehlbildungen unterschiedlichen Schweregrades (von kleinen Anomalien ohne Krankheitswert bis hin zu infausten Fehlbildungen) pro 1.000 geborene Kinder zu erwarten (= **7 % aller Neugeborenen**). Die größte Gruppe dabei sind Fehlbildungen des Herzens (8-9/1.000 Lebendgeburten). In Deutschland damit ca. 49.000 Neugeborene mit Fehlbildungen pro Jahr.

◊ Es wird geschätzt, dass insg. ca. 70 % der befruchteten Eizellen sich im Verlauf nicht weiterentwickeln und beim nächsten „Menstruationszyklus“ (meist unbemerkt) abgestoßen werden od. es zu einem Frühabort kommt (mit einem Geschlechterverhältnis von m>w = ca. 2:1). Bedingt ist dies u.a. durch die hohe Rate an Chromosomenstörungen (die wohl vom Körper erkannt werden und zur Abstoßung führen): Die Chromosomenstörungsrate beträgt statistisch bei Oozyten 32 %, Spermien 8 %, befruchteten Eizellen 37 %, Präimplantationsembryo 20 %, Embryo im 1. Trimenon 10 % (zum Vergleich: bei termingerechten Neugeborenen nur noch 0,8 %)

◊ Das generelle Risiko für Chromosomenaberrationen ist insb. abhängig vom **Alter der Mutter** ⇨ 35 J. 1 %, 40 J. 2,5 %, 45 J. 6 %, 48 J. 30 % (inkl. Spätaborte). Eine Risikoerhöhung für chromosomale Störungen bedingt durch den Mann erst ab einem Alter >45 J.

◊ Optimales Gebäralter: statistisch im 25.-30. Lj.
Spätgebärende (≥ 35. Lj.): Ihr Anteil hat in den letzten 20 J. in Deutschland von 5 auf 22 % zugenommen (und damit vermehrt höhere Risiken). Das durchschnittliche statistische Gebäralter in Deutschland liegt heute bei **30,9 J.** (und damit 5 J. höher als noch vor 20 Jahren). Die durchschnittliche Kinderzahl/Frau in Deutschland beträgt derzeit **1,5** (damit seit 2015 etwas angestiegen, aber immer noch deutlich negatives Bevölkerungswachstum), insg. ca. 740.000 Geburten/Jahr. Weltweit sind es 2,5 Kinder/Frau, in Afrika 4,7. Extreme sind Niger mit 7,6 u. Singapur mit nur 1,2 (Dt. Stiftung Weltbevölkerung, 2016).
Optimaler Zeitpunkt für eine erneute Schwangerschaft ist eine Konzeption 18-24 Monate nach einer vorangegangenen Entbindung (statistisch erhöhtes Risiko für Früh- od. Mangelgeburt bei Konzeption <6 Mon. nach vorhergehender Geburt).
30 % der Frauen in Deutschland bleiben kinderlos.

Klin: ⇒ Sichere Schwangerschaftszeichen:

- **Ultraschallnachweis** des Embryos ab der 6. SSW p.m. (in der Vaginalsonographie ist ab der 5. SSW p.m. der Nachweis einer Chorionhöhle mit einem Durchmesser von 3-4 mm mögl.). Sicherster Befund ist der Nachweis von Herzaktionen beim Embryo (ab der 7. SSW erstmals sichtbar).
- **Kindliche Herztöne** auskultierbar (ab der 12. SSW p.m.)
- Eindeutiges Wahrnehmen von **Kindsbewegungen** (Primipara fühlen dies meist um die 20. SSW, Multipara ab der 18. SSW) oder sicheres Fühlen von Kindsteilen durch die Bauchdecke
- Nachweis hoher hCG-Konzentration im Urin od. Serum (DD: kann aber auch ein hCG-bildender Tumor sein)

⇒ Größen- und Gewichtsentwicklung des Embryos/Fetus (SSW p.m., 50. Perzentile):

SSW	Größe (cm)	Gewicht (g)
4.	0,02	0,000001
6.	0,3	0,05
8.	1,7	10
10.	3,4	20
12.	6	45
14.	8	60
16.	10	80
18.	13	150
20.	18	250
22.	24	390

SSW	Größe (cm)	Gewicht (g)
24.	28	530
26.	31	900
28.	34	1.100
30.	37	1.500
32.	41	1.900
34.	43	2.250
36.	46	2.850
38.	49	3.200
⇨ **40.**	**51**	**3.450**
41.	52	3.550

Diag: 1. Anamnese: letzte Menstruation, Konzeptionstermin, Übelkeit?
Berechnung des Geburtstermines: nach der **NAEGELE-Regel**:

1. Tag d. letzten Menstruation –3 Mon. +7 Tage (+1 Jahr) = voraussichtlicher Geburtstermin

bezogen auf einen 28-Tage-Zyklus, bei kürzerem od. längerem Zyklus ± Tage rechnen
(Allerdings kommen nur 4 % der Kinder wirklich genau an diesem Tag zur Welt, in einem Zeitraum

von 2 Wo. davor und 2 Wo. danach sind es aber insg. 80 % der Geburten)

2. Gynäkologische Untersuchung
3. Labor: quantitativer **Schwangerschaftstest** durch Nachweis von **ß-hCG** (engl. human chorionic gonadotropine) im **Urin** (Antigen-Antikörper-Reaktion, nicht schwanger <20 I.E./l, sicher schwanger >50 I.E./l) od. **Serum** (RIA, sehr empfindlich, daher schon früh noch vor Ausbleiben der Menstruation einsetzbar, nicht schwanger <5 I.E./l, in der 4. SSW 100-5.000 I.E./l, Maximum in der 10. SSW bis 150.000 I.E./l)

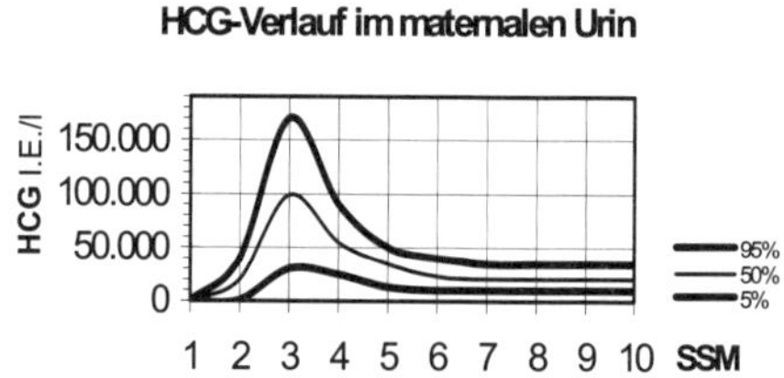

Die frei verkäuflichen Schwangerschaftstests (qualitativ = + od. -, z.B. Femtest®, Clearblue®, Alvita®) funktionieren ebenfalls über den Nachweis von hCG im Urin und können zuverlässig ab der 4./5. SSW p.m. (= 2./3. Wo. p.c. = direkt nach Ausbleiben der normalerweise auftretenden Menstruation) eingesetzt werden.

Weiterführende pränatale Diagnostik:

Allgemein: Qualifizierte **Beratung vor der Anwendung** der erweiterten pränatalen Diagnostik (die Schwangere muss sich für oder gegen die Tests entscheiden können und mögliche Konsequenzen sind zu besprechen, z.B. Schwangerschaftsabbruch bei schwerer Fehlbildung). Die Sicherheit der Ergebnisse der Testmethoden und die Grenzen der Möglichkeiten der pränatalen Diagnostik müssen erläutert werden. Die mögliche psychische Belastung bei Vorliegen eines pathologischen Ergebnisses vorab besprechen. Aufklärung über mögliche Komplikationen der Diagnostik (z.B. Abortrate).

1. Labor: Im ersten Trimenon (Zeitpunkt: 11.-13. SSW) wird heute bei Risikoschwangerschaften meist der sog. **kombinierte Test** (auch **Ersttrimester-Screening** genannt) durchgeführt: **PAPP-A** (pregnancy-associated plasma protein-A, pathologisch sind hier erniedrigte Serumwerte) und die freie ß-Untereinheit des hCG werden in speziellen Labors bestimmt + Sonographie der Nackentransparenz, s.u. (Detektionsrate für fetale Chromosomenstörungen damit um 90 %).

   Für Chromosomenstörungen heute zusätzlich Bluttest mögl. (z.B. PraenaTest®, Harmony™ Prenatal Test), die verschiedene chromosomale Fehlverteilungen des Kindes aus dem Blut der Mutter in der 12. SSW untersuchen (näheres s.u., Kap. Down-Syndrom).

   Bisheriger Standard war der **Triple-Test** bestehend aus Bestimmung von α-Fetoprotein (AFP), unkonjugiertem freien Östriol (uE3) u. humanem Choriongonadotropin (hCG) um die 16. SSW (od. Quadruple-Test mit zusätzlicher Bestimmung von Inhibin A) ⇨ Risikobeurteilung (nicht Diagnose!) für fetale Chromosomenstörungen (insb. Trisomie 21, 18), Neuralrohrdefekte u. Bauchwanddefekte od. kongenitale Nephrose mögl. Ind: mütterliches Alter >35. Lj. Die Spezifität des Tests ist mit ca. 65 % aber schlecht (= häufig falsch positiv), dies muss mit der Pat. (insb. zur Beruhigung bei pathologischem Ergebnis) besprochen werden.

2. Sonographie: Bewertung der **Nackentransparenz** (NT = nuchal translucency) des Embryos zwischen der 11. u. 14. SSW (Beurteilung ist schwierig, wird aber mittlerweile von vielen Gynäkologen und in allen klinischen Zentren durchgeführt), pathologisch ist eine Dicke **>3 mm** der Nackenstruktur des Embryo durch ein Nackenödem (⇨ mögl. Hinweis für eine Chromosomenstörung, Neuralrohrdefekt oder Herzfehler). Beim kombinierten Test wird die Nackendicke in Verhältnis zur Scheitel-Steiß-Länge gesetzt (s. Abb. mit Bsp. Gestationsalter 12.+1 SSW, SSL 55 mm, NT 1,5 mm) und zusammen mit den Laborwerten ein mathematischer Risikoscore berechnet.

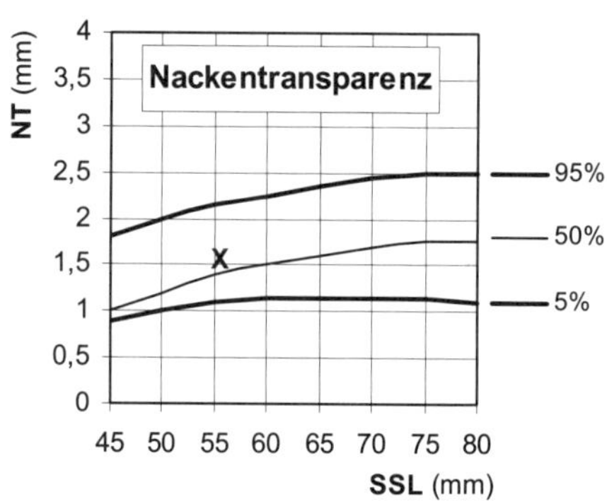

Weitere „Soft-Marker" als Hinweis auf eine mögl. Chromosomenstörung sind neben der Nackentransparenz: **fehlende Nasenbeinverknöcherung** (nasal bone), Plexus-choroidei-Zyste, „white spot“ im Herzen („Golfball-Phänomen“), Nierenpyelektasie, hyperechogener Darm, verkürzter Humerus od. Femur, Retrogenie, singuläre Nabelschnurarterie. Diese können einzeln alle „normal“ sein, bei Nachweis mehrerer Marker steigt die Wahrscheinlichkeit für das Vorliegen einer Chromosomenstörung aber stark an.

Bei einer Risikoschwangerschaft sind im Verlauf neben den 3 Routine-Sonographien häufig zusätzliche Sonographien zur Verlaufskontrolle der Entwicklung von Fetus und Plazenta erforderlich.

- Dazu je nach Befund noch die **Ultraschallfeindiagnostik** (sog. Organultraschall, hochauflösender Ultraschall in der 20.-22. SSW), z.B. Suche nach Missbildungen, bei Oligo- oder Polyhydramnion, bei intrauteriner Wachstumsretardierung
- Vierkammerblick und bei V.a. Herzfehler des Fetus komplette fetale **Echokardiographie** (Darstellung von Herz, Klappen, Flussverhältnissen und Ausflusstrakt)
- 3D-Sonographie zur Darstellung von Lippen-Kiefer-Gaumenspalten
- **Farbkodierte Duplexsonographie** (dopplersonographische Blutflussmessung der A.uterina, A.umbilicalis, A.cerebri media, Ductus venosus) bei V.a. Plazentastörung, intrauterine Wachstumsretardierung, Gestose, HELLP-Syndrom, Diabetes mellitus od. Schwangerschaftsdiabetes, Fetus: angeborene Herzfehler, fetale Erythroblastose
- Bestimmung der Zervixlänge im Verlauf und Beurteilung der Stabilität des inneren Muttermundes (Trichterbildung am inneren Muttermund in Ruhe und unter Belastung) ⇨ eine verkürzte Zervix <2,5 cm Länge bzw. rasche Verkürzung, >3 cm Breite und >8 mm Zervikalkanalweite oder Trichterbildung zeigen ein erhöhtes Frühgeburtsrisiko bei vorzeitigen Wehen od. Mehrlingen an.

3. Amniozentese (Syn: **Fruchtwasserpunktion**) ab der 15. SSW mögl. (Frühamniozentese ab der 12. SSW wird wegen Kompl. nicht mehr empfohlen.

   Ind: Frühschwangerschaft: Vorliegen einer **genetischen Erkrankung** der Eltern od. deren direkten Verwandten, vorhergehendes Kind mit einer **Chromosomenanomalie**, mütterliches Alter >35 J. bzw. Alter des Vaters >50 Lj., pathologisches Ersttrimester-Screening/Triple-Test, pathologisches Nackenödem in der Sonographie, ICSI bei Oligospermie des Vaters
   Spätschwangerschaft: V.a. fetale Erythroblastose, V.a. urologische Erkrankung des Fetus, Lungenreifebestimmung, Diabetes mellitus der Mutter

   Durchführung: Sterile transabdominelle Punktion mit einer dünnen Nadel unter Ultraschallkontrolle (Vermeidung der Punktion durch die Plazenta oder der versehentlichen Punktion des Fetus) und Aspiration von ca. 10-20 ml Fruchtwasser. Bettruhe für 2 Std. und Kontrollsonographie am Folgetag (Fruchtwassermenge und Vitalität des Fetus). Bei rh-neg. Mutter Rh-Prophylaxe mit 1.650 I.E. Anti-D-Immunglobulin i.m. (Partobulin®).

   Diagnostik: Nach In-vitro-Kultivierung von enthaltenen Zellen **Chromosomenanalyse** (Karyogramm nach der DENVER-Klassifikation, dauert insg. 2-3 Wo.), ein Schnelltest auf chromosomale Störungen dauert nur 1 Tag, muss dann aber auf jeden Fall noch mit dem Karyogramm überprüft werden.
   Bestimmung von **AFP** (α_1-Fetoprotein, erhöht bei Neuralrohrdefekten und Spaltbildung des Abdomens) sowie der Acetylcholinesterase
   Suche nach Enzymdefekten mögl. (z.B. Mukopolysaccharidosen)
   Erregernachweis (PCR) für Toxoplasmose und Zytomegalie mögl.
   Lecithin- u. Sphingomyelinkonzentration zur Lungenreifebestimmung mögl.
   Insulinbestimmung zum Ausschluss einer diabetischen Fetopathie
   Bilirubin bzw. photometrisches Bilirubin-Absorptionsmaximum bei 450 nm (bei positivem Antikörpersuchtest mit Titer >1:16, V.a. fetale Rh-Erythroblastose)
   Elektrolyte bei V.a. urologische Erkrankung des Fetus

   Kompl: Abortrate durch die Punktion 0,6-1 %, Infektion, vorzeitiger Blasensprung, Verletzung des Fetus ⇨ Hautnarben beim Kind

4. Chorionzottenbiopsie (Syn: Chorionbiopsie) Ind: gleiche Ind. und diagnostische Möglichkeiten der Chromosomenanalyse wie bei der Amniozentese, jedoch früher durchführbar (bereits ab der 10. SSW mögl.) Durchführung: transabdominal (od. Desinfektion der Scheide und transzervikal) eingeführter Katheter unter Ultraschallkontrolle, Aspiration von Chorionzotten des Chorion frondosum am Rand der Plazenta. Vorteil: Die Chromosomenanalyse kann sofort erfolgen, da eine In-vitro-Kultivierung der Trophoblastzellen nicht erforderlich ist. Eine Abruptio wegen einer Chromosomenanomalie könnte also 6 Wo. früher als bei einer Amniozentese erfolgen.

Nachteil: Kompl.-Rate wesentlich höher als bei der Amniozentese ⇨ Abortrate 2,5 %, Blutungen in 10 % d.F., vaginale und aszendierende Infektion, Perforation, vorzeitiger Blasensprung

5. Chordozentese: transabdominale Punktion eines Nabelschnurgefäßes u. Entnahme von fetalem Blut (ab 17. SSW mögl.) ⇨ Hb-Bestimmung, Blutgruppe, Hämoglobinopathien, Antikörpernachweis, Chromosomenanalyse, Infektionsnachweis beim Fetus (z.B. Röteln, Toxoplasmose)

   Haupt-Ind: V.a. fetale Anämie ⇨ bestätigt sich diese, kann über die Nabelschnurpunktion auch direkt Blut transfundiert werden (Blutgruppe 0, rh neg.).

6. Fetoskopie: direkte Betrachtung des Fetus in utero mit einem transabdominell eingeführten Spezialendoskop (ab 16. SSW mögl.), Ind: Biopsie seltener und schwerwiegender Hautkrankheiten, Laserverödung von plazentaren Gefäßanastomosen beim fetofetalen Transfusionssyndrom, Tracheaclipping bei Zwerchfellhernie (in spezialisierten Zentren), Kompl: Abortrate 2-5 %

Ther:

- Schwangerschaftsvorsorgeuntersuchungen und ggf. die weitere Diagnostik durchführen.
- Substitution: Für Folsäure, Eisen, Jod und zum Teil für Kalzium besteht während der Schwangerschaft auch bei „gesunder" Ernährung ein erhöhter Bedarf.
  - **Folsäure:** Zur Protektion von Neuralrohrdefekten (Dysrhaphiesyndrome = Spaltbildungen, z.B. Meningomyelozele) sollte direkt ab Beginn der Schwangerschaft (besser noch bei geplanter Schwangerschaft 4 Wo. **davor** beginnen = perikonzeptionell) bis zur 14. SSW 400 µg/Tag substituiert werden (Lafol®, Folsan®0,4mg), bei bekanntem Neuralrohrdefekt eines Geschwisterkindes 10fach höhere Dosis geben (Folsan®5mg).
  - **Eisen** (Bedarf 5 mg/Tag): Bei Hb <10 g/dl Eisen-II-Salze oral 100-200 mg/Tag (ferro sanol®), prophylaktisch kann 60 mg Fe^{2+}/Tag von Beginn an gegeben werden.
  - **Jod** (Bedarf 300 µg/Tag): Verwendung von **jodiertem Speisesalz** und 1x/Woche Seefisch, prophylaktisch kann Jod substituiert werden (Jodid®200 µg/Tag)

    Bei bekannter Hypothyreose L-Thyroxin (Euthyrox®) nach Bedarf (alle 4 Wo. kontrollieren), meist ist der Bedarf erhöht.
  - **Kalzium**: **1 Liter Milch/Tag** deckt den erforderlichen Bedarf. Ohne Milchprodukte 0,5 g Kalzium/Tag zum normalen Bedarf (1 g/Tag) dazugeben (z.B. Calcium-Sandoz®forte)
  - Sonstige Vitamine, Elektrolyte u. Spurenelemente: Bei normaler Ernährung ist eine Substitution nicht erforderlich, ggf. Magnesium- u. Zink-Substitution, bei **Vegetarierinnen Vit.-B12** (Vitamin-B12-ratiopharm®, 2 Tbl./Woche). Vorsicht bei Multivitaminpräparaten, diese können für Schwangere schädlich hohe Dosen von Vit. A u. D enthalten!
  - DHA (Docosahexaensäure, eine wichtige ω-3-Fettsäure für Gehirn- u. visuelle Entwicklung): in fettreichem Fisch enthalten (2x/Woche Lachs, Makrele, Hering od. Thunfisch)
  - Trinkmenge: pro Tag 2 Liter empfohlen
  - Keine Diäten in der Schwangerschaft machen (Ketonkörper haben teratogenen Effekt!)

Kompl:

* **Blutungen** in der Schwangerschaft:

  Frühschwangerschaft: Nidationsblutung (ohne Krankheitswert), Portioblutung bei Ektopie, Polypen, Extrauteringravidität, Blasenmole, drohender Abort, Frühabort

  Spätschwangerschaft: Placenta praevia, Plazentarandblutung, vorzeitige Plazentalösung, Insertio velamentosa, Uterusruptur, vorzeitige Wehen mit Muttermunderöffnung (sog. Zeichnen)
* **Mehrlingsschwangerschaft** (Zwillings-, Drillingsschwangerschaft oder höhergradige Mehrlinge): Risiko durch fetale Hypotrophie ab der 28. SSW durch intrauterine Mangelversorgung, Frühgeburtlichkeit (Häufigkeit 40-65 %), Gestose (ca. 30% d.F.), Zwillingstransfusionssyndrom bei monochorischer Plazentaanlage (ca. 20 % d.F.) insb. mit Blutvolumenverschiebungen unter der Geburt, Gefahr der vorzeitigen Plazentalösung für den zweiten Zwilling, perinatale Mortalität 10-15 % erhöht, in der Nachgeburtsperiode oft atonische Nachblutung durch starke Uterusüberdehnung
* Hyperemesis gravidarum: anhaltendes Erbrechen mit Stoffwechselstörung, Gewichtsabnahme, Exsikkose, Leberfunktionsstörungen bis zum Delir möglich
* Gestose, Eklampsie, HELLP-Syndrom
* Plazentastörungen: Plazentareifungsstörung, Plazentainsuffizienz, Placenta praevia, vorzeitige Plazentalösung
* **Intrauterine Wachstumsretardierung, Abort**

* **V.cava-inferior-Syndrom** = Kompression der V.cava durch den Uterus, insb. im 3. Trimenon in Rückenlage ⇨ Reduzierung des venösen Blutrückstroms zum Herzen ⇨ Verminderung des Herzminutenvolumens, Tachykardie, RR-Abfall, fetale Hypoxie (sporadische Dezeleration und Bradykardie im CTG bei Rückenlage der Mutter), Ther: Lagerung in leichter Linksseitenlage
* **Frühgeburtlichkeit**: Geburt eines lebenden Kindes vor Beendigung der 37. SSW (s.u.)
* **Übertragung** (Syn: partus serotinus, engl. postmaturity, post-date labour): echte Übertragung bei Geburtstermin >42. SSW (bei ca. 2,5 % der Schwangerschaften) oder relative Übertragung (= durch vorzeitige eingeschränkte Plazentafunktion) ⇨ Anstieg der perinatalen Mortalität mit zunehmender Tragzeit (insb. >43. SSW durch „Alterung" der Plazenta ⇨ Plazentainsuffizienz). Ther: sonographische Überwachung, CTG, ggf. Amnioskopie und bei Gefährdungshinweisen (im Wehenbelastungstest) Einleitung der Geburt (Zervixreifung, Weheninduktion, Amniotomie)
* Diabetes mellitus od. Schwangerschaftsdiabetes (unbehandelt) ⇨ Embryofetopathia diabetica, Riesenkinder (s.u., Kap. Stoffwechselstörungen)
* Alkoholabusus ⇨ Alkoholembryopathie, fetales Alkoholsyndrom, fetale Alkoholspektrumstörungen (s.u., Kap. Alkoholembryopathie)
* Nikotinabusus: Bei 20 Zigaretten/Tag vermindert sich das Geburtsgewicht des Neugeborenen im Durchschnitt um 250-500 g (Reifungsstörung der Plazenta, intrauteriner O_2-Mangel, Anstieg der Herzfrequenz), erhöhte Abortrate (zweifaches Risiko) und Frühgeburtlichkeit (zweifaches Risiko), vermehrt Placenta praevia und vorzeitige Plazentalösung, transplazentarer Übergang von tabakspezifischen Karzinogenen von der rauchenden Mutter auf den Fetus, erhöhte perinatale Sterblichkeit, postpartal Anstieg von Herzfrequenz/Blutdruck, zweifaches Risiko für spätere Asthma-Erkrankungen, erhöhtes Risiko für späteres ADHS. Für Deutschland werden allein etwa 60 Todesfälle/Jahr bei Säuglingen durch Rauchen der Mutter geschätzt.

  ⇨ Proph: **absolute Nikotinkarenz!** (Es gibt keine unbedenkliche Zahl an Zigaretten, auch „nur" 1 od. 2 Zigaretten/Tag schaden bereits. Leider rauchen aber immer noch, trotz intensiver Aufklärung, ca. 25 % der Schwangeren in Deutschland.)

  Säuglinge: **3fach höhere** Nikotinkonzentration in der **Muttermilch** gegenüber dem mütterlichen Serum! (⇨ Eine unbedenkliche Zahl an Zigaretten gibt es nicht, die Vorteile des Stillens überwiegen jedoch bei bis 5 Zigaretten/Tag, ab 10-15 Zigaretten/Tag nicht stillen!), höheres Risiko für plötzlichen Kindstod (SIDS), mehr Koliken

  Die inhalative Exposition (= Passivrauchen) des Säuglings führt darüber hinaus zu häufiger auftretenden Atemwegserkrankungen (also sollte auch der Vater zum Nikotinverzicht aufgefordert werden ⇨ Haushalt des Kindes = **Nichtraucherzone!**)
* Koffeinhaltige Getränke (Kafee, Energydrinks): neg. Effekte beschrieben, ggf. sind 200 mg/Tag mögl. (= 2 Tassen Kaffee), sicherer ist komplett zu verzichten.
* Drogen:
  - Opiate: Wachstumsretardierung, Frühgeburtlichkeit, Atemdepression, Fieber, Schnupfen, Hyperexzitabilität und motorische Unruhe, Tremor, zerebrale Krampfanfälle (postpartales Entzugssyndrom!, ohne Ther. Beginn nach 12-48 Std. ⇨ Prophylaxe mit Phenobarbital direkt nach Geburt beginnen und dann über Wochen ausschleichen), erhöhte perinatale Sterblichkeit, plötzlicher Kindstod

    Kein Heroin-/Opiatentzug der Mutter während der Schwangerschaft wegen erheblicher Gefahren für das Kind ⇨ Umstellung auf L-Polamidon (Methadon, 40 mg/Tag, Methaddict®) od. Buprenorphin (2-4 mg/Tag, Subutex®) als orale „Ersatzdroge".
  - Barbiturate können Atemdepression und Entzugserscheinungen nach der Geburt sowie Gerinnungsstörungen (Einfluss auf den Vit.-K-Metabolismus) verursachen.
  - Benzodiazepine können zur postpartalen Atemdepression u. Floppy-infant-Syndrom (Muskelhypotonie, Hypothermie, Trinkschwäche) führen.
  - Psychostimulanzien (Kokain, Amphetamine, Ecstasy): Mikrozephalie, ZNS-Störungen, Nierenschädigung, urogenitale Fehlbildungen, intestinale Störungen (Atresien), Darmnekrosen (nekrotisierende Enterokolitis), zerebrale und intestinale Infarkte, Skelettfehlbildungen, Wachstumsretardierung, erhöhte Abortrate, Abruptio placentae, Frühgeburtlichkeit, plötzlicher Kindstod, Hypertonie, Schlafstörungen, Trinkschwäche, Tachypnoe, Fieber
  - LSD: möglicherweise Missbildungen von Skelett und ZNS, Chromosomenbrüche
  - Cannabis: Abnahme der fetalen Herzfrequenz, erhöhte perinatale Sterblichkeit, beeinträchtigte Sprach- u. Gedächtnisleistung, 8fach höhere Konzentration in der Mutter-

milch gegenüber dem mütterlichen Serum! (⇨ nicht stillen)

- Schnüffelstoffe (insb. Toluol): Schäden wie beim fetalen Alkoholsyndrom mögl., bei chronischem Gebrauch ist ein Schwangerschaftsabbruch zu diskutieren.

⇨ Proph: **Vor** einer „geplanten" Schwangerschaft unbedingt Entzugstherapie durchführen und absolute Drogenkarenz!
Bei bestehender Drogenabhängigkeit aber kein Drogenentzug während der Schwangerschaft (extrem hohe Gefahr für schwerwiegende Plazentastörungen, vorzeitige Wehen, intrauterine Asphyxie od. Fruchttod), sondern Substitutionsbehandlung einleiten. Im letzten Schwangerschaftsdrittel häufigere Kontrollen auf eine Wachstumsretardierung u. ggf. vorzeitige Entbindung (ca. 20 % d.F.)

Kind:
* **Infektionskrankheiten** (TORCH-Komplex): Toxoplasmose, other [andere wie Lues, Listeriose, Tuberkulose, usw.], Röteln, Cytomegalie, Herpes simplex, s.u.
* **Genetische Erkrankungen:** Chromosomenaberrationen (z.B. Trisomien, Monosomien, Deletionen, Duplikationen, Translokationen, Punktmutationen), s.u.
* Neuralrohrdefekte (Dysrhaphiesyndrome = Spaltbildungen, z.B. Spina bifida, Meningozele, Myelozele, Meningomyelozele, Enzephalozele od. Anenzephalie) entstehen bei Störungen während des 22.-28. Schwangerschaftstages p.c. (Verschluss des embryonalen Neuralrohres in dieser Zeit), Häufigkeit: 1,5/1.000 Neugeborene

Proph:
♥ Absolute **Drogen-, Nikotin-** und **Alkoholkarenz!** in der Schwangerschaft
♥ Kontraindiziert sind während einer Schwangerschaft alle Lebendimpfungen: gegen Röteln, Masern, Mumps, Varizellen, Gelbfieber, Japanische Enzephalitis, Tuberkulose (BCG), OPV (Polio oral) und Pocken

GENETISCHE ERKRANKUNGEN

Syn: Engl. genetic diseases, ICD-10: Q90-Q99

Anatomie: Der menschliche Chromosomensatz umfasst diploid 22 Autosomen (= 44) + 2 Gonosomen (XX = weibl. od. XY = männl.) ⇨ Euploidie = **46 Chromosomen**.
Das Genom (= alle Gene eines Organismus) des Menschen hat ca. 23.-40.000 Einzelgene. Diese kodieren ca. 300.000 Proteine (die Protein-codierende DNA macht jedoch nur 1-2 % der Gesamt-DNA aus, der Rest hat regulatorische od. bisher nicht bekannte Funktionen = non-coding DNA. Insg. sind es 3,3 x 10^9 Basenpaare).

Ät:
- Spontane **Neumutation** (Syn: sporadisch)
- **Familiäre Vererbung** (einfache **monogenetische Vererbung** nach den MENDEL-Gesetzen, aut.-dom., aut.-rez., X-chrom.-dom. od. X-chrom.-rez. Erbgang, s.u.)
- **Multifaktoriell** verursachte genetische Schäden (polygene Vererbung, mit familiärer Häufung und Interaktion von Umweltfaktoren)
- Mitochondriale Vererbung (mtDNA)

Path: ♦ **Numerische Chromosomenaberrationen** (Aneuploidien): entstehen durch falsche Aufteilung der Chromosomen (Non-disjunction) während der Reduktionsteilung (Meiose) ⇨ ein Gamet enthält dann kein, der andere noch 2 des betroffenen Chromosoms. Nach der Konjugation entsteht somit entweder eine Zelle mit nur einem (**Monosomie**) oder eine Zelle mit 3 betreffenden Chromosomen (**Trisomie**). Sehr selten kommt auch eine komplette Triploidie vor (gesamter Chromosomensatz dreifach = 3n ⇨ i.d.R. nicht lebensfähig)
Fehlverteilungen (mitotische Non-Disjunction, sog. Non-Separation) in der postzygotischen Phase (erste Teilungen nach der Konjugation) führen zu zwei od. mehreren Zelllinien mit unterschiedlichem Chromosomensatz innerhalb eines Körpers = sog. **Mosaik**.
Gonosomal = betrifft die Geschlechtschromosomen X + Y
- Trisomien: 47,XXY (KLINEFELTER-Syndrom), 47,XYY, 47,XXX (= Triple-X-Syndrom), s.u., Kap. Geschlechtsentwicklungsstörungen
- Monosomie: 45,XO (ULLRICH-TURNER-Syndrom, s.u.)
- Mosaik aus 46,XX u. 46,XY, klinisch Zwitter

Autosomal = betrifft alle anderen 22 Chromosomen
- **Trisomie 21** (Syn: DOWN-Syndrom), häufigste Trisomie, s.u.
- Trisomie 18 (Syn: EDWARDS-Syndrom), s.u.
- Trisomie 13 (Syn: PÄTAU-Syndrom), s.u.
- Trisomie 8 (Syn: WARKANY-Syndrom 2), s.u.
- Monosomie: das Fehlen eines Autosomen od. 45,Y0 (fehlendes X-Chromosom) sind mit dem Leben nicht vereinbar ⇨ Abort

♦ **Strukturelle Chromosomenaberrationen:** entstehen meist während des Crossing-over (Austausch homologer Chromatidenabschnitte der gepaarten Chromosomen) in der Prophase der Meiose, folgende Anomalien können entstehen:
- Deletionen (Verlust eines Chromosomenabschnittes): größere Deletionen sind im Karyogramm sichtbar (Defizienz: Verlust eines Chromosomenendes; Isochromosom: Verlust beider kurzer od. beider langer Arme). Kleinere Deletionen werden als Mikrodeletionen bezeichnet und können nur in der Fluoreszenz-in-situ-Hybridisierung (FISH) nachgewiesen werden. Die wichtigsten Krankheitsbilder (alle **sehr selten**) sind:

Krankheit	Lok.	Klinik, Häufigkeit
PRADER-WILLI-Syndrom, s.u.	15q11.2-13	Kleinwüchsigkeit, Adipositas, Diabetes mellitus, Hypogenitalismus, Intelligenzminderung, 1/10.000
DIGEORGE-Syndrom	22q11.2	T-Zell-Defekt, Thymushypoplasie, Herzfehler, Hypokalzämie, Gaumenspalte, faziale Dysmorphien, 1/10.000
WILLIAMS-BEUREN-Syndrom	7q11.23	Aortenstenose, Herzfehler, Gnomengesicht, Kleinwüchsigkeit, psychomotorische Retardierung, 1/10.000
ANGELMAN-Syndrom	15q11.2-q13	Mikrozephalie, Ataxie, Epilepsie, Lachanfälle, Augendefekte, Intelligenzminderung, 0,5/10.000
PHELAN-MCDERMID-Syndrom	22q13.3	Muskelhypotonie (floppy infant), Autismus, Epilepsie, Sprachentwicklungsstörung, 0,5/10.000
Katzenschrei-Syndrom, s.u.	5p15	Schrille Schreie im Säuglingsalter, Mikrozephalie, Gesichtsdysmorphien, Herzfehler, 0,2/10.000
MILLER-DIEKER-Syndrom	17p13.3	Lissenzephalie (fehlende Gyrierung des Kortex), Epilepsie, Gesichtsschädeldysmorphie, 0,2/10.000
WOLF-HIRSCHHORN-Syndrom	4p16.3	LKG-Spalte u. weitere Gesichtsdysmorphien, Augendefekte, verschied. Organdefekte, 0,2/10.000
WILMS-Tumor-Aniridie-Syndrom	11p13.2	(Syn: WAGR-Syndrom) WILMS-Tumor, Aniridie, Gonadoblastom, urogenitale Fehlbildung, psychomotorische Retardierung, 0,1/10.000

- Duplikationen (Verdopplung eines Chromosomenabschnittes)
- Translokationen (Austausch verschiedener Chromosomenabschnitte), reziproke Translokation (Austausch von Chromosomenenden od. -armen ⇨ dadurch entstehen partielle Mono- od. Trisomien)
- Inversion (180°-Drehung eines Abschnittes)
- Ringchromosom (Enden verschmelzen zu einem Ring)

♦ **Punktmutationen:** Austausch (Substitution), Verlust (Deletion) od. Einfügen (Insertion), Wiederholung (Basentriplettrepeats) **einzelner Basen** od. Basensequenzen ⇨ Verschiebung des Leserahmens od. Aminosäureaustausch ⇨ verändertes Genprodukt (aber auch unverändertes Genprodukt = stille Mutation) möglich

♦ **Mutationen der mitochondrialen DNA** (ringförmige mtDNA): Mutationen sind häufig (aufgrund der großen Anzahl an Mitochondrien, insb. in der Eizelle), meist Neumutationen. Bei Vererbung nur über die Mutter übertragbar (Kopf der männlichen Spermien hat keine Mitochondrien). Die wichtigsten mitochondrialen Krankheitsbilder (alle selten) sind:

Krankheit	Klinik
LEBERsche hereditäre Optikusatrophie	beidseitige Optikusatrophie, Ataxie, Dystonien, Tremor, Herzrhythmusstörungen, Ther: Idebenon (Raxone®)
MELAS-Syndrom	Myopathie, Enzephalopathie, Laktatazidose, Schlaganfall-ähnliche Episoden, Kardiomyopathie, ggf. auch mit Diabetes mellitus
MERRF-Syndrom	Myoklonusepilepsie mit ragged red fibres (= Anhäufung von Trichrom-gefärbten abnormen Mitochondrien in der Muskelbiopsie)

Krankheit	Klinik
KEARNS-SAYRE-Syndrom	(Syn: chron. progrediente Ptosis und externe Ophthalmoparese), Ptosis, Doppelbilder, Retinopathie, Myopathie, Kardiomyopathie und Reizleitungsstörung, Diabetes mellitus
PEARSON-Syndrom	Pankreasfibrose (exokrine Pankreasinsuffizienz), Laktacidose, Panzytopenie durch Knochenmarkinsuffizienz, schlechte Prog.
LEIGH-Syndrom	Enzephalomyelopathie mit multifokalen symmetrischen Nekrosen, Gliawucherungen u. Kapillarvermehrung im Gehirn u. Rückenmark, sehr schlechte Prog.
MIDD-Syndrom	Maternally inherited diabetes and deafness = sehr seltene Form eines Diabetes mellitus + Hochtonschwerhörigkeit

- **Epigenetik:** durch Regulationsprozesse gesteuerte selektive Genexpression (bei unveränderter DNA)
  - Imprinting (engl. genomic imprinting) = nur ein Allel (das maternale od. das paternale) ist aktiv, die Festlegung welches Gen stillgelegt ist, erfolgt aber bereits präkonzeptionell
  - X-Inaktivierung = Allele sind jeweils nur auf einem X-Chromosom aktiv (bei Frauen)
  - Pathogenetische Bedeutung der Epigenetik: z.B. veränderte Aktivität der Methyltransferase in Tumorzellen

Diag:
1. Anamnese und klinische Untersuchung: Hinweisend für eine klinische Diagnose sind typische Merkmalskombinationen.
2. Die **pränatale Sonographie** und ggf. ein pathologisches **Ersttrimester-Screening** können Hinweise auf eine chromosomale Störung geben.
3. Humangenetische Untersuchung: Sicherung der Diagnose durch **Bestimmung des Karyotyps** und/oder DNA-Untersuchung mittels Gensonden. Hierzu ist eine Amniozentese oder Chorionzottenbiopsie, seltener auch eine Nabelschnurpunktion (Chordozentese, schnellere Karyotypisierung mögl.) erforderlich.

Epid: Häufigkeit: generelles Risiko für Chromosomenaberrationen (siehe Abb.) ist insb. abhängig vom **Alter der Mutter** zum Zeitpunkt der Konzeption ⇨ 35 J. 1 %, 40 J. 2,5 %, 45 J. 6 %, 48 J. 30 % (In diesen Zahlen sind Spätaborte mit enthalten, in der Abb. werden nur die Lebendgeborenen berücksichtigt).

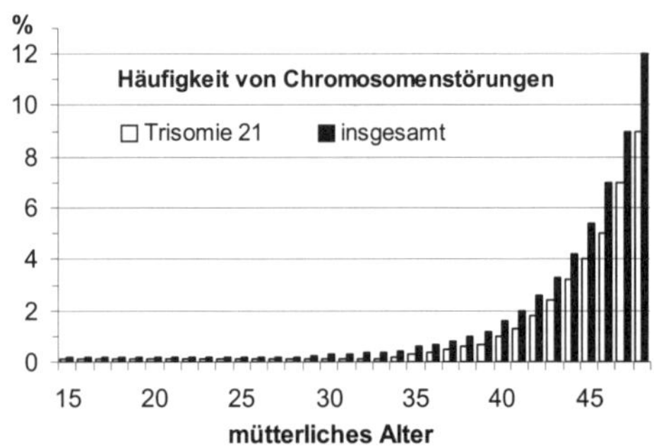

Trisomie 21: insg. 1,5/1.000 Lebendgeburten (stark abhängig vom mütterlichen Alter: Risiko im 35. Lj.: 3/1.000, 40. Lj.: 10/1.000, 43. Lj.: 25/1.000, 45. Lj.: 45/1.000)

Trisomie 18: 0,2/1.000 Lebendgeburten, Trisomie 13: 0,1/1.000 Lebendgeburten

Eine Risikoerhöhung für chromosomale Störungen bedingt durch den Mann ergibt sich erst ab einem Alter >45 J.

Es wird geschätzt, dass bis zu 50 % aller Schwangerschaften nach der Befruchtung sich u.a. wegen Chromosomenaberrationen nicht weiterentwickeln und beim nächsten Menstruationszyklus (meist unbemerkt) abgestoßen werden.

Ther:
- Bei fast allen genetischen Erkrankungen ist bis heute **keine kausale Ther.** mögl., sodass nur eine symptomatische Behandlung, z.B. durch Fördermaßnahmen usw. mögl. ist.
- Behandlung der Organkomplikationen (z.B. operative Korrektur bei Herzfehlern)

Proph: ♥ Die Indikation für eine Amniozentese (Syn: Fruchtwasserpunktion) od. Chorionzottenbiopsie wird heute bei Vorliegen einer genetischen Erkrankung der Eltern od. deren direkten Verwandten, vorhergehendem Kind mit einer Chromosomenanomalie od. mütterlichem Alter >35 J. bzw. väterlichem Alter >50 J., bei ICSI wegen Oligospermie oder pathologischem Ersttrimester-Screening gesehen.

DOWN-SYNDROM

Syn: **Trisomie 21** (veralteter Begriff: „Mongolismus“), ICD-10: Q90.9

Ät: – Numerische autosomale Chromosomenaberration (zusätzliches Chromosom 21)
– Meist Non-disjunction bei der Meiose (⇨ freie Trisomie), seltener auch Translokationstrisomie (auch familiär vererbt mögl.)

Epid: ◊ Gesamtprävalenz in der Bevölkerung 1,5/1.000, (Häufigkeit: 1/650-**700 Geburten**), m > w
◊ Risiko: stark abhängig vom **Alter der Mutter** zum Zeitpunkt der Konzeption: im 35. Lj. Risiko 0,3 %, 40. Lj. 1 %, 43. Lj. 2,5 %, 45. Lj. 4,5 %

Etlg: # **Freie Trisomie 21** (Karyotyp: 47,XX+21 bzw. 47,XY+21, **>90 % d.F.**): In allen Körperzellen ist das Chromosom 21 komplett dreifach vorhanden.
Translokations-Trisomie 21 (Karyotyp: z.B. an Chrom. 14: 46,XX,t(14q;21q) bzw. 46,XY,t (14q;21q), ca. 3-5 % d.F.): In allen Körperzellen sind drei Chrom. 21 vorhanden, eines der Chrom. 21 ist jedoch an ein anderes Chromosom angelagert (Chrom. 13, 14, 15, 22 od. selten auch 21 = ROBERTSON-Translokation).
Mosaik-Trisomie 21 (Karyotyp: 46,XX/47,XX+21 bzw. 46,XY/47,XY+21, ca. 2 % d.F.): gleichzeitiges Vorliegen von Zellen mit normalem Chromosomensatz und Zellen mit dreifachem Chrom. 21. Die Mosaik-Trisomie 21 entsteht nach der ersten Zellteilung einer befruchteten Eizelle. Die Ausprägung der Symptome ist abhängig vom Anteil der Zellen mit Trisomie. Bei zwei verschiedenen Zelllinien kann fälschlich auch eine freie Trisomie diagnostiziert werden.
Partielle Trisomie 21 (Karyotyp: z.B. 46,XXder(21)(q23.2;q22.11) bzw. 46,XYder(21)(q23.2;q22.11), insg. sehr selten, weltweit nur wenige hundert Fälle bekannt): Chrom. 21 ist zweifach in allen Körperzellen vorhanden, allerdings ist ein Teil eines der beiden Chrom. 21 verdoppelt, wodurch eines etwas länger ist als das andere ⇨ dreifaches Vorliegen der Gene/Erbinformationen in diesem Abschnitt (für die Forschung interessant, da durch partielle Trisomie unterschiedliche Symptomausprägungen vorkommen)

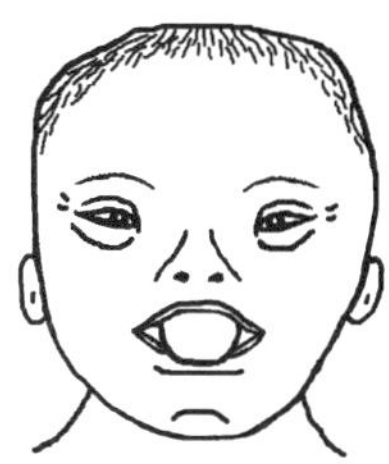

Klin: ⇒ Geburt mit typischen kraniofazialen Dysmorphien (s. Abb.): Brachyzephalus (Kurzkopf mit abgeflachtem Hinterkopf), **Epikanthus** (Hautfalte am inneren Augenwinkel, „Mongolenfalte“) u. schräg ansteigende **“mongoloide“ Lidspalten** (mandelförmiges Aussehen), flache breite Nasenwurzel und **Hypertelorismus** (weiter Augenabstand), beim Säugling weiße sog. BRUSHFIELD-Flecken in der Iris, Ohrentiefstand, kurzer Hals

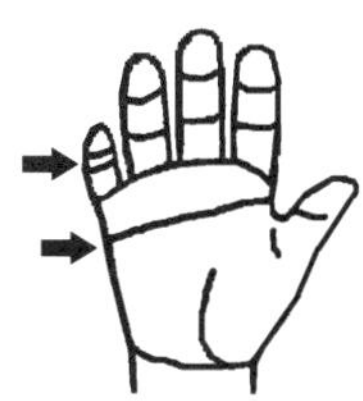

⇒ **Makroglossie** (vorverlagerte, verdickte, große Zunge), offener Mund mit vermehrter Speichelsekretion
⇒ **Herzfehler** (in 40-60 % d.F., meist AV-Septumdefekt)
⇒ **Minderwuchs** (Endgröße 1,40-1,50 m), Schilddrüsenunterfunktion
⇒ Extremitäten (s. Abb.): kurze, breite Hände, **Vierfingerfurche** in den Handflächen, Brachy-/Klinodaktylie von D5 (verkürztes Mittelglied des Kleinfingers), „Sandalenlücke“ (= zw. 1./2. Zehe am Fuß), Muskelhypotonie, verzögerte Reflexe
⇒ **Geistige Behinderung** (unterschiedlicher Ausprägung), verzögerte motorische, sprachliche und geistige Entwicklung

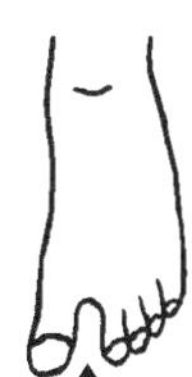

Sandalenlücke

Diag: 1. Anamnese und typisches klinisches Bild
2. Pränatal: Bei pathologischem Ersttrimester-Screening (erniedrigtes PAPP-A, freies ß-hCG + erhöhte Dicke der Nackentransparenz in der Sonographie) ⇨ Chromosomenuntersuchung durch Amniozentese oder Chorionzottenbiopsie, seltener durch Nabelschnurpunktion (Chordozentese)
Seit 2012 zugelassen, ist ein Bluttest, der fetale DNA-Fragmente aus dem Blut der Mutter in der 12. SSW auf Trisomie 21 (und erweitert auf 13 u. 18, XY-Fehlverteilungen, 22q-Mikrodeletion +

Geschlechtsbestimmung) untersucht (Sensitivität u. Spezifität >99 %, z.B. PraenaTest®, Harmony™ Prenatal Test, Panorama®, usw. Diese kosten je nach Umfang 130-540 EUR, ersetzen bei dieser Indikation aber einen Großteil der Amniozentesen/Chorionzottenbiopsien und deren Risiken). Über die Aussagekraft, falsch pos. Befunde u. mögliche Folgen (Wunsch auf Schwangerschaftsabbruch) dieser Tests sollte mit der Schwangeren zuvor gesprochen werden. Seit 7/2022 werden die Kosten dieser Tests bei Risikoschwangerschaft nach Beratung in Deutschland von den Krankenkassen übernommen.

Ther:
- Eine kausale Ther. ist **nicht** mögl.
  - Krankengymnastik (häufig nach den Methoden von BOBATH und/oder VOJTA) und orofaziale Therapie nach CASTILLO-MORALES (u. ggf. zusätzlich Gaumenstimulationsplatte) zum Training der Gesichts-, Zungen- u. Mundmuskulatur
  - Heilpädagogische Frühförderung, Sprachschulung, Ergotherapie, psychomotorisches Training
  - In Erprobung ist ein Med. (Basmisanil), das die Kognition verbessern soll.
- Selbsthilfegruppen: Arbeitskreis Down-Syndrom e.V., Gadderbaumer Str. 28, 33602 Bielefeld, Tel.: 0521 442998, Internet: www.down-syndrom.org

  Deutsches Down-Syndrom InfoCenter, Hammerhöhe 3, 90207 Lauf/Pegnitz, Tel.: 09123 9821-21, Fax: -22, Internet: www.ds-infocenter.de

  Bundesvereinigung Lebenshilfe für Menschen mit geistiger Behinderung e.V., Raiffeisenstr. 18, 35043 Marburg, Tel.: 06421 491-0, Fax: -167, Internet: www.lebenshilfe.de

Prog: Gut, die Lebenserwartung beträgt ½-¾ der Normalbevölkerung (im Durchschnitt ca. 60 J.), jeder Zehnte erreicht heute das 70. Lj. Motorische und geistige Entwicklung deutlich verzögert, IQ im Kindesalter durchschnittlich um 50 (= Debilität), aber gute Fördermöglichkeiten.
Schwangerschaft: Wiederholungsrisiko liegt bei ca. 1-2 %.
90-95 % der Mütter, die pränatal erfahren, dass ihr Kind eine Trisomie 21 hat, entscheiden sich für einen Schwangerschaftsabbruch.

Kompl:
* Postpartale Thrombozytopenie (GATA1-Mutation) ⇨ sistiert meist von alleine
* Erhöhte Infektanfälligkeit
* Megacolon, Morbus HIRSCHSPRUNG, Achalasie, Duodenalatresie
* Erhöhte Leukämierate (1 % d.F., myeloische Leukämie bei GATA1-Mutation)
* Katarakt
* Kryptorchismus, meist Infertilität bei den Jungen
  Mädchen: 2/3 sind fruchtbar, gezeugte Kinder haben dann in 50 % d.F. eine Trisomie 21
* Frühzeitige Entwicklung einer Alzheimer-Demenz (da sich das Vorläuferprotein-Gen für Amyloid auf dem Chrom. 21 befindet, kommt es durch die Trisomie des Chrom. 21 zur erhöhten Expression), bereits um das 35. Lj. beginnend.

Op:
* Je nach Relevanz des Herzfehlers ist eine operative Korrektur erforderlich (s.u., Kap. Kinderkardiologie)

EDWARDS-SYNDROM

Syn: Trisomie 18, Trisomie E, ICD-10: Q91.3

Ät: Numerische autosomale Chromosomenaberration (zusätzliches Chromosom 18)

Epid: Häufigkeit : 1/5.000 Geburten, w > m = 3:1

Etlg:
Freie Trisomie 18: bei >80 % d. Pat. (Karyotyp: 47,XX+18 bzw. 47,XY,+18)
Mosaik-Trisomie 18: bei ca. 20 % der Pat. (Karyotyp: 46XX/47,XX+18 bzw. 46XY/47,XY,+18)
Partielle Trisomie 18: bei ca. 2% der Pat., unbalanzierte Translokation
Translokations-Trisomie 18: sehr selten, balanzierte Translokation (Karyotyp: z.B. 46XXt(18;22) bzw. 46XYt(18;22)

Klin: ⇒ Niedriges Geburtsgewicht, Minderwuchs, Gedeihstörung
⇒ Kraniofaziale Defekte: Mikrozephalie, kleiner Gesichtsschädel, kleine Nase, kleines zurückstehendes Kinn, tiefsitzende Ohren, Epikanthus, anti-mongoloide Lidspalten
⇒ Extremitäten: Beugekontrakturen der Fingergelenke mit Überkreuzung v. Dig. I u. II über III und IV über V, ggf. auch Fehlen des Daumens, Polydaktylie, Klumpfuß
⇒ Skoliose, kurzes Sternum, kleine Mamillen
⇒ Inguinal- od. Umbilikalhernie, Kryptorchismus
⇒ Herzfehler
⇒ psychomotorische Retardierung, Krampfanfälle

Diag: Chromosomenuntersuchung, pränataler Bluttest mögl.

Prog: Sehr **schlecht**, eine kausale Ther. ist nicht mögl., Letalität im 1. Lj. 90 % (etwas bessere Prog. für die Mädchen)

PÄTAU-SYNDROM

Syn: Trisomie 13, BARTHOLIN-PÄTAU-Syndrom, D_1-Trisomie, ICD-10: Q91.7

Ät: Numerische autosomale Chromosomenaberration (zusätzliches Chromosom 13)

Epid: Häufigkeit: 1/5.000-10.000

Etlg: # **Freie Trisomie 13**: ca. 80% d.F. (Karyotyp: 47,XX,+13 bzw. 47,XY,+13)
Translokations-Trisomie 13: ca. 20 %, Karyotyp: z.B. 46,XX,t(14;13) bzw. 46,XY,t(14;13)
Mosaik-Trisomie 13: selten (Karyotyp: 46,XX/47,XX,+13 bzw. 46,XY/47,XY,+13)
Partielle Trisomie 13: selten

Klin: ⇒ Geburt mit multiplen Hirnfehlbildungen: Mikrozephalie, Fehlen von Bulbus/Tractus olfactorius (Arhinenzephalie), Mikrophthalmie, Katarakt, Blindheit, Schwerhörigkeit, schwerste geistige Entwicklungsstörung, Anfallsleiden, niedriges Geburtsgewicht
⇒ Gesichtsdysmorphien: Kopfhautdefekte, Iriskolobom, Lippen-Kiefer-Gaumen-Spalte, tief sitzende Ohren mit Ohrmuscheldeformitäten, Feuermale
⇒ Herzfehler (VSD), Zystennieren, Omphalozele
⇒ Extremitäten: Polydaktylie (Hexadaktylie), Vierfingerfurche

Diag: Chromosomenuntersuchung, pränataler Bluttest mögl.

Prog: **Schlecht**, 90% der Kinder sterben innerhalb des 1. Lj., Jungen sterben alle bis zum 5. Lj., Mädchen bis zum 10 Lj. in 90 % d.F. Eine kausale Ther. ist nicht mögl.

WARKANY-SYNDROM 2

Syn: Trisomie 8, ICD-10: Q92.9

Ät: Numerische autosomale Chromosomenaberration (zusätzliches Chromosom 8)

Epid: ◊ Häufigkeit: sehr selten
◊ Meist **Mosaik-Trisomie 8** (Karyotyp: 46,XX/47,XX+8 bzw. 46,XY/47,XY+8), seltener freie Trisomie 8 (Karyotyp: 47,XX+8 bzw. 47,XY+8)

Klin: ⇒ Herzfehler, Nierenfehlbildungen
⇒ Fehlbildungen des Skeletts (Skoliose, Spina bifida, Patellahypoplasie) und der Hände (kurze Finger, tiefe Furchen, Vierfingerfurche), Arthrogryposis (Steifigkeit der Gelenke)

⇒ Hohe Stirn, Strabismus, Gaumenspalte, kurzer Hals, akzessorische Mamillen
⇒ Leichte bis mittlere psychomotorische Retardierung

Diag: Chromosomenuntersuchung

Ther: Eine kausale Ther. ist nicht mögl.

Prog: Die Ausprägung der Symptome ist abhängig vom Mosaik (Zellanteil mit Trisomie).

MONOGENETISCHE ERKRANKUNGEN

Syn: Klassische **dominante** od. **rezessive erbliche Krankheiten**, Erbkrankheiten, engl. dominant or recessive heredity, ICD-10: Viele Krankheiten sind bei den angeborenen Fehlbildungen Q00-Q99 kodiert, einige aber auch in anderen Kapiteln (z.B. Chorea Huntington bei ZNS-Systematrophien, Hämophilie bei den Koagulopathien usw.).

Def: Phänotyp = Erscheinungsbild und **Merkmale**, die durch den Genotypus (= Gesamtheit der Erbanlage) bestimmt wird

Allel = Mutationsform eines Genes; eine Person hat immer 2 Allele eines Gens (außer bei X-chrom. kodierten Genen bei Männern und bei Genen auf dem Y-Chromosom)

autosomal = betrifft Einzelgene, die auf den diploiden 22 **Autosomen** (= 44 Chromosomen) vorliegen. Sind beide Allele gleich, nennt man dies **homozygot**; beide Allele unterschiedlich = **heterozygot**, der Phänotyp hängt dann vom "stärkeren" Allel ab.

X-chromosomal = betrifft Einzelgene, die auf dem X-Chromosom vorliegen, bei Mädchen kommen diese doppelt vor, bei Jungen nur einfach (= **hemizygot**)

Y-chromosomal = Störungen kommen nur selten vor, da nur wenige Gene auf dem Y-Chromosom liegen (diese werden dann vom Vater auf die männlichen Nachkommen übertragen)

Die Vererbung erfolgt nach den **MENDEL-Gesetzen** und können im **Stammbaum** über Generationen nachverfolgt werden.

Ät:
- **Familiäre Vererbung** (= einfache monogenetische Vererbung nach den **MENDEL-Gesetzen**)
- **Spontane Neumutation** kann ebenfalls zum Phänotyp einer monogenetischen Erkrankung führen (dann ist natürlich keine Vorerkrankung in der Familie und kein Gendefekt in der humangenetischen Untersuchung der Eltern/Großeltern/Geschwister zu finden.)

Path:
- Autosomal-dominante Vererbung: Bei heterozygoten Allelen ist das dominante (pathologische) Allel für die Ausprägung des Phänotyps verantwortlich. Selten können die pathologischen Allele auch homozygot (= doppelt) vorliegen, die Symptome sind dann meist noch verstärkt od. letal.
- Autosomal-rezessive Vererbung: Ein Phänotyp bildet sich nur aus, wenn die (pathologischen) Allele homozygot (= **doppelt**, also von beiden Elternteilen vererbt) vorliegen. Liegt das pathologische Allel heterozygot (= einzeln) vor, kommt es zu keinen (od. nur sehr geringen) Symptomen. Die klinisch relevanten Fälle entstehen daher meist sporadisch (od. erhöhtes Risiko bei Blutsverwandtschaft = Konsanguinität).
- X-chromosomal-dominante Vererbung: Ein pathologisches Allel auf dem X-Chromosom ist für den Phänotyp verantwortlich (dies kann von Mutter od. Vater stammen und wird mit 50%iger Wahrscheinlichkeit von einer betroffenen Mutter auf Sohn od. Tochter und zu 100 % von einem betroffenen Vater auf die Tochter und nie auf den Sohn übertragen). X-chrom.-dom. Erkrankungen sind bei **Jungen meist schwerer** ausgeprägt od. direkt letal.
- X-chromosomal-rezessive Vererbung: Meist **Jungen** betroffen, bei Mädchen kommt es nur zu Symptomen, wenn beide X-Chromosomen das pathologische Allel (= homozygot) enthalten (daher sehr selten Mädchen betroffen). Hat das Mädchen nur ein pathologische Allel, erkrankt es nicht (od. hat sehr geringe Symptome), überträgt (= sog. **Konduktorin**) aber das pathologische Allel mit 50%iger Wahrscheinlichkeit an **Söhne** (die dann erkranken = hemizygot) und Töchter (die in 50 % d.F. dann wieder Konduktorin sind).

Epid: ◊ Häufigkeit: Alle monogenetische Erkrankungen sind **sehr selten** (es sind ca. 7.500 verschieden Erkrankungen bekannt, die Hälfte davon ist auch molekulargenetisch aufgeklärt)
◊ Je nach Erkrankung ist es in 25-75 % d.F. keine Erbkrankheit, sondern eine spontane **Neumutation** (Nachweis/Ausschluss durch humangenetische Untersuchung der Eltern).

Etlg: # Merksatz: dominant ⇨ meist Strukturanomalien
rezessiv ⇨ meist Stoffwechselstörungen
Wichtige aut.-dom. vererbte Erkrankungen:

Krankheit	Lok.	Genmutation, Klinik, Häufigkeit
MARFAN-Syndrom	15q21.1 5q25-31	FBN1- od -2-Genmutation, **Arachnodaktylie** (lange Finger, überlanger Daumen), **Großwuchs**, dissezierendes **Aortenaneurysma**, Linsenluxation, starke Myopie, Häufigkeit: 1/10.000
Neurofibromatose v.RECKLINGHAUSEN	17q11.2 22q12.2	NF1- od -2-Genmutation, multiple **Café-au-lait-Flecken** u. **Neurofibrome**, Neurinome, Meningeome, Katarakt, dünne lange Knochen, Pseudarthrosen, 0,3-3/10.000
Achondroplasie	4p16	FGFR3-Genmutation, **Minderwuchs** (kurze Arme, Beine, Hände u. Füße), großer Kopf, enger Spinalkanal, 1/10.000
Osteogenesis imperfecta	>200 Mutat. auf Chrom. 7 u. 17 bek.	Kollagen-I-Genmutation, **Glasknochenkrankheit** (multiple Frakturen, Verbiegung der Knochen), 0,5/10.000 (auch aut.-rez. Erbgänge bekannt)
Dysostosis cleidocranialis, Dysostosis craniofacialis	6p21 10q26	CBFA1/RUNX2-, FGFR2-Genmutation, Clavicula-Hypoplasie, offene Fontanellen, verzögerte Dentition, Schädeldeformität, Gesichtsdysmorphie, alle sehr selten; weitere (auch aut.-rez.) Formen bekannt
Retinoblastom	13q14.1-2	RB1-Genmutation, beidseit. **Netzhauttumor**, Sehverlust, weißliches Leuchten der Augen (Leukokorie), Ausbreitung in N.opticus u. Gehirn, meist Neumutation (dann nur einseitig), 0,3/10.000
Zystennieren	1q, 3p, 4q, 9q, 16p	Sehr viele Mutationen bekannt, **multiple Nierenzysten** meist in beiden Nieren, chronische Niereninsuffizienz, ggf. auch Leber-/Pankreaszysten, zerebrale Aneurysmen, auch aut.-rez. mögl. (hereditäre Nephronophthise), 0,1-10/10.000
Morbus HIRSCHSPRUNG	10q11.2	RET-Protoonkogenmutation, Megakolon durch **Aganglionose** im Kolon (auch aut.-rez. Erbgänge bekannt), 2/10.000
v.HIPPEL-LINDAU-Syndrom	3p25-26	VHL-Tumorsuppressorgenmutation, zerebellare und retinale Hämangioblastome (Visusverlust), Nieren-, Leber- und Pankreaszysten, Phäochromozytom, Nierenzellkarzinom, 0,3/10.000
Chorea HUNTINGTON	4p16.3	IT15-Genmutation (CAG-Basentriplettrepeats), blitzartige **Hyperkinesen**, Muskelhypotonie, Persönlichkeitsveränderungen, Demenz, 1/10.000
Myotone Dystrophie	19q13	DMPK-Genmutation (CTG-Basentriplettrepeats), Muskelhypotonie („**floppy infant**"), Myotonien, Katarakt, Hypogonadismus, psychomotorische Retardierung, 1/10.000
Spinozerebellare Ataxien	30 Mutationen bekannt	Mutationen auf Chrom. 3, 6, 11, 12, 16, 11 u. 19 bekannt (meist CAG-Basentriplettrepeats), Gang-, Stand- u. Extremitäten**ataxie**, Dysarthrie, Hirnnervenstörungen, Demenz, Polyneuropathie
Familiäres periodisches Fieber	12p13.2	TNF-Rezeptor-Genmutation, lange Fieberperioden (ohne Infektnachweis), Amyloidose, Myalgie, Koliken, Exantheme
Basalzell-Naevus-Syndrom (GORLIN-GOLTZ-Syndrom)	9q22.3 9q31	PTCH-Genmutation, multiple Basalzellkarzinome der Haut, breite Nasenwurzel, Progenie, Kieferzysten, Spina bifida, Skoliose, geistige Behinderung, sehr selten
MEN = multiple endokrine Neoplasien	11q13 10q11.2	Menin-Genmutation od. RET-Protoonkogenmutation MEN I: Nebenschilddrüsenadenome + Pankreas-/Duodenaltumoren + Hypophysentumoren + Karzinoide MEN II: medulläres Schilddrüsenkarzinom + Phäochromozytom (NNM) + Nebenschilddrüsenadenome, ggf. + Neurofibrome
Medulläres Schilddrüsenkarzinom	10q11.2	RET-Protoonkogenmutation, fast 100%iges Risiko im Verlauf des Lebens ein C-Zell-Karzinom zu entwickeln ⇨ prophylaktische Op bei Mutationsnachweis im ½-10. Lj.

\# Wichtige aut.-rez. vererbte Erkrankungen:

Krankheit	Lok.	Genmutation, Klinik, Häufigkeit
Mukoviszidose (Syn: zystische Fibrose)	7q31.2	CFTR-Genmutation, **Sekretstörung** exokriner Drüsen, **Bronchiektasen**, rezidivierende Bronchopneumonien, **Pankreasinsuffizienz**, Mekoniumileus, Maldigestion, Leberzirrhose, 4-5/10.000
Phenylketonurie	12q24.1	PAH-Genmutation, ohne phenylalaninarme Diät psychomotorische Retardierung, Mikrozephalie, Epilepsie, Ekzeme, 1-2/10.000
Erbliche Anämien	s.u.	Sichelzellenanämie, Thalassämie, BLACKFAN-DIAMOND-Anämie
Glykogenosen	1p, 3p, 3q, 7q,11q,12p 12q, 14q, 16q, 17q	Viele verschiedene Glykogenstoffwechselstörungen bekannt, Hepatomegalie, Hypoglykämien, Hyperlipidämie, Minderwuchs, Myopathie mit Muskelhypotonie, Kardiomyopathie, Häufigkeit: 0,4/10.000
Galaktosämie	17q11.2	Verschiedene Gendefekte, Hypoglykämien, Lebervergrößerung, prolongierter Ikterus neonatorum, Epilepsie, Katarakt, später Intelligenzminderung, 0,2/10.000
Homocystinurie	21q22.3, 1p36.3	Verschiedene Gendefekte, psychomotorische Retardierung, Thrombosen, Embolien, Linsenluxation, Langgliedrigkeit, Osteoporose, Epilepsie, Myopathie, 0,05/10.000
Adrenogenitales Syndrom	1q, 6p, 8p, 8q, 10	Verschiedene Hydroxylasedefekte bekannt ⇨ Cortisol ↓, Aldosteron ↓ (Salzverlust), ACTH ↑ (⇨ NNR-Hyperplasie), Androgene ↑ (Virilisierung, Amenorrhoe, Oligospermie), 1/10.000
Albinismus	11q,15q, 9q,5p,6q	**Melanin**-Biosynthesestörung (TYR-Genmutation u. andere), okulokutaner Albinismus ⇨ weiße Behaarung, hellrosa Haut, blaue Iris, UV-Empfindlichkeit, 0,5/10.000
(infantile) spinale Muskelatrophie	5q12.2-q13.3	SMN1-Genmutation, Trinkschwäche, „**floppy infant**", Schaukelatmung, Muskelatrophien, Gelenkkontrakturen, Tod nach 2-3 J., viele weitere aut.-dom. u. X-chrom.-rez. Formen, 1/10.000
FRIEDREICH-Ataxie	9q13	Frataxin-Genmutation (GAA-Basentriplettrepeats), Kleinhirnatrophie, Gang-, Stand-, Rumpf- u. Extremitätenataxie, Muskelschwäche, Gehenlernen erschwert, Skelettdeformitäten, Dysarthrie, Demenz, Kardiomyopathie (letal), 0,2/10.000
AADC-Mangel (aromatische Aminosäure-Decaboxylase)	7p12.2	DDC-Genmutation führt zur verminderten Serotonin- u. Dopamin-Synthese, extrapyramidalmotorische Bewegungsstörungen mit Muskelhypotonie, Dystonie, okuläre Athetose, 0,3/10.000

\# Wichtige X-chrom.-dom. vererbte Erkrankungen:

Krankheit	Lok.	Genmutation, Klinik, Häufigkeit
ALPORT-Syndrom	Xq22.3	COL-Genmutation, Innenohrschwerhörigkeit, Glomerulopathie ⇨ Niereninsuffizienz, Augenfehlbildungen, auch aut.-rez. (Chrom. 2) mögl., 1/10.000
RETT-Syndrom	Xq28	MeCP2-Genmutation, nur Mädchen betroffen (bei männlichen Feten letal), Verlust zuvor erlernter Fähigkeiten im ½-2. Lj., Ataxie, stereotype Handbewegungen, Epilepsie, Mikrozephalie, geistige Retardierung, **Autismus**, 1/10.000
genuine Vit.-D-resistente Rachitis	Xp22.1	PEX-Genmutation, Phosphatausscheidung ↑ (Syn: chron. **Phosphatdiabetes**), Beinverkrümmungen (O-Beine), Kleinwuchs, Spontanfrakturen, Dentitionsstörungen, 0,4/10.000
Orofaziodigitales Syndrom	Xp22.2	CXORF5-Genmutation, nur Mädchen betroffen (bei männlichen Feten letal), LKG-Spalten, Hypertelorismus, Brachy-/Syndaktylie, mentale Retardierung, auch aut.-rez. mögl., 0,2/10.000
Incontinentia pigmenti	Xq27	NEMO-Genmutation, nur Mädchen betroffen (bei männlichen Feten meist letal), spritzer-/streifenartige Hyperpigmentierungen, Dentitionsstörungen, Katarakt, Erblindung, Epilepsie, sehr selten

\# Wichtige X-chrom.-rez. vererbte Erkrankungen (meist **Jungen** betroffen):

Krankheit	Lok.	Genmutation, Klinik, Häufigkeit
Rot-Grün-Blindheit	Xq28	Opsin-Genmutation, Farbschwäche unterschiedlich ausgeprägt, bei uns ca. 9 % aller Männer und 0,4 % der Frauen betroffen

Krankheit	Lok.	Genmutation, Klinik, Häufigkeit
Fragiles-X-Syndrom	Xq27.3	FMR1-Genmutation, Klin. s.u., 5/10.000
Hämophilie A, B	A: Xq28 B: Xq27	A: Mangel an Gerinnungsfaktor VIII, 2/10.000 B: Mangel an Gerinnungsfaktor IX, 0,3/10.000
Glukose-6-phosphat-Dehydrogenasemangel	Xq28	G6PD-Genmutation, akute od. chronische Anämie, hämolytische Krisen, sehr häufig in afrikanischen u. Mittelmeerländern (Vorteil: relative Resistenz gegen Malaria)
Muskeldystrophie Typ DUCHENNE	Xp21.2	**Dystrophin**-Genmutation, floppy infant, muskuläre Atrophien des **Beckengürtels,** Gnomenwaden, 0,3/10.000
LESCH-NYHAN-Syndrom	Xq26-27	LNS-Genmutation, Harnsäurestoffwechselstörung, Choreoathetose, mentale Retardierung, Selbstverstümmelungen, Nephrolithiasis, Hyperurikämie, 0,1/10.000
HUNTER-Syndrom	Xq28	Iduronatsulfatsulfatase-Genmutation, Mukopolysaccharid-Speicherkrankheit, Kleinwuchs, Hepatosplenomegalie, extrem selten

<u>Diag:</u> 1. Anamnese, Familienanamnese und klinische Untersuchung
2. **Humangenetische Untersuchung** des Pat. und der Eltern. Bei erkranktem Elternteil ist eine pränatale Diagnostik für viele Erkrankungen heute mögl. (DNA-Untersuchung mittels Gensonden nach Amniozentese oder Chorionzottenbiopsie). Eine individuelle Beratung der Betroffenen ist vor Anwendung humangenetischer Methoden immer erforderlich.

<u>Ther:</u>
- Eine kausale Behandlung ist (bisher) meist nicht möglich. Bei einigen Stoffwechselerkrankungen kann durch Einhaltung einer bestimmten Diät od. Substitution von Enzymen der Krankheitsverlauf abgemildert werden.
- AADC-Mangel: seit 2022 gibt es eine kausale **Gentherapie** mit neurochirurgischer intrazerebraler Applikation von rekombinantem humanem DDC-Gen über ein Adenovirus (Eladocagene exuparvovec, Upstaza™, Preis >3 Mio €) in das Putamen/Substantia nigra
- Individuelle Förderung bei psychomotorischer Retardierung.
- Konservative od. operative Behandlung von Organkomplikationen.

PRADER-WILLI-SYNDROM

<u>Syn:</u> PRADER-LABHART-WILLI-Syndrom, URBAN-Syndrom, URBAN-ROGERS-MEYER-Syndrom, ICD-10: Q87.1

<u>Ät:</u> **Spontane** Mutation, i.d.R. <u>keine Vererbung</u> (selten familiäre Häufung, dann Geschwister betroffen)

<u>Path:</u>
- <u>Lok:</u> Chromosom 15q11.2-13
  - Meist paternale Deletion - es fehlt ein Teil des vom Vater geerbten Chromosoms 15 (= **Mikrodeletion**, 70 % d.F.)
  - Maternale Disomie, es liegen 2 mütterliche Chromosomen 15 vor, das väterliche fehlt (uniparentale, maternale Disomie 15, 30 % d.F.)
  - Selten Störung im regulativen Imprinting-Zentrum (1 % d.F.) od. sonstige chromosomale Strukturanomalie
- Durch **genetisches Imprinting** (= aktiv sind jeweils nur Abschnitte auf dem maternalen oder paternalen Chromosom. Die Chromosomenabschnitte auf Chrom. 15 unterliegen diesem Phänomen. Beim PRADER-WILLI-Syndrom fehlt meist der paternale Genabschnitt und die maternalen sind durch genetisches Imprinting inaktiv ⇨ es fehlt das Genprodukt): verminderte od. fehlende Hormonfreisetzung im Hypothalamus ⇨ verminderte Hormonproduktion in Nebennieren, Schilddrüse u. Keimdrüsen

<u>Epid:</u>
◊ Häufigkeit: 0,5-1/10.000, unterschiedliche Häufigkeiten in verschiedenen Ländern, weltweit ca. 400.000 betroffene Pat. geschätzt.
◊ m = w

<u>Klin:</u> ⇒ <u>Neugeborenes/Säuglinge:</u> ausgeprägte **Muskelhypotonie** (bereits intrauterin verminderte

Kindsbewegungen, floppy infant), Bewegungsarmut, Säugling schläft viel, **Trinkschwäche**, helle Haut u. Haare (Hypopigmentierung)

⇒ Mandelförmige Augen, Strabismus (Schielen), Kurzsichtigkeit, schmale Stirn

⇒ Kleinkind/Kind: **psychomotorische Retardierung**, **Kleinwüchsigkeit**, kleine Hände u. Füße (Akromikrie), Maldescensus testis, vermehrter Appetit u. fehlendes Sättigungsgefühl (⇨ beginnendes Übergewicht)

⇒ Schul-/Jugendalter: mentale Retardierung, Skoliose, verminderte Knochendichte, Knicksenkfüße, primäre Enuresis nocturna, zunehmende **Adipositas**, vermindertes Schmerzempfinden und Verhaltensauffälligkeit "skin picking" (Knibbeln an der Haut bis zum Wundsein und Narbenbildung), Lymphödeme, Schlafapnoesyndrom, Endgröße (ohne Ther: m: 156 cm, w: 148 cm)

⇒ **Hypogonadismus**, **Pubertas tarda**, **Infertilität**

Diag: 1. Anamnese u. klinische Untersuchung, augenärztliche Untersuchung
2. Labor: STH, Gonadotropine (hypogonadotroper Hypogonadismus) u. TSH vermindert
3. Molekulargenetische Untersuchung u. Differenzierung mittels Fluoreszenz-in-situ-Hybridisierung u. methylierungssensitive PCR mögl.

Ther:
- Keine kausale Behandlung mögl.
  - Säuglinge: oft Ernährung über Magensonde erforderlich, Krankengymnastik n. VOJTA, orofaziale Stimulationstherapie n. CASTILLO-MORALES
  - Kindes-/Jugendalter: logopädische u. individuelle Förderung, Nahrungsrestriktion und -kontrolle, Physiotherapie
  - Med: Eine Wachstumshormontherapie ist mögl. (wirkt sich manchmal auch günstig auf die Adipositas aus), ggf. bei Jungen in der Pubertät Substitution von Testosteron. Eine intranasale Oxytocingabe wird derzeit erforscht.
- Operativ: Ind: Maldescensus testis
  - Op. im 2.-3. Lj. (zur Prophylaxe einer späteren malignen Entartung, Fertilität wird dadurch nicht erreicht): Verlagerung des Hodens in das Skrotum und Orchidopexie
- Selbsthilfegruppen: Prader Willi Syndrom Vereinigung Deutschland e.V., Takusstr. 39d, 50825 Köln, Tel.: 0221 84561875, Internet: www.prader-willi.de

Prog: Etwas verkürzte Lebenserwartung, Intelligenzminderung unterschiedlichen Ausmaßes, Infertilität

Kompl:
* **Adipositas** ⇨ Diabetes mellitus Typ II, kardiovaskuläre Folgeerkrankungen
  Ther: im Erwachsenenalter bei Adipositas permagna (BMI >40 kg/m²) bariatrische Chirurgie, z.B. Magenband od. biliopankreatische Diversions-Op (s. Chirurgiebuch)
* Magenwanddehnung bis zur Magenwandnekrose im Erwachsenenalter mögl.
* Osteoporose ⇨ prophylaktische Gabe von Vit. D + Kalzium, ggf. Hormonsubstitution (m: Testosteron, w: Östrogen)

DD:
- ANGELMAN-Syndrom: ebenfalls durch Mikrodeletion (maternale) od. uniparentale Disomie (paternal) v. Chrom. 15q11-13 verursachte Imprinting-Störung mit schwerer psychomotorischer Retardierung, Kleinwüchsigkeit, Mikrozephalie, Epilepsie, Ataxie, Hyperaktivität u. Lachanfällen (daher auch Syn: Happy-Puppet-Syndrom genannt)
- SMITH-MAGENIS-SYNDROM: Mikrodeletion auf Chrom. 17 (del 17p11.), Entwicklungsverzögerung, Intelligenminderung (IQ um 50), multiple Organveränderungen mögl.
- FRÖHLICH-Syndrom: Adipositas, Minderwuchs, Pubertas tarda, Hypogonadismus und Sehstörungen durch hypothalamische Insuffizienz (z.B. Kompression durch ein Kraniopharyngeom od. Hypophysentumor)

CRI-DU-CHAT-SYNDROM

Syn: **Katzenschrei-Syndrom**, LEJEUNE-Syndrom, 5p-Syndrom, engl. cat's cry syndrome, ICD-10: Q93.4

Ät: – **Spontane** Mutation
– In 15 % d.F. erblich (durch unbalanzierte Chromosomentranslokation)

Path: ♦ Strukturelle Chromosomenaberration: partielle Deletion am kurzen (p-) Arm des **Chromosoms 5**p15 (= partielle Monosomie)
♦ Bei der erblichen Form: Wenn Mutter oder Vater eine balanzierte Translokation haben (= das entsprechende Chromosomenstück 5p- hängt an einem anderen Chromosom, der Verlust ist für den Träger somit ausgeglichen = balanziert ⇨ keine Symptome), sind die Keimzellen zu 50 % unbalanziert. Damit auch erhöhtes Wiederholungsrisiko bei jeder Schwangerschaft (Risiko 10-30 %), keine Altersabhängigkeit.

Epid: ◊ Häufigkeit: 0,2-0,5/10.000
◊ **W** > m = 2-5:1 (Ursache unklar, ggf. häufiger männliche Aborte)

Klin: Symptomatik sehr unterschiedlich (abhängig von der Länge der Deletion).
⇒ Geringes Geburtsgewicht, im Säuglingsalter **hohe, schrille Schreie** (daher der Name „Katzenschrei", franz. „cri du chat", durch passagere Hypoplasie des Kehlkopfes), Stillschwierigkeiten
⇒ Gesichts- und Schhädeldysmorphien: Hypertelorismus (weit auseinander liegende Augen), Epikanthus (Mongolenfalte), seitl. abfallende Lidachsen, schmales zurückstehendes Kinn, rundliches Gesicht (Puppengesicht), Mikrozephalie, Dentitionsstörungen u. **Gebissfehlstellungen**, tiefsitzende Ohren
⇒ Muskelschwäche, Hyperreflexie, Skoliose, Herzfehler
⇒ **psychomotorische Retardierung**, stark verzögerte Sprachentwicklung
⇒ **Koprostase**, Infektanfälligkeit v. Ohren und oberem Respirationstrakt

Diag: 1. Anamnese und klinische Untersuchung: typisches Schreien im Säuglingsalter
2. Beweisend ist die Chromosomenanalyse, bei vorangegangenem Kind mit Katzenschrei-Syndrom ist bei erneuter Schwangerschaft eine pränatale Diagnostik mögl.

Ther:
- Keine kausale Ther. mögl.
- Symptomatische Ther.: logopädische u. individuelle Frühförderung, Krankengymnastik, zahnärztliche und kieferorthopädische Betreuung, Ergotherapie
- Selbsthilfegruppen: 5p-minus-Syndrom e.V., Neckarstr. 30a, 64390 Erzhausen, Tel.: 0171 2268765, Internet: www.5p-syndrom.de

Prog: Letalität im 1. Lj. ca. 10 %, insg. verminderte Lebenserwartung. Die klinische Ausprägung variiert interindividuell von wenig bis stark behindert.

GESCHLECHTSENTWICKLUNGSSTÖRUNGEN

Syn: Varianten der Geschlechtsentwicklung, engl. **DSD** = disorders/differnces of sex development
Gonadendysgenesie-Syndrome, ICD-10: Q96.9; Trisomien, ICD-10: Q92.9
Chromosomenaberrationen/Chromosomenanomalien, ICD-10: Q99.9
Intersexualität/Zwitter/Hermaphroditismus, ICD-10: Q56.0

Anatomie: Die Festlegung des Geschlechts kann in 4 Phasen eingeteilt werden (in allen Phasen sind Störungen/Abweichungen von der Norm mögl.):
1. Genetisches Geschlecht = durch die Geschlechtschromosomen bestimmt (**Gonosomen**: XX = weiblich, XY = männlich)
2. Gonadales Geschlecht = embryonale Anlage der Genitalorgane, diese ist als **Grundprogrammierung primär weiblich**. Durch das genetische Geschlecht wird die weitere Entwicklung gesteuert ⇨ durch den **TDF** = Testis-determinierender Faktor auf dem Y-Chrom. entwickelt sich in der 7.-8. Embryonalwoche eine männliche Anlage (⇨ Hoden), fehlt der TDF entwickeln sich gemäß der Grundprogrammierung weibliche Gonaden (⇨ Ovarien).

Durch die in der 8. Embryonalwoche beginnende Hormonproduktion der LEYDIG-Zwischenzellen (Testosteron) und der SERTOLI-Zellen (**AMH** = Anti-MÜLLER-Hormon ⇨ verhindert die Ausbildung von Tuben, Uterus u. Vagina) in den sich entwickelnden Hoden werden die männlichen Geschlechtsteile dann weiter ausgebildet.

3. Phänotypisches/somatisches Geschlecht = in der **Pubertät** sich entwickelnde **sekundäre Geschlechtsmerkmale** (Behaarungstyp, Bartwuchs, Stimmlage, Brustentwicklung, charakteristische Fettverteilung), die sich durch die synthetisierten Hormone der Genitalorgane am gesamten Körper ausbilden
4. Psychisches Geschlecht = Identifikation des Individuums mit seinem phänotypischen Geschlecht

Ät:
- **Numerische Chromosomenaberrationen** (der normale Chromosomensatz enthält 46 Chromosomen = 44 Autosomen + 2 Gonosomen)
- **Chromosomale Strukturanomalien**, **Punktmutationen** ⇨ Gendefekte ⇨ diese können zu
  - Enzymdefekten,
  - Hormonsynthesestörungen oder
  - Rezeptorendefekten führen.
- Androgenproduzierende Tumoren (NNR- od. Gonadentumoren)
- Psychogene Intersexualität (Transsexualität)

Path:
- Numerische Chromosomenaberrationen
  Monosomien: 45,X0 = **ULLRICH-TURNER-Syndrom** (s.u.), ein Fehlen des X-Chromosoms (= 45,Y0) ist mit dem Leben nicht vereinbar ⇨ Abort
  Trisomien (s.u.): 47,XXY (od. noch höher: 48,XXXY, 49,XXXXY od. 49,XXXYY) = **KLINEFELTER-Syndrom** (s.u.), 47,XYY-Syndrom, 47,XXX = Triple-X-Syndrom
- Strukturelle Chromosomenaberrationen: Deletionen, Translokationen, reziproke Translokationen, Duplikationen, Inversionen von Chromosomenabschnitten
- Punktmutationen: Austausch, Verlust od. Einfügen von Basen od. Basentriplettrepeats ⇨ verändertes Genprodukt
  Testikuläre Feminisierung = Mutation des Androgenrezeptor-Gens (Genlokus $X_{q11\text{-}12}$) ⇨ fehlerhafter, nicht funktionstüchtiger Androgenrezeptor
  Pseudohermaphroditismus masculinus internus durch 5α-Reduktasemangel (aut.-rez., SRD5A2-Mutation auf Chrom. 2) ⇨ gestörte periphere Wirkung von Testosteron
  Adrenogenitales Syndrom (AGS, s.u.) = Mutation einer Oxidoreduktase (aut.-rez. erbl. od. Spontanmutation) ⇨ gestörte Steroidbiosynthese der NNR
  Fragiles-X-Syndrom (s.u.) = vermehrte CGG-Basentriplettrepeats auf Chrom. $X_{q27.3}$

Epid: Prävalenz: Für Deutschland ca. 8.000-12.000 Betroffene mit Intersexualität geschätzt, ca. 150 Kinder/Jahr werden mit nicht eindeutigem Genitale geboren.
Einzelne Häufigkeiten:
KLINEFELTER-Syndrom: 15-20/10.000 lebend geborene Jungen
XYY-Syndrom: 10/10.000 lebend geborene Jungen
Triple-X-Syndrom: 10/10.000 lebend geborene Mädchen
Fragiles X-Syndrom: 5/10.000 Lebendgeburten
ULLRICH-TURNER-Syndrom: 4/10.000 lebend geborene Mädchen
Adrenogenitales Syndrom: 1-2/10.000 Lebendgeburten
Testikuläre Feminisierung: 0,5-1/10.000 Lebendgeburten
Transsexualität: 0,2/10.000, m > w (ca. 2:1)

Klin:
⇒ XX-Gonadendysgenesie (eine Punktmutation führt zu einem defekten FSH-Rezeptor ⇨ Untergang der Granulosazellen): primäre Amenorrhoe, Sterilität

⇒ XX-Mann-Syndrom (46,XX, Translokation eines Y-Chromosomenteils auf das X-Chromosom ⇨ TDF wird exprimiert): männlicher Phänotyp bei weiblichem Karyotyp ⇨ kleine Testes, rudimentärer Penis, Azoospermie, Gynäkomastie, weiblicher Körperbau

⇒ SWYER-Syndrom (phänotypisch weiblich bei männlichem Karyotyp (46,XY), Mutation im SRY-Gen, keine Expression des TDF): Uterus/Ovarien hypoplastisch ⇨ primäre Amenorrhoe, Sterilität, vorhandene Keimleisten mit maligner Entartungspotenz

⇒ Testikuläre Feminisierung (Syn: Androgen-Insensitivitäts-Syndrom, **Hairless-woman-Syndrom**, Form der Intersexualität, Karyotyp männlich 46,XY), Path: durch den Rezeptordefekt bei normaler Testosteronkonzentration äußere Verweiblichung, Inguinalhoden od. Hoden im kleinen Becken ohne Spermatogenese (= Pseudohermaphroditismus masculinus). Klin: weiblicher Habitus, normale Brustentwicklung, blind endende Vagina, Uterus/Tuben/Ovarien fehlen, Amenorrhoe, Sterilität, fehlende Sekundärbehaarung (keine Scham- u. Axillarbehaarung = hairless woman), Hochwuchs (>1,75 m), meist weibliche sexuelle Identität

Partielle testikuläre Feminisierung (Syn: REIFENSTEIN-Syndrom, inkomplette Androgenrezeptorresistenz): intersexuelles Genitale mit Hypospadie, kleinen atrophen Hoden, in der Pubertät Ausbildung einer Gynäkomastie, spärliche Sekundärbehaarung

⇒ Pseudohermaphroditismus masculinus internus (46,XY, durch 5α-Reduktasemangel gestörte Konversion von Testosteron zu 5-Dihydrotestosteron ⇨ 5-DHT ist für die äußerliche Virilisierung und Entwicklung von Prostata, Penis und Skrotum erforderlich): weibliches äußeres Genitale, Inguinalhoden od. Hoden im kleinen Becken, Sterilität; die Kinder werden als Mädchen aufgezogen.

⇒ XY-Gonadendysgenesie-Syndrome (46,XY, Testosteronsynthesestörungen z.B. durch verschiedene Enzymdefekte od. LEYDIG-Zell-Dysplasie ⇨ Testosteronmangel): weiblicher Habitus, kleine u. retinierte Hoden, Sterilität

⇒ Adrenogenitales Syndrom (durch 21-Monooxygenasedefekt verminderte Cortisolbildung ⇨ durch den Regelkreis vermehrte ACTH-Ausschüttung ⇨ **Überstimulation der NNR** führt zu NNR-Hyperplasie mit vermehrter Bildung von Kortisolvorstufen und Androgenen. Durch den hohen Androgenspiegel erfolgt eine verminderte Gonadotropinbildung ⇨ Hemmung der Entwicklung der Keimdrüsen = hypogonadotroper Hypogonadismus):

Bei Mädchen: Pseudohermaphroditismus femininus mit primärer Amenorrhö, Virilisierung, Hirsutismus (bei normalen Ovarien und inneren Genitalen)

Bei Jungen: Pseudopubertas praecox, Penishypertrophie, verfrühter Bartwuchs, Hodenatrophie mit Azoospermie

Bei Mädchen und Jungen: schnelles Wachstum, dann beschleunigte Knochenreifung ⇨ verminderte Körperlänge, kräftig ausgebildete Muskulatur

⇒ Hermaphroditismus verus = echter Zwitter (Syn: Intersexus): Vorhandensein von Ovar und Hoden (getrennt od. als Ovotestis/Testovar, ein- od. beidseitig od. gemischt) bei normalem männlichem (70 % d.F.) od. weiblichem Karyotyp od. sehr selten als Mosaik. Die äußeren Genitale und sekundären Geschlechtsmerkmale können zwischen rein männlich, rein weiblich oder gemischt ausgeprägt sein; Sterilität.

⇒ Transsexualität: **psychischer Wunsch** u. Handeln (Drängen auf Operation = „Geschlechtsumwandlung", hochdosierte Hormontherapie) um dem anderen Geschlecht angehören zu können, Gefühl der Nichtzugehörigkeit zum eigenen Geschlecht.

Diag:
1. Anamnese (genitale Auffälligkeiten, Hodenhochstand, Amenorrhoe, Sterilität?), Familienanamnese (wenn möglich Indexfälle über mindestens 3 Generationen abfragen?)
2. Klinische Untersuchung des Kindes: Gonaden tastbar, bei fehlendem Descensus testis leeres Skrotum des männlichen Säuglings, vaginale bzw. rektale Tastuntersuchung, Behaarungstyp, Fettverteilung, Introitus vaginae, Lage der Urethralöffnung, phänotypisch sind alle Übergangsstadien mögl., assoziierte Fehlbildungen
3. Labor: Chromosomenanalyse (**Karyogramm** nach der DENVER-Klassifikation) aus einer Blutprobe od. mittels Amniozentese (Fruchtwasserpunktion) im 2. Trimenon od. Chorionzottenbiopsie (bereits in der 9.-12. SSW mögl.) mögl., teilweise auch mittels pränatalem Bluttest mögl. (z.B. PraenaTest®, Harmony™ Prenatal Test) ⇨ Ziel: Geschlechtsfestlegung

   Suche nach Enzymdefekten

   Hormone: bei Gonadendysgenesie-Syndromen Östrogen ↓ bzw. Testosteron ↓, Gonadotropine (FSH, LH) ↑ = hypergonadotroper Hypogonadismus

   Adrenogenitales Syndrom: Cortisol ↓, Testosteron ↑, DHEA ↑, Gonadotropine (FSH, LH) ↓ = hypogonadotroper Hypogonadismus
4. Bildgebung: Sonographie: Uterus/Ovarien vorhanden? ggf. auch MRT erforderlich, ganz selten ist ein Befund nur in einer Laparoskopie zu erheben.

Ther:
- **Psychosoziale Begleitung** der Eltern, Aufklärung und Beratung über weiteres Vorgehen, Diagnostik u. Behandlung sollten in einem spezialisierten Zentrum erfolgen
- Personenstandsrecht: seit 2013 ist es in Deutschland mögl., bei Geburt eines Kindes mit unklarem Geschlecht die Eintragung eines Geschlechts offen zu lassen ("X").
- Bei XX-Gonadendysgenesie-Syndromen ab der Pubertät zyklische Östrogen-Gestagen-Gabe zur Entwicklungsförderung der sekundären Geschlechtsmerkmale (führt auch zu

einem Größenwachstum der Patientin), z.B. Presomen®0,6-Comp. [0,6 mg konjugierte Östrogene + 5 mg Medrogeston in der 2. Zyklushälfte], ggf. Wachstumshormongabe s.c. bei Minderwuchs

- Testikuläre Feminisierung, Pseudohermaphroditismus masculinus internus, XY-Gonadendysgenesie-Syndrome: Hormonsubstitution durch Östrogen-Gestagen-Gabe
- Adrenogenitales Syndr.: Hydrocortison, bei Erwachsenen Prednison od. Dexamethason
- Operativ:
  - Medizinische Op-Ind: bei Testikulärer Feminisierung, SWYER-Syndrom, Pseudohermaphroditismus masculinus internus u. XY-Gonadendysgenesie-Syndromen: rudimentäre Keimleisten od. Inguinalhoden/Beckenhoden müssen wegen der malignen Entartungstendenz diese entfernt werden (heute meist als laparoskopische Op).
  - Androgenproduzierende Tumoren: operative Entfernung
  - Bei testikulärer Feminisierung ggf. operative Geschlechtskorrektur je nach psychischer Identifikation mit den (vorhandenen od. nicht vorhandenen) äußeren Geschlechtsmerkmalen im Erwachsenenalter

    Echter Zwitter: ggf. plastische Chirurgie und Hormonsubstitution zur Erlangung der gewünschten Geschlechtsidentifikation im Erwachsenenalter ⇨ je nach Geschlechtswunsch und phänotypischem Genitale: Reduktions- od. Aufbauplastik des äußeren Genitale (plastische Operationen bereits im Kindesalter sollten wegen des Selbstbestimmungsrechts der Betroffenen nicht durchgeführt werden, Dt. Ethikrat, 2012).
- Transsexualität: Geschlechtsumwandlung (nach mindestens einjährigem „Probeleben" in der angestrebten Geschlechtsrolle = Alltagstest, „full time real life test" und psychiatrischer Begutachtung) durch plastische Chirurgie, prä- und postoperative lebenslange Hormontherapie, psychotherapeutische Begleitung, Namens- und Personenstandsänderung (männlich ⇔ weiblich) nach dem Transsexuellengesetz mögl., adjuvante Maßnahmen wie Epilationsbehandlung (Enthaarung), Stimmbildung usw.
  - Frau → Mann: Testosterongabe, operative Entfernung von Uterus + Ovarien, subkutane Mastektomie mit Erhalt der Mamillen, plastische Bildung eines Penis + Penisprothese (für Erektion) und Skrotum (aus den großen Schamlippen + Implantation von zwei Hodenprothesen), Harnröhrenverlängerung (aus Vaginalepithel). Sehr aufwändige Op.
  - Mann → Frau: Östrogengabe + Antiandrogene, plastische Bildung einer Vulva u. Vagina (Kolpopoese = Neovagina aus Colon sigmoideum, Ileum od. Zäkum, Auskleidung des Vaginalrohrs mit der Penishaut), ggf. Mammaaufbauplastik (z.B. Silikonprothesen)
- Selbsthilfegruppen: Leona – Familienselbsthilfe bei seltenen Chromosomenveränderungen e.V., Kornblumenweg 38, 59439 Holzwickede, Tel.: 02301 184668-5, Fax: -6, Internet: www.leona-ev.de

  AGS-Eltern und Patienteninitiative e.V., Baumschulenstr. 1, 89359 Kötz, Tel.: 08221 9635-37, Fax: -38, Internet: www.ags-initiative.de

Prog: Bei den meisten Geschlechtsentwicklungsstörungen ist eine spätere Fertilität nicht mögl.

Kompl: * Echter Zwitter: Urethra mündet in der Vagina od. umgekehrt (Sinus urogenitalis) ⇨ begünstigt Infektionen durch Obstruktion der Harnwege, häufig Inguinalhernien, häufig zusätzlich Nierenanomalien (einseitige Agenesie, Verschmelzungsnieren, Doppelnieren, gekreuzte Dystopie)

* Rudimentäre Keimleisten, Leistenhoden od. Hoden im kleinen Becken zeigen eine **maligne Entartungstendenz** (Gonadoblastom, Dysgerminom)

DD: – Pubertas tarda durch hypothalamisch/hypophysäre Insuffizienz
– Hypophysär bedingter Minderwuchs
– Isolierte Genitalfehlbildungen ohne Intersexualität: Vaginalaplasie und rudimentärer Uterus (MAYER-V.ROKITANSKY-KÜSTER-HAUSER-Syndrom), Uterusaplasie, Maldescensus testis (Kryptorchismus), Epi-/Hypospadie

ULLRICH-TURNER-SYNDROM

Syn: TURNER-Syndrom, Monosomie X, ICD-10: Q96.9

Ät: **Spontane** gonosomale numerische Chromosomenaberration (Non-disjunction bei der Meiose): **Monosomie 45,X0** (ca. 50 % d.F.), verschiedene Mosaike, z.B. mit 45,X0/46,XX oder 45,X0/47,XXX, auch 45,X0/46,XY (5 % d.F.) mögl. Die Störung ist nicht altersabhängig von Mutter od. Vater und nicht erblich/vererbbar.

Epid:
◊ Häufigkeit: 4/10.000 lebend geborene **Mädchen** (geschätzt 95-98 % der Embryos mit 45,X0 entwickeln sich nicht weiter, sterben intrauterin u. werden abgestoßen)
◊ Bei der Hälfte aller kleinwüchsiger Mädchen liegt ein ULLRICH-TURNER-Syndrom vor (auf dem X-Chrom. liegt das SHOX-Gen [short stature homeobox containing gene on X chromosome], durch das verminderte Genprodukt kommt es zum Kleinwuchs).

Klin:
⇒ Vermindertes Geburtsgewicht, **Ödeme** an Hand- und Fußrücken, kurzer Hals, **Pterygium colli** (sog. Flügelfell am Hals), Nackenfalte (Lymphödem am Nacken)
⇒ Postnatal große Variabilität im Phänotyp (je nach Chromosomenmosaik), antimongoloide Augenstellung, tiefer Nackenhaaransatz, tiefsitzende dysplastische Ohren, Cubitus valgus (Abwinkelung der Unterarme im Ellenbogengelenk nach außen), hypoplastische Nägel, multiple Pigmentnaevi, Neigung zu hypertropher Narbenbildung
⇒ Gonadendysgenesie: Mammae/Vulva/Vagina/Uterus/Ovarien hypoplastisch (stattdessen bindegewebige Stränge, sog. gonadal streaks) ⇨ primäre Amenorrhoe, hypergonadotroper Hypogonadismus (Östrogen ↓, FSH + LH ↑), Pubertas tarda, **Sterilität** (bei Mosaik 45,X0/46,XX ist eine Schwangerschaft selten mögl., mit erhöhten Risiken)
⇒ **Kleinwüchsigkeit** (Minderwuchs, ohne Ther. Endgröße ca. 1,45 m)
⇒ Schild-/Fassthorax mit weit auseinanderliegenden Mamillen
⇒ Herz- und Gefäßfehler (Aortenisthmusstenose, -dissektion, Fehlmündungen der Lungenvenen), Lymphödeme, Nierenfehlbildungen (Hufeisenniere), Hypothyreose

Diag: Chromosomenuntersuchung (Karyogramm)

Ther:
- Konservativ: **Wachstumshormongabe** (Somatropin 0,05 mg/kgKG/Tag s.c., z.B. Saizen®, NutropinAq™, Genotropin®), ab 12. Lj. zusätzlich Gabe von Geschlechtshormonen (Östradiol oral) zur Einleitung der Pubertät und Osteoporoseprophylaxe
- Bei 45,X0/46,XY-Mosaik sollten die Gonadenanlagen/-rudimente wegen maligner Entartungspotenz entfernt werden.
- Selbsthilfegruppen: Turner-Syndrom-Vereinigung Deutschland e.V., Am Bornstück 1, 65599 Dornburg, Tel.: 030 9860890, Internet: www.turner-syndrom.de

Prog: **Gut**, Lebendgeborene entwickeln meist einen normalen IQ, mit der Hormontherapie lässt sich fast Normalgröße sowie die Ausbildung sekundärer Geschlechtsmerkmale erreichen. Kein erhöhtes Wiederholungsrisiko bei erneuter Schwangerschaft der Mutter.

DD:
- NOONAN-Syndrom (Pseudo-TURNER-Syndrom): ähnliche Symptome wie beim TURNER-Syndrom, jedoch normaler Karyotyp (46,XX), dreieckiges Gesicht (breite Stirn, schmales Kinn), Hypertelorismus (vergrößerter Augenabstand). Ät: in der Hälfte d.F. aut.-dom. erblich, Mutation im PTPN11-Gen und damit auch Disposition für die Entwicklung einer juvenilen myelomonozytären Leukämie, häufig Pulmonalklappenstenose
  Selbsthilfegruppe: Noonan-Kinder e.V. Deutschland, Boskopweg. 15, 21423 Drage/Schwinde, Internet: www.noonan-kinder.de
- Kleinwüchsigkeit: familiär, LÉRI-WEILL-Syndrom (SHOX- od. SHOXY-Genmutation), ossär, endokrin bedingt, Wachstumshormonmangel usw. (s.u. Kap. Wachstumsstörungen)

KLINEFELTER-SYNDROM

Syn: KLINEFELTER-REIFENSTEIN-ALBRIGHT-Syndrom, XXY-Syndrom, engl. seminiferous tubule dysgenesis, (wird "Kleinfelter“ ausgesprochen) ICD-10: Q98.4

Ät: **Spontane** numerische gonosomale Chromosomenaberration (Non-disjunction bei der Meiose): zusätzliches X-Chromosom bei männl. Karyotyp: **Trisomie 47,XXY** (ca. 80 % d.F.), Mosaik mit 46,XY od. auch noch höhere Polysomien mögl.: 48,XXXY; 48XXYY; 49,XXXXY (ca. 20 %). Die Störung ist nicht erblich / vererbbar, eine geringe Zunahme der Häufigkeit der Chromosomenstörung findet sich mit dem Alter der Mutter (2/3 d.F. des doppelten X gehen von der Mutter aus), mit dem Alter des Vaters findet sich keine Korrelation.

Epid: ◊ Häufigkeit: 15-20/10.000 lebend geborene Jungen (Prävalenz: 0,1-0,2 %), häufigste Form des primären hypergonadotropen Hypogonadismus beim Knaben
◊ Geschätzt **70-80 % der Pat. bleiben aber lebenslang unerkannt!**
◊ Liegt eine männliche Infertilität vor, so ist die Ursache bei jedem 10. ein KLINEFELTER-Syndrom.

Klin: ⇒ Bei Geburt u. im Kindesalter äußerlich **unauffällig**
⇒ Im Kindesalter: ggf. leichte Intelligenzminderung, verzögerte Sprachentwicklung (Verbal-IQ ↓), Lernschwierigkeiten, Legasthenie, ADHS, Autismusspektrumstörung
⇒ Pubertät: **Pubertas tarda**, männliche äußere Genitale mit **Hodenhypoplasie** u. kleinen Nebenhoden, kleines Skrotum, kleiner Penis, **Gynäkomastie**, Behaarungstyp weiblich
⇒ Eunuchoider **Hochwuchs** (verzögerter Epiphysenfugenschluss der Extremitäten)
⇒ Keine oder geringe Spermiogenese (in 90 % d.F. Azoospermie = keine Spermatozoen im Ejakulat, selten Oligospermie) ⇨ **Infertilität**
⇒ Spätsymptome: erektile Dysfunktion, verminderte Libido u. Potenz, **Osteoporose**, metabolisches Syndrom, Thrombosen, Lungenembolien, Ulcus cruris, Epilepsie
⇒ Bei höhergradigen Polysomien (48,XXXY; 49,XXXXY): ausgeprägtere Intelligenzminderung, Synostosen (z.B. prox. radioulnare Verwachsung), Skoliose

Diag: 1. Anamnese u. klinische Untersuchung: **kleine Hoden** (2-4 ml pro Hoden)
2. Labor: postpubertär Gonadotropine erhöht (FSH ↑ u. LH ↑), Testosteron ↓ (lebenslang)
3. Diagnose durch pränatale od. spätere Chromosomenuntersuchung (Karyogramm)

Ther:
- Im Kindesalter ggf. sprachliche Frühförderung, Logopädie, usw.
  - Med: Substitution mit **Testosteron** ab der Pubertät (vermindert den Hochwuchs, vergrößert den Penis und sek. männliche Geschlechtsmerkmale, mindert die Spätsymptome), z.B. als Depotspritze alle 3 Mon. i.m. (Nebido®), auch als Gel (Testim®) od. Pflaster (Intrinsa®, Testopatch®) mögl.
  - Sind Spermien vorhanden, ist eine In-vitro-Fertilisation (IVF) mit der Methode der ICSI (intracytoplasmatische Spermieninjektion) mögl. Dazu sollten die Spermien noch vor Beginn der Testosteron-Therapie im frühen Pubertätsalter mikrochirurgisch aus dem Hoden entnommen (TESE = testikuläre Spermienextraktion) u. kryokonserviert werden. Kinder, die damit gezeugt werden, haben meist einen normalen Chromosomensatz.
- Selbsthilfegruppen: Deutsche Klinefelter-Syndrom Vereinigung e.V., Seminarstr. 3, 09366 Stollberg/Erzgebirge, Tel.: 037296 934369, Internet: www.klinefelter.de

Prog: Auch mit Ausgleich des Hormonmangels meist keine natürliche Fertilität mögl., geringe Einschränkung der Lebenserwartung (durch Kompl. der Spätsymptome).

DD: Pseudo-KLINEFELTER-Syndrom: auch hypergonadotroper Hypogonadismus, dieser tritt aber erst ab dem 30. Lj. auf, Path: Sklerose der Hodenkanälchen, LEYDIG-Zwischenzellen-Untergang (⇨ Testosteron ↓), normaler Karyotyp (46,XY), Klin: verminderte Libido u. Potenz, Aspermie

XYY-SYNDROM

Syn: XYY-Konstitution, Diplo-Y-Syndrom, XYY-Trisomie, Diplo-Mann-Syndrom, Supermaskulinitäts-Syndrom, YY-Syndrom oder Polysomie Y, ICD-10: Q98.5

Ät: **Spontane** numerische gonosomale Chromosomenaberration (Non-disjunction bei der Meiose II): zusätzliches Y-Chromosom bei männl. Karyotyp: **Trisomie 47,XYY** (ca. 90 % d.F.), Mosaik (10 %) mit 47,XYY/46,XY od. selten auch 48,XXYY (Symptome dann wie bei KLINEFELTER-Syndrom). Für die Störung ist keine Altersabhängigkeit vom Vater beschrieben und sie ist nicht erblich/vererbbar.

Path: Bei der Spermatogenese kommt es in der Meiose II zu einer **Non-disjunction** beim Y-Chromosom. Die beiden Y-Chromatiden trennen sich nicht voneinander ⇨ es entstehen 50 % der Spermien mit dem Karyotyp (23,X = normal ⇨ 46,XX Mädchen), 25% der Spermien mit dem Karyotyp (24,YY ⇨ 47,XYY) und 25 % Spermien ganz ohne Gonosomen (22,0 ⇨ Abort od. 45,X0).

Epid: Häufigkeit: 1/1.000 lebend geborene Jungen

Klin:
⇒ Bei Geburt unauffällig, keinerlei Dysmorphien
⇒ Vermehrtes Längenwachstum, insg. **überdurchschnittliche Körpergröße** (+ 7 cm)
⇒ Kleinkind/Kind: meist körperlich u. motorisch vermehrte Aktivität
⇒ Ggf. geringgradige Intelligenzminderung, sprachliche Entwicklungsverzögerungen und Verhaltensauffälligkeiten (Anpassungsschwierigkeiten, niedrige Frustrationstoleranz)
⇒ Pubertät normal, ausgeprägte Akne
⇒ Fertilität normal od. etwas vermindert (Spermienqualität eingeschränkt)

Ther:
- Keine Therapie erforderlich (und kausal auch nicht mögl.)
- Bei Entwicklungsverzögerungen gezielte Förderung, z.B. Logopädie

Prog: Gut, keine verkürzte Lebenserwartung, Nachkommen haben einen normalen Karyotyp

TRIPLE-X-SYNDROM

Syn: Triple-X-Syndrom, Trisomie X, engl. super female syndrome, triple-X, ICD-10: Q97.0

Ät: **Spontane** numerische gonosomale Chromosomenaberration: zusätzliches X-Chromosom bei weibl. Karyotyp: **Trisomie 47,XXX** (ca. 80 % d.F.), Mosaike (20 %) mit 47,XXX/46,XX od. auch 47XXX/45,X0 (Symptome dann wie beim ULLRICH-TURNER-Syndrom, s.o.)

Path: **Non-disjunction**, insb. während der ersten meiotischen Teilung in der mütterlichen Eizelle ⇨ eine Tochterzelle enthält den doppelten X-Chromosomensatz (nach Befruchtung ⇨ 47,XXX od. 47,XXY) die andere kein X-Chromosom (⇨ gonosomale Monosomie, 45,X0 od. 45,Y0 [ist letal]). Selten ist die Non-disjunction auch beim Vater mögl. Auch noch höhere Polysomien (48,XXXX od. 49,XXXXX) od. Mosaike (45,X/47,XXX) sind mögl.

Epid: Häufigkeit: 1-1,2/1.000 lebend geborene Mädchen, aufgrund asymptomatischer Klinik aber nur selten diagnostiziert (vermutlich nur bei ca. 10 % d.F.).

Klin:
⇒ Bei Geburt **unauffällig**, keinerlei Dysmorphien
⇒ Häufig **asymptomatisch**, Pubertät meist normal, vermehrtes Längenwachstum
⇒ Ggf. Entwicklungsverzögerungen (insb. im sprachlichen Bereich), IQ leicht vermindert, Lernbehinderung, ADHS, Depression, Verhaltensstörung, Angststörung
⇒ Häufig verkürzte fertile Phase (vorzeitiges Klimakterium), ggf. vorzeitige Ovarialinsuffizienz mit sek. Amenorrhoe u. Sterilität, bei Fertilität können männliche Nachkommen ein KLINEFELTER-Syndrom (47,XXY) haben
⇒ Selten Assoziation mit Autoimmunthyreoiditis mögl., epileptische Anfälle

Ther:
- Keine Therapie erforderlich (und kausal auch nicht mögl.)
- Bei Entwicklungsverzögerungen gezielte Förderung, z.B. Logopädie
- Selbsthilfegruppen: Triplo-X-Kontaktgruppe, Wegenerstr. 15, 89231 Neu-Ulm, Tel.: 0731 9849016, Internet: www.triplo-x.de

FRAGILES-X-SYNDROM

Syn: FXS, FraX-Syndrom, MARTIN-BELL-Syndrom (Erstbeschreiber), Familiäre Mentale Retardierung (FMR-1), Marker-X-Syndrom, Syndrom des fragilen X-Chromosoms, ICD-10: Q99.2

Ät: – **X-chrom.-rez.** vererbt
- Besonderheit: Der Schweregrad der Erkrankung (diese ist abhängig von der Anzahl der CGG-Basentriplettrepeats) kann in der Generationenfolge zunehmen (sog. **genetische Antizipation**).

Path:
- ♦ Der brüchige ("fragile") Bereich auf dem langen Arm des X-Chromosoms (Genlokus $X_{q27.3}$ ⇨ molekulargenetisch vermehrte **CGG-Basentriplettrepeats** in der Promotorregion, normal sind 6-54, symptomlose Überträger sog. Prämutation haben 55-200, bei Erkrankten = sog. Vollmutation >200 Wiederholungen) kodiert für das **FMR1-Gen** (Fragile X Mental Retardation 1).
- ♦ Das Protein des FMR1-Gens ist für die Entwicklung der Gehirnzellen erforderlich.
- ♦ Frauen: mit einer Vollmutation können eine Intelligenzminderung aufweisen (in Zellreihen ist immer ein X-Chrom. zufällig inaktiv, das kann das normale od. das fragile sein, daher unterschiedliche Klink mögl.), bei Prämutation (nur geringe Anzahl v. CGG-Wiederholungen) sind sie symptomfrei (können jedoch die Mutation in der ½ d.F. an die Nachkommen weitergeben, die sich dann erheblich verstärken kann = genetische Antizipation, dynamische Mutation).
- ♦ Männer: mit Vollmutation erkranken erheblich, bei Prämutation ggf. geringe Symptome. Weitergabe an Söhne nie (diese bekommen vom Vater das Y-Chrom.), Töchter erhalten nur eine Prämutation (selbst wenn der Vater eine Vollmutation hat).

Epid:
- ◊ Häufigkeit: 5/10.000 Lebendgeburten
- ◊ M > w (2:1) und klinisch **überwiegend Jungen** betroffen.

Klin:
- ⇒ Symptome sind **sehr unterschiedlich** ausgeprägt und sind allein aufgrund des Karyotyps nicht voraussagbar (z.B. gesunde männliche Genträger [diese haben ja nur ein X-Chrom. u. müssten eigentlich erkranken] od. erkrankte Frauen mit einem fragilen X u. einem normalen X-Chromosom [diese können aber erkranken, wenn das normale X-Chromosom inaktiv ist]).
- ⇒ Faziale Dysmorphien (ovales langes Gesicht, Progenie, große Ohren u. Hirnschädel)
- ⇒ **Mentale Retardierung** (Sprachentwicklungsverzögerung, Hyperaktivität, Aggressivität, Autismus-ähnliche Verhaltensweisen), bei Vollbild IQ um 50 (= Debilität)
- ⇒ Großwüchsig, Hodenvergrößerung
- ⇒ Epilepsie

Diag:
1. Anamnese (insb. Familienanamnese) und klinische Untersuchung
2. Labor: immunhistochemische Bestimmung der FMR1-Proteinkonzentration mit monoklonalen Antikörpern mögl.
3. Molekulargenetischer Nachweis (auch pränatale Diagnostik mögl.)

Ther:
- Keine kausale Ther. mögl., individuelle Förderung
  - Verhaltenstherapie, Ergotherapie, Musiktherapie
  - Logopädie
  - In Erprobung ist eine Ther. mit mGluR5-Antagonisten (reguliert an den Synapsen).
- Selbsthilfegruppen: Interessengemeinschaft Fragiles-X e.V., Postfach 10 11 03, 18002 Rostock, Tel.: 0381 296423-75, Fax: -76, Internet: www.frax.de

Kompl: * FXTAS = Fragiles-X-assoziiertes Tremor- u. Ataxie-Syndrom: bei (bisher gesunden) Menschen mit Prämutation auftretender Tremor, Ataxie u. Demenz ab dem 50. Lj. (typisch: Großvater des betroffenen Enkels war erkrankt)

* Fragiles-X-assoziierte primäre Ovarialinsuffizienz: vorzeitige Menopause (30.-40. Lj.) bei Frauen mit Prämutation

DD: - Bei unspezifischer Symptomatik schwierig: **Autismus** (s.u., Kap. Kinder- u. Jugendpsychiatrie), ADHS (Aufmerksamkeitsdefizit-Hyperaktivitäts-Syndrom), PRADER-WILLI-Syndrom
- SOTOS-Syndrom (aut.-dom. erblich, Chrom. 5q35): großwüchsig, großer Hirnschädel, Progenie, Intelligenzminderung

KONGENITALE ANOMALIEN DER MAMMA

Bestehen schon von **Geburt an** oder mit der **Pubertät** einsetzend.

Athelie: Fehlen einer oder beider Brustwarzen
Ther: ggf. kosmetischer Ersatz nach der Pubertät (von der Gegenseite od. Tätowierung)

Amastie: Fehlen einer oder beider Mammae (= Aplasie)
Ther: Prothesen-Implantation bei psychischer Belastung

POLAND-Symptomenkomplex: einseitige Hypo- od. Aplasie der Mamille od. Mamma und des M.pectoralis, Hypo- od. Aplasie der gleichseitigen Niere, ipsilaterale Syndaktylien der Hand (pathogenetisch durch frühembryonalen Verschlusses einer A.subclavia bedingt)

Anisomastie (Syn: Mammaasymmetrie): unterschiedliche Größe beider Mammae
Ther: bei Beschwerden (vor allem psychische Beeinträchtigung) Mammareduktionsplastik einer Seite od. Brustaufbau auf der kleineren Seite, frühestens nach Ende der Pubertät

Tubuläre Brust: unzureichende Entwicklung der beiden unteren Quadranten, riesige Brustwarze, dadurch schlauchförmiges Aussehen (sog. „Rüsselbrust") ⇨
Ther: Prothesen-Implantation und Mamillenkorrektur bei psychischer Belastung, frühestens nach Ende der Pubertät

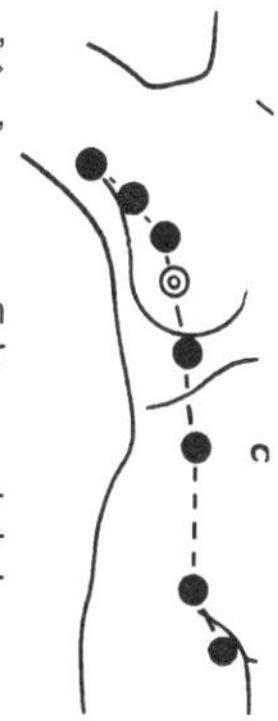

Hohl-, Spalt- u. Flachwarzen: stellen später evtl. ein Stillhindernis dar

Polythelie: überzählige Brustwarzen (entlang der sog. Milchleiste, diese geht von der Axilla bis zur Vulva, s. Abb.) Physiologisch ist beim Mensch normalerweise nur das 4. Drüsenpaar der Säugetiere ausgebildet.
Häufigkeit: 1-5 % aller Mädchen
Formen: Polythelia areolaris = zusätzlicher Warzenhof ohne Mamille und Drüsengewebe, Polythelia mamillaris = zusätzliche Mamille, Polythelia completa = zusätzliche Mamille und Areola (ohne Brustdrüsengewebe), Lok: meist Axilla od. ober-/unterhalb der Grenze der Mamma
Ther: Entfernung aus kosmetischen Gründen

Polymastie: meist an einer Stelle im Bereich der Milchleiste
Mamma aberrans (Polymastia glandularis): zusätzliches heterotopes Drüsengewebe (meist in Verlängerung des oberen äußeren Quadranten/Axilla od. Vulva) ohne Mamille
Polymastia completa: rudimentäre, komplette zusätzliche Mammae (Mamille, Areola + Drüsengewebe)
Klin/Kompl: während einer Schwangerschaft/Laktationsperiode Anschwellung, Sekretverhaltung, Mastitis
Ther: Entfernung aus kosmetischen Gründen und wegen des erhöhten Entartungsrisikos

TORCH-KOMPLEX

Def: Bezeichnung für die wichtigsten **pränatalen Infektionen** (engl. prenatal infection) des Menschen: **TORCH** = **Toxoplasmose**, other (andere wie Lues, Listeriose, Tuberkulose usw.), **Röteln**, **Cytomegalie**, **Herpes simplex** [zu den einzelnen Erkrankungen s.u. und im Abschnitt Infektionskrankheiten]

Path: Infektionswege: pränatal: **hämatogen** über die Plazenta (transplazentar, vertikale Infektion) durch systemische Infektion der Mutter (diese muss dabei nicht klinisch erkrankt sein), **aszendierend** (meist nach Blasensprung) od. selten deszendierend über die Eileiter

Infektion sub partu (intranatal): während der Geburt durch Keime im **Geburtskanal**

postnatal: durch Erkrankung der Mutter od. des Umfelds (weitere Bezugspersonen, Klinik)

Epid: ◊ Inzidenz: insg. 0,1/100.000/Jahr ⇨ ca. 100 Fälle/Jahr in Deutschland (je 1/3 **Toxoplasmose**, **Zytomegalie** und **Listeriose**, der Rest ist noch seltener)

◊ Verschiedene prä-/perinatale Infektionen aus dem TORCH-Komplex sind in Deutschland gem. IfSG **meldepflichtig** (namentliche bzw. nichtnamentliche Meldung durch das Labor, s.u. bei den einzelnen Erkrankungen)

◊ Erkrankungen des TORCH-Komplex und typische Risikoperioden für eine Infektion:

	pränatal	**intranatal**	**postnatal**
Toxoplasmose	+	-	-
Röteln	+	-	-
Zytomegalie	+	+	+
Listeriose	+	+	o
Herpes simplex	o	+	o
Varicella-Zoster	+	o	o
Ringelröteln	+	-	-
Hepatitis B	o	+	o
Lues	+	+	-
HIV	+	+	o (Stillen)

+ häufige Infektionsperiode, o selten, - Erregerübertragung unwahrscheinlich

Weitere Erkrankungen mit prä-/perinatalem Infektionsrisiko

- Hepatitis A: Schmierinfektion, nur seltene fetale Auswirkungen bekannt (Hydrops fetalis), bei Infektion der Mutter peripartal oder puerperal sollte eine passive Immunisierung des Kindes erfolgen und nicht gestillt werden (Virus in der Muttermilch nachweisbar).

  Hepatitis B: Eine fetale Übertragung des Virus ist bei chronischer Virusträgerin oder Infektion in der Schwangerschaft insb. unter der Geburt möglich. Dann fulminante und insb. häufiger **chronische Hepatitis** (20 % d.F.) od. chronischer („gesunder") Trägerstatus beim Kind mögl., Hyperbilirubinämie des Neugeborenen mit Gefahr eines Kernikterus, Risiko für spätere Leberzirrhose und Leberzellkarzinom ⇨ Proph: bei allen Schwangeren Untersuchung auf Hepatitis-B-surface-Antigen (HBs-Ag) ab der 32. SSW.

  Bei pos. Hepatitis-B-Status (HBs-Ag pos.) der Mutter normale Geburt, dann wird dem Neugeborenen unmittelbar post partum 1 ml Hyperimmunglobulin (Hepatect®, Fovepta®) + eine aktive Hepatitis-B-Impfung (Gen H-B-Vax K®) gegeben, Wiederholung der aktiven Impfung nach 4 Wo. u. 6 Monaten, damit können 95 % der Infektionen verhindert werden (Titerkontrolle zur Bestätigung des Impferfolges erforderlich).

  Bei unbekanntem Hepatitis-B-Status der Mutter wird dem Neugeborenen unmittelbar post partum (spätestens innerhalb von 12 Std.) eine aktive Hepatitis-B-Impfung (Gen H-B-Vax K®) gegeben. Bei der Mutter sollte schon sofort bei der Aufnahme in die Klinik eine HBs-Ag-Bestimmung durchgeführt werden. Stellt sich dann ein pos. HBs-Ag-Befund heraus, muss dem Neugeborenen noch möglichst innerhalb 48 Std. post partum (maximal innerhalb der ersten 7 Lebenstage) zusätzlich Hyperimmunglobulin (Hepatect®, Fovepta®) gegeben werden.

Hepatitis C: Bei Nachweis einer Hepatitis-C-Infektion der Mutter ist bisher keine postpartale Therapie etabliert, ggf. Standardimmunglobulingabe für das Neugeborene post partum. Ein Risiko für Missbildungen oder Frühgeburtlichkeit besteht nicht. Eine Virusübertragung (vertikale Transmission) erfolgt in ca. 5 % d.F. bereits im Mutterleib (eine Sectio ist nicht indiziert). Beim Stillen wurde in allen Studien kein erhöhtes Infektionsrisiko gefunden (wenn auch eine Übertragung von HCV über die Muttermilch theoretisch mögl. ist), daher kann Stillen empfohlen werden.

Eine antivirale Therapie der Mutter in der Schwangerschaft ist kontraindiziert.

Bei vertikaler Infektion des Kindes milder Krankheitsverlauf, nur geringe Fibrose ⇨ bei chronischer Hep. C später Ther. mit antiviralen Substanzen, z.B. Sofosbuvir/Ledipasvir (Harvoni®)

Hepatitis-E: Bei akuter Infektion in der Schwangerschaft (Infektion der Mutter durch fäkal kontaminiertes Trinkwasser, z.B. in Afrika, Asien od. Südamerika) besteht ein hohes Risiko für die Entwicklung einer fulminanten Hepatitis (insb. im 3. Trimenon mit Leberversagen, hämorrhagischem Syndrom, Enzephalopathie, Nierenversagen und einer Letalität bis 20 %). Risiko für das Kind durch Frühgeburtlichkeit und Übertragung des Hepatitis-E-Virus.

- LCM: (= lymphozytäre Choriomeningitis, Syn: ARMSTRONG-Krankheit, RNA-Virus aus der Familie der Arena-Viren, wird von Nagetieren übertragen, z.B. Hausmaus, Goldhamster). Bei Infektion in der Schwangerschaft und bei perinataler Infektion sind Abort, Chororetinitis, Hydrozephalus und Hyperbilirubinämie mögl.
- **Streptokokken Gruppe B**: Infektion des Neugeborenen im Geburtskanal möglich (es werden auch ein erhöhtes Frühgeburtsrisiko, vorzeitiger Blasensprung und Fieber unter der Geburt bei pränatal aszendierender Infektion beobachtet). 5-25 % d. Frauen sind Träger von Streptokokken B in der Vagina (und dabei meist klinisch stumm). Bei Infektion des Neugeborenen nach 1-3 Tagen schwerer Infektionsverlauf mit Sepsis (**Early-onset-Sepsis**), Pneumonie und Meningitis (mit hoher Letalität, bzw. neurologischen Langzeitschäden) mögl. ⇨ Ther/Proph: bei Nachweis einer Infektion der Mutter (od. Fieber >38 °C unter der Geburt, vorzeitiger Blasensprung mit Dauer >18 Std.) antibiotische Prophylaxe zu Beginn der Geburtsphase (Ampicillin i.v. 2 g, dann alle 4 Std. 1 g bis zum Ende der Geburt, bei Penicillin-Allergie Erythromycin od. Vancomycin).

  Eine Impfung gegen Streptokokken Gruppe B befindet sich in der Erprobung.
- Tuberkulose: Während der Schwangerschaft und im Wochenbett Gefahr der Exazerbation bei der Mutter, diaplazentare Übertragung mögl. (selten), eher postpartale Infektion des Neugeborenen bei offener TBC der Mutter. Ther. auch während der Schwangerschaft mit Antituberkulotika mögl. und indiziert, Mittel der Wahl sind Isoniazid (+ Vit.-B6-Gabe) + Rifampicin. Bei offener TBC Trennung von Mutter und Kind nach der Geburt und Stillverbot. Eine Impfung wird mit dem derzeitigen BCG-Impfstoff nicht empfohlen.
- Trichomonaden: Bei der Frau insb. Kolpitis u. Urethritis ⇨ erhöhtes Risiko für Frühgeburtlichkeit, Ther: einmalig 2 g Metronidazol (Clont®) oral nach dem 1. Trimenon
- Candida albicans: Bei einer floriden Vulvovaginitis candidomycetica der Mutter (bei 10 % aller Schwangeren) Infektion des Neugeborenen im Geburtskanal mögl., kann lokal (Mund- od. Anogenitalcandidose) aber auch generalisiert zum (Organ-)Soor bis zur Kandidasepsis bei Frühgeborenen führen ⇨ lokale Ther. der Mutter bei Nachweis einer Kandida-Infektion (Nativpräparat od. Kultur ab der 34. SSW) mit Clotrimazol (Canifug®-Cremolum®200 Vaginalzäpfchen und Canifug®Creme ab dem 2. Trimenon) für 3-7 Tage.
- Malaria: Schwangere haben wegen ihrer verminderten Immunabwehr ein 3fach höheres Risiko an Malaria zu erkranken (Problem insb. in der 3. Welt). Gefahr für das Kind (Fehl-, Frühgeburt, Wachstumsverzögerung) durch Anämie der Mutter (Hypoxie der Plazenta ⇨ Plazentainsuffizienz). Ther: mit Chloroquin (Malaria tertiana und quartana) u. Chinin (Malaria tropica) mögl. Schwangeren sollte von einer Reise in Malaria-Endemiegebiete abgeraten werden. Bei unvermeidbarer Reise Prophylaxe mit Chloroquin (+ Proguanil in Resistenzgebieten) mögl. Ein Impfstoff befindet sich in der Entwicklung (Mosquirix®).
- Zika-Virus: In Uganda und Südamerika (insb. Brasilien) vorkommende Infektionskrankheit (ist ein Flavivirus), Übertragung insb. durch Moskitos (Aedes aegypti u. albopictus). Bei Infektion in der Schwangerschaft (1. Trimenon, 8.-11. SSW) Risiko für Schädelfehlbildungen (Mikrozephalie) für den Fetus (bei Erwachsenen in 80 % d.F. keine od. nur grippeähnliche Symptome). Proph: bei Reisen in Risikogebiete mechanischer Mückenschutz (lange Kleidung, Moskitonetz) u. Repellents (z.B. Icaridin, Autan®; DEET, Anti-Brumm forte®). Eine Impfung ist in der Entwicklung.
- Pocken: Seit 1980 offiziell ausgerottete Erkrankung, in Deutschland seit 1979 keine Impfpflicht mehr. Wegen des Terrorismus wieder in der Diskussion (das Virus ist noch in einigen Laboren vorhanden). Die Erkrankung verlief bei Infektion in der Schwangerschaft in 30-50 % d.F. primär hämorrhagisch und war dann mit einer Letalität von 90 % verbunden bei gleichzeitig erhöhtem Abort-/Totgeburtrisiko sowie Frühgeburtlichkeit. Der vor-

handene Lebendimpfstoff (Vacciniavirus, der Einsatz würde politisch beschlossen) kann bei Gabe während der Schwangerschaft auf den Embryo/Fetus übergehen und einen Fruchttod verursachen, daher strikte Kontraindikation! (ggf. Schwangerschaftstest vor Impfung; Schwangere sollten den Kontakt zu kürzlich mit Vacciniavirus geimpften Personen dann meiden, da auch das Impfvirus infektiös ist und damit von Mensch zu Mensch übertragen werden könnte.)

- Venerische Erkrankungen (= **Geschlechtskrankheiten**):

  Allgemein gilt: bei Nachweis einer Geschlechtserkrankung an gleichzeitige Zweitinfektion (z.B. Chlamydien, HBV, HIV) denken und alle anderen möglichen Geschlechtserkrankungen ausschließen.

  - Lues (Syn: Syphilis): Infektion diaplazentar (insb. >20. SSW, **Lues connata**) oder im Geburtskanal aus frischen Syphilis-Läsionen der Mutter mögl. In Deutschland sehr selten, ca. 4-7 Fälle/Jahr (weltweit aber 250.000 Fälle/Jahr geschätzt!). Unbehandelt führt die Infektion dann meist zum intrauterinen Fruchttod oder zur Frühgeburt mit einer Lues connata, nur in 15 % der unbehandelten Fälle kann mit einem gesunden Neugeborenen gerechnet werden.

    Klin. der Lues connata: erhöhte Frühgeburtlichkeit, bullöses Syphilid an Handtellern und Fußsohlen, später auch generalisiert und periorale Vernarbungen (FOURNIER-Zeichen), Syphilisschnupfen (hämorrhagisch, Coryza syphilitica), Hepatosplenomegalie, Ikterus (Hyperbilirubinämie), basale Meningitis, hypersekretorischer Hydrozephalus, Chororetinitis, Osteochondritis und schmerzbedingte Pseudoparalyse (PARROT)

    später = Lues connata tarda (Symptome ab dem 2. Lj., wenn nicht behandelt wurde): Sattelnase, Tennisschlägerdaumen, Säbelscheidentibia, vorgewölbte Stirn und HUTCHINSON-Trias: tonnenförmige Schneidezähne, Innenohrschwerhörigkeit, Keratitis parenchymatosa

    Ther: in der Schwangerschaft unverzüglicher Therapiebeginn mit Penicillin, bei Penicillinallergie mit Ceftriaxon od. Erythromycin, Neugeborene (bei Lues connata): Penicillin 50.000 I.E./kgKG/Tag i.v. für 14 Tage

  - Gonorrhoe: Risiko während der Schwangerschaft: Chorioamnionitis, vorzeitiger Blasensprung, vorzeitige Wehen, Frühgeburtlichkeit, Fieber, postpartale Endometritis

    Infektion sub partu (= während der Geburt im Zervikalkanal) auf das Neugeborene mögl. ⇨ **Gonoblennorrhoe** (= eitrige Neugeborenenkonjunktivitis des Auges, Syn: Blennorrhoea neonatorum, Conjunctivitis gonorrhoica), selten Sepsis

    Silbernitrat-Augenprophylaxe (= CREDÉ-Prophylaxe, 1%ige $AgNO_3$-Lösung): direkt nach der Geburt in den Bindehautsack des Neugeborenen geben. Heute nicht mehr gesetzlich empfohlen und wegen NW (lokale Reizung des Auges, schwache Wirksamkeit gegen Chlamydien) bei uns praktisch obsolet. Alternativ als Prophylaxe gegen die Gonoblennorrhoe lokale Erythromycin-Lösung 0,5%ig.

  - Chlamydien: Infektion sub partu (= während der Geburt durch Chlamydien im Geburtskanal, Risiko: 60 %), häufigste Geschlechtskrankheit in Deutschland, Chlamydien kommen bei 3-10 % der Frauen im sexuell aktiven Alter im Zervikalkanal vor

    Klin. bei Neugeborenen mit perinataler Übertragung: **Konjunktivitis** (Risiko bis 50 %), interstitielle Pneumonie (10- bis 20%iges Risiko), Keimbesiedlung des Gastrointestinaltraktes, Otitis media, Gedeihstörung

    Ther: Bei der ersten Schwangerschaftsvorsorgeuntersuchung wird in Deutschland ein Abstrich von der Zervix zum Nachweis von Chlamydia-trachomatis-Antigen durchgeführt. Bei Nachweis wird Erythromycin 4 x 800 mg/Tag p.os für 10 Tage geben + immer Partnermitbehandlung!

  - Mykoplasmen: Bei Infektion in der Schwangerschaft erhöhtes Abortrisiko, vorzeitiger Blasensprung, Frühgeburtlichkeit, Chorioamnionitis, Meningitis mögl.

    Infektion sub partu (= während der Geburt durch Mykoplasmen im Geburtskanal) ⇨ Neugeborenes: **atypische Pneumonie** (insb. bei Ureaplasma urealyticum)

    Ther: bei Nachweis in der Schwangerschaft Erythromycin 4 x 500 mg p.os für 10 Tage

  - Condylomata acuminata (HPV = humanes Papillomavirus, sog. Feigwarzen): Bei florider Infektion ist eine intravaginale Übertragung auf das Neugeborene während des Geburtsvorgangs (insb. bei HPV 6 u. 11) mögl. ⇨ Risiko für **Larynxpapillome**. Daher vor! der Geburt behandeln (med. Lokaltherapie, operative Abtragung). Wenn Ther. nicht erfolgreich ist, ggf. Entbindung mittels Sectio (aufgrund des geringen Risikos für die Larynxpapillome wird dies aber nicht mehr routinemäßig empfohlen)

  - Herpes simplex (insb. Typ II): s.u., Kap. Infektionskrankheiten

  - HIV-Infektion/AIDS: s.u., Kap. Infektionskrankheiten

TOXOPLASMOSE

Syn: Engl. toxoplasmosis, ICD-10: B58.9, pränatal: P37.1

Ät: **Toxoplasma gondii** (Sporozoa aus der Gattung der Protozoen)
- Erworbene Infektion: **Katzenkot** (kontaminierte Erde) od. Nahrungsmittel (**rohes Fleisch**)
- Pränatale Infektion: **Diaplazentare Infektion** erfolgt meist im 2. od. 3. Trimenon, Übertragung aber nur bei einer **Erstinfektion** der Mutter während der Schwangerschaft mögl. Infektionsrisiko im 1. Trimenon 5-25 % (führt dann meist zum Abort), im 2. Trimenon 40 % (dann schwere Schäden mögl.), im 3. Trimenon 60-100 % (dann aber meist nur leichte Schäden oder Spätschäden)
- Reaktivierung einer früheren Infektion bei Immunschwäche (dann aber keine diaplazentare Infektionsgefahr)
- Prädisp: Immunschwäche durch **HIV-Infektion** (ICD-10: B20.8), Immunsuppression, Transplantationen, konsumierende Prozesse, Kortison- oder Zytostatikatherapie

Path:
- ♦ Überträger: **Katzen** (Hauptwirt mit Besiedlung des Dünndarmepithels und Ausscheidung der Oozysten über den Kot), Hunde, Kaninchen, Mäuse, rohes Fleisch, Milch, Mensch
- ♦ Histo: intrazelluläres Wachstum, herdförmige Entzündungen und Nekrosen vor allem in der grauen Substanz perivaskulär und Bildung von Granulationsgewebe
- ♦ Bildung von Pseudozysten (nur von Bindegewebe umgeben, keine echte Kapsel) bei normaler Immunlage, der Mensch (und andere Tiere) ist Zwischenwirt. Die Infektion bleibt latent lebenslang bestehen und bei normaler Immunlage kommt es zu keinen Folgen.
- ♦ ZNS-Affinität insb. bei pränataler Infektion hoch

Epid:
- ◊ Durchseuchungsrate: regional bis 70 % der Bevölkerung, in Deutschland besitzen 25-50 % der Frauen im gebärfähigen Alter eine spezifische Immunität
- ◊ Inzidenz: für eine Erstinfektion während einer Schwangerschaft ca. 0,5 %, Infektionsrisiko für den Embryo/Fetus dann 14-59 % (s.o.)
- ◊ Inkubationszeit: 3-10 Tage
- ◊ **Meldepflichtig** gem. IfSG (nichtnamentliche Meldung durch das Labor) bei konnataler Infektion, in Deutschland ca. 20 Fälle/Jahr (hohe Dunkelziffer vermutet)

Klin:
- ⇒ Die Primärinfektion bei gesunden immunkompetenten Erwachsenen ist in der Mehrzahl der Fälle **asymptomatisch** und hinterlässt meist eine lebenslange Immunität.
- ⇒ Bei symptomatischem Verlauf: Lymphknotenschwellung, Lymphadenitis (insb. am Hals), grippeähnliche Symptome u. subfebrile Temperaturen, Angina, Kopf- und Muskelschmerzen, Müdigkeit, Schwäche, Unlust
- ⇒ Nicht juckendes makulopapulöses Exanthem
- ⇒ Organmanifestationen bei Immuninsuffizienz (z.B. HIV-Infektion, Immunsuppression bei Transplantation): Lymphknoten, Leber, Milz, Lunge (Pneumonie), ZNS (Meningoenzephalitis mit Meningismus bei schwerem akutem Verlauf), Auge (Iridozyklitis, **Chororetinitis** mit Narbenbildung), Nebennieren, Herz (Myokarditis), Myositis
- ⇒ Pränatale Infektion:
  Infektion im 1. Trimenon: **Abort**
  Infektion im 2.-3. Trimenon: Frühgeburt, **Hydrozephalus**, Iridozyklitis, **Chororetinitis**, Katarakt, Nystagmus u. Strabismus (Schielen durch Augenmuskellähmung), Mikrophthalmie, Meningoenzephalitis, **intrazerebrale Verkalkungen**, Krampfanfälle, Trinkfaulheit, prolongierter Ikterus (Hyperbilirubinämie), Fieber, Athetosen, Rigidität der Extremitäten, Paresen, Schwerhörigkeit, **Hepatosplenomegalie**, geistige Retardierung
  Ein infiziertes Neugeborenes kann bei Geburt aber auch keine Symptome zeigen und erst im Verlauf o.g. Symptome als Spätschäden (bis zu 20 Jahre) entwickeln.

Diag:
1. Anamnese (Haustiere, insb. Katzen, Essen von rohem Fleisch?), klinische Untersuchung
2. Labor: IgG- und **IgM-Nachweis** mittels ELISA, KBR, Immunfluoreszenztest, Hämagglutinationstest od. SABIN-FELDMANN-Serofarbtest
   Bei Verdacht auf Infektion in der Schwangerschaft Laborscreening ⇨ falls kein Titer vorhanden ist, Kontrolle alle 8-12 Wochen und auch bei einer erneuten Schwangerschaft

Bei Infektion in der Schwangerschaft und fraglicher konnataler Übertragung Toxoplasma-spezifische-**PCR** od. Tierversuch (Maus-Inokulationstest) aus dem **Fruchtwasser** mögl. (= Amniozentese; die Nabelschnurpunktion = Chordozentese hat eine höhere Spontanabortrate und wird daher hier nicht mehr empfohlen)

3. Sonographie: pränatale Suche auf kindliche Schädigung
4. Röntgen: CCT zeigt bei fetaler Infektion multiple **intrazerebrale Verkalkungen**
5. Liquorpunktion: klarer od. xanthochromer Liquor, leichte Eiweißvermehrung und Pleozytose, direkter Erregernachweis ggf. mikroskopisch od. mit monoklonalen Ak mögl.

Ther:
- Bei Verdacht auf Infektion in der Schwangerschaft:
  - Bis zur 16. SSW Spiramycin (ist ein Makrolid-Antibiotikum [= Erythromycin-Derivat], Selectomycin®750) 6 Mio. I.E./Tag in 2-4 Einzelgaben p.os für 4 Wochen
  - Nach der 16. SSW ist auch Pyrimethamin (Folsäureantagonist, daher nicht vor der 16. SSW anwenden, Daraprim® 2 x 25mg/Tag) + Sulfadiazin (ist ein Sulfonamid, Sulfadiazin-Heyl® 4 x 1g/Tag) + Folsäuresubstitution p.os mögl. Bestätigt sich die Infektion, sollten die beiden Therapiemöglichkeiten in 4-wöchigem Wechsel bis zum Ende der Schwangerschaft fortgeführt werden. Damit lässt sich das Risiko für eine konnatale Toxoplasmose um 50-90 % senken.
- Bei Neugeborenen-Infektion od. Infektion im Kindesalter: sofortiger Therapiebeginn mit Pyrimethamin + Sulfadiazin und Folinsäure, bei Sulfonamid-Allergie Clindamycin (Sobelin®) od. Spiramycin (Selectomycin®), augenärztliche Kontrollen zur Früherkennung der Chororetinitis, neurologische Untersuchung und Gehörprüfung
- Bei ZNS-Beteiligung: Glukokortikoide (1-2 mg/kgKG/Tag Prednisolon, Solu-Decortin®H, Decortin®H) zur Symptomreduktion, ggf. auch Atovaquon (Wellvone®)

Prog: Pränatale Infektion: **Letalitätsrisiko für den Fetus 20 %**, bei Überleben fast immer bleibende Schäden. Mit der Ther. kann das Risiko für den Fetus um 50-90 % vermindert werden (je früher der Behandlungsbeginn, desto geringer die Schäden beim Kind).

Proph:
- ♥ Serologische Untersuchung auf Toxoplasmose-Ak vor einer Schwangerschaft od. zumindest bei der ersten Schwangerschaftsvorsorgeuntersuchung (keine Routine bisher in Deutschland, wird aber empfohlen)
- ♥ In der Schwangerschaft, insb. bei negativer Serologie, Katzen/Katzenkot nicht berühren, kein rohes Fleisch (Schwein, Schaf, Lamm, Ziege) essen, keine nicht-pasteurisierte Milch trinken. Obst und Gemüse gut waschen, nach Gartenarbeit (mit Gummihandschuhen) oder Zubereitung von Fleisch (mit Handschuhen) Hände gründlich reinigen.
- ♥ Bei AIDS-Pat. zur Prophylaxe einer Toxoplasmose-Enzephalitis: Cotrimoxazol (Cotrim® 3 x pro Woche) bei pos. Serum-IgG und CD4-Zell-Zahl <200/µl

Kompl:
- * Chronischer Verlauf der erworbenen Form: rezidivierende Enzephalomyelitis mit organischen Psychosen, Krampfanfällen, extrapyramidalen Symptomen und Herdsymptomen
- * Reaktivierte Toxoplasmose (bei schlechter Immunlage): Ruptur der Pseudozysten und Dissemination/Generalisierung der Toxoplasmose

ZYTOMEGALIE

Syn: Speicheldrüsenviruskrankheit, Einschlusskörperchenkrankheit, eng. cytomegaly, ICD-10: B25.9, pränatale Infektion (konnatale Zytomegalie) P35.1

Ät: Cytomegalie-Virus (= **CMV**, DNS-Virus aus der Familie der Herpesviridae)

Path:
- ♦ Übertragung: Schmier- u. **Tröpfcheninfektion** (perinatal im Geburtskanal, postnatal durch **Muttermilch** od. Speichel), diaplazentar (= pränatale Infektion), Blut, Harn, sexuelle Kontakte, iatrogen (Transplantation, Bluttransfusionen)
- ♦ Die primäre Infektion und Virusvermehrung verursacht in fast allen Organen eine lymphozytäre-plasmazelluläre interstitielle Entzündung mit Riesenzellbildung im Kern und Zyto-

plasma mit Einschlusskörperchen (Eulenaugenzellen), vorübergehende Depression der zellulären Immunität (bildet sich in der Rekonvaleszenz zurück).

- Das **Virus persistiert** in den CD34+-Stammzellen im Knochenmark **lebenslang** und kann bei Resistenzminderung (Immunsuppression, Schwangerschaft) **reaktiviert** werden. Die Primärinfektion verläuft dabei klinisch eher schwerer als eine reaktivierte Infektion. Es wird geschätzt, dass es bei 10 % der Schwangeren zu einer Reaktivierung kommt, die aber meist klinisch stumm bleibt.
- Eine Gefährdung für den Embryo/Fetus besteht nur bei einer **Erstinfektion** der Mutter **während der Schwangerschaft** (das Risiko bei reaktivierter Infektion beträgt max. 1 %). Das vertikale Transmissionsrisiko von Mutter auf den Embryo/Fetus beträgt ca. 40 %.

Epid: ◊ Inzidenz der pränatalen Zytomegalie-Infektion: 0,03/100.000/Jahr = ca. 25 dokumentierte Fälle/Jahr in Deutschland (**häufigste Pränatalinfektion**)
0,2-1,5 % aller Feten werden innerhalb der ersten 6 SSM pränatal infiziert, von diesen haben aber nur ca. 10 % bei Geburt (zum Teil schwere) Symptome.

◊ Durchseuchung: in Europa ca. 50 %, Dritte Welt >90 % aller Erwachsenen

◊ Inkubationszeit: 4-6 Wo. bei Primärinfektion

Klin: ⇒ Neugeborene mit symptomatischer, diaplazentarer Infektion (konnatale Zytomegalie): **Hörschädigung** (Labyrinthitis), (Choro-)Retinitis, Mikrozephalie, Porenzephalie, Hydrozephalus, Enzephalitis/Meningitis, intrazerebrale Verkalkungen, Hepatosplenomegalie, Hepatitis, Ikterus (Hyperbilirubinämie), Mangelgeburt, Thrombozytopenie, Anämie, petechiale Blutungen, Pneumonie, Sepsis, Krampfanfälle, selten Gallengangatresie, körperliche u. geistige **Retardierung** (IQ <70)

⇒ Peri- od. postnatale Infektion des Neugeborenen: meist nur lokalisierte Symptomatik (Mononukleose-ähnliches Bild), Fieber, ggf. Hepatitis, Pneumonie, Retinitis, Sepsis

⇒ Abwehrgeschwächte Personen (konsumierender Prozess, maligne Tumoren, Immunsuppression, HIV-Infektion, Organtransplantierte, **Frühgeborene**): schwerer (auch letaler) generalisierter Krankheitsverlauf mögl.
Symptome sind Fieber, Myalgien, Arthralgien, Beteiligung von Leber (Hepatitis), Darm (Kolitis), Lunge (**interstitielle Pneumonie**) u. ZNS (**Enzephalitis**, Radikulomyelopathie), (Choro-)Retinitis, Immunkomplex-Glomerulonephritis

⇒ Erwachsene: bei immunkompetentem Organismus meist **asymptomatisch**, selten mit lokalisierter Symptomatik ähnlich eines grippalen Infektes (Abgeschlagenheit, Fieber, Hals- u. Kopfschmerzen, Husten, Lk-Schwellung)

Diag:
1. Anamnese und klinische Untersuchung
2. Labor: serologischer **Antikörpernachweis** (IgM-Antikörper sind aber auch bei schwerer Symptomatik nur in 50 % d.F. nachweisbar), IgM- u. IgG-Titer im Verlauf bestimmen
   Zytologie (Urin, bei Säuglingen auch Speichel): Einschlusskörperchen in Epithelzellen, sog. „**Eulenaugenzellen**“, weitere Methoden bei unklarem Befund sind Immunfluoreszenz, Virusanzüchtung, Hybridisierung (direkter **Virusnachweis** mittels nPCR)
3. Pränatale Sonographie: Zeichen einer Infektion sind intrazerebrale Verkalkungen, Ventrikulomegalie, intraabdominelle Verkalkungen, Hepatosplenomegalie, hyperechogener Darm, unspezifische Zeichen sind Oligohydramnion, Wachstumsverzögerung, Plazentamegalie ⇨ bei V.a. Infektion Amniozentese und Virusnachweis u. Viruslast im Fruchtwasser bestimmen
4. Röntgen: intrazerebrale **periventrikuläre Verkalkungen** durch die Enzephalitis (DD: Toxoplasmose)
5. Augen-Konsil: Beurteilung der Retina (Retinitis?)

Ther:
- Bei Abwehrschwäche: Immunglobuline, Interferon und Virustatika: Ganciclovir (2 x 5 mg/kgKG/Tag i.v., Cymeven®) od. Valganciclovir (oral, 2 x 15 mg/kgKG, Valcyte®) für 2-3 Wo. (bei Kindern alle Off-label-Anwendung), ggf. Virustatika in halber Dosierung auf Dauer (oral). Bei Zytomegalie-Retinitis auch Cidofovir (i.v., VISTIDE®, NW: nephrotoxisch) od. bei sonstigen Komplikationen Foscarnet (2 x 90 mg/kgKG/Tag i.v., Foscavir®).
  In der Erprobung ist auch das neue Virostatikum Letermovir.
- Bei sicherer Primärinfektion der Mutter während der Embryonalzeit (1.-3. SSM) und sonographisch nachweisbaren Schäden ist ein Schwangerschaftsabbruch zu diskutieren.

Bei V.a. Primärinfektion wird die monatliche Gabe von Hyperimmunglobulin (200 IE/kgKG i.v.) in Studien versucht ⇨ verminderte Transmissionsrate. Als Virustatikum (off label use) wird Valaciclovir versucht.

- Selbsthilfegruppen: Stark gegen CMV – c/o Bundesverband „Das fühgeborene Kind" e.V., Darmstädter Landstraße 213, 60598 Frankfurt, Tel.: 0800 8758770, Fax: 069 58700999, Internet: www.starkgegencmv.de

Prog: Bei pränataler Infektion des Embryo/Fetus: je früher die Infektion, desto schlechter die Prog. Bei Geburt symptomatische Neugeborene behalten in 90 % d.F. Schäden zurück.

Kompl:
- Auch bei Geburt unauffällige (infizierte) Neugeborene können noch nach Jahren **Innenohrschwerhörigkeit**, Sehstörungen, Sprachstörungen, Zeichen eines frühkindlichen Hirnschadens mit geistiger Retardierung entwickeln (wird für ca. 10 % der infizierten Neugeborenen angenommen, sog. Zytomegalie-Virus-Syndrom).
- Neonatale Asphyxie durch interstitielle Pneumonie
- Bei Infektion in der Frühschwangerschaft Abort mögl.
- Nach Wochen Entwicklung eines GUILLAIN-BARRÉ-Syndroms (Polyradikuloneuropathie)
- Prädisposition für andere Infekte, Diabetes mellitus
- Arzneimittelexanthem bei Ampicillingabe

Proph:
- ♥ Frühgeborene vor infizierten Blutkonserven, infizierter Muttermilch und anderen Infektionsquellen schützen.
- ♥ Seronegative Patienten sollen nur Blut u. Organe seronegativer Spender erhalten (Blutkonserven und Organspender werden in Deutschland generell auf Zytomegalie getestet und Blutkonserven werden heute leukozytendepletiert). Bei neg. CMV-Serostatus des Empfängers einer Organtransplantation sollte ggf. eine CMV-Prophylaxe für 3 Mon. gegeben werden (Ganciclovir, Cymeven®).
- ♥ Eine CMV-Schutzimpfung war in Erprobung, Impfstoffeffektivität nur ca. 50 % und auch vermehrt unerwünschte Nebenwirkungen, daher derzeit kein Impfstoff in Aussicht.

DD:
- Embryopathie: Toxoplasmose, Röteln, Listeriose, Lues, Morbus haemolyticus neonatorum
- Peri- und postnatale Infektion: Mononukleose, akute Hepatitis, Posttransfusionssyndrom, Thrombozytopenie, Sepsis

LISTERIOSE

Syn: ICD-10: fetaler Schaden P00.2, Neugeborenenlisteriose P37.2, Erwachsenenlisteriose A32.9

Ät:
- **Listeria monocytogenes** (grampositives, nicht-sporenbildendes, peritrich begeißeltes Stäbchenbakterium, fakultativ anaerob), kommt insb. in mit **tierischen Ausscheidungen** verunreinigtem Wasser u. im Erdreich vor (Wirte sind Rind, Schaf, Ziege, Schweine, Hühner u. Nager ⇨ ist eine Zoonose), insb. Typ 4b, 1/2a u. 1/2b (insg. 13 Serovare bekannt).
- Listeria seeligeri, ivanovii u. welshimeri sind nur extrem selten humanpathogen.

Path:
- ♦ Übertragung: insg. selten auf den Menschen, durch engen Kontakt mit Vieh oder Haustieren, fäkal-oral durch gesunde Ausscheider (kann Bestandteil normaler Darmflora sein), Genuss von Fleisch, (nicht-pasteurisierter) Rohmilch und -weichkäse (Vermehrung noch im Kühlschrank mögl.) sowie **diaplazentar** und während der Geburt mögl. (**Fruchtwasseraspiration** ⇨ Neugeborenenlisteriose)
- ♦ Pathogenitätsfaktoren: hämolytisch, intrazellulär vermehrungsfähig, Übergang von Zelle zu Zelle mögl. (anatomische Barrieren können somit überwunden werden).
- ♦ Histo: Granulome mit zentraler Nekrose („Granulomatosis infantiseptica")

Epid:
- ◊ Inzidenz: in Deutschland pränatale Listerien-Infektion 0,04/100.000/Jahr = 30-40 Fälle/J.
- ◊ Inkubationszeit: kurz, ca. 1-7 Tage

◊ **Meldepflichtig** gem. IfSG (namentliche Meldung durch d. Labor) bei konnataler Infektion

Klin: ⇒ Diaplazentare Infektion: Übertritt auf den Fetus in den letzten Schwangerschaftswochen (Amnioninfektionssyndrom) mögl. ⇨ **Fetopathie** mit hämatogener Streuung (Sepsis) u. Gefahr von Früh- od. Totgeburt

⇒ Neugeborenenlisteriose: lebende, diaplazentar infizierte Neugeborene mit Symptomen noch in der 1. Woche [Frühform, „*early-onset*"]

oder Infektion während der Geburt ⇨ Symptome meist in der 2. Lebenswoche [Spätform, „*late-onset*"]: **Granulomatosis infantiseptica** (granulomatöse Gewebereaktionen in den Organen), papulöse Effloreszenzen der Haut (kutane Listeriose, stecknadelkopfgroße, weißlich-gelbe Knötchen mit rotem Hof, tritt bei ca. 50 % auf), **Granulome** im Nasen-Rachenraum, eitrige **Meningoenzephalitis** mit meningitischen Zeichen (Listerien-Meningitis mit Kopfschmerzen, Erbrechen, Benommenheit, Krampfanfälle, Atemstörung bis hin zum Atemstillstand bei Rhombenzephalitis), **Hepatosplenomegalie**, Icterus gravis prolongatus, Listerien-Sepsis

⇒ Opportunistische Infektion = **bei verminderter Resistenz** (konsumierender Prozess, HIV-Infektion, Immunsuppression, Schwangerschaft): Symptome eines grippalen Infektes mit Monozytenangina (DD: Mononukleose), Fieber, Muskelschmerzen, Erbrechen, Durchfall, ggf. leichte Meningoenzephalitis, lokal als Keratokonjunktivitis (okuloglanduläre Listeriose), bei Schwangeren Zystopyelitis oder Myometritis des Uterus mögl.

⇒ Bei gesunden (immunkompetenten) Erwachsenen **meist klinisch stumm**

Diag: 1. Anamnese und klinische Untersuchung, neurologische Untersuchung

2. Labor: mikroskopischer und kultureller Erregernachweis im Stuhl, Urin, Nasen-, Rachen-, Zervixabstrich, Blut od. Liquor des Neugeborenen, ggf. im Fruchtwasser (schmutzig gefärbt), Lochialsekret od. Abrasionsmaterial der Mutter mögl. Konsiliarlaboratorium ist das Institut für Medizinische Mikrobiologie und Hygiene der Uni Heidelberg in Mannheim.

Ther: • Antibiose: Schwangere: **Ampicillin** (3 x 2 g) für 14 Tage, kann eine Übertragung verhindern

• Neugeborene: Ampicillin (2 x 100 mg/kgKG) + Aminoglykosid (z.B. 2 x 2-3 mg/kgKG Gentamicin, Refobacin®) für 14 Tage bis 4 Wochen i.v.

Prog: Hohe Letalität in der Neugeborenenperiode (Frühform ca. 50 %), häufig Spätschäden (psychomotorische Entwicklungsstörungen)

Proph: ♥ Allgemein: kein rohes Fleisch essen!

♥ Schwangerschaft: keine frische (nicht-pasteurisierte) Milch u. keine Rohmilchprodukte!

FETALES ALKOHOLSYNDROM

Syn: FAS, fetale Alkoholspektrumstörung, **Alkoholembryopathie**, Embryo-/fetopathia alcoholica, engl. fetal alcohol spectrum disorder (FASD), *Alkohol-Embryopathie mit Dysmorphien*, ICD-10: Q86.0

Path: ♦ Ein Alkoholabusus während der Schwangerschaft im **1. Trimenon** ist besonders kritisch.

♦ Alkohol und seine Metabolite, wie z.B. Acetaldehyd sind plazentagängig, der Embryo/Fetus kann diese Stoffe aber nur verzögert abbauen ⇨ Untergang von Neuronen

♦ Erste Entwicklungsstörungen finden sich bereits ab 15 g Alkohol/Tag (= 0,4 Liter Bier). Es gibt aus wissenschaftlicher Sicht keine unkritische Schwellendosis für Alkohol.

⇨ **Schwangerschaft = absolutes Alkoholverbot!** ⇦

Epid: ◊ Häufigkeit: 10-60/10.000 Neugeborene

◊ Für Deutschland werden jährlich ca. 500 Kinder mit schwerwiegenden Organschäden und ca. 3.000-4.000 psychomotorisch od. kognitiv entwicklungsgeschädigte Kinder durch fetale Alkoholspektrumstörung geschätzt.

◊ 8 % der Schwangeren geben einen riskanten Alkoholkonsum während der Schwangerschaft an (GEDA-Studie des RKI v. 2012).

Klin: ⇒ Es sind einfache od. komplexe Fehlbildungen an vielen Organsystemen mögl.

⇒ Allgemein: vermindertes Geburtsgewicht, Muskelhypotonie

⇒ **Gesichtsfehlbildungen** (s. Abb.): niedrige Stirn, **verkürzte Lidspalten**, Ptosis, Epikanthus (sichelförmige Hautfalte vom Ober- zum Unterlid an der Nasenseite), verkürzter und verbreiterter Nasenrücken, **flaches Philtrum** (Rinne über der Oberlippe), Maxillarhypoplasie, verstärkte Nasolabialfalten, **schmale Oberlippe**, Retrogenie (zurückliegender Unterkiefer), kleiner Mund, tief ansetzende und nach hinten rotierte Ohren, kleine Ohranomalien

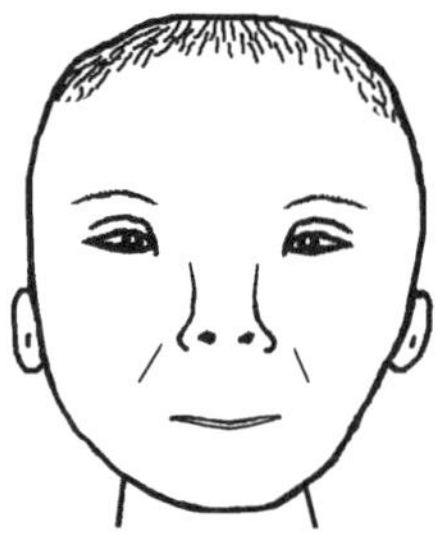

⇒ ZNS: **Mikrozephalie**, Hydrozephalus internus, **geistige Retardierung**, Hörstörungen

⇒ Im Säuglingsalter: Ess- und ausgeprägte Schlafstörungen, motorische Unruhe

⇒ Herzfehler (insb. **Herzscheidewanddefekte**) und andere kardiale Fehlbildungen

⇒ Postnataler Minderwuchs, Trichterbrust

Diag: 1. Bei der Anamnese in den Schwangerschaftsvorsorgeuntersuchungen immer nach dem Alkoholkonsum fragen.

2. Sonographie: intrauterine Wachstumsretardierung, bei bekanntem Alkoholabusus Ultraschallfeindiagnostik (sog. Organultraschall, in der 20.-22. SSW)

3. Zur Beurteilung von Philtrum u. Oberlippe gibt es den fotografischen Lip-Philtrum-Guide (s. S3-Leitlinie: Fetale Alkoholspektrumstörungen der AWMF, 2016) u. die Lidspaltenlänge kann mit einem Lineal ausgemessen werden (Perzentilenkurven in der S3-Leitlinie).

Ther: • Bei manifester Alkoholkrankheit (= Alkoholabhängigkeit) der Mutter ist ein Schwangerschaftsabbruch zu diskutieren.

• Selbsthilfegruppen: FASD Deutschland e.V., Hügelweg 4, 49809 Lingen, Tel.: 0591 7106700, Internet: www.fasd-deutschland.de
Informationsmaterial gibt es kostenlos bei der Bundeszentrale für gesundheitliche Aufklärung, Maarweg 149-161, 50825 Köln, Tel.: 0221 8992-0, Fax: -300, Internet: www.bzga.de

Prog: Die Gesichtsfehlbildungen verlieren sich mit dem Alter, die Intelligenzdefizite bleiben jedoch dauerhaft. Zusätzlich finden sich später vermehrt psychiatrische Störungen.

Proph: ♥ **Aufklärung** über die verbundenen Risiken eines Alkoholkonsums bei den Schwangerschaftsvorsorgeuntersuchungen ⇨ In der Schwangerschaft **absolute Alkoholkarenz**, dies gilt auch für die Stillperiode!

Kompl: * **Bleibendes Intelligenzdefizit** (mittlerer IQ zwischen 90 und 65), Merk- und Gedächtnisschwäche, Lernstörungen, Schulabbrüche, sehr häufig ADHS (Aufmerksamkeitsdefizit-Hyperaktivitäts-Syndrom, geschätzt bei 40-60 % der Kinder mit einem FAS)

* Epilepsie

* Im Erwachsenenalter: häufiger Arbeitslosigkeit, Notwendigkeit bei der Unterstützung in der Lebensführung, häufiger Straffälligkeit, vermehrt Depressionen, Alkohol- u. Drogenabusus

DD: Störungen geringen Ausmaßes (z.B. psychomotorische od. kognitive Entwicklungsstörungen, z.B. Lese-/Rechtschreibschwäche) werden **fetale Alkoholeffekte** (ICD-10: P04.3) genannt, der Übergang zwischen FAS und fetalen Alkoholeffekten ist fließend.

NEONATOLOGIE

Def: Die Neonatologie ist ein Teilgebiet der Kinderheilkunde, die sich mit dem Neugeborenen befasst. Die Neugeborenenperiode ist die Zeit von der Geburt bis zum 28 Tag p.p.
Als **Perinatalmedizin** wird die interdisziplinäre Zusammenarbeit von Geburtshelfer, Neonatologen und Anästhesiologen in der Perinatalperiode (definiert als Zeitraum zwischen der 24. SSW und dem 7. Lebenstag p.p.) bezeichnet.

Kriterien eines reifen Neugeborenen

Syn: engl. neonatal maturity signs

- Größe: **>48 cm**, Gewicht: **>2.500 g**
- Brustumfang: 33-35 cm, Schulterumfang größer als Kopfumfang (FRANK-Zeichen)
- Atmung: kräftiges Schreien, regelmäßige Atmung, Atemfrequenz: 30-50/Min.
- Herzfrequenz: >100/Min. (120-160/Min.), Blutdruck: 60/35 mmHg
- Blutvolumen: 80-100 ml/kgKG = ca. **300 ml** Gesamtvolumen
- Urinproduktion: 50-100 ml/kgKG/Tag, Urinausscheidung beginnt innerhalb von 24 Std.
- Haut: guter Hautturgor, blasse bis rosige Farbe (nicht rot, nicht blau), subkutanes Fettgewebe gleichmäßig und prall gepolstert, Fußsohlen sind durchgehend gefurcht, Reste von Vernix caseosa
- Brustwarze: gut ausgebildet und erhabene Areola gegenüber der umgebenden Haut, Durchmesser ca. 10 mm
- Behaarung: Kopfhaare 2-7 cm lang, Lanugobehaarung nur noch an Schultern, Oberarmen u. oberem Rückenbereich
- Finger-/Zehennägel: Nägel bedecken vollständig od. überragen die Finger-/Zehenkuppen
- Knorpel: Nasen- u. Ohrenknorpel tastbar fest, Ohrmuschel ausgebildet, Helix (= oberer Ohrmuschelrand) vollständig eingerollt
- Muskulatur: aktive Bewegungen, reflektorisches Husten, Niesen, Schreien beim Absaugen
- Genitalien: ♂: Hoden beidseits in das Skrotum deszendiert
  ♀: die große Labien bedecken die Klitoris und die kleinen Labien

Physiologische Anpassungen des gesunden Neugeborenen

- Herz-Kreislauf:

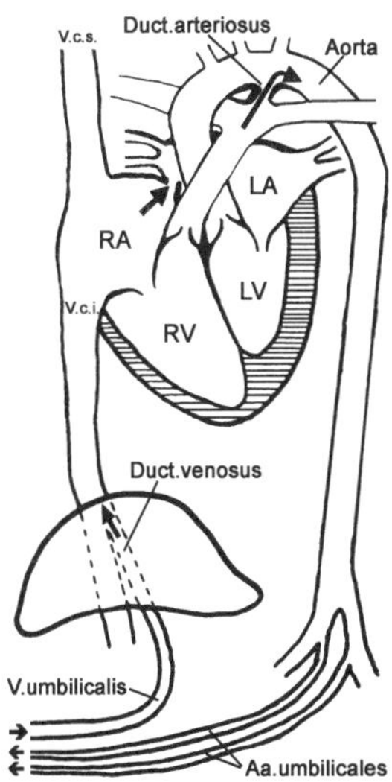

Der **Ductus arteriosus** BOTALLI dient im Fetalkreislauf (s. Abb.) zur Umgehung der nicht ventilierten Lunge und verbindet den Pulmonalarterienstamm am Ursprung der A.pulmonalis sinistra mit der Aorta descendens distal des Abgangs der A.subclavia sinistra. Er schließt sich 10-15 Std. post partum funktionell und ist bis zum 4. Lebensmonat dann auch strukturell zum Lig.arteriosum obliteriert.

Durch den Druckanstieg im li. (LA) und Druckminderung im re. Vorhof (RA) verschließt sich das **Foramen ovale** funktionell zwischen li. u. re. Vorhof.

Der **Ductus venosus** ARANTII zwischen V.umbilicalis und V.cava inf. verschließt sich ebenfalls und obliteriert zum Lig.venosum der Leber und die V.umbilicalis obliteriert zum Lig.teres hepatis.

Pulsfrequenz: verringert sich durch Abnahme des Gesamtkreislaufs (die gesamte Plazentadurchblutung fällt weg) nach der Geburt auf ca. 120-150 Schläge/Min. Durch Verschiebung von Blut aus der Plazenta und der Nabelschnurgefäße in den Neugeborenenkreislauf nimmt das Gesamtvolumen bis 20 % zu.

Der systolische Blutdruck eines reifen Neugeborenen beträgt ca. 60-65 mmHg.

- Nabelschnur: Die Nabelgefäße thrombosieren u. die verbliebene Nabelschnur fällt nach 5-10 Tagen ab. Die restliche Wunde am Bauchnabel granuliert und es bildet sich in wenigen Tagen eine Haut darüber. Offene Nabelpflege durchführen (luftige Baumwollbekleidung, keine Nabelbinde).

- Lunge: Bei vaginaler Geburt wird aus den Lungen und Bronchien Fruchtwasser (bis 50 ml) ausgepresst und das Kind wird in „Exspiration" geboren. Mit dem ersten Schrei entfalten sich dann die Lungen. Dadurch sinkt der pulmonale Gefäßwiderstand um 80 % und die pulmonale Durchblutung steigt sprunghaft an. In den ersten Stunden nach der Geburt ist die Atmung noch unregelmäßig (kurze Apnoen, Nasenflügeln, Einziehungen, Stöhnen, feuchte Rasselgeräusche), es kommt hierdurch aber zu keiner Zyanose od. Bradykardie mehr. Die weitere Lungenreifung erfolgt durch Produktion von **Surfactant** in den Pneumozyten, das das Kollabieren der Alveolen im Exspirium durch Minderung der Oberflächenspannung verhindert.

  Normwerte beim reifen Neugeborenen: Atemfrequenz 30-50/Min., Atemzugvolumen: 15-20 ml/Atemzug, Atemminutenvolumen: 400-600 ml/Min., Vitalkapazität: 140-160 ml, Sauerstoffsättigung: direkt nach der Geburt 50-60 %, nach 10 Min. >90 %.

- Thermoregulation: Normale Körpertemperatur **37 °C** (Schwankung ±1 °C), ein Wärmeverlust auf <36 °C sollte vermieden werden (günstigste Umgebungstemperatur ist 32-36 °C, Wärmelampe). Zur Aufrechterhaltung der Körpertemperatur wird viel Energie verbraucht. Nach der Geburt nimmt das Neugeborene daher in den ersten Lebenstagen auch an Gewicht ab bis zur Anpassung der Ernährung an den Energiebedarf.

- Blutbildung und Blutgerinnung:

  Mittelwerte bei Geburt: Blutvolumen 80-100 ml/kgKG, Hb 19,0 g/dl (davon 80 % Hb_F), Erythrozytenzahl 5,1 Mio./µl, Hkt 60 %, Leukozytenzahl 20.000/µl, Thrombozytenzahl 150.000/µl, Gerinnungsfaktoren erniedrigt (Unreife der Leber, Vit.-K-Mangel)

  Das Hb_F wird bis zum 3. Lebensmonat durch Hb_A ersetzt, der Hb fällt bis auf 11,5 g/dl ab ⇨ erhöhter Anfall von Bilirubin (Maximalwerte meist um den 3.-6. Tag p.p. bis 13 mg/dl (220 µmol/l) durch die noch vorhandene Unreife der Leber) = physiologische Hyperbilirubinämie mit **Icterus neonatorum** für 1-2 Wochen. Bei Frühgeborenen (längere Unreife der Leber) und bei gestillten Kindern (erhöhte Taurinkonzentration der Muttermilch ⇨ die entstehende Taurocholsäure fördert die Bilirubinrückresorption aus dem Darm) kommt es noch zu einer etwas höheren Bilirubinkonzentration (normal bis 15 mg/dl = 250 µmol/l um den 3.-6. Lebenstag).

- Immunsystem:

  Die humorale Abwehr (Immunglobuline) erreicht erst im Verlauf einiger Monate die volle Funktion. Bis dahin wirkt IgG der Mutter, das von der Plazenta übertragen wurde (**Leihimmunität**, sog. Nestschutz). Mit der Muttermilch wird zusätzlich IgA auf die Schleimhäute übertragen. Die zelluläre Abwehr ist bei Geburt bereits weitgehend funktionsfähig.

- Nierenfunktion: Nach der Geburt noch unreif (GFR 5-7 ml/Min.), daher wird eine größere Flüssigkeitsmenge zur Filtration harnpflichtiger Substanzen benötigt als beim Erwachsenen ⇨ größere Empfindlichkeit auf Flüssigkeitsmangel (eingeschränkte Konzentrationsfähigkeit).

  Urinproduktion 50-100 ml/kgKG/Tag, erster Spontanurinabgang bei der Geburt bis 48 Std. danach.

- Magen-Darm-Trakt: Erster Stuhlabgang (**Mekonium**, sog. "Kindspech", bestehend aus abgestorbenen Zellen, eingedickter Galle, Schleim und Lanugohaaren, durch den hohen Biliverdingehalt schwarz-grün) innerhalb von 12-24 Std. nach der Geburt. Danach erfolgt die bakterielle Besiedlung des Dickdarmes zunächst mit Lactobacillus bifidus, was zu sauer riechenden, gelb-grünen Stühlen (bei gestillten Kindern) führt. Innerhalb von einer Woche erreicht der Magen eine ausreichende Verdauungskapazität.

- Nervensystem: Die meisten Nervenzellen des Gehirns sind bei Geburt bereits entwickelt. Das Gehirnvolumen ist noch klein, vergrößert sich jedoch im Verlauf von 400 ml bei Geburt auf ca. 1.350 ml beim Erwachsenen, insb. durch Ummantelung der Nervenbahnen mit den isolierenden Myelinscheiden (Fettanteil im erwachsenen Gehirn ca. 65 %) ⇨ dies führt zur Erhöhung der Nervenleitgeschwindigkeit von 4 m/Sek. beim Neugeborenen auf bis zu 100 m/Sek. beim Erwachsenen.

- Energiebedarf: Dieser wird in den ersten Tagen durch Abbau von Glykogen und Mobilisierung von braunem Fettgewebe gedeckt. Zusammen mit dem Flüssigkeitsverlust durch die noch eingeschränkte Nierenfunktion und der verminderten Verdauungskapazität ergibt sich ein **Gewichtsverlust in den ersten Lebenstagen** (bis 10 % sind normal, das Kind nimmt dies aber in den ersten 2 Lebenswochen wieder zu).

ERNÄHRUNG / STILLEN

Etlg: In der Neugeborenen- und Säuglingsperiode (bis ca. zum 5. Mon.):
Brusternährung/**Stillen**, engl. breast-feeding
Künstliche Ernährung (**Flaschennahrung**) = Fertignahrung als volladaptierte Milch (enthält nur Lactose als Kohlenhydrate) für Neugeborene (heißen meist „Pre" im Produktnamen), ältere Säuglinge erhalten teiladaptierte Milch (enthalten verschiedene Kohlehydrate), bei nicht-gestillten Kindern mit Risiko für eine allergische Disposition (= mind. ein Elternteil od. ein Geschwisterkind hat eine atopische Erkrankung) hypoallergene Fertignahrung (mit hydrolysiertem Kuhmilchprotein).

„Alternative" Säuglingsmilch (selbst hergestellt, z.B. aus Getreide + Rohmilch od. Stutenmilch) wird nicht empfohlen (hygienisches Risiko, Zusammensetzung nicht ausgewogen)

Muttermilch ist industriell hergestellter Ernährung (Flaschennahrung) **vorzuziehen**, Vorteile:
- **Ideale Nährstoffzusammensetzung**, bessere Verdaubarkeit, bessere Resorption von Vitaminen und Spurenelementen
- Enthaltene **Immunglobuline** (IgA), unspezifische Abwehrstoffe (Lysozym, Laktoferrin, Komplement) und zelluläre Abwehrbestandteile (Granulozyten, Makrophagen, Lymphozyten)
- Relativ keimarm, ist. insg. Sepsis-protektiv, gut für die gesunde Entwicklung d. Darm-Mikrobioms
- Protektiver Effekt auf die Entwicklung atopischer Erkrankungen (statistisch **geringere Allergierate**, wie atopische Dermatitis, Heuschnupfen, Asthma bronchiale, Sensibilisierung auf Fremdeiweiße) und Verminderung des Risikos für späteres Übergewicht und Adipositas
- Epidermaler Wachstumsfaktor ⇨ Epithelzellen des Darms werden im Wachstum angeregt
- Positiver Nebeneffekt des Stillens über einen längeren Zeitraum ist die statistische Risikoreduktion für die Entwicklung eines Mammakarzinomes bei der Mutter.

Zusammensetzung der Muttermilch (zum Vergleich Kuhmilch):

Inhalt / 100 ml	Mensch	Kuh
Wasser	87,2 %	87,5 %
Kohlenhydrate	7,0 g	4,8 g
Fett	3,5 g	3,7 g
Eiweiß	1,2 g	3,5 g (davon 80 % Kasein)
Spurenelemente	0,3 g	0,7 g
Kcal (KJ)	70 (294)	68 (285)

Inhalt / 100 ml	Mensch	Kuh
Natrium	14 mg	45 mg
Kalium	47 mg	141 mg
Calcium	33 mg	116 mg
Magnesium	3 mg	12 mg
Eisen	58 µg	59 µg
Phosphor	15 mg	92 mg

Nachteile: Vater kann nicht stillen (aber Abpumpen der Brustmilch mögl. ⇨ dann kann der Vater, z.B. nachts zur Entlastung der Mutter, ein Fläschchen geben, s.u.), etwas höheres Bilirubin in den ersten Lebenstagen, Übergang von Umweltchemikalien (lipophile Substanzen wie PCB, Dioxine od. Pestizide werden im Fettgewebe der Mutter teilweise über Jahre gespeichert) in die Muttermilch (dies hebt aber keinesfalls die Vorteile der Muttermilch auf, zumal sich die Substanzen in den vergangenen 15 J. auch deutlich verringert haben).

Gestillte Kinder haben eine höhere physiologische Hyperbilirubinämie = Icterus neonatorum durch die erhöhte Taurinkonzentration der Muttermilch. Die Taurocholsäure fördert die Bilirubinrückresorption aus dem Darm. Diese bedarf jedoch meist noch keiner Ther., ggf. kurzzeitige Phototherapie (bei Bilirubin >15 mg/dl).

Kontraindikationen: Die Stillfähigkeit der Mutter ist in 90 % d.F. gegeben. Absolute KI sind:

- Bei der Mutter konsumierender Prozess, notwendige Chemotherapie nach der Schwangerschaft, offene Tuberkulose, aktive Hepatitis B (ein erhöhtes Infektionsrisiko für das Hepatitis-C-Virus beim Stillen ist hingegen bisher nicht beobachtet worden), Zytomegalie, HIV-Infektion (Infektionsrisiko beim Stillen insb. >5. Lebensmonat, in den Industriestaaten sollte bei HIV-Infektion generell nicht gestillt werden)
- Einige Medikamente, **Drogen** od. Alkoholabusus usw. Die häufigste relative mütterliche "Kontraindikation" ist bei uns leider der **Nikotinabusus** (Cave: **3fach höhere** Nikotinkonzentration in der Muttermilch gegenüber dem mütterlichen Serum!). Der Mutter sollte das Stillen empfohlen werden mit Aufgabe des Nikotinkonsums od. zumindest bei einer Reduktion auf max. 5 Zig./Tag.

Kindliche Ursachen für Stillprobleme (⇨ dann aber immer noch Abpumpen der Milch mögl.): Frühgeburtlichkeit, Fehlbildung im Hals-, Nasen- od. Rachenraum (z.B. Lippen-Kiefer-Gaumenspalte, Hasenscharte, Choanalatresie, Ösophagusatresie), Geburtstrauma, Infektionen. Nicht stillen bei einer Phenylketonurie des Kindes.

Phys:
- Kalorienbedarf: 0-3. Mon. 550 kcal/Tag, 4.-12. Mon. 800 kcal/Tag, 1.-4. Lj. 1.300 kcal/Tag
- Milchmenge: 1. Wo. 60 ml/kgKG/Tag, ab der 2. Lebenswoche 120-150 ml/kgKG/Tag
- Stuhl: Frauenmilchstühle des Kindes sind weich, pastenartig bis flüssig (manchmal spritzend), grüngelb und sauer (pH 4,5-6) mit aromatischem Geruch. Bei Flaschenmilchernährung ist der Stuhl fester, lehmbraun und neutral (pH 6,5-7,5).
  100 ml Muttermilch ergeben ca. 3 g Stuhl, 100 ml Fertigmilch 5 g.
  Stuhlfrequenz: schwankt physiologisch zwischen 4-5 x tgl. und 1x alle 4 Tage

Ther:
- Beratung der Mutter (u. des Vaters) über die optimale Ernährung und Prophylaxe
- Allgemein: Möchte die Mutter stillen, so sollte sie das Neugeborene noch im Kreißsaal **kurz nach der Geburt bereits anlegen**. Hygiene beachten: Brustwarzen nach dem Stillen an der Luft trocknen lassen, Stilleinlagen wechseln. Insb. in den ersten Lebenstagen ist viel Geduld erforderlich, bis der Säugling mit dem Mund den ganzen Warzenhof erfasst und kräftig saugt. Bei jedem Stillvorgang beide Brüste geben, nicht länger als 10 Min. pro Seite anlegen (zur Schonung der Brustwarzen).
  Zeitlicher Ablauf des Stillens: bei Wunsch des Kindes = *feeding on demand* und eine Spätmahlzeit um ca. 22 Uhr. Gewichtskontrolle des Neugeborenen in den ersten Wochen täglich, später einmal pro Woche. Frühgeborene und Mangelgeborene erhalten häufigere (8 x tgl.) und kleinere Mahlzeiten.
  Ernährung der Mutter: ca. 500 kcal/Tag zusätzlich zum Grundumsatz für das Stillen hinzurechnen (keine Diäten während dieser Zeit durchführen), ca. 1,5 g Kalzium/Tag, 100 µg Iod/Tag (1 Tbl. Jodid®100) dazugeben, ggf. Eisensubstitution bei Hb <12 g/dl.
  Stilldauer: **Alleiniges Stillen** wird von der Nationalen Stillkommission für **4** (-6) **Monate** empfohlen. Dann sollte mit Beginn des 5. (-7.) Monats mit der Beikost begonnen werden. Auch nach Einführung der Beikost kann/soll der Säugling weiter gestillt werden - Kind u. Mutter leiten meist gegen Ende des ersten Lebensjahres das Abstillen von alleine ein.
- Med-Prophylaxe: Beim Kind **Rachitisprophylaxe** mit Vit.-D_3-Gabe (Colecalciferol 400-500 I.E./Tag) und **Kariesprophylaxe** mit Fluorid (0,25 mg/Tag) ab der 2. Lebenswoche bis zum Ende des 2. Lj. (Zymafluor®D500), die ersten Zähne dann mit einer Zahnpasta ohne Fluorid putzen. Alternativ kann ab dem 6. Lebensmonat auf den Fluoridanteil der Tabletten verzichtet werden (Vigantoletten®500) und die Zähne können 2 x tgl. mit einer Kinderzahnpasta mit 0,05 % (500 ppm) Fluoridgehalt geputzt werden.
  Im 3. Lj. 2 x tgl. Zähne putzen mit einer Kinderzahnpasta mit 0,05 % Fluoridgehalt, ab. 6. Lj. 3 x tgl. Zähne putzen mit einer Zahnpasta mit 0,1-0,15 %. Zusätzlich zu dieser lokalen Fluoridapplikation wird die Verwendung von fluoridhaltigem Speisesalz empfohlen. Keine Fluorid-Gels od. -lacke ohne zahnärztliche Anweisung (wegen Gefahr der Zahnfluorose).
  Vit.-K-Gabe: insg. 3-malige Gabe von 2 mg oral (Phytomenadion, Konakion®), am 1. Lebenstag (alternativ einmalig 1 mg i.m., wenn eine orale Aufnahme nicht mögl. ist) und am 3.-10. Tag (bei der U2) sowie in der 4.-6. Lebenswoche (bei der U3).

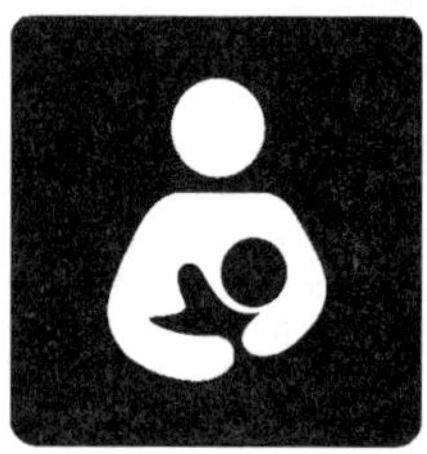

- Selbsthilfegruppen: Arbeitsgemeinschaft freier Stillgruppen e.V., Muhrenkamp 87, 45468 Mülheim an der Ruhr, Hotline-Tel.: 0228 92959999, Internet: www.afs-stillen.de
  Broschüren mit Stilltipps gibt es in verschiedenen Sprachen bei der Nationalen Stillkommission, Fax: 030 84123715, Internet: www.bfr.bund.de, E-Mail: stillkommission@bfr.bund.de

Prog: Stillen ist die ideale Ernährung des Neugeborenen/Säuglings, Muttermilch ist jederzeit "verfügbar" und das Stillen verbessert die psychische Bindung von Kind und Mutter.

Gewichtsentwicklung: Als Faustregel gilt doppeltes Geburtsgewicht mit 4-5 Mon., 3faches mit 1 J., 6faches mit 6 J., 12faches mit 12 J.

Gebiss: Das Milchgebiss beginnt mit dem 1. Schneidezahn im Unterkiefer ca. im 6. Monat und ist vollständig mit dem Durchbruch des letzten 2. Molaren im Oberkiefer mit 2 – 2½ Jahren (insg. 20 Zähne).

Bleibende Zähne: Durchbruch des 1. Molaren im 6. Lj., letzter (2.) Molar im 13. Lj., die letzten bleibenden (3.) Molaren kommen unregelmäßig später und werden als sog. „Weisheitszähne“ bezeichnet (dann insg. 32 Zähne).

<u>Ab dem 5.</u> <u>(bis 7.)</u> <u>Lebensmonat</u> wird mit der **Beikost** (Breie) begonnen (zunächst nur am Mittag, später dann auch am Abend), ab dem 11. Monat Einführung von Familienkost (Brot), s. Übersicht:

Lebensmonat	1.	2.	3.	4.	5.	6.	7.	8.	9.	10.	11.	12.
morgens	**Muttermilch oder Säuglingsmilch**										**Frühstück**	
mittags					**Karotten-Kartoffel-Fleisch-Brei**							
nachmittags							**Getreide-Obst-Brei**				Zwischenmahlzeit Zwischenmahlzeit	
abends						**Vollmilch-Getreide-Brei**					**Abendbrot**	
Zahl/Menge	**6 / 600 g ------ 800 g ---- 5 / ----------- 4 / 900 g ----------- 5 / -------- 1.000 g**											

<u>**Kompl:**</u>
- ∗ Bei Fehlbildungen der Mamille: **Saughütchen** od. falls dies nicht zum Erfolg führt, kann auch die Milch aus den Brüsten **abgepumpt** und dann mit einem Fläschchen gegeben werden. Strikte Hygiene beachten (Aufbewahren bei 4 °C, alle Geräte/Fläschchen nach jedem Gebrauch auskochen/sterilisieren)!
- ∗ Bei verspätetem Milcheinschuss: häufiges Anlegen (regt die Prolaktinsekretion an), viel Flüssigkeit trinken, ggf. Oxytocin (Syntocinon® Nasenspray)
- ∗ Bei Stillhindernis durch kindliche Ursache: Abpumpen der Milch und Verabreichung über eine Magensonde, bei Fehlbildungen ggf. frühzeitige operative Korrektur
- ∗ Gedeihstörung: Dystrophie durch Unterernährung (Malnutrition, z.B. in Entwicklungsländern od. bei Vernachlässigung) oder Malabsorption (z.B. Zöliakie) / Maldigestion (z.B. Mukoviszidose) bis zum Marasmus

  Klin: reduziertes Fettpolster, greisenhafte Fazies, tiefe Hautfalten im Gesäßbereich (“Tabaksbeutelgesäß“), Eiweißmangelödeme, aufgetriebenes Abdomen (“dicker Bauch, dünner Popo“), Wachstumsverzögerung
- ∗ Durchfallerkrankungen (Diarrhoe, Dyspepsie): Gefahr der Dehydratation bis zur Toxikose (Exsikkose, Acidose, Bewusstseinstrübung bis zum Coma dyspepticum) ⇨ immer sofort orale Rehydrationsbehandlung beginnen (Glukose-Salz-Tee, Oralpädon®240 Btl.), bei weiterer Persistenz und Erbrechen Infusionstherapie (120-180 ml/kgKG/Tag), baldiger oraler Nahrungswiederaufbau, Antibiose nur bei Erregernachweis und Gefahr der septischen Streuung
- ∗ Vitaminmangelerkrankungen (in den Industriestaaten durch ausgewogene Ernährung und Prophylaxe [Vit.-K-, Vit.-D-Gabe] nur noch sehr selten): Blutungsneigung (Vit.-K-Mangel), Rachitis (Vit.-D-Mangel), Skorbut (Vit.-C-Mangel), Augenentwicklungsstörungen (Vit.-A-Mangel), neurologische Schäden (Vit-B_{12}-Mangel, bei stillenden **Veganerinnen** u. weiterer **veganer Ernährung** (vegan = keinerlei tierische Produkte) des Babys!
- ∗ Übergewicht / Adipositas: bereits bei Säuglingen/Kleinkindern mögl., die Prävalenz beträgt bei uns 10 % für das Übergewicht und 3 % für eine Adipositas. Der durchschnittliche BMI im Alter von 2 J. beträgt 16,2 kg/m². Ein 5faches Risiko für eine spätere Adipositas besteht, wenn die Gewichtszunahme von 0-24 Mon. >10 kg beträgt.

RISIKONEUGEBORENE

<u>**Syn:**</u> Engl. high-risk neonate, ICD-10: je nach Erkrankung P00-P96

<u>**Ät:**</u>
- **Depressionszustand** des Neugeborenen (APGAR-Score ≤6 Punkte nach 5 Min.)
- vorausgegangene intrauterine primär metabolische Azidose = **pränatale/intrauterine Asphyxie** (fetal distress) durch akute od. chronische Plazentainsuffizienz, vorzeitige Plazentalösung, Nabelschnurvorfall, Nabelschnurknoten, subpartale Hypoxie
- **Frühgeborenes** (<37. SSW), Lungenunreife (Atemnotsyndrom)
- **Mangelgeborenes** (Mangelgeburt, engl. **SGA** = small for gestational age, light for date baby: <10. Perzentile der Standardgewichtskurve, viele sind gleichzeitig auch noch Frühgeburten)

- **Mehrlinge**, fetofetales Transfusionssyndrom
- **Riesenkind** (Makrosomie, engl. LGA = large for gestational age, large for date baby, >90. Perzentile der Standardgewichtskurve), insb. bei Schwangerschaftsdiabetes
- **Übertragung** (CLIFFORD-Syndrom) >42. SSW
- **Morbus haemolyticus fetalis** (Neugeborenes mit Icterus praecox)
- **Fetales Alkoholsyndrom**
- Intrauterine **Infektionen** (TORCH und andere), Amnioninfektionssyndrom (aszendierende Infektion), Aspiration kontaminierten Fruchtwassers
- Blutungen durch Gerinnungsstörungen, Darm-, Lungenblutungen, durch Verletzungen, aus der Nabelschnur (Lösen der Nabelschnurklemme) ⇨ Volumenmangelschock
- Fetale Fehlbildungen: z.B. pränatal-sonographisch festgestellte **Herzfehler**, Hydrozephalus, **Spaltbildungen**, Ösophagusatresie, Omphalozele, Gastroschisis
- Schwangerschaftskomplikationen: mittelgradige od. schwere Gestose, Eklampsie, HELLP-Syndrom, Placenta praevia
- Erkrankungen der Mutter: Diabetes mellitus, Drogenabhängigkeit (insb. Opiate wie Heroin), Adipositas mit BMI (body mass index) >30 kg/m²
- Geburtsmodus: Schnittentbindung (Sectio caesarea), vaginale operative Entbindung (Forzeps- od. Vakuumextraktion) und jede Geburt aus Beckenendlage

Epid: ◊ Häufigkeit: in 6 % d. Geburten Frühgeburtlichkeit (1 % sind frühe Frühgeborene = Geburtsgewicht <1.500 g), in 5 % liegt eine Übertragung/Riesenkind vor, in 3 % Mangelgeborene, in 1,5 % kommt es zu einer Mehrlingsgeburt

◊ **Fehlbildungsrate:** In Deutschland ca. 49.000 Neugeborene mit Fehlbildungen/Jahr. Statistisch werden **6-7 %** der Kinder mit Fehlbildungen unterschiedlichen Schweregrades geborene. 1/3 davon haben schwere Fehlbildungen (engl. major malformations), die z.B. einer operativen Ther. bedürfen.
2/3 der Fehlbildungen sind einfache, z.B. überzählige Zehen (Polydaktylie), zusammengewachsene Finger (Syndaktylie), Fußdeformitäten (Klumpfuß) od. Anomalien der Niere und ableitenden Harnwege, die keiner/konservativer od. später nur einer kosmetisch-operativen Therapie bedürfen und die die normale Entwicklung eines Neugeborenen nicht behindern.

Klin: ⇒ Mangelgeborenes: <10. Perzentile der Standardgewichtskurve (z.B. <2.900 g bei Geburt in der 40. SSW, Diagramm s. Kap. Schwangerschaftsvorsorgeuntersuchungen), vermindertes Fettpolster, Gefahr der postpartalen Hypoglykämie und Hypokalzämie, hoher Hkt

⇒ Riesenkind: >90. Perzentile der Gewichtskurve (z.B. >4.000 g bei Geburt in der 40. SSW) mit cushingoidem, pausbäckigem Gesicht und vermehrtem Fettpolster

⇒ Übertragung: sog. CLIFFORD-Syndrom durch „Alterung“ der Plazenta bei Übertragung, RUNGE-Zeichen (engl. postmaturity signs): Waschfrauenhände, Abschilferung der Epidermis, fehlende Vernix caseosa („Käseschmiere“), Gelbverfärbung der Körperhaut, Rötung der Labien/des Skrotums, Dystrophie mit reduziertem Fettpolster

⇒ Krampfanfälle: können bei Asphyxie, Infektionen mit Meningitis, Enzephalitis od. Sepsis, Hypoglykämie, Hypokalzämie, Hypomagnesiämie, Hypo- od. Hypernatriämie, schwerer Hyperbilirubinämie (Kernikterus), intrakranieller Blutung, Hirnödem, Hydrozephalus, „Drogenentzug“ (Opiat-abhängige Mutter) od. Pyridoxinmangel (Vit. B_6) vorkommen.

Diag: 1. Anamnese und kinderärztliche Untersuchung: bekannte Risikofaktoren?
Allgemeine Warnsymptome: Geburt mit mekoniumhaltigem, grünlichem oder bräunlichem Fruchtwasser, Temperatur >37,5 °C od. <36,5 °C, Hyperexzitabilität, Krampfanfälle, Atemstörungen, Exsikkose, Ikterus, Petechien
In der pränatalen Schwangerschaftsvorsorgeuntersuchung mit der **Sonographie** in der 19.-22. SSW werden schwere Fehlbildungen meist bereits entdeckt, sodass der Geburtshelfer später bei der Geburt Maßnahmen (z.B. geplante Sektio, Anwesenheit des Neonatologen) ergreifen kann.

2. Labor: kurzfristige Glukose-Kontrollen in den ersten Lebenstagen bei Früh-/Mangel- und auch Riesenkindern (normal sind beim Neugeborenen BZ-Werte von 50-65 mg/dl in den ersten Tagen), ebenfalls Kontrolle des Kalziums (Hypokalzämie-Grenzwert: <1,75 mmol/l = <7 mg/dl)
Leukozytose >30.000/µl (od. Leukopenie <6.000/µl) bei Infektion mit Linksverschiebung (>6 % stabkernige Granulozyten) im Differentialblutbild ⇨ aerobe und anaerobe Blutkul-

turen abnehmen, Abstriche von Nase, Rachen, Gehörgang und Nabel machen, Thrombozytenzahl kontrollieren
Bei V.a. Sepsis Lumbalpunktion zum Ausschluss einer Meningitis durchführen.
3. Krampfanfälle: Labor und Blutkulturen abnehmen, Lumbalpunktion (Ausschluss Meningitis) und Sonographie od. CT-Schädel (Ausschluss einer Blutung) durchführen

Ther:

- Ergibt sich bei der geburtshilflichen Untersuchung (od. bei den Schwangerschaftsvorsorgeuntersuchungen) ein Hinweis auf eine Gefährdung, so muss zur Geburt ein **Neonatologe** hinzugezogen werden u. die Geburt sollte in einem **Perinatalzentrum** erfolgen (ein sonst notwendiger Transport eines Risikoneugeborenen vermindert die Überlebenschancen erheblich). Reanimationstisch mit Wärmestrahler vorbereiten, Inkubator vorheizen.
  Ist eine normale Geburt mit einer Gefährdung des Kindes verbunden (z.B. bei Vorfall von Eingeweiden bei einer Gastroschisis od. Meningomyelozele ⇨ diese könnten bei Geburt via naturalis eingeklemmt werden), immer Sektio durchführen.
- Abnabelung: Bei niedrigem APGAR-Score sofortige Abnabelung (die Blutumverteilung aus der Plazenta u. der Nabelschnur in den Neugeborenenkreislauf ist durch den hypoxischen Stress meist bereits während der Geburt erfolgt) und ggf. Neugeborenen-**Reanimation** (s.u.) beginnen.
- Riesenkind/Schwangerschaftsdiabetes: p.p. **Frühfütterung** (Glukoselösung) und kurzfristige Laborkontrollen wegen der Gefahr der Hypoglykämie und Elektrolytentgleisung
- Infektion des Neugeborenen: Abnahme einer Blutkultur, dann **Antibiose** beginnen mit Ampicillin 3 x 50 mg/kgKG/Tag i.v. + Tobramycin 2 x 1,5-2,5 mg/kgKG/Tag i.v. [Gernebcin®], bei Nachweis od. V.a. Meningitis zusätzlich Cefotaxim 3 x 33 mg/kgKG/Tag [Claforan®]. Nach Ergebnis der Blutkultur dann gezielte Antibiose für insg. 2-3 Wo.
- Neugeborenenkrampfanfälle: wenn mögl. Ursache behandeln (z.B. Glukose 20%ig 2-4 ml/kgKG i.v. bei Hypoglykämie, Kalziumglukonat 10%ig 1-2 ml/kgKG i.v. bei Hypokalzämie). Bei Persistieren der Krämpfe **Phenobarbital** 10-20 mg/kgKG [Luminal®] langsam i.v. od. i.m. (Erhaltungsdosis 2 x 1,5-2,5 mg/kgKG/Tag),
  bei weiterer Persistenz Phenytoin 10-20 mg/kgKG [Zentropil®] als Kurzinfusion über 30 Min. (Erhaltungsdosis 2 x 2-4 mg/kgKG/Tag),
  auch Clonazepam 0,05-0,1 mg/kgKG [Rivotril®] langsam i.v. mögl.
  Bei Therapieresistenz noch 50 mg Pyridoxin (Vit.-B_6) i.v. unter EEG-Kontrolle
- Operativ: Ind: kindliche (vital-bedrohliche) **Fehlbildungen**, die einer sofortigen/dringlichen operativen Korrektur direkt p.p. od. in d. ersten Lebenstagen bedürfen
  - **Hydrozephalus**: Shuntanlage (Liquordrainage) bei Drucksymptomatik
  - **Choanalatresie**/-stenose (membranartiger oder knöcherner Verschluss der hinteren Nasenöffnung): bei beidseitigem Verschluss Atemnot, Zyanose beim Stillen ⇨ akut Rachentubus (Neugeborene atmen noch unzureichend nur durch den Mund), dann sofortige operative Eröffnung
  - **Lippen-Kiefer-Gaumenspalte**: In den ersten Lebenstagen Anpassung einer Gaumenplatte (Obturator) durch den Kieferchirurgen, damit ist Stillen od. Trinken mögl., ggf. Magensonde bei Trinkschwierigkeiten. Die endgültige Korrektur folgt für den weichen Gaumen mit 3-4 Monaten und für den harten Gaumen/ Kiefer im 2.-4. Lj.
  - **Ösophagusatresie**: In 90 % d.F. in Kombination mit einer Fistel zur Trachea, Gefahr der Aspiration und Erstickungsanfällen (keine orale Nahrungszufuhr bis zur Op) ⇨ sofortiger operativer Fistelverschluss, End-zu-End-Anastomosierung des Ösophagus, bei langstreckiger Atresie zuerst Anlage einer äußeren Magenfistel und Bougierungsbehandlung von oral und aboral
  - **Zwerchfellhernie** (Aplasie des Zwerchfells, s.u.): dadurch Verlagerung von Baucheingeweide in den Thoraxraum (meist linksseitig) ⇨ nach Stabilisierung sofortige Zwerchfellrekonstruktion erforderlich (wegen der meist vorhandenen Lungenhypoplasie)
  - **Omphalozele** (Nabelschnurbruch, Bruchsack im Nabelschnuransatz) und **Gastroschisis** (Bauchdeckenlücke meist rechtsseitig neben dem Nabel): Bauch des Neugeborenen nach der Geburt sofort steril abdecken, dann umgehende operative Rückverlagerung der Bauchorgane und wenn mögl. Primärverschluss der Bruchpforten.
  - Bei großen Defekten kann eine zweizeitige Op erforderlich sein: zunächst Deckung mit einem Kunststoffnetz (Gore-Tex®) und nach 2-3 Mon. mit zunehmendem Wachstum des Säuglings dann Verschluss der Bauchdecke bzw. Bauchhöhlenerweiterungsplastik

- **Spaltbildungen der Wirbelsäule** (Neuralrohrdefekte, Dysrhaphiesyndrome): Meningozele, Myelozele, Meningomyelozele (Infektionsgefahr!, urologische Komplikationen, Hydrozephalus) ⇨ Rücken des Kindes nach der Geburt sofort steril abdecken, sofortige Op mit plastischer Deckung, meist auch Liquordrainage erforderlich
- **Duodenalatresie** u. **Duodenalstenose**: hoher Ileus mit galligem Erbrechen ab dem ersten Lebenstag (normaler Mekoniumabgang) ⇨ umgehende Resektion des betroffenen Abschnittes und Duodeno-Duodenostomie (Seit-zu-Seit), bei Duodenalmembran Duodenotomie und Exzision der Membran, ggf. auch Duodenumteilresektion und Duodenojejunostomie erforderlich
- **Rektumatresie** od. **Analatresie**: tiefer Ileus, kein Mekoniumabgang ⇨ umgehende Abdomino-perineale-Durchzugs-Op bzw. Anoplastik, bei kindlicher Unreife zunächst Anus praeternaturalis (endgültige Op dann im Alter von 6-12 Mon.)
- **Herzfehler**: sehr schwerwiegende Herzfehler wie Transposition der großen Arterien, totale Lungenvenenfehlmündung, Aortenisthmusstenose und hypoplastisches Linksherzsyndrom müssen frühzeitig operiert werden, andere Herzfehler wie Septumdefekte und Klappenfehler können meist später korrigiert werden
- **Spaltbildung des unteren Harntraktes**: Blasenekstrophie, kloakale Ekstrophie ⇨ falls mögl. primärer Blasenverschluss, sonst Harnableitung und spätere Korrekturoperationen
- **Urethralklappen**, fehlender Urinabgang (Megapyelon u. -ureter meist bereits pränatal sonographisch sichtbar): sofortige Urinableitung erforderlich (perkutane suprapubische Zystostomie od. perkutane Nephrostomie, die eigentliche operative Harnröhrenklappenresektion erfolgt dann später)
- **Klumpfuß** (Syn: Pes equinovarus congenitus): Spitzfuß- u. Supinationsstellung des Fußes: mit manuellem Redressement und Fixation im Gipsverband möglichst bereits am 1. Lebenstag beginnen und im Anschluss Krankengymnastik

• Selbsthilfegruppen: Intensivkinder zuhause e.V., Goerdelerstr. 80, 21031 Hamburg, Tel.: 040 7240052, Internet: www.intensivkinder.de

  Selbsthilfegruppe für Eltern mit Klumpfußkindern, Vor dem Dorfe 26B, 31234 Edemissen, Internet: www.klumpfusskinder.de

  Selbsthilfevereinigung für Lippen-Gaumen-Fehlbildungen e.V., Hauptstr. 184, 35625 Hüttenberg, Tel.: 06403 5575, Internet: www.lkg-selbsthilfe.de

Prog: **Säuglingssterblichkeit** (engl. infant mortality) = Zahl der gestorbenen Kinder im 1. Lebensjahr (bezogen auf Lebendgeborene) beträgt in Deutschland bei den weiblichen Säuglingen 0,3 % (= 3/1.000 Lebendgeborene), bei den männlichen Säuglingen 0,4 % (= 4/1.000 Lebendgeborene). Die Hälfte davon ist durch **Frühgeburtlichkeit** bedingt. (Zum Vergleich: die Sterblichkeit bis 5 J. in Afrika beträgt 92/1.000 Kindern!)

Die statistische Lebenserwartung (engl. life expectancy) bei der Geburt beträgt heute (Quelle: Statistisches Bundesamt v. 2021, Internet: www.destatis.de) in Deutschland 83,4 J. für Mädchen und 78,5 Jahre für Jungen.

Eine geistige Behinderung hat eine Prävalenz von 0,7 % in Deutschland.

Kompl: * Postnatale **Asphyxie** (griechisch: Atemlosigkeit): Laktazidose, **Atemnotsyndrom**, Schocklunge (RDS), Papillarmuskelnekrose, kardiogener Schock, persistierende fetale Zirkulation, Blutungen, Gerinnungsstörungen bis zur Verbrauchskoagulopathie, Nierennekrosen, Nierenversagen, Nebennierenrindenblutung, nekrotisierende Enterokolitis u. Darmperforation, Störung der Temperaturregulation, metabolische Störungen, Hirnödem, Krampfanfälle u. bleibende Hirnschädigung bei Hypoxie >5 Min., infantile Zerebralparese, psychomentale Retardierung

* Postnatale **Infektionen**: Nabelinfektion, Pemphigus neonatorum (bläschenförmiges Exanthem der Haut), Konjunktivitis durch Chlamydien od. Gonokokken

  Bei Infektion mit **ß-hämolysierenden Streptokokken Gruppe B** (insb. bei vorzeitigem Blasensprung und bei Frühgeborenen), Übertragung meist intra partum (bei 20 % aller Schwangeren nachweisbar) ⇨ innerhalb von Stunden bis zu 3 Tagen (Early-onset-Sepsis) Pneumonie mit Atemnotsyndrom, Meningitis, Verbrauchskoagulopathie, **Sepsis** mit hoher Letalität ⇨ Proph: bei Nachweis einer Infektion der Mutter (od. Fieber >38 °C unter der Geburt, vorzeitiger Blasensprung >18 Std.) antibiotische Prophylaxe zu Beginn der Geburtsphase (Ampicillin i.v. 2 g, dann alle 4 Std. 1 g bis zum Ende der Geburt)

Bei Infektion mit Pertussis (Keuchhusten): schwerer Verlauf mit Apnoen, Bronchopneumonie, eitriger Meningitis, Enzephalopathie mit Krampfanfällen und hoher Letalität möglich
Bei Infektion mit Hospitalkeimen (Staphylokokken, gram-neg. Bakterien wie Pseudomonas od. Pilze wie Candida albicans): auf Hygiene und Händedesinfektion beim Klinikpersonal (und Mutter) achten, strikte Asepsis z.B. bei Nabelschnurpunktion

* Postnatale **Hypoglykämien** (untere Grenzwerte des BZ bei Frühgeborenen: <20 mg/dl, reife Neugeborene: <30 mg/dl, ab dem 2. Lebenstag: <40 mg/dl)
  Klin: Übererregbarkeit, Schwitzen, Tachypnoe, Blässe, dann Zyanose, Benommenheit, Krampfanfälle, Apnoe, Koma
  Ther: kurzfristig Glucose-Lösung oral (bei Schwangerschaftsdiabetes als zusätzliche Frühfütterung 6-8x/Tag) od. Glucose 5%ig i.v., möglichst schneller Nahrungsaufbau
* Postnatale **Hypokalzämie** (Hypokalzämie-Grenzwert: <1,75 mmol/l = <7 mg/dl), Klin: Exzitabilität, Zittern, Myoklonien, Krampfanfälle, Ther: Kalziumglukonat 10%ig 1-2 ml/kgKG i.v.
* Postnatale **Hyperbilirubinämie**: Icterus gravis bis zum Kernikterus (s.u.)
* <u>Mekoniumaspiration (s.u.):</u> intrauteriner fetaler Stress (durch O_2-Mangel und vermehrtes CO_2 kommt es zur Hyperperistaltik des Darmes) führt zum Mekoniumabgang in das Fruchtwasser (insb. auch bei Übertragung). Gefahr der **Aspiration** in die Lungen beim "ersten Atemzug" oder Reanimation des Neugeborenen ⇨ schwere Pneumonie, persistierende fetale Zirkulation
* **Persistierende fetale Zirkulation** (Syn: engl. persistent fetal circulation = PFC-Syndrom, PPHN = persistierende pulmonale Hypertension des Neugeborenen): bei Neugeborenen mit Lungenhypoplasie, Mekoniumaspiration, Pneumonie, Sepsis od. Schock vorkommendes Krankheitsbild mit Persistenz des fetalen **Rechts-Links-Shunts** über Foramen ovale, Ductus arteriosus und intrapulmonale Kurzschlussverbindungen durch hohen pulmonalarteriellen Druck.
  Diag: Tachypnoe, Zyanose (trotz O_2-Beatmung), Rö.-Thorax zeigt helle Lungenfelder, im EKG Rechtsherzbelastungszeichen
  Ther: Hyperventilationsbeatmung, Med: Alpha-Rezeptorenblocker, Prostacyclin, Sildenafil (Off-label-Anwendung, Revatio®), NO-Beatmung zur Senkung des pulmonalarteriellen Drucks, ggf. extrakorporale O_2-Beladung u. CO_2-Elimination im Membranoxygenator (ECMO), Prog: Letalität 10-20 %
* <u>Langzeitbeatmung:</u> retrolentale Fibroplasie (Proph: Beatmung so steuern, dass der paO_2 bei 60-70 mmHg liegt), Pneumothorax, bronchopulmonale Dysplasie, tracheale Drucknekrosen ⇨ Stimmbandschädigung
* Bei Vorliegen einer (z.B. äußeren) Fehlbildung muss immer nach **weiteren Fehlbildungen** (z.B. Herzfehler, urogenitale Anomalien) gesucht werden, da Kombinationen häufig sind.
* Mekoniumileus: kein Abgang des Mekoniums (= erster Stuhl) beim Neugeborenen durch zähklebrigen Stuhl im Bereich des terminalen Ileums (ist oft das Erstsymptom bei der Mukoviszidose), Gefahr: Mekoniumperitonitis, Darmperforation, Ther: diagnostischer und therapeutischer Einlauf mit verdünntem Gastrografin, bei Persistenz Laparotomie mit Ileostomie
* <u>Plötzlicher Kindstod</u> (Syn: engl. sudden infant death syndrome, **SIDS**): plötzlicher Tod im 1. Lj. ohne erkennbare Ursache (s.u.)

<u>**DD:**</u>
- Anenzephalie = schwerste Hirnmissbildung, Kind nicht lebensfähig
- Vernachlässigung des Kindes durch die Eltern, Kindesmisshandlung (engl. battered child syndrome, non-accidential injury), z.B. Subduralhämatom durch „Schütteltrauma“, sexueller Missbrauch
- Klonische, sog. 5-Tage-Krämpfe: ungeordnete Zuckungen der Extremitäten zw. 3.-7. Lebenstag bei reifen Neugeborenen mit guter Prog. (sistieren nach einigen Tagen spontan) oder benigne familiäre neonatale Konvulsionen (aut.-dom., Chrom 20q13.3 od. 8q24, Mutation neuronaler Kaliumkanäle) ebenfalls mit guter Prog. (sistieren meist spontan bis ca. zum 6. Lebensmonat)
- Ohne Krankheitswert (bis 3 Wo. nach Geburt) sind Brustdrüsenschwellung, selten auch Milchsekretion (sog. „Hexenmilch“), neonataler Fluor, ein östrogenisierter Hymen und selten auch eine "Abbruchblutung" (Halban-Reaktion).

FRÜHGEBORENE

Syn: Frühgeburtlichkeit, engl. preterm infant, ICD-10: P07.3

Def: Geburt eines lebenden Kindes vor Beendigung der **37. SSW** (<259. Tag p.m., in Deutschland gem. Personenstandsgesetz v. 1994), frühere Definition war Geburtsgewicht <2.499 g (dadurch wurden aber auch Mangelgeborene fälschlich als Frühgeborene klassifiziert). Als **frühe Frühgeborene** gelten Kinder mit einem Geburtsgewicht **<1.500 g**.

Ät:
- **Infektionen** (50 % d.F.): Gardnerella vaginalis (bakterielle Vaginose, anaerobe Keime, das Risiko steigt an ab einem pH >4,4 in der Scheide), Streptokokken Gruppe B ⇨ vorzeitiger Blasensprung, vorzeitige Wehen
- **Mehrlingsschwangerschaft** (Zwillinge, Mehrlinge; 5- bis 10faches Risiko)
- Uterusfehlbildungen, Myome, Zervixinsuffizienz, Endometriuminsuffizienz
- Lageanomalien des Fetus, Polyhydramnion (Fruchtwasser >1.500 ml)
- Uterine Blutung, Placenta praevia, Plazentainsuffizienz
- **Gestose**, Eklampsie, schwere Anämie der Schwangeren
- Endokrinologische Störungen, z.B. Diabetes mellitus, Autoimmunthyreoiditis, Hyperthyreose
- Körperliche Überforderung, hohe Arbeitsbelastung, insb. langes Stehen
- Psychische Überforderung der Schwangeren, Stress
- Trauma: stumpfes Bauchtrauma, z.B. Verkehrsunfall, Stich- od. Schussverletzung
- Anamnestisch: **vorausgegangene Frühgeburten**, vorausgegangene Aborte, Schwangerschaftsabbrüche
- Kindliche Ursachen: intrauterine Wachstumsretardierung, intrauterine Asphyxie (Sauerstoffmangel lebenswichtiger Organe, fetaler Stress), Anämie, Chromosomenanomalien, **Fehlbildungen** (Fehlbildungen finden sich bei 15-30 % der Frühgeburten)
- Iatrogen: **In-vitro-Fertilisation** (IVF ⇨ Risiko insb. bei Zwillings- od. Drillingsschwangerschaft), Konisation, Geburtseinleitung wegen mütterlicher od. fetaler Gefährdung
- Weitere Risikofaktoren: **Alter der Mutter <17 od. >38 J.**, Gewichtszunahme <7 kg, **Zigarettenrauchen**, Drogenkonsum, niedriger sozialer Status, alleinstehende Mutter

Epid:
◊ Häufigkeit: in Deutschland etwa **9 %** der Geburten vor der 37. SSW, 1 % haben ein Geburtsgewicht von <1.500 g (frühe Frühgeborene) = ca. 8.000 Problemfrühgeburten/Jahr (<32. SSW) in Deutschland
◊ Das Wiederholungsrisiko für eine Früh- od. Mangelgeburt ist bei erneuter Konzeption <6 Mon. nach vorhergehender Geburt erhöht (optimaler Zeitpunkt für eine erneute Schwangerschaft ist eine Konzeption 18-24 Monate nach einer vorangegangenen Entbindung).
◊ Das Risiko zu sterben ist bei Frühgeburtlichkeit **120fach höher** als bei Termingeborenen!
◊ Die Hälfte der Säuglingssterblichkeit (engl. infant mortality) in Deutschland von derzeit 0,35 % (w = 3/, m = 4/1.000 Lebendgeborene) ist durch Frühgeburtlichkeit bedingt.

Klin: ⇒ Als (gesetzliche) Lebenszeichen beim frühgeborenen Kind gelten: schlagendes Herz, pulsierende Nabelschnur, Einsetzen der Spontanatmung

Typische klinische Zeichen bei Frühgeborenen sind:
⇒ relative Makrozephalie, Nasen- u. Ohrenknorpel weich
⇒ dünne und kurze Kopfhaare, Augenbrauen fehlen
⇒ dünne Haut mit sichtbaren Gefäßen, wenig subkutanes Fettgewebe
⇒ Brustwarze klein und Areola nicht erhaben
⇒ Fußsohlen sind nicht od. nur im vorderen Drittel gefurcht
⇒ ♂: Hoden noch nicht deszendiert
⇒ ♀: Die großen Labien bedecken nicht die Klitoris und die kleinen Labien.

Diag:
1. Anamnese (frühere Frühgeburten) und klinische Untersuchung
2. Nach der Geburt: Beurteilung von Aussehen, Genitalien, Körperhaltung, Muskeltonus, Reaktionen auf passive Bewegungen (körperliche und neuromuskuläre Reifescores, z.B.

n. DUBOWITZ, n. PETRUSSA od. n. BALLARD) zur Bestimmung des Gestationsalters. Der APGAR-Score ist bei Frühgeburtlichkeit nicht/nur eingeschränkt anwendbar.

Ther:
- Drohende Frühgeburt und lebender Fetus: Bettruhe, kurzzeitige Tokolyse, bei Zervixinsuffizienz ggf. Einlage einer Cerclage um die Portio (Naht od. Pessar nach ARABIN), bei Infektionszeichen i.v.-Antibiose, ggf. vaginale Lokaltherapie mit Salbe od. Supp. (Antibiose und Ansäuerung)
- Durch die Fortschritte in der Neonatologie ist es heute möglich, Frühgeborene ab einem Geburtsgewicht von 500 g am Leben zu erhalten (≅ 24. SSW), dies kann jedoch nur von hochspezialisierten neonatologischen Zentren geleistet werden. Ist eine Geburt für längere Zeit nicht mehr aufzuhalten, so ist die Lungenreifeförderung und die **Verlegung** in ein **spezialisiertes Zentrum** (Perinatalzentrum Level 1) erforderlich:
  - **Lungenreifeförderung** (Syn: Lungenreifeinduktion): pränatale Gabe von Glukokortikoiden mit 2 x 12 mg Betamethason [Celestan®] i.m. innerhalb von 24 Std. an die Mutter zur Stimulierung der Synthese von Surfactant in der fetalen Lunge (bei allen drohenden Frühgeburten <34. SSW indiziert, eine routinemäßige Wiederholung der Kortikoidgabe alle 10 Tage wird nicht mehr empfohlen, allenfalls 1-2 Wiederholungen)

    Ggf. auch Infusion von Ambroxol (1.000 mg/Tag, Mucosolvan®) für 4-5 Tage (ist aber weniger wirksam wie die Glukokortikoidgabe)

    Die notwendige Zeit für die Lungenreifeförderung wird durch Wehenhemmung = **Tokolyse** erreicht: β_2-Sympathomimetikum **Fenoterol** (Partusisten®) als wiederholte Bolustokolyse oder Dauerinfusion für 48 Std., eine kombinierte Tokolyse mit Magnesium i.v. (2-4 g/Std.) ist ebenfalls mögl. Bei NW kann alternativ zu Fenoterol auch der Oxytocin-Rezeptorantagonist **Atosiban** (Tractocile®) für 48 Std. gegeben werden (bessere Verträglichkeit und Wirksamkeit, allerdings auch viel teurer).
  - Geburt: frühzeitige Entbindung bei drohender Geburt mittels **Sektio** (Verhinderung einer fetalen Azidose durch den "vaginalen Geburtsstress". Die zwingende Sektio wird aber nicht mehr grundsätzlich empfohlen, sondern es kann je nach Einzelfall entschieden werden), bei spontaner Atmung **späte Abnabelung** und Übergabe des Feten an den Pädiater des **neonatologischen Zentrums** (dies sollte sich im gleichen Haus befinden, ein notwendiger Transport vermindert die Überlebenschancen erheblich! ⇨ bei drohender Frühgeburt frühzeitige Verlegung der Schwangeren, "In-utero-Transport"). Bei fehlender Atmung/Kreislauf ⇨ sofortige Abnabelung und Neugeborenenreanimation beginnen (s.u.).
  - Eine pränatale Gabe von Magnesium und des Kalziumantagonisten Flunarizin zur Reduktion von Hirnschäden wird derzeit erforscht, ebenso eine postpartale Gabe von Sauerstoffradikalfängern (Antioxidantien), Wachstumsfaktoren u. Erythropoetin.
- Nach der Geburt: Pflege im **Inkubator** (Temperatur: 30-36 °C), kontinuierliche **Überwachung** mit EKG-/Atemfrequenzmonitor und Pulsoxymeter (misst die O_2-Sättigung), atraumatische Pflege („minimal handling")
  - Bei infektiöser Ursache der Frühgeburt: prophylaktische Antibiose i.v. mit Ampicillin + Tobramycin (Gernebcin®)
  - **Atemunterstützung** (nasales **CPAP =** continuous positive airway pressure) od. Intubation u. **Beatmung** je nach kindlichem Zustand, postpartale Instillation v. synthetischem **Surfactant** in das Bronchialsystem des Kindes bei Atemnotsyndrom, Gabe von **Koffein** (10 mg/kgKG/Tag) bei unregelmäßiger Spontanatmung (⇨ Verminderung von Apnoen)
  - **Ernährung** über Infusion (initial 10%ige Glukose-Lösung, dann vollständige parenterale Nährlösung, z.B. Numeta®G13%) und **so früh wie möglich enteral** über Magensonde beginnen (anfangs nur mit minimaler Menge, idealerweise mit abgepumpter **Milch der Mutter**, die bei frühen Frühgeborenen zusätzlich mit Nährstoffen angereichert wird)
  - Vit.-K-Gabe bei Geburt (Phytomenadion 0,2 mg/kgKG i.m., i.v. od. s.c., Konakion®MM) und später nach Gerinnungsstatus (Kontrolle des Quick-Wertes/INR)
  - Die Eltern sollen intensiven Kontakt zum Frühgeborenen haben (Streicheln, Hautkontakt, Liegen auf der Brust von Mutter und Vater, sog. "Känguruhen", Mithilfe bei der Pflege des Frühgeborenen, keine Beschränkung der Besuchszeit)
  - Eine Entlassung aus der stationären neonatalen Behandlung nach Hause kann bei einem erreichten Gewicht von 2.500 g erfolgen.
  - Impfungen: werden entsprechend wie bei termingerecht geborenen Säuglingen durchgeführt = nach dem chronologischen Alter (einige Kliniken impfen aber erst bei einem

erreichten Gewicht von mind. 2.000 g), empfohlen auch zumindest bei der 1. Impfung stationäre Überwachung der Atmung wegen des Risikos von Apnoen insb. 2-3 Tage postvakzinal (treten keine Apnoen auf, dann weitere Impfungen ambulant mögl.).

Erweitertes Neugeborenenscreening am 2.-3. Lebenstag u. Wiederholung in "32. SSW"

- Selbsthilfegruppen: Bundesverband Das frühgeborene Kind e.V., Darmstädter Landstr. 213, 60598 Frankfurt, Tel.: 0800 8758770, Internet: www.fruehgeborene.de
  Ein digitales Tagebuch für Eltern gibt es als App: neoApp#tagebuch

Prog: Überlebensraten von extrem unreifen Frühgeborenen: 22. SSW 10 %, 23. SSW 20 %, 24. SSW 60 %, 25.-26. SSW 80 %. Weitere Prognose: 1/3 der überlebenden, extrem unreifen Frühgeborenen haben jedoch bleibende, schwere körperliche und/od. geistige Behinderungen (IQ: -25 Pkt.), 1/3 haben leichte Schäden und 1/3 entwickeln sich normal.
Bei einem Geburtsgewicht von 1.000-1.500 g (frühe Frühgeborene) steigt die Überlebensrate auf 95 % und das Risiko für schwere Komplikationen sinkt auf unter 20 %. Ab der 34. SSW (>2.000 g) bestehen kaum noch Unterschiede zu Termingeborenen.

Kompl:
* Geburtskomplikationen: gehäuftes Vorkommen regelwidriger Kopfhaltung, regelwidriger Kindslagen und Nabelschnurkomplikationen
* **Infektionsrisiko** erhöht (Übertragung intra partum), z.B. durch ß-hämolysierende Streptokokken ⇨ Pneumonie, Atemnotsyndrom, Meningitis, **Neugeborenensepsis** (insb. Streptokokken), Verbrauchskoagulopathie und erhöhtes allgemeines Infektionsrisiko
* Lunge: **Lungenfunktionsstörung** des Frühgeborenen (Syn: **Surfactantmangel-Syndrom**, Krankheit der hyalinen Membranen, idiopathisches **Atemnotsyndrom**): zunehmende Atemnot, interkostale Einziehungen, da sich durch den Surfactantmangel die Alveolen nicht entfalten ⇨ Proph: Lungenreifeförderung und postpartale Instillation von synthetischem Surfactant (s.o.), Geburt mittels Sektio, Übergabe an den Neonatologen, frühzeitige Atmungsunterstützung oder Beatmung des Neugeborenen (mit PEEP)
  Bei spontaner Atmung Apnoen durch **Unreife des Atemzentrums** mögl.,
  Aspirationsneigung durch insuffizienten Schluck- und Hustenreflex,
  Pneumothorax od. Pneumonie durch die Beatmung,
  Persistierende fetale Zirkulation durch pulmonale Vasokonstriktion (Hypoxie, Azidose)
  Durch Langzeitbeatmung Entwicklung einer **bronchopulmonalen Dysplasie** (alveolarer Wachstumsstillstand, interstitielle Lungenfibrose ⇨ pulmonale Hypertonie, Bronchiektasen, Pneumothorax, später häufig Wachstumsverzögerung, Hörstörungen)
* ZNS: **Intrakranielle Blutung** (10-40 % d.F.): Lok: subependymal, im Plexus choroidei, **intraventrikulär** und/od. in das Parenchym. Bei den extrem unreifen und frühen Frühgeborenen ist dies durch die noch **fehlende zerebral-vaskuläre Autoregulation** bedingt, wodurch es bei Hypoxie zu keiner Vasodilatation kommt und die O_2-Versorgung dadurch noch schlechter wird. Bei Wiederanstieg des Blutdruckes kommt es dann zu Einrissen des durch Hypoxie und Sauerstoffradikale geschädigten Kapillarendothels.
  Diag: Sono durch die große Fontanelle (echoreiche Raumforderung periventrikulär)
  Klin: Atemstörungen, Krampfanfälle, Erbrechen, Benommenheit, Atemstörungen
  Ther: symptomatisch je nach Klinik
  Kompl: Ventrikeltamponade ⇨ posthämorrhagischer **Hydrozephalus** occlusus internus durch Verklebung der Liquorabflusswege (Ther: Liquordrainage)
  Leukomalazie, bleibende Nekrosen, Zysten bis zur Porenzephalie
  Zerebrale Ischämie, bzw. hypoxisch-ischämischer Insult, insb. bei den frühen Frühgeborenen in 5 % d.F. (führen zur **periventrikulären Leukomalazie** = Schädigung der weißen Substanz) ⇨ spastische Paresen (**infantile Zerebralparese**), Choreoathetosen, Ataxien, mentale Entwicklungsverzögerung, Schwerhörigkeit, Sehstörungen
* Auge: **Frühgeborenen-Retinopathie** (Syn: Retinopathia praematurorum, im Endstadium retrolentale Fibroplasie, engl. ROP = retinopathy of prematurity, ICD-10: H35.1)
  Path: Netzhautschädigung durch Proliferation abnormer Blutgefäße, Bindegewebsvermehrung, bis zur Netzhautablösung bei frühen Frühgeborenen durch O_2-Toxizität, ca. 4 Wo. p.p. beginnend mit Maximum um den eigentlichen Geburtstermin
  Diag: ophthalmologische Kontrollen (beginnend ab der 6. Lebenswoche): flache Linie zwischen vaskularisierter und nicht-vaskularisierter Netzhaut (sog. Demarkationslinie), dann Leiste, ggf. später Neovaskularisationen an der Leiste mit Ausdehnung in den Glaskörperraum, teilweise od. komplette Netzhautablösung (Symptom: Leukokorie)
  Proph./Ther: bei Beatmung Messung und Steuerung des Sauerstoffpartialdrucks (Ziel: 60-70 mmHg) u. der Sauerstoffsättigung (Ziel: 90-95 %) ⇨ Vermeidung von Hyperox-

ämie. Die Ernährung mit Muttermilch so früh als mögl. ist protektiv.
Injektion eines VEGF-Angiogeneseinhibitors (Ranibizumab, Lucentis®) in das Auge oder Laserkoagulation der äußeren Netzhaut bei Proliferation, bei Netzhautablösung ggf. Glaskörperentfernung (Vitrektomie) und Wiederanlage der Netzhaut.
Kompl: verminderter Visus bis Erblindung bei vollständiger Netzhautablösung (ca. 5 % d.F.), Kurzsichtigkeit, Schielen u. Amblyopie, Makulaektopie, Pseudostrabismus, Glaukom, spätere Netzhautablösungen (typisch in der Pubertät) ⇨ regelmäßige Kontrollen

* Erhöhtes Risiko für Glaukomentwicklung (erhöhter Augeninnendruck ⇨ Kontrollen)
* Herz: Hypoxische Myokardschädigung
* **Persistierender Ductus arteriosus** BOTALLI ⇨ Links-Rechts-Shunt mit pulmonaler Hypertension und Lungenstauung (Ther: Ibuprofen i.v.)
* Arterielle Hypotonie ⇨ Nierenversagen
* Darm: **Nekrotisierende Enterokolitis** (NEC, durch intestinale Ischämie besondere Vulnerabilität der Darmschleimhaut für Infektionen) ⇨ Durchwanderungsperitonitis, Darmperforation mögl., später Bridenileus, Strikturen nach Op., Entwicklungsverzögerung
* Gehäuft Leistenhernien, Ösophagusatresie
* **Icterus prolongatus** (>2 Wo.) = Hyperbilirubinämie durch die längere Unreife der Leber (verminderte UDP-Glukuronyltransferase) als bei reifgeborenen Kindern
* Temperaturregulationsstörung (Hypothermie)
* Trinkstörungen ⇨ kann ggf. eine PEG-Anlage erforderlich machen
* Häufige Blutabnahmen können bei frühen Frühgeborenen zum Volumenmangel, Anämie und arterieller Hypotonie führen
* Erhöhtes Risiko (2fach) für plötzlichen Kindstod (SIDS) im 1. Lj.
* Mentale u. motorische Reifungsverzögerung, dreifaches Risiko für späteres ADHS

Proph:
- ♥ 2-mal wöchentliche Selbstmessung des pH in der Scheide der Frau während der Schwangerschaft mit einem Indikatorhandschuh (Selfcare®) von der 12.-32. SSW. Bei pH >4,4 wird eine Kontrolle beim Gynäkologen durchgeführt und ggf. eine Behandlung eingeleitet (Lactobacillus-Instillation [Vagiflor® Vaginalzäpfchen] u. Vit.-C-Gabe [Vagi-C® Vaginaltabletten], bei bereits manifester Infektion konsequente und frühzeitige Behandlung, Clindamycin-Creme [Sobelin®Vaginalcreme])
- ♥ Mutter: Nikotinverzicht, Vermeidung von Stress und körperlicher Belastung
- ♥ Bei wiederholten (habituellen od. febrilen) Aborten/Frühgeburten engmaschige Kontrolle der Zervixlänge, bei Verkürzung <25 mm prophylaktische Cerclage des Muttermundes in der 14. SSW und intermittierende Antibiotikagabe

DD:
- Fehlgeburt: totgeborenes Kind mit Geburtsgewicht <500 g, ein totgeborenes Kind mit Geburtsgewicht >500 g gilt gem. Personenstandsgesetz in Deutschland als Frühgeburt
- Mangelgeburt: <10. Perzentile der Gewichtskurve, z.B. 2.400 g bei Geburt in der 38. SSW

NEONATALE STÖRUNGEN DER ATMUNG

Syn: ICD-10: P20-P28

Anatomie: Mit dem ersten Schrei nach der Geburt entfalten sich die Lungen. Dadurch sinkt der pulmonale Gefäßwiderstand um 80 % und die **pulmonale Durchblutung** steigt sprunghaft an. In den ersten Lebensstunden ist die Atmung noch unregelmäßig, mit kurzen Apnoen, Nasenflügeln, Einziehungen, Stöhnen u. feuchten Rasselgeräuschen (ohne relevante Zyanose od. Bradykardie). Wichtig für die **Lungenreifung** ist die Produktion von **Surfactant** (engl. surface active agent, ab der 35. SSW beginnend) in den Pneumozyten Typ II, das das Entfalten der Alveolen nach der Geburt erleichtert und das Kollabieren der Alveolen im Exspirium durch Minderung der Oberflächenspannung verhindert.

Normwerte beim reifen Neugeborenen:
Atemfrequenz: **30-50/Min.**, Herzfrequenz: 100-180/Min., Blutdruck: 60/35 mmHg
Atemzugvolumen: 15-20 ml/Atemzug, Atemminutenvolumen: 400-600 ml/Min.
Vitalkapazität: 140-160 ml

Epid: ◊ Atemstörungen sind für einen großen Anteil an Morbidität und Mortalität der Neugeborenen verantwortlich ⇨ **Neugeborenenreanimation**

◊ Respiratorische Erkrankungen treten bei reifen Neugeborenen in 2-3 % d.F. auf, höhere Inzidenz u. besondere Probleme der Atmung ergeben sich bei **Frühgeburtlichkeit** (s.o.)

Etlg: # Apnoe, Atemnotsyndrom, Tachypnoe
Lungenhypoplasie
Mekoniumaspirationssyndrom
Pneumothorax, Lungenemphysem, Zwerchfellhernie
Angeborene od. neonatale Pneumonien (s.u., Kap. Infektionskrankheiten, Pneumonie)

Neugeborenenreanimation

Syn: Neugeborenen-Erstversorgung

Ät: – Meist asphyktische (= **atmungsbedingte**) Ursachen eines Herzstillstandes
– Perinatale Azidose, schwerst anpassungsgestörtes Neugeborenes
– Frühgeborene (insb. frühe Frühgeborene, Geburtsgewicht <1.500 g)

Path: ♦ Bei Neugeborenen steht die atmungsbedingte Pathogenese im Vordergrund (im Gegensatz zur Erwachsenenmedizin, bei der die Zirkulation meist das führende Problem ist)

♦ Durch Azidose verminderte Myokardkontraktilität bei pH < 7,1, noch erhöhter Lungengefäßwiderstand mit Rechts-Links-Shunt, verminderter Zellstoffwechsel (insb. im Gehirn)

Epid: ◊ Häufigkeit: Bei ca. 5 % aller Neugeborenen ist initial eine Atemunterstützung (**Maskenbeatmung**) erforderlich, aber nur in ca. 0,1 % der Geburten ist eine volle Neugeborenenreanimation erforderlich.

◊ Säuglinge ohne pränatale Risikofaktoren (Geburt 37.-39.SSW) mit elektivem Kaiserschnitt müssen seltener intubiert werden im Vergleich zu vaginal entbundenen Säuglingen, benötigen jedoch häufiger eine Maskenbeatmung

Klin: ⇒ Postnatal **keine einsetzende Atmung** (innerhalb v. 60 Sek.) oder unzureichende, oberflächliche Atmung

⇒ Kind bleibt **bradykard** (HF <100/Min bzw. <60/Min. trotz suffizienter Maskenbeatmung)

⇒ **Zyanose** (blaues Hautkolorit an Extremitäten u. Stamm), Areflexie, fehlende Spontanbewegungen

Diag: 1. Anamnese und klinische Beurteilung: Herzfrequenz, Atemfrequenz, Sauerstoffsättigung
2. Labor: BGA, Hb, Hkt, BZ, ggf. Blutkulturen
3. EKG: Asystolie od. Tachykardie mit verbreitertem QRS-Komplex (>0,09 Sek.)

Ther:
- Allgemein: **Wärmeverlust vermeiden** (warme Tücher, Wärmelampe), Lagerung auf dem Rücken in Kopfmittelstellung auf dem vorgewärmten Reanimationstisch
- Taktile Stimulation (Abtrocknen, Reiben der Fußsohlen und des Rückens)
- **Kardiopulmonale Reanimation** n. d. **ABC-Regel** (nach den ERC-Guidelines, 2021):
  Anmerkung: In vielen Kliniken gibt es ergänzende/abweichende Therapieempfehlungen.
  - **A**temwege (airway) freimachen (tiefes **Absaugen** p.p. von Mund, Rachen und Nase, intratracheale Absaugung nur bei Mekoniumaspiration), Absaugkathetergröße: für den Mund Ø 8 Charrière, für Nase und Magen Ø 5-6 Charrière (Sog: -0,2 bar)
  - **B**eatmen (breathing, Kopf nur gering überstrecken): Maskenbeatmung (s. Abb., li. Hand entfernt, diese umgreift mit Daumen u. Zeigefinger die Maske, Dig. III-V am Unterkiefer) mit **Raumluft**, mit **5 langen Beatmungen beginnen** (sog. Blähmanöver!) Reicht Raumluft nicht aus, dann O_2 dazu. Zielfrequenz: 30-60/Min.

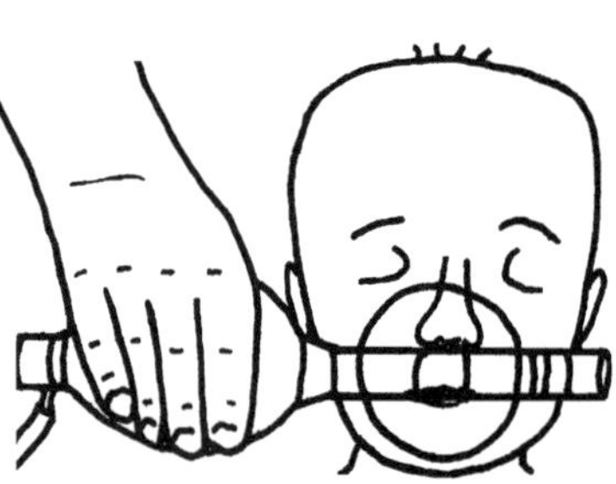

Bei schwieriger Beatmung zusätzlich Atemhilfen benutzen (GUEDEL-Tubus od. Larynxmaske). Die wichtigste Maßnahme der Reanimation ist die effektive Maskenbeatmung! Wenn sich das Kind trotz Maskenbeatmung nicht erholt, dann intratracheale Intubation und maschinelle Beatmung erwägen (mit $P_{insp.}$ 20-40 cmH_2O, PEEP 5 cmH_2O u. O_2-Gabe über einen Raumluft-Sauerstoff-Mischer (Cave: Hyperoxygenierung, Ziel ist eine Sauerstoffsättigung von 90-95 % in der Pulsoxymetrie, ggf. Kapnometrie (Messung des ausgeatmeten CO_2) zur Kontrolle der endotrachealen Tubuslage).
Tubusgrößen: reife Neugeborene 3,5 mm Innendurchmesser u. 10 cm Länge ab Mund
bei Frühgeborenen mit 2.000 g 2,5 mm Durchmesser und 7 cm Länge
bei 1.000 g 2 mm Durchmesser und 6 cm Länge

- **C**irculation = extrathorakale **Herzdruckmassage** beginnen, wenn trotz suffizienter Beatmung die Herzfrequenz <60/Min. ist. Durchführung: in der unteren Sternumhälfte Kompression mit der 2-Daumen-Methode (sog. „Zangengriff", Drucktiefe ca. 1-2 cm bzw. 1/3 der Thoraxhöhe, s. Abb.). Zielfrequenz 120/Min.
  Verhältnis: Herzmassage/Beatmung ist **3:1** (= **90:30 pro Minute** bei 2-Helfer-Methode). Erfolgskontrolle alle 30 Sek. durchführen: wenn die Herzfrequenz >60/Min. ansteigt, Beendigung der Herzdruckmassage bei Weiterführung der Beatmung.

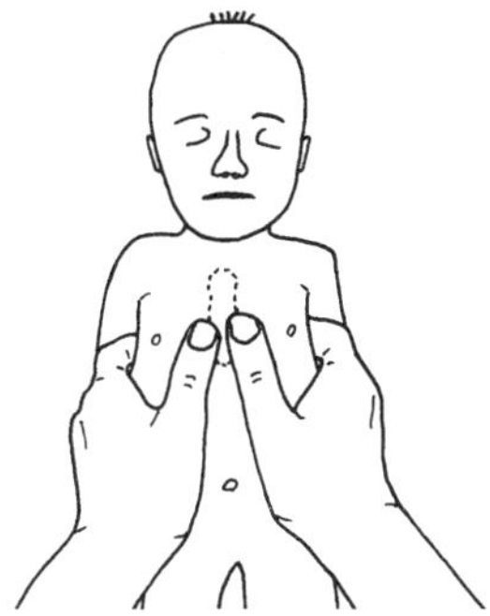

- Medikamentöse Maßnahmen (ABC**D** = Durgs):
  - Adrenalin (0,01 mg/kgKG) i.v. od. intraossär (i.o.)
  - Bei Hypovolämie Vollelektrolytlösung i.v. 10 ml/kgKG als Bolus
    Bei hämorrhagischem Schock Bluttransfusion (10 ml/kgKG, Blutgruppe 0-rh-neg.)
  - Natriumbicarbonat wird kaum noch eingesetzt ($NaHCO_3$ 8,4%ig 2,5 ml/kgKG i.v., bzw. berechnet nach Blutgasanalyse: neg. BE x kgKG x 0,35 = ml)
- Bei Morphin-bedingter Atemdepression (Drogenabhängigkeit der Mutter) ggf. Opiatantagonist Naloxon (0,1 mg/kgKG i.v.)
- Bei Kammerflimmern **D**efibrillation mit 4 J/kgKG (für die erste u. alle weiteren)
- Als dauerhafter Zugang ist ein **Nabelvenenkatheter** geeignet: hierzu Vorschieben eines kleinen Katheters in die Nabelvene (diese liegt meist kranial und ist das größte der 3 Gefäße) bis in die V.cava inf. (bis zum 5. Lebenstag gut mögl.).
  Kathetergröße: reife Neugeborene Ø 8 Charrière, Einführlänge 12 cm
  1.500-2.000 g Ø 6-7 Charrière, Einführlänge 8 cm
  bei <1.500 g Ø 5 Charrière, Einführlänge 6 cm.
  Hierüber lässt sich auch der ZVD messen.
- Induzierte leichte Hypothermie (33,5-34,5°C für 72 Std.) nur bei reifen Neugeborenen (>36.SSW) mit hypoxisch-ischämischer Enzephalopathie verringert Mortalität u. spätere neurologische Störungen.
- Übersicht über Tuben u. Medikamente (modifiziert nach ILCOR):

Trachealtubus		**2 kg/34.SSW**	**3 kg/37.SSW**	**4 kg/40.SSW**
Tubusgröße (mm)		ID 2,5	ID 3,0	ID 3,5
Einführtiefe oral		7	9	10
Einführtiefe nasal		8,5	10	11,5
Medikament	**Dosis**			
Adrenalin 1:1.000 1 ml + 9 ml NaCl	0,01-0,03 mg/kgKG	0,2-0,6 ml	0,3-0,9 ml	0,4-1,2 ml
NaCl 0,9 % od. Ringerlactat	10 ml/kgKG als Bolus	20 ml	30 ml	40 ml
Gluc. 10%ig	4-6 mg/kgKG/Min. als Infusion	6 ml/h	9 ml/h	12 ml/h

APNOE / ATEMNOTSYNDROM

Syn: Atemstillstand, ICD-10: R09.2, **RDS** = respiratory distress syndrome, ICD-10: P22.0

Def: Apnoe = **Atempausen >15 Sek.**, häufig gefolgt von Bradykardie, Hypoxämie u. Zyanose

Ät:
- Idiopathische Apnoen: **unreifes Atemzentrum** (insb. bei **Frühgeborenen**), vermindertes Ansprechen von zentralen und peripheren Chemorezeptoren auf Änderungen der Sauerstoff- und Kohlendioxidpartialdrücke
- Atemnotsyndrom (RDS):
  - **Surfactantmangel-Syndrom**, Mekoniumaspirationssyndrom, Pneumothorax
  - Zwerchfellhernie, Lähmung des N.phrenicus
  - Angeborene Herzfehler
  - Hirnblutung, Krampfanfall
  - Anämie, Hypoglykämie
  - Pneumonie, systemische Infektionen
  - Medikamenteninduziert: z.B. Opiatgabe an die Mutter kurz vor der Geburt
  - Ein erhöhtes Risiko hat generell eine Geburt per **Sectio** caesarea (6- bis 7fach)
- Verlegung der Atemwege: Choanalatresie, subglottische Stenose, Larynxhypoplasie, PIERRE-ROBIN-Syndrom (Mikrogenie u. große nach hinten fallende Zunge), Speichel bei Ösophagusatresie, Fremdkörper

Epid: Häufigkeit: 1 % aller reifen Neugeborenen, 30 % aller Frühgeborenen, >80 % aller extrem **frühen Frühgeborenen** mit Geburtsgewicht <1.000 g haben Atemstörungen

Etlg:
Zentral: fehlender Luftfluss u. fehlende Atembewegungen (Störung d. Regulationszentren)
Obstruktiv: fehlender od. verminderter Luftfluss, Atembewegungen vorhanden
Gemischt: Beginn obstruktiv, dann Übergang in zentrale Apnoe

Klin:
⇒ Apnoe: Atemstillstand, Bradykardie, **Zyanose**, Verlust des Muskeltonus
⇒ RDS: **Tachypnoe**, **Zyanose**, Einziehungen v. Thorax/Abdomen, Nasenflügeln, exspiratorisches Stöhnen

Diag: Anamnese (Frühgeburt?, Geburtsmodus), klinische Untersuchung (abgeschwächtes Atemgeräusch) und kontinuierliche Monitorüberwachung

Ther:
- Atemnotsyndrom: Therapie der Grunderkrankung, zur Lungenreifeförderung bei Frühgeburtlichkeit (s.o., Kap. Frühgeborene)
- Akute Apnoe:
  - Kutane Stimulation, Maskenbeatmung, Sauerstoffzufuhr
  - Bauchlage mit 15° Oberkörper-Hochlage (bessere thorakoabdominale Synchronität ⇨ reduzierte Atemarbeit)
  - Reanimation, Intubation und maschinelle Beatmung bei Persistenz
- Bei rezidivierenden Apnoen: Überwachung mit Pulsoxymetrie
  - Atemunterstützung mit **nasalem CPAP** (= continuous positive airway pressure), ggf. intermittierende Beatmung
  - Medikamentöse Therapie mit **Koffein** (steigert Atemantrieb u. Chemorezeptoren-Empfindlichkeit, verbesserte Zwerchfellkontraktilität, wirkt diuretisch, z.B. Coffeincitrat i.v. 2,5-10 mg/kgKG/Tag, Peyona®)

Prog: Neonatale Atemstörungen u. Apnoen sind immer vital bedrohlich und bedingen einen erheblichen Anteil an der neonatalen Letalität.

Kompl: Eine notwendige Langzeitbeatmung ergibt insb. bei Frühgeborenen viele Probleme:
* **Pneumothorax** (s.u., Kap. Respirationstrakt)
* **Bronchopulmonale Dysplasie** (Syn: Respiratorlunge, heute definiert mit O_2-Gabe >21 % FiO_2 über mehr als 28 Tage, ICD-10: P27.1): durch Lungenunreife (bei bis 30 % der **frühen Frühgeborenen** <1.500 g) und bronchoalveoläres Trauma (maschinelle Beatmung, Sauerstofftoxizität, postnatale Infektionen) bedingter alveolarer Wachstumsstillstand, überblähte Alveolen, interstitielle **Lungenfibrose**, Atelektasen, Emphysem ⇨

Kompl: **pulmonale Hypertonie** (>20 mmHg), persistierende fetale Zirkulation
Klin: erhöhter Atemwiderstand, Dyspnoe, rezidivierende bronchopulmonale Infektionen, Gewichts-, Wachstums- u. psychomotorische Entwicklungsretardierung
Ther/Proph: vorgeburtliche Lungenreifeförderung bei drohender Frühgeburt (s.o.), **schonende** und eher kurzzeitige Beatmung (wenn mögl. mit Raumluft bzw. über einen Raumluft-O_2-Mischer für adäquate Oxygenierung, Ziel: >50 mmHg paO_2), Bronchodilatatoren (Theophyllin), Koffein, Diuretika (Furosemid), ggf. inhalative Therapie (Salbutamol), bei pulmonaler Hypertonie Sildenafil (Off-label-Anwendung im 1. Lj. , Revatio®) u. NO-Beatmung, Physiotherapie, Antibiose bei Infektion, Impfung gegen Pneumokokken u. Influenza, ggf. prophylaktische RS-Virus-Ak-Gabe (15 mg/kgKG alle 4 Wo. während den Wintermonaten, Palivizumab, Synagis®)
Prog: im Stadium der pulmonalen Hypertonie u. Cor pulmonale eher schlecht

* **Retrolentale Fibroplasie** (Syn: Frühgeborenen-Retinopathie, Retinopathia praematurorum): Proph: Beatmung so steuern, dass der paO_2 bei 60-70 mmHg liegt, kein grelles Licht, Laserkoagulation bei Gefäßproliferation od. drohender Netzhautablösung
* Tracheale Drucknekrosen ⇨ Stimmbandschädigung
* Hirnblutungen, Epilepsie (Sauerstoffkrämpfe)

Proph: ♥ Koffein-Gabe bei Frühgeborenen ≤29 Wo. / ≤1.250 g innerhalb d. ersten 3 Lebenstage.

DD: Periodische Atmung: Atemmuster von **Frühgeborenen** ⇨ Wechsel von Atempausen (5-10 Sek.) und Hyperventilationsphasen (5-15 Sek.)

TRANSITORISCHE TACHYPNOE

Syn: Transiente Tachypnoe, engl. wet lung disease, Typ II respiratory distress, ICD-10: P22.1

Anatomie: Nach der Geburt wird mit den ersten Atemzügen auch das in den Lungen noch enthaltene Fruchtwasser über interstitielle Lymph- und Blutgefäße abtransportiert.

Ät:
- **Verzögerte Resorption des Fruchtwassers**
- Prädisp.: perinatale Asphyxie, Sectio caesarea, starke Analgesie bei der Geburt, mütterlicher Diabetes mellitus

Path: Noch ungeklärter Pathomechanismus, verschiedene Theorien:
- ♦ Störung des alveolar-interstitiellen Natrium-Transports ⇨ unzureichende passive Wasserresorption
- ♦ Asphyxiebedingte Linksherzinsuffizienz ⇨ pulmonales interstitielles Ödem
- ♦ Anpassungsstörung der Lunge mit verminderter Lungencompliance und gesteigerter Kollapstendenz der Alveolen, transienter Surfactantmangel bzw. -dysfunktion

Epid: Häufigkeit: 1-2 % aller Neugeborenen, m > w

Klin:
⇒ **Tachypnoe** (Atemfrequenz >60/Min.), interkostale u. juguläre Einziehungen, Nasenflügeln, **Zyanose**
⇒ Gelegentlich exspiratorisches Stöhnen

Diag:
1. Anamnese u. klinische Untersuchung, Überwachung
2. Röntgen-Thorax am 1. Lebenstag: Transparenzminderung mit vermehrter, perihilärer interstitieller Lungenzeichnung, kleinere Pleuraergüsse, Flüssigkeit im Interlobärspalt
3. Labor: Blutkulturen, Trachealsekret und Urin zum Infektionsausschluss

Ther:
- Symptomatisch: Monitoring, Sauerstoffgabe, CPAP bei schweren Verlaufsformen, i.v.-Flüssigkeitszufuhr, "minimal handling" (möglichst keine zusätzliche Schädigung durch zu viel Diagnostik u. Ther.)
- Antibiotikaprophylaxe bis zum Infektionsausschluss

Prog: **Gut**, selbstlimitierender Verlauf mit klinischer Besserung meist innerhalb von 2-5 Tagen

DD:
- **RDS** (alle Ursachen eines Atemnotsyndroms, s.o.), insb. neonatale Pneumonien
- Choanalatresie ⇨ Verlegung der nasalen Atemwege, Ther: meist Op. erforderlich
- Glottische und/od. subglottische Stenose: Hypoplasie v. Larynx od. Trachea ⇨ bei ausgeprägtem Befund letal
- Pneumothorax
- Ösophagusatresie, ösophagotracheale Fistel
- Rechts-Links-Shunt (persistierende fetale Zirkulation)

HYPERBILIRUBINÄMIE DES NEUGEBORENEN

Syn: Neugeborenenhyperbilirubinämie, Neugeborenengelbsucht, Icterus neonatorum, **Neugeborenenikterus**, engl. jaundice of the newborn, ICD-10: P58.0 - P59.9

Anatomie: Icterus neonatorum = **physiologische Hyperbilirubinämie** mit einem Maximum meist um den **3.-6. Tag p.p.** (Bilirubin gesamt bis max. 13 mg/dl = 220 µmol/l) für 1-2 Wochen durch den **Abbau von HbF** (HbF wird bis zum 3. Lebensmonat durch HbA ersetzt, die neonatalen Erythrozyten halten nur 70 Tage) und wegen der noch vorhandenen **Unreife der Leber** (verminderte Aktivität der Glukuronyltransferase (nur 1 % der Erwachsenenaktivität) ⇨ verzögerte Umwandlung des freien unkonjugierten Bilirubins in die wasserlösliche Form = direktes konjugiertes Bilirubin, das mit der Galle ausgeschieden werden kann) und wegen vermehrter enterohepatischer Rückresorption.

Im Durchschnitt wird ein Gesamtbilirubinwert von **7-8 mg/dl** erreicht.

Die Hyperbilirubinämie ist noch etwas verstärkt bei gestillten Kindern (erhöhte Taurinkonzentration der Muttermilch; Taurin fördert nach Umbau zu Taurocholsäure die Bilirubinrückresorption aus dem Darm. Normal dann bis max. **15 mg/dl** = 250 µmol/l).

Für Frühgeborene (längere Unreife der Leber) gilt ein Grenzwert von max. 10 mg/dl.

Ät:
- **Physiologische Hyperbilirubinämie** bei jedem Neugeborenen, verstärkt bei gestillten Kindern („Muttermilchikterus“)
- Häufig keine unmittelbare Ursache für zu hohe Bilirubinwerte zu finden
- Belastungsikterus nach protrahiertem Geburtsverlauf
- **Frühgeburtlichkeit** (⇨ Leberunreife)
- **Morbus haemolyticus neonatorum** (s.u.): Rh- od. AB0-Inkompatibilität
- Resorption von Blutungen od. **Hämatomen** (Kephalhämatom od. Caput succedaneum, z.B. nach Forzeps- od. Vakuumentbindung, Nebennierenblutungen)
- Angeborene Erythrozytenmembrandefekte (Sphärozytose, s.u. od. Elliptozytose), Erythrozytenenzymdefekte (Glucose-6-Phosphat-Dehydrogenasemangel, Pyruvatkinasemangel, s.u.) ⇨ **Hämolyse**
- Polyglobulie (s.u. Hyperviskositätssyndrome)
- Verzögerte Darmentleerung bei intestinaler Stenosen od. verminderter Peristaltik (⇨ verstärkte Bilirubinrückresorption aus dem Darm)
- **Mangelernährung** (⇨ Albumin wird zum Transport von unkonjugiertem Bilirubin benötigt)
- CRIGLER-NAJJAR-Syndrom u. GILBERT-MEULENGRACHT-Syndrom (aut.-rez. erblich, Chrom. 2, Fehlen od. verminderte Aktivität der UDP-Glukuronyltransferase der Leber), LUCEY-DRISCOLL-Syndrom (pathologische Inhibition des UDP-Glukuronyltransferasesystems)
- Gallengangatresie, Gallenganghypoplasie (aut.-dom. erblich, ALAGILLE-Syndrom) od. extrahepatische Einengung der Gallenwege (⇨ **Cholestase**), Mukoviszidose, α_1-Antitrypsinmangel, Gallepfropfsyndrom (⇨ Abflussbehinderung durch eingedickte Galle)
- Kongenitale Hypothyreose, Galaktosämie, Tyrosinämie
- **Infektionen**: Hepatitis, Toxoplasmose, Röteln, Listerien, Zytomegalie, Lues, Sepsis
- Neugeborenenhepatits (erhöhte Transaminasen und Ikterus unklarer Genese)
- Diabetes mellitus od. Schwangerschaftsdiabetes (der Mutter)

Path: Freies, indirektes (unkonjugiertes) Bilirubin ist lipophil ⇨ in höheren Konzentrationen Überwindung der Hirnschranke und **Schädigung von Nervenzellen** mögl.

Epid: ◊ Icterus neonatorum: 60 % aller Neugeborenen

◊ ca. 1-2 % der gestillten Neugeborenen entwickeln eine langandauernde Hyperbilirubinämie mit Maximum am 10.-15. Lebenstag und Normalisierung nach 3-12 Wo.

Etlg: # Icterus neonatorum (= physiologischer Ikterus)

Icterus praecox: Gesamtbilirubin >7 mg/dl am 1. Lebenstag

Icterus gravis: Gesamtbilirubin >15 mg/dl beim reifen Neugeborenen, >10 mg/dl bei Frühgeborenen

Icterus prolongatus: erhöhte Bilirubinkonzentration über den 10. Lebenstag hinaus

Rubinikterus: indirekte Bilirubinämie, prähepatische Ursache

Verdinikterus: direkte Bilirubinämie, intra- und posthepatische Ursache

Klin: Warnzeichen für einen pathologischen Ikterus sind:

⇒ Kind blass oder **ikterisch schon bei Geburt**, Ikterusbeginn nach dem 4.-5. Lebenstag

⇒ Dunkler Urin oder heller Stuhlgang, Erbrechen

⇒ Apathie, Lethargie, Trinkschwäche, Fieber, schrilles Schreien

Diag: 1. Anamnese (hämolytische Erkrankungen in der Familienanamnese?) u. klinische Untersuchung: auf ausgeprägten postnatalen Gewichtsverlust achten

2. Labor: BB: Hb <14,5 g/dl od. Hkt <45 %, Retikulozytenzahl erhöht (Norm bei Neugeborenen: 100.000-310.000./µl bzw. 15-65 ‰), Blutgruppe + Rhesusfaktor bestimmen, direkter COOMBS-Test aus dem Nabelschnurblut ⇨ positiv bei Rh- od. AB0-Inkompatibilität

Screening bei jedem Neugeborenen durch wiederholte Bilirubinbestimmung: primär mit transkutaner Bilirubinbestimmung (nicht invasiv, bei erhöhten Werten blutige Messung des Gesamtbilirubins), Werte können in das Nomogramm eingetragen werden (s.Abb.). Bei Werten oberhalb der 40. Perzentile erneute Bilirubinbestimmung innerhalb von 48 Std., oberhalb 75. innerhalb v. 24 Std., oberhalb 95. Perzentile innerhalb v. 12 Std. (bei <38. SSW geborenen Kindern jeweils Kontrolle bereits nach der Hälfte der Zeit)

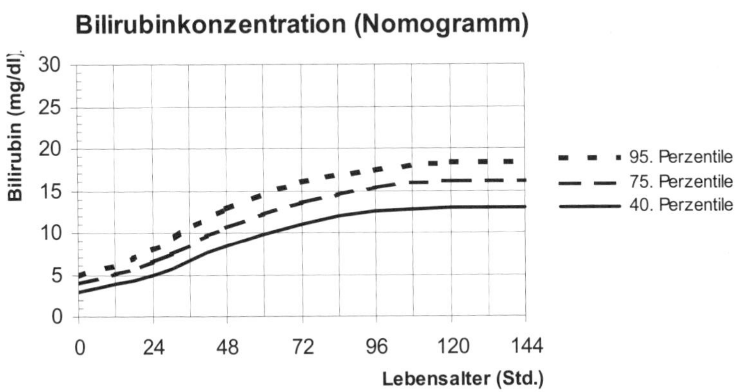

Ther: • Allgemein: konsequentes **häufiges Stillen**, ggf. zusätzliche Gabe v. 6 x 5 ml Fertignahrung/Tag, wenn das Stillen noch nicht optimal klappt

• Phototherapie: (jede Klinik hat meist eigene Grenzwerte für Therapie u. Kontrollen)

- Therapiebeginn: bei reifen Neugeborenen ab 72 Std. Lebensalter **bei >20 mg/dl** (= 340 µmol/l), Ziel: Absenkung um 2 mg/dl pro Tag. Bei Frühgeborenen: Gestationsalter – 20 = Therapiegrenze in mg/dl (z.B. 32. SSW: 32-20 = >12 mg/dl Therapiebeginn)
- Blau-grüne Lichtquelle (Spektrum: 460-490 nm Wellenlänge), Wirkung: durch das kurzwellige Licht entsteht aus dem wasserunlöslichen unkonjugierten Bilirubin durch Isomerisierung in der Haut hydrophiles Photobilirubin (Syn: Lumirubin), das ohne Glukuro-

nidierung über Galle u. Nieren leicht ausgeschieden werden kann und nicht mehr neurotoxisch ist. Bei der Phototherapie Augenbinde und nur eine kleine Windel verwenden sowie den vermehrten Flüssigkeitsbedarf (+ 20 ml/kgKG/Tag) durch Perspiratio insensibilis ausgleichen, häufige Temperaturkontrollen.

- Austauschtransfusion:
  - Ind: wenn Bilirubin trotz intensivierter Phototherapie nach 4-6 Std. nicht um 1-2 mg/dl abfällt od. sofort bei extremer Erhöhung (s. Tabelle)
  - Austausch des gesamten Blutes (via Nabelvene) mit 0-rh-neg. Blutkonserven

Alter (Std.)	**Phototherapie**	**Phototherapie 4-6 Std./ Austauschtransfusion**	**sofortige Austausch-transfusion**
24-48	>15 mg/dl (>260 µmol/l)	>20 mg/dl (>340 µmol/l)	>25 mg/dl (>430 µmol/l)
49-72	>18 mg/dl (>310 µmol/l)	>25 mg/dl (>430 µmol/l)	>30 mg/dl (>510 µmol/l)
>72	>20 mg/dl (>340 µmol/l)	>25 mg/dl (>430 µmol/l)	>30 mg/dl (>510 µmol/l)

Prog: Meist **sehr gut**, Todesfälle durch Kernikterus kommen nur extrem selten (1/100.000-1/1 Mio.) vor, wichtig ist die frühzeitige Diagnose und sofortiger Therapiebeginn.

Kompl: * **Kernikterus** (Syn: **Bilirubinenzephalopathie**, ICD10: P57.9): Einlagerung des zytotoxisch wirkenden unkonjugierten (= indirekten, lipophilen) Bilirubins (bei Werten **>20 mg/dl**) in die Hirnstammganglienzellen von Basalganglien, Nucleus caudatus (= eigentlicher "Kernikterus"), Globus pallidus, Hirnnervenkernen, Hypothalamus und in die Großhirnrinde beim Neugeborenen, verstärktes Risiko bei Hypoxie, Azidose, Hypalbuminämie, Sepsis und Frühgeburtlichkeit

Klinik: Apathie, Trinkschwäche, Erbrechen, abgeschwächte Reflexe, Hypotonie, schrilles Schreien, Opisthotonus, Krampfanfälle, Hirndruck (vorgewölbte Fontanelle)

Kompl: Spätschäden sind Störungen im extrapyramidalen System mit Choreoathetose od. infantiler Zerebralparese, motorische und geistige Retardierung, Sprachstörungen, Hörstörungen bis zur Taubheit

Ther: zur Prophylaxe eines Kernikterus Phototherapie und Austauschtransfusion (s.o.), evtl. auch Enzyminduktion mit Phenobarbital (3x60 mg/Tag, dies dauert aber 3-4 Tage)

* NW der Phototherapie: transepidermaler Wasserverlust, Diarrhoe ⇨ erhöhter Flüssigkeitsbedarf, Konjunktivitis u. Netzhautschädigung (Augenschutz!), Temperaturerhöhung, Dermatitis

Proph: ♥ Gute Stillbetreuung, vermeidet Dehydratation und beschleunigt die Mekoniumausscheidung und Stuhlpassage.

MORBUS HAEMOLYTICUS NEONATORUM

Syn: Fetale Erythroblastose, Fetopathia serologica, fetomaternale Blutgruppenunverträglichkeit: meist **Rhesus-Inkompatibilität**, ICD-10: P55.0
od. **AB0-Inkompatibilität**, ICD-10: P55.1

Path: ♦ Rhesus-Inkompatibilität: Die „Immunisierung" einer **rh-neg. Mutter** erfolgt bei Inkompatibilität (Kind Rh-pos.) durch fetomaternale Transfusion fetaler Erythrozyten **meist bei der ersten Geburt** (durch Gefäßeinrisse in der Plazenta, außerdem auch bei Abort, Interruptio, Extrauteringravidität, Amniozentese/Chorionzottenbiopsie oder auch durch eine Bluttransfusion möglich). Das erste Kind ist daher meist gesund. Zur **Sensibilisierung** reicht eine Menge von nur 0,1 ml fetalen Bluts!

Bei erneuter Schwangerschaft kommt es dann zum Booster-Effekt und somit zu frühzeitig einsetzenden, fetalen Symptomen, da das mütterliche **IgG plazentagängig** ist. Die mütterlichen **irregulären Blutgruppenantikörper** richten sich gegen kindliche **Rhesus-Blutgruppen-Antigene** (meist **Anti-D-IgG-Ak** mit schwerem Verlauf, Anti-c ebenfalls schwerer Verlauf, Anti-E u. Anti-C meist milderer Verlauf, Anti-e sehr selten) ⇨ **Hämolyse** der fetalen Erythrozyten, **Anämie**, fetale **Erythroblastose** durch gesteigerte Erythrozytenregeneration zur Kompensation der Anämie, durch die Anämie Schädigung der Leberzellen ⇨ **Hypalbuminämie** mit generalisierter Ödemneigung (**Hydrops congenitus universalis**)

- ABO-Inkompatibilität: Eine Klinik durch Ungleichheit im **AB0-System** (Mutter 0; Kind A, B od AB) kommt nur selten vor und ist meist nur gering, da die A/B-Oberflächenantigene der kindlichen Erythrozyten erst gegen Ende der Schwangerschaft ausgebildet werden und die regulären Anti-A/B-Ak der Mutter zur Klasse der nicht-plazentagängigen IgM-Ak gehören (Frauen mit der Blutgruppe 0 können aber nach einer Sensibilisierung auch irreguläre IgG-Ak gegen A od. B bilden).
- Andere irreguläre, maternale Alloantikörper: selten mögl. **Anti-Kell** (KK od. Kk), Anti-Duffy (Fy), Anti-M/N/S/s, Anti-Kidd (Jk), Anti-Lewis (Le), Anti-Lutheran (Lu), Anti-Diego (Di), Anti-P ⇨ bei Inkompatibilität meist nur leichte Symptome

Epid: ◊ Blutgruppenverteilung: in Deutschland (Österreich und Schweiz ganz ähnlich)

A		B		AB		0	
43 %		11 %		5 %		41 %	
A RhD+	A rh-	B RhD+	B rh-	AB RhD+	AB rh-	0 RhD+	0 rh-
37 %	6 %	9 %	2 %	4 %	1 %	35 %	6 %

Universal-Blutspender 0-rh-neg. (Kell neg.) sind ca. 6 % der Bevölkerung
Kell-pos. sind 9 %, Kell-neg. 91 % der Bevölkerung

◊ Rhesusverteilung: 85 % sind Rh-pos. (DD od. Dd), **15 % rh-neg.** (dd), statistisch liegt bei 12 % der Paare eine rh-neg.-Mutter mit einem Rh-pos.-Mann vor. Rh-pos.-Kinder treten aber nur in 10 % d.F. auf (wegen mögl. heterogenem Genotypus des Mannes (= Dd) ⇨ Kind hat dann eine Wahrscheinlichkeit von 50 % rh-neg. zu sein). Durch manchmal fehlende Ak-Bildung (oder durch Zerstörung übergetretener fetaler Erythrozyten bei Inkompatibilität im AB0-Blutgruppensystem durch die regulären Anti-A/B-Ak) liegt das Rhesussensibilisierungsrisiko tatsächlich nur bei **8 % der Schwangerschaften** und kann durch die Anti-D-Prophylaxe heute auf **0,1 %** gesenkt werden.

◊ Häufigkeit: Anti-D-Ak sind bei 98 % der erkrankten Neugeboren ursächlich (Restgruppe: Anti-c 66 %, Anti-E 15 %, Kell-Unverträglichkeit 10 %, Anti-C, Anti-Duffy u. Anti-Kidd je 3 %). In ca. 20-25% aller Schwangerschaften liegt eine ABO-Inkompatibilität vor, Symptome aber nur bei 1 % d.F. (schwere Hämolyse nur bei 0,1 %).

Klin: Fetale Risiken/Symptome = Morbus haemolyticus fetalis

⇒ **Hämolyse** ⇨ Hyperbilirubinämie u. Ikterus eher nur gering, da Bilirubin plazentagängig ist und von der Mutter abgebaut wird

⇒ **Anämie** ⇨ **Hypoxie**, kann zu Herzversagen u. intrauterinem Fruchttod führen

⇒ Reaktive Steigerung der fetalen Erythropoese ⇨ Leber- und Milzvergrößerung durch die Blutbildungsherde

⇒ Schwerste Verlaufsform: **Hydrops fetalis** (Syn: Hydrops congenitus universalis) = Flüssigkeitseinlagerung in die Plazenta, Polyhydramnion und Ergussbildung/Ödeme beim Fetus durch Hypoproteinämie und Hypoxie ⇨ führt unbehandelt innerhalb weniger Tage zum **intrauterinen Fruchttod**.

Postpartal = Morbus haemolyticus neonatorum:

⇒ Anämie, **Hyperbilirubinämie** ⇨ Icterus praecox (sichtbarer **Ikterus** bereits am ersten Lebenstag) u. **Icterus gravis** und damit Gefahr des sog. **Kernikterus** in den Hirnstammganglien (s.o., Kap. Hyperbilirubinämie)

⇒ Trinkschwäche, Hypotonie der Muskulatur, Schläfrigkeit, Hyperreflexie, schrilles Schreien

⇒ Psychomotorische Entwicklungsstörungen

Unterschiede zwischen Rh- und AB0-Inkomtabilität	**Rh**	**AB0**
Risiko in der ersten Schwangerschaft	--	+
Risiko für Hydrops fetalis	+++	--
Hyperbilirubinämie postpartal	++	+
Retikulozyten u. Erythroblasten	+++	+
direkter COOMBS-Test (Kind), indirekter (Mutter)	+++	+

Diag:
1. Anamnese (vorherige Schwangerschaften, Rh-Prophylaxe?, Schwangerschaftsvorsorgeuntersuchungen) und klinische Untersuchung beim Neugeborenen
2. Labor: **Blutgruppenbestimmung** der Mutter bei der ersten Schwangerschaftsvorsorgeuntersuchung ⇨ ABO-Blutgruppe und Rhesusfaktor bestimmen (bei rh-neg. Frauen und Merkmal CE, zusätzliche Bestimmung von D^{weak} = schwache Rh-pos. Ausprägung) und **Antikörper-Suchtest +** 2. Antikörper-Suchtest zur Kontrolle im 6. SSM (Ak-Screening auf irreguläre IgG-Ak gegen Rh C, c, D, E, e sowie Kell, S u. Fy). Werden Anti-D-Ak nachgewiesen, muss noch der Titer bestimmt werden, pathologisch ist ein Titer >1:8.
3. Pränatale Sonographie: Beim Hydrops fetalis verdickte Haut durch die Ödeme (Galeaödem), weitere Zeichen können sein: Aszites, Pleuraerguss/Hydrothorax, Kardiomegalie, Hepatosplenomegalie, verdickte Plazenta und Polyhydramnion

   Farbkodierte Duplexsonographie (dopplersonographische Blutflussmessung) der fetalen Gefäße ⇨ bei Anämie pathologisch erhöhte, systolische Flussgeschwindigkeit
4. Die Beurteilung der fetalen Gefährdung bei V.a. fetale Erythroblastose muss mittels **Amniozentese** (Syn: Fruchtwasserpunktion) erstmals in der 20.-23. SSW erfolgen (bei positivem Antikörpersuchtest mit Titer >1:16 bzw. >1:32 bei den modernen Gel-Testverfahren) und dann je nach Befund alle 4 Wo.

   ⇨ Bestimmung des Bilirubins bzw. des photometrischen Bilirubin-Absorptionsmaximums bei 450 nm (normal: ΔE_{450nm} 24.SSW <0,1, 30. SSW <0,05, 36.SSW <0,03)

   PCR zur Bestimmung der fetalen Blutgruppe (Fetus ist bei heterogenem Genotypus des Mannes = Dd mit einer Wahrscheinlichkeit von 50 % rh-neg. und dann besteht keine Gefährdung)

   Bei rh-neg. Mutter Rh-Prophylaxe direkt nach der Amniozentese, s.u. Proph.
5. Nabelschnurpunktion: zur Anämiediagnostik (niedriger Hb, erhöhte Retikulozyten- und Erythroblastenzahl) und gleichzeitig zur Ther. ⇨ eine erforderliche Bluttransfusion ist dann in gleicher Sitzung mögl.

Ther:
- Pränatal:
  - Bei leichter Hämolyse (ΔE_{450nm} für Bilirubin 24. SSW 0,1-0,3, 30. SSW 0,05-0,2, 36. SSW 0,03-0,1): Überwachung mittels Amniozentese alle 2 Wo. und geplante vaginale Entbindung ca. in der 34.-36. SSW
  - Beim Nachweis einer schweren fetalen Hämolyse (ΔE_{450nm} für Bilirubin 24. SSW >0,3, 30. SSW >0,2, 36. SSW >0,1): **intrauterine fetale Bluttransfusion** in die Nabelschnurvene (nur in spezialisierten Zentren mögl.) mit Spenderblut der Blutgruppe 0-rh-neg., Menge als Anhalt: (SSW - 20) x 10 = ml, bis zur Geburt meist mehrfach erforderlich (alle 1-4 Wochen, 90 % Erfolgsrate)

    Bei Erreichen der 32. SSW (und vorheriger Lungenreifeinduktion) Entbindung mittels Sektio
- Geburt: Sofortabnabelung nach Entwicklung des Kindes
- Postpartal:
  - Übergabe des Kindes an den Pädiater/Neonatologen und Überwachung
  - Blutentnahme zur Bestimmung von Anti-D-Ak, Blutgruppe, des neonatalen Hb, Bilirubin, pH, Blutgase und Blutzucker zur Beurteilung des Ausgangszustandes sowie Bestimmung v. Albumin, LDH, Retikulozyten, Erythroblasten, kindliche Erythrozyten auf Ak-Beladung (direkter COOMBS-Test)
  - In den Folgetagen wiederholte Laborkontrollen auf Bilirubin, das postpartal sehr schnell ansteigen kann ⇨ bei Hyperbilirubinämie:
    - **Phototherapie** (bei Bilirubin über der physiologischen Grenze aber noch unter 1/10 des Körpergewichts in µmol/l bzw. Obergrenze bis 340 µmol/l = <20 mg/dl): Lichttherapie mit 430-490 nm Wellenlänge ⇨ Umwandlung von wasserunlöslichem unkonjugiertem Bilirubin in der bestrahlten Haut in hydrophiles Photobilirubin, das leicht ausgeschieden werden kann und nicht mehr neurotoxisch ist (Augenbinde, nur eine kleine Windel, vermehrter Flüssigkeitsbedarf, häufige Temperaturkontrollen).
    - **Austauschtransfusion** in schweren Fällen (Bilirubin >340 µmol/l = >20 mg/dl bzw. >1/10 des Körpergewichts in µmol/l bei Gewicht unter 3.400 g): Zugang über die Nabelvene unter sterilen Bedingungen, Gabe von Blutgruppe 0-rh-neg., es ist dabei das 2- bis 3fache der kindlichen Blutmenge erforderlich (kindliche Blutmenge ca. 90 ml/kgKG) um die Mehrzahl der Antikörper-besetzten kindlichen Erythrozyten zu entfernen (Austauscheffekt 90 %).

Prog: Bei sorgfältiger Rh-Prophylaxe sollte es nur noch selten zu einer Sensibilisierung kommen. Durch die zusätzlich eingeführte Rh-Prophylaxe in der 28. SSW zusammen mit der Anti-D-Gabe direkt nach der Geburt wird heute eine **Risikoreduktion um 99 %** erreicht.
Unbehandelt bei Hydrops fetalis od. Kernikterus ist die Prog. schlecht (Kinder mit Enzephalopathie sterben oft schon intrauterin bzw. wenige Mon. p.p.).
AB0- od. Inkompatibilität anderer Blutgruppensysteme zeigen meist nur geringe Symptome.

Kompl: * Postpartale Hypoglykämieneigung
* **Kernikterus** (Syn: Bilirubinenzephalopathie, s.o., Kap. Hyperbilirubinämie)

Op: * Amniozentese: kann zur Boosterung der Antikörper führen
* Intrauterine Bluttransfusion: Abortrisiko, Fehlpunktion, Infektion durch das Spenderblut (getestet wird auf Hepatitis B/C, Zytomegalie, HIV, es bleibt jedoch ein Restrisiko, z.B. für HIV v. 1/1,1 Mio.)
* Postpartale Austauschtransfusion: Blutdruckschwankungen, Volumenüberladung, Gerinnungsstörungen, Thrombose, Azidose, Hyperkaliämie, Hypokalzämie, Infektionen, Katheterkomplikationen, Sepsis

Proph: ♥ Bei rh-neg. Mutter ohne nachweisbare Anti-D-Antikörper: **Rh-Prophylaxe** (Syn: Anti-D-Prophylaxe) mit 1.650 I.E. (= 330 µg) Anti-D-Immunglobulin i.m. (Partobulin®) in der 28. SSW (zur Verhinderung einer Sensibilisierung während der Schwangerschaft) und in der 40. SSW bzw. direkt nach der Geburt od. Abort/Schwangerschaftsabbruch/Extrauteringravidität (bis max. 72 Std.) sowie immer nach einem diagnostischen Eingriff (Amniozentese, Chorionzottenbiopsie) od. bei Blutungen in der Schwangerschaft (bei Persistenz alle 12 Wo.)

DD: – Icterus neonatorum (physiologische Hyperbilirubinämie) und Hyperbilirubinämie des Neugeborenen wegen anderer Ursache (Gesamtbilirubin >15 mg/dl, s.o.)
– Sämtliche Neugeborenenanämien (Thalassämie, Kugelzellenanämie), Lebererkrankungen
– Morbus haemorrhagicus neonatorum, neonatale Alloimmunthrombozytopenie (s.u., Kap. Hämatologie)

MEKONIUMASPIRATIONSSYNDROM

Syn: MAS, Mekoniumaspiration durch das Neugeborene, Kindspechaspiration, engl. meconium aspiration syndrome, ICD-10: P24.0

Ät: Risikofaktoren für eine Mekoniumaspiration sind:
- Pränatale Infektion
- Mütterliche Erkrankungen (z.B. Bluthochdruck, Diabetes mellitus), Drogenkonsum der Mutter (Kokain, Nikotin, Alkohol)
- Kindliche Fehlbildungen oder intrauterine Wachstumsretardierung
- Schwieriger, prolongierter Geburtsverlauf

Path: ♦ Komplikation einer **intrauterinen kindlichen Asphyxie** (fetaler Stress, Hypoxie und Azidose) ⇨ Darmischämie und Hyperperistaltik ⇨ frühzeitiger **Mekoniumabgang** (Mekonium = „Kindspech", Darminhalt des Feten, intrauterin gebildet aus eingedickter Galle, Fruchtwasser, Epithelien, Zellresten, Lanugohaaren) ins Fruchtwasser. Die **Mekoniumaspiration** in die **Lungen** des Feten kann schon in uteri stattfinden, häufiger jedoch unter der Geburt ⇨ Verlegung von Bronchus, Bronchioli u. Alveolen.
♦ Komplikationen: **Atelektasen**, überblähte emphysematöse Areale, interstitielles Emphysem, **Pneumonie**, Inaktivierung des Surfactantsystems, intrapulmonale Shuntbildung mit mögl. persistierender fetaler Zirkulation (persistierende pulmonale Hypertonie)

Epid: ◊ Ca. 10 % der Neugeborenen werden aus mekoniumhaltigem Fruchtwasser geboren, 1 % entwickeln ein Mekoniumaspirationssyndrom
◊ Betroffen sind insb. reife u. hypotrophe sowie **übertragene** Neugeborene

Klin: Intrauterine Warnzeichen:

⇒ Silente Kurve im CTG (=Oszillationstyp 0, Schwankungen der basalen Herzfrequenz <5/Min.), Bradykardie (Herzfrequenz <120/Min.), prolongierte Dezelerationen

⇒ Prolongierte Geburt

Neugeborenes: Symptome sind abhängig von dem Schweregrad der intrauterinen Asphyxie (= pränatale Schädigung) u. der aspirierten Mekoniummenge

⇒ Äußere Zeichen: Haut ist mit Mekonium bedeckt, Fingernägel, Nabelschnur u. Fruchtwasser ggf. grünlich eingefärbt, Mekonium im Rachenraum

⇒ Direkt postnatal: APGAR 0-4, fehlende Atmung od. Schnappatmung, Einziehungen

⇒ Bei vorhandener Spontanatmung: **Tachypnoe**, ausgeprägte Dyspnoezeichen, trotz Atmung Hypoxie, **Zyanose**, Azidose

⇒ **Bradykardie**, Hypotonie, schlaffer Muskeltonus, Schock

Diag:
1. Anamnese (Schwangerschafts- u. Geburtsverlauf, grünliches Fruchtwasser) und klinische Untersuchung
2. Röntgen-Thorax: dichte, fleckige Infiltrate u. Atelektasen, ggf. extraalveoläre Luftansammlungen und überblähte Areale

Ther:
- Bei intrauterinen Warnzeichen sofortige Geburt/**Notfallsektio**
- Direkt postnatal: bei vitalem Kind keine zusätzlichen Maßnahmen, bei avitalem Kind oropharyngeales und endotracheales **Absaugen** (möglichst vor dem ersten Atemzug), ggf. Intubation, Reanimationsmaßnahmen, tracheobronchiale Lavage (NaCl-Lösung) u. Gabe von Surfactant-Lösung, maschinelle Beatmung
- Verlegung in eine neonatologische Intensivstation (wegen der mögl. Kompl.)

Prog: Letalität 5-10 %

Kompl:
* **Aspirationspneumonie** nach 1-2 Tagen ("chemische" Pneumonie), bakterielle Superinfektion
* Entwicklung eines **Spannungspneumothorax**, Pneumomediastinum
* **Persistierende fetale Zirkulation** (Hypoxie ⇨ Azidose ⇨ pulmonale Vasokonstriktion): pulmonale Hypertonie, intrapulmonale Shunts, offenes Foramen ovale, persistierender Ductus arteriosus Botalli ⇨ persistierender Rechts-Links-Shunt (⇨ Hypoxie, Azidose und damit Circulus vitiosus). Ther: Intubation, Beatmung mit leichter Hyperventilation (Ziel: p_aCO_2 <35 mmHg), ggf. NO-Gabe, Prostacyclin, Ultima ratio ECMO (= extracorporale Membranoxygenierung)

Proph: ♥ Bei V.a. intrauterine Hypoxie ⇨ fetales Monitoring (CTG, fetale Blutgasanalyse), Übertragung vermeiden (rechtzeitige Geburtseinleitung)

DD:
- Lungenhypoplasie, Larynxhypoplasie, subglottische Stenose
- Rechts-Links-Shunt: intrapulmonale Kurzschlussverbindungen, angeborene Herzfehler

OMPHALOZELE

Syn: Nabelschnurbruch, Exomphalos, Hernia funiculi umbilicalis, engl. omphalocele, congenital umbilical hernia, ICD-10: Q79.2

Def: Kongenitale **Hemmungsmissbildung der Bauchdecke**, bei der die Baucheingeweide eine extraperitoneale Lage beibehalten (meist Dünn- u. Dickdarm, Teile der Leber). Sie liegen im Nabelschnuransatz in einem von Amnion überzogenen **Bruchsack**, der innen mit Peritoneum ausgekleidet ist.

Zusätzliche Missbildungen sind häufig: Rotationsstörung des Darmes, Darmatresien, Pylorusstenose, MECKEL-Divertikel, EMG-Syndrom [= Exomphalos-Makroglossie-Gigantismus-Syndrom = WIEDEMANN-BECKWITH-Syndrom]

Epid: Häufigkeit: 2/10.000 Geburten

Diag: Der Bauchwanddefekt wird heute meist bereits **pränatal** (bei den Schwangerschaftsvorsorgeuntersuchungen) in der **Sonographie** entdeckt ⇨ Verlegung der Schwangeren zur Geburt in ein Zentrum mit kinderchirurgischer Abteilung.

Ther:
- Bei pränatal bekanntem Defekt Entbindung mittels **Sektio** in der 36.-37. SSW
  Bauch des Neugeborenen nach der Geburt sofort steril abdecken, dann sofortige Übergabe an den Kinderchirurgen
- Konservativ: sehr kleine Omphalozelen ⇨ Povidon-Pinselungen (Betaisodona®)
- Operativ: Ind: alle größeren Omphalozelen, Op zum **frühest** möglichen Zeitpunkt
  - Eröffnung und Resektion des Omphalozelensacks, Erweiterung des Defektes und Mobilisierung der Bauchdecken
  - Primärverschluss der Bruchpforten durch Naht der muskuloaponeurotischen Bauchdecken
  - Bei sehr großen Omphalozelen kann ein Primärverschluss auch unmöglich sein, da der erhöhte Bauchinnendruck dann die abdominelle Perfusion und die Atmung beeinträchtigen würde ⇨ mehrzeitige Op erforderlich: in der erster Op Deckung mit einem Kunststoffnetz (Gore-Tex®, früher auch mit Amnion oder lyophilisierter Dura). Nach einigen Wochen mit zunehmendem Wachstum des Säuglings dann Verschluss der Bauchdecke bzw. Bauchhöhlenerweiterungsplastik.

Prog: Letalität 3-7 % (erhöht bei zusätzlichen Fehlbildungen)

Kompl:
* Ligatur von vorliegendem Darm beim Abnabeln
* Ruptur der Omphalozele ⇨ Infektion
* Peritonitisgefahr bei der Mumifikation des Nabelschnurrests
* Zusätzliche Darmfehlbildungen, z.B. Dünndarmatresie

Op:
* Ileus, Volvulus
* Darmperforation, Darmnekrose, Darmfistel
* Wundrandinfektion, Peritonitis, Sepsis
* Längere intestinale Dysfunktion (für einige Wochen ist daher meist eine parenterale Ernährung erforderlich)
* Narbenhernie

DD:
- **Gastroschisis** (Syn: Laparoschisis, Bauchspalte): Prolaps von Darmanteilen durch eine Lücke (meist rechtsseitig) neben dem Nabel, Häufigkeit: 1/10.000, häufig bei Frühgeborenen, Ther: wie bei der Omphalozele
- Urachusfistel (Syn: Vesikoumbilikalfistel, persistierender Urachus): Involutionsfehlbildung des Urachus, der als embryonaler Allantoisgang vom Blasenscheitel zum Nabel zieht
  Klin: nässender Nabel, Granulombildung am Nabelgrund
  Ther: Exzision des Ganges
- Nabelfisteln: Involutionsfehlbildung des Duct.omphaloentericus (s.u., Kap. Verdauungstrakt, MECKEL-Divertikel)
- Nabelhernie (Hernia umbilicalis, Nabelbruch, Umbilikalhernie, ICD-10: K42): bei Geburt physiologisch u. bei kleinen Nabelhernien bis zum 2. Lj. ohne Krankheitswert (spontane Rückbildung)
  Prädisp.: Frühgeburtlichkeit, Passagestörungen des Darms, starke Bauchpresse durch Husten u. vermehrtes Schreien
  Klin: Vorwölbung im Nabelbereich, meist ohne Beschwerden (Bruchsack kann Darmanteile enthalten ⇨ Inkarzerationsgefahr)
  Ther: Bruchsack aufsuchen und abtragen, Lücke der Bauchdecke wird mit resorbierbarem Nahtmaterial quer geschlossen
- Paraumbilikalhernie: Faszienlücke außerhalb des Nabelringes

ZWERCHFELLHERNIE

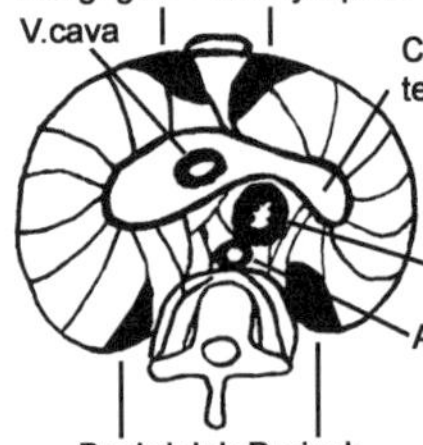

Syn: Hernia diaphragmatica, Enterothorax, engl. congenital diaphragmatic hernia, ICD-10: Q79.0

Anatomie: Das Zwerchfells entwickelt sich in der **8.-10. SSW**, hierbei kann es zu einer Lücke im Zwerchfell kommen ⇨ später Verlagerung von Bauchorganen in den Brustkorb mögl.

Ät: Zwerchfelldefekte und -aplasien durch **kongenitale Hemmung** in der Ausbildung der Pleuraperitonealfalte, Löcher im Centrum tendineum = Foramen phrenicum congenitale persistens

Path: Pränataler Defekt im Zwerchfell ⇨ Verlagerung sämtlicher Bauchorgane in die Thoraxhöhle mögl. ⇨ **Lungenkompression** und Herzverlagerung ⇨ schwere **respiratorische** (Lungenhypoplasie) u. **kardiozirkulatorische Insuffizienz** (persistierende fetale Zirkulation)

Epid: ◊ Häufigkeit: angeborene Zwerchfellhernien bei 4/10.000 Neugeborenen
◊ Lok: Lücke in 90 % d.F. **linksseitig**

Klin: ⇒ Kleine Zwerchfellhernien können je nach Größe zunächst asymptomatisch sein
⇒ Zunehmende **Atemnot**, **Zyanose**, Schocksymptomatik
⇒ Asymmetrischer Thorax, keine/kaum sichtbare Atemexkursionen
⇒ Passagestörung durch Torsion oder Abknickung der prolabierten Eingeweide (Erbrechen, Stuhl- u. Windverhalt, Blutung, Ileus), eingesunkenes (leeres) Abdomen

Diag:
1. Anamnese (pränatale Sonographiebefunde) und klinische Untersuchung: fehlende od. abgeschwächte Atemgeräusche, Herztonverlagerung, ggf. **Darmgeräusche** über dem Thorax auskultierbar
2. Sonographie des Fetus: heute im Feinultraschall bereits früh erkennbar, ob vorgeburtlich eine Intervention nötig ist, ab der 32. SSW sehr genaue Abschätzung mögl., ggf. zusätzlich auch MRT durchführen. Zur Prognoseabschätzung eignet sich die LHR (= Lung-to-Head-Ratio: Größe der vorhandenen Restlungenfläche im Verhältnis zum Kopfumfang, schlechte bis infauste Prog. bei <1, gute Prog. bei >1,4)
3. Röntgen-Thorax/Abdomen: Unterbrechung der Zwerchfellkontur, abdominelle Organe liegen thorakal (insb. die luftgefüllten Darmschlingen sind gut zu erkennen), Mediastinalverlagerung

Ther:
- Ist der Defekt bereits pränatal bekannt, Verlegung der Mutter in ein perinatales Zentrum mit Kinderchirurgie. Entbindung per Sektio.
- Keine primäre Maskenbeatmung (Gefahr der weiteren Aufblähung v. Magen u. Darm), sofortige Intubation, lungenschonende Beatmung, offene Magensonde, erhöhte Lagerung auf die vom Enterothorax betroffene Seite, intensivmedizinische Überwachung. Bei schlechter Lungenfunktion ECMO (extracorporale Membranoxygenierung, ähnlich einer Herz-Lungen-Maschine). Cave: keine blinde Pleurapunktion bei V.a. Zwerchfellhernie!
- Operativ: Ind: bei Neugeborenen **dringliche Notfallindikation**
  - Transabdominelles Vorgehen: bei Neugeborenen und Säuglingen, bei sternokostalen u. lumbokostalen Hernien ⇨ Reposition des Bruchinhaltes in die Bauchhöhle u. Verschluss durch **Naht**
  - Plastischer Zwerchfellersatz bei sehr großem Defekt mit mobilisiertem M.transversus abdominis od. einem **Kunststoffnetz** (z.B. Gore-Tex®)
  - Postoperativ: BÜLAU-Saugdrainage der entsprechenden Thoraxseite für 1-2 Tage
- Therapie (in spezialisierten Zentren, in Dtl. in Gießen) auch **in utero** möglich: Einlage eines Ballons in die Luftröhre (fetoskopischer Tracheal-Ballonverschluss zur Stimulation des Lungenwachstums) für 2 Wochen
- Selbsthilfeblog im Internet: www.zwerchfellhernie.net

<u>**Prog:**</u> Letalität: 40-50 %, abhängig vom Grad der Hypoplasie der verdrängten Lunge und den Begleitfehlbildungen sowie der optimalen chirurgischen Therapie u. Intensivmedizin
Wiederholungsrisiko bei weiteren Geburten: 2 %

<u>**Kompl:**</u>
* Kongenitale Zwerchfellhernie: meist **Lungenhypoplasie** auf der Seite der Zwerchfellhernie ⇨ postpartal vitale Bedrohung durch respiratorische Insuffizienz u. **persistierende fetale Zirkulation**
* Nach Op: Chylothorax, Ileus, Hirnblutung, chron. Lungenerkrankung (Emphysem), pulmonale Hypertonie, gastroösophagealer Reflux (75 %), Wachstumsstörungen (Trichterbrust, Skoliose, Entwicklungsverzögerung), Hörstörung (50 %)

<u>**DD:**</u>
- Relaxatio diaphragmatica (Erschlaffung des Zwerchfells, z.B. N.phrenicus-Lähmung (Zwerchfellparese) od. Hypoplasie der Zwerchfellmuskulatur) meist linksseitig ⇨ Ther: Zwerchfellraffung, ggf. Muskelplastik aus M.latissimus dorsi
- <u>Raumforderungen mediastinal:</u> Lungen- od. Pleuratumoren, Pleuraempyem, Lungenabszesse, Perikarderkrankungen, primäre Zwerchfelltumoren (Lipome, Fibrome, Sarkome)
- <u>Erworbene Hernien (Kinder/Erwachsene, ICD-10: K44.9):</u> Hernie am Hiatus oesophageus (= **Hiatushernie**), Klin: Symptome einer Refluxkrankheit, schlaffes („atonisches") Erbrechen, postprandiale, retrosternale Schmerzen, Völlegefühl, Aufstoßen und Übelkeit, Aspirationspneumonie möglich. Ther: halbsitzende Lagerung des Säuglings, häufige und kleine, leicht angedickte Mahlzeiten, Rückbildung der Beschwerden im Verlauf des 1. Lj. mögl., sonst ggf. Op Fundoplicatio (Magenmanschette), Gastropexie/Fundopexie od. Hiatoplastik (Verengung des Hiatus oesophageus im Zwerchfell)
- Hernie an den bindegewebig verschlossenen Lücken (MORGAGNI-Hernie, LARREY-Hernie, BOCHDALEK-Hernie), Hernien durch das Foramen V.cavae od. den Hiatus aorticus
- Traumatische "Hernien" (Prolaps): **Zwerchfellruptur** durch stumpfes Bauchtrauma, ohne peritonealen Bruchsack, meist links (90-95 %), da die Leber die re. Seite „schützt". Locus minoris resistentiae: Centrum tendineum
- Entzündliche Zwerchfellhernie

LIPPEN-KIEFER-GAUMENSPALTEN

<u>**Ät:**</u>
- Erbliche Disposition (Wiederholungsrisiko bei betroffenen Verwandten 1. Grades: 4 %), bekannte od. vermutete Gendefekte auf Chrom. 8, 1, 10 u. 17
- Embryopathie, Virusinfektion, Intoxikationen, Hypoxie, Medikamente (Zytostatika, Phenytoin, Glukokortikoide), Nikotin, Vitaminmangel, Überdosen von Vit. A u. E, ionisierende Strahlung
- Amniotische Membranen/Stränge (entstehen durch Ruptur des Amnions, selten: 1/10.000 Schwangerschaften), die mit dem Fetus verwachsen und durch Traktion zu Lippen-Kiefer-Gaumenspalten oder Enzephalozelen führen
- Risikozunahme beim ungeborenen Kind bei höherem Lebensalter von Mutter od./und Vater

<u>**Path:**</u>
- ♦ **Ein- oder beidseitige Hemmungsfehlbildung** seitlich der Mittellinie bei der Verschmelzung der Gesichtsfortsätze in der 5.-8. Embryonalwoche. Die linke Seite ist dabei doppelt so häufig betroffen wie die rechte Seite.
- ♦ Häufig in **Kombination mit anderen Fehlbildungssyndromen**: PIERRE-ROBIN-Syndrom/Sequenz (Mikrogenie, Glossoptose und Gaumenspalte, s.u.), verkürztes Zungenbändchen (Ankyloglosson), Retroposition der Mandibula, Mittelohrzysten
- ♦ Kiefer- und Gaumenspalten haben Verbindung zum Nasenraum ⇨ Phonationsstörungen

<u>**Epid:**</u>
- ◊ <u>Häufigkeit:</u> 0,8 % (Gaumenspalten) bis 3 % (Lippenspalten) aller Neugeborenen
- ◊ m > w (3:2), in Deutschland ca. 1.400 Fälle/Jahr
- ◊ Häufigste angeborene Fehlbildung des Kopfes und des Halses, zweithäufigste angeborene Anomalie des Körpers (nach den Gliedmaßenfehlbildungen)

<u>**Etlg:**</u>
- # <u>**Lippenspalte**</u> (Syn: Cheiloschisis, Labium fissum, Labium leporinum, "Hasenscharte"): Nichtverwachsensein der O-Lippe, meist seitl. der Mittellinie, ICD-10: Q36.-
- # <u>Kieferspalte</u> (Syn: Gnathoschisis)
- # <u>Lippen-Kieferspalte</u> (Syn: Cheilognathoschisis, ICD-10: Q37.-)

Gaumenspalte (Syn: Palatoschisis, Uranoschisis, Uranokoloboma, Palatum fissum, engl. cleft palate, ICD-10: Q35.-): Spalte des hinteren embryonalen Gaumens
- Nur weicher Gaumen betroffen (Velumspalte)
- Weicher und harter Gaumen betroffen (typische Gaumenspalte)

Lippen-Kiefer-Gaumenspalte (Syn: LKG-Spalte, Cheilognathopalatoschisis, "Wolfsrachen", ICD-10: Q37.4): Spalte des vorderen und hinteren embryonalen Gaumens

Zur klinischen Klassifizierung wird der LAHS-Kode benutzt:
L = Lippenspalte, **A** = Kieferspalte (Alveolus), **H** = Hartgaumenspalte, **S** = Segelspalte. Nicht betroffene Teile haben ein Minuszeichen, der li. Teil des Kodes bezeichnet die re. Gesichtshälfte u. umgekehrt. Beispiele: isolierte Lippenspalte rechts L - - - - - -, Spalte des harten u. weichen Gaumens mit beidseitiger Lippen-Kieferspalte L A H S H A L, Abb.-Bsp.: einseitige Lippen-Kiefer-Gaumenspalte links

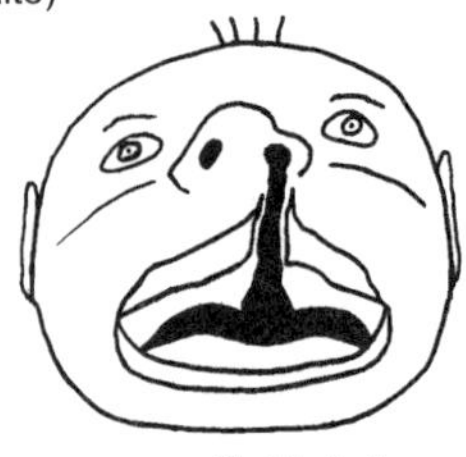

- - - S H A L

Gesichtsspalten (selten, 0,5/10.000 Geburten):
- Schräge Gesichtsspalte (Syn: Meloschisis): Wangenspalte (zw. O-Lippe und Auge)
- Quere Gesichtsspalte (Syn: Makrostoma): Vergrößerung (meist einseitig) der Mundspalte zwischen Ober- und Unterkieferfortsatz

Diag:
1. Typisches klinisches Bild
2. Vorgeburtliche Diagnostik heute mit Ultraschallfeindiagnostik (**3D-Ultraschall**) mögl.
3. Präoperative Mindestforderung: Körpergewicht >4,5 kg, Alter >10. Wo., Hb >10,0 g/dl

Ther:
- Neugeborene: bei LKG-Spalte ist nach der Geburt die Einlage eines Obturators (Kunststoff-Gaumenplatte) erforderlich, damit das Trinken mögl. ist
- Operativ:
  - Lippenplastik (Op ab 3. Lebensmonat): Z-, W- oder O-förmige Schnittführung um den Defekt herum, exakte Ausrichtung, Zusammenführung und Naht des Lippenrots
  - Op bei Gaumenspalte nur am weichen Gaumen mit Veloplastik im ersten Lebensjahr
  - LKG-Spalten: Lippenplastik + Verschluss des weichen Gaumens mit 3-4 Monaten, dann je nach Befund Urano-/Pharyngoplastik (Op am harten Gaumen/Kiefer im 2.-4. Lj. oder auch im 8. Lj. vor Durchbruch der Eckzähne) mit **Osteoplastik** (= Verschluss der Spalte unter Verwendung eines Knochentransplantates aus Beckenkammspongiosa).
- **Logopädische Übungsbehandlung** zur Sprachförderung
- **Kieferorthopädische Korrekturen**/Operationen der meistens vorhandenen Kieferanomalien im Jugendalter (nach Abschluss der Dentition der bleibenden Zähne, ca. 11. Lj.)
- Kosmetische Operationen, prothetischer Zahnersatz im Jugend- und Erwachsenenalter je nach Befund notwendig
- Informationen: Dt. Gesellschaft für plastische und Wiederherstellungschirurgie, Kösliner Str. 12, 38642 Goslar und Selbsthilfevereinigung für Lippen-Gaumen-Fehlbildungen e.V., Hauptstr. 184, 35625 Hüttenberg, Tel.: 06403 5575, Internet: www.lkg-selbsthilfe.de

Prog: gut, abhängig von der Güte und dem richtigen Zeitpunkt der Operationen

Kompl:
* Erhebliche **Ernährungsschwierigkeiten des Neugeborenen**, insb. bei nicht intaktem Gaumen (kein Saugen mögl.)
* **Infektanfälligkeit** des Respirations- und Verdauungstraktes
* Bei Gaumenspalten häufig Mittelohrerkrankungen wegen der **gestörten Tubenfunktion** ⇨ **Hörminderung**, Sero-/Mukotympanon, Otitis media, Adhäsionen, Retraktionen, Cholesteatom ⇨ Ther: Paukenröhrchen zur Belüftung
* **Sprechstörungen** (Rhinophonia aperta, Palatolalie)
* Defekte in der Zahnreihe/Zahnbogen und Zahnentwicklung, Dysgnathie

Op: * Deformitäten, Wachstumsstörungen

Proph: ♥ Eine prophylaktische Gabe von Vit. B_1 in den ersten 2 Schwangerschaftsmonaten soll die Inzidenz von Spaltenbildungen senken. Außerdem Vermeidung von Alkohol, Nikotin, Drogen und Medikamenten während der Schwangerschaft.

DD:
- Lippen- / Kieferkerbe (Mikro-Form, keine Spaltbildung)
- Mediane (falsche) Oberlippenspalte
- Gesichtsspalte ohne topographische Zuordnung zu einer Hemmungsfehlbildung der Fortsatzverschmelzung, z.B. mittlere Unterlippen- oder Nasenspalte
- PIERRE-ROBIN-Syndrom: embryonales Fehlbildungssyndrom mit Mikrogenie, großer nach hinten fallender Zunge u. Gaumenspalte

PIERRE-ROBIN-SYNDROM

Syn: ROBIN-Syndrom, PIERRE-ROBIN-Sequenz, ICD-10: Q87.0

Ät:
- Embryonale Entwicklungsstörung: teilweise erblich, chromosomale Veränderungen, teratogene Schädigung, z.B. durch Vit.-A-Überdosierung, fetales Alkoholsyndrom, Oligohydramnion
- In Kombination mit weiteren Fehlbildungssyndromen mögl.:
  - STICKLER-Syndrom (Kombination in 1/3 d.F., aut.-dom. erblich): Kurzsichtigkeit, Netzhautablösung, Katarakt, Hörverlust, Gelenkveränderungen
  - Velokardiofaziales Syndrom (DIGEORGE-Syndrom, Mikrodeletionssyndrom Chrom. 22q11) mit Herzfehler, fazialen Dysmorphien und T-Zell-Immundefekt
  - TREACHER-COLLINS-Syndrom: schrägstehende Lidspalten, Ohrfehlbildungen
  - WEISSENBACHER-ZWEYMÜLLER-Phänotyp: Minderwuchs, Skelettanomalien

Epid: Häufigkeit: 1/10.000 Geburten (ca. 400 Kinder/Jahr in Deutschland), w > m (3:2)

Klin: Typisches Bild (klinische Diagnose), variiert jedoch im Schweregrad:
⇒ **Mikrogenie** (kleiner Unterkiefer) u. mandibuläre Retrognathie (fliehendes Kinn)
⇒ **Glossoptose** (in den Rachen verlagerte Zunge)
⇒ U-förmige **Gaumenspalte** (in 2/3 d.F)

Ther:
- In ersten Lebenswochen: Monitoring der Vitalfunktionen (insb. nachts, um Apnoen sofort zu erkennen), konsequentes **Freihalten der Atemwege**: bei geringem Befund durch Bauchlagerung (Zunge fällt nach vorne), sonst mit spezieller **Gaumenplatte** oder Unterkiefer-Drahtextension. Selten auch Tracheostomie u. Gastrostomie erforderlich.
- Orofaziale Therapie nach CASTILLO-MORALES zum Training der Zungenfunktion und Unterstützung bei oraler Nahrungsaufnahme, Logopädie
- Operativ: Korrektur der Gaumenspalte (s.o.)

Prog: meist gut

Kompl:
* **Verlegung der Atemwege** durch die große nach hinten fallende Zunge mögl. ⇨ Cave: Erstickungsanfälle bis zum Tod ⇨ Rückenlage vermeiden
* **Trinkprobleme** u. Schluckstörung ⇨ mangelnde Gewichtszunahme, **Aspirationsgefahr**, vermehrtes Erbrechen
* HNO-Erkrankungen: rezidivierende Infektionen, Ohrergüsse, Hörprobleme
* Sprechprobleme: hypernasaler Stimmklang aufgrund der Gaumenspalte u. Glossoptose
* Zahnfehlstellungen

MEKONIUMILEUS

Syn: Engl. meconium ileus, ICD-10: P75* (E84.1+)

Anatomie: Das Mekonium (sog. Kindspech) ist der **erste Stuhlgang des Neugeborenen**. Er setzt sich aus intrauterin gebildetem Stuhl zusammen und ist aufgrund des hohen Biliverdingehalts schwärzlich-grün gefärbt.

Ät:
- Früheste Manifestation einer **Mukoviszidose** (Syn: zystische Fibrose, aut.-rez. vererbt, Chrom. 7, s.u., Kap. Stoffwechselstörungen), häufigste Ursache für einen Mekoniumileus
- Darmatresien, Volvulus
- Nekrotisierende Enterokolitis

Path:
- ♦ Mukoviszidose: erhöhte Viskosität des mukösen Drüsensekrets u. verminderte Resorption intestinaler Sekrete durch das Fehlen der Pankreasenzyme ⇨ zähklebriges Mekonium
- ♦ Lok: Verschluss im **terminalen Ileum**, Dilatation der proximalen Dünndarmabschnitte

Epid: Mukoviszidose: 5/10.000 Kinder betroffen, 10-15 % davon entwickeln einen Mekoniumileus als Neugeborene

Klin:
- ⇒ Pränatale Sonographie: aufgetriebener Bauch, Polyhydramnion
- ⇒ Neugeborenenileus: **fehlender Mekoniumabgang**, aufgetriebenes Abdomen in den ersten Lebenstagen, galliges-, ggf. fäkulentes Erbrechen

Diag:
1. Anamnese und klinische Untersuchung: tastbare Mekoniummassen im Abdomen, vermehrte Darmperistaltik
   Rektal-digital: normaler, kleiner Anus, aber fehlender Stuhl im Enddarm
2. Röntgen: Abdomenübersicht im Hängen ⇨ geblähtes Jejunum, fleckige Verschattungen mit Luftbläschen (meist keine Spiegel), ggf. Kolon-KE zur Diag. u. Ther., das Kolon ist insg. eher klein = Mikrokolon
3. Bei V.a. Mukoviszidose: Schweißtest ⇨ erhöhter NaCl-Gehalt im Schweiß ist beweisend
   Bei der **U2** IRT-Test (immunreaktives Trypsin im Blut) ⇨ Ausschluss bzw. frühere Diagnose einer Mukoviszidose mögl. (bei erhöhter Konzentration weitere Diagnostik).

Ther:
- Konservativ: nur beim unkomplizierten Mekoniumileus od. Mekoniumpfropfsyndrom indiziert: (Gastrografin- od.) N-Acetylcystein-Einlauf zur (Diagnostik und) Therapie, Pankreasenzyme
- Operativ: Ind: Versagen des konservativen Therapieversuches
  - Laparotomie, Resektion des veränderten Ileumabschnitts und Anlage einer Ileostomie n. BISHOP-KOOP (Ausleiten des aboralen Schenkels und End-zu-Seit-Anastomose des oralen Schenkels)
  - ggf. postoperativ Spülung des aboralen Schenkels
- Behandlung der Grundkrankheit Mukoviszidose: Prophylaxe pulmonaler Komplikationen (Bronchiektasen), Substitution von Pankreasenzymen

Prog: Heute besser, 80-90 % der Kinder überleben das erste postoperative Jahr.

Kompl:
- ∗ Wandnekrose ⇨ Überdehnungs**perforation** (die kann auch bereits intrauterin erfolgen) ⇨ **Peritonitis**, Pneumoperitoneum, Kalzifikationen, Erythem/Ödem der Bauchwand, Venenzeichnung über dem Abdomen, Hypovolämie
  Ther: operative Revision fast immer nötig, primär meist Anlage einer doppelläufigen Enterostomie (damit ist auch der aborale Schenkel ausgeschaltet), Letalität: 30-40 %
- ∗ Mekoniumvolvulus einer Dünndarmschlinge
- ∗ Sekundäre Atresien durch Nekrose der Darmwand
- ∗ Einlauf: Gefahr der Perforation, Kreislaufzentralisation

DD:
- **Mekoniumpfropfsyndrom** (verzögerte Passage u. Mekoniumverhärtung unklarer Genese) ⇨ Ther: N-Acetylcystein-Einlauf
- Andere intestinale Ileusursachen, z.B. Dünndarmatresie, kongenitales Megakolon, Darmlageanomalien

PLÖTZLICHER KINDSTOD

Syn: Plötzlicher Säuglingstod, Krippentod, engl. sudden infant death syndrome (**SIDS**), ICD-10: R95.9 (mit Obduktion R95.0)

Def: Plötzlicher Tod im 1. Lj. ohne erkennbare Ursache (letztlich eine Ausschlussdiagnose). Nach dem 1. Lj. wird dies SUDC (sudden unexplained death in childhood) genannt.

Ät:
- Meist keine erkennbare Ursache (Tod im Schlaf, meist in den frühen Morgenstunden)
- Erhöhtes Risiko: junge Mutter (<20. Lj.), **Rauchen** während der Schwangerschaft, **Drogen** od. Geschlechtskrankheiten, Flaschennahrung (= **nicht gestillte** Kinder), rauchende Eltern
  Risikogruppen: Mehrlingsgeburten, **Frühgeburtlichkeit**, niedriges Geburtsgewicht (<2.000 g), mehrere ältere Geschwister, sozial benachteiligte Familien, alleinerziehende Mutter
  Kind: **Schlafen in Bauchlage** (80 % d.F. in Bauchlage, zu weiche Unterlage) oder Seitenlage, **Überwärmung**, vorangegangene Erkältungskrankheit (daher 2/3 der Fälle in den Wintermonaten), gastroösophagealer Reflux
- Genetische Disposition (kardiale Ionenkanalerkrankungen, Long-QT-Syndrome s.u.)

Path:
- ♦ Es gibt sehr viele Theorien zu diesem Krankheitsbild, z.B. Verlegung der Atemwege, Unreife des Atemzentrums (gestörte Arousability), Unreife der Temperaturregulation, Bradykardie, gestörter intrakranieller Blutfluss (A.-basilaris-Minderperfusion bei Kopfrotation in Bauchlage), Serotoninmangel im Hirnstamm, verminderte Butyrylcholinesterase.
- ♦ Vermutlich multifaktorielles Geschehen mit endogenen u. exogenen Faktoren

Epid:
- ◊ Altersgipfel **1.-5. Lebensmonat** (80 % d.F., selten nach dem 1. Lj.)
- ◊ Häufigkeit: 0,42/1.000 Lebendgeborenen, Tendenz seit Jahren fallend (Aufklärungserfolg), ca. 120 Todesfälle/Jahr in Deutschland
- ◊ M > w (60 % sind männliche Säuglinge)

Ther:
- Aufklärung: allgemeine **Prophylaxe** durch Schlafen in **Rückenlage**, keine Kissen, Spielzeuge, Kuscheltiere, Mützen od. Zudecken im Kinderbett verwenden (sondern **Schlafsack**), Schlafen im elterlichen Schlafzimmer (in einem getrennten **eigenen Bett**), Raumtemperatur ca. 18° C, **rauchfreie Umgebung** (also auch Nikotinverzicht des Vaters!), **Stillen**, Saugen an einem Schnuller.
- Kardiopulmonale Reanimation im Säuglingsalter ⇨ bei anhaltender Erfolglosigkeit ist nach 30-60 Min. ein Abbruch gerechtfertigt.
- Todesbescheinigung: bei V.a. SIDS immer „Todesursache ungeklärt“ ankreuzen!
  Obduktion durchführen, um eine **organische Erkrankung** (s. DD) od. einen nichtnatürlichen Tod (Kindesmisshandlung) **auszuschließen**.
- Selbsthilfegruppen: GEPS Deutschland e.V., Fallingbosteler Str. 20, 30625 Hannover, Tel./Fax: 0511 8386202, Internet: www.geps-deutschland.de

Proph:
- ♥ Merksatz: **die 3 "R"**: **Rückenlage** zum Schlafen, **richtiges Bett**, **rauchfreie** Umgebung
- ♥ Bei Kindern mit zentralen Störungen od. rezidivierenden Apnoen (od. Geschwisterkind mit SIDS) ggf. Heimmonitorüberwachung (Herz-Atem-Monitore, die Effektivität dieser Maßnahme ist aber fraglich) u. Reanimationstraining für die Eltern

DD:
- ALTE (apparently life threatening event) / BRUE (brief resolved unexplained events): Atemstillstand, Bradykardie, Zyanose u. Muskelhypotonie ⇨ Reanimation erfolgreich mögl., das Risiko für SIDS ist dann stark erhöht. Zur Diag./Ther.: Monitoring für 4-6 Wo. durchführen.
- **Ersticken**: Erdrücken durch ein Elternteil, verheddern unter einer Decke
- **Kindesmisshandlung**, Schütteltrauma (Cave: intrakranielle Blutungen),
- Organisch: **angeborene Herzfehler** und **Herzrhythmusstörungen** (s.u., Kap. Kinderkardiologie), angeborene Stoffwechselerkrankungen
- Pertussis-Infektion (Apnoen), Sepsis, Enzephalitis, Meningoenzephalitis, Hirnblutung
- Intoxikation
- Botulismus im Säuglingsalter (Übertragung durch Honig od. Ahornsirup)
- Todesfälle durch (seltene) Medikamentennebenwirkungen (z.B. Xylometazolin Nasenspray)

INFEKTIONSKRANKHEITEN

Syn: Infektion, Infekt, engl. infectious diseases, ICD-10: A00-B99 (B99 = sonstige u. nicht näher bezeichnete Infektionskrankheit), J00-J22 (Infektionen der Atemwege)

Path:
- Infektion: Eindringen von Mikroorganismen in den Körper. Die Infektion kann dann ohne Krankheitszeichen ablaufen (= stumme Infektion, **inapparent**, stille Feiung), abortiv sein (= **subklinische** Erkrankung) od. **manifest** (= mit objektiven Krankheitszeichen) verlaufen
- Infektiosität u. Pathogenität: Fähigkeit von Erregern in einen Wirt einzudringen und eine Erkrankung des Wirts auszulösen
  Virulenz: **Aggressivität** der Erreger (besondere Fähigkeit zur Invasion und Vermehrung)
- Übertragungswege:
  - Direkt von Mensch zu Mensch oder indirekt über Tiere (mit Vektoren, z.B. bei Malaria, Gelbfieber) od. Gegenstände (Türgriffe, Nahrungsmittel, Wasser)
  - **Tröpfcheninfektion**: Einatmen infizierter Partikel (z.B. Masern, RS-Virus, Influenza-, Coronaviren), werden insb. beim Husten, Niesen, Sprechen freigesetzt
  - Kontakt-/**Schmierinfektion**: direkter Kontakt über Haut od. Schleimhäute (z.B. Rotaviren, Salmonellen, Staphylokokken)
  - Parenterale Infektion: Übertragung direkt in die Blutbahn (z.B. Hepatitis-C, HIV)
- Inkubationszeit (Syn: Latenzzeit): Zeit zwischen Eindringen des Erregers in den Körper bis zum Auftreten erster klinischer Symptome (dies kann von wenigen Stunden, z.B. bei Cholera, bis viele Jahre, z.B. bei Lepra, variieren). Bereits vor Krankheitsmanifestation kann der Pat. wiederum infektiös für andere sein (also die Ansteckung weitergeben).
- Opportunistische Infektionen: Physiologisch vorkommende Keime (primär nicht pathogen, z.B. E.coli des Darmtraktes) können bei gestörter/reduzierter Abwehrlage (z.B. Immundefekt, HIV, konsumierender Prozess, Tumorerkrankung) zu einer Erkrankung führen.

Ät:
- Viren: Etlg. nach ihren Nukleinsäuren in DNA- und RNA-Viren
  - DNA-Viren: Herpes-Viren (**Varizellen**, **EPSTEIN-BARR**, HHV-6, Zytomegalie), Adenoviren, Parvovirus B19 (Ringelröteln), Hepatitis-B-Virus, Pocken
  - RNA-Viren: **Rhinoviren**, **Rotavirus**, Masern, Mumps, Röteln, Influenza, Parainfluenza, Corona, RS-Virus, Polio, Coxsackie, ECHO, FSME, Hepatitis-A- u. -C-Virus, HIV

  Viraler Krankheitsprozess: Virusübertragung auf/in den Organismus ⇨ Befall der Zielzelle und dort intrazelluläre Virusreplikation ⇨ virämische Phase mit klinischem Krankheitsbild ⇨ Abwehr des Organismus: Bildung spezifischer Antikörper und zelluläre Immunreaktion ⇨ Ausheilung und Immunität (IgG, T-Gedächtniszellen)
- Bakterien: **Meningokokken**, Pneumokokken, Haemophilus influenzae, **Streptokokken**, Staphylokokken, **Enterobakterien** (E.coli, Salmonellen, Klebsiellen usw.), Mykobakterien (insb. TBC), Spirochäten (Borrelien, Treponema)
- Pilze: Dermatomykosen (Tinea), Candida-, Aspergillus-, Cryptococcus-, Coccidien-Mykose
- Parasiten: **Läuse**, Flöhe, Wanzen, Milben (insb. Scabies), Helminthen (Würmer)
- Protozoen: Plasmodien (Malaria), Toxoplasmose, Amöben, Kryptosporidien, Trichomonaden

Epid:
- ◊ Infektionserkrankungen sind die **häufigsten** Krankheiten im Kindesalter überhaupt.
- ◊ Kontagiosität (Übertragbarkeit/Ansteckungsfähigkeit einer Erkrankung) und **Kontagionsindex**: Zahl der (erkennbar od. nicht erkennbar) Erkrankten auf 100 mit einem Erreger exponierte Personen (wird von 0-1 angegeben, z.B. Masern fast 1 = fast 100 % der Kinder, die mit Masern in Kontakt kommen, infizieren sich auch)
  Manifestationsindex: Zahl der tatsächlich sichtbar Erkrankten von 100 Infizierten (z.B. Masern 0,95 = 95% der Kinder, die mit Masern in Kontakt kommen, erkranken auch)
  Basisreproduktionszahl (R_0-Wert): Ausbreitung einer Seuche bei >1 (= eine Person steckt mehr als eine Person an, Spitzenreiter ist wieder Masern mit einem R-Wert von ca. 18)
- ◊ Ausbreitungsbegriffe in der Epidemiologie:
  - **Endemie**: ständiges Vorkommen einer Erkrankung in einem bestimmten Gebiet (z.B. FSME im südlichen Baden-Württemberg, Malaria in den Tropen)

- **Epidemie**: hohe Erkrankungszahl, örtlich und zeitlich begrenzt (z.B. Masernausbruch an einer Schule, Norovirus-Durchfallerkrankung auf einem Kreuzfahrtschiff)
- **Pandemie**: Epidemie über Länder od. Kontinente hinweg (z.B. Influenza, „Schweinegrippe" im Jahr 2009, SARS-CoV-2 im Jahr 2020-22)

◊ Nosokomiale Infektionen (= während eines Krankenhausaufenthaltes erworbene): geschätzt 5-8 % aller stationär aufgenommener Kinder erkranken an nosokomialen Infektionen. Besonderes Risiko bei gestörter Abwehrlage (insb. Frühgeborene, Immunsuppression), invasiven diagnostischen od. operativen Eingriffen.
Hauptübertragungsweg: **Hände des Personals!** durch mangelnde Hygiene

◊ Meldepflichtige Infektionskrankheiten im Kindesalter (gem. § 6 u. 7 IfSG):

- Namentlich bei Krankheitsverdacht, Erkrankung od. Tod an: **Masern**, **Meningokokken**-Meningitis/-Sepsis, akuter **Virushepatitis**, Poliomyelitis, **Diphtherie**, Typhus abdominalis/Paratyphus, Botulismus, Cholera, humaner spongiformer Enzephalopathie, enteropathischem hämolytisch-urämischem Syndrom (HUS), virusbedingtem hämorrhagischem Fieber, Milzbrand, Pest, Tollwut, COVID-19, Tuberkulose (nur Erkrankung/Tod)
- Nicht-namentlich (durch das Labor) bei: **HIV**-Nachweis, Treponema pallidum (angeborene Syphilis), Röteln u. Toxoplasmose (nur bei konnataler Infektion)

Klin: Allgemeine Zeichen einer Infektionskrankheit sind

⇒ Erhöhte Temperatur (37-38 °C), mäßiges **Fieber** (38-39 °C) bis hohes Fieber (**>39 °C**)
⇒ Kopfschmerzen, **Gliederschmerzen**, Müdigkeit, Leistungsverlust
⇒ Übelkeit, Erbrechen, **Bauchschmerzen** (häufig bei Kindern auch als Mitreaktion, ohne dass eine abdominelle Primärerkrankung vorliegt), **Trinkschwäche** (bei Neugeborenen /Säuglingen), Appetitlosigkeit
⇒ **Ohrenschmerzen** (häufig bei Kindern!, insb. auch als Mitreaktion, ohne primäre Otitis)

Daneben noch spezielle Zeichen einer lokal umschriebenen Infektion:

⇒ 5 Kardinalsymptome der Entzündung: Rötung, Überwärmung, Schmerz, Schwellung und Funktionseinschränkung mit Schonhaltung. Merksatz:

Rubor, Calor, Dolor, Tumor (Ödem) und **Functio laesa**

Diag:
1. Anamnese (Beginn der Erkrankung und Entwicklung, Fieberverlauf, Miktion, bekannter Immundefekt, Frühgeborenes?) und klinische Untersuchung (Exantheme?)
2. Je nach Infektion: sterile Blutentnahme (z.B. Blutkultur), Abstriche von infizierten Wunden oder Schleimhäuten, sterile Liquorpunktion, Mittelstrahlurin od. Katheterurin, Stuhlprobe ⇨ Testen auf **Erreger und Resistenz**
   Erregernachweis: gefärbte Direktpräparate, kulturelle Anzüchtung auf Agarplatten oder in Flüssigmedien, elektronenmikroskopischer Erregernachweis (insb. für Viren), molekularbiologischer Nachweis von Erreger-Nukleinsäuren (PCR), immunologischer Antigennachweis, serologischer Antikörpernachweis (IgM u. IgG)
   Bei bakteriellen Infekten zusätzlich Test der Antibiotikaempfindlichkeit (bzw. **Resistenz** des Erregers auf einzelne Antibiotika, sog. Antibiogramm)
3. Labor: BB mit Leukozytenzahl, bzw. **Diff-BB** (Linksverschiebung, Lymphozytose), Entzündungsparameter (**CRP**, BSG, **PCT** [= Procalcitonin bei V.a. bakt. Infekt]), Urinstatus
4. Bildgebung: Röntgen, Sonographie, MRT je nach Notwendigkeit

Ther:
- Konservativ = **symptomatische Therapie**: Bettruhe, ausreichende **Flüssigkeits**- und Energiezufuhr, Fiebersenkung (eher zurückhaltend, Monotherapie, z.B. mit Paracetamol 3-4 x 10-15 mg/kgKG/Tag als Supp.), Wadenwickel (lauwarm, bei Fieber >40°)
- Virale Infektionen: Symptomatische Therapie, für einige virale Erkrankungen sind heute auch Virostatika erhältlich (s. jeweiliges Kapitel).
- Bakterielle Infektionen: Bei relevanter Infektion akut Antibiotika mit breitem Spektrum geben (zuvor Blutkultur u. Abstrich usw. entnehmen), nach Keimnachweis und Resistenzbestimmung (Antibiogramm) dann gezielte Antibiose weiterführen (s. jeweiliges Kapitel). **Eine Übersicht über die wichtigsten Antibiotika für Kinder s.u.** (Antibiotika, die für Kinder/Jugendliche kontraindiziert sind, z.B. die in der Erwachsenenmedizin häufig verwendeten Gyrasehemmer/Fluorchinolone, sind nicht aufgeführt)
- Pilzinfektionen: lokale od. systemische Antimykotika (s. jeweiliges Kapitel)
- Parasiten: lokale od. systemische Med. (s. jeweiliges Kapitel)

- Operativ: Ind: lokal begrenzte Prozesse (Abszesse)
  - Grundsatz: **Ubi pus, ibi evacua!** = Eiteransammlungen entfernen
  - Fremdkörper entfernen, Wundreinigung, Wundrevision = Öffnen und Spreizen der Wunde, Spülung, Drainage ⇨ offene Wundbehandlung bei infizierten Wunden, Ruhigstellung der entzündeten Wunde (insb. bei Lymphangitis)
  - Abstrich, Erregerbestimmung u. Antibiogramm ⇨ gezielte Antibiose
- Kindergarten- / Schulbesuch: Bei hochkontagiösen Erkrankungen (z.B. Varizellen, Masern, Läuse usw.) kein Besuch der öffentlichen Einrichtungen während der Krankheitsphase. I.d.R. fordert die Schule zur Wiederzulassung ein ärztliches Attest, dass das Kind wieder frei von ansteckenden Erkrankungen ist (Einzelheiten s. jeweilige Erkrankung).

Antibiotikum	Applikation	Dosierung in IE od. mg/kgKG/Tag		Dosen/Tag
		Neugeb./Säuglinge	**Kinder**	
Penicilline				
Penicillin G	i.m., i.v.	0,03-0,5 Mio. IE	50.000-100.000 IE	3-4
Penicillin V	p.os	100.000 IE	50.000-80.000 IE	3-4
Amoxicillin	p.os, i.v.	40-100	40-100	3-4
Ampicillin	i.v., p.os	100-400 (nur i.v.)	40-100	3-4
Ampicillin/Sulbactam	i.v.	75	100-150	3-4
Flucloxacillin	i.m., i.v., p.os	40-100	50-100	3-4
Piperacillin	i.v.	200-300	100-300	3-4
Makrolide				
Erythromycin	p.os, i.v.	30-50	30-50	3-4
Clarithromycin	p.os		15-30	2
Azithromycin	p.os		30	1
Roxithromycin	p.os		5-7,5	1-2
Cephalosporine				
Cefaclor	p.os	20-30	10-40	3
Cefotiam	i.v.	75-100	50-100	3-4
Cefuroxim	i.v., p.os	75-150	30-150, 10-15 mg	3, 2
Cefotaxim	i.v.	50-150	50-150	2-3
Ceftazidim	i.v.	50-100	75-100	2-3
Ceftriaxon	i.v.	20-50	50-100	1
Aminoglykoside				
Gentamicin	i.m., i.v.	3-6	4,5-7,5	3
Tobramycin	i.m., i.v.	3,5-5	3-7	2
Tetracycline				
Doxycyclin	p.os, i.v.		2-4	2
Carbapeneme				
Imipenem	i.v.	60	60	4
Meropenem	i.v.	60	30-60	3
Glykopeptide				
Vancomycin	i.v.	15	30-60	2-4
Teicoplanin	i.v., i.m.	8-16	10-20	1-2
Lincosamide				
Clindamycin	p.os, i.v.	15-40	25-40	3-4

Prog: Das Überstehen einer Infektion führt i.d.R. zur **Immunität** gegen eine erneute Infektion mit dem gleichen Erreger und ggf. zu einer Kreuzimmunität gegen ähnliche Erreger.

Kompl:
- * **Superinfektion** (Syn: Sekundärinfektion): bakterielle Infektion im Gebiet eines viralen Infektes (z.B. Virusgrippe, dann Sekundärinfekt mit Pneumonie durch Haemophilus)
- * Jede Infektionserkrankung kann sich durch Organkomplikationen potenziell lebensbedrohlich entwickeln ⇨ Gefahr des **septischen Schocks**, **Gerinnungsstörungen**, **Multiorganversagen**, Tod
- * Bei hohem Fieber ggf. Fieberkrämpfe (s.u., Kap. neurologische Erkrankungen)

- Überleben der Erreger nach dem Ende der akuten Infektionskrankheit ⇨ **Erregerpersistenz** (z.B. bei Salmonellose), ggf. wird der Pat. zum sog. Dauerausscheider
- Resistenzentwicklung: Durch wiederholte ungezielte und ggf. nicht indizierte Gabe von Antibiotika kommt es zur Resistenz (u. Multiresistenz) der Keime ⇨ Antibiose nur bei bakteriellem Infekt indiziert! (Häufig wird bei viralen Infekten "vorsorglich" ein Antibiotikum verordnet, aus Unwissen od. um z.B. eine Superinfektion zu verhindern.)

Proph:
- ♥ Impfungen: Wirksame präventive Maßnahme, im Allgemeinen sehr gut verträglich, bei hoher Durchimpfungsrate führt dies sogar zur **Eradikation der Erreger** (z.B. bei Pocken erreicht; geplant für die Poliomyelitis ⇨ in Deutschland seit 1992 erreicht, für die Welt bis 2023 vorgesehen; und geplant für die Masern – noch nicht erreicht)
  - **Aktive Immunisierung** (s.u., Kap. Impfungen) = Gabe (meist mehrmalig) von abgeschwächten Krankheitserregern od. Toxinen ⇨ führt zur Bildung spezifischer Antikörper u. zellulärer Immunreaktion (T-Gedächtniszellen) wie bei durchgemachter Infektion
  - Passive Immunisierung = Gabe von Immunglobulinen (hilft nur akut, max. 4 Wo.)
- ♥ **Nestschutz** (Syn: Leihimmunität): Durch diaplazentar übertragene **maternale** Antikörper haben Neugeborene und Säuglinge bis zum 4.-6. Lebensmonat einen gewissen Schutz vor Infektionskrankheiten. Danach verlieren sich die Ak. Ein zusätzlicher Schutz ergibt sich beim Stillen, da hier noch AK vom Typ IgA aus der Muttermilch auf die Schleimhäute übertragen werden.
- ♥ Infektionshygiene: Händedesinfektion, hygienische Maßnahmen der Umgebung, Geräte usw. (Desinfektion, Sterilisation), Isolationsmaßnahmen (Einzelzimmer, Isolierzimmer)
- ♥ Chemoprophylaxe: Medikamentengabe vor (z.B. bei Malaria) od. direkt nach vermutlicher infektiöser Exposition (z.B. bei Meningokokken-Erkrankung eines Kindes ⇨ Antibiose für die Kontaktpersonen) oder in der Inkubationszeit

DD:
- Fieber unklarer Genese (fever of unknown origin, >7 Tage): z.B. unerkannter Infekt, Immundefekt, Autoimmunkrankheiten, Rheuma, Kollagenosen, Malignom, Medikamenten-NW
- Allergische Exantheme, allergische Rhinitis, allergische Atembeschwerden, allergische Vaskulitis, Arzneimittelexanthem

IMPFUNGEN

Syn: ICD-10: Einzelimpfung Z26.9, Kombinationsimpfungen Z27.9

Allg:
- ◊ In Deutschland besteht **keine Impfpflicht** (außer Masern, s.u.; Impfpflichten gibt es z.B. in Frankreich und Italien). Gem. Schutzimpfungs-Richtlinie des Gemeinsamen Bundesausschusses sind die u.g. (fett gedruckten) Impfungen **empfohlen** und die Kosten für die Impfungen werden von den deutschen Krankenkassen entsprechend übernommen.
- ◊ Etwa 1 % der Eltern in Deutschland sind „Impfgegner" (1/3 haben zumindest Vorbehalte). Die Impfquote liegt bei ca. 94 % (Daten der Schuleingangsuntersuchungen).
- ◊ Die Empfehlungen u. der Impfkalender in Deutschland werden gem. der **STIKO** (Ständige Impfkommission) am RKI (ROBERT-KOCH-Institut) jährlich aktualisiert (Stand: 2022). Zu Besonderheiten der einzelnen Impfungen s. auch jeweiliges Kapitel der Erkrankungen.

Etlg:
- # T = **Tetanus** (Tetanustoxoid)
- # D = **Diphtherie**, d = Diphtherie mit reduziertem Diphtherietoxoid-Gehalt (für Auffrischimpfungen ab einem Alter von 5-6 J., je nach Angabe des Herstellers)
- # aP = **Pertussis** (azellulär), ap = mit reduziertem Gehalt (für Auffrischimpfungen ab 5-6 J.)
- # Hib = **Haemophilus influenzae Typ b**
- # IPV = inaktivierte **Poliomyelitis**-Vakzine zur i.m. Injektion

  Die orale Polio-Vakzine = „Schluckimpfung" [OPV, nach SABIN, Oral Virelon® T1] wird wegen des Risikos einer möglichen Impfpoliomyelitis (= VAPP Vakzine-assoziierte paralytische Poliomyelitis, Risiko: 1/4.400.000, zuletzt 2 Fälle in 1998) in Deutschland seit 1998 nicht mehr durchgeführt.
- # HBV = **Hepatitis-B**-Virus (Engerix®-B Kinder, Gen-H-B-Vax-K®): in Deutschland seit 1995 empfohlene Impfung für Säuglinge u. Kinder (eine Titerkontrolle ist bei Kindern i.d.R. nicht erforderlich und bei Kindern ohne Risikofaktoren ist keine spätere Auffrischung notwendig; zur Impfung von Neugeborenen HBs-Ag-pos. Mütter s. Kap. TORCH)

M = **Masern** (Lebendimpfstoff): Für Masern gibt es eine zusätzliche zeitlich vorgezogene Impfempfehlung für Kinder, die Gemeinschaftseinrichtungen besuchen sollen (ab 9. Mon.) u. seit 3/2020 eine Impfpflicht in Deutschland für Kinder in Gemeinschaftseinrichtungen und deren Betreuer*innen sowie für Mitarbeiter*innen in Gesundheitseinrichtungen.

M = **Mumps** (Lebendimpfstoff)

R = **Röteln** (Lebendimpfstoff)

V = **Varizellen** (Lebendimpfstoff, z.B. Varilrix®, Varivax®): Seit 2004 allgemein für alle Säuglinge empfohlen (es gibt einen Kombinationsimpfstoff mit der MMR-Impfung für die 2. Impfung, MMRV, Priorix-Tetra®, die 1. Impfung wird getrennt geben). Geimpft werden sollen auch alle ungeimpften Kinder, die bis zum 9.-17. Lj. noch keine Windpocken hatten.

Pneumokokken: alle Säuglinge/Kleinkinder bis zum vollendeten 2. Lj. mit Pneumokokken-Konjugatimpfstoff (PCV13, z.B. Prevenar13®, dieser darf mit dem Meningokokkenimpfstoff gleichzeitig gegeben werden ⇨ spart einen Impftermin). Frühgeborene erhalten eine zusätzliche Impfung im Alter von 3 Monaten (also 4 Impfungen insg.).

Meningokokken: alle Säuglinge/Kleinkinder ab dem vollendeten 12. Lebensmonat erhalten eine einmalige Impfung gegen Gruppe C (Meningitec®). Immundefiziente Kinder erhalten Impfungen gegen Meningokokken-Gruppe A, C, W_{135} u. Y (Impfung im Alter v. 6 Wo. u. 2 Mon. später, Nimenrix®) und gegen die in Europa häufigste Gruppe B (4CMenB, Bexsero®, Impfung im Alter von 2, 4 u. 6 Mon.)

Rotavirus (Schluckimpfung, Lebendimpfstoff): für Säuglinge ab 6. Woche post partum 2 (Rotarix®) bzw. 3 Gaben (RotaTeq®, auch für Frühgeborene zugelassen) im Abstand von 4 Wo. als Prophylaxe der Rotavirus-Durchfallerkrankung. Beginn bis zur 12., Abschluss der Impfungen spätestens in der 24./32. Lebenswoche (keine Impfung älterer Säuglinge wegen Risiko für Darminvaginationen). Die Impfung ist seit 2013 eine STIKO-Empfehlung.

HPV = **humane Papillomaviren** (seit 2007 für alle Mädchen und seit 2018 zusätzlich für alle Jungen in Deutschland empfohlen): ein Impfstoff gegen die zwei häufigsten HPV-high-risk-Typen 16 u. 18 (Cervarix®) sowie ein 9fach-Kombinationsimpfstoff gegen die wichtigsten HPV-Serotypen (6, 11, 16, 18, 31, 33, 45, 52 u. 58, Gardasil®9) sind in Deutschland erhältlich. Die bisherigen Ergebnisse der HPV-Impfung zeigen eine sehr gute Wirksamkeit (ca. 95%iger Impfschutz). Empfohlener Zeitpunkt für die Impfung ist ein Alter von 9-14 Jahren (vor erstem Geschlechtsverkehr). Durchführung: bis 14 J. 2-malige Impfung (0 u. 6 Mon.). Ältere Mädchen/Frauen erhalten eine 3-malige Impfung (0, 1(-2) u. 6 Mon.). Die Kosten werden in Deutschland von den Krankenkassen übernommen, die Impfrate liegt derzeit aber nur bei ca. 50 % der Mädchen (u. ganz gering bei ♂).
Wegen des Schutzes gegen das Hauptrisikos HPV-Infektion für die Entwicklung einer zervikalen intraepithelialen Neoplasie (⇨ Zervixkarzinom) ist dies die erste **„Impfung" gegen Krebs**. Ob eine Auffrischungsimpfung erforderlich ist, ist noch nicht geklärt.

Influenza: Kinder mit neurologischen/neuromuskulären od. sonstigen Grunderkrankungen jährlich impfen, mit quadrivalentem Totimpfstoff (saisonal neu hergestellt, z.B. AH_1N_1, AH_3N_2, B-Victoria, B-Yamagata) od. nasalem Grippeimpfspray (attenuierter Lebendimpfstoff, z.B. Fluenz™). Außerdem sollen Schwangere im 2. Trimenon mit Totimpfstoff geimpft werden (Neugeborene/Säuglinge haben dadurch dann einen Nestschutz = maternale Ak).

Coronavirus-2 (SARS-CoV-2, COVID-19): mRNA-Impfstoff Tozinameran (Pfizer-BioNTech Comirnaty® 10 µg), empfohlen für Kinder ab 5 J. (Kinder 6 Mon. – 4 J. nur bei Vorerkrankungen, dann 3 µg), seit 2021 zugelassen mit guter Wirksamkeit

HAV = Hepatitis-A-Virus (Havrix® 720 Kinder, VAQTA® K pro infantibus): bei Kindern ab dem vollendeten 1. Lebensjahr zur Prophylaxe bei Reisen in Risikogebiete, 2 Impfdosen im Abstand von 6-12 Mon. (die 2. Impfdosis ist für den Langzeitschutz)

FSME (Frühsommer-Meningoenzephalitis, Encepur®Kinder, FSME-Immun®Junior): bei Aufenthalt in Risikogebieten (Süddeutschland, Österreich) indiziert, Impfung bei Kindern ab dem 4. Lj. (bei besonderem Risiko auch bereits ab dem 2. Lj.) empfohlen.

Gelbfieber: keine Routine, nur sog. Reiseimpfung (bei Reisen in Endemiegebiete, insb. Afrika u. Südamerika), seit 2013 gem. WHO nur 1 Impfung für lebenslangen Schutz, gem. STIKO/RKI (2022) einmalige Auffrischung nach 5 Jahren für Kinder die <2 J. erstgeimpft wurden, sonst nach 10 J., Impfung ab 9. Lebensmonat mögl. (K-Ind: Hünereiweißallergie).

Tollwut: Deutschland ist seit vielen Jahren tollwutfrei, daher gibt es keine Ind. mehr für eine Impfung (Impfempfehlung gibt es noch für Menschen mit Kontakt zu Fledermäusen od. z.B. für Jäger in einem Gebiet, in dem eine Tollwut neu aufgetreten ist od. bei Auslandsreisen in Tollwut-Endemiegebiete)

Tuberkulose: früher noch durchgeführt, mit dem derzeitigen BCG-Impfstoff nicht mehr empfohlen.

<u>Ther:</u>
- Die notwendigen **<u>G</u>rundimmunisierungen (G)** sollten bei Säuglingen und Kleinkindern (wenn keine Kontraindikationen vorliegen) zum **frühestmöglichen** Zeitpunkt durchgeführt werden. Praktisch ist die Kombination der Impfungen mit d. U-Untersuchungen (ab U3/4).
- Vor den Impfungen Information über den Nutzen der Impfung geben und **Aufklärung** über Nebenwirkungen durchführen und durchgeführte Aufklärung dokumentieren (z.B. durch Vermerk in der Patientenakte). Klärung möglicher Kontraindikationen (banale Infekte sind keine KI, also z.B. Erkältungskrankheiten mit subfebrilen Temp. bis max. 38,5 °C).
- Frühgeborene sollen wie termingerecht geborene Säuglingen geimpft werden = nach dem chronologischen Alter (Cave: erhöhtes Risiko für Apnoen ⇨ Überwachung)

<u>Impfschema</u> (Standardimpfungen gem. STIKO, Empfehlungen Stand: 2022):

Impfstoff	Alter in Monaten					Jahren	
	2	3	4	11-14	15-23	5-6	9-16
T, D, aP, Hib, IPV, HBV	G1	G+****	G2	G3		Td,ap **	Td,ap,IPV **
Pneumokokken	G1	G+****	G2	G3			
Meningokokken C				G1			
M, M, R				G1 *	G2 *		
V				G1 *			
Rotavirus (oral)	G1 (6Wo.)	G2	(G3)				
HPV							G1 G2***

* Mindestabstand zwischen 1. u. 2. MMR- + V-Impfung sind 4 Wochen, die 2. Impfung sollte bis zum Ende des 2. Lj., allerspätestens aber bis zur Einschulung erfolgen. Die erste Impfung sollte getrennt (MMR + V), die zweite kann dann mit einem Kombinationsimpfstoff (MMRV) durchgeführt werden.

** Ab 5-6 J. wird ein Impfstoff mit reduziertem Diphtherie- (= d) und Pertussistoxoidgehalt (= ap) verwendet.

*** Standardimpfung im Alter v. 9-14 J. (für ♀ u. ♂), bestehend aus 2 Impfungen zum Zeitpunkt 0 u. 6 Mon.

**** Frühgeborene <37. SSW erhalten insg. 4 Impfungen im 1. Lj.

<u>Anm:</u>
- <u>Dokumentation:</u> Impfungen immer (**mit Chargen-Nummer**) in den gelben internationalen **Impfausweis eintragen**! (s. Abb.) und den Eltern mitteilen, zu welchem Zeitpunkt die nächste Impfung erfolgen soll.

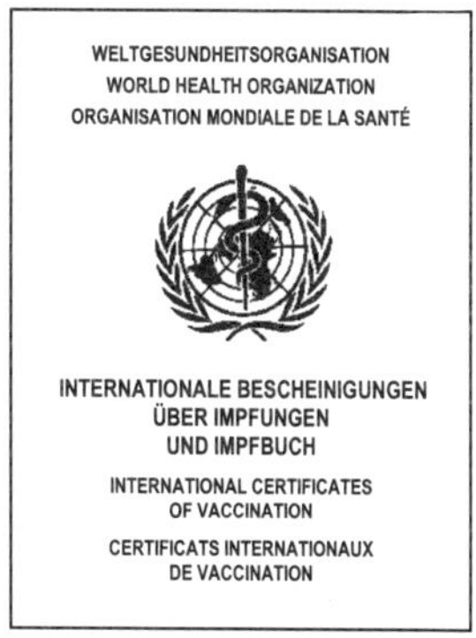

- <u>Anzahl der Injektionen:</u> sollte durch die Anwendung von **Kombinationsimpfstoffen** reduziert werden (z.B. 6fach Kombination DTaPIPVHibHBV, Infanrix hexa®, Vaxelis®, Hexyon® od. 4fach-Kombination MMRV, Priorix-Tetra®)
- <u>Injektionsstelle:</u> Neugeborene, Säuglinge u. Kleinkinder in den **M.vastus lat.** (anterolateraler Oberschenkel), ab dem Kindesalter in den M.deltoideus (proximaler lateraler Oberarm wie bei den Erwachsenen)
- <u>Impfabstände:</u> Totimpfstoffe können ohne zeitliche Abstände zu anderen Impfungen gegeben werden. Bei Lebendimpfstoffen ist ein Mindestabstand von 4 Wo. zu anderen Impfungen mit Lebendimpfstoffen einzuhalten.
- Angegebene Mindestabstände nicht unterschreiten (insb. nicht zwischen vorletzter und letzter Grundimmunisierung). Größere zeitliche Abstände zwischen den Impfungen sind möglich. **Jede Impfung zählt** ⇨ auch eine unterbrochene Grundimmunisierung muss <u>nicht</u> neu begonnen werden!
- <u>Riegelungsimpfungen:</u> bei Ausbruch einer Infektionskrankheit (z.B. Masern) in einer Gemeinschaftseinrichtung kann eine aktive Impfung bis 3 Tage nach Ausbruch zur Prophylaxe noch nicht geimpfter Kinder erfolgen.
- <u>Indikationsimpfungen:</u> empfohlene Impfungen für ungeimpfte bzw. empfängliche Personen, die in **Gemeinschaftseinrichtungen** arbeiten, z.B. pädiatrische Klinken od. Praxen, Schulen, Kindergärten, Kinderhorte, Kinderheime, Behindertenwerkstätten, Geburtshilfe, Schwangerenbetreuung, usw. (zum Eigenschutz und zum Schutz Dritter), diese sind: Masern, Mumps, Röteln, Varizellen, Pertussis, HAV, HBV.
  Zu den Indikationsimpfungen gehören auch alle **Reiseimpfungen** (z.B. Gelbfieber, HAV)
  Weitere Indikationen können **besondere gesundheitliche Risiken des Pat.** sein, z.B. Influenzaimpfung für Kinder mit chronischen Herz-/Lungen-Vorerkrankungen, Pneumokokkenimpfung nach Splenektomie od. Wohnen in einem Risikogebiet (FSME).

- Herdenschutz (Syn: Gemeinschaftsschutz): um eine Infektionskrankheit auszurotten (z.B. für die Masern geplant), ist eine mind. **95%ige Durchimpfungsrate der Bevölkerung** erforderlich, dann sind auch die Neugeborenen und (ungeimpften) Säuglinge geschützt, da dann praktisch keine infektiösen Viren mehr in der Population zirkulieren.
- Informationsmaterial: Die jeweils aktualisierten Informationen der STIKO finden sich im Internet: www.rki.de (u.a. im Epidemiologischen Bulletin des ROBERT-KOCH-Instituts). Seit 2016 ist auch eine App (STIKO@rki) für das Smartphone kostenlos erhältlich.

  Impfkalenderbroschüren gibt es kostenlos bei der Bundeszentrale für gesundheitliche Aufklärung, Maarweg 149-161, 50825 Köln, Tel.: 0221 8992-0, Fax: -300, Internet: www.bzga.de oder www.impfen-info.de od. per E-Mail: order@bzga.de

Kompl:
* Lokale Impfreaktionen: Rötung, Schwellung, Schmerzhaftigkeit mögl.
* Allgemeine Impfreaktionen: kurzfristige geringe Temperaturerhöhung mögl.
* MMRV-Impfung: Masern-ähnliche Symptome 5-12 Tage nach Impfung mögl., Fieberkrämpfe (bei der Erstimpfung, daher MMRV erst für die 2. Impfung empfohlen)
* Schwerwiegende Impfkomplikationen, wie z.B. anaphylaktische Reaktion, Fieberkrampf od. Meningoenzephalitis sind heute sehr selten (früher häufiger bei Pocken-, oraler Polio- od. Tuberkuloseimpfung). Bei Verdacht auf eine über das übliche Maß einer Impfreaktion hinausgehende Schädigung besteht namentliche Meldepflicht an das Gesundheitsamt (§ 6 (1) 3. IfSG). Bei empfohlenen Impfungen gibt es ein Entschädigungsanspruch nach dem Bundesversorgungsgesetz bei nachgewiesenem Impfschaden (§ 60 u. 61 IfSG). Häufig ist bei schweren Erkrankungen od. Tod, die in einem zeitlichen Zusammenhang mit einer Impfung auftreten, es aber sehr schwer zu entscheiden, ob es sich tatsächlich um eine Impfkomplikation handelt oder ob es ein zufälliger zeitlicher Zusammenhang ist und die Impfung nicht ursächlich war.
* Nach Daten des RKI u. Paul-Ehrlich-Instituts in Deutschland sowie der EMA in Europa besteht für Kinder mit Impfungen **kein** höheres Risiko für Allergien, Autoimmunerkrankungen, Infekte od. plötzlichen Kindstod, ebenfalls kein Zusammenhang für Autismus, Guillain-Barré-Syndrom od. Multipler Sklerose (wird von Impfgegnern häufig behauptet).

Proph:
♥ Cave: **Keine Lebendimpfstoffe** (Masern, Mumps, Röteln, Varizellen, BCG, Gelbfieber, Japanische Enzephalitis, Rotavirus) bei bestehender **Schwangerschaft** (betrifft nur die Mutter selbst, Kinder schwangerer Mütter können geimpft werden) und nicht bei symptomatischer HIV-Infektion od. **Immunsuppression** (z.B. wegen Organtransplantation, Zytostatikatherapie, SCID). Das Risiko für eine schwerwiegende Erkrankung des ungeborenen Kindes durch eine Impfung der Mutter bei übersehener Schwangerschaft ist aber insg. sehr gering und keine Ind. für einen Schwangerschaftsabbruch.

♥ Bei jeder Verletzung immer Tetanus-Impfstatus prüfen (Impfpass) und entsprechend impfen (s. Übersicht)! Jede Wunde sorgfältig reinigen (Keimreduktion)!

Bisherige Anzahl an Impfungen	**saubere, geringfügige Wunden**		**tiefe, verschmutzte Wunden**	
	Tdap (<6 J. DTaP)	**TIG + Tdap**	**Tdap** (<6 J. DTaP)	**TIG + Tdap**
∅ od. unbekannt	**ja**	**ja**	**ja**	**ja** (250-500 I.E.)
1	**ja**	nein	**ja**	**ja** (250-500 I.E.)
2	**ja**	nein	**ja**	**ja** (250-500 I.E.)
3 od. mehr	nein (**ja**, bei >10 J. nach letzter Impfung)	nein	nein (**ja**, bei >5 J. nach letzter Impfung)	nein

EXANTHEMATÖSE ERKRANKUNGEN

Def: Erkrankungen mit verschiedenartigen Exanthemen: Diese können von einzelnen kleinsten Flecken bis großflächig und konfluierend, ohne oder mit Bläschen, an der Haut und/oder den Schleimhäuten auftreten. Einzelheiten zu den Erkrankungen s. jeweiliges Kapitel.

Neben den typischen exanthematösen Krankheiten im Kindesalter (Kinderkrankheiten), wie z.B. Varizellen, Masern, Röteln, Scharlach usw., finden sich Exantheme bei Kindern auch bei vielen anderen Erkrankungen als Mitreaktion der Haut (s. DD).

Klin: Flächenhafte Exantheme:

⇒ **Masern**: im Gesicht beginnendes und sich dann nach kaudal ausbreitendes, konfluierendes Exanthem (einzelne 2-6 mm großen Flecken verschmelzen zu größeren Effloreszenzen), typische weißliche KOPLIK-Flecken an der Wangenschleimhaut

⇒ **Röteln**: im Gesicht beginnendes u. auf den Rumpf übergehendes kleinfleckiges, wenig erhabenes und nicht konfluierendes Exanthem, im Rachen ebenfalls klein- bis mittelfleckiges Enanthem, ggf. Konjunktivitis, typische nuchale u. retroaurikuläre Lk-Schwellung

⇒ **Ringelröteln**: schmetterlingsförmiges Erythem im Gesicht mit perioraler Aussparung und dann ring-/girlandenförmige rote Flecken an den Extremitätenstreckseiten, später auch an den Beugeseiten und am Stamm

⇒ **Exanthema subitum**: auch Dreitagefieber genannt, mit flüchtigem, kleinfleckigem Exanthem insb. am Stamm, das gleichzeitig mit dem Fieberrückgang am 3.(-4.) Tag auftritt

⇒ **Mononukleose**: kurzes, kleinfleckiges Exanthem, pseudomembranöse Beläge der Tonsillen, starke zervikale Lk-Schwellung, typisches starkes Exanthem bei (nicht-indizierter) Ampicillingabe mögl. (Das Ampicillin wird häufig wegen der Beläge auf den Tonsillen unter der Verdachtsdiagnose eitrige Tonsillitis gegeben.)

⇒ **Scharlach**: durch Streptokokken verursachtes kleinstfleckiges Exanthem mit perioraler Aussparung, typische Himbeerzunge, ab dem 7. Tag Hautschuppung

Bläschenförmige Exantheme:

⇒ **Varizellen**: Flecken, Papeln, Bläschen, Pusteln und Krusten gleichzeitig in verschiedenen Stadien, sog. (HEUBNER-)„Sternenkarte“

⇒ **Herpes zoster** (Gürtelrose): Reaktivierung des in den Spinalganglien persistierenden Varicella-Zoster-Virus bei schlechter Abwehrlage (Immunsuppression, alte Pat.) mit meist einseitiger, segmentaler Bläschenbildung im betroffenen Innervationsgebiet

DD:
- Weitere infektiöse Erkrankungen im Kindesalter, die mit einem (meist flüchtigen) Exanthem einhergehen können: Mumps, Entero-/Adenovirus-Infektionen, ECHO-Viren, COXSACKI-A- od. B-Infektion, Mykoplasmen, Dengue-Fieber, jeder grippale Infekt, Pityriasis versicolor (sog. Kleienpilzflechte durch Malassezia furfur)
- **Postvakzinales** Exanthem (einige Tage nach einer Impfung auftretend)
- **Allergische** Exantheme (Urtikaria), allergische Vaskulitis, **Arzneimittelexanthem**
- **Windeldermatitis**: Mazeration der Haut durch Urin, Stuhl, Feuchtigkeits- u. Wärmeeinwirkung unter der Windel. Ekzem insb. an Gesäß u. Genitalien, ggf. zusätzlich Superinfektion
- Autoimmunkrankheiten: rheumatoide Arthritis, systemischer Lupus erythematodes
- WATERHOUSE-FRIDERICHSEN-Syndrom: multiple petechiale Hautblutungen durch Meningokokkensepsis (selten auch bei Haemophilus influenzae) bei Kleinkindern
- STEVENS-JOHNSON-Syndrom: infektallergische od. arzneimittelallergisch bedingte Erkrankung mit hohem Fieber, Erythema exsudativum multiforme an Haut u. Schleimhäuten, erosive Konjunktivitis, Maximalform: toxische epidermale Nekrolyse mit hoher Letalität
- KAWASAKI-Syndrom (mukokutanes Lymphknotensyndrom, s.u., Kap. Hämatologie): systemische Vaskulitis unklarer Ursache, hauptsächlich bei Kleinkindern (1.-5. Lj.) vorkommend
  Klin: Exanthem am Stamm, Erythem von Hand- u. Fußfläche, knallrote Lippen, Himbeerzunge u. geröteter Rachen, Konjunktivitis, Fieber >5 Tage, zervikale Lymphknotenschwellung, typische Schuppung der Finger- u. Zehenkuppen nach 1-2 Wo.
  Kompl: Aneurysmen der Koronararterien, Herzinfarkt, Myokarditis, Herzrhythmusstörungen, Thrombozytose, Apoplexie, Mikroangiopathie ⇨ Absterben von Extremitätenteilen (Finger)
  Ther: i.v. Immunglobuline + ASS

MASERN

Syn: Morbilli, engl. measles, ICD-10: B05.9

Ät: **Morbillivirus** ist ein rein humanpathogenes RNA-Virus (aus der Familie der Paramyxoviridae), Durchmesser 120-150 nm, kugelförmig, hohe Umweltempfindlichkeit (nur geringe Resistenz gegenüber Licht, UV-Strahlen, hohe Temperaturen, fettlösende Substanzen, Desinfektionsmittel), gem. WHO sind acht Clades (A-H) und 24 Serotypen bekannt.

Path:
- ♦ Reservoir: nur der infizierte und akut erkrankte **Mensch** (daher wären die Masern mit konsequenter Impfung auch leicht auszurotten)
- ♦ Übertragung: **Tröpfcheninfektion** (Schleimhäute, Konjunktiven) od. direkter Kontakt
- ♦ **Kontagionsindex extrem hoch**, fast 1 ⇨ bei >95 % der Infizierten kommt es bei Viruskontakt auch zu einem klinischen Krankheitsbild. Basisreproduktionszahl (R_0-Wert): 18 (= ein Infizierter steckt durchschnittlich weitere 18 Personen an)
- ♦ Infektiosität: besteht bereits im Prodromalstadium = 3-5 Tage **vor! Auftreten** des Exanthems bis 5 Tage nach Beginn des Exanthems
- ♦ Hinterlässt eine lebenslange Immunität (daher Auftreten meist nur als Kinderkrankheit)

Epid:
- ◊ Prädisp.alter: Kinder <1 J. und Kindergarten-/Schulkinder (Erwachsene nur selten)
- ◊ Inkubationszeit: 8-10 Tage bis zum Prodromalstadium, 14 Tage bis zum Exanthem
- ◊ Inzidenz: 0,7/100.000/Jahr in Deutschland, insg. **rückläufig** durch die seit über 30 J. durchgeführte Impfung. Kleinräumige Ausbrüche kommen jedoch immer wieder vor (da zu wenige Kinder geimpft sind, kann es z.B. in Schulen schnell zu einer begrenzten Epidemie kommen, wie zuletzt Ende 2017 mit über 500 Krankheitsfällen in NRW), weltweit noch hohe Inzidenz (insb. in den Entwicklungsländern).
- ◊ Mortalität: 1/1.000 bis 1/10.000 Erkrankte in den Industrieländern, in Deutschland ca. 1 Todesfall/Jahr, in Europa ca. 35/Jahr
- ◊ **Meldepflichtig** gemäß IfSG (namentlich durch den Arzt bei Krankheitsverdacht, Erkrankung od. Tod); Leiter von Kindergärten/Schulen müssen an das Gesundheitsamt melden.
- ◊ **Impfpflicht:** besteht seit 3/2020 in Deutschland für Kinder in Betreuungseinrichtungen und deren Betreuer*innen sowie für Mitarbeiter*innen in allen Gesundheitseinrichtungen.
- ◊ **WHO:** Ziel war die Elimination der Masern in Europa im Jahr 2000. Dieses Ziel ist leider nicht erreicht worden und wurde jetzt auf das Jahr 2030 verschoben. Die USA sind bereits Masern-frei. Um eine Elimination zu erreichen sind **Impfraten von >95 % aller Kinder erforderlich** (in Deutschland hatten 2021 aber nur 75 % der Kinder beide Impfungen, trotz der Einführung der Impfpflicht mit dem Masernschutzgesetz v. 10.02.2020).

Klin:
- ⇒ Zweiphasiger Fieberverlauf: erster Anstieg in der Prodromalphase und zweiter 1-2 Tage nach Ausbruch des Exanthems
- ⇒ Prodromalstadium (8-12 Tage nach Infektion): Konjunktivitis, Lichtscheu, Schnupfen, bellender Husten, Fieber bis 40 °C, Übelkeit, Hals- und Kopfschmerzen
  Pathognomonisch: **KOPLIK-Flecken** (weißliche, kalkspritzerartige Flecken im Bereich der **Wangenschleimhaut**) u. GUMANN-Flecken auf den Tonsillen
- ⇒ Exanthemstadium (12-13 Tage nach Infektion): Enanthem am Gaumen, charakteristisches **makulopapulöses Masernexanthem** (braun-rosafarbene, leicht erhabene, **konfluierende** Hautflecken), hinter den Ohren und im Gesicht beginnend, dann auf den gesamten Körper ausbreitend, besteht 4-7 Tage und erneut mit Temp. bis 40 °C, beim Abklingen des Exanthems Schuppung.

Besondere Verlaufsformen:
- ⇒ Abgeschwächte Verläufe (sog. mitigierte Masern): durch mütterliche (Nestschutz bei Neugeborenen) od. transfundierte Antikörper oder noch nicht voll ausgebildeter Impfimmunität ⇨ Virusreplikation ist gestört, reduzierte Virämie, nur geringes Exanthem (klinische Diagnose erschwert, die Ansteckungsfähigkeit ist aber meist gegeben)
- ⇒ Bei Immunsuppression od. zellulären Immundefekten: äußerlich milder Verlauf mit nur geringem Exanthem, jedoch schwere Organkomplikationen mögl. (Riesenzellpneumonie, Masernenzephalitis, Letalität dann bis 30%)
- ⇒ Infektion in der Schwangerschaft: erhöhtes Abort- und Frühgeburtsrisiko
- ⇒ Perinatale Infektion: schwerer Masern-Verlauf des Neugeborenen mögl. (wenn die Mutter keine Masern hatte und somit keine maternalen AK als Nestschutz vorhanden sind)

Diag:
1. Anamnese und klinische Untersuchung: typisches klinisches Exanthem-Bild, Beteiligung der Mundschleimhaut, zweigipfeliger Fieberverlauf
2. Labor: BB ⇨ Leukopenie (mit Beginn des Exanthems Abfall der Leukozytenzahl auf 3.000-4.000 Leukozyten/µl, im Diff-BB Lymphopenie, Linksverschiebung)
   Antikörpernachweis: **virusspezifische IgM-Ak** (sind i.d.R. mit Ausbruch des Exanthems nachweisbar, persistieren bis ca. 6 Wo. nach Erkrankungsende), ELISA (IgG) zum Nachweis eines signifikanten Antikörperanstiegs mögl.
   Virusnachweis: Masernvirus-RNA mittels der RT-PCR (ist aber aufwändig)

Für epidemiologische Fragen kann eine Masernvirus-Genotypisierung durchgeführt werden ⇨ Unterscheidung von Impf- u. Wildviren, Erkennung von Transmissionswegen (z.B. Einschleppung typischer Subtypen aus dem Ausland) od. Infektionsquellen

3. EEG: Bei 50 % d.F. lassen sich pathologische Veränderungen nachweisen, die jedoch nur selten persistieren.

Ther:
- Symptomatische Therapie: Antipyretika, Antitussiva, viel Flüssigkeit und Bettruhe
  - Bei Immunsupprimierten mit schwerem Krankheitsverlauf: Es kann eine antivirale Therapie mit Ribavirin kombiniert mit i.v.-Immunglobulinen versucht werden.
  - Bei bakterieller Superinfektion Antibiotikatherapie
- Kindergarten- / Schulbesuch: Wiederzulassung nach Ende der klinischen Symptome, frühestens jedoch 5 Tage nach Auftreten des Exanthems

Prog: Gut bei unkompliziertem Verlauf, bei Masernpneumonie und -otitis meist ebenfalls gut. Die seltene Masernenzephalitis hat eine schlechte Prog., Letalität 10-20 %, bei ca. 20-30 % d.F. bleiben neurologische Schäden.

Kompl:
* Durch die Maserninfektion kommt es zu einer **vorübergehenden Immunschwäche** für ca. 6 Wo. bis 6 Mon. ⇨ bakterielle Superinfektionen mögl., meist: **Otitis media**, Laryngitis, Bronchitis, **Pneumonie** und Diarrhoen mögl., Resistenzverminderung gegenüber TBC, auch Reaktivierung alter Infektionen mögl.
* Besonders schwere Kompl. ist die akute postinfektiöse **Masernenzephalitis** (in ca. 0,1 % d.F.): ca. 5 Tage nach Auftreten des Exanthems mit Kopfschmerzen, Fieber, Krämpfen und Bewusstseinsstörungen bis hin zum Koma und Tod!
* Subakute sklerosierende Panenzephalitis (SSPE): äußerst seltene **Spätkomplikation** mit einer Häufigkeit von 1-10/100.000 Masern-Erkrankte

  Inkubationszeit: 2-20 Jahre (Durchschnitt: 8 J. nach Maserninfektion), damit meist ältere Kinder und junge Erwachsene betroffen

  Path: graue + weiße Substanz u. Meningen betroffen, lymphozytäre Infiltrate, Markscheidendegeneration, Gliose, Einschlusskörperchen in Neuronen u. Gliazellen

  Klin: zu Beginn psychische und intellektuelle Störungen, die rasch in einen dementiellen Verfall bis zur Dezerebration (apallisches Syndrom) übergehen, neurologische Ausfälle sind Sprachstörungen, Tremor, Ataxie, myoklonische Krämpfe, Hyperkinesen, Paresen, Rigor, vegetative Störungen, generalisierte Krampfanfälle

  Prognose: **extrem schlecht**, verläuft immer tödlich, Tod nach ca. ½-2 Jahren

Proph: ♥ Impfung: attenuierter Maserlebendimpfstoff, heute meist als Kombinationsimpfstoff mit Mumps-, Röteln- u. Varizellen-Impfung (MMRV). Erstimpfung: **11.-14. Monat** (nach Verschwinden des mütterlichen Nestschutzes, MMR und V getrennt), Zweitimpfung: **15.–23. Mon.** (frühestens 1 Mon. nach der Erstimpfung als MMRV-Kombinationsimpfung, Priorix-Tetra®, ProQuad®). Für Masern gibt es seit 2010 eine zusätzliche, zeitlich vorgezogene Impfempfehlung für Kinder, die Gemeinschaftseinrichtungen besuchen sollen (Impfung dann bereits ab dem 9. Monat mögl., 2. Impfung nach 3 Monaten)

Kompl: ca. 5 % der Geimpften zeigen meist 1-2 Wochen nach der Impfung sog. „Impfmasern“ mit leichtem Fieber, kurzzeitigem Exanthem und bronchitischen Beschwerden.

DD:
- Infektiöse Exanthem-Erkrankungen: Röteln, Ringelröteln, Exanthema subitum, Scharlach
- Allergische Exantheme, Arzneimittelexanthem

RÖTELN

Syn: Rubeola, Rubella, engl. rubella, German measles, ICD-10: B06.9
Rötelnembryopathie, konnatales Röteln-Syndrom, Embryopathia rubeolosa, GREGG-Syndrom, ICD-10: P35.0, in der Schwangerschaft O98.5

Ät: Ausschließlich humanpathogenes RNA-Virus: **Rubella-Virus** (aus der Familie der Togaviridae), Durchmesser: 50-70 nm

Path:
- Reservoir: nur der infizierte und akut erkrankte **Mensch**
- Übertragung: aerogene **Tröpfcheninfektion** über den oberen Respirationstrakt
- Infektiosität: 2-7 Tage vor Ausbruch bis zu 1 Wo. nach Auftreten des Exanthems (Kontagionsindex ist 0,3-0,5 und damit deutlich weniger kontagiös als die Masern)
- Im Kindesalter harmlose Virusinfektion, bei Infektion in der **Schwangerschaf** ist in der virämischen Phase eine diaplazentare Übertragung mögl. ⇨ hohe Gefährdung des Embryo/Fetus in utero insb. während der **ersten 3 SSM** (je früher die Infektion, desto schwerer die Missbildungen an Augen, Ohren und Herz, oftmals auch Abort des Kindes).
- Die Infektion hinterlässt eine lebenslange Immunität.

Epid:
- ◊ Prädisp.alter: Infektion bei ungeimpften Kindern erfolgt meist zwischen dem 3. u. 10. Lj.
- ◊ Durchseuchung: beträgt ca. 90 % in Deutschland, bei den 18- bis 30jährigen Frauen sind bei 97-99 % Ak nachweisbar
- ◊ Inkubationszeit: 2-3 Wochen
- ◊ Inzidenz der Rötelnembryopathie: 0,005/100.000/Jahr = ca. 5 Fälle/Jahr in Deutschland, weltweit geschätzt 200.000 ungeborene Kinder mit Rötelnembryopathie pro Jahr
- ◊ **Meldepflichtig** gem. IfSG (in Deutschland 2013 neu eingeführt)
- ◊ Ziel der WHO war es bis 2010 das konnatale Rötelnsyndrom in Europa zu eliminieren (ist aber nur teilweise erreicht worden, Deutschland wurde 12/2020 als erreicht eingestuft).

Klin:
⇒ 50 % der Infektionen im Kindesalter verlaufen asymptomatisch

⇒ Kind/Erwachsene: **harmlose** Virusinfektion mit folgenden Stadien:
- Kurzes ggf. fieberhaftes Prodromalstadium für 2 Tage mit **katarrhalischen Symptomen** im Rachenraum und beginnende **Lymphknotenschwellung nuchal** u. **retroaurikulär**, später auch generalisiert mögl., ggf. subfebrile Temperaturerhöhung
- Darauf Auftreten des **Exanthemstadiums** zuerst im Gesicht, dann auf den Rumpf übergehend in Form eines **kleinfleckigen**, wenig erhabenen und nicht konfluierenden, hellroten Exanthems (ggf. mit hellem anämischem Hof) für 2-3 Tage, im Rachen ebenfalls mittelfleckiges Enanthem, ggf. Konjunktivitis
- Fieber meist nur um 38 °C für einige Tage, Kopfschmerzen, Splenomegalie in 50 % d.F.
- I.d.R. keine wesentliche Beeinträchtigung des Allgemeinbefindens

⇒ Rötelnembryopathie: Risiko und Symptome richten sich nach dem Zeitpunkt der mütterlichen Rötelninfektion ⇨ möglich sind Spontanabort, **Cataracta congenita**, Glaukom, hochgradige Myopie, Mikrophthalmie, Augenhintergrundveränderungen (Pseudoretinitis pigmentosa), **Ductus arteriosus apertus**, **Pulmonalstenose**, Aortenklappenstenose, Herzscheidewanddefekte, Mikrozephalie, psychomotorische Retardierung, Bewegungsstörungen, epileptische Anfälle, **Innenohrschwerhörigkeit**, Risiko für Frühgeburt.

Je früher die Infektion, umso höher das Risiko und umso schwerere Fehlbildungen:
- 1. SSM: 60%iges Risiko für die Entwicklung einer Embryopathie, häufig Vollbild der Erkrankung (GREGG-Syndrom: **Herz-Auge-Ohr-Trias** aus Ductus arteriosus apertus + Katarakt + Innenohrtaubheit) und vermehrt Augenanomalien
- 2. SSM: 25%iges Risiko, vermehrt Herzvitien u. ZNS-Anomalien (Mikrozephalie, Intelligenzminderung)
- 3. u. 4. SSM: 10-15%iges Risiko, vorwiegend Innenohrschädigung
- Ab 18. SSW nur noch 3,5%iges Risiko (Fetopathia rubeolosa)
- Neugeborenes = floride Infektion bei Geburt: niedriges Geburtsgewicht, Hepatosplenomegalie, thrombozytopenische Purpura, hämolytische Anämie, Hyperbilirubinämie
- Ausscheidung des Rubellavirus noch für bis zu 2 J. im Stuhl und Urin möglich (trotz hoher Ak-Titer)

Diag:
1. Anamnese (Kontakt zu Erkrankten?) u. klinische Untersuchung: typisches Exanthem und die nuchale/retroaurikuläre Lk-Schwellung
   Bei Schwangeren genaue Bestimmung des Gestationsalters (sonographische Biometrie)
2. Labor: BB: zu Beginn Leukozytose, während des Exanthems **Leukopenie** mit relativer **Lymphozytose** (bis 80 %) und Plasmazellvermehrung
   Rötelnvirus-Antikörper sind bereits 2-3 Tage nach Exanthembeginn nachweisbar.
   Bei Rötelnverdacht bzw. -kontakt bei Schwangeren: Röteln-spezifische **IgM**-Antikörper im Serum der Mutter bestimmen
   Neugeborene: Nachweis von IgM-Antikörpern oder Virusnachweis aus dem Rachen oder von der Kornea (mittels Zellkultur)

3. Bei V.a. pränatale Infektion: Chorionzottenbiopsie od. Entnahme von Fruchtwasser (Amniozentese) od. Nabelschnurblut zum Virusnachweis mittels Zellkultur od. PCR
4. Sonographie: Hepatosplenomegalie od. Splenomegalie mögl.
5. Liquorpunktion: bei V.a. Enzephalomyelitis ⇨ Pleozytose (erhöhte Leukozytenzahl), Eiweißerhöhung, Virusnachweis mögl.

Ther:
- Keine kausale Therapie möglich.
  - Symptomatische Behandlung ggf. mit fiebersenkenden Mitteln (z.B. Paracetamol)
  - Gabe von Immunglobulin bei immunsupprimierten Pat. u. Schwangeren innerhalb von 48 Std. nach Kontakt mit dem Virus (s.u.)
- Bei nachgewiesener Infektion (IgM-Nachweis) im 1.-3. SSM ist ein **Schwangerschaftsabbruch** anzuraten, wenn eine fetale Infektion nachgewiesen wird. Eine spätere Infektion (>13. bis 17. SSW) ist nur noch eine relative Indikation für eine Interruptio und nach der 18. SSW ist das Risiko für Fehlbildungen sehr gering. Die Kinder benötigen je nach Ausprägung der Fehlbildungen später ggf. Augen- od. Herzoperationen, eine Hörgeräteversorgung und Förderung z.B. durch Logopädie und Krankengymnastik.

Prog: Der Verlauf ist bei **Kindern fast immer komplikationslos**, bei Erkrankung von Jugendlichen od. Erwachsenen können eher Komplikationen (s.u.) auftreten.
Wegen der Gefahr einer Rötelnembryopathie bei Infektion während einer Schwangerschaft sollten alle Mädchen spätestens bis zum Erreichen der Pubertät ausreichend geimpft sein! Das größte Risiko für Fehlbildungen (bis 50 %) besteht bei einer Infektion von der 1.-6. SSW. Die Gesamtletalität bei konnatalem Rötelnsyndrom beträgt 15-20 %. Im weiteren Verlauf weisen ¼ der Kinder eine schwere mentale Retardierung od. ausgeprägte Verhaltensauffälligkeiten bis zum Autismus auf, bis zu 20 % entwickeln einen Diabetes mellitus.

Kompl: Mit zunehmendem Lebensalter kann eine **Infektion beim Erwachsenen** häufiger und auch zu schwereren Kompl. führen:
* Thrombozytopenische Purpura
* Rötelnenzephalomyelitis
* Rötelnarthropathie mehrerer Gelenke mit Gelenkschmerzen und Schwellung
* Bronchitis, Rötelnpneumonie, Otitis, Myo- und Perikarditis
* In Einzelfällen kann es noch nach Jahren bei Kindern/Jugendlichen (insb. nach konnataler Infektion) zu progressiver Rötelnenzephalitis mit Myoklonien, zerebralen Krämpfen, zerebellarer Ataxie kommen; vermutlich Form einer Slow virus infection mit einem ähnlichen Verlauf wie bei der SSPE (nach Maserninfektion) mit schlechter Prog.

Proph:
♥ **Schutzimpfung**: in Deutschland seit 1981 für alle Kinder empfohlene Impfung, heute als 3fach-Kombination **MMR**, Priorix®, M-M-RvaxPro® (= Lebendimpfstoff gegen Masern + Mumps + Röteln), bzw. **4fach-Kombination MMRV**, (Priorix-Tetra®, ProQuad® = zusätzl. noch gegen Varizellen): 1. Impfung im 12.-15. Lebensmonat (MMR + V getrennt), die 2. Impfung als MMRV kann bereits 4 Wochen nach der 1. Impfung erfolgen und sollte möglichst bis zum Ende des 2. Lj. erfolgt sein (spätestens aber bis zum Schuleintritt im 6. Lj., bei seronegativen Frauen auch zu jedem späteren Zeitpunkt, es gibt keine Hinweise auf NW nach mehrmaligen MMR-Impfungen, keine Altersbegrenzung).
Seronegative Frauen mit Kinderwunsch vor (geplanter) Schwangerschaft impfen (2-malige Impfung mit MMR-Impfstoff [Priorix®] u. sichere Kontrazeption für 3 Monate), eine Impfung mit dem Lebendimpfstoff während der Schwangerschaft ist kontraindiziert! (das Risiko für eine Rötelnembryopathie durch eine Impfung bei übersehener Schwangerschaft ist aber insg. sehr gering (ca. 1-2 %) und keine Ind. für einen Schwangerschaftsabbruch).

♥ Bei allen Schwangeren Impfausweis auf Rötelnimpfung kontrollieren; wurde nicht geimpft, dann Bestimmung der Röteln-Ak mit **Röteln-HAH-Test** (Hämagglutinationshemmtest) ⇨ sichere Immunität bei Titer **1:16** od. mehr (bzw. >15 I.U./ml im Enzym-Immunoassay). Bei neg. Titer (<1:8) sollte bis zur 20. SSW alle 6 Wo. der Titer kontrolliert werden.
Fehlen Röteln-Antikörper im Serum einer bereits schwangeren Frau und hat diese Kontakt zu einer an Röteln erkrankten Person ist eine passive Immunisierung mit Immunglobulinen [Beriglobin®] innerhalb der ersten 48 Std. nach Exposition möglich, NW: Überempfindlichkeitsreaktionen. (Das früher verwendete spezifische Rötelnhyperimmunglobulin [Roeteln-Immunglobulin-Behring®] ist nicht mehr erhältlich).

Dies stellt aber <u>keinen sicheren</u> Schutz vor einer Rötelnembryopathie dar. Eine Kontrolle des Erfolges der Immunisierung ist durch negativen IgM-Nachweis mögl.

<u>**DD:**</u> – Infektiöse Exanthem-Erkrankungen: Masern, Exanthema subitum, Ringelröteln, Varizellen, Scharlach
– Allergische Exantheme, Arzneimittelexanthem

RINGELRÖTELN

<u>**Syn:**</u> **Erythema infectiosum** acutum, Exanthema variegatum, „fünfte Krankheit", Megalerythema epidemicum sive infectiosum, engl. 5th disease, ICD-10: B08.3

<u>**Ät:**</u> **Parvovirus B19**, kleinstes humanpathogenes DNA-Virus, Durchmesser: 18-26 nm

<u>**Path:**</u>
- <u>Übertragung:</u> **Tröpfcheninfektion**, diaplazentar, infizierte Blutprodukte
- Das Virus vermehrt sich **Erythrozyten-Vorläuferzellen** ⇨ typisch ist im Labor daher ein Abfall der Retikulozytenzahl, Anämie durch aplastische Krise mögl.
- <u>Infektiosität:</u> Diese endet mit dem Auftreten des Exanthems.
- Die Infektion hinterlässt eine lebenslange Immunität.
- Bei Infektion in der Schwangerschaft in 20-40 % d.F. transplazentarer Übergang auf den Fetus ⇨ Hemmung der fetalen Erythropoese ⇨ Anämie, intrauterine Hypoxie, Ödem- u. Ergussbildung, Herzinsuffizienz ⇨ generalisierter Hydrops fetalis bis zum Fruchttod mögl.

<u>**Epid:**</u>
◊ <u>Durchseuchungsrate:</u> im Kindes-/Jugendlichenalter ca. 50 %
◊ <u>Prädisp.alter:</u> vor allem Kinder zwischen dem 6. und 15. Lj. betroffen
◊ <u>Inkubationszeit:</u> 7-14 Tage, wenig kontagiös, epidemisches Auftreten meist im Frühjahr/Sommer (Problem: höchste Infektiosität ist vor dem Beginn des Exanthems)
◊ <u>Schwangerschaft:</u> Bei Infektion zwischen 10.-20. SSW größtes Risiko für schwere Fetopathie (in 10-25 % d.F. Hydrops fetalis)!

<u>**Klin:**</u>
⇒ Klinisch stummer Verlauf mögl. (1/3 haben keine Symptome)
⇒ Prodromalstadium: häufig keine Beschwerden od. geringes Fieber, Kopfschmerzen, Juckreiz, Myalgien und Arthralgien
⇒ Makulopapulöses **Exanthem**, Beginn im Gesicht (als „Schmetterlingsfigur" = Rötung an den Wangen, Aussparung der Mundregion), dann an den Streckseiten der Extremitäten, später auch Stamm u. Glutealregion mit dem typischen Aussehen (**girlandenförmige Figuren**), Dauer des Exanthems ca. 1-2 Wo.
⇒ Erwachsene: grippaler Infekt, kein bis geringes Exanthem, arthritische Beschwerden
⇒ Schwangere: in 1/3 d.F. subklinischer Verlauf bei der Erstinfektion, aber auch dann transplazentare Übertragung des Virus mögl.
⇒ Fetus: Anämie, Hypoproteinämie, Ödeme, Pleuraerguss, Aszites, Myokarditis, Spontanabort od. intrauteriner Fruchttod mögl.

<u>**Diag:**</u>
1. Anamnese und klinische Untersuchung: typisches Exanthembild
2. Labor: IgG- und IgM-Ak (ELISA), meist deutlich positives IgM und niedriges IgG
   Bei zweifelhafter Serologie: direkter Virusnachweis (PCR, Parvovirus-DNA-Nachweis)
3. Schwangerschaft: Zeichen des Hydrops fetalis in der Sonographie (verdickte, ödematöse Haut), Dopplersonographie: anämiebedingte Hypoxie (Flussgeschwindigkeitserhöhung über dem Aortenbogen)

<u>**Ther:**</u>
- <u>Konservativ:</u> symptomatische Ther. mit Antipyretika (Paracetamol 3-4 x/Tag 10-15 mg/kgKG), Wadenwickel, Flüssigkeitssubstitution
- Bei aplastischer Krise: Transfusion von Erythrozytenkonzentrat
- Schwangere: bei Kontakt mit Infizierten ⇨ Immunstatus prüfen, wenn seronegativ od. bei Infektionsnachweis ⇨ sonographische Überwachung auf fetale Ödeme u. Anämiezeichen
  – Nabelschnurpunktion (Hb-Bestimmung) und ggf. intrauterine Bluttransfusion/Blutaus-

tauschtransfusion (Hb <8 g/dl)
- Immunoglobuline i.v. für die Mutter

Kompl:
* Arthritiden (bes. der kleinen Gelenke)
* Bei Pat. mit vorbestehender hämolytischer Anämie (z.B. **Sphärozytose**, **Sichelzellenanämie**) Gefahr der aplastischen Krise (s.u.)
* Bei Pat. mit vorbestehendem Immundefekt od. Immunsuppression Gefahr der Knochenmarkdysplasie ⇨ Panzytopenie (Anämie, Retikulozytopenie, Leukozytopenie, Thrombozytopenie) u. chronischer Verlauf der Infektion mögl.
* Enzephalitis, Hepatitis, Myokarditis, Vaskulitis (alles sehr selten)
* Triggerung der Manifestation einer juvenilen chronischen Arthritis (Mangel an neutralisierenden Ak?, fehlerhafte Ak-Reifung?)
* Schwangerschaft: Intervall zwischen mütterlicher Infektion und fetaler Komplikation: 2-4 Wo. (80%), 5-8 Wo. (15%) od. sogar bis zu 9-12 Wo. (5%). Durch die Zerstörung von fetalen Erythrozytenvorläufern kommt es zur schweren Anämie bis zur aplastischen Krise, durch die Anämie entsteht eine intrauterine Hypoxie.
Hydrops fetalis = generalisierte Ödeme, Pleuraerguss, Aszites, Hydroperikard, Herzinsuffizienz
Spontanabort oder intrauteriner Fruchttod

DD:
- Handschuh-Socken-Syndrom (engl. gloves and socks syndrome): ebenfalls durch Parvovirus B19 verursachte Infektion mit Papeln an Händen u. Füßen, die zu einem Erythem konfluieren, Fieber, Gelenkschmerzen, Lk-Schwellung, orales Enanthem
- Infektiöse Exanthem-Erkrankungen: Masern, Röteln, Exanthema subitum, Scharlach, Enterovirusinfektion
- Arzneimittelexanthem, sero-negative Lyme-Arthritis, Erythema exsudativum multiforme
- Juvenile rheumatoide Arthritis (s.u., Kap. Rheumatologie)

EXANTHEMA SUBITUM

Syn: **Dreitagefieber**, Roseola infantum, „sechste Krankheit", engl. sixth disease ICD-10: B08.2

Ät: **Humanes Herpes-Virus**: meist HHV-6, selten auch HHV-7, doppelsträngige DNA-Viren (verwandt mit dem Cytomegalie-Virus). HHV-6: 2 Serotypen ⇨ A (in Afrika) und B (in Europa).

Path:
- Reservoir: nur der Mensch
- Übertragung: **Tröpfcheninfektion** (infektiöser Speichel)
- Schwangerschaft: konnatale Infektion ist sehr selten
- Lebenslange Immunität nach durchgemachter Infektion, das Virus persistiert und kann z.B. bei Immunsuppression reaktiviert werden

Epid:
◊ Prädisp.alter: Säuglinge u. Kleinkinder von 6-24 Mon.
◊ Inkubationszeit: 3-14 Tage, Auftreten meist im Frühjahr/Herbst

Klin:
⇒ Häufig klinisch stumm (2/3 d.F.)
⇒ Plötzliches, **hohes Fieber** (40 °C), meist für **3**(-4) **Tage**, oft mit Erbrechen, Durchfall und **Fieberkrämpfen**
⇒ Säuglinge ggf. mit gespannter und vorgewölbter Fontanelle (DD: Meningitis ⇨ Liquorpunktion: bei Dreitagefieber unauffälliger Liquorbefund)
⇒ Mit der Entfieberung am 3./4. Tag Auftreten des Exanthems: breitet sich auf gesamten Körper aus, insb. am Stamm und Nacken, blassrot, klein bis mittelfleckig, sehr dichtstehend, kaum erhaben, verschwindet meist nach 1-2 Tagen wieder.

Diag:
1. Anamnese und klinische Untersuchung: Krankheitsbild ist anfangs meist unklar (hohes Fieber als einziges Symptom), die Diagnose wird klinisch mit dem Auftreten des Exanthems gestellt.

2. Labor: BB: Leukopenie und **relative Lymphozytose** (bis 80 %, DD: BB wie bei Röteln)
   Nachweis HHV-spezifischer IgM-Antikörper mögl., Erregernachweis mittels PCR (aus Speichel, Blut, Liquor, Urin mögl.)

Ther: Symptomatisch: Antipyretika (Paracetamol 3-4x/Tag 10-15 mg/kgKG), Wadenwickel, Flüssigkeitssubstitution, bei Fieberkrämpfen Diazepam Supp. (Diazepam Desitin® rectal tube)

Prog: sehr gut

Kompl:
* Enzephalitis (sehr selten)
* Nach Wochen GUILLAIN-BARRÉ-Syndrom (extrem selten) = Polyneuritis mit Sensibilitätsstörungen, Paresen bis hin zur Tetraplegie und Atemlähmung

DD:
- Im Fieberstadium: Meningitis
- Exanthem: Röteln, Masern, Varizellen, Ringelröteln, Scharlach

MONONUKLEOSE

Syn: **PFEIFFER'sches Drüsenfieber**, infektiöse Mononukleose, Mononucleosis infectiosa, Morbus PFEIFFER, Monozytenangina, College-Krankheit, engl.: infectious mononucleosis, kissing disease, ICD-10: B27.0

Ät: **EPSTEIN-BARR-Virus** (EBV): doppelsträngiges, behülltes DNA-Virus, zur Familie der Herpesviridae gehörend, Typen EBV-1 u. EBV-2

Path:
- Reservoir: nur der Mensch
- Übertragung: Tröpfchen- od. **Kontaktinfektion** (Speichel, beim „**Küssen**"), auch durch Transfusion od. Organtransplantation mögl.
- Erkrankung hinterlässt lebenslange Immunität, Viruspersistenz im lymphatischen Gewebe

Epid:
- Prädisp.alter: ältere Kinder, **Jugendliche** und junge Erwachsene (15.-25. Lj.)
- Inkubationszeit: 1-4 Wochen
- Durchseuchungsrate: sehr hoch (90-100 %)

Klin:
- ⇒ Von inapparentem Verlauf = keine klinischen Symptome (eher bei den Kindern) bis zu schwer erkrankten jungen Erwachsenen
- ⇒ **Fieber** (38-39 °C), extreme Müdigkeit, Schwächegefühl, Gliederschmerzen, Halsschmerzen, Husten und Schnupfen, generalisierte **Lymphknotenschwellung**, Leber- und insb. **Milzvergrößerung**
- ⇒ Oral: Enanthem (kleinste Petechien am weichen Gaumen), **Tonsillitis**: Rötung od. einzelne Stippchen, flächige, graue bis gelbliche, **pseudomembranöse Beläge** (sog. Angina lacunaris), fauliger Mundgeruch
- ⇒ Haut: kurzdauerndes, kleinfleckiges, **morbilliformes Exanthem**, Lidödeme

Diag:
1. Anamnese und klinische Untersuchung: bei Splenomegalie vorsichtig palpieren (besser die Milz auskitzeln = Größe per Auskultation und kitzeln über der Milz bestimmen)
2. Labor: BB klärt häufig die Diagnose!, erhöhte Transaminasen
   Leukozytose, Diff-BB: bis zu 80 % Lymphozyten, Monozyten u. Plasmazellen, typische **mononukleäre Lymphoidzellen** (sog. „PFEIFFER"-Drüsenfieberzellen, DOWNEY-Zellen, relativ große T-Lymphozyten mit polymorphem Kern und Zytoplasmavakuolen, gehören zu den Killerzellen)
   Nachweis: spezifische IgM-Ak u. IgG-Ak (ELISA od. Immunoblot)
   PCR zur Viruslastbestimmung bei Immunsupprimierten mögl.
3. Sonographie: Milz- und Lebergröße

Ther:
- Symptomatisch mit Antipyretika (z.B. Paracetamol) u. Bettruhe

- Als Virustatikum kann Ganciclovir i.v. (Cymeven®) bei schwerem Verlauf versucht werden

Prog: Gut, Rekonvaleszenzzeit aber nach der akuten Klinik oft mehrere Wochen lang. Latente, rezidivierende od. chronische Verläufe sind selten mögl.

Kompl: * Bei ca. 10 % d.F. besteht ein zusätzlicher bakterieller Infekt (nur dann ist eine antibiotische Therapie indiziert, z.B. mit Erythromycin).

* Typisches starkes morbilliformes, juckendes Arzneimittelexanthem bei (nicht-indizierter) Ampicillingabe (das Ampicillin wird häufig wegen der Beläge auf den Tonsillen unter der Verdachtsdiagnose eitrige Tonsillitis gegeben) in 70-100 % d.F.
* Seltene (schwere) Komplikationen: aseptische **Meningoenzephalitis**, autoimmunhämolytische Anämie, Thrombozytopenie, Agranulozytose, interstitielle Pneumonie, **Hepatomegalie**, Hepatitis, Ikterus, **Splenomegalie** bis zur **Milzruptur**, Polyradikulitis/-neuritis bis zum GUILLAIN-BARRÉ-Syndrom, **Myokarditis**, Nephritis, Konjunktivitis, Iridozyklitis
* Bei immunsupprimierten Pat. od. Pat. mit PURTILO-Syndrom (= sehr schwere Verlaufsform bei männlichen Pat. mit X-chrom.-rez. Defekt des lymphoproliferativen Systems) ⇨ eingeschränkte Immunreaktion auf EBV-Infektion, letaler Verlauf mögl.
* HIV-Infektion: Als opportunistische Infektion führt EBV zur oralen Haarleukoplakie.
* Onkogenese: Beim BURKITT-Lymphom (malignes Non-HODGKIN-Lymphom), insb. bei perinataler Infektion u. beim Nasopharynxkarzinom ist das EBV-Genom Kofaktor (= onkogene Potenz des Virus), Vorkommen insb. in Afrika u. Lateinamerika.

DD: – Tonsillitis: Streptokokkenpharyngitis, Scharlach, Diphtherie

– Lymphknotenschwellung: Zytomegalie, Toxoplasmose, KAWASAKI-Syndrom, Leukämie, HODGKIN-Lymphome

VARIZELLEN

Syn: **Windpocken**, (lat. varus = Gesichtsausschlag), Wasserpocken, Spitzpocken, Schafblattern, engl. chicken pox, varicella, ICD-10: B02

Ät: **Varicella-Zoster-Virus**, DNA-Virus (aus der Gruppe der Herpesviridae, Subfamilie Alphaviridae) verursacht bei Erstinfektion Varizellen u. bei endogener Reaktivierung die Gürtelrose

Path: ♦ Reservoir: nur der Mensch, weltweit verbreitet

♦ Übertragung: **Tröpfchen**- (aerogen, z.B. beim Husten über mehrere Meter ansteckend, daher auch der Ausdruck „Wind"-Pocken) od. **Schmierinfektion** (Nasen- od. Rachensekret, **Inhalt der Bläschen** bei Windpocken od. Gürtelrose), diaplazentare Übertragung, peripartale Infektion

♦ Eine diaplazentare Übertragung ist in der Schwangerschaft bei Erstinfektion mit Varizellen-Viren bis zur 24. SSW mögl. ⇨ **fetales/konnatales Varizellen-Syndrom** mögl.

♦ Bei perinataler Infektion bis 5 Tage vor Geburt durch den gleichzeitigen IgG-Transfer von der Mutter ohne Folgen für das Neugeborene

♦ Bei Infektion der Mutter <5 Tage vor und bis 2 Tage nach Geburt: **neonatale Varizellen**, schwer verlaufende Erkrankung mit einer Letalität bis 20 % mögl.

♦ Erkrankung hinterlässt lebenslange Immunität, aber: **Viruspersistenz** in den dorsalen (sensiblen) Spinalganglien und Hirnnervenganglien (N.trigeminus)

Epid: ◊ Inkubationszeit: 8-21 (-28) Tage, im Mittel 2 Wo.

◊ Infektiösität: 1-2 Tage vor Auftreten des Exanthems bis 1 Wo. nach Abheilen der Effloreszenzen (daher auch Schul-/Kindergartenbesuch erst 1 Wo. nach Ende der Krankheit wieder mögl. = wenn alle Pusteln komplett verkrustet sind)

◊ Prädisp.alter: Kinder

◊ Inzidenz: durch die Impfung sinkende Krankheitszahlen

◊ Durchseuchungsrate: 96-97 % der Bevölkerung, hohe Kontagiosität (fast 1,0)

◊ Bei diaplazentarer Infektion fetales/konnatales Varizellen-Syndrom in 1-2 % d.F. (Letalität dann aber bis 30 %), in der Frühschwangerschaft Abort mögl.

◊ **Meldepflichtig** gem. IfSG (wurde 2012 neu eingeführt)

<u>**Klin:**</u> ⇒ Von klinisch stumm bis schwere Verläufe (z.B. bei Neugeborenen od. Schwangeren, s.u.)

⇒ Fieber bis max. 39 °C, meist zeitgleich mit dem Exanthem beginnend

⇒ <u>Typisches Exanthem:</u> **juckende** Papeln, Bläschen und Schorf in **verschiedenen Entwicklungsstadien** gleichzeitig nebeneinander (sog. **„Sternenhimmel“**, HEUBNER-Sternenkarte), zuerst am Stamm und Gesicht, dann auch an Schleimhäuten und behaarter Kopfhaut, die Abheilung erfolgt dann letztlich ohne Narbenbildung (**nicht kratzen!**)

⇒ Bei Neugeborenen mit neonatalen Varizellen: foudroyant-verlaufende, disseminierte Infektion mit einer Letalität bis 30 %, verzögerte Heilung möglich, bleibende Hautläsionen, Enzephalitis

⇒ Bei diaplazentarer Übertragung in der Schwangerschaft: Spontanabort, Gliedmaßenhypoplasien, zerebrale Defekte (kortikale Atrophien), Enzephalitis, Krampfanfälle, Mikrophthalmie, Katarakt, Chororetinitis, Optikusatrophie, Hautulzerationen und -narben, Sepsis, erniedrigtes Geburtsgewicht mögl. = **fetales/konnatales Varizellen-Syndrom**. Eine Abruptio ist aufgrund des geringen Gesamtrisikos (Vollbild nur 1-2 % d.F.) aber nur bei nachgewiesenen schweren Fehlbildungen indiziert.

<u>**Diag:**</u>
1. Anamnese u. klinische Untersuchung: charakteristisches Exanthem
2. Labor: bei Kontakt einer Schwangeren mit Varizellen-Erkrankten Laboruntersuchung auf Varizellen-IgG (Titer sollte >1:128 bzw. >80 I.U./ml sein, dann keine Gefahr u. keine Ther. erforderlich), Virusnachweis aus den Bläschen (PCR) mögl.
3. Sonographie: Organultraschall bei Kontakt einer seronegativen Schwangeren mit Varizellen bis zur 24. SSW
   Bei V.a. intrauterine Infektion auch Virusnachweis aus dem Fruchtwasser (Amniozentese) od. Chorionzottenbiopsie oder fetale Blutentnahme unter Ultraschallkontrolle (Punktion der Nabelschnur, Chordozentese) mögl.

<u>**Ther:**</u>
- Kinder: symptomatische Ther., tägliches Baden, juckreizstillende Puder od. Salben, Antihistaminika gegen den Juckreiz
- Bei seronegativen Frauen (IgG-Titer <60 I.U./ml) und Kontakt mit einem Varizellen-Erkrankten Gabe von Varizella-Zoster-Immunglobulin (0,5 ml/kgKG i.m., Varicellon®) innerhalb von 96 Std.
- Bei V.a. perinatale Infektion (neonatale Varizellen): Gabe von Varizella-Zoster-Immunglobulin + Aciclovir (Acic®) an die Mutter, Versuch die Geburt auf >5 Tage zu verschieben (Tokolyse). Varizella-Zoster-Immunglobulin für das Neugeborene (2 ml) direkt post partum, stationäre Beobachtung für 2 Wochen, bei geringstem V.a. neonatale Varizellen zusätzlich Aciclovir 3 x 10 mg/kgKG i.v. für 1 Woche geben.
- Bei Varizellenpneumonie Aciclovir i.v.

<u>**Prog:**</u> Bei Kindern i.d.R. gut. Schwere (bis tödliche) Verläufe bei Immunsupprimierten mögl.

<u>**Kompl:**</u>
* **Bakterielle Superinfektion** der Hauteffloreszenzen (Impetigo durch Staphylokokken od. Streptokokken), als Maximalform nekrotisierende Fasziitis mögl. (Cave: kein Ibuprofen geben)
* Sehr selten: aseptische **Meningoenzephalitis**, Zerebellitis, Vaskulitis ⇨ zerebrale Durchblutungsstörungen bis zum Apoplex, post-varizellen Angiopathie, Myelitis, GUILLAIN-BARRÉ-Syndrom, REYE-Syndrom (Enzephalopathie und Hepatopathie, Cave: keine Acetylsalicylsäure geben), Myokarditis, Pneumonie, Nephritis, Arthritis
* Frauen, die **während der Schwangerschaft** an Varizellen erkranken, haben ein hohes Risiko für die Entwicklung einer **Varizellenpneumonie** (insb. im 3. Trimenon, mit Letalität unbehandelt bis 45 %!), ebenso ZNS-Manifestation mögl. (meningeale Reizung, Meningitis, Enzephalitis)
* <u>Herpes zoster:</u> Das Varicella-Zoster-Virus **persistiert** nach der Erstinfektion in den Spinalganglien ⇨ eine spätere **Reaktivierung** bei schlechter Immunlage führt als Zweitmanifestation der Varizellen zur **Gürtelrose** (Syn: Zoster, ICD-10: B02.-).

Epid: typisches Prädisp.alter: 50.-70. Lj., aber auch schon bei Kindern mögl.
Trigger: Resistenzminderung durch hohes Alter, UV-Bestrahlung, örtliche Reizung, symptomatisch bei HIV-Infektion, Malignomen, Leukämie, Plasmozytom, Immunsuppressiva, Strahlentherapie, schwerem Trauma, Intoxikationen (CO, Arsen), Stress, Schwangerschaft (ein Herpes zoster in der Schwangerschaft od. perinatal ist aber <u>kein</u> Risiko für den Fetus, da dies ja keine Erstinfektion mit dem Varicella-Zoster-Virus bei der Mutter ist ⇨ das Kind ist durch maternale Ak geschützt).
Klin: typische dichtstehende Bläschen auf ein/mehrere **Dermatome** scharf begrenzt = "Gürtelrose", diese trocknen nach 1-2 Wo. ein u. nach weiteren 2-3 Wo. Abfallen der gelb-braunen Krusten (es können depigmentierte Stellen verbleiben).
Diag: rascher IgG-Anstieg, ohne od. sehr niedriger IgM-Anstieg (weil Zweitinfektion)
Ther: lokal juckreizstillende Puder od. Creme (z.B. Anaesthesulf®Lotio), Aciclovir (Acic®) oral, bzw. bei Immungeschwächten auch i.v. für 1 Woche
Kompl: Postzosterneuralgie (kommt bei Kindern nur sehr selten vor)
Proph: Seit 2018 gibt es für Erwachsene >60 J. (>50 J. mit Grunderkrankungen) eine Impfung (Totimpfstoff, Shingrix®, 2-malig, Tag 0 u. nach 2-6 Mon., Wirksamkeit 97 %).

<u>**Proph:**</u>
- ♥ **Schutzimpfung:** seit 2004 ist die Varizellenimpfung für alle Kinder empfohlen, diese wird heute bei der 1. Impfung (11.-14. Mon.) getrennt zur MMR gegeben (geringere Rate fieberhafter Krampfanfälle), die 2. Impfung dann als 4fach Kombinationsimpfstoff **MMRV** (Priorix-Tetra®, ProQuad®, frühestens 4 Wo. nach 1. Impfung, 15.-23. Mon.), in besonderen Fällen auch bereits im 9. Monat mögl. (dann 2. Impfung nach 3 Monaten)
- ♥ Kinder vom 9.-17. Lj. ohne Windpockenanamnese und ohne bisherige Impfung sollten noch nachgeimpft werden, da bei Erkrankung in diesem Alter vermehrt Kompl. auftreten können (2 x im Abstand von 6 Wo., Varilrix®, Varivax® s.c.).
- ♥ Eine Impfung bei **seronegativen Frauen** sollte <u>vor</u> einer geplanten Schwangerschaft erfolgen (2 x im Abstand von 6 Wo. [Varilrix®, Varivax®], während der Schwangerschaft ist die Lebendimpfung kontraindiziert!).

<u>**DD:**</u>
- Disseminierte Herpesinfektion (Herpes simplex, s.u.)
- Tierpocken (Orthopockeninfektion): von Katzen od. Ratten auf den Menschen
- Impetigo neonatorum

MUMPS

<u>**Syn:**</u> **Parotitis epidemica**, Salivitis epidemica, Rubula inflans, **Ziegenpeter**, Wochentölpel, Bauernwetzel, engl. mumps or epidemic parotitis, ICD-10: B26

<u>**Ät:**</u> Umhülltes RNA-Virus aus der Familie der Paramyxoviridae, Durchmesser: 150-300 nm

<u>**Path:**</u>
- ♦ <u>Reservoir:</u> nur der Mensch, weltweit verbreitet
- ♦ <u>Übertragung:</u> **Tröpfcheninfektion** od. Schmierinfektion (Speichel, Nasensekret), Kontagiosität ca. 0,4 (damit deutlich geringer als bei Masern od. Varizellen); Virusreplikation zuerst in der Schleimhaut des oberen Respirationstraktes, dann in den Speicheldrüsen u. ggf. anderen Drüsen im Körper
- ♦ Nach durchgemachter Infektion i.d.R. lebenslange Immunität

<u>**Epid:**</u>
- ◊ <u>Prädisp.alter:</u> bei Ungeimpften 4.-10. Lj., häufiger bei Jungen (m > w = 2:1)
- ◊ <u>Inzidenz:</u> durch die Impfung insg. **sinkend** (von 200 auf derzeit ca. 10/100.000/Jahr)
- ◊ Inkubationszeit: 2-3 Wo.
- ◊ Ansteckungsfähigkeit: 2(-7) Tage vor bis 4(-9) Tage nach Erkrankungsbeginn
- ◊ Durchseuchungsrate: 90 %
- ◊ **Meldepflichtig** gem. IfSG (in Deutschland 2013 neu eingeführt)

<u>**Klin:**</u>
- ⇒ In 50-60 % d.F. subklinischer Verlauf (Bild einer banalen Erkältungskrankheit) bzw. klinisch stumm (insb. bei Kindern)
- ⇒ <u>Charakteristisch:</u> **schmerzhafte** Entzündung der Speicheldrüsen (Sialadenitis), insb. mit

Schwellung der Ohrspeicheldrüse (Parotitis), erst ein-, nach 1-2 Tg. dann meist auch beidseitig, die Schwellung hält dann ca. 1 Wo. an

⇒ Mit der Speicheldrüsenschwellung auch Fieber um 38 °C, Schmerzen insb. beim Kauen u. Ausstrahlung in die Ohren, Kopfschmerzen, Gliederschmerzen

⇒ Teigig ödematös geschwollene Haut über der Parotis, Ohrläppchen stehen ab

⇒ Es können auch die anderen Speicheldrüsen und weitere Drüsen (s.u. Kompl.), z.B. das Pankreas betroffen sein (Pankreatitis in 2-5 % d.F.) ⇨ Erbrechen, Oberbauchschmerzen, fetthaltige Durchfälle (Steatorrhoe).

Diag:
1. Anamnese u. klinische Untersuchung: typisches klinisches Bild, BÜRGER-Zeichen (schmerzhafter, geschwollener Ausführungsgang der Ohrspeicheldrüse in Höhe des oberen 2. Molaren), RILLIET-Druckpunkte (unter dem Kieferwinkel druckschmerzhafte Unterkieferspeicheldrüsen)
2. Labor: bei klinisch unklaren Fällen Bestimmung virusspezifischer IgM- und IgG-Ak (Serum) mittels ELISA mögl., bei ZNS-Manifestation ggf. auch Virusanzucht bzw. Virus-RNA-Nachweis aus Rachenabstrich, Urin, Liquor od. Biopsiematerial (molekularbiologische Sub-Differenzierung mögl.)

Ther:
- Symptomatisch: lokale Wärmeanwendung, Analgetika/Antipyretika, weiches Essen, Speichelfluss reduzieren (wenig Säure)
- Bei Enzephalitis od. Orchitis: Glukokortikoide

Prog: Meist gut, **je älter** die Pat. sind, umso eher entwickeln sich **Kompl.**!

Kompl:
* Häufigste Komplikation (3-10 % d.F.): blande verlaufende, seröse, aseptische **Meningitis** mit erhöhter Zellzahl im Liquor (mononukleäre Zellen). Meist Ausheilung ohne Residuen, sehr selten Akustikus-Neuritis, Labyrinthitis, (einseitige) Innenohrschwerhörigkeit
* Bei Jugendlichen: **Pankreatitis** (⇨ selten insulinpflichtiger Diabetes mellitus),
  Jungen: **Orchitis** (⇨ Hodenatrophie, selten Sterilität mögl.), Epididymitis
  Mädchen: Mastitis, Oophoritis
* Sehr selten: Meningoenzephalitis, Krampfanfälle, Thyreoiditis, Arthritis, Myelitis, Myokarditis, Uveitis, Dakryoadenitis (Tränendrüsenentzündung), Nephritis, thrombozytopenische Purpura
* Bei Infektion in der Schwangerschaft (sehr selten, da hohe Durchseuchung): Spontanabort im 1. Trimenon mögl., ansonsten keine embryonale/fetale Schädigung bekannt.
* Bei perinataler Infektion (u. fehlenden maternalen Ak): schwerer Mumps des Neugeborenen mögl. ⇨ Ther: Gabe von Immunglobulinen

Proph: ♥ **Schutzimpfung:** für alle Kinder empfohlen, diese wird heute zusammen mit der Masern-, Röteln- u. Varizellen-Impfung gegeben. 1. Impfung im 12.-15. Lebensmonat (MMR + V getrennt), die 2. Impfung als MMRV (Priorix-Tetra®) kann bereits 4. Wochen nach der 1. Impfung erfolgen und sollte möglichst bis zum Ende des 2. Lj. erfolgt sein. Voller Impfschutz erst nach 2 Impfungen. 2010 wurde zusätzlich eine Impfempfehlung für alle jungen nicht-geimpften Erwachsenen gegeben, die nach 1970 geboren wurden u. in Gemeinschaftseinrichtungen arbeiten (Kindergarten, Schule, Krankenhaus usw.). Anmerkung: Aber auch bei vollständigem Impfschutz ist eine Mumpserkrankung mögl.

DD:
- Eitrige Parotitis (Parotitis acuta), Sekretstauung durch Speichelsteine (Sialolithiasis)
- Speicheldrüsentumoren (benigne u. maligne mögl., im Kindesalter sehr selten)
- Lymphadenitis, Lymphknotenschwellung (Lymphom)

HERPES SIMPLEX

Syn: HSV-Infektion, engl. herpes simplex virus, ICD-10: Herpes neonatorum, Neugeborenen-Herpes P35.2, genital A60.0; labial B00.1

Ät: **Herpes-simplex-Virus** (DNA-Virus der Alphasubfamilie der Herpesviridae) mit zwei Typen:
- HSV 1 = sog. oraler Stamm (Herpes labialis)
- HSV 2 = sog. genitaler Stamm (Herpes genitalis)

Die Zuordnung des jeweiligen Typs zur klinischen Lokalisation ist aber nicht obligat!

Path:
- Übertragung: Viren aus Herpesläsionen in Speichel, Urin und Stuhl enthalten ⇨ Infektion durch Schmier- od. Tröpfcheninfektion über Mikroläsionen in Schleimhäuten od. Haut
  - ⇨ Beim Herpes genitalis (HSV 2) fast ausschließlich über **Sexualkontakte**
  - ⇨ **Neugeboreneninfektion**: während der Geburt durch Herpesläsionen im **Geburtskanal** (bei florider Infektion der Mutter in 50 % d.F.), sehr selten auch diaplazentare od. aszendierende pränatale Infektion mögl. (bei Erstinfektion der Mutter während der Schwangerschaft). Frühgeborene sind 4- bis 5fach gefährdeter als reife Neugeborene. In 75 % d.F. neonatale Infektion mit HSV 2, bei 25 % mit HSV 1.

    Zu beachten ist auch die mögl. Übertragung von Personal/Angehörigen auf das Neugeborene, wenn diese einen floriden Herpes haben! ⇨ Expositionsprophylaxe s.u.
- HSV penetriert als Nukleokapsid Nervenendigungen und breitet sich zentripetal im Axon bis zum zugehörigen Nervenganglion (beim Typ 2 in die Sakralganglien) aus. Dort persistieren die Viren **lebenslang**, eine **Reaktivierung** ist bei Irritation der latent infizierten Neurone (Fieber, Verletzung, Verbrennung, Sonnenlichtexposition) od. bei **geschwächter Abwehrlage** (Infektionskrankheiten, HIV-Infektion, Immunsuppression, konsumierende Prozesse, körperlicher od. psychischer Stress, Menstruation) mögl. ⇨ Rezidiv im gleichen Dermatom wie der Primäraffekt
- Lok: Vulva bzw. Penis (Herpes genitalis), Lippen (Herpes labialis), Gesicht (insb. Naseneingang), Wangen, Ohrläppchen, Augenlider, Konjunktiven, Kornea, gluteal

Epid:
- ◊ Prädisp.alter: bei Typ 1 Erstinfektion meist bis zum 5. Lj., verläuft dann in 99 % d.F. **inapparent** (= symptomlos), Typ 2 ab d. Geschlechtsreife (zu 70 % ebenfalls inapparent)
- ◊ Serostatus: 90 % der Erwachsenen in Deutschland haben einen positiven HSV-1-Antikörper-Titer, beim Typ 2 sind es 10-30 % (mit steigender Tendenz).
- ◊ Inkubationszeit: 2-7 Tage

Klin:
- ⇒ Neugeboreneninfektion: in ¾ d.F. typische Bläschen auf erythematösem Grund, Fieber, Konjunktivitis, Lk-Schwellung, Dysurie, Lethargie, Myalgien, Apnoen, Nahrungsverweigerung, Hepatosplenomegalie, Ikterus, Kopfschmerzen, zerebrale Symptome bei systemischer Infektion mögl. (s.u. Kompl.)
- ⇒ Erstinfektion im Kleinkindesalter (bei klinisch apparentem Verlauf): Gingivostomatitis herpetica (sog. Mundfäule, Maximalform: Aphthoid POSPISCHILL-FEYRTER), Tonsillopharyngitis, Vulvovaginitis herpetica, Herpes corneae, meist mit hohem Fieber u. sehr schmerzhaften Effloreszenzen
- ⇒ Im Kindes-/Jugendlichen-/Erwachsenenalter erfolgen die meisten Infektionen **ohne Symptomatik** und bleiben unbemerkt.
- ⇒ Allgemein: Prodromi sind Juckreiz und Spannungsgefühl, dann bilden sich **kleine, schmerzhafte Bläschen** (2-3 mm) mit **wasserklarem** Inhalt; nach 1-3 Tagen platzen diese und es bleiben kleine, **schmerzhafte Ulzerationen** mit rötlichem Randsaum, die dann verkrusten.
- ⇒ Typ 1 (Herpes labialis): Bläschen am Lippenrand, als Komplikation Gingivostomatitis od. Keratokonjunktivitis mögl., auch genitale Manifestation mögl.
- ⇒ Typ 2 (Herpes genitalis): multiple, **gruppiert** angeordnete Bläschen im Bereich der Vulva, Vagina, Portio, Endozervix od. Glans penis, Rötung, Schwellung, Brennen, Fluor genitalis häufig Schwellung **inguinaler Lymphknoten**, ggf. auch geringes Fieber mögl.

  Schmerzen beim Wasserlassen, Kohabitationsschmerzen bzw. -unmöglichkeit

  bei genital-oralem Verkehr auch Pharyngitis, bei genital-analem Verkehr auch Proktitis mögl., desweiter selten Nagelbettgeschwüre mögl.

Diag:
1. Anamnese und klinische Untersuchung: typische Bläschen, Ulzerationen, Krusten
2. Erregernachweis in der Zellkultur über Abstrich aus den kleinen Bläschen mögl.
3. Labor: Serologischer Nachweis von IgM- u. IgG-Antikörpern (nicht bei Neugeboreneninfektion wegen maternaler Ak), bei V.a. Herpesenzephalitis DNA-Nachweis durch PCR

Ther:
- Schwangerschaft: Während der Schwangerschaft und unter der Geburt kann die Herpes-Infektion (insb. bei akuter Primärinfektion der Mutter) auf den Fetus/das Neugeborene übergehen ⇨ lokale Ther. mit Aciclovir Creme (Zovirax®, Virzin®) od. Zink-Paste (Virudermin®), systemische Ther. mit Aciclovir ist falls erforderlich mögl.
  Geburt: Bei **floriden** Herpesläsionen im Geburtskanal Entbindung mittels Sectio caesarea (bevor es zum Blasensprung kommt), das Infektionsrisiko sinkt damit von 50 % auf 7 %
- Neugeborene: **Schutz vor Infektion** (Vermeidung von Kontakt zu Personen mit floriden Herpesläsionen, bei Infektion der Mutter ist Stillen mögl., sofern keine Läsion in der Nähe der Brust vorliegen), bei V.a. Infektion sofortiger Beginn der Ther. mit 3 x 10 mg/kgKG Aciclovir (Acic®) i.v. über 10 Tage.
- Allgemein: Das Virustatikum **Aciclovir** (Guanosinanalogon, hemmt die DNA-Polymerase des HSV, Zovirax®) gibt es **lokal** als Creme (bei HSV-Typ-1-Infektion 5 x tgl. auftragen für 5-10 Tage), bei HSV-Typ-2-Infektion, persistierenden Bläschenschüben od. Immunsuppression **oral** (5 x 200 mg für 5 Tage), bei schwerem Verlauf (Enzephalitis) auch i.v. (3 x 5-10 mg/kgKG für 5 Tage).

  Bei Rezidiv od. Resistenz kann alternativ zu Aciclovir auch Valaciclovir (Valtrex S®, 2 x 500 mg für 5 Tage) od. Famciclovir (Famvir®, 2 x 125 mg für 5 Tage) gegeben werden.

Prog: Eine sehr schlechte Prognose hat eine Neugeboreneninfektion, Letalität bis 20-50 %, bei Überleben verbleiben meist schwere neurologische, kognitive u. motorische Defizite.
Einfache Herpes-Bläschen heilen narbenlos nach 10-14 Tagen ab (in dieser Zeit besteht Infektiosität), die Herpes-Infektion kann in regelmäßigen Abständen wieder auftreten (Herpes simplex recidivans, dann meist mit geringeren Symptomen und weniger ausgedehnt).
Herpes ist nicht heilbar, eine Viruseradikation ist nicht mögl. ⇨ **lebenslange Persistenz!**
Ein getesteter Impfstoff gegen HSV-2 war nicht wirksam und wurde aufgegeben.

Kompl:
* Neugeborene durch intrapartale Infektion (**Herpes neonatorum**) und schwere Verlaufsformen bei Erstinfektion im Säuglings-/Kindesalter: **Herpessepsis**, **Meningoencephalitis** herpetica
  Proph: Personal u. Besucher mit einem floriden Herpes labialis sollten Neugeborenenstationen nur mit einem Mundschutz betreten und eine Händedesinfektion durchführen.
* Ekzema herpeticatum: bei Neurodermitis Herpesinfektion im betroffenen Hautareal
* Sekundäre **Superinfektion** der rupturierten Bläschen durch Bakterien od. Candida
* **Herpesenzephalitis** (s.u., Kap. Enzephalitis): Fieber, Krampfanfälle, Bewusstseinstrübung bis zum Koma
* Akute nekrotisierende Herpes-simplex-Retinitis (auch Reaktivierung nach J. mögl.)
* Herpes-Pneumonie (sehr selten)
* Leberversagen, hämorrhagische Diathese (extrem selten)
* Bei fortgeschrittener HIV-Infektion besonders schwere Manifestation mit großen Ulzerationen, Proktitis, Keratokonjunktivitis, nekrotisierender Retinitis mögl.
  Eine bestehende HSV-2-Infektion begünstigt eine Übertragung des HI-Virus.

DD:
- Andere konnatale Infektionen (Varicella-Zoster), Enterovirusinfektion, neonatale bakterielle Sepsis, Erythema exsudativum multiforme
- Trichomoniasis, Molluscum contagiosum (Dellwarzen), Lues (Primäraffekt), Herpes zoster
- BEHÇET-Krankheit (autoimmunologisch bedingte aphthös-ulzeröse Affektionen an Mund- u. Genitalschleimhaut)
- Dermatitis exfoliativa neonatorum, BLOCH-SULZBERGER-Syndrom (Incontinentia pigmenti)

STREPTOKOKKEN-INFEKTIONEN

Syn: ICD-10: Streptokokken = B95.5! Dazu wird die jeweilige Krankheit geschlüsselt.
Streptokokken-Pharyngitis u. Angina tonsillaris: J02.0 u. J03.0
Scharlach (Scarlatina): A38
Erysipel: A46

Ät: Streptokokken: gram-positive, unbewegliche Kokken (Kugelbakterien)

Die Typisierung erfolgt nach LANCEFIELD (nach gruppenspezifischen Oberflächenantigenen in A-Q) und nach ihrer Hämolyseart (alpha = vergrünend, beta u. gamma = nicht hämolysierend).

Path:
- Reservoir: Bis zu 50 % aller Menschen haben Streptokokken in den oberen Luftwegen ohne krank zu sein (= **symptomlose Keimträger**).
- Übertragung: **Tröpfcheninfektion** mit hoher Kontagiosität od. direkter Kontakt bei infektiöser Hauterkrankung
- Zusätzliche pathogenetische Faktoren sind die Bildung von:
  - Hämolysinen (Streptolysin O u. S), Adhäsinen (M-Protein)
  - Enzymen (Streptokinase, Hyaluronidase, Desoxyribonukleasen)
  - Exotoxinen (erythrogenes Toxin bei Scharlach)

Epid:
- ◊ Inkubationszeit: kurz, **2-4 Tage**
- ◊ Altersverteilung: Pharyngitis/Scharlach im Kindes- und Schulkindalter (3.-10. Lj.)
- ◊ Bis heute keine passive oder aktive Immunisierung möglich

Etlg:

LANCEFIELD-Gruppe	Hämolyseart	typische Erkrankungen
A – S. pyogenes	beta	Pharyngitis, Tonsillitis, Otitis media, Sinusitis, **Scharlach** **Wundinfektionen** (Pyodermie, Erysipel)
B – S. agalactiae	beta	**Neugeborenensepsis**, Pneumonie, **Meningitis**, Osteomyelitis
C – S. equisimilis	beta	Pharyngitis, Wundinfektionen
D – Enterococcus faecalis	gamma	Harnweginfekt, Endokarditis, Peritonitis
F u. **G** – S. anginosus	beta	Hautinfektionen
ohne Gruppenantigene, S. pneumoniae (Syn: Pneumokokken)	gamma	Pneumonie, Sepsis, Meningitis, Peritonitis, Tonsillitis, Otitis media, Sinusitis, Ulcus corneae
ohne Gruppenantigene, S. viridans	alpha (= vergrünend)	Endokarditis, Karies

Diag:
1. Anamnese und klinische Untersuchung
2. Labor: Streptokokkenschnelltest od. Blutagar-Kultur zum direkten Erregernachweis
   Blutbild: Neutrophilie mit Linksverschiebung, CRP/PCT-Anstieg
   Titeranstieg der Antistreptolysinantikörper

Kompl:
- Lymphadenitis, Otitis, Sinusitis, Tonsillarabszess, Pneumonie
- Peri-, Myo-, Endokarditis
- Selten: toxischer oder septischer Verlauf (toxic shock-like syndrome), nekrotisierende Fasziitis
- Immunologisch bedingte Spätkomplikationen: (ab 2 Wo. post infectionem mögl., wenn nicht antibiotisch behandelt wurde)
  Rheumatisches Fieber: Endokarditis (verrucosa), Polyarthritis der großen Gelenke, subkutane Knötchen, Erythema anulare
  Poststreptokokkenglomerulonephritis: Hämaturie
  Chorea minor (SYDENHAM) Klin: oft nur einseitige Hyperkinesen (= Hemichorea) im Bereich der Kopfmuskeln und der distalen oberen Extremitätenmuskulatur (kurze, arrhythmische Zuckungen), Affektlabilität, Ängstlichkeit, Prog: gut, Erkrankungsdauer 1-6 Mon., Ausheilung ohne Residuen

Angina tonsillaris

Syn: Mandelentzündung, Angina, **Tonsillitis**, ICD-10: J03.0, Streptokokken-Pharyngitis J02.0

Ät: Streptococcus pyogenes, LANCEFIELD-Gruppe A, beta-hämolysierend, daneben auch bei Staphylokokken, Pneumokokken, Haemophilus influenzae (Cave: Epiglottitis), Fusobakterien, Branhamella catarrhalis, Neisseria gonorrhoeae vorkommend.

Klin: ⇒ Plötzlicher Beginn mit Kopf- u. Halsschmerzen, Fieber
⇒ Zusätzlich oft Bauchschmerzen, Übelkeit, Erbrechen, kloßige Sprache, Foetor ex ore
⇒ Hochrote, **geschwollene Tonsillen**, meist mit **eitrigen Stippchen** (Angina tonsillaris, Angina follicularis sive lacunaris), hochroter Rachenraum, geschwollene Lk am Hals, **Schluckbeschwerden**
⇒ Bei bereits tonsillektomierten Kindern: hochrote Pharyngitis
⇒ Ggf. Impetigo der Haut (Bläschen, die später eitrig verkrusten)

Diag: Rachenabstrich, Streptokokkenschnelltest

Ther: Antibiose: **Penicillin V** oral 100.000 IE/kgKG/Tag **für 7 Tage** auf 3 Einzeldosen/Tag verteilt od. ein **Makrolid-Antibiotikum**, z.B. Erythromycin 3 x 10-15 mg/kgKG/Tag (Paediathrocin®Saft) od. Roxithromycin 2 x 2,5-3,75 mg/kgKG/Tag (RoxiHEXAL®)
Operativ: Ind: heute **zurückhaltend** (mind. 3 Tonsillitiden pro Jahr innerhalb von 3 J. od. 7 x in einem Jahr), Tonsillarabszess, Herdwirkung (Nephritis, rheumatisches Fieber), Behinderung der Atmung od. Nahrungsaufnahme durch hyperplastische Mandeln ⇨ Op: heute meist nur noch eine **Tonsillotomie** (Mandelkappung = Teil der Tonsille wird, z.B. mit dem Laser, entfernt) oder die Tonsillektomie (= beide Mandeln werden komplett reseziert)

Prog: **Gut**, bei ausreichend langer Antibiose (7 Tage) gibt es Kompl. nur noch extrem selten.

Kompl: Angina ulceromembranacea (Ulkusbildung an einer Tonsille), **Peritonsillarabszess**, Otitis, Mastoiditis, Sinusitis, Halsphlegmone, LEMIERRE-Syndrom (Bakteriämie in die V.jugularis), Jugularvenenthrombose, septische Streuung, Sepsis
Spätfolge (ohne Antibiose): rheumatisches Fieber, Poststreptokokkennephritis
Op: Nachblutung! (innerhalb v. 24-48 Std. od. 5-7 Tage postop., daher stationäre Op)

DD: Normale, viral bedingte **Erkältungskrankheiten** (s.u., sind wesentlich häufiger, insb. Rhinoviren, RS-Virus, Parainfluenzaviren) ⇨ Tonsillitis catarrhalis (keine Stippchen)
Mononukleose (PFEIFFER'sches-Drüsenfieber, EBV, s.o.) ⇨ Tonsillitis mit pseudomembranösen Belägen (sog. Angina lacunaris)
Herpangina (Coxsackie-Viren) ⇨ Bläschen u. flache Ulzera mit dunkelrotem Hof an der gesamten Mundschleimhaut, insb. Gaumenbögen und Tonsillen)
Diphtherie (Corynebacterium diphtheriae) ⇨ leicht blutende, grau-weiße dicke Beläge im Rachen, bellender Husten durch Kehlkopfbefall (Krupphusten)
Angina retronasalis: Entzündung der Rachenmandeln im Epipharynx, Klin: nasale Sprache, Schleimeiterstraße an der Rachenhinterwand, bei rezidivierender Infektion Rachenmandelhyperplasie (auch **adenoide Vegetationen** genannt) ⇨ Kompl: rezidivierende Sinusitis, Bronchitis, Otitis media, obstruktive Schlafapnoe, Essunlust, Konzentrationsschwäche, "Facies adenoidea" (ständig offener Mund, blasses Gesicht), Ther: operative Adenotomie

Scharlach

Path: Angina tonsillaris mit Streptococcus pyogenes, LANCEFIELD-Gruppe A, beta-hämolysierend, **mit Exotoxinproduktion** (erythrogenes Toxin)

Klin: ⇒ Prodromalstadium: plötzliches hohes Fieber, Hals- und Schluckschmerzen
⇒ **Angina tonsillaris**, Enanthem mit dunkelroter Färbung, Zunge anfangs belegt, im Verlauf hochrote **Himbeerzunge**, geschwollene Lk am Hals
⇒ Haut: nach 1-2 Tagen scharlachtypisches, **kleinstfleckiges Exanthem** (stecknadelkopfgroße, dichtstehende Makulopapeln, leicht erhaben, fühlt sich an wie Schleifpapier, in den Leisten beginnend und sich dann auf den Stamm ausbreitend) mit **perioraler Aussparung** ("Milchbart"), ab dem 7. Tag (für mehrere Wochen) **Hautschuppung** (besonders ausgeprägt an Händen u. Füßen)

Diag: Typisches klinisches Bild, Rachenabstrich, Streptokokkenschnelltest
Labor: Leukozytose mit Linksverschiebung, Eosinophilie

Ther: Antibiose: **Penicillin** V oral 100.000 IE/kgKG/Tag **für 10 Tage** auf 3 Einzeldosen/Tag verteilt od. ein **Makrolid-Antibiotikum**, z.B. Erythromycin 3 x 15 mg/kgKG/Tag (Paediathrocin®Saft) für 10 Tage, bei fehlendem Ansprechen auch orales Cephalosporin (z.B. Cefaclor od. Cefadroxil)

Prog: **Gut**, bei ausreichend langer Antibiose (10 Tage) gibt es die Kompl. nur noch extrem selten.

Kompl: Nekrotisierende Tonsillitis, Otitis, Mastoiditis, Sinusitis, selten auch septischer Verlauf mit Meningitis, Pneumonie, toxischem Schocksyndrom mögl.

Spätfolge (ohne Antibiose): rheumatisches Fieber, Endokarditis, Poststreptokokkennephritis, Chorea minor

DD: Exanthematöse Erkrankungen durch **Virusinfektionen** (Varizellen, Masern, Röteln, Ringelröteln, Exanthema subitum, Mononukleose, Dengue-Fieber),

KAWASAKI-Syndrom (mukokutanes Lymphknotensyndrom unklarer Ursache, hauptsächlich bei Kleinkindern vorkommend, auch mit Himbeerzunge + Konjunktivitis u. Schuppung der Finger- u. Zehenkuppen),

Toxic-schock-Syndrom durch Staphylokokken (Tamponkrankheit)

Pyodermie / Erysipel

Path: Streptococcus pyogenes, LANCEFIELD-Gruppe A (selten C od. G), beta-hämolysierend
Lok: meist an der unteren Extremität, aber auch Gesicht

Klin:
- ⇒ Kleinste Hautverletzungen genügen als Eintrittspforte
- ⇒ Rasch fortschreitende, **überwärmte**, schmerzhafte **Rötung** und Induration der Haut, unregelmäßiger, **scharf begrenzter Rand**
- ⇒ **Lymphangitis** und Schwellung der regionären Lk
- ⇒ Reduzierter Allgemeinzustand, **Fieber** u. Schüttelfrost

Diag: Labor: CRP ↑↑, BSG ↑, Leukozytose

Ther: Lokal: antiseptische Umschläge (z.B. mit Ethacridinlactat, Rivanol®), Ruhigstellung, Kühlen
Antibiose: Penicillin G (i.v.) od. V oder ein Makrolid (z.B. Roxithromycin) für 10-14 Tage

Kompl: Weichteilnekrosen, lebensbedrohliche nekrotisierende Fasziitis einer Extremität bei toxic shock-like syndrome, septische Arthritis, Osteomyelitis, **Sepsis**
Spätfolge: akutes rheumatisches Fieber, Endokarditis, Poststreptokokkennephritis
Lymphödem der betroffenen Region (bis zur Elephantiasis)
Rezidive

DD: Hautinfektionen: Staphylococcus aureus ⇨ eher abszessbildend
Superinfektion viraler Effloreszenzen (z.B. Varizellen, Herpes)

Neugeborenensepsis

Path: Streptococcus agalactiae, LANCEFIELD-**Gruppe B**, beta-hämolysierend
Infektion des Neugeborenen im **Geburtskanal** möglich (5-25 % der Frauen sind Träger von B-Streptokokken in der Vagina (meist klinisch stumm).
Bei bereits pränatal aszendierender Infektion auch erhöhtes Frühgeburtsrisiko, vorzeitiger Blasensprung und Fieber unter der Geburt mögl.

Klin:
- ⇒ Bei Infektion des Neugeborenen innerhalb der ersten Lebenswoche schwerer Infektionsverlauf mit **Sepsis** (Early-onset-Typ), **Pneumonie** und **Meningitis** (mit hoher Letalität, bzw. neurologischen Langzeitschäden) mögl.
- ⇒ Warnsymptome einer beginnenden Sepsis können sein: Dyspnoe, Tachypnoe, Apnoen, Zyanose, blasse Haut, Petechien, Hyperexzitabilität, Krampfanfälle, Trinkschwäche, hohes Fieber aber auch Hypothermie, arterielle Hypotonie

Diag: Antigennachweis in Liquor, Blut, Urin, Blutkulturen und Resistenztestung (Antibiogramm)
Labor: Diff-BB, Thrombozyten, CRP, Interleukin-6 u. IL-8, Urinbefund

Ther: Bei Nachweis einer Infektion der Mutter (od. Fieber >38 °C unter der Geburt, vorzeitiger Blasensprung mit Dauer >18 Std.) antibiotische Prophylaxe bei der Mutter zu Beginn der Geburtsphase (Ampicillin i.v. 2 g, dann alle 4 Std. 1 g bis zum Ende der Geburt, bei Penicillin-Allergie Erythromycin od. Vancomycin), wenn mögl. noch antepartale Verlegung der Mutter in ein Zentrum mit neonatologischer Intensivstation.
Kind: sofortiger Therapiebeginn bei V.a. Sepsis mit **i.v.-Antibiose**, initial z.B. mit Ampicillin + Gentamicin, dann gezielt nach Antibiogramm, Volumengabe, ggf. Katecholamine

Prog: Sehr ernst, Letalität 10 bis 25 %

Kompl: Akutes rheumatisches Fieber, Endokarditis, Poststreptokokkennephritis

DD: Streptokokken-Sepsis bei Infektion ab der 2. Lebenswoche (Late-onset-Typ, z.B. durch nosokomiale Infektion auf der Neugeborenenintensivstation) ⇨ eher Meningitis mit insg. besserer Prog.

Sepsis durch andere Erreger: **Staphylokokken**, E.coli, Enterokokken, Pseudomonas, Klebsiellen, Listerien, Proteus, Candida, multiresistente Keime (nosokomial, Intensivstation)

Persistierende fetale Zirkulation, Atemnotsyndrom, zerebrale Ischämie, intrakranielle Blutung, nekrotisierende Enterokolitis ⇨ für alle besteht ein besonders hohes Risiko bei Frühgeburtlichkeit

BAKTERIELLE MENINGITIS

Syn: Eitrige Meningitis, Hirnhautentzündung, ICD-10: G00.9

Def: Entzündung der Pia mater + Arachnoidea mit Exsudation in den Subarachnoidalraum

Ät:
- **Hämatogene Streuung** (septischer Eiterherd nach Infektion im Nasen-Rachenraum, Pneumonie, Endokarditis, Infektionen der Haut, Nabelinfektion, **Sepsis**)
- Fortgeleitete Infektionen (z.B. Otitis media, **Mastoiditis**, Sinusitis frontalis)
- Offenes SHT (direkte Infektion von außen, Kalotten- oder Schädelbasisfraktur, Liquorfistel)
- Aszendierende Infektion über einen liegenden Liquor-Shunt

Path: Keimspektrum:
- Neugeborene: **Streptokokken B**, Escherichia coli
- Säuglinge und Kleinkinder: **Meningokokken** (= *Neisseria meningitidis* [gramnegative Diplokokken, der Mensch ist der einzige Wirt, bei ca. 10 % der Bev. im Nasen-/Rachenraum nachweisbar], in Deutschland in 70 % d.F. der Gruppe **B**, in 20 % der Gruppe **C**, insg. gibt es 12 verschiedene Serogruppen: A, B, C, X, Y, Z, 29E, W135, H, I, K, L), Pneumokokken, Haemophilus influenzae Typ B (durch die Impfung seltener)

Epid:
◊ Inzidenz: in Deutschland 2,5/100.000 /Jahr, 80 % davon bei Säuglingen und Kleinkindern (1.-4. Lj.) mit Maximum im **1. Lebensjahr** (bis zum 4. Lj.)
◊ Inkubationszeit: 3-4 Tage
◊ **Meldepflichtig** (namentlich) gem. IfSG ist eine Meningokokken-Meningitis od. -sepsis (Krankheitsverdacht, Erkrankung od. Tod)

Klin: Neugeborene / Säuglinge:
⇒ Prodromi: Teilnahmslosigkeit, Unruhe, Nahrungsverweigerung, ggf. Erbrechen u. Durchfall
⇒ Berührungsempfindlichkeit, **vorgewölbte Fontanelle**
⇒ Hohes schrilles Schreien, Wimmern, Apnoen
⇒ Haut blass oder fleckig (rot-violette Hautflecken)

Kinder / Jugendliche:
⇒ Prodromi: grippeähnliche Symptome, Müdigkeit, Abgeschlagenheit, Kopf- und Gliederschmerzen, subfebrile Temperaturen, Überempfindlichkeit gegen Berührungsreize
⇒ Schnell entwickelt sich ein schweres Krankheitsbild: starke **Kopfschmerzen**, Übelkeit, Erbrechen, Lichtscheu (Photophobie), **septische Fiebertemperaturen** (39-40 °C), Schüttelfrost
⇒ **Meningismus** (Nackensteifigkeit, diese kann aber auch fehlen), Kissenbohren (bei liegendem Patient überstrecktes Hohlkreuz ⇨ Kopf drückt sich in das Kissen, Opisthotonus)
⇒ Benommenheit, **getrübtes Bewusstsein** bis hin zum Koma
⇒ Gelenk- und Muskelschmerzen (insb. Beinschmerzen)
⇒ Kalte Hände u. Füße, sehr blasse Haut, rot-violette Hautflecken, **Petechien** (punktförmige Hautblutungen, nicht wegdrückbar), Ekchymosen, Exanthem (typisch bei Meningokokkenmeningitis)

⇒ Zusätzliche (fakultative) neurologische Symptome: **epileptische Anfälle**, Hirnnervenausfälle (Parese des III., IV., VI., VII. HN), Muskelzuckungen, Paresen

Diag: 1. Anamnese (vorangegangene Infektionserkrankung, z.B. im Nasen-Rachenraum, Otitis) und klinische Untersuchung: Meningismus, **positive Dehnungszeichen** (LASÈGUE-, KERNIG-, BRUDZINSKI-Zeichen)

2. Labor: Abnahme von **Blutkulturen**, CRP-Erhöhung, PCT-Erhöhung [= Procalcitonin >0,5 ng/ml, bei bakt. Infekt noch vor der CRP erhöht], Leukozytose mit Linksverschiebung

3. **Liquorpunktion (LP):** trüber bis **eitriger Liquor** durch **Pleozytose** (massenhaft, mind. 1.000 Zellen/mm³, vorwiegend Granulozyten), **Zucker vermindert**, erhöhter Laktatspiegel (>3,5 mmol/l), bakteriologische Untersuchung + Antibiogramm (dauert lange) bzw. **Antigen-Schnelltest** auf verschiedene Erreger mögl. (Ergebnis in 1 Std.)
Mikroskopischer Erregernachweis (z.B. Diplokokken) im Ausstrichpräparat

4. Bildgebung: MRT (Verdickung der Meningen, Hydrozephalus, Hirnabszess, Sinusitis, Mastoiditis?)

Ther:
- Bei Verdacht: **sofortige Klinikeinweisung**, Einzelzimmer, engmaschige Überwachung und Einhaltung hygienischer Schutzmaßnahmen durch das Personal
  - Med: **I.v.-Antibiose** bei V.a. Meningitis **sofort** beginnen (noch vor LP u. CCT) mit einem Cephalosporin der 3. Generation (z.B. 200 mg/kgKG/Tag Cefotaxim, Claforan® i.v.) + Aminopenicillin (Ampicillin i.v., 300 mg/kgKG/Tag); nach Antibiogramm (Erreger und Resistenz) dann auf keimspezifische Antibiose umsetzen (z.B. bei Meningokokken Penicillin G + anschließend noch Rifampicin vor Krankenhausentlassung)
  - Ausreichende **Flüssigkeit**szufuhr (Volumen- und Elektrolytersatz)
  - ggf. Gabe von Glukokortikoiden (Dexamethason 0,4 mg/kgKG alle 12 Std. für 2 Tage)
  - Symptomatische Therapie von Gerinnungsstörungen, Hirnödem, epileptischen Anfällen
- Operativ: Ind. bei Keimherd (z.B. Mastoiditis) ⇨ operative Sanierung des Herdes noch am Aufnahmetag

Prog: Bei schnellem Therapiebeginn insg. gut. Die Letalität einer Meningokokken-Meningitis liegt in Europa bei ca. 6 %, die höchste Letalität haben Listerien-Meningitiden bei Neugeborenen mit 25 %. Neurologische Folgeschäden bleiben bei 10-25 % d.F. zurück.

Kompl:
* **Sepsis / WATERHOUSE-FRIDERICHSEN-Syndrom:** fulminante Meningokokkensepsis (selten auch bei Haemophilus) mit hohem Fieber, meist bei Kleinkindern vorkommend. Kompl: disseminierte intravasale Koagulopathie (DIC, Verbrauchskoagulopathie), petechiale Hautblutungen, hämorrhagische Nekrosen der Nebennieren, Letalität: bis 50 %
Ther: sofortige Intensivmedizin, Vollheparinisierung, AT-III-Substitution, Frischplasma
* **Meningoenzephalitis** mit neurologischen Herdsymptomen, epileptischen Anfällen, Bewusstseinsstörungen, selten Übergriff auf das Rückenmark
* Hirnabszess
* Eitrige/septische Sinusvenenthrombose ⇨ Ther: i.v.-Heparinisierung
* Hydrocephalus communicans/occlusus durch Arachnopathie (Verklebung der Hirnhäute, Stenose des Aquaeductus cerebri), erhöhter Hirndruck
* Diabetes insipidus
* Septische Verlaufsformen: begrenzte Nekrosen bis zur ausgedehnten Gangrän der Extremitäten und Akren ⇨ kann Amputation befallener Körperteile erforderlich machen
* Spätfolgen: psychomotorische Entwicklungsstörungen, Lernschwierigkeiten, Hemiplegie, Krampfanfälle, Zerebralparesen, Schädigung des N.vestibulocochlearis (Innenohrschädigung ⇨ Taubheit), Hirnnervenlähmungen

Proph:
♥ Bei Infektion mit Meningokokken Mitbehandlung der engen Bezugspersonen (Familienmitglieder) und der Kontaktpersonen ersten Grades (Kindergarten, Schule) mit **Rifampicin** p.os möglichst innerhalb von 24 Std. (Erwachsene 2 x 600 mg/Tag für 2 Tage, Kinder 1.-12. Lj. 2 x 10 mg/kgKG/Tag für 2 Tage, Säuglinge 3.-11. Monat 5 mg/kgKG/Tag für 2 Tage) + zusätzlich noch eine Impfprophylaxe durchführen. K-Ind: Rifampicin nicht bei Schwangerschaft, dann Ceftriaxon (einmalig 250 mg i.m., Rocephin®) geben.

♥ Impfungen: In Deutschland gem. STIKO bei allen Kinder empfohlen gegen **Haemophilus influenzae** B (HIB-Impfung, heute als 6fach Kombination mit Tetanus, Diphtherie, Pertussis, Polio u. Hepatitis B [z.B. Infanrix hexa®] beginnend ab dem 2. Mon.), gegen **Pneumokokken** (ab dem vollendeten 2. Lebensmonat bis zum Ende des 2. Lj. mit Konjugatimpfstoff, Prevenar13®. Danach bei notwendiger Indikation, wie Immundefizienz, mit einem Polysaccharidimpfstoff, Pneumovax®23, Wiederholung alle 6 J.) und ab dem vollendeten 12. Lebensmonat eine einmalige Impfung gegen **Meningokokken** Gruppe C (Meningitec®). Kinder mit Immundefizienz erhalten eine zweimalige Impfung gegen A,C,W135,Y (Nimenrix® ab 6 Wo. + 2 Monate später oder ab 2. Lj. Menveo®, MenQuadfi®). Ein Impfstoff für die in Europa häufigste Gruppe B ist seit 2013 zugelassen (4CMenB, Bexsero®), dieser ist insb. für gesundheitlich gefährdete Säuglinge (z.B. Immun- od. Komplementdefekt, Asplenie) mit Impfung im Alter von 2, 4 u. 6 Mon. zusätzlich empfohlen (ist sonst noch keine allgemeine STIKO-Empfehlung).

DD:
- Lymphozytäre Meningitis (= **Virusmeningitis** od. Reizmeningitis), tuberkulöse Meningitis, Meningoenzephalitis, Enzephalitis
- Subarachnoidalblutung, intrazerebrale Blutung, Apoplexie (ischämischer Infarkt)
- Andere schwere Infektionskrankheiten, Abszesse, Endokarditis, toxisches Schocksyndrom
- Purpura SCHÖNLEIN-HENOCH, allergische Vaskulitis
- Differentialdiagnose der Liquordiagnostik:

	ASPEKT	ZELLART	GLUKOSE	LAKTAT
bakteriell	trüb	insb. Granulozyten (>1.000/3)	erniedrigt	>3,5 mmol/l
viral, abakteriell	klar	insb. Lymphozyten (wenige)	normal	<3,5 mmol/l

ENZEPHALITIS

Syn: Entzündung des Gehirns, engl. encephalitis, ICD-10: G04.9

Ät:
- Direkte **virale** Enzephalitis:
  Herpes simplex I, II, **Enteroviren** wie **Poliomyelitis anterior I**, II, III, **Cytomegalie**, **ECHO** (enteric cytopathogenic human orphan), Parecho, **Coxsackie** A u. B (insb. A9, A7), Nipah-Virus (Paramyxovirus aus Fledermäusen u. Schweinen in Malaysia), Hendra-Virus (Pferde), Arbovirosen (= arthropode-borne), meist von Insekten übertragen, dazu gehören folgende Viren: Alpha- (Chikungunya-, Vektor: Aedes aegypti, eine Stechmücke), Flavi- = u.a. FSME- (Frühsommer-Meningoenzephalitis, Vektor: Zecken), Japanische-B-Enzephalitis- (Vektor: Reisfeldmücke), West-Nil-, St.Louis-, Bunya-, Toscana-, Arena- (LCM- = lymphozytäre Choriomeningitis, Vektor: Nagetiere), Rhabdo-Virus (Lyssa, Tollwut)
- **Parainfektiöse** (perivenöse) Enzephalitis = **immunologische Reaktion** bei allgemeinen Viruserkrankungen: Morbilli (Masern), Myxo (Mumps), Rubeola (Röteln), Varizella-Zoster (Windpocken, Herpes zoster), Epstein-Barr (Mononukleose), Influenza-A u. -B, HIV
- Postvakzinale Enzephalitis (Risiko: 1/300.000 - 1/2.000.000) nach Tollwutimpfung (Rabies), Masernimpfung, Keuchhusten-Impfung, FSME-Impfung, (früher auch nach Pockenschutzimpfung, diese wird aber nicht mehr durchgeführt)
- Autoimmunologisch: **Anti-NMDA-Rezeptor-Enzephalitis** (postinfektiös od. auch paraneoplastisch bei ovariellen Teratomen, Lymphomen), VGKC-Komplex-Antikörper assoziierte Enzephalitis, Anti-LGI1-Antikörper-Enzephalitis
- Paraneoplastisch (mit verschiedenen Enzephalitis-assoziierten onkoneuralen Antikörpern): limbische Enzephalitis (Hodentumoren, Thymom, kleinzelliges Bronchialkarzinom)
- Neuroborreliose (Borrelia burgdorferi), Rhombenzephalitis bei Listeriose (Listeria-monocytogenes-Infektion), Fleckfieberenzephalitis (Rickettsia prowazekii)
- **Komplikation einer Meningitis** (s.o.) als Meningoenzephalitis durch Bakterien, Pilze oder Protozoen
- **Unbekannte Ätiologie** oder Enzephalitis im Zusammenhang mit anderen Erkrankungen: VOGT-KOYANAGIE-HARADA-Syndrom (= Entzündung von Augen, Haut u. ZNS, möglicherweise Autoimmunreaktion auf Melanozytenantigen), WHIPPLE-Krankheit, Sarkoidose,

BEHÇET-Krankheit, Multiple Sklerose, ADEM, retikulohistiozytäre Enzephalitis, BICKERSTAFF-Enzephalitis (= Hirnstammenzephalitis, meist junge Erwachsene)

Path: Lok: bei viraler Enzephalitis meist graue Substanz betroffen = Polioenzephalitis
bei parainfektiöse Enzephalitis meist weiße Substanz betroffen = Leukoenzephalitis
häufig Mitreaktion des Rückenmarks = **Enzephalomyelitis**

Epid: ◊ In Deutschland ist am häufigsten die **Herpesenzephalitis**, weltweit ist die Japanische-B-Enzephalitis am häufigsten (Inzidenz ca. 1.000.000 Fälle pro Jahr).

◊ Inzidenz in Deutschland: 3/100.000/Jahr für virale Meningoenzephalitiden/Enzephalitiden

Klin: ⇒ Allgemein: akuter Beginn aus voller Gesundheit mir **rascher Progredienz**

⇒ Fieber, Kopfschmerz, ggf. meningitische Reizsymptome

⇒ Neurologische Symptome je nach Lokalisation: **Anfälle** bis zum Status epilepticus bei Hirnmantelbefall, Hirnnervenausfälle, Myoklonien und Strecksynergismen bei Hirnstammbefall, Atmungsstörung (CHEYNE-STOKES-Atmung bei Affektion des Atemzentrums)

⇒ Bewusstseinsstörung mit **zunehmender Eintrübung** bis hin zum Koma

⇒ Organische Psychose

Diag: 1. Anamnese (vorangegangene Viruserkrankung, Aufenthalt im asiatischen Raum?) u. klinische, neurologische Untersuchung
2. Labor: Serologie auf Virus-AK (mittels ELISA od. RIA), akut IgM-Ak
Liquorpunktion: klarer Liquor, Normalbefund für Zellzahl (evtl. geringe Pleozytose, 20-30 Zellen/mm³), Eiweiß (evtl. gering erhöht) und Glukose, direkter Virusnachweis über PCR (polymerase chain reaction) mögl.
3. EEG: immer schwere Allgemeinveränderungen, evtl. Herdbefunde
4. CCT und MRT: Anfangs normal, evtl. im Verlauf diffuses Hirnödem, bei Herpes-Enzephalitis hypodense Nekrosen der basalen Temporallappen

Ther:
- Symptomatische Therapie: Bettruhe, Analgesie und Antipyretika, Glukokortikoide (Dexamethason), ggf. Antikonvulsiva (Carbamazepin) u. Hirnödembehandlung (Glycerol)
  - Bei Progredienz intensivmedizinische Therapie mit parenteraler Ernährung und Flüssigkeitssubstitution, ggf. Intubation und kontrollierte Beatmung
  - Herpes-Enzephalitis: Aciclovir (Acic®) 3 x 10 mg/kgKG/Tag i.v. über zentralen Venenkatheter für 3 Wochen (bei Resistenz Vidarabin od. Foscarnet)
  - Autoimmunologisch: Glukokortikoide als Stoßtherapie und Plasmapherese od. hochdosierte i.v. Immunglobuline (IVIG), bei Versagen Cyclophosphamid od. Rituximab
- Rehabilitation: Physiotherapie, Logopädie, neuropsychologisches Training

Prog: **Sehr ernst**, unbehandelt Letalität (insb. bei der Herpes-Enzephalitis) bis 70 %, mit Intensivtherapie immer noch 25 %

Kompl: * Hirnschwellung ⇨ Ther: osteoklastische Trepanation
* Postenzephalitisches Syndrom mit bleibenden neurologischen Defiziten und hirnorganischem Psychosyndrom

Proph: ♥ Impfungen: in Deutschland gem. STIKO für alle Kinder gegen Poliomyelitis sowie Masern, Mumps, Röteln und Varizellen (MMRV) empfohlen.
♥ Impfung gegen FSME (für Bewohner und Reisende in die Endemiegebiete, Süddeutschland, Österreich), Japanische-B-Enzephalitis (für Reisende nach Südostasien empfohlen, in Europa ist seit 2013 der Impfstoff auch für Kinder ab 2 Mon. zugelassen, Ixiaro®)

DD:
- Meningitis, Meningoenzephalitis, septisch-embolische Herdenzephalitis bis zum Hirnabszess, meningovaskuläre Neurolues
- Hirntumoren, Intoxikationen, zerebrovaskuläre Insuffizienz, Schlaganfall (ischämischer Apoplex od. Blutung), Sinusvenenthrombose, zerebrale Vaskulitis
- Malignes neuroleptisches Syndrom (schwere NW bei Neuroleptika-Medikation)

ATEMWEGSINFEKTIONEN

Syn: ICD-10: J00-J22, die wichtigsten: **Erkältungsschnupfen** (Rhinopharyngitis) J00, gesamte obere Atemwege = **grippaler Infekt** (J06.9), Influenza (J09-J11), Tracheobronchitis u. **Bronchitis** (J20), Bronchiolitis (J21), Pneumonie (J12-18).
Umgangssprachlich werden die Infektionen der oberen Atemwege meist als ***„Erkältung"***, ***„Verkühlung"***, ***„Schnupfen"***, ***„Husten"*** oder grippaler Infekt bezeichnet.

Ät: – Überwiegend **virale Infektionen** (am häufigsten durch Rhinoviren, ca. 50 % d.F.)
– Selten bakterielle (am ehesten als Superinfektion einer viralen Infektion) od. Pilzinfektion

Etlg: # Obere Atemwege = Nase-, Mund-, Rachenraum / untere Atemwege = ab Larynx
Übersicht über die wichtigsten viralen Erreger

Virus	Typ	Symptome der Atemwege	Komplikationen
Myxoviren			
Rhinoviren	1-30	**Schnupfen**, Rhinopharyngitis, Tracheobronchitis, Pneumonie	Konjunktivitis
Influenzavirus	A-B (C)	Eigentliche, **schwere Grippe** (epidemisch und endemisch vorkommend), Laryngotracheitis, Pneumonie, bakterielle Superinfektionen	Otitis media, Meningoenzephalitis, Myoperikarditis, tödlicher Verlauf mögl.!, meldepflichtig!
Parainfluenza	1-4	Rhinopharyngitis, Tracheobronchitis, **Pseudokrupp**, Pneumonie	Enzephalitis
RSV (respiratory syncytial virus)	A, B	Schnupfen, Rhinopharyngitis, Bronchitis, **obstruktive Bronchiolitis**, Pseudokrupp, Bronchopneumonie, Pneumonie, Otitis media	Schwerer Verlauf bei **Frühgeborenen** und Kindern mit angeborenen Herzfehlern mögl.
Humanes Metapneumonievirus		Symptome wie bei RSV	
Adenoviren	C, B, E, 1-7, 14, 21	Rhinopharyngitis, Laryngitis, Tonsillitis, Lymphadenitis, Pneumonie, Bronchiektasen	Gastroenteritis, Invagination, Exantheme, Konjunktivitis, Zystitis
Reoviren	1-3	Rhinopharyngitis	Otitis, Gastroenteritis
Parvoviren			
Bocavirus (HBoV)		**Schnupfen**, Rhinopharyngitis, obstruktive Bronchitis, Pneumonie	(Gastroenteritis), Enzephalitis
Coronaviren			
HCoV	229E, OC43, NL63	**Schnupfen**, Rhinopharyngitis, Pneumonie	Gastroenteritis
SARS-CoV-2 (COVID-19)		Husten, Geruchsverlust, Atemnot, **atypische Pneumonie**	SARS (= severe acute respiratory syndrome), MIS-C, PIMS
Enteroviren			
ECHO-Viren	1-31	Rhinopharyngitis	Meningitis, Gastroenteritis, Exantheme
Coxsackie- A-Virus	1-23	Rhinopharyngitis (**Herpangina**)	Meningitis, Exantheme, Hand-foot and mouth disease (meist A16)

Epid: ◊ Machen die Mehrzahl aller Infektionen im Kindesalter aus, Kleinkinder haben 6-8 Atemwegsinfekte/Jahr, diese Zahl nimmt dann im Verlauf ab (Kinder 3-4, Jugendliche 1-2/Jahr)
◊ Jahreszeitliche Häufung im **Herbst u. Winter**, Spielen in Gruppen (**Kindergarten**)
◊ Inkubationszeit: **kurz**, bei den meisten Virusinfekten 2-7(-14) Tage

◊ **Hohe Infektiosität**, Tröpfcheninfektion (**Aerosol** od. **kontaminierte Hände**)
◊ Influenza: hohe Hospitalisierungsrate (inkl. Intensivmedizin) bei Säuglingen/Kleinkindern.

Klin: ⇒ Schnupfen, Halsschmerzen, Schluckbeschwerden, Husten (meist trocken)
⇒ Schleimsekretion (klares, wässeriges Sekret)
⇒ Subfebrile Temperaturen bis hohes Fieber mögl., Schüttelfrost
⇒ Kopf- u. Gliederschmerzen, Abgeschlagenheit

Diag: 1. Anamnese u. klinische Untersuchung: **Racheninspektion** (Rötung, Bläschen, geschwollene Tonsillen?), zervikale od. nuchale Lk↑, Auskultation (Ausschluss Pneumonie)
2. Bei banalen Infekten ist keine weitere Diagnostik erforderlich, bei Progredienz des Krankheitsbildes Rachenabstrich zur Erregerdiagnostik.
3. Röntgen: nur bei V.a. Pneumonie indiziert, Thorax in 2 Ebenen

Ther: • Symptomatisch:
- Bei Fieber Bettruhe, ausreichende **Flüssigkeitszufuhr**
- Phytotherapeutika (pflanzliche Med.): Pelargonium-Extrakt (Umckaloabo®) bei Bronchitis, Honig bei Husten, schleimlösende Inhalation mit Kamille, Nasenspülung mit NaCl
- ggf. auch **kurzfristig** abschwellende Nasentropfen (Xylometazolin, z.B. Nasic®Kinder)
- Bei Reizhusten Levodropropizin (Quimbo®, wirkt peripher, daher sicherer als Codein)
- Fiebersenkende Med: Ibuprofen (Nurofen®) oder Paracetamol (ben-u-ron®)

  Anmerkung: Keine Acetylsalicylsäure (ASS, z.B. Aspirin®) bei Kindern wegen Risiko des REYE-Syndroms geben (Kompl: Enzephalopathie u. Hepatopathie).
- Antibiose nur bei bakterieller Superinfektion, bzw. bei Nachweis einer bakteriellen Ursache (bei Kleinkindern Amoxicillin, bei Schulkindern ein Makrolid, z.B. Roxithromycin)

• Influenza: Virustatika mögl. (Oseltamivir oral, Tamiflu®; Zanamivir als Inhalationspulver, Relenza®, innerhalb von max. 48 Std. beginnen), Informationen bei https://influenza.rki.de
• RSV: bei Frühgeborenen od. schwerem Verlauf Ribavirin über Vernebler (Virazole®)

Prog: Die überwiegende Zahl der banalen Erkältungskrankheiten heilt ohne Residuen aus, Komplikationen sind sehr selten. Bei echter Influenza sind schwere bis tödliche Verläufe mögl.

Kompl: * Zusätzliche **bakterielle Superinfektion** bei viralem Infekt (Sekret dann zähflüssig und gelblich-grün verfärbt), bakterielle **Sinusitis** od. **Otitis media**, Epiglottitis, Laryngitis
* Entwicklung v. Tracheobronchitis / Bronchitis / Bronchopneumonie / **Pneumonie** (s.u.)

Proph: ♥ Impfung: Bei Kindern von 2-6 Jahren mit neurologischen/neuromuskulären od. sonstigen Grunderkrankungen (z.B. Asthma, COPD, chronische Herz-, Leber-, Nierenerkrankungen, Diabetes mellitus) **1 x jährliche Grippeimpfung** durchführen mit Totimpfstoff (4fach saisonaler Impfstoff = wird jährlich angepasst, z.B. Influsplit Tetra®, Xanaflu®), dies ist auch der Regelimpfstoff für die >60-Jährigen und für Schwangere im 2. Trimenon (Neugeborene u. Säuglinge haben dann auch einen Nestschutz = maternale Ak). Es gibt auch ein nasales Grippeimpfspray, z.B. für Kinder mit Gerinnungsstörung oder Spritzenphobie (ist ein attenuierter Lebendimpfstoff, z.B. Fluenz™ Tetra).
♥ **RSV**-Impfung: nur passive Immunisierung mit monoklonalem Ak mögl., für Kinder <2 J. mit speziellem Risiko (angeborene Herzfehler, bronchopulmonale Dysplasie, extreme Frühgeborene) ⇨ 1 x /Monat während der Saison (Okt.-März), Palivizumab (Synagis®)

DD:
- Viele **Kinderkrankheiten**, wie z.B. Röteln, Masern, Varizellen, Mumps, Mononukleose, auch Poliomyelitis u.a. beginnen mit meist unspezifischen, grippe-ähnlichen Erkältungs-Symptomen, entwickeln sich dann aber typisch weiter (z.B. mit Hauteffloreszenzen).
- Bakteriell: Streptokokkenangina, Scharlach, Haemophilus influenzae (Cave: Epiglottitis), Pneumokokken, Staphylokokken, Moraxella catarrhalis, Pertussis, Diphtherie, Tuberkulose
- Pilze: Candida (Soor)
- **Allergien**: saisonale Rhinitis („Heuschnupfen"), Konjunktivitis, Asthma bronchiale
- **Chronischer Husten**: Passivrauchen, Feinstaub, Allergie, gastroösophagealer Reflux, anatomische Fehlbildungen, primäre ziliäre Dyskinesie (aut.-rez. erblich)
- Mukoviszidose (Syn: zystische Fibrose): rezidivierende Atemwegsinfekte, zäher Schleim
- Ziliäre Dyskinesie, KARTAGENER-Syndrom (s.u. Kap. Respirationstrakt)

BRONCHITIS

Syn: Akute Bronchitis, Tracheobronchitis ICD-10: J20.9, Bronchiolitis ICD-10: J21.9, chronische Bronchitis ICD-10: J42

Ät:
- Meist **virale Infektion** (RS-, Rhino-, Adeno-, Parainfluenza-, Influenza-Viren): Beginn meist mit einer Rhinopharyngitis („Schnupfen"), die sich dann tracheobronchial ausbreitet
- Bakteriell: primär (insb. Mycoplasma pneumoniae u. Haemophilus influenzae, meist in Zusammenhang mit Infekt der oberen Atemwege) od. als **bakterielle Superinfektion**
- Chronisch: chronisch eitrige Entzündung der oberen Luftwege (Sinusitis, adenoide Vegetationen), hyperreagibles Bronchialsystem, Allergie, Immunsuppression, erniedrigtes sekretorisches IgA, chemische Reize (**Passivrauchen**, exogene toxische Schädigungen), Fremdkörper, Fehlbildungen, ziliäre Dyskinesie

Path: Bei der Bronchiolitis kann es durch entzündliche Verquellung der unteren Atemwege zur Obstruktion u. zunehmenden respiratorischen Insuffizienz kommen (gefährdet sind insb. Säuglinge u. Kleinkinder, meist durch eine RS-Virus-Infektion).

Etlg: # Akut / chronisch (länger als 8 Wo. anhaltend)

Abschätzung des Schweregrades der akuten Bronchitis / Bronchiolitis

	leicht	**mittel**	**schwer**
Atemfrequenz	<40/Min.	40-70/Min.	>70/Min.
O_2-Sättigung	>92 %	88-92 %	<88 %
Einziehungen	fehlend	+	++
Ernährung	problemlos	schwierig	unmöglich

Klin:
⇒ **Husten** (erst trocken, dann mit Auswurf, auch nächtlich) und Stridor, allgemeines Krankheitsgefühl, Fieber, Trinkschwäche, meist kombiniert mit einer Rhinopharyngitis
⇒ Bei Progredienz: Tachypnoe, Dyspnoe, Zyanose, hohes Fieber

Diag:
1. Anamnese und klinische Untersuchung: in der **Auskultation** Giemen, Brummen, grobblasiges Knisterrasseln (DD: bei Pneumonie feinblasige, klingende RGs), bei obstruktiver Komponente auch exspiratorisches Pfeifen
2. Röntgen-Thorax: ggf. perihiläre Infiltrationen, verstärkte hiläre Zeichnung, Überblähung (aber keine Verschattungen wie bei der Pneumonie)
3. Labor: BB bei unkompliziertem Verlauf normal, BSG/CRP gering erhöht, BGA: pathologisch nur bei respiratorischer Insuffizienz

Ther:
- Symptomatisch: **Flüssigkeitssubstitution**, Inhalation mit NaCl (z.B. MucoClear®), gute Nasentoilette, abschwellende Nasentropfen, Antipyretika bei Fieber, Sekretolyse mit Ambroxol (Mucosolvan®) od. Acetylcystein (ACC®)
  Phytotherapeutika (pflanzliche Med.): Pelargonium-Extrakt (Umckaloabo®), Sekretolyse am Tag, z.B. mit Thymian (Bronchipret®) od. Cineol (Soledum®) od. Efeu (Prospan®)
- Bei obstruktiver Komponente: inhalative β_2-Sympathomimetika (z.B. Salbutamol, Sultanol® od. Epinephrin, InfectoKrupp Inhal®), ggf. Glukokortikoide (rektal)
- Stationäre Aufnahme: bei Verschlechterung des Allgemeinzustandes (zunehmende Ateminsuffizienz, SaO_2 <92%, vermehrte Unruhe, Trinkunfähigkeit, beginnende Dehydratation, Apnoen) ⇨ Monitoring mit Pulsoxymetrie, O_2-Gabe
- Antibiose nur bei bakterieller Infektion od. Superinfektion (z.B. Makrolid)

Prog: Meist unkomplizierter Verlauf innerhalb von 2 Wo., ein Reizhusten kann noch einige Wo. danach verbleiben, schwere Verläufe mit Superinfektionen sind mögl.

Kompl:
∗ Bakterielle Superinfektion, Ateminsuffizienz mit Beatmungsindikation, spontaner Pneumothorax
∗ Asthma bronchiale wird begünstigt (6fach erhöhte Prävalenz bei rezidivierender od. chronischer Bronchitis)

<u>DD:</u> – Unkomplizierte Infektion der oberen Luftwege: Rhinopharyngitis, grippaler Infekt, Sinusitis
– Pneumonie, Asthma bronchiale, Allergie, chronisch obstruktive Lungenkrankheit (COPD), Refluxösophagitis, Pertussis, Mukoviszidose, Fehlbildungen, Fremdkörperaspiration

PNEUMONIE

<u>Syn:</u> **Lungenentzündung**, ICD-10: J12-18 (je nach Erreger), bei unbekanntem Erreger J18.9
Angeborene, neonatale Pneumonie, frühkindliche Lungenentzündung, ICD-10: P23-P24

<u>Ät:</u>
- **Infektiös** (Bakterien, Viren, Pilze, Parasiten): Streptokokken (Pneumokokken), Staphylokokken, Haemophilus influenzae, Chlamydien, Enterobacter, RS-Virus, Adenoviren, Influenza, Parainfluenza, Corona, CMV, Hantavirus, Candida-, Aspergillus-, Kryptokokkus-Mykose
- **Aspiration:** Mekonium, Fruchtwasser, Milch, Nahrung, **Fremdkörper**
- Allergische Reaktion
- Chemische Reaktion: Rauchgas, toxische Gase, Öle, Medikamente
- Physikalisch: Strahlung
- <u>Risikofaktoren</u>: niedriges Geburtsgewicht, Frühgeburtlichkeit, niedriger sozialer Status, Passivrauchen (= Eltern rauchen), schwere Grunderkrankungen, pulmonale Vorerkrankungen, Beatmung, Herzfehler, Immundefizit, Immunsuppression, neurologische Erkrankungen

<u>Path:</u>
♦ <u>**Typische Keime** nach dem Lebensalter/Situation:</u>
- <u>Pränatal (intrauterine, transplazentare Übertragung) erworben:</u> Zytomegalie, Enteroviren, Herpes, Röteln, Listerien, Treponema pallidum, Toxoplasma gondii, Mycobacterium tuberculosis
- <u>Neugeborene (intranatale Übertragung):</u> **Streptokokken Gruppe B**, E.coli, Listerien, Enterokokken, Herpesviren, Mykoplasmen, Chlamydien, Ureaplasmen
  <u>Postnatal:</u> E.coli, S.aureus, Klebsiella, Enterobacter, Serratia, Proteus, Haemophilus influenzae, Pneumocystis jiroveci, Candida
- <u>Säugling und Kleinkind:</u> **Haemophilus influenzae**, **Pneumokokken** (= Streptococcus pneumoniae), Staphylokokken, **RS-Virus**, **Parainfluenza**, Influenza
- <u>Schulkind:</u> **Mykoplasmen**, **Pneumokokken**, Haemophilus influenzae
- Bei Immunsuppression (angeboren, medikamentös induziert, HIV-Infektion): **Pneumocystis jiroveci**, Zytomegalie, atypische Mykobakterien, Legionellen, Candida, Aspergillus, Kryptokokken
- Nosokomial erworben (Krankenhauskeime): Pseudomonas aeruginosa, Klebsiellen, MRSA, ESBL u. VRE (s.u. Kompl.)

♦ <u>Neonatale Pneumonie:</u> **Aspiration von Fruchtwasser**, intensivmedizinisch betreute Früh-/Neugeborene, **Langzeitbeatmung**
Risikofaktoren: vorzeitiger Blasensprung, Hinweise auf mütterliches Amnioninfektions-Syndrom, niederes Geburtsgewicht, Malnutrition

<u>Epid:</u>
◊ <u>Inzidenz:</u> 35/10.000/Jahr bei Kindern im Vorschulalter (am höchsten im 1. Lj.), 15/10.000 bei Schulkindern bis zur Pubertät
◊ Häufigste **infektionsbedingte Todesursache** im Kindesalter!

<u>Etlg:</u>
<u>Lok:</u> Bronchopneumonie, Lobärpneumonie, Segmentpneumonie ⇨ meist bakt. bedingt
interstitielle, atypische Pneumonien (Entzündung des bindegewebigen Lungengerüsts) ⇨ meist viral bedingt od. Mykoplasmen, Chlamydien, Legionellen, Pneumocystis jiroveci
Miliarpneumonie (diffus verteilte, kleine Infiltrate) ⇨ bei Immundefizit
<u>Verlauf:</u> akut, subakut, chronisch
Ambulant erworben (CAP = <u>c</u>ommunity <u>a</u>cquired <u>p</u>neumonia) od. nosokomial (= im Krankenhaus, Problem: resistente Keime)

<u>Klin:</u>
⇒ <u>Neugeborene/Säuglinge:</u> initial oft nur unspezifische Symptome wie Apathie, Trinkunlust, Erbrechen, Stöhnen, isoliert auftretende Apnoen
⇒ <u>Allgemein:</u> Fieber, Schüttelfrost, Tachykardie, persistierender Husten, Auswurf, **Thorax-**

schmerz, Appetitlosigkeit, Trinkschwäche, Dehydratation, Gewichtsverlust, Blässe

⇒ Progredientes Atemnotsyndrom: **Tachypnoe**, Atemnot, Stöhnen, Einziehungen, Nasenflügeln, Zyanose, Apnoen

⇒ Evtl. Meningismus (Oberlappenpneumonie) od. abdominelle Schmerzen (bei Bauchschmerzen immer auch an eine Pneumonie denken, meist Unterlappenpneumonie)

⇒ Zur Unterscheidung zwischen bakterieller u. viraler/atypischer Pneumonie s. Übersicht:

Symptom/Befund	bakterielle Pneumonie	virale/atypische Pneumonie
Beginn	akut	langsam über Tage
Fieber	**hoch**, Schüttelfrost	subfebril
Tachypnoe (>40/min)	häufig	selten
Tachykardie (>120/min)	häufiger	selten
Thoraxschmerz	häufiger	selten
Husten	stark	**Reizhusten**
Auswurf	**produktiv**	spärlich, **trocken**
Radiologisches Infiltrat	lobär / segmental	interstitiell / alveolär
Leukozytose	**hoch**	normal bis erniedrigt
CRP / BSG	erhöht	normal bis gering erhöht

Diag: 1. Anamnese: Verlauf der Erkrankung, Fieber, Vorerkrankungen, Auslandsreise?

2. Klinische Untersuchung: Perkussion: über größeren Infiltrationen dumpf verkürzt, bei überblähten Arealen hypersonorer Klopfschall

   Auskultation: **Bronchialatmen**, abgeschwächtes Atemgeräusch, Bronchophonie (66 flüstern lassen) und Stimmfremitus (99 mit tiefer Stimme sprechen lassen) positiv, **feinblasige klingende Rasselgeräusche** (Achtung: aber nur geringer Auskultationsbefund und kaum oder keine RGs bei den viralen/atypischen Pneumonien)

3. Labor: Abstrich, bzw. Sputum, evtl. Bronchiallavage, Abnahme von Blutkulturen ⇨ Erreger und Resistenz (Antibiogramm) bestimmen, Virusantigen-Nachweis (z.B. aus dem Nasensekret mögl. bei RSV, Influenza A u. B, Parainfluenza), IGRA (Tuberkulose)

   Diff-BB: bakteriell ⇨ Leukozytose, Linksverschiebung, eher Lymphopenie, hohes CRP, erhöhte BSG

   viral ⇨ normal bis Leukopenie, relative Lymphozytose, CRP/ BSG gering erhöht

   BGA: Azidose, Hypoxämie

4. Bildgebung: **Röntgen-Thorax a.p.**, Zeichen einer Pneumonie sind: flächenhafte **Verschattungen**, Infiltrate, positives Bronchopneumogramm (Bronchien zeichnen sich ab), Überblähung u. segmentale **Atelektasen**, Ergüsse, abgeflachtes Zwerchfell

   Interstitielle Pneumonie mit retikulärem, netzartigem Verschattungsmuster

   ⇨ Durch das Röntgenbild kann aber **nicht** zuverlässig zwischen bakterieller und viraler Ätiologie unterscheiden werden.

   Sonographie: bei V.a. Pleuraerguss

   CT-Thorax: bei V.a. Pilzpneumonie, Abszedierung, Tumorverdacht

Ther:
- Allgemein:
  - **Symptomatische Therapie**, wie ausreichende Flüssigkeitszufuhr, Bettruhe/körperliche Schonung, Isolierpflege, Sauerstoff-Monitoring (**Pulsoxymetrie**), ggf. O_2-Gabe per Nasensonde, bei Ateminsuffizienz Intubation + Beatmung
  - Med: Antipyretika (Paracetamol), Inhalationen, evtl. Spasmolytika, schleimlösende Med.
- Erregerspezifische Medikation:
  - Bei Neugeborenen (prä-, intra- od. postnatale Infektion) mit V.a. Pneumonie **sofort** Abstrich u. Abnahme von Blutkulturen und dann **Antibiose beginnen**, initial mit Ampicillin i.v. + ein Aminoglykosidantibiotikum i.v. (z.B. Gentamicin)

  Nach Keim- und Resistenzbestimmung dann Antibiose gem. Antibiogramm durchführen (dies gilt für alle Altersgruppen und alle Keimarten), ausreichend lange Therapie.
  - Bei Säuglingen und Kleinkindern: Amoxicillin (50 mg/kgKG/Tag in 2-3 Einzeldosen) od. Makrolide p.os od. Cephalosporin (z.B. Cefuroxim i.v., 100 mg/kgKG/Tag in 3 ED)

- Bei Schulkindern: Amoxicillin p.os (od. Makrolide bei V.a. Mykoplasmen)
- Mykoplasmen, Chlamydien: Makrolide (z.B. Clarithromycin od. Azithromycin), ggf. auch Doxycyclin (nicht für Kinder <8 J.), für 3 Wo. geben wegen höherer Rezidivneigung
- Legionellen: Makrolide
- Pneumocystis jiroveci: Trimethoprim + Sulfamethoxazol (Cotrim®) für 3 Wo.
- Viruspneumonien: primär symptomatisch, als spezifische Med. werden versucht: Ganciclovir, Aciclovir, Amantadine, Ribavirin. Da der Erregernachweis schwierig und anfänglich auch meist unklar ist, wird i.d.R. auch mit einer Antibiose begonnen.
- Pilzpneumonien: Amphotericin B, Flucytosin, Fluconazol, Micafungin

Prog: Ambulant erworbene Pneumonien im Kindesalter meist gut (Letalität selbst bei Komplikationen nur ca. 0,5 %), Letalität perinatal erworbener Pneumonien am höchsten mit bis zu 20 %

Kompl:
* Bei bakterieller Pneumonie (insb. Staphylokokken): intrapulmonale Abszesse bis zum Pyothorax, Pleuraempyem mit hoher Letalität

  Septische Streuung ⇨ Meningitis, Hirnabszess, Endokarditis, Osteomyelitis, septische Arthritis, septischer Schock, Pneumokokken-assoz. hämolytisch-urämisches Syndrom

  Bei viraler Pneumonie zusätzlich bakterielle Superinfektion mögl.
* **Multiresistente Keime** (Problem insb. auf **Intensivstationen**): **MRSA** (Methicillin-resistenter Staphylococcus aureus), Extended-Spectrum-Beta-Lactamase-bildende E.coli u. Klebsiellen (ESBL), Vancomycin-resistente Enterokokken (VRE), Penicillin-resistente Pneumokokken, Carbapenem-resistente Pseudomonas aeruginosa, **3-/4-MRGN** = gegen 3 od. 4 Antibiotikagruppen (Penicilline, Cephalosporine, Fluorchinolone, Carbapeneme) resistente gram-neg. Bakterien (z.B. multiresistente Acinetobacter baumannii) ⇨ Proph: Testung der Pat. bei Aufnahme, Pat. isolieren, Hygienemaßnahmen, Ther: mit speziellen sog. Reserveantibiotika (z.B. Ertapenem, INVANZ®)
* Langzeitbeatmung u. Antibiose (z.B. Frühgeborene): Gefahr der Pilzpneumonie
* Pleuraerguss, Pleuritis, Pneumothorax, bronchopulmonale Fisteln, Pneumatozelen
* Karnifikation (= bindegewebiger Umbau nach lobärer Pneumonie), Atelektasen
* Spätfolgen von Pneumonien im Kindesalter: gehäuft Lungenfunktionsstörungen

Proph:
- ♥ Impfung gegen **Haemophilus influenzae**: Standardimpfung für alle Säuglinge ab 2 Mon. zusammen mit T, D, aP, IPV, HBV (6fach Kombinationsimpfung mit insg. 3 Impfterminen im Alter von 2 Mon., 4 und 11-14 Mon., Frühgeborene <37. SSW erhalten eine zusätzliche Impfung mit 3 Monaten = insg. 4 Impfungen im 1. Lj.)
- ♥ Impfung gegen **Pneumokokken**: Standardimpfung für alle Säuglinge ab 2 Mon. mit einem Pneumokokken-Konjugatimpfstoff (PCV13, z.B. Prevenar13®, insg. 3 Impfungen von 2 Mon. bis 11-14 Mon., bei Frühgeborenen 4 Impfungen), zusätzliche Indikationsimpfung nach Splenektomie (dann besonderes Risiko für Pneumokokken-Pneumonie) od. Immundefizienz mit einem 23-fach Polysaccharidimpfstoff (PSV23, Pneumovax®23)
  Erwachsene >60 J. erhalten eine PSV23-Impfung, Wiederholung ggf. nach >6 J.
- ♥ **RSV**-Immunisierung, passiv bei besonderer Ind. (s.o., Kap. Infektionen der Atemwege)

DD:
- **Sepsis**, **Meningitis**, Harnweginfektionen
- Pneumonie als Kompl. bei **Kinderkrankheiten**, wie z.B. Masern, Varizellen, Röteln u. Mononukleose oder auch selten bei Herpes-simplex-Infektion
- Sekundäre Pneumonien = durch Vorerkrankungen bedingt, z.B. Bronchiektasen, Atelektase, Herzinsuffizienz, Infarktpneumonie, Bronchialkarzinom (im atelektatischen Bezirk)
- Chronische Pneumonie: persistierende od. rezidivierende Entzündungen durch nichterkannte Fremdkörper, anatomische Fehlbildungen (Sequestrationen), Mukoviszidose, rezidivierende Aspiration (ösophagotracheale Fistel, Reflux, zentralnervöse Schluckstörung)
- Tuberkulose, tuberkulöse Pneumonie, Sarkoidose, Lungenmilzbrand (Bacillus anthracis)

PERTUSSIS

Syn: **Keuchhusten**, ICD-10: A37.0

<u>Ät:</u> **Bordetella pertussis**: aerobes, bekapseltes, gram-neg. Stäbchenbakterium

<u>Path:</u>
- ♦ Tröpfcheninfektion mit **hoher Infektiosität**, Kontagionsindex 80-90 %, insb. im Stadium catarrhale, Problem: unspezifische Symptomatik ⇨ noch nicht als Keuchhusten erkennbar
- ♦ Bordetella pertussis: produziert unterschiedliche Eiweißstoffe (u.a. **Pertussistoxin**, filamentöses Hämagglutinin, Pertactin, Trachea-Zytotoxin), die als Toxine am Flimmerepithel im Tracheobronchialsystem wirken.

<u>Epid:</u>
- ◊ Inkubationszeit: 7-10(-20) Tage, Häufigkeitsgipfel: Herbst-/Wintermonate
- ◊ Altersgipfel: (nicht geimpfte) Säuglinge u. Kleinkinder, selten auch Erwachsene
- ◊ Immunität <u>nicht</u> lebenslang, daher Zweiterkrankung bei Erwachsenen mögl.
- ◊ **Meldepflichtig** (in Deutschland in 2012 neu eingeführt) ⇨ Inzidenz: 10/100.000/J. gemeldete Fälle, bei Säuglingen (0-6 Mon.) 50/100.000/J.

<u>Klin:</u>
- ⇒ <u>Stadium catarrhale</u> (1-2 Wo. Dauer): Schnupfen, normaler Husten, Fieber, Konjunktivitis
- ⇒ <u>Stadium convulsivum</u> (3-6 Wo.): tiefe Inspiration, dann **stakkatoartige Hustenattacken** mit vielen Hustenstößen, Schleim eher wenig und zäh, zyanotisch-blaue Gesichtsfarbe bei den Hustenanfällen, vermehrtes Auftreten nachts, oft auch terminales Erbrechen bei den Hustenattacken

  Bei Säuglingen <6 Monate können die typischen Hustenanfälle fehlen, dafür Apnoen!
- ⇒ <u>Stadium decrementi</u> (2-6 Wo.): abflauender Husten, noch Reizhusten

<u>Diag:</u>
1. Anamnese und klinische Untersuchung: typische extreme Hustenanfälle
2. Labor: Diff.-BB: **starke Leukozytose** u. relative **Lymphozytose**

   Erregernachweis: Nasen-/Rachenabstrich (**PCR** od. Kultur) im Stad. catarrhale, spezifische IgA/-M/-G-Ak erst nach 2-4 Wo. nachweisbar
3. Röntgen-Thorax: zum Ausschluss Pneumonie, typisch ist ein verbreitertes Mediastinum (durch hiläre Lk), basale streifige Lungenzeichnung

<u>Ther:</u>
- Symptomatische Ther: stationäre Behandlung bei Säuglingen (mit Mutter, Einzelzimmer, O_2-Gabe über Nasensonde, Atemmonitoring, angefeuchtete Atemluft, häufige kleine Mahlzeiten), ggf. Mukolytika, hustenreizstillende u. sedierende Med. Bei Apnoen ggf. Koffeinmedikation od. auch Beatmung, bei extremer Leukozytose Austauschtransfusion.
- <u>Med:</u> ein Makrolid, z.B. **Clarithromycin** 2 x 7,5 mg/kgKG/Tag für 7 Tage
- Chemoprophylaxe: für nichtgeimpfte Geschwisterkinder mit einem Makrolid empfohlen

<u>Prog:</u> Insg. gut, bei Säuglingen durch Apnoen aber auch Todesfälle mögl.!

<u>Kompl:</u>
- ∗ Hustenanfälle: **konjunktivale Einblutung**, Nasenbluten, bei Säuglingen auch Nabelbruch, Leistenhernie, Rektumprolaps mögl.
- ∗ Sekundärinfektionen: **Bronchopneumonie** (15-20 %), Otitis media
- ∗ **Bronchiektasen**, Emphysem, Atelektasen, Pneumothorax
- ∗ Hyperleukozytose ⇨ Ther: Austauschtransfusion unter intensivmedizinischer Kontrolle

<u>Proph:</u>
- ♥ <u>Impfung:</u> dreimalige **Standardimpfung** (zusammen mit T, D, Hib, IPV, HBV) im Alter von 2, 4 u. 11-14 Mon. (Frühgeborene <37. SSW erhalten eine zusätzliche Impfung mit 3 Monaten = insg. 4 Impfungen im 1. Lj.), Auffrischimpfungen ab 5-6 J. als Tdap, bzw. TdapIPV bei Jugendlichen/Erwachsenen (ap = mit reduziertem Gehalt)
- ♥ <u>Schwangere:</u> sollten geimpft sein und zu Beginn des 3. Trimenons geimpft werden, ebenfalls alle im Haushalt lebende Personen (Vater, Geschwister, Großeltern usw.) zum Schutz des Neugeborenen, Auffrischung mit **Tdap** (Covaxis®, Boostrix®). Die Impfung der Schwangeren bewirkt einen guten Schutz des Neugeborenen (STIKO-Empfehlung in Deutschland seit 2020, war zuvor schon in vielen Ländern, wie z.B. USA, England, Australien od. der Schweiz empfohlen).

<u>DD:</u>
- Pertussiforme Hustenanfälle bei **viraler Infektion** (insb. RS-, Adeno-, Influenzaviren), Parapertussis (Erreger ist Bordetella parapertussis mit milderen Symptomen)
- Interstitielle Pneumonie: Chlamydienpneumonie
- Mukoviszidose (Syn: zystische Fibrose): rezidivierende Atemwegsinfekte, zäher Schleim
- Fremdkörperaspiration, hyperreagibles Bronchialsystem, Tuberkulose

DIPHTHERIE

<u>Syn:</u> Echter "**Krupp**" (schottisch: croup = Heiserkeit), ICD-10: A36.9

<u>Ät:</u> **Corynebacterium diphtheriae**: gram-pos. Stäbchenbakterium

<u>Path:</u>
- ♦ **Tröpfcheninfektion** (Schmierinfektion selten), Erregerreservoir nur der Mensch, ansteckungsfähig solange Erreger nachweisbar sind (und es gibt **gesunde Keimträger**), Manifestationsindex 10-20 % (bei Nichtgeimpften)
- ♦ Pathoanatomisch: Bildung von **Pseudomembranen** aus nekrotischem Gewebe, Fibrinbeläge und Korynebakterien auf dem Epithel des Respirationstraktes
- ♦ Corynebacterium diphtheriae kann Exotoxine (**Diphtherietoxine**) produzieren (die Information zur Toxinbildung wird durch Bakteriophagen übertragen, nicht alle Stämme bilden Toxine) ⇨ zirkulieren über das Blut u. können die Proteinbiosynthese in den Zellen von Myokard, Gefäßen, Leber, Nieren u. Nerven schädigen.

<u>Epid:</u>
- ◊ Inkubationszeit: 2-7 Tage
- ◊ Antitoxische Immunität <u>nicht</u> lebenslang, daher Zweiterkrankung bei Erwachsenen mögl.
- ◊ In Deutschland **extrem seltene** Erkrankung (Impferfolg), meldepflichtig!

<u>Klin:</u>
- ⇒ Prodromi (1-2 Tage): allgemeines Krankheitsgefühl, katarrhalische Symptome, Fieber ⇨ nach 2-6 Tagen beginnen dann je nach Immunlage die lokalen oder systemisch-toxischen Symptome.
- ⇒ <u>Rachendiphtherie:</u> grau-weiße **dicke Beläge**, schwer abstreifbar u. leicht blutend, Schleimhautschwellung, Schluckbeschwerden, **faulig-süßlicher Mundgeruch**, schmerzhafte Lk-Schwellung (beidseitige Halsschwellung, „Cäsarenhals")
- ⇒ <u>Nasendiphtherie</u> (eher bei Säuglingen): behinderte Nasenatmung (DD: normaler Schnupfen), Unruhe, serös-eitriges und später **blutiges Nasensekret**, Gewebsnekrose u. Krustenbildung um die Naseneingänge
- ⇒ <u>Kehlkopfdiphtherie:</u> von einer Rachendiphtherie ausgehend ⇨ **Heiserkeit** bis Stimmlosigkeit (= Aphonie), **bellender Husten** (= Krupphusten), **inspiratorischer Stridor** mit Dyspnoe, **Erstickungsanfälle**, juguläre u. interkostale Einziehungen, Zyanose
- ⇒ <u>Wund-/Hautdiphtherie:</u> Geschwüre mit scharfem Rand und pseudomembranösen Belägen, insb. Nabel, Konjunktiven, Penis, Vulva, Vagina od. Wunden betroffen

<u>Diag:</u>
1. Anamnese (Impfanamnese) und klinische Untersuchung. Inspektion, Auskultation
2. Labor: Nasen-/Rachenabstriche unterhalb der Beläge nehmen ⇨ Erreger- u. Toxinnachweis mögl., Lymphozytose u. Linksverschiebung
3. Bei unklarem Befund: Laryngoskopie mit Anästhesie-/Intubationsbereitschaft

<u>Ther:</u>
- Stationäre Überwachung (wegen Gefahr der Atembehinderung), Bettruhe
  - Bei Atemwegsobstruktion/drohender Erstickung Intubation oder Tracheotomie
  - <u>Med:</u> sofortige Gabe von Antiserum (500-2.000 I.E./kgKG i.m., Bezug über die Landesapothekenkammern), Antibiose mit Penicillin G od. Erythromycin für 2 Wochen
- Direkte Kontaktpersonen: Abstrich machen, Auffrisch-Impfung, 7 Tage Antibiose

<u>Prog:</u> meist gut, bei systemischer Beteiligung (Exotoxin) Letalität bis 10 %

<u>Kompl:</u> * Toxische / maligne systemische Diphtherie: entwickelt sich aus lokaler Form oder primär schwerer Verlauf mit hohem Fieber, Ödemen, Nekrosen mit Membranen, extreme Lk-Schwellung ("Cäsarenhals"), toxische Organschädigungen ⇨ Myokarditis (Myolysis cordis toxica, AV-Block, **plötzlicher Herztod** mögl.), Polyneuritis (mit Beteiligung der motorischen Hirnnerven), Pneumonie, Nephritis (bis zum Nierenversagen mögl.), Schock

<u>Proph:</u> ♥ **<u>Impfung:</u>** dreimalige **Standardimpfung** (zusammen mit T, aP, Hib, IPV, HBV) im Alter von 2, 4 u. 11-14 Mon. (Frühgeborene <37. SSW erhalten eine zusätzliche Impfung mit 3 Monaten = insg. 4 Impfungen im 1. Lj.), Auffrischimpfungen ab 5-6 J. mit d = mit reduziertem Gehalt für Diphtherie = Tdap, bzw. TdapIPV bei Jugendlichen/Erwachsenen

♥ Eine passive Immunisierung mit Antiserum (und gleichzeitige aktive Immunisierung bzw. Auffrischung) ist bei Erkrankungshäufung mögl.

DD:
- **Pseudokrupp**: meist virale Infektionen, z.B. Parainfluenza, RSV ⇨ **subglottische Laryngitis**, Ther: Dexamethason p.os od. i.v. (0,15-0,6 mg/kgKG) oder Prednisolon p.os od. rektal [Rektodelt®], Inhalation von Epinephrin od. Adrenalin
- **Epiglottitis** (insb. bei Haemophilus influenzae Typ B): geschwollene Epiglottis ⇨ inspiratorischer Stridor, exspiratorisches Karcheln, Cave: Racheninspektion kann zur akuten Verschlechterung führen (Intubationsbereitschaft!), Rö-Hals seitl.: typisches Thumbprint-sign, starke Leukozytose. Ther: Glukokortikoide, Antibiose, ggf. Intubation und Sedierung
- Laryngotracheitis (bakterielle Infektion)
- Mononukleose (Epstein-Barr-Virus), Tonsillitis (Streptokokken), Angina PLAUT-VINCENTI
- Allergisch bedingtes Asthma bronchiale, Epiglottisödem
- Angeboren: Laryngo-/Tracheomalazie, subglottische Stenose, Stimmbandparese
- Larynxpapillomatose (HPV), Stimmbandparese, Trauma, Fremdkörperaspiration

TUBERKULOSE

Syn: **TBC**, TB, Schwindsucht, Morbus KOCH, ICD-10: A15-19 (je nach Organbefall)

Ät:
- **Mycobacterium tuberculosis** (und andere Arten, wie M. bovis, africanum, microti, pinepedii od. canetti), selten auch atypische Mykobakteriosen (= nichttuberkulöse Mykobakterien, 180 Arten bekannt), z.B. Mycobacterium kansasii od. avium bei immungeschwächten Pat.
- Prädisp.: Immundefizit (**HIV-Infektion**, 20- bis 40faches Risiko für aktive TBC), konsumierende Prozesse, Malignome, zytostatische Therapie, Unterernährung, Diabetes mellitus, seltene genetische Immundefekte (Gamma-Interferon- Mangel, Interferon-Rezeptordefekte)

Path:
- ♦ Übertragung: **Tröpfcheninfektion** (abhängig von Dauer u. Häufigkeit des Kontakts, Virulenz der inhalierten Tuberkelbakterien und Empfänglichkeit des exponierten Kindes)
- ♦ Primärkomplex mit Primärinfiltrat = Lungenrundherd + Hilus-Lk + Lymphangitis
- ♦ Organtuberkulose: septische hämatogene Streuung von Tuberkelbakterien (in der Lunge = **Miliartuberkulose**) mit ulzerokavernöser Parenchymdestruktion und Tuberkulombildung (sog. **spezifische Entzündung**) mit zentraler Nekrose („Verkäsung")

Epid:
- ◊ Häufigkeit: In **Deutschland selten**, gehäuft bei Pat. mit **Migrationshintergrund** (z.B. Russlandaussiedler, Türken), gem. WHO ist die Tuberkulose **weltweit** die am häufigsten zum Tod führende Infektionskrankheit (geschätzt 1,7 Mio. Tote/Jahr, Deutschland: ca. 150/J.), **1/3 der Weltbevölkerung** gilt als TBC-infiziert.
- ◊ Inzidenz: jährlich ca. 9 Mio. Neuerkrankte (>90 % in den Entwicklungsländern = bis 400/100.000/Jahr), in Deutschland: ca. 4.200/J. (= 5/100.000/J.), davon ca. **200 Kinder/J.**
- ◊ Prädisp.alter: Kinder, Jugendliche, in Deutschland heute meist erst bei Erwachsenen
- ◊ Zur Infektion ist ein **enger Kontakt** mit einem Erkrankten über mehrere Tage erforderlich, Inkubationszeit: im Durchschnitt 6-8 Wo.
- ◊ Primärmanifestation beim Kind in 90 % d.F. als Lungentuberkulose
- ◊ **Meldepflichtig** gem. IfSG (Erkrankung und Tod) mit namentlicher Meldung mit Geburtsland und Staatsangehörigkeit durch das Labor

Etlg:
- # Lungentuberkulose, ICD-10: A15.9
- # Tuberkulöse Meningitis (meist Hirnbasis u. Rückenmark), ICD-10: A17.0+ G01*
- # Urogenital-/Nierentuberkulose, ICD-10: A18.1
- # Abdominal-/Darmtuberkulose, ICD-10: A18.3

Klin:
- ⇒ Initial häufig keine typischen Beschwerden und in >50 % d.F. **asymptomatisch**! oder nur unspezifische Symptome eines grippalen Infektes
- ⇒ Allgemeine Tuberkulosesymptomatik: Abgeschlagenheit, Appetitlosigkeit, Gewichtsabnahme, subfebrile Temperatur, **Leistungsminderung**, Appetitlosigkeit, **Nachtschweiß**, **verzögerte Entwicklung**, Lymphknotenschwellung

⇒ Lungentuberkulose: Husten mit oder ohne Auswurf, gelegentlich Brustschmerz und Atemnot, im Verlauf dann oft anhaltender **blutiger Auswurf** (Hämoptoe)

⇒ Tuberkulöse Meningitis (Säuglinge/Kleinkinder): Reizbarkeit, Kopfschmerzen, Erbrechen, meningitische Reizung (Nackensteifigkeit), Hirnnervenausfälle, Anfälle, Hemiparesen

⇒ Urogenital-/Nierentuberkulose: Dysurie, Pollakisurie, Hämaturie, sterile Leukozyturie, Koliken durch nekrotisches Material mögl., bei Urogenitaltuberkulose verdickter Nebenhoden, perlschnurartig verdickter Duct.deferens, Prostatakavernen

Diag:
1. Anamnese (Migrationshintergrund, Auslandsreisen?) und klinische Untersuchung: bei Auskultation meist kein oder nur geringer Befund (z.B. abgeschwächtes Atemgeräusch)
2. **Röntgen-Thorax** in 2 Ebenen: Primärkomplex u. gleichseitige Hilus-Lk-Vergrößerung, evtl. Pleuraerguss, Atelektasen, Kavernen, ggf. CCT/MRT
3. Labor: **Tuberkulinprobe** (intrakutan n. MENDEL-MANTOUX), Blut- und Morgenurinkulturen auf TBC, bei V.a. tuberkulöse Meningitis Liquorpunktion ⇨ Versuch des direkten mikroskopischen Erregernachweises (ZIEHL-NEELSEN-Färbung), Kultur- und Tierversuch (Nachteil: 4-6 Wo. Nachweisdauer und der Nachweis gelingt nicht immer), neuere Methoden sind die PCR und Schnellresistenztestung sowie der **IGRA** (Interferon-Gamma-Release-Assay, Quantiferon®-TB Gold Test) zur schnelleren Diagnostik.

Ther:
- Allg.: offene TBC (= Infektionsgefahr) ⇨ stationäre Behandlung, **Isolierung** für 3-4 Wo.
- Medikamentöse Tuberkulosetherapie: zur Resistenzvermeidung **Kombinationsbehandlung** (3er- od. sogar 4er-Kombination) über mind. 6-12 Monate einsetzen.
  Medikamentenauswahl nach Erregertestung, die wichtigsten Antituberkulotika sind:
  - **Isoniazid** (INH, Isozid®) p.os/i.v. 5-10 mg/kgKG/Tag (1 Std. vor od. 2 Std. nach Essen)
  - **Rifampicin** (RMP, Rifa®) nur in Kombination, p.os/i.v. 10-15 mg/kgKG/Tag in 1-2 Dosen (bei oraler Gabe 1 Std. vor dem Essen)
  - **Pyrazinamid** (PZA, Pyrafat®) nur in Kombination, p.os 30 mg/kgKG/Tag
  - Ethambutol (EMB, Myambutol®) nur in Kombination, p.os, i.v., i.m. 1 x 20-25 mg/kgKG/Tag
  - Reservemedikamente: Protionamid (PETEHA®) p.os, Ciprofloxacin (Ciprobay®) p.os/i.v., Streptomycin (Strepto-Fatol®) i.m., Amikacin (Amikacin™) i.v.

  ⇨ Typische Kombination bei unkomplizierter TBC: 2 Mon. INH+RMP+PZA, dann 4 Mon. INH+RMP, Säuglinge u. Kleinkinder + Vit.-B_6-Gabe (Pyridoxin) wegen Isoniazid-NW

  Tuberkulöse Meningitis: 4er-Kombination zu Beginn **i.v.**: INH+RMP+PZA + Protionamid und Vit.-B_6-Gabe (Pyridoxin) wegen Isoniazid-NW, für 12-24 Mon. (je nach Resistenz), evtl. Kortikoide bei neurologischen Symptomen (Prednisolon 2 mg/kgKG/Tag für 2-4 Wo.)
- Aktuelle Informationen: Robert-Koch-Institut, Internet: www.rki.de; www.tballiance.org

Prog: Unter konsequent durchgeführter, antituberkulotischer Therapie mit Mehrfachkombinationen ist die Prognose heute **gut** (Heilung bei Kindern in 80-90 % d.F.), Letalität in Deutschland ca. 3,5 %.

Kompl:
* Multiresistente Tuberkulose-Erreger: MDR-TBC (multi-drug-resistant, Resistenz gegen Isoniazid u. Rifampicin), XDR-TBC (extended = Resistenz auch gegen Reservemedikamente), ca. 2 % d.F.
* Auch Jahre nach Primäraffekt noch Ausbildung von Knochen-, Gelenk-, Abdominal- oder Urogenitaltuberkulosen durch **hämatogene Streuung** mögl.
* Bei Restkavernen oder narbigen Veränderungen (Bronchusstenosen, Tracheakompression) unter tuberkulostaktischer Behandlung können auch operativ resezierende Verfahren (Segmentresektion, Lobektomie, Pneumektomie) notwendig sein.
* Tuberkulöse Meningitis: Verklebung der Liquorwege ⇨ Hydrocephalus occlusus (Ther: Liquordrainage), Querschnittlähmung
* Urogenital-/Nierentuberkulose: Zerstörung der Niere (irreversible Parenchymzerstörung, Nephrektomie), Schrumpfblase, beidseitige Epididymitis (⇨ Sterilität)
* Schwangerschaft und Wochenbett: Gefahr der **Exazerbation** einer bestehenden Tuberkulose bei der Mutter, diaplazentare Übertragung mögl. (selten), eher postpartale Infektion des Neugeborenen bei offener TBC der Mutter. Eine Ther. ist auch während der Schwangerschaft mit Antituberkulotika mögl. und indiziert, Mittel der Wahl sind Isoniazid

(+ Vit.-B6-Gabe) + Rifampicin. Bei offener TBC Trennung von Mutter und Kind nach der Geburt und nicht stillen.

Med: * Leberfunktionsstörungen u. verminderte Wirkung von hormonalen Kontrazeptiva (Rifampicin), Polyneuropathie, Epilepsie u. Hepatitis (Isoniazid), Sehstörungen (Ethambutol), Hyperurikämie (Pyrazinamid), nephro- und ototoxisch (Streptomycin)

Proph: ♥ Eine allgemeine Impfung wird mit dem derzeitigen BCG-Impfstoff in Deutschland seit 1998 (wegen NW und nur 50%igem Schutz) nicht mehr empfohlen.

♥ Gefährdete Säuglinge u. Kleinkinder bis 5 J. (bei Kontakt mit TBC-Pat.) erhalten eine **Chemoprophylaxe** mit Isoniazid (200 mg/m^2 Körperoberfläche + Vit.-B_6-Gabe wegen Isoniazid-NW auf das Nervensystem) für 3 Monate (dann Kontrolle, bleibt der IGRA negativ ⇨ keine weitere Ther.; ist er pos. dann + 6 Mon. INH).

♥ Beschäftigte im Gesundheitswesen können mittels Tuberkulintest (intrakutane Injektion n. MENDEL-MANTOUX von 0,1 ml = 2 TE mit Tuberkulin PPD RT 23 SSI, seit 2005 in Deutschland wieder zugelassen u. erhältlich) überwacht werden (die früher durchgeführte Röntgenüberwachung der Lungen wird nicht mehr empfohlen). Negative Reaktion = Indurationsdurchmesser der Haut <5 mm, positiv >6-14 mm, stark pos. >15 mm.

DD: – Hämoptoe anderer Genese: hämorrhagische Bronchitis, Lungenabszess, Lungenembolie, GOODPASTURE-Syndrom (Autoimmunerkrankung)

DURCHFALLERKRANKUNGEN

Syn: Infektiöse **Gastroenteritis**, Brechdurchfall, Diarrhoe, ICD-10: A09.0

Ät:
- Viral: **Rotavirus**, **Norovirus**, **Enterovirus**, Adenoviren, Sapovirus, Reovirus
- Bakteriell: **Salmonellose**, enteropathogene **E.coli**, Staphylokokken, Yersinien, Campylobacter enteritis, Clostridium difficile, Shigellen, Vibrio cholerae
- Protozoen: Lambliasis (Giardia lamblia), Amöbiasis (Entamoeba histolytica), Kryptosporidiose, Kokzidiose (Isospora belli), Cyclospora cayetanensis
- Pilze: Candida albicans, Aspergillose

Path: ♦ Entzündung der Darmschleimhaut und Wirkung der Erregertoxine führen zu **Verlust von Wasser** u. **Elektrolytverschiebung** aus dem od. in das Darmlumen ⇨ Durchfall

Epid: ◊ Häufigkeit: 250.000 gemeldete Fälle pro Jahr in Deutschland, die Dunkelziffer ist vielfach höher. Gastroenteritis in Deutschland meist durch Viren (insb. Rotavirus) bedingt, zweithäufigste pädiatrische Infektionserkrankung (nach den Atemwegsinfektionen).

◊ Letalität: bei uns extrem gering, gefährdet sind Säuglinge und Kleinkinder, insb. bei vorbestehender Unterernährung (Problem in Entwicklungsländern!)

◊ **Meldepflichtig** sind Infektionen mit Rotavirus, Norovirus, Salmonellen, Yersinien, Campylobacter, Giardia lamblia, Kryptosporidien und Durchfallerkrankungen mit epidemischem Auftreten (z.B. >2 Erkrankte in einer Gemeinschaftseinrichtung, wie Kindergarten, Schule)

◊ Gemeinschaftseinrichtungen: Während der Erkrankung bis 2 Tage nach Abklingen der Symptome darf das Kind den Kindergarten/die Schule nicht besuchen.

Klin: ⇒ **Bauchschmerzen**, oft auch Symptome eines respiratorischen Infektes

⇒ Wässrig-schleimige **Durchfälle** (>3/Tag), evtl. auch blutig

⇒ **Übelkeit** und **Erbrechen**

⇒ Allgemeinsymptome: erhöhte Temp. bis Fieber, Trinkunlust bzw. Abneigung gegen Speisen, Kopf- u. Gliederschmerzen

⇒ Zeichen einer Dehydratation: Durst, Reizbarkeit/Erregbarkeit, **Lethargie** bis Somnolenz, trockener Mund u. Zunge, **eingesunkene Augen**, verminderte Tränensekretion, **stehende Hautfalten** (>2 Sek.), **reduzierte Urinproduktion** (weniger feuchte Windel als sonst), Gewichtsverlust, Azidoseatmung

Diag: 1. Anamnese (Nahrungsaufnahme?, Reiseanamnese? ⇨ dann auch an Cholera, Lamblien od. Amöben denken, Medikamente?) und klinische Untersuchung: Gewicht bestimmen bzw. Gewichtsverlust (wenn Vorgewicht bekannt ist),

Zeichen der Dehydratation: stehende Hautfalten, Rekapillarisierungszeit verlängert (>2 Sek.), eingesunkene Fontanellen?

2. Labor: Blutbild, BSG, Elektrolyte, Nierenretentionswerte, BZ, BGA, Harnbefund (Urinstix)
3. Stuhlprobe (nicht bei unkomplizierter Form) ⇨ Erregernachweis, Enterotoxin-Nachweis
4. Sonographie: ggf. zum Ausschluss einer Appendizitis

Ther:
- Bei leichten gastrointestinalen Beschwerden: **symptomatisch** mit oraler **Rehydratation** (isotonische Salz-Glukose-Lösung od. Fertiglösungen, z.B. Oralpädon®, Elotrans®), orale Ernährung so schnell wie mögl. **wieder beginnen**, **Stillen** ist jederzeit mögl. u. empfohlen. Es wird empfohlen keine Medikamente zu verabreichen.
- Bei schwerer Dehydratation (insb. bei Säuglingen, Kleinkindern, Bewusstseinstrübung): **stationäre Aufnahme**, Rehydrationsbehandlung per **nasogastraler Sonde** (40-50 ml/kgKG über 4 Std.) od. **parenteral** (0,9%ige NaCl-Lösung, initial 20-40 ml/kgKG), Elektrolytgabe nach Bedarf, orale Ernährung (u. Stillen) so bald als mögl. wieder beginnen.
- Med: Antibiose nur bei nachgewiesenem bakteriellem Infekt (gezielt nach Antibiogramm), weiteres zu den einzelnen Erkrankungen s.u. Bei Säuglingen mit schwerer Symptomatik od. blutigen Durchfällen, Septikämie od. Vorerkrankungen (immunsupprimiert) ggf. ungezielte Sofortgabe eines Breitbandantibiotikums.
  Symptomatisch: **Phytotherapeutika** (pflanzliche Med.): Apfelpektin + Kamille (Diarrhoesan®Saft). Ab einem Alter von 3 Jahren kann gegen Übelkeit Dimenhydrinat (8-15 kg 40 mg/Tag, 15-25 kg 70 mg/Tag, 25-40 kg 2x70 mg/Tag als Supp. od. 1,25 mg/kgKG als Sirup, Vomex A®, Cave: ist rezeptfrei erhältlich, bei Überdosierung toxisch, Todesfälle beschrieben!) od. bei Erbrechen Diphenhydramin (Emesan®K Kinderzäpfchen) gegeben werden, unter 3 Jahren ist die Gabe wegen mögl. NW kontraindiziert. Es sollen im Kindesalter außerdem keine Antidiarrhoika (z.B. Loperamid, ab 12 J. 0,2 ml/kgKG = 0,04 mg/kgKG, Imodium®Lsg.) verordnet werden (Gefahr eines Ileus).

Prog: gut, meist selbstlimitierend innerhalb von 1-2 Tagen

Kompl:
* **Dehydratation**, Elektrolytverschiebung (hypertone Dehydratation, durch erhöhtes Natrium im Serum u. metabolische Azidose): Somnolenz bis zum Koma, zerebrale Krampfanfälle, Kreislaufversagen ⇨ langsame Rehydratation und Elektrolytausgleich über 1-2 Tage zur Prophylaxe eines Hirnödems
* Postenteritisches Syndrom: anhaltende schleimig-wässrige Durchfälle >2 Wo. (chronischer Durchfall) nach der akuten Phase ⇨ Gedeihstörung; organische Erkrankung ausschließen
* Erregerspezifische Kompl. s.u.

Proph:
- ♥ Allgemeine Hygienemaßnahmen innerhalb der Familie beachten (eigene Toilette für das Kind, Händedesinfektion)
- ♥ Bei Reisen in tropische Länder: keine ungekochten Speisen essen, Wasser abkochen
- ♥ Impfung: für **Rotavirus** (STIKO-Empfehlung), Typhus abdominalis, Cholera mögl.

DD:
- Vollgestillte Säuglinge haben häufigen und sehr weichen bis flüssigen Stuhl
- Alle Ursachen für ein **Akutes Abdomen** (s.u.): insb. **Appendizitis**, Invagination usw.
- Chronische Diarrhoe (>3 Wo. andauernd, führt zur Gedeihstörung) ⇨ eher organische Ursache, z.B. Kuhmilchproteinintoleranz, Allergie auf Lebensmittel, Mukoviszidose, Zöliakie
- Reizdarmsyndrom (Syn: **funktionelle Bauchschmerzen**, Colon irritabile, Reizkolon engl. irritable bowel syndrome), Klin: abdominelle Schmerzen, abnorme Stuhlhäufigkeit und Stuhlform, Blähungen. Dies ist eine Ausschlussdiagnose (s.u., Kap. Verdauungstrakt).
  Ther: ballaststoffreiche Kost, Med: Versuch mit Flohsamenpräparaten (Plantago ovata, Mucofalk®) od. Spasmolytika (z.B. Mebeverin, Duspatal®)
- **DD der Diarrhoe** (nicht-infektiöse Gastroenteritis ICD-10: K52.9):

Ursache	Krankheiten
Infektiöse Gastroenteritis	**Viral**, bakteriell (inkl. **Lebensmittelvergiftung** durch bakterielle Toxine), parasitär (Lamblien, Amöben), Pilze
Entzündliche Darmerkrankungen	**Colitis ulcerosa**, Morbus CROHN, pseudomembranöse Enterokolitis (durch Antibiotika + Clostridium-difficile-Toxine)

Ursache	**Krankheiten**
Anatomische Ursachen	Fistelung, Malrotation, Duplikaturen, intestinale Lymphangiektasie
Malabsorptionssyndrome	Kurzdarmsyndrom, Malabsorption, Strahlenenteritis
Immunologische Ursachen	**Nahrungsmittelallergie**, **Zöliakie** (Glutenallergie), Kuhmilchallergie, IgA-Mangel, kombinierter Immundefekt, Agammaglobulinämie
Pankreas	Pankreasinsuffizienz, **Mukoviszidose**, Pankreatitis
Leber, Galle	Hepatitis, Leberzirrhose, Gallensäureverlustsyndrom
Enzymdefekte	Laktasemangel, Laktoseintoleranz, Saccharase-Isomaltasemangel
Endokrine Ursachen	Hyperthyreose, Hyperparathyreoidismus, Karzinoid, Gastrinom, Vipom
Medikamente	**Antibiotika**, Chemotherapie, Laxanzienabusus
Andere Ursachen	Intoxikationen, psychischer Stress, Reizdarmsyndrom

Rotavirus-Infektion

Syn: PRG = pädiatrische Rotavirus-Gastroenteritis, ICD-10: A08.0

Path:
- ♦ Rotaviren sind RNA-Viren: 43 humanpathogene Serotypen und 7 Gruppen (A-G) bekannt, Glykoproteinserotypus G1-G4 (in Europa in >80 % d.F. Gruppe A).
- ♦ Rotaviren sind äußerst widerstandsfähig und **hochkontagiös** (für eine Infektion reichen 10 Viren aus und 1 g Stuhl enthält mehrere Milliarden Viren)

Epid:
- ◊ Übertragung: **fäkal-oral**, auch Tröpfcheninfektion über den Respirationstrakt mögl.
- ◊ Inkubationszeit: **kurz**, 24–72 Std., Ausscheidung: 1-2 Wo. (verlängert bei immundefizienten Kindern und Frühgeborenen)
- ◊ Prädisp.alter: insb. Säuglinge und Kleinkinder (6.-24. Mon.), weltweit und auch in Deutschland **häufigster Durchfallerreger** in diesem Alter und häufigster Grund für eine stationäre Aufnahme, bis zum 5. Lj. beträgt die Durchseuchung fast 100 %.
- ◊ Jahreszeitliche Häufung in den Wintermonaten bis April
- ◊ Letalität: geschätzt 440.000 Todesfälle/Jahr weltweit durch Rotavirus-Infektionen

Klin:
- ⇒ **Heftiges Erbrechen**, innerhalb von 24 Std. folgt der **stark riechende Durchfall**
  Dauer: Übelkeit u. Erbrechen meist für 1-2 Tage, Durchfall für 4-6 Tage
- ⇒ Erhöhte Temp., starke Bauchschmerzen, in 50 % d.F. zusätzlich unspezifische respiratorische Symptome
- ⇒ >20 Brechdurchfälle innerhalb von 24 Std. mögl. ⇨ rapider Flüssigkeitsverlust, **Dehydratation!**

Diag:
1. Anamnese (typisches Alter) und klinische Untersuchung s.o.
2. Labor: BB, Elektrolyte, BGA, Nierenretentionswerte
   Nachweis: RNA- (PCR) od. Antigennachweis (EIA) aus Stuhlprobe mögl. (meldepflichtig)

Ther:
- Leichte gastrointestinale Beschwerden: symptomatisch mit oraler Rehydratation (s.o.)
- Bei schwerer Dehydratation: **stationäre Aufnahme**, parenterale Rehydrationsbehandlung, Elektrolytgabe nach Bedarf, orale Ernährung so schnell wie mögl. wieder beginnen.

Prog: Gut, Säuglinge und Kleinkinder sind aber bei Dehydratation gefährdet.

Kompl:
- * Dehydratation, Störungen des Elektrolyt- (Na >160 mmol/l = hypertone Dehydratation) und Säure-Basen-Haushalts ⇨ Organversagen, zerebrale Krampfanfälle und tödlicher Verlauf mögl.

Proph:
- ♥ Impfung: Schluckimpfung (**Lebendimpfstoff**) für Säuglinge **ab 6. Woche** post partum, 2 Dosen Rotarix® (attenuierter Lebendimpfstoff) od. 3 Dosen RotaTeq® (lebende Rotavirus-Reassortanten, ist auch für Frühgeborene zugelassen, 1 Std. vor und nach Impfung nicht stillen), im Abstand von 4 Wo. zwischen den Impfungen, Beginn bis zur 12 Wo., Abschluss der Impfungen in der 24./32. Lebenswoche (besser noch 16./22. Wo., keine Impfung älterer Säuglinge). Die Impfung ist seit 2013 eine STIKO-Empfehlung.

Kompl: Erhöhtes Risiko für Invagination bei Impfung älterer Säuglinge (bei 1. Impfung >3-5 Mon.) u. Auftreten eines KAWASAKI-Syndroms (s.u.) nach Impfung. Die Impfviren sind potentiell infektiös (Hygienemaßnahmen durchführen, falls sich die Kinder zum Zeitpunkt der Impfung z.B. in einem Krankenhaus befinden).

DD: Andere Gastroenteritiden: insb. viral: **Noroviren**, Sapovirus, Enterovirus, Adenovirus

Norovirus-Infektion

Syn: Norwalk-like-Virus-Infektion (erster Nachweis 1968 aus Norwalk, in der USA), ICD-10: A08.1

Path:
- ♦ Noroviren sind RNA-Viren: >20 humanpathogene Serotypen u. 5 Gruppen bekannt
- ♦ Noroviren sind umweltstabil und **extrem infektiös** (bereits 10 Viren genügen für eine Infektion und es befinden sich 10^{11} Viruspartikel in einem ml Darmflüssigkeit ⇨ selbst das Aerosol einige Meter entfernt von einem Erbrechenden genügt also für eine Infektion!)

Epid:
- ◊ Übertragung: **fäkal-oral** (kontaminierte Lebensmittel!) und aerogene **Tröpfcheninfektion**
- ◊ Prädisp.alter: Kleinkinder und Erwachsene (bei den Erwachsenen ist die Norovirus-Infektion die häufigste Ursache für eine nicht-bakterielle Gastroenteritis)
- ◊ Inkubationszeit: **sehr kurz**, 6 Std. – 2 Tage
- ◊ Wegen der hohen Kontagiosität Vorkommen häufig in **Gemeinschaftseinrichtungen**, wie Kindergarten, Schulen, Altenheimen, Kreuzfahrtschiffen usw.
- ◊ **Meldepflichtig**, insb. bei epidemischem Auftreten (>2 Erkrankte in einer Gemeinschaftseinrichtung), z.B. 2012 bei 11.000 Pat. in ostdeutschen Schulen durch verunreinigte tiefgekühlte Erdbeeren aus China

Klin:
- ⇒ Heftiges **schwallartiges Erbrechen** u. wässriger Durchfall für 1-2 Tage
- ⇒ Starkes Krankheitsgefühl: Übelkeit, abdominelle krampfartige Schmerzen, Myalgien, Kopfschmerzen, Müdigkeit

Diag:
1. Anamnese (Gemeinschaftseinrichtung?) und klinische Untersuchung s.o.
2. Labor: BB, Elektrolyte, BGA, Nierenretentionswerte
   Nachweis: RNA- (PCR) od. Antigennachweis (EIA) aus Stuhlprobe mögl.

Ther:
- Leichte gastrointestinale Beschwerden: symptomatisch mit oraler Rehydratation (s.o.)
- Bei schwerer Dehydratation: **stationäre Aufnahme**, parenterale Rehydrationsbehandlung, Elektrolytgabe nach Bedarf, orale Ernährung so schnell wie mögl. wieder beginnen
- Keine Antidiarrhoika verordnen, verzögern den Verlauf eher und haben NW.

Prog: Gut, Symptome meist nur für 1-3 Tage, in Europa praktisch keine Letalität

Kompl:
- * Dehydratation, Störungen des Elektrolyt- und Säure-Basen-Haushalts ⇨ Organversagen mögl.
- * Bei Immunschwäche kann ein chronischer Verlauf entstehen.

Proph: ♥ Eine Impfung gegen Noroviren befindet sich in der Entwicklung.

DD: Andere Gastroenteritiden, insb. viral: **Rotaviren**, Sapovirus, Enteroviren, Adenovirus

Salmonellosen

Syn: Typhus abdominalis, Paratyphus, Salmonellenenteritis, engl. typhoid-fever, enteric-fever

Ät: Salmonella enterica (gram-neg. Stäbchenbakterien): ca. 2.500 verschiedene Salmonella-Serovare bekannt, häufigste Erreger: Salmonella enteritidis (60 %) u. typhimurium (20 %)

Etlg:
- # **Typhus abdominalis** (ICD-10: A01.0): Salmonella typhi ⇨ schwere Allgemeininfektion
- # **Paratyphus** (ICD-10: A01.4): Salmonella paratyphi B (A u. C eher in den Tropen) ⇨ Allgemeininfektion (wie bei Typhus, jedoch geringere Schwere)
- # **Salmonellenenteritis** (ICD-10: A02.0): Salmonella enteritidis u. typhimurium ⇨ Gastroenteritis

Epid: ◊ Erregerreservoir: Salmonella typhi u. paratyphi nur der Mensch, Salmonellenenteritis auch beim Tier (Rind, Schwein, Geflügel, Hühner ⇨ **Eier**!), sehr resistenter, weltweit verbreiteter Keim, in Deutschland häufigste Ursache bakteriellen Durchfalls

◊ Übertragung: Typhus u. Paratyphus fäkal-oral durch **Dauerausscheider**, Salmonellenenteritis meist als **Lebensmittelinfektion**, selten fäkal-oral durch Dauerausscheider

◊ Häufigkeit: Typhus u. Paratyphus sind in Deutschland sehr selten (100 Fälle/J., meist aus dem asiatischen Raum importierte Fälle, weltweit 25 Mio. Fälle/Jahr geschätzt), Salmonellenenteritis 65/100.000/Jahr

◊ Inkubationszeit: Salmonellenenteritis wenige Stunden bis 3 Tage, Typhus 3-60 Tage

◊ Prädisp.alter: 30 % der Salmonellenenteritiden vor dem 5. Lj.

◊ **Meldepflichtig** (bei Typhus abdominalis auch schon der Verdacht)

Klin: Salmonellenenteritis:

⇒ Akute Gastroenteritis mit Übelkeit, Bauchschmerzen, Erbrechen und Durchfall (wässrig, evtl. blutig, von Tenesmen begleitet, meist <1 Wo. anhaltend), Dehydrierung

⇒ Fieber, insb. bei Säuglingen ist auch eine septische Verlaufsform möglich: hohes Fieber, Schüttelfrost, Gliederschmerzen, Zentralisation und Bakteriämie mit Absiedelungen (s.u.)

Typhus abdominalis u. Paratyphus:

⇒ Längere Inkubationszeit, schleichender Krankheitsverlauf mit Müdigkeit, Kopf-/Bauchschmerzen, Kontinua-Fieber über mehrere Tage, Bradykardie (trotz Fiebers), unspezifische respiratorische Symptome wie Husten, Halsschmerzen usw.

⇒ Zu Beginn noch Obstipation, dann meist blutige Durchfälle

⇒ Geschwollene, weißlich belegte Zunge mit rötlichem Rand, Enanthem

⇒ Hepato-/Splenomegalie

⇒ Enzephalitisartige Bewusstseinsstörungen, Benommenheit

Diag: 1. Anamnese (Reiseanamnese) und klinische Untersuchung

2. Labor: BB: bei Typhus Leukopenie, Aneosinophilie
Salmonellen-Erregernachweis aus Stuhl, Rektalabstrich, Erbrochenem, verdächtigen Lebensmitteln u. Blutkulturen bei V.a. systemischen Verlauf mögl. ⇨ Antibiogramm

Ther:

- Salmonellenenteritis: Flüssigkeits- und Elektrolytverlust ausgleichen, Antibiose nur bei Kompl. od. Erkrankung im 1. Lj. (die Antibiose verlängert die Keimausscheidung und führt häufiger zu Dauerausscheidern)
- Typhus abdominalis, Paratyphus od. komplizierte Salmonellenenteritis: Amoxicillin 50 mg/kgKG/Tag i.v. in 4 Dosen oder Cotrimoxazol (Cotrim®) 10 mg/kgKG/Tag i.v. in 2 Dosen oder Cefotaxim (Claforan®) 150 mg/kgKG/Tag i.v. in 3 Dosen für 2 Wo. (Anmerkung: für Erwachsene ist Mittel der Wahl Ciprofloxacin, Ciprobay®)
- Dauerausscheider: Versuch der Elimination mit einem Cephalosporin für 3 Wochen, dann Cotrimoxazol für 3 Monate

Prog: Salmonellenenteritis: gut, selten septischer Verlauf mögl.
Typhus abdominalis u. Paratyphus: bei septischem Verlauf ernst (insb. bei Säuglingen od. Kindern mit Immunsuppression), Letalität unbehandelt bis 20 %

Kompl:

* Bakteriämisch-septischer Verlauf einer Salmonelleninfektion ⇨ Meningitis, Endokarditis, Perikarditis, Osteomyelitis, Arthritis, Pleuraempyem, Nierenabszess mögl.
* Typhus abdominalis u. Paratyphus: Darmblutung, Darmperforation, Peritonitis, nekrotisierende Cholezystitis
* **Dauerausscheider** (>10 Wo. noch Salmonellenausscheidung über den Stuhl) ⇨ Überwachung durch das Gesundheitsamt, Beschäftigungsverbot im Lebensmittelbereich

Proph:

♥ **Lebensmittelhygiene**: Vermehrung von Salmonellen bei Temperaturen von 10 - 50° C. Lagerung roher Lebensmittel im Kühlschrank (bei ca. 7° C) verhindert übermäßige Erreger-Ausbreitung, Einfrieren tötet die Keime nicht ab. Sicheres Abtöten bei Temperaturen >70° C im Lebensmittelinneren für mind. 10 Min.

♥ Strenge Beachtung der **Händehygiene** u. gesonderte Zubereitung gefährdeter Lebensmittel (Geflügel, Eier)

♥ Impfung: für Reisende in Endemiegebiete ⇨ Schluckimpfung (Lebendimpfstoff) an Tag

1, 3 u. 5 nüchtern (Typhoral®L) od. Totimpfstoff i.m. (Typhim Vi®)

DD: – Gastroenteritis durch andere Keime (z.B. Staphylokokken)
– entzündliche Darmkrankheit, Peritonitis

E.-coli-assoziierte Durchfallerkrankungen

Syn: Darminfektion durch E.coli, ICD-10: A04.4

Ät: **Escherichia coli**, es gibt zahlreiche Serogruppen

Path: E.coli ist ein physiologischer Darmkeim, auch die darmpathogenen E.coli kommen beim Menschen (ohne Symptome) häufig vor ⇨ Dauerausscheider.

Etlg: Darmpathogene Escherichia-coli-Gruppen (EC):

Art	Eigenschaft	Klinik
ETEC	enterotoxisch	Ruhrähnliche Diarrhoe: wässrig, nicht blutige Diarrhoe
EPEC	enteropathogen	Säuglingsdiarrhoe mit protrahiertem Verlauf, 10-20 Stühle/Tag für ca. 2 Wochen
EIEC	enteroinvasiv	Blutig-schleimige Diarrhoe, Fieber, Erbrechen, Tenesmen
EaggEC	enteroaggregativ	Persistierende, wässrige Diarrhoe, insb. bei Säuglingen
EHEC / STEC	enterohämorrhagisch, **Shigatoxin**-produzierend	Wässriger Durchfall, Kompl: Kolitis mit blutigen Stühlen, hämolytisch-urämisches Syndrom, insb. bei Kindern **bis zum 6. Lj.**

Epid: ◊ Übertragung: fäkal-oral über kontaminierte Lebensmittel (Auslandsreisen!)
◊ Inkubationszeit: Stunden bis wenige Tage
◊ Prädisp.alter: **Säuglinge/Kleinkinder**, alte Menschen, Schwangere
◊ Meldepflichtig sind EHEC-Infektionen (ca. 1.000 Fälle/Jahr in Deutschland)

Diag: 1. Anamnese (Reiseanamnese: Afrika, Südasien?) und klinische Untersuchung
2. Labor: Erreger- und Toxinnachweis (ELISA) im Stuhl, Antigennachweis, Serumelektrolyte

Ther:
- Symptomatisch: Rehydrierung mit Flüssigkeits- und Glukose-/Elektrolytsubstitution
- Med: primär keine Antibiose (kann Toxin-Symptome verstärken), keine Antidiarrhoika

Prog: Abhängig vom Typ, ernste Prog. bei EHEC-Infektion von Säuglingen/Kleinkindern, Letalität 2-5 %

Kompl:
* Hämorrhagische Kolitis
* **Hämolytisch-urämisches Syndrom** (**HUS**, GASSER-Syndrom, ICD-10: D59.3), verursacht durch die Shigatoxine (Syn: Verotoxine) der EHEC:

  Epid: betroffen sind insb. Kleinkinder, Altersgipfel: 1-5 J., meldepflichtig!

  Klin: 5-10 Tage nach dem Beginn einer **hämorrhagischen Gastroenteritis** zunehmende Blässe, Schwäche, Rückgang der Urinproduktion (Oligurie) bis zum **akuten Nierenversagen** mit Anurie, **hämolytische Anämie**, **Thrombozytopenie**, arterielle Hypertonie, Eintrübung, zerebrale Krampfanfälle, **Multiorganversagen**, Tod mögl.

  Diag: BB: starke Anämie, Fragmentozyten, Thrombozytopenie, erhöhtes Kreatinin u. Harnstoff, Hyperkaliämie, Hypokalzämie und Hyperphosphatämie
  Urin: Mikro-/Makrohämaturie, Proteinurie, Hämoglobinurie

  Ther: Infusion u. Diuretika (Furosemid) zur Steigerung der Urinproduktion, Flüssigkeitsbilanzierung, (vorübergehende) **Dialyse**, Plasmapherese, Heparin, monoklonaler Ak Eculizumab (inhibiert die Komplementaktivierung, Soliris®), Antihypertensiva

  Prog: mit frühzeitiger Dialyse Letalität <5 %, Spätfolge: die Entwicklung einer chronischen Niereninsuffizienz ist noch Jahre danach mögl., maligne arterielle Hypertonie

DD: Pneumokokken-HUS, nicht-infektiöses HUS (medikamentös-toxisch bedingt; familiäres HUS mit Komplementaktivierung ⇨ Ther: Eculizumab = Ak gegen Komplement C5), thrombotisch-thrombozytopenische Purpura

Anmerkung: Bei der EHEC-Epidemie im Jahr 2011 in Deutschland waren untypischerweise überwiegend Erwachsene betroffen, mit häufiger Entwicklung eines HUS (in 20 % d.F.) und bei HUS 6,5 % Todesfälle. Der Keim war ein Shigatoxin-2-bildender EHEC/EAggEC + ESBL-bildend (⇨ multiresistent) und daher sehr virulent (die Übertragung erfolgte vermutlich über verunreinigte Sprossen aus ägyptischen Bockshornkleesamen, die für Salate verwendet wurden).

Proph: ♥ Meidung nichtpasteurisierter Milch, kein rohes Fleisch, allgemeine Hygienemaßnahmen

Campylobacter-Enteritis

Syn: Enterokolitis durch Campylobacter, ICD-10: A04.5

Ät: Campylobacter jejuni, coli und fetus (gram-neg., darmpathogene Stäbchenbakterien)

Epid:
◊ Übertragung: kontaminierte Lebensmittel (Geflügel, Rohmilch), fäkal-oral
◊ Inkubationszeit: 1-8 Tage
◊ Prädisp.alter: insb. Neugeborene und Säuglinge

Klin:
⇒ Wässrige Diarrhoe, z.T. mit blutigen Stühlen, Erbrechen, Koliken
⇒ Fieber, Kopf-/Gliederschmerzen

Diag:
1. Anamnese und klinische Untersuchung
2. Labor: Erreger können in Stuhl u. Nahrungsmittelresten nachgewiesen werden.

Ther:
- Symptomatische Behandlung (Rehydrierung u. Elektrolytausgleich)
- Med: Antibiose mit Erythromycin mögl.

Kompl:
* Selten: Meningitis, Abszesse, Pneumonie, Neugeborene: Endo-/Perikarditis
* Nach Wochen: reaktive Arthritis (HLA-B-27 assoziiert, REITER-Syndrom), Erythema nodosum, nach Wochen GUILLAIN-BARRÉ-Syndrom (Polyradikuloneuropathie) als Spätkomplikation mögl.

Shigellose

Syn: Bakterielle Ruhr, bakterielle Dysenterie, Shigellen-Infektion, ICD-10: A03.9

Ät: Shigellen: gram-neg., unbewegliche, **enterotoxinbildende** Bakterien (gehören zur Familie der Enterobacteriaceae), 4 Subgruppen, zahlreiche Serovarianten, fakultativ exotoxinbildend

Etlg: 4 Subgruppen:
Gruppe A: Sh. dysenteriae (SHIGA-KRUSE-Bakterien, insb. in tropischen Ländern), kann zusätzlich Exotoxine (Neurotoxin, **Shigatoxin**) bilden
Gruppe B: Sh. flexneri, paradysenteriae
Gruppe C: Sh. boydii
Gruppe D: **Sh. sonnei** (KRUSE-SONNE-Bakterien, 85 % d.F. in Deutschland)

Epid:
◊ Übertragung: von Mensch (einziger Wirt) zu Mensch ⇨ fäkal-orale Schmierinfektion oder über kontaminierte Lebensmittel, auch über Fliegen mögl.
◊ Inkubationszeit: 1-4 Tage
◊ Meldepflichtig!, Wiederzulassung zum Schulbesuch nach klinischer Genesung und 3 negativen Stuhlproben im Abstand von 1-2 Tagen

Klin:
⇒ Sh. sonnei: wässrige Durchfälle
⇒ Sh. dysenteriae: wässrig-blutig-eitrige Durchfälle, evtl. hohes Fieber, Erbrechen, Kopfschmerzen, Koliken und Tenesmen, Lethargie

Diag:
1. Anamnese und klinische Untersuchung
2. Labor: Erregernachweis aus Stuhl, Antibiogramm (resistente Shigellen bekannt)

Ther:
- Symptomatisch: Rehydrierung, Elektrolytausgleich, keine Antidiarrhoika verordnen
- Med: bei schwerem Verlauf Ampicillin od. Cotrimoxazol, bzw. gezielt nach Antibiogramm

Prog: Abhängig vom Typ: der bei uns vorkommende Typ (Sh. sonnei) hat gute Prog., Shigatoxin-bildende Shigellen (mit HUS) können schwere Kompl. verursachen bis zum tödlichen Verlauf.

Kompl:
- * Sh. dysenteriae: ulzerierende Kolitis (durch Endotoxinwirkung), Darmblutungen, Kolondilatation, Kolonperforation
  mit Shigatoxin (fast identisch mit dem EHEC-Shigatoxin, s.o.): hämolytisch-urämisches Syndrom (**HUS**) mit hämolytischer Anämie, Nierenversagen bis zur Anurie, Thrombozytopenie, zerebrale Krampfanfälle, Multiorganversagen, Tod mögl. Ther: (vorübergehende) Dialyse, Plasmapherese
- * Meningitisch-enzephalitische Verläufe, Krampfanfälle, Myokarditis, Otitis, Pneumonien, Arthritis

Proph: ♥ Stillen, Hygiene (Händedesinfektion, Trinkwasserhygiene, Nahrungsmittelzubereitung), keine nicht-gekochten Speisen in tropischen Ländern

Yersiniose

Def: Enteritis durch Yersinien, ICD-10: A04.6

Ät: **Yersinia enterocolitica** oder Y. pseudotuberculosis (in Osteuropa vorkommend): gram-neg. Stäbchenbakterien, zahlreiche Serotypen (in Deutschland häufigster Typ O:3)

Epid:
- ◊ Übertragung: Reservoir sind Nagetiere, Hunde, Schweine, Katzen und Vögel, Infektion über kontaminierte Nahrung (**rohes Schweinefleisch**), Vermehrung auch im Kühlschrank!
- ◊ Inkubationszeit: 1-14 Tage
- ◊ Prädisp.alter: Säuglinge u. Kleinkinder (bei Erwachsenen selten)
- ◊ meldepflichtig!

Klin:
- ⇒ Y. enterocolitica: Gastroenteritis
- ⇒ Y. pseudotuberculosis: zusätzlich mesenteriale Lk-Schwellung (klinisches Bild wie bei einer Appendizitis)

Diag:
1. Anamnese und klinische Untersuchung
2. Labor: Erregernachweis in Stuhl, Blutkultur, Lk-Gewebe (nach „Appendizitis"-Op), serologischer Ak-Nachweis (ELISA, Immunoblot)

Ther:
- Symptomatisch: Rehydrierung, Elektrolytausgleich
- Med: bei septischem Krankheitsbild Cotrimoxazol, Cefotaxim oder Aminoglykoside

Kompl:
- * Bei Kindern mit Immundefekt: septischer Verlauf mögl., Darmperforation, Leber-/ Milzabszesse
- * Reaktive Arthritis, Erythema nodosum

Staphylokokkengastroenteritis

Syn: Lebensmittelvergiftung durch Staphylokokken, ICD-10: A05.0

Ät: **Staphylococcus aureus**: 1/3 aller Stämme bilden hitzestabile **Enterotoxine** (A bis E).

Epid:
- ◊ Erregerreservoir: Keimträger, die z.B. an Panaritien/Pyodermien erkrankt sind ⇨ Kontamination von **Lebensmitteln** (Kartoffelsalat, Eiprodukte) ⇨ Vermehrung der Staphylokokken und Akkumulation der Toxine in den Speisen
- ◊ Inkubationszeit: **Extrem kurz** (2-8 Std.), die Toxine führen nach Aufnahme zur hochakuten Erkrankung.

Klin: ⇒ Schweres Erbrechen, Übelkeit, Koliken, Diarrhoe, typisch: kein Fieber
⇒ Dehydratation bis zum hypovolämischen Schock

Diag: 1. Anamnese (Essen in Gemeinschaftseinrichtung?) und klinische Untersuchung
2. Labor: Erregertoxine können in Lebensmittelresten nachgewiesen werden

Ther: • Symptomatisch: Rehydrierung, Elektrolytausgleich

Prog: Sehr gut, die Erkrankung klingt meist selbstlimitierend innerhalb von 1-2 Tagen wieder ab.

Proph: ♥ Einhalten der Lebensmittelhygiene (insb. **Händehygiene**), die Toxine sind extrem hitzestabil (kochen genügt zur Deaktivierung nicht!).

DD: – Lebensmittelvergiftung durch enterotoxinbildenden Bacillus cereus, Clostridium perfringens, Clostridium botulinum (neurologische Symptome!)
– Gastroenteritis durch andere Keime (insb. viral, Salmonellenenteritis)
– Speisepilzvergiftung (Sammeln von Pilzen im Wald)

Botulismus

Syn: Lebensmittelvergiftung durch Clostridium botulinum, ICD-10: A05.1

Ät: **Clostridium botulinum**: anaerobes, gram-pos. Stäbchenbakterium, bildet Neurotoxine A-G und Sporen (diese sind äußerst resistent und hitzestabil)

Path: Botulinumtoxin: Ist das stärkste bakterielle **Neurotoxin** (hitzelabil, tödliche Dosis oral 0,1 μg, i.v. 3 ng), dieses hemmt die Acetylcholinfreisetzung an den motorischen Endplatten und parasympathischen Synapsen ⇨ **Blockade der Erregungsübertragung** (dies wird therapeutisch verwendet, z.B. lokale Injektion bei therapieresistenter Spastik).

Epid: ◊ Erregerreservoir: Clostridiensporen können im **anaeroben** Milieu auskeimen (verschlossene Lebensmittelkonserven, geräucherter Fisch, Wurstwaren) ⇨ **Toxinanreicherung im Lebensmittel**. Selten auch Auskeimung im Darm von Säuglingen (Säuglingsbotulismus, übertragen von Sporen im Erdboden oder in Nahrungsmitteln, z.B. Bienenhonig) od. in Wunden (Wundbotulismus, z.B. Stichkanalinfektion mit sporenverunreinigtem Heroin bei Heroinabhängigen).
◊ Inkubationszeit: 12-48 Std.
◊ Häufigkeit: in Deutschland sehr selten, <10 Fälle/Jahr
◊ Meldepflichtig! (auch schon der Verdacht)

Klin: ⇒ Gastrointestinale Beschwerden: zu Beginn Erbrechen u. Durchfall, später Magenatonie u. Obstipation
⇒ Neurologisch: motorische Polyneuritis mit Augenmuskelparesen (Doppelbilder, Ptosis, Mydriasis, Lichtscheu), Schluck- und Zungenlähmung mit Sprachstörung bis zur Aphonie
⇒ Vegetativ: verminderter Speichelfluss mit quälendem Durstgefühl, Harnverhalt, paralytischer Ileus
⇒ Atmung: rasche oberflächliche Atmung durch Schwäche der Atemmuskulatur, Schnappatmung, Tachykardie

Diag: 1. Anamnese (Lebensmittelkonserven?) und klinische Untersuchung: neurologische Ausfälle (aber keine Sensibilitätsstörungen od. Bewusstseinsstörungen)
2. Labor: Erregernachweis (PCR) aus Magensaft, Erbrochenem, Speiseresten, Stuhl u. Blut mögl., Toxinnachweis im Patientenblut

Ther: • Intensivmedizinische Überwachung, Magen-Darm-Spülung (zur Toxineliminierung), bei Ateminsuffizienz Beatmung
• Med: sofortige Gabe von **Botulinum-Antitoxin i.v.** zur Neutralisation noch ungebundener zirkulierender Toxinmoleküle

Prog: Letalität trotz Intensivmedizin: 10 % d.F. (ohne Ther. >50 %)

Kompl: * Aspirationspneumonie
* **Ateminsuffizienz** ⇨ Tod durch Atemlähmung

Proph: ♥ Inaktivierung der Clostridien u. des Toxins durch Erhitzen (**15 Min. bei 100°C**) mögl., selbstgemachte Konserven sollten 2x gekocht werden.
♥ Vorgewölbte Konservendosen nicht verzehren!
♥ Säuglinge: Keinen Honig geben!

DD: – Neurologisch: Myasthenia gravis, LAMBERT-EATON-Syndrom, zerebrovaskuläre Insuffizienz, Poliomyelitis, Diphtherie
– Vergiftung mit Atropin od. Kurare (Pfeilgift der Indianer)

Antibiotika-assoziierte Enterokolitis / Pseudomembranöse Kolitis

Def: Clostridium-difficile-assoziierte Diarrhoe, postantibiotische Diarrhoe, ICD-10: A09

Ät: Während od. nach einer antibiotischen Therapie (insb. bei Clindamycin, Ampicillin und Cephalosporinen. Ebenso bei Fluorchinolonen, die aber in der Pädiatrie nicht verwendet werden sollen.) mit gleichzeitiger **Clostridium-difficile-Infektion** (gram-pos., anaerobes, sporenbildendes Stäbchenbakterium, produziert Toxin A (Enterotoxin) und Toxin B (Zytotoxin))

Path: ♦ Enterotoxin ⇨ Elektrolytsekretion in das Darmlumen, Zytotoxin ⇨ Kolonepithelschädigung
♦ Durch die Clostridium-**Toxine** kommt es als Maximalform zu einer Kolitis mit Plaquebildung (sog. Pseudomembranen), in ca. 20 % d.F.

Klin: ⇒ Auftreten von Diarrhoe während einer antibiotischen Therapie
⇒ Symptome variieren von leichter Diarrhoe und Meteorismus bis zu schwerer Enterokolitis mit blutig-wässriger Diarrhoe, hohem Fieber und sich verschlechterndem Allgemeinzustand.

Diag: 1. Anamnese (vorangegangene Antibiose?) und klinische Untersuchung
2. Labor: Stuhlkultur und Toxinnachweis (ELISA), BB: Leukozytose, Linksverschiebung
3. Koloskopie: typische Pseudomembranen (weißlich-gelbe Plaques)

Ther: • Sofortiges Absetzen des Antibiotikums, Rehydrierung, Elektrolytgabe
• Med: falls Antibiose erforderlich (bei Kolitis), dann Vancomycin (40 mg/kgKG/Tag, Vancomycin Enterocaps) p.os od. Metronidazol p.os (30 mg/kgKG/Tag, Clont®) für 10-14 Tage, bei schweren Komplikationen Vancomycin p.o. + Metronidazol i.v.

Prog: Bei einfacher Symptomatik reicht das Absetzen der Antibiose aus.

Kompl: * Toxisches Megakolon, Darmperforation ⇨ akutes Abdomen ⇨ chirurgische Intervention
* Schock

DD: – Hämorrhagische Kolitis nach Penicillintherapie
– Chronisch-entzündliche Darmerkrankungen (CED): Colitis ulcerosa, Morbus CROHN
– Reizdarmsyndrom

WURMERKRANKUNGEN

Syn: Helminthosen, engl. worm disease, ICD-10: B83.9

Ät: – Enterobiasis (Syn: **Oxyuriasis**): Madenwurm, Enterobius vermicularis, ICD-10: B80
– **Askariasis**: Spulwurm, Ascaris lumbricoides, ICD-10: B77.9
– **Bandwürmer** (Zestoden): Schweinebandwurm (Taenia solium, ICD-10: B68.0), Rinder-

bandwurm (Taenia saginata, ICD-10: B68.1), Fischbandwurm (Diphyllobothrium latum, ICD-10: B70.0)

- **Echinokokkose**: Hundebandwurm (Echinococcus granulosus, ICD-10: B67.4), Fuchsbandwurm (Echinococcus multilocularis, ICD-10: B67.7)

Path:
- ♦ Oxyuriasis: **fäkal-orale** Übertragung von Wurmeiern ⇨ Reifung im Dünndarm u. Verbleib der Würmer im Dickdarm, neue Eier finden sich auf dem Stuhl und in der Perianalregion.
- ♦ Askariasis: orale Aufnahme von larvenhaltigen Eiern über **verunreinigtes Trinkwasser**, **Gemüse/Salate** ⇨ Larven durchdringen Dünndarmwand und gehen in die Lunge, wandern dort kranialwärts und werden erneut verschluckt ⇨ im Darm dann Heranwachsen zu geschlechtsreifen Würmern (bis 40 cm lang), Ausscheidung von Würmern und Eiern über den Stuhl
- ♦ Bandwürmer: Infektion über **rohes Fleisch** ⇨ Wachstum im Dünndarm (mehrere Meter mögl.!) ⇨ Ausscheidung von eierhaltigen, ca. 2 cm langen Proglottiden über den Stuhl
- ♦ Echinokokkose: Infektion über Hunde- bzw. Fuchskot kontaminierter Beeren und Pilze ⇨ der Mensch ist Fehlzwischenwirt, es bilden sich nach langen Inkubationszeiten (Mon. bis Jahre) große flüssigkeitsgefüllte Zysten insb. in Leber u. Lunge.

Epid:
- ◊ Häufigster Wurmbefall im Kindesalter bei uns durch Oxyuren
- ◊ Die Echinokokkose ist meldepflichtig (nicht-namentlich, ca. 100 Fälle/Jahr in Deutschland)

Klin:
- ⇒ Oxyuriasis: 5-10 mm lange, fadenförmige Würmer, **perianaler Juckreiz**, (insb. nachts), evtl. Schlafstörungen, Proktitis durch Kratzen, Stuhldrang, Kontaminierung der Wäsche
- ⇒ Askariasis: wenig Beschwerden, außer bei massivem Befall (Völlegefühl, Übelkeit, Erbrechen, Koliken), bei der Lungenpassage der Erreger ggf. Husten, Bronchitis, Fieber, evtl. eosinophile Infiltrate (sog. LÖFFLER-Infiltrate)
- ⇒ Bandwürmer: insg. wenig Beschwerden
- ⇒ Echinokokkose: lange Zeit stumm, Symptomatik erst bei Komplikationen, wie cholestatischer Ikterus bei Verdrängung, Druckgefühl/Schmerzen im re. Oberbauch, Husten und Dyspnoe bei Lungenbefall, Hirndruck bei Gehirn-Echinokkose mögl.

Diag:
1. Anamnese (Auslandsaufenthalt?) und klinische Untersuchung
2. Labor: Eosinophilie und erhöhtes Gesamt-IgE
3. Erregernachweis: Würmer/Wurmeier auf frischem Stuhl, perianaler Tesafilmstreifen (Analabdruck) auf Oxyureneier, Nachweis spezifischer Ak bei Echinokokkose
4. Bildgebung: Sonographie/CT/MRT zur Darstellung/Ausmessung der Echinokokkuszysten

Ther:
- Oxyuriasis: Gabe von Mebendazol (100 mg/Tag für 3 Tage, Vermox®) od. Pyrantel (einmalig 10 mg/kgKG, Helmex®Susp.) od. Pyrvinium (einmalig 5 mg/kgKG, Molevac®), Wiederholung nach 2-3 Wo. u. 4-6 Wo. (wegen Reinfektionsgefahr), Mitbehandlung von Kontaktpersonen, Körperhygiene, Umgebungssanierung (Bettwäsche usw.)
- Askariasis: Mebendazol (200 mg/Tag für 3 Tage, Vermox®) od. Pyrantel (einmalig 10 mg/kgKG, Helmex®Susp.), Wiederholung nach 2 Wo.
- Bandwürmer: Praziquantel (einmalig 10 mg/kgKG, Cesol®)
- Echinokokkose: operative Entfernung isolierter Leberzysten im Gesunden (sog. Perizystektomie, Zystenruptur vermeiden, Erregeraussaat!), Vorbehandlung für 4 Wo. und Nachbehandlung mit Albendazol (Eskazole®) für 2 J., bei nicht möglicher Resektion Injektion sterilisierender Substanzen (z.B. 95%iger Alkohol, PVD-Jod-Lösung), Ultima ratio: Lebertransplantation

Prog: Wurmerkrankungen sind heute sehr gut therapierbar.

Kompl:
- ∗ Oxyuriasis: Vulvovaginitis, Appendizitis, Gedeihstörung, Gewichtsverlust, Reinfektion durch eigene fäkal-orale Übertragung/Kontaminierung der Wäsche
- ∗ Askariasis: Abszessbildung, Ikterus (Verstopfung d. Duct.choledochus), Pneumonie
- ∗ Taenia solium: Zystizerkose durch die Larven/Finnen mit Befall von Muskulatur, Gehirn, Augen (Neurozystizerkose)
- ∗ Echinokokkose: Akutes Abdomen durch **Ruptur** in die Bauchhöhle (diffuse Aussaat im Peritonealraum), akute allergische Reaktion bis hin zum **anaphylaktischen Schock**

Proph: ♥ Bei Auslandsreisen (Mittelmeerraum, Tropen, Asien usw.) keine Rohkost essen (Problem ist mit Fäkalien kopfgedüngtes Gemüse u. Salat), Wasser immer abkochen

Merksatz: **Peel it, cook it – or forget it!**

♥ Echinokokkose: regelmäßige Entwurmung der Hunde

DD: – Seltene Wurmerkrankungen: Strongyloidiasis (Zwergfadenwurm), Ancylostomiasis (Hakenwurm), Trichinose

– **Reizdarmsyndrom** (Ausschlussdiagnose, s.u., Kap. Verdauungstrakt)

– Bei Echinokokkose: Lebertumoren, Abszesse, Leberhämangiome, Leberzysten (angeborene Missbildung bei der Gallengangentwicklung)

– Sonstige Darmparasiten (Protozoen):

Lambliasis (Syn.: Giardiasis, Giardia lamblia, ICD-10: A07.1), orale Infektion (verunreinigtes Wasser), Klin: Diarrhoe (Lamblienruhr), Malabsorption, Meteorismus, ggf. Steatorrhoe, Gedeihstörung, allergische Urtikaria und okuläre Entzündungen Ther: Metronidazol 20 mg/kgKG/Tag (Clont®) für 7 Tage, meldepflichtig (in Deutschland selten, die Infektion wird meist in den Tropen erworben.)

Amöbiasis (Entamoeba histolytica, ICD-10: A06.9), Infektion fäkal-oral in tropischen Regionen, Klin: invasive Form mit ulzerierender Kolitis (Amöbenruhr, Amöbendysenterie), Kompl: Darmblutung, Perforation, toxisches Megakolon, hämatogener Befall von Leber, Gehirn, Lunge, Haut. Ther: Metronidazol 20-30 mg/kgKG/Tag (Clont®) für 7 Tage

weitere: Kryptosporidiose, Kokzidiose (Isospora belli), Cyclospora cayetanensis

HIV / AIDS

Syn: **AIDS = acquired immune deficiency syndrome**, erworbenes Immundefektsyndrom, ICD-10: B20 - B24, asymptomatische HIV-Infektion Z21

Ät: **HIV** = human immunodeficiency virus (frühere Bezeichnung HTLV III = human T-cell leucemia virus) **Typ 1** (4 Gruppen (M, N, O, P) und hauptsächlich bei M Subtypen (A, B, C, D, F, G, H, J, K und unzählige rekombinante Formen, CFR)) und Typ 2 sind RNA-haltige **Retroviren** (= enthalten eine Reverse Transkriptase), direkt **lymphozytotrop** und auch **neurotrop**. Ursprünglich von einem Schimpansen- und Mangabennvirus aus Afrika abstammend.

In Deutschland haben 85 % d. Pat. den Subtyp HIV-1M:B, weltweit am verbreitetsten ist der Subtyp HIV-**1M:C** gefolgt von -1M:A und -1M:B. HIV-2 ist sehr selten (weniger infektiös).

Path: ♦ Für eine Infektion werden ca. 500-1.000 Viren benötigt (= humaninfektiöse Dosis).

♦ HIV befällt die **T_4-Helfer-Lymphozyten**, Makrophagen, LANGERHANS-Haut-Zellen (als Eintrittspforte dient der CD_4-Rezeptor = cluster of differentiation 4) und auch Fettzellen (über den CCR5-Rezeptor). Die Retroviren bauen dann ihre Erbinformation mittels reverser Transkription in das menschliche Genom (DNA) ein. Mittels Transkription wird dann neue Virus-RNA gebildet ⇨ neue HI-Viren, die die Wirtszelle verlassen u. neue Zellen infizieren

♦ **Serokonversion** = Auftreten von HIV-Antikörpern im Blut mit den heutigen Tests spätestens nach 8 Wo. nachweisbar, einzelne Fälle zeigen auch keine Serokonversion.

♦ Es vermindert sich der Quotient T-Helfer zu T-Suppressorzellen (T_4/T_8, Norm = 2) durch Abnahme der absoluten (Norm: ca. 1.000/µl) und relativen Zahl der T-Helferzellen.

♦ Durch die heutige Ther. lässt sich die Anzahl der Viren meist unter die Nachweisgrenze vermindern. Die Viren verbleiben jedoch lebenslang in den Memory-Cells (funktionell ruhende, immunkompetente B- u. T-Lymphozyten) und vermehren sich z.B. bei einem Therapieabbruch sofort wieder (⇨ eine HIV-Infektion ist bisher nicht heilbar).

Epid: ◊ Infektionsmodus: **Neugeborene** infizierter Mütter (in 20-30 % intrauterine und in 70-95 % **intrapartale Übertragung** bei vaginaler Geburt = sog. ***vertikale Infektion***) od. auch beim Stillen (insb. >5. Lebensmonat, in den Industriestaaten sollten HIV-pos. Mütter daher generell **nicht stillen**).

Kinder (in Deutschland sehr selten): Geschlechtsverkehr, sexueller Missbrauch, Transplantate, Gerinnungskonzentrate (für Bluter) u. Blutprodukte

Erwachsene: ungeschützte Homo-/Heterosexuelle Kontakte, i.v.-Drogen usw.

◊ Infektionsinzidenz bei Neugeborenen/Kindern: **in Deutschland extrem selten**
Derzeit ca. 150-250 Geburten pro Jahr bei HIV-pos. Mutter in Deutschland, dabei kommt es zu ca. **10 vertikalen Infektionen/Jahr** (meist weil die HIV-Infektion der Mutter unbekannt war und daher keine Ther. durchgeführt wurde, insb. betroffen sind Neugeborene von Migrantinnen aus Osteuropa, Afrika und Südostasien). Seit 2007 sind die Gynäkologen in Deutschland verpflichtet, den Schwangeren einen HIV-Test anzubieten.
Auf der **Welt** ist die Infektionsrate bei Kindern hingegen **extrem hoch** (insb. Problem der Dritten Welt = Pattern-II-Länder), es werden jährlich 150.000 infizierte Kinder geschätzt.
Schwangerschaft: in Deutschland **1 HIV-Infizierte auf 3.000 Schwangere**, die Gesamtzahl HIV-infizierten Kinder (Infektionsprävalenz) in Deutschland liegt derzeit bei ca. 200

◊ Mortalität: Weltweit sterben jährlich ca. 0,7 Mio. Menschen (davon ca. 100.000 Kinder).

◊ **Meldepflichtig** gem. IfSG (nichtnamentliche Meldung durch das Labor)

◊ Neueste Infos zur Epidemiologie: Robert Koch-Institut, Nordufer 20, 13353 Berlin, im Internet: www.rki.de (Halbjahresberichte abrufbar) u. www.unaids.org (weltweite Daten)

Etlg: # Klinische CDC-Einteilung für Kinder bis zum 13. Lj. (Centers for Disease Control and Prevention, Atlanta/USA v. 1994): berücksichtigt wird der immunologische Status (1-3) und 4 klinische Kategorien (N, A-C). Bei Jugendlichen ab 13. J. wird dann die normale CDC-Etlg. für Erwachsene verwendet.

Immunologische / klinische Kategorien	**N** = keine Symptome	**A** = milde Symptome, Lymphadenopathie	**B** = Anämie, Fieber >1 Mon. Kandidose, Zytomegalie, Herpes simplex	**C** = typische AIDS-definierende Erkrankungen
1 = keine Immunsuppression	[N1]	[A1]	[B1]	[C1]
2 = mittelschwere Immunsuppression	[N2]	[A2]	[B2]	[C2]
3 = schwere Immunsuppression	[N3]	[A3]	[B3]	[C3]

Die Laborwerte für den immunologischen Status werden altersadaptiert angegeben ($CD4^+$-Zellzahl, $CD4^+$-%-Zahl an der Gesamtlymphozytenzahl):

Immunologische Kategorie	<12 Mon.	1-5 Jahre	6-12 Jahre
1 = keine Immunsuppression	≥1.500/µl ≥25 %	≥1.000/µl ≥25 %	≥500/µl ≥25 %
2 = mittelschwere Immunsuppression	750-1.499/µl 15-24 %	500-999/µl 15-24 %	200-499/µl 15-24 %
3 = schwere Immunsuppression	<750/µl <15 %	<500/µl <15 %	<200/µl <15 %

Klinische Einteilung nach CDC für Kinder (v. 1986) in P 0-2-A-F (= pediatric), diese wird aber nur noch selten angewandt:

P-0: Säuglinge/Kleinkinder bis 15 Monate mit perinataler Exposition ohne sicheren Nachweis der Infektion
P-1: bewiesene **asymptomatische** HIV-Infektion (Virus-PCR) A normale immunologische Funktion B abnormale immunologische Funktion
P-2: bewiesene **symptomatische** HIV-Infektion A unspezifische Symptome B progressive **neurologische Symptome** C lymphozytäre **interstitielle Pneumonie** D **AIDS-spezifische Infektionen**, rezidivierende schwere bakterielle Infektionen E **AIDS-spezifische Tumoren** F sonstige HIV-assoziierte Erkrankungen

Klin: ⇒ Konnatale Symptome: Frühgeburtlichkeit, dystrophisches Neugeborenes, kortikale Atrophie u. Verkalkungen, Hepatosplenomegalie, generalisierte Lymphadenopathie

⇒ Allgemeinsymptome: Fieber, Nachtschweiß, Gewichtsverlust (HIV-Kachexie), Diarrhoen, Kopfhaarverlust, Lk-Schwellung, Gerinnungsstörungen ⇨ Hirnblutungen, Hirninfarkt, hypophysärer Infarkt mögl.

⇒ Opportunistische Infektionen:
Bakt.: **Tuberkulose**, atypische **Mykobakteriosen**, aggressive **Lues**, Nokardiose, Salmonellensepsis, Legionellenpneumonie, Listeriose, bazilläre Angiomatose
Viral: **Zytomegalie** (auf Sehstörungen achten ⇨ Retinitis), **Herpes simplex** in ulzerierender Form (HSV 2 und 1), **disseminierte Varizellen**, Hepatitis B und/oder C, Papova-Virus, HPV-Infektionen (Kondylome u. erhöhtes Krebsrisiko bei den High-risk-Typen)
Protozoen: **Toxoplasmose** (Enzephalitis), Isosporiasis (Kokzidiose des Dünndarms), Kryptosporidiose (wässrige Durchfälle), Lamblienruhr, Amöbiasis
Helminthen: Strongyloidiasis
Fungi: **Pneumocystis-jiroveci**-Pneumonie = häufigste Infektion (etwa 60-80 % aller AIDS-Erkrankten machen diese Infektion durch, auch Retinitis mögl.), **Kandidose** (Infektion insb. im GI-Trakt, Soorösophagitis, vulvovaginal und auch Hirnabszesse mögl.), **Kryptokokkose**, **Aspergillose** (pulmonal od. intrazerebral), Histoplasmose, Coccidiose

⇒ Neurologische Symptome: **Entwicklungsverzögerung** und Persönlichkeitsveränderungen (**HIV-Enzephalopathie**) bis hin zur Demenz (AIDS-dementia complex), Meningoenzephalitis (zerebrale Toxoplasmose, Kryptokokken-Meningitis), pontine Myelinolyse, Myelopathie, distal-symmetrische Polyneuropathie bis hin zum GUILLAIN-BARRÉ-Syndrom, N.oculomotorius- od. N.facialis-Parese, Myopathie, infektiöse progressive multifokale Leukenzephalopathie (Papova-Virus)

⇒ Dermatologische Symptome: Makulopapulöses rubeoliformes Exanthem, Dermatitis seborrhoides + Psoriasis vulgaris = "Seborrhiasis", **orale Haarleukoplakie** (EBV-Infektion), Herpes zoster ulzerierend, Molluscum contagiosum (Gruppe d. Pocken-Viren), Condylomata acuminata (HPV), ulzerierender **Soor** (Candida), Stomatitis, Pyodermien

⇒ Malignome: generalisiertes KAPOSI-Sarkom (kutan, viszeral und ZNS), Non-HODGKIN-**Lymphome**, primäre ZNS-Lymphome, intrazerebrale Metastasen v. System-Lymphomen, Zervixkarzinom, Analkarzinom, HODGKIN-Lymphome, Mycosis fungoides (T-Zell-Lymphom der Haut), Adenokarzinom der Lunge, hepatozelluläres Karzinom

⇒ Schwangerschaft: kann zur klinischen Verschlechterung/Erstmanifestation von Symptomen führen. Erhöhtes Risiko für Frühgeburtlichkeit, auf vaginale Infektionen achten ⇨ häufigere Schwangerschaftsvorsorgeuntersuchungen, Schwangerschaftsabbruch mögl.

Diag:
1. Anamnese (infizierte Mutter, Infektionsmodus?) und körperliche Untersuchung
2. Labor: **HIV-Ak-Nachweis** als Screening (mit ELISA, nicht bei Neugeborenen wegen der maternalen Ak), wenn positiv Immunoblot als Bestätigungstest + 2. Bestätigungstest.
   Eine Labordiagnostik des **Neugeborenen** zum Ausschluss/Nachweis einer tatsächlichen Infektion (bei infizierter Mutter) ist nach 14 Tagen mittels PCR (polymerase-chain-reaction = Amplifikation v. Virus-Genfragmenten, die dann nachgewiesen werden) mögl. (Wiederholung noch mal nach >3 Mon.), nach 6 Mon. sollte der Abfall der (mütterlichen) Antikörper im kindlichen Serum (sog. Seroreversion) kontrolliert werden.
   Infizierte (bekannte Infektion): **½-jährliche Kontrolluntersuchungen** mit klinischer Untersuchung, Laborkontrolle von $CD4^+$-Zellzahl u. **Viruslast** (= Virusäquivalente/ml Plasma ⇨ somit Aktivitätsbestimmung u. Wirksamkeitskontrolle d. Therapie mögl.)
   Während der Schwangerschaft alle 1-2 Monate Viruslast- und $CD4^+$ -Zellzahl-Kontrolle.
   Eine **Resistenztestung** auf die Medikamente vor Therapiebeginn wird heute empfohlen.
3. Sonstiges Labor: **verminderte T4-Lymphozytenzahl** ($CD4^+$-Zellzahl <500/µl), T4/T8-Verhältnis vermindert (<1,2), Anstieg der Zahl aktivierter T8-Lymphozyten, Vermehrung von IgG (⇨ "Nonsense"-Globuline), Thrombozytopenie, Anämie

Ther:
- **Allgemein:** gesunde Lebensführung, psychosoziale Betreuung, Laborkontrolle ($CD4^+$-Zahl u. Viruslast) alle 3-6 Mon. Die Betreuung von HIV-infizierten Schwangeren und deren Kindern sollte aufgrund der geringen Fallzahlen in **spezialisierten Zentren** erfolgen.
- **Schwangerschaft:** bei HIV-pos.-Mutter mit geringer Viruslast (<10.000 Kopien/ml) **AZT** (Zidovudin, Retrovir®) **ab der 28. SSW**, 5 x 100 mg/Tag oral (bei Viruslast >50 Kopien/ml zusätzlich 200 mg i.v. bei der Geburt). War vor der Schwangerschaft bereits eine Dreifach-Kombinationstherapie erforderlich, wird diese fortgesetzt (wegen mögl. NW Efavirenz und Stavudin austauschen!). Bei Viruslast >10.000 Kopien/ml (Kontrolle alle 1-2 Mon.)

Prophylaxe ab der 25. SSW mit einer Dreifach-Kombinationstherapie (AZT + 3TC + Nevirapin), bei drohender Frühgeburt sofort (erhöhte Fehlbildungsrate beim Kind durch die Ther. wurde bisher nicht beobachtet)

Geburt: Geplante primäre **Sectio caesarea** in der 36.-37. SSW am **wehenfreien Uterus** (= vor dem Einsetzen von Wehen und vor dem Blasensprung!) bei erhöhter Viruslast. Bei sehr niedriger Viruslast (<50 Kopien/ml) unter HAART ist auch eine normale vaginale Geburt ohne erhöhtes Infektionsrisiko für das Kind mögl.

- **Neugeborene:** Kurzzeitige **AZT**-Gabe für **2-4 Wo.** mit 4 x 2 mg/kgKG/Tag als Saft. Bei Komplikationen (z.B. Verletzung des Kindes bei der Geburt, blutiges Fruchtwasser, vorzeitiger Blasensprung, Frühgeburt usw.) AZT + 3TC (2 x 2 mg/kgKG/Tag) für 6 Wo. sowie 2 Dosen (direkt nach der Geburt + 2 Tage später) Nevirapin (2 mg/kgKG) geben (nicht erforderlich, wenn die Mutter eine Kombinationstherapie mit Nevirapin hat). Zusätzlich Cotrimoxazol für 6 Monate (zur Prophylaxe einer Pneumocystis-Pneumonie) geben.

  Stillen: In den Industriestaaten sollte eine HIV-pos.-Mutter generell **nicht stillen** (HIV kann mit der Muttermilch übertragen werden und das Stillen kann den Krankheitsprozess bei der Mutter beschleunigen). In der Dritten Welt wird stillen mit Ther. der Mutter (senkt die Viruslast) empfohlen.

  Eine antiretrovirale Ther. in der Schwangerschaft sollte zu Studien- und Statistikzwecken an das Antiretroviral Pregnancy Registry gemeldet werden (1011 Ashes Drive, Wilmington, NC 28405, USA, www.apregistry.com).

- **Med:** Es stehen verschiedene Wirkstoffgruppen zur Verfügung: **Nukleosidanaloga, Proteaseninhibitoren, nicht nukleosidische reverse Transkriptase Inhibitoren** (NNRTI), **Fusionshemmer, CCR5-Antagonisten, Integrase-** und **Attachment-Inhibitoren**. Angegeben sind Med., die für Kinder (zumindest ab 3. Mon.) zugelassen sind (Altersbeschränkungen in Klammern). Viele weitere bekannte Med. sind bei Kindern nicht untersucht u. können dann ggf. nur off-label eingesetzt werden).

  1. Nukleosidanaloga (wirken alle durch Einbau „falscher“ DNA-Basenbausteine):
     - **AZT** = 3-Acido-3'Desoxythymidin (Zidovudin, Retrovir®, war das erste AIDS-Med. überhaupt), NW: Neutropenie, Anämie, toxische Myopathie, Kopfschmerzen
     - Neuere Nukleosidanaloga: **3TC** (Lamivudin, Epivir™), d4T (Stavudin, Zerit®), Cytosin-Analogon Emtricitabin (ab 4 Mon., Emtriva™), **Abacavir** (zuvor Testung ob HLA-B*5701 neg., ab 3 Mon., Ziagen®)
  2. Proteaseninhibitoren (führen durch Hemmung der Polyproteinspaltung zum Bau von nicht infektionsfähigen Virionen): Indinavir (ab 4 J., Crixivan®), Ritonavir (ab 2 J., Norvir®), Nelfinavir (ab 3 J., Viracept™), Amprenavir (ab 4 J., Agenerase®), **Ritonavir + Lopinavir** (ab 2 J., Kaletra®), Tipranavir (ab 2 J., Aptivus®), Darunavir (ab 6 J., Prezista™). NW: Lipodystrophie-Syndrom u. Nephrolithiasis (Indinavir), insb. bei 3fach-Ther.
  3. NNRTI (hemmen direkt oder indirekt die Reverse Transkriptase bei HIV-1): **Efavirenz** (ab 3 J., Sustiva™, K-Ind: Schwangerschaft od. aktiver Kinderwunsch) od. **Nevirapin** (Viramune®), NW: Arzneimittelexantheme u. NtRTI Tenofovir (ab 6 J., Viread®)
  4. Fusionshemmer (verhindert den Eintritt des HIV-1-Viruskapsids in die Zellen): Enfuvirtid s.c. (ab 6 J., Fuzeon®), Reservemedikament bei Therapieresistenz
  5. CCR5-Antagonisten (hemmen das Eindringen von HIV durch Blockade des CCR5-Moleküls an der Oberfläche der Zielzellen, ist aber nicht bei allen HI-Viren wirksam ⇨ zuvor testen): Maraviroc (ab 2 J., Celsentri®)
  6. Integrase-Inhibitoren (hemmen die Integration des HIV-Erbguts in die menschliche Erbinformation, Reservemedikament bei Therapieresistenz): Raltegravir (Isentress™, bereits bei Neugeborenen mögl.) od. Dolutegravir (Tivicay®, ab 4 Wo.)
  7. Attachment-Inhibitor (hemmt das Anheften von HIV an den CD_4-Rezeptor): Fostemsavir (Rukobia®, bisher nur für Erwachsene zugelassen)

  Die **aktuellen Therapiekonzepte** sind **Kombinationstherapien** o.g. Med., sog. **HAART** (= highly active antiretroviral therapy), z.B. Abacavir + 3TC (ggf. + Ritonavir/Lopinavir) oder Abacavir + 3TC + Nevirapin.

- Opportunistische Infektionen: jeweils **erregerspezifische Therapie** durchführen
  - Prophylaxe einer Pneumocystis-Pneumonie (ab CD_4-Zell-Zahl <200/µl): Cotrimoxazol (Cotrim® 3 x pro Woche)
  - Prophylaxe einer Pneumokokken-Infektion durch Impfung, Auffrischung alle 6 J.

- Malignome:
  - Für alle HIV-Pat. regelmäßige Krebsvorsorge empfohlen (das Gesamtrisiko für eine Karzinomerkrankung ist 2- bis 3fach höher als in der Allgemeinbevölkerung)
- **Impfungen** sind mit Totimpfstoffen/Toxoide generell mögl. und empfohlen. Lebendimpfungen gegen Masern, Mumps, Röteln sind im asymptomatischen Stadium mögl., Varizellen-Impfung nur bei normaler $CD4^+$-Zellzahl.

  Nicht empfohlen/kontraindiziert sind Impfungen mit Lebendimpfstoffen gegen Tuberkulose, Gelbfieber u. Japanische Enzephalitis (Gelbfieber kann im asymptomatischen Stadium noch geimpft werden, die Immunantwort kann aber reduziert sein).
- Selbsthilfegruppen: in jeder größeren Stadt, Adressen über Deutsche AIDS-Hilfe e.V., Wilhelmstr. 138, 10963 Berlin, Tel.: 030 690087-0, Fax: -42, Internet: www.aidshilfe.de

  Kostenloses Informationsmaterial über Bundeszentrale für gesundheitliche Aufklärung, Maarweg 149-161, 50825 Köln, Tel.: 0221 8992-0, Fax: -300, Internet: www.bzga.de u. weitere Informationen (international) bei www.unaids.org

Prog: Neugeborene infizierter Mütter haben bei optimaler Therapie von Mutter u. Kind ein vertikales Transmissionsrisiko (= Infektionsübertragung von Mutter auf das Kind) von **nur 1 %**.

HIV-infizierte Neugeborene haben ohne Ther. eine schlechte Prognose (Letalität um 80 %, insb. Problem in der Dritten Welt). Bei 10-25 % der infizierten Kinder schnelle Progredienz mit AIDS-definierender Symptomatik und/oder letalem Verlauf innerhalb des 1. Lj.

Kompl:
* Im Säuglingsalter: hohes Risiko für HIV-Enzephalopathie, Pneumozystis-Pneumonie od. HIV-Hepatopathie
* Stark erhöhtes Risiko für vertikale Übertragung einer Hepatitis-C-Infektion bei HIV-Infektion der Mutter

Proph:
- ♥ **Allgemein:** Aufklärung der Schwangeren, seit 2007 muss in Deutschland ein freiwilliger **HIV-Test** bei den Schwangerschaftsvorsorgeuntersuchungen angeboten werden.
- ♥ Klinik: **Vorsicht beim Umgang mit Blut!** (Latex-Handschuhe benutzen!), Blutbanken: HIV-Screening von Blutkonserven und Blutprodukten obligat (minimales Restrisiko 1:2.400.000, für Posttransfusionshepatitis 1:360.000)
- ♥ Bei Verdacht auf Kontamination = Verletzungen mit **hohem** Risiko (z.B. Hohlnadelstichverletzung oder tiefe Stich-/Schnittverletzung im Op) ⇨ Postexpositionsprophylaxe (**PEP**) gem. RKI u. den dt./österreichischen Empfehlungen (2008): Wunde intensiv ausbluten lassen (Blutung anregen), großzügige Desinfektion, Medikation dann möglichst unmittelbar (in den ersten 15-30 Min., max. innerhalb v. 2 Std.) einnehmen, derzeit empfohlen: 245 mg Tenofovir + 200 mg Emtricitabin 1 x tgl. (Truvada®) und 400 mg Lopinavir + 100 mg Ritonavir 2 x tgl. (Kaletra®). Eigener HIV-Test und beim Indexpatienten durchführen, D-Arzt-Bericht anfertigen. Die Medikation für 4 Wochen fortführen, wenn Pat. tatsächlich HIV-positiv ist. HIV-Test-Kontrollen nach 6 Wo., 3 u. 6 Mon.

  An gleichzeitig mögl. **Hepatitis-B-** und **-C-**Infektion denken und im Labor überprüfen (Kontagiosität ist **25fach höher** als die des HI-Virus!) und Hepatitis-B-Impfschutz überprüfen, ggf. simultane aktive + passive Hep.-B-Impfung durchführen.
- ♥ Impfung: Verschiedene Impfstoffe gegen HIV sind in der Erprobung, gut wirksam scheint der Mosaikimpfstoff Ad26.Mos.HIV mit gp140-Booster (4-malige Impfung) zu sein. In Erprobung für Frauen ist auch ein Vaginalgel mit Tenofovir od. ein Vaginalring mit Dapivirin.
- ♥ Eine **Präexpositionsprophylaxe** (PrEP) mit Tenofovir + Emtricitabin (1 x tgl., Truvada®) ist für Menschen mit hohem Infektionsrisiko (z.B. Partner/in eines/r HIV-Infizierten) seit 2019 eine Kassenleistung in Deutschland. Die Effektivität des Schutzes ist sehr gut.

DD:
- Idiopathisches CD_4-T-Lymphozytopenie-Syndrom, DiGeorge-Syndrom (T-Zelldefekt), SCID
- CVID (common variable immunodeficiency): fehlende Ausreifung von B-Lymphozyten zu Plasmazellen ⇨ primäres Antikörpermangelsyndrom (s.u., Kap. Immunologie)
- X-chrom. vererbte Hypogammaglobulinämie (Bruton-Syndrom)
- Immunschwäche anderer Genese: Tumoren, konsumierender Prozess, Immunsuppression, Proteinmangel (Malnutrition, Anorexie, Eiweißverlust-Enteropathie, nephrotisches Syndr.)

HÄMATOLOGIE

Allgemeine Entwicklung

Hämatopoese

- Aus den **pluripotenten Stammzellen** entwickeln sich durch Differenzierung 2 Linien: lymphatische u. myeloische Stammzellen. Diese und die weiteren folgenden Differenzierungen werden durch Zytokine gesteuert (Interleukin, colony-stimulating factor CSF, Erythropoetin, Thrombopoetin)
- Lymphatische Stammzellen: differenzieren sich über Progenitorzellen zu **B-** u. **T-Lymphozyten**
- Myeloische Stammzellen: differenzieren sich über Progenitorzellen und Vorläuferzellen zu **Erythrozyten**, **Granulozyten** (neutrophile, basophile u. eosinophile), **Monozyten** und **Thrombozyten**

Blutbildung

- Die **embryonale Erythropoese** beginnt um den 20. Gestationstag im Dottersack.
- Die **fetale Erythropoese** erfolgt überwiegend in Milz u. Leber, im letzten Trimenon übernimmt dann das Knochenmark (in Clavicula, Wirbelsäule, Sternum, Rippen u. Becken) diese Aufgabe. Der Hb steigt von 8-10 g/dl im 3. Fetalmonat auf 15-24 g/dl um den Geburtstermin an.
- Fetale Erythrozyten haben eine kürzere Lebensdauer (70-90 Tage, Erwachsene 120 Tage) bei etwas größerem Volumen (110 fl, Erwachsene 80-90 fl).
- Bei Geburt: BB-Mittelwerte: Gesamtblutvolumen reifer Neugeborener 80-100 ml/kgKG, Hb 20,0 g/dl (davon 80 % HbF), Erythrozytenzahl 5,5 Mio./µl, Hkt 60 %
- Postpartal: Das fetale Hämoglobin (**HbF**, 2 α- u. 2 γ-Ketten) wird bis zum 3. Lebensmonat durch HbA (A = adult, 2 α- u. 2 β-Ketten) ersetzt, der Hb fällt dabei bis auf 11,5 g/dl ab (sog. **Trimenonreduktion**, bei Frühgeborenen auf Werte bis 8-10 g/dl) ⇨ erhöhter Anfall von Bilirubin (Maximalwerte meist um den 3.-6. Tag p.p. bis 13 mg/dl (220 µmol/l) durch die noch vorhandene Unreife der Leber) = physiologische Hyperbilirubinämie mit Icterus neonatorum für 1-2 Wochen. Bei Frühgeborenen (längere Unreife der Leber) und bei gestillten Kindern (in der Muttermilch erhöhte Konzentration von Taurin, das nach Umbau zu Taurocholsäure die Bilirubinrückresorption aus dem Darm fördert) kommt es noch zu einer etwas höheren Bilirubinkonzentration (normal bis 15 mg/dl = 250 µmol/l), altersabhängiges Nomogramm s. Kap. Hyperbilirubinämie.

Immunsystem

- Pränatal: Humorale u. zelluläre Immunität entwickeln sich bereits pränatal, die weitere Ausreifung des Immunsystems erfolgt dann nach der Geburt (Kontakt des Kindes mit Antigenen). Die zelluläre Abwehr ist bei Geburt bereits weitgehend funktionsfähig (weiteres s.u., Kap. Immunologie).
- Postpartal: Die humorale Abwehr (Immunglobuline) erreicht erst einige Monate postpartal die volle Funktion. Bis dahin wirkt IgG der Mutter, das von der Plazenta übertragen wurde (**Leihimmunität**, sog. „Nestschutz"). Mit der Muttermilch wird noch zusätzlich IgA auf die Schleimhäute übertragen.
- Bei Geburt: Leukozytenzahl direkt bei Geburt 3-7.000/µl, dann schneller Anstieg auf Maximalwerte von 20-26.000/µl innerhalb von 12 Std. Die Werte fallen dann innerhalb von 5 Tagen postpartal wieder auf 5-20.000/µl ab. Granulozyten haben nur eine Lebensdauer von 5-10 Std.

Blutgerinnung

- Bei Geburt: Thrombozytenzahl 150.000/µl (bei Frühgeborenen bis 1 Mio./µl, es besteht aber kein Thromboserisiko und die Werte normalisieren sich binnen weniger Tage), Gerinnungsfaktoren noch erniedrigt (Unreife der Leber, Vit.-K-Mangel).
- Thrombozyten haben eine Lebensdauer von nur 7-10 Tagen.

ANÄMIE

Syn: Blutarmut, engl. anemia, ICD-10: D64.9

Def: Verminderung v. Erythrozytenzahl, Hb-Gehalt u./od. Hkt unter die altersentsprechende Norm

Ät:
- **Blutverlust** (akut od. chronisch)
- **Blutbildungsstörung** (verminderte Erythrozytopoese)
- übermäßiger Erythrozytenabbau (**Hämolyse**)

Etlg: Anämie nach der Ery-Hämoglobinkonzentration (MCHC) u. Erythrozytengröße (MCV)

Hypochrome, mikrozytäre Anämie: meist **Eisenmangelanämie**, inadäquate Produktion von Hämoglobin, sideroblastische Anämie, Thalassämie, Anämie bei chronischen Infektionen u. Entzündungen, Mangelernährung, chronische Blutung

Normochrome, normozytäre Anämie: **verminderte Bildung** von Erythrozyten, Knochenmarkinsuffizienz, aplastische Anämie, **akute Blutung**, hämolytische Anämien, renale Anämie ⇨ die verbleibenden Erythrozyten sind normal groß (daher normochrom)

Hyperchrome, makrozytäre Anämie: Mangel an **Vitamin B_{12}**, Thiamin od. Folsäure (Ursachen: z.B. angeborener Intrinsic-Faktor-Mangel, mangelnde Vit.-B_{12}-Zufuhr, schlechte Resorption im Dünndarm usw.)

Klin: Allgemeine Zeichen einer Anämie sind:

⇒ Müdigkeit, **Abgeschlagenheit**, verminderte Leistungsfähigkeit
⇒ **Blässe** der Haut
⇒ **Trinkunlust** des Neugeborenen/Säuglings, Appetitlosigkeit, Mundwinkelrhagaden
⇒ Kopfschmerzen, Schwindel
⇒ **Tachypnoe**, Belastungsdyspnoe, **Tachykardie**, gelegentlich weiches Systolikum, arterielle Hypotonie, schwach/nicht tastbare Pulse bis hin zum **hypovolämischen Schock**

Diag:
1. Anamnese (Blutungen, familiäre Anämie bekannt?) u. klinische Untersuchung: Hautkolorit, Blutung?, Ikterus?, in der Herzauskultation ggf. funktionelles Systolikum
2. Labor: BB (altersadaptierte Laborwerte s. hinten): **Erythrozytenzahl**, **Hb, Hkt**, (der einfachster Anhalt für die Diagnose Anämie ist: Hkt <30 %)

   MCHC (mean corpuscular hemoglobin concentration), Norm: 31-37 g/dl,

   MCH (mean corpuscular hemoglobin, auch HbE), Norm: Neugeborenes 33-38 pg, Säuglinge 24-28 pg, Kleinkinder 23-29 pg, Kinder 24-30 pg, Jugendliche 25-32 pg,

   MCV (mean corpuscular volume), Norm: Neugeborenes 100-125 fl, Säuglinge 75-100 fl, Kleinkinder 70-85 fl, Kinder 75-90 fl, Jugendliche 80-95 fl,

   Retikulozytenzahl (kommen diese vermehrt im Blut vor, ist es ein Zeichen für erhöhte Regeneration), Norm: Neugeborenes 15-65 ‰ (100.000-310.000/µl), Säuglinge 3-13 ‰ mit einer Spitze um den 3. Lebensmonat mit 10-35 ‰, ab dem Kleinkindalter 1-13 ‰ (25.000-90.000/µl) und Retikulozytenproduktionsindex (**RPI**, ist ein Rechenwert aus Hkt und Retikulozytenzahl, normal bei ca. 1, bei einer Anämie sollte der Wert >2 sein, wenn nicht ist dies ein Hinweis auf eine Störung der Erythropoese im Knochenmark)
3. Weitere Diagnostik je nach vermuteter Anämieform (z.B. **Blutausstrich**, Bestimmung von Serumeisen u. **Ferritin**, Vit. B_{12} u. Folsäure, osmotische Resistenz der Erythrozyten, Hb-Elektrophorese, Tumorsuche, Knochenmarkpunktion zur Erfassung der Hämatopoese, humangenetische Untersuchung usw.)
4. Liegt der Hb <3 g/dl unter der altersentsprechenden Norm sollte das Kind in einer pädiatrischen Spezialambulanz für Hämatologie vorgestellt werden.

Ther:
- Je nach zugrundeliegender Erkrankung (s.u. jeweiliges Kapitel)
- Bei lebensbedrohlicher Anämie (akuter Blutverlust) sofortige Gabe von 10-20 ml/kgKG **0-rh-neg.** Erythrozytenkonzentrat (ohne vorherige Kreuzprobe)

DD:
- Verteilungsstörung: „Pooling“ in Organen, z.B. in der Milz bei Splenomegalie
- Hämodilution (= Blutverdünnung, z.B. durch Infusionstherapie)

– Renale Anämie (bei chronischer Niereninsuffizienz ⇨ Erythropoetin-Mangel)
– Tumoranämie, insb. bei Lymphomen u. Leukämie

Neonatale Anämie

Syn: Angeborene Anämie, ICD-10: P61.4; fetale Blutung ICD-10: P50-P56.9

Ät: – Blutverlust:
Akut: fetomaternale Blutung, Ruptur der Nabelschnur, Placenta praevia, vorzeitige Plazentalösung, innere Organblutung (GI-Blutung, intrakranielle Blutung usw.), ausgedehnte Hautblutung, durch Gerinnungsstörung
Chronisch: fetomaternales (dann Nachweis HbF-haltiger kindlicher Erythrozyten im mütterlichen Blut) oder fetofetales Transfusionssyndrom (bei Mehrlingsschwangerschaft)
– Blutbildungsstörung: Eisenmangel (s.u.), aplastische/hypoplastische Anämieformen (s.u.), perinatale Infektionen (insb. Zytomegalie), konnatale Leukämie
– Hämolyse: immunologisch: **Rh-** od. **AB0-Inkompatibilität** mütterlicher und kindlicher Blutgruppe (s.u., Kap. Morbus haemolyticus neonatorum), selten auch andere Blutgruppeninkompatibilitäten
nichtimmunologisch: Erythrozytenenzym- (Glucose-6-Phosphat-Dehydrogenase-Mangel, Pyruvat-Kinase-Mangel) und Erythrozytenmembran-Defekte (Sphärozytose), Hämoglobinopathien (Sichelzellenanämie, Thalassämie)

Klin: ⇒ akuter Blutverlust: Tachykardie, Tachypnoe bis Schnappatmung, blasse Haut, schwache Pulse, arterielle Hypotonie bis zum **hypovolämischen Schock**
⇒ chronischer Blutverlust: Tachykardie, eher normale Blutdruckwerte, blasse Haut, ggf. kardiale Insuffizienz, Hepato-/Splenomegalie, Ikterus (bei Hämolyse)
⇒ Frühgeborene: **tolerieren** auch niedrige Hämoglobinwerte, ohne symptomatisch zu werden (wird daher auch als physiologische Anämie bezeichnet ⇨ normochrom, normozytär, hyporegeneratorisch mit niedrigem Erythropoetinspiegel u. geringer Retikulozytenzahl).

Diag: 1. Anamnese (Gestationsalter bei Geburt, Geburtsmodus, familiäre Anämie bekannt, mediterrane, afrikanische od. asiatische Herkunft) u. klinische Untersuchung
2. Labor: BB: Erythrozytenzahl <4,5 Mio./µl, Hb <14 g/dl, Hkt <47 %, Retikulozytenzahl <15 ‰ (Grenzwerte für termingerechte Neugeborene), Frühgeborene tolerieren erheblich niedrigere Werte.
3. Weitere Diagnostik je nach vermuteter Anämieform

Ther: • Bei bestehender Schwangerschaft und plötzlicher mütterlicher/kindlicher Blutung ⇨ sofortige Notfallsektio, bei bekannter Placenta praevia stationäre Überwachung ab der 28. SSW mit Bettruhe und wenn mögl. geplante Geburt nach der 37. SSW am wehenfreien Uterus per Sectio caesarea
• Notfall: bei ausgeprägter Anämie (akuter Blutverlust, Hb <7 g/dl) sofortige Gabe v. **0-rh-neg.** Erythrozytenkonzentrat (ohne vorherige Kreuzprobe)
• Reduktion diagnostischer Blutverluste (Mikroblutentnahmen, Cave: Frühgeborene!)
• Stimulation der Erythropoese durch rekombinantes Erythropoetin (rh-Epo), parenterale Eisen-II-Substitution (2-4 mg/kgKG/Tag, ab 2. Lebenswoche) und Vit.-E-Gabe (25 mg/d)

Prog: i.d.R. gut

Kompl: * Fetale Hypoxie, posthämorrhagischer Schock od. fetaler Verblutungstod
* Hämolyse ⇨ Hydrops fetalis = generalisierte Ödeme, Pleuraerguss, Aszites, Hydroperikard, Herzinsuffizienz

Proph: ♥ Geburt: Bei **reifen Neugeborenen** Abnabelung erst **2-3 Min.** nach der Geburt (sog. **Spätabnabelung**), damit plazentares Blut noch in den kindlichen Kreislauf gelangen kann (der richtige Zeitpunkt ist durch Kollabieren der Nabelschnur zu erkennen = sistieren der Nabelschnurpulsation, bis dahin sollte das Kind unter dem Plazentaniveau gehalten werden). Bei Geburtskomplikationen mit niedrigem APGAR-Score sofortige Abnabelung (die Blutumverteilung aus der Plazenta u. der Nabelschnur in den Neugeborenenkreislauf ist durch den hypoxischen Stress meist bereits während der Geburt erfolgt) und ggf. Reanimation beginnen.

♥ Für Frühgeborene wird die Gabe von Folsäure (260 µg/Tag) u. Vit. B_{12} (3,75 µg/Tag) für mind. 14 Tage diskutiert, Eisen ab der 2. Lebenswoche.

Eisenmangelanämie

Syn: Sideropenische Anämie, engl. iron-deficiency anemia, ICD-10: D50.9

Ät:
- **Mangelernährung** = zu wenig Eisenaufnahme bezogen auf das Wachstum, Fehlernährung (ausschließlich **vegetarische Kost**, Anorexie), Malnutrition (Eiweißmangel, Dritte Welt!)
- **Malabsorption**: Zöliakie/Sprue, chronisch-entzündliche Darmerkrankung
- **Chronische Blutung**: bei jungen Mädchen insb. die **Menstruation** (Verlust v. ca. 15 mg Eisen pro Menstruation), erosive Gastritis, Ulkus, chronisch-entzündliche Darmerkrankung, Darmkrebs, Hämolyse
- Ungenügende Eisenreserven, gestörte Eisenverwertbarkeit, Eisentransportstörung
- Hereditäre Eisenaufnahmestörung (iron refractory iron deficiency anemia)

Path: Eisenmangel ⇨ verminderte Biosynthese von Hämoglobin u. gestörte Erythrozytopoese (**chronische, hypochrome, mikrozytäre** Anämie), verringerte Speicherproteine für Eisen (Ferritin u. Hämosiderin), Versuch des Körpers Eisen zu mobilisieren ⇨ Transferrin ↑

Epid:
◊ Eisenmangelanämie ist die häufigste Anämieform (80 % d.F.), Prävalenz: 300/10.000
◊ Prädisp.alter: Frühgeborene, Kleinkinder von 6 Mon. bis 3. J. und ca. 10 % der Bevölkerung in den Industriestaaten im Erwachsenenalter betroffen (überwiegend **Frauen**)

Klin:
⇒ Müdigkeit, **Abgeschlagenheit**, verminderte Leistungsfähigkeit
⇒ **Trinkunlust** des Neugeborenen/Säuglings
⇒ **Blässe** der Haut u. Schleimhäute, brüchige Haare und Nägel, Mundwinkelrhagaden

Diag:
1. Anamnese (Blutungen?, Ernährung?) u. klinische Untersuchung
2. Labor: BB: Hb ↓, **MCV + MCH + MCHC erniedrigt** (= hypochrom, mikrozytär)
   Serumeisen erniedrigt (Norm: Neugeborene 30-120 µg/dl, Säuglinge 25-100 µg/dl, Kinder 30-100 µg/dl, Erwachsene 40-150 µg/dl) + Serum-**Ferritin erniedrigt** (pathologisch ist <10 µg/l), Retikulozytopenie, Transferrin (Transportprotein für Eisen) erhöht
   Blutausstrich: mikrozytäre Erythrozyten >10 %, Veränderung der Erythrozytenformen (Anulozytose = ringförmige Erys, Poikilozytose = unregelmäßig geformte Erys, Anisozytose = verschieden große Erys)
3. Blutungsursache ausschließen (z.B. Haemoccult®-Test, Gastroskopie usw.)
4. Ausschluss einer Resorptionsstörung (Zöliakie/Sprue) durch Eisenresorptionstest

Ther:
- Kausal: z.B. Blutungsursache behandeln, Mangelernährung umstellen
- **Eisensubstitution**, z.B. mit Eisen-II-Glycin-Sulfat-Komplex (3-5 mg/kgKG/Tag per os in 2 Dosen, 2 Std. vor dem Essen einnehmen, z.B. ferro sanol®Tropfen), Behandlung über mind. **4 Monate** durchführen
  - **Frühgeborene** u. Neugeborene <2.500 g sollten 2-4 mg/kgKG/Tag Eisen-II prophylaktisch ab der 2. Lebenswoche für einige Wochen erhalten, bei Gewicht <1.500 g wird zusätzlich die Gabe von rh-Epo (Erythropoetin) empfohlen.

Prog: Gut, bei Eisensubstitution Retikulozytose nach 1 Wo., nach 3 Wo. Hb-Anstieg.

Kompl:
* Chronischer Mangel kann zu Entwicklungsstörungen und Intelligenzdefiziten führen!
* Bei extremem Eisenmangel zusätzlich Schluckbeschwerden u. Atrophie der Schleimhaut v. Mund, Zunge, Rachen u. Ösophagus mögl. (auch PATERSON-KELLY- od. PLUMMER-VINSON-Syndrom genannt)
* Schwangerschaft: Häufig Eisenmangel (Bedarf 5 mg/Tag), prophylaktisch kann 30-60 mg Fe^{2+}/Tag von Beginn an gegeben werden (in dieser geringen Dosierung meist auch keine NW wie Übelkeit od. Obstipation).

DD: – Bei Eisenmangelanämie auch an maligne Erkrankungen denken ⇨ **Tumoranämie** (insb. Leukämien), diese und auch eine **Infektanämie** hat als DD meist ein erhöhtes Ferritin
- Hypoproliferative Anämie: bei Nierenerkrankung (renale Anämie), Endokrinopathien
- Thalassämie (Mittelmeeranämie)
- Sideroblastische Anämie: erworbene, angeborene oder idiopathische Verwertungsstörung von Eisen ⇨ Einlagerung von Eisen in die Erythroblasten

Aplastische/hypoplastische Anämien

Syn: Hyporegenerative Anämien, ICD-10: D60-D61

Ät: – Angeboren:
- BLACKFAN-DIAMOND-Anämie (ICD-10: D61.0): Spontanmutation oder aut.-rez. (Chrom. 19) od. aut.-dom. (Chrom. 8) erbliche Erythroblastopenie (ribosomale Proteindefekte)
- FANCONI-Anämie (ICD-10: D61.0): aut.-rez. (Chrom. 16 u. 17) od. X-chrom. erbliche Panzytopenie mit Schädigung von DNA-Reparaturgenen
- Familiäre hypoplastische Anämie

– **Idiopathisch** (>70 % d.F., ICD-10: D61.3), auch bei transitorischer Erythroblastopenie häufig keine Ursache zu finden

– **Aplastische Krise** bei hämolytischen Anämien (insb. bei Parvovirus-B19-Infektion = Ringelröteln mögl.)

– Sekundär:
- Nach/bei **viralen Infekten** (Parvovirus B19, Epstein-Barr-Virus, Hepatitis-Viren) ⇨ **transitorische Erythroblastopenie** (Infektanämie, ICD-10: D60.1)
- Med.-induziert (ICD-10: D61.19): NSAR, Phenytoin, Colchicin, Chinidin, Sulfonamide, Allopurinol, Thyreostatika, Tuberkulostatika, Zytostatika (Hochdosischemotherapie)

Path:
- ♦ Schädigung des **Knochenmarks**, die zu einer (ggf. reversiblen) Störung von Vorläuferzellen mit aplastischer Anämie (Syn: **Erythroblastopenie**, pure red cell aplasia) oder **Panzytopenie** aller 3 Zellreihen (Erys, Granulozyten u. Thrombos) führt.
- ♦ Transitorische Erythroblastopenie: Bei genetischer Disposition führen virale Infekte od. Medikamente zur Autoimmunreaktion (autoaggressive T-Lymphozyten) gegen Vorläuferzellen im Knochenmark.

Epid:
- ◊ Häufigkeit: **sehr selten angeboren** 0,1-0,3/100.000 Kinder, alle anderen Formen sind wesentlich häufiger
- ◊ Transitorische Erythroblastopenie: meist im Alter von ½ – 6 J. auftretend

Klin:
- ⇒ BLACKFAN-DIAMOND-Anämie: Anämie in den ersten 6 Lebensmonaten, bei 1/3 der Pat. Anämie bereits bei Geburt
- ⇒ FANCONI-Anämie: Symptome ab 4.-8. Lj. beginnend, meist zuerst Thrombozytopenie (Blutungen), dann Anämie und Leukopenie
- ⇒ Akute transitorische Erythroblastopenie: Blässe, Allgemeinsymptome wie Kopfschmerzen, Übelkeit, Bauchschmerzen, Gewichtsabnahme
- ⇒ Aplastische Krise bei chronischer hämolytischer Anämie: Ringelröteln und anschließende verstärkte Anämie mit Fieber, Schüttelfrost und ggf. Schock

Diag:
1. Anamnese (Familienanamnese) u. klinische Untersuchung
2. Labor: BB: Hb u. Erythrozytenzahl stark vermindert, trotz Anämie **verminderte Retikulozytenzahl**, Serumferritin erhöht, Erythropoetin erhöht
3. Knochenmarkpunktion: verminderte/fehlende Erythroblasten, bzw. bei Panzytopenie Verminderung aller Vorläuferzellen
4. Genetische Untersuchung bei angeborener Anämie (Pat. u. Familienmitglieder) mögl.
   FANCONI-Anämie: Chromosomenbruchanalyse an Lymphozyten im peripheren Blut, eine pränatale Diagnostik (mit Chorionzottenbiopsie od. Amniozentese) ist mögl.

Ther:
- BLACKFAN-DIAMOND-Anämie:
  - Im 1. Lj. Erythrozytenkonzentrat-Transfusionen und Deferoxamin 0,1-1 g/Tag (Desferal®) um einer Hämosiderose vorzubeugen

- Glukokortikoide ab 2. Lj. (Prednisolon, initial 5 mg/kg/Tag, dann 1-2 mg/Tag)
- Stammzelltransplantation bei Transfusionsbedarf trotz Kortikoiden
- Selbsthilfegruppen: Internet: www.diamond-blackfan.de

• FANCONI-Anämie:
  - Erythrozytenkonzentrat-Transfusionen//Thrombozyten-Transfusionen bei Bedarf, langfristig Androgene, G-CSF und GM-CSF als Wachstumsfaktoren
  - Antibiotika bei Infektionen
  - Stammzelltransplantation
  - Selbsthilfegruppen: Deutsche Fanconi-Anämie-Hilfe e.V., Böckenweg 4, 59427 Unna, Tel.: 02308 2111, Internet: www.fanconi.de u. www.fanconi.info

• Akute transitorische Erythroblastopenie: Erythrozytenkonzentrat-Transfusionen bei Bedarf

• Aplastische Krise: Erythrozytenkonzentrat-Transfusionen bei Bedarf

Prog: BLACKFAN-DIAMOND-Anämie: Überleben initial nur mit Bluttransfusionen mögl., die Hälfte d.F. spricht gut auf Kortikoide an, selten auch Spontanremission mögl.

FANCONI-Anämie: ohne Stammzelltransplantation eher schlecht (zusätzliche Fehlbildungen, Malignome)

Akute transitorische Erythroblastopenie: meist Spontanremission

Aplastische Krise bei chronischer hämolytischer Anämie: meist Spontanremission der aplastischen Krise, die Grunderkrankung der hämolytischen Anämie (z.B. Sphärozytose, Sichelzellenanämie) bleibt natürlich bestehen.

Infektanämien normalisieren sich nach Abklingen des Infektes meist innerhalb von 2 Wochen.

Kompl: * BLACKFAN-DIAMOND-Anämie: in 25 % d.F. kombiniert mit anderen Erbkrankheiten od. Fehlbildungen (Lippen-Kiefer-Gaumenspalte, Mikrozephalie, Mikrophthalmie, Hypertelorismus, Herzfehler, Fehlbildungen der Nieren, Daumenfehlbildungen)

Durch die chronische Anämie auch Kleinwüchsigkeit u. geistige Retardierung, Ausbleiben der Pubertät.

* FANCONI-Anämie: in 65 % d.F. zusätzliche Anomalien (Mikrozephalie, Mikrophthalmie, Radius- u. Daumenaplasie, Herz- u. Nierenfehlbildungen, intrauteriner Kleinwuchs, Hauthyperpigmentierung), geistige Retardierung, Malignome (insb. Leukämien wegen DNA-Reparaturdefekt u. Tumoren an Schleimhäuten im HNO- und anogenitalen Bereich), schwere Infektionen durch Granulozytopenie

* Aplastische Krise: bei Pat. mit vorbestehendem Immundefekt od. Immunsuppression Gefahr der Knochemarkdysplasie ⇨ Panzytopenie (Anämie, Retikulozytopenie, Granulozytopenie, Thrombozytopenie) u. chronischer Verlauf mögl.

DD: – Hypoproliferative Anämie: bei Nierenerkrankung (renale Anämie), Endokrinopathien

– Knochenmarksschädigung: Tumoren (insb. Lymphome, Plasmozytom, Leukämie) od. Metastasen im Knochenmark, Thymom (⇨ Auto-Ak gegen Erythroblasten, im Erwachsenenalter), ionisierende Strahlung (Bestrahlungstherapie od. Nuklearunfall), Toxine (insb. Benzol)

Megaloblastäre Anämie

Syn: Vit.-B_{12}-Mangel-Anämie (**perniziöse Anämie**, angeboren = Morbus BIERMER) und Folsäuremangelanämie, ICD-10: D51.9 (Vit. B_{12}), D52.9 (Folsäure)

Ät: – Mangelernährung: gestillte Säuglinge bei **veganisch ernährter Mutter**!, unterernährte Säuglinge, Schwangere, Alkoholiker

– Malabsorption: gastrointestinale Infekte, **Zöliakie**/Sprue, Darmanomalien, aut.-rez. erbliche Absorptionsstörungen des Vit. B_{12}, Ileitis, Morbus CROHN, Steatorrhoe, Fischbandwurm

– Mangel an Intrinsic-Faktor: gibt es selten **angeboren** (juvenile perniziöse Anämie durch fehlenden od. biologisch inaktiven Intrinsic-Faktor), bei Erwachsenen meist durch Gastritis (durch Autoantikörper, Alkohol) od. iatrogen durch Magen-/Darmresektionen

– Verminderte Vitamin-Resorption durch Medikamente (z.B. Zytostatika, Antiepileptika)

Path: ♦ Durch Vit.-B_{12}- (Cobalamin, wasserlöslich) oder Folsäuremangel (gehört zum Vit.-B-Komplex) bedingte Anämie durch Störung der Zellbildung im Knochenmark (für **DNA-Synthese** ist Folsäure nötig, die durch Vitamin B_{12} in ihre aktive Form überführt wird ⇨ Mangel dieser Vitamine verzögert die Kernreifung).

♦ Vit. B_{12} kann nur mit **Intrinsic-Faktor** (aus den Parietalzellen des Magens) im Ileum resorbiert werden. Vit.-B_{12}-Tagesbedarf: 5 μg, Speicherung hauptsächlich in der Leber.

Epid: Häufigkeit: angeborene Ursachen sind sehr selten, eher ernährungsbedingt

Klin: ⇒ Gedeihstörung, Appetitstörung, Unruhe
⇒ graue Blässe
⇒ Infektanfälligkeit

Diag:
1. Anamnese (Ernährung?) u. klinische Untersuchung
2. Labor: BB: MCV + MCH erhöht, Erythrozytenzahl erniedrigt, Makrozyten im Blutausstrich = **hyperchrome, makrozytäre Anämie**, Leukozytopenie u. Rechtsverschiebung
   Vit. B_{12} im Serum (Norm: 200-1.000 pg/ml) od. Folsäure (Norm: >2.5 ng/ml) erniedrigt, ggf. Urinexkretionstest (SCHILLING-Test) mit radioaktiv-markiertem Vit. B_{12} (Nachweis im 24-Std.-Urin, normal 10-25 %, vermindert bei Intrinsic-factor-Mangel od. Malabsorption)
3. Knochenmarkpunktion: Reifungsstörungen aller Zelllinien, große Vorläuferzellen der Erythrozyten (**Megaloblasten**) und Leukozyten (Riesenstabkernige)

Ther:
- Ernährung: Vit. B_{12} kann vom Körper nicht synthetisiert werden ⇨ exogene Zufuhr erforderlich (enthalten in **Fleisch**, insb. Leber, **Milchprodukten, Eiern**)
- Vit.-B_{12}-Mangel: orale Substitution von Cyanocobalamin 50 μg/Tag, ist eine lebenslange Therapie erforderlich, dann initial 1 mg/Woche i.m. für 3 Wo., dann 0,5 mg i.m. ¼-jährlich + Eisensubstitution in der ersten Zeit.
- Folsäuremangel: akut 1-5 mg/Tag i.m. für 5 Tage, dann 2,5 mg/Tag p.os

Prog: mit Substitution gut

Kompl:
* Fokale Entmarkung von Nervensträngen im Rückenmark (funikuläre Myelose)
* Atrophische Glossitis (HUNTER-Glossitis), Homocysteinämie
* Schwangerschaft: bei Folsäuremangel erhöhtes Risiko für **Neuralrohrdefekte** (Dysrhaphiesyndrome = Spaltbildungen, z.B. Meningomyelozele), daher sollte direkt ab Beginn der Schwangerschaft (besser noch bei geplanter Schwangerschaft 4 Wo. **davor** beginnen = perikonzeptionell) bis zur 14. SSW 400 μg/Tag substituiert werden (Lafol®, Folsan®0,4mg), bei bekanntem Neuralrohrdefekt eines Geschwisterkindes 10fach höhere Dosis geben (Folsan®5mg). Das Risiko für Neuralrohrdefekte lässt sich damit um 75 % verringern. Ebenfalls wird damit das Risiko für Herzfehler (Septumdefekte), für Missbildungen der ableitenden Harnwege, Gaumenspalten und Autismus vermindert.

DD:
- Hyperchrome, makrozytäre Anämie: auch bei Thiamin-sensitiver megaloblastärer Anämie (Vit. B_1), hereditäre Orotazidurie ⇨ alle extrem selten
- Myelodysplastische Syndrome
- Historisch: Ziegenmilchanämie ⇨ megaloblastäre Anämie bei Säuglingen, die ausschließlich mit Ziegenmilch gefüttert wurden.

Autoimmunhämolytische Anämie

Syn: Immunhämolytische Anämie, ICD-10: D59.1

Ät:
- Idiopathisch od. **nach viralen** oder bakteriellen **Infektionen** auftretend (Mononukleose, Mykoplasmen-Pneumonie, Masern, Mumps, Röteln, Hepatitis C, tertiäre Lues, u.a.)
- Bei Tumorerkrankungen vorkommend (Lymphome)
- Assoziation zu anderen Autoimmunerkrankungen (systemischer Lupus erythematodes, Kollagenosen, rheumatoide Arthritis), EVANS-Syndrom (hämolytische Anämie + Thrombozytopenie)
- Medikamenten-induzierte autoimmunhämolytische Anämie (Genese letztlich unklar): NSAR (Diclofenac), Penicilline, Cephalosporine, Chinidin, Tuberkulostatika, α-Methyldopa

<u>Path:</u> ♦ Hämolytische Anämie durch **Autoantikörper gegen Erythrozyten**
♦ Unterschieden werden sog. Ak vom *Wärmetyp* (70 % d.F., meist IgG) und vom *Kältetyp* (15 %, meist IgM, diese agglutinieren mit Komplementbindung nur bei Kälte, nicht jedoch bei Körpertemperatur) sowie gemischt vom *Donath-Landsteiner-Typ* (IgG, biphasische Kälteantikörper, häufigste Form im Kindesalter meist direkt nach Virusinfekt, Klinik und Hämoglobinurie nach Kälteexposition der Akren u. Wiedererwärmung des Blutes im Körperkern, Syn: paroxysmale Kältehämoglobinurie, DRESSLER-Syndrom).

<u>Klin:</u> ⇒ Verschiedene Schweregrade möglich (von asymptomatisch bis lebensbedrohlich)
⇒ DONATH-LANDSTEINER: akutes Krankheitsbild nach Kälteexposition mit krampfartigen Bauchschmerzen, Fieber u. Schüttelfrost

<u>Diag:</u> 1. Anamnese u. klinische Untersuchung
2. Labor: BB: Hb u. Erythrozytenzahl vermindert, Retikulozyten erhöht, LDH u. Bilirubin ↑
Direkter COOMBS-Test positiv bei Ak auf Erythrozyten, indirekter COOMBS-Test positiv bei freien Ak im Blut, DONATH-LANDSTEINER-Test: Bithermische Hämolysine binden in Kälte mit Komplement an Erythrozyten und führen in Wärme zu einer Hämolyse.

<u>Ther:</u> • <u>Allgemein:</u> symptomatisch bei extremem Hb-Abfall Erythrozytenkonzentrat-Transfusion (Cave: Transfusionen können durch Ak die Klinik auch verschlechtern), bei V.a. Medikamenten-induzierte Hämolyse Absetzen der Medikation
• <u>Wärmetyp:</u> **Glukokortikoide** (Prednisolon 1 mg/kgKG/Tag), evtl. Azathioprin, Rituximab od. auch Cyclophosphamid bei Therapieversagen
• <u>Kältetyp u. DONATH-LANDSTEINER:</u> **Vermeidung von Kälte**, Med: wie Wärmetyp

<u>Prog:</u> DONATH-LANDSTEINER-Typ gut, meist Spontanremission nach Abklingen des Infektes.

<u>Kompl:</u> * Lebensbedrohliche **Hämolyse** mögl. ⇨ rasche Anämie führt zur Herzinsuffizienz

<u>DD:</u> – **Morbus haemolyticus neonatorum** (s.u.) = Rh- od. AB0-Inkompatibilität
– <u>Hämolytische Anämie:</u> durch angeborene **Membrandefekte** (Sphärozytose, paroxysmale nächtliche Hämoglobinurie) od. **Enzymdefekte** der Erythrozyten (Glucose-6-Phosphat-Dehydrogenasemangel, Pyruvatkinasemangel) od. **Hämoglobinopathien** (Sichelzellenanämie, Thalassämie), hämolytisch-urämisches Syndrom (HUS durch EHEC-Shigatoxine)
– <u>Infektiös:</u> Malaria (die Plasmodien führen zur Hämolyse der befallenen Erythrozyten)
– <u>Iatrogen:</u> Hämolyse bei AB0-inkompatibler **Transfusion** od. bei irregulären Ak gegen andere Blutgruppensysteme (Rh, Kell, Duffy, Kidd, MNSs usw.),
Cave: Schock, disseminierte intravasale Koagulopathie, Nierenversagen mögl.
Proph: vor Transfusion immer Identität v. Pat. u. Konserve überprüfen, Kreuzprobenschein prüfen, AB0-Bedside-Test unmittelbar vor Transfusion durchführen

<u>Sphärozytose</u>

<u>Syn:</u> **Kugelzellenanämie**, hereditäre Sphärozytose, ICD-10: D58.0

<u>Ät:</u> – Aut.-dom. (Defekt im Ankyrin-Gen, 60 % d.F.) od. aut.-rez. (Spektrin-Defekt, 15 %) erblich
– Spontane Neumutation

<u>Path:</u> Verschiedene Defekte in **Erythrozytenmembranproteinen** (Ankyrin, Spektrin, Bande-3-Protein, Protein 4.2) bekannt ⇨ verminderte osmotische Resistenz der Erythrozyten ⇨ Eindringen von Wasser in die Erythrozyten ⇨ schlecht deformierbare **Kugelzellen**, verkürzte Überlebenszeit, vermehrter Abbau in der **Milz** ("lienale Hämolyse")

<u>Epid:</u> ◊ Häufigkeit: 2/10.000, häufigste angeborene hämolytische Anämie bei uns
◊ Prädisp.alter: Klein-/Schulkind, seltener auch schon bei Säuglingen symptomatisch

<u>Klin:</u> ⇒ Sehr variabler, schubartiger Verlauf, von asymptomatisch bis starke Anämiesymptome
⇒ Ikterus (hämolytisch), meist durch fieberhafte Infekte ausgelöst/verstärkt (aber auch bereits neonatale Hyperbilirubinämie mögl.)
⇒ **Splenomegalie**, **Gallensteine** bereits im Kindesalter mögl.

Diag: 1. Anamnese (**Familienanamnese**) u. klinische Untersuchung
2. Labor: BB (Kontrolle bis zum 6. Monat monatlich, dann alle 2 Monate, ab 2. Lj. alle 3-6 Mon.): Hb vermindert, MCHC erhöht, Retikulozyten erhöht, verminderte osmotische Resistenz der Erythrozyten, Durchflusszytometrie (verminderte Werte im EMA-Test), indirektes Bilirubin u. LDH erhöht, Haptoglobin stark vermindert, Blutausstrich: Kugelzellen
3. Sonographie: Splenomegalie, Gallensteine?

Ther:
- Keine kausale Ther. mögl., bei leichter Form keine Ther. erforderlich, symptomatisch:
  - Erythrozytenkonzentrat-Transfusionen in d. ersten 2 J., dann nur bei Krisen (Hb <6 g/dl)
- Splenektomie (laparoskopisch/offen), Ind: bei vermehrtem Transfusionsbedarf, rezidivierende hämolytische Krisen u. AZ-Verschlechterung. Möglichst nicht vor dem 6. Lj., präop. Milzszintigraphie mit ^{99m}Tc-markierten Erythrozyten (Milz Hauptabbauort der Erythrozyten od. Nebenmilzen vorhanden? ⇨ auch Nebenmilzen müssen entfernt werden), das Belassen eines Milzrestes (= subtotale Splenektomie, ca. 10 ml verbleiben) führt zu weniger infektiösen Kompl.

Kompl:
* **Hämolytische Krisen** (meist durch Infekte ausgelöst) ⇨ lebensbedrohlicher Hb-Abfall
* **Aplastische Krise**, ausgelöst durch Viruserkrankungen (insb. bei Parvovirus-B19-Infektion = Ringelröteln) mit Fieber, Schüttelfrost bis zum Schock
* **Gallensteine** (Bilirubinstein) ⇨ Diag: regelmäßige Ultraschallkontrollen, Ther: Cholezystektomie bei Symptomen, ggf. zeitgleich mit Splenektomie

Op:
* Cave: lebensbedrohliche Infektionen nach Splenektomie mögl. (Pneumonie, **OPSI-Syndrom** = overwhelming post splenectomy infection = schwerste Abwehrschwäche mit foudroyant verlaufender Sepsis, DIC u. Multiorganversagen mit hoher Letalität)

  Proph: Möglichst keine Splenektomie vor dem 6. Lj., ist diese nicht vermeidbar, dann bei Kindern <7 J. **Penicillinprophylaxe** für 6 J. (täglich oral od. 1,2 Mega-Depot-Penicillin alle 4 Wo.), bei Penicillinallergie Erythromycin.

  Impfung (wenn mögl. bereits präop.): Pneumokokkenvakzination (Pneumovax®23, 4 Wo. präop. u. Auffrischung alle 6 Jahre) + Haemophilus-Impfung (HIB-Vaccinol®) + Meningokokkenimpfung (gegen A,C,W135,Y, Menveo®)

  Thromboseprophylaxe postoperativ

DD:
- Hereditäre Stomatozytose: seltener Membrandefekt der Erythrozyten, aut.-dom. erblich
- Hereditäre Elliptozytose: Formanomalie der Erythrozyten (elliptische, ovale Erys)
- Erythrozytenenzymdefekte (s.u.): Pyruvatkinasemangel, Glucose-6-Phosphat-Dehydrogenasemangel
- **Splenomegalie:** andere hämolytische Anämien myeloproliferative Erkrankungen (z.B. Polycythaemia vera, Myelofibrose), Osteomyelosklerose, Leukosen, maligne Lymphome, HODGKIN-Lymphom, Splenom (benigne), Hyperspleniesyndrom,

  rheumatoide Arthritis (STILL-Syndrom im Kindesalter), REITER-Krankheit, systemischer Lupus erythematodes,

  Speicherkrankheiten (Lipoidosen, Glykogenosen, Morbus WILSON, Amyloidose),

  Infektionserkrankungen (Mononukleose, Röteln, Toxoplasmose, Typhus abdominalis, Brucellose, Leptospirosen, Virushepatitis, Viruspneumonie, Rickettsiosen, Tuberkulose, Schistosomiasis, Kala-Azar, Malaria, Echinokokkosen), Milzabszess,

  Tumormetastasen in der Milz, Milzvenenthrombose, Milzzyste, Pfortaderhochdruck, Leberzirrhose, toxischer Leberzellschaden, BANTI-Syndrom (Hepato- + Splenomegalie)

Sichelzellenkrankheit

Syn: Sichelzellenkrankheit, Drepanozytose, engl. sickle cell anemia, ICD-10: D57.8

Ät: **Aut.-rez.** erblich (Punktmutation auf Chrom. 11 ⇨ an Pos. 6 der ß-Globinkette des Hb ist Glutamat durch Valin ersetzt)

Path:
- Hämoglobinopathie: durch das abnorm gebildete Sichelzellhämoglobin (**HbS**) verformen sich die Erythrozyten bei abnehmendem Sauerstoffpartialdruck sichelförmig ⇨ **Stase** im Kapillargebiet ⇨ Lysierung der Erythrozyten, das freiwerdende Hb bindet NO ⇨ Vasokonstriktion, **Durchblutungsstörungen**

♦ Klinisch manifeste Erkrankung bei **Homozygotie** (HbSS), meist ab dem 5.-6. Lebensmonat beginnend (bis dahin noch fetales Hb). Heterozygote Merkmalsträger bilden neben HbS genügend normales HbA (60-80 % des Gesamt-Hb) ⇨ bei normaler Oxygenierung des Blutes sind die Heterozygoten asymptomatisch.

Epid: ◊ Häufigkeit: in Deutschland extrem selten (ca. 1.500 Patienten), in England und Frankreich durch die koloniale Vergangenheit häufiger. Höchste Prävalenz bei **Afrikanern** und **Afroamerikanern**, ca. 1/250 Einwohnern und 10-40 % der Bevölkerung sind heterozygote Merkmalsträger (u.a. wegen der Resistenz gegenüber der Malaria = Selektionsvorteil)

◊ Prädisp.alter: erste Beschwerden bei Homozygotie bereits im Säuglingsalter

Klin: ⇒ Chronisch **hämolytische Anämie**, Splenomegalie

⇒ Bei Belastung od. Infektionen (⇨ O_2-Mangel): **Schmerzkrisen**, insb. Hand-Fuß-Syndrom bei Säuglingen/Kleinkindern (Daktylitis), akutes Thoraxsyndrom mit Thoraxschmerzen, Tachy-/Dyspnoe, Husten und Hypoxie, kolikartige Abdominalschmerzen ("akutes Abdomen"), Knochen- u. Gelenkschmerzen

⇒ Durchblutungsstörungen: Retinopathie, Makrohämaturie durch Papillennekrose (Niereninfarkt), paralytischer Ileus (Mesenterialvenen/-arterienverschluss), Priapismus (im Vorschulalter), Ulcus cruris, Apoplexie mit bleibenden neurologischen Störungen

Diag:
1. Anamnese u. klinische Untersuchung, inkl. Familienuntersuchung
2. Labor: BB: Hb u. Erythrozytenzahl vermindert, oft Leuko- und Thrombozytose, beweisend ist die Hb-Elektrophorese
3. Sonographie: Milzinfarkte ⇨ Sequestration, Atrophie der Milz, ggf. Gallensteine
   Transkranielle Dopplersonographie: erhöhter Fluss zeigt Risiko für Infarkte an

Ther:
- Allgemein: Sauerstoffmangel (z.B. Hochgebirge) u. Unterkühlung vermeiden
  - Schmerzkrisen: Analgetika (Paracetamol, Ibuprofen, ggf. Tramadol), Infusionen (zur Blutverdünnung), Oxygenierung (O_2-Gabe)
    Med: Hydroxycarbamid (Litalir®, Ind: häufige Schmerzkrisen), ggf. Folsäuresubstitution
    Neu: Polymerisationshemmer Voxelotor (1.500 mg/Tag oral, Oxbryta®), ab 12 J. zugelassen, vermindert die anormale Sichelhämoglobinpolymerisation
  - Erythrozytenkonzentrate: Ind: große Milzsequestration, aplastische Krisen, operative Eingriffe. Wiederholte (Austausch-)Transfusionen ggf. bei ZNS-Infarkt erforderlich.
  - Infektionsprophylaxe: Penicillingabe ab 3. Lebensmonat bis mind. 5 Lj., Impfung gegen Pneumokokken (zusätzlich mit Pneumovax®23) und Haemophilus influenzae
  - Op: Splenektomie kann bei ausgedehnter Milzsequestration erforderlich sein, ggf. Cholezystektomie bei Gallensteinen
- Stammzelltransplantation: bei schweren Schmerzkrisen oder ZNS-Infarkt bei homozygoten Kindern <16 J. indiziert (mit allogener HLA-identischer Fremdspende, ideal von einem gesunden Geschwisterkind)

Prog: Bei homozygoten Pat. unbehandelt Tod noch im Kindesalter mögl., heterozygote Pat. normale Lebenserwartung (und Vorteil der relativen Resistenz gegenüber der Malaria tropica).

Kompl:
* **Milzinfarkte** ⇨ Milzsequestration ("Autosplenektomie" = funktionelle Asplenie schon im Säuglingsalter mögl.) ⇨ erhöhte **Infektanfälligkeit**
* Glomerulopathie ⇨ nephrotisches Syndrom
* Osteomyelitis (insb. durch Salmonellen), Hüftkopfnekrose
* Sepsis (Pneumokokken, Mykoplasmen), Meningitis, Multiorganversagen
* Aplastische Krise bei Parvovirus-B19-Infektion (Ringelröteln) mögl.
* Priapismus (Dauererektion des Penis, Ther: Etilefrin od. Methylenblau intracavernös)

Proph:
♥ Vermeidung v. Dehydratation u. Unterkühlung (Schmerzkrisen), kein Alkohol od. Nikotin
♥ Infektionsprophylaxe und Impfung (s.o. Ther.)
♥ Test heute Bestandteil des erweiterten Neugeborenenscreenings am 2.-3. Lebenstag

DD: Doppelte Heterozygotie (Compound-heterozygote Formen) = Sichelzellenanämie + weitere

Hämoglobinopathie, wie z.B. Sichelzell-ß-Thalassämie (HbSß$^{+}$Thal, HbSß°Thal), HbS-C-, HbS-D-, HbS-OArab-Erkrankung, HbS-Lepore-Erkrankung. Diese sind (obwohl für ein Merkmal nur heterozygot) durch die doppelte Störung dann symptomatisch.

Thalassämie

Syn: **Mittelmeeranämie**, engl. thalassemia, ICD-10: D56.9

Ät: **Aut.-rez.** erblich (ß-Thalassämie Mutation auf Chrom. 11, α-Thalassämie auf Chrom. 16)

Path:
- Hämoglobinopathie: **Störung der Hämoglobinsynthese**, je nach betroffener Globinkette werden ß- und α-Thalassämien unterschieden (es sind mehrere 1.000 Mutationen bekannt). Klinisch manifeste Erkrankung bei **Homozygotie** (= Thalassaemia **major**, COOLEY-Anämie), heterozygote Merkmalsträger haben keine od. nur minimale Symptome (= Thalassaemia **minor**, Zufallsbefund: Mikrozytose).
- ß-Thalassämie: Störung der ß-Globinketten-Synthese, die Synthese kann voll (ß°) oder nur zum Teil (ß$^{+}$) gestört sein. Es werden dann vermehrt α-, γ- u. δ-Ketten gebildet. Die α-Ketten bilden Tetraden, die toxisch für Erythroblasten im Knochenmark sind.
- α-Thalassämie: Störung der α-Globinketten-Synthese (diese liegen normal doppelt vor = αα/αα). Es werden vermehrt γ- od. ß-Ketten gebildet, diese bilden Tetraden, die Hb-Bart (γγ/γγ keine Sauerstoffbindung mögl.) od. HbH (ßß/ßß, macht Hämolyse) genannt werden

Epid:
- ◊ Häufigkeit: insg. sehr selten (ß-Thalassämie häufiger als α, in Deutschland ca. 600 Patienten geschätzt), ß vermehrt im **Mittelmeerraum** (SO-Türkei, Griechenland) vorkommend, α in Asien
- ◊ Anlageträger = heterozygot, im Mittelmeerraum 5-30 %, dt.-stämmige Bevölkerung ca. 0,01 %, Gesamtbevölkerung (also inkl. aller Migranten) in Deutschland ca. 4,5 %
- ◊ Krankheitsbeginn: bei ß-Homozygotie im Neugeborenenalter symptomatisch, bei α-Homozygotie bereits pränatal

Klin:
- ⇒ Thalassaemia major: schwere **hämolytische Anämie** mit Blässe, Ikterus, **Gedeihstörung**, **Hepatosplenomegalie**, unbehandelt kommt es zu Wachstumsretardierung, Infektneigung, Knochendeformierungen, Gallensteinen
- ⇒ Facies thalassaemica (durch Aufweitung der Markräume): hohe und breite Stirn, Prominenz des Jochbeines u. Oberkiefers (und im Röntgen: Bürstenschädel der Kalotte)
- ⇒ Pränatal: Hb-Bart's-Hydrops-fetalis-Syndrom (bei homozygoter α°-Thalassämie): Hydrops und Aszites des Feten, enorme Hepatosplenomegalie, Herz- und Skelettfehlbildungen, meist intrauteriner Fruchttod

Diag:
1. Anamnese (Herkunft, Familienanamnese) u. klinische Untersuchung
2. Labor: BB: ß-Thalassämie: **hypochrome, mikrozytäre Anämie**, im Blutausstrich mikrozytäre Erythrozyten, Formveränderung der Erythrozyten (Anisozytose, Targetzellen) u. Normoblasten, Hb-Elektrophorese: zeigt Anteil der unterschiedlichen Hb-Formen

   Genetik: Familiendiagnostik mit DNA-Analyse, pränatale Diagnostik mögl.
3. Sonographie: Hepato- und **Splenomegalie** bereits im Säuglingsalter

Ther:
- Symptomatische Ther. mit **Erythrozytenkonzentrat-Transfusionen** bei ß-Thalassaemia major im Kindesalter erforderlich bei Hb <8 g/dl, Intervall dann ca. alle 3-4 Wo.
  - **Eisenelimination**: Ind: bei Ferritin >1.000 ng/ml od. Lebereisengehalt >3,2 mg/g (ist ab ca. 20 Transfusionen erreicht) mit Chelatbildner, z.B. Deferoxamin (Desferal®) als s.c. Infusion über Nacht od. neu oral mit Deferasirox (EXJADE®) od. Deferipron (Ferriprox®)
  - Infekte: Chelattherapie unterbrechen, initial Antibiose mit Cotrimoxazol (z.B. Eusaprim®K, Yersinien-wirksam) u. anschließend nach Antibiogramm
  - Splenektomie: Ind: bei sehr großer Milz und einem Transfusionsbedarf >300 ml Ery-Konzentrate(60%ig)/kgKG/Jahr
- Stammzelltransplantation: im frühen Kindesalter, ideal für Pat. mit HLA-identischen (u. nicht erkrankten) Geschwistern, ggf. auch Fremdspendertransplantation mögl.
- Gentherapie: Seit 2020 in Deutschland für Kinder ab 12 J. zugelassen. Dabei werden autologe, genetisch veränderte CD34+-hämatopoetische Stammzellen gegeben, die funktionstüchtige ß-Globinketten kodieren (Zynteglo®, einmalige Gabe, kostet 1,6 Mio. €)

Prog: Bei homozygoten Pat. unbehandelt Tod noch im Kindesalter mögl., mit regelmäßigen Transfusionen u. Chelattherapie ist eine normale Entwicklung mögl., aber Organkompl. später; mit Stammzelltransplantation od. Gentherapie (= kurative Ther.) gute Prog. Heterozygote Pat. (minor) haben eine normale Lebenserwartung.

Kompl: Organsiderose: Herzinsuffizienz, Diabetes mellitus, Pubertas tarda

DD: Doppelte Heterozygotie (Compound-heterozygote Formen) = Thalassämie + eine weitere Hämoglobinopathie, wie z.B. Sichelzell-ß-Thalassämie, Hb-C-, Hb-E-Hämoglobinopathie. Diese sind dann (obwohl für das jeweilige Merkmal nur heterozygot) durch die doppelte Störung dann symptomatisch (wird dann auch Thalassaemia intermedia genannt).

Erythrozytenenzymdefekte

Syn: Erythrozytenenzymopathien, enzymopenische Anämie, ICD 10: D55.9
Glucose-6-Phosphat-Dehydrogenasemangel (G6PDH), Syn: „Favismus", ICD-10: D55.0
Pyruvatkinasemangel, ICD 10: D55.2

Ät:
- Glucose-6-Phosphat-Dehydrogenasemangel: X-chrom. vererbt (q28(Xq28))
- Pyruvatkinasemangel: aut.-rez. erblich

Path:
- ♦ Rezidivierende **Hämolysen** u. **chronische Anämie** durch Enzymdefekte d. Erythrozyten
- ♦ G6PDH-Mangel: gestörter Hexosemonophosphatzyklus ⇨ verminderte Gluthationreduktase, dadurch reduzierte antioxidative Wirkung ⇨ Membranproteine werden vor **oxidativem Stress** (z.B. bei Infektionen, Medikamente - u.a. gegen **Malaria** Chinin, Chloroquin, Primaquin, Sulfonamide, Chloramphenicol, Acetylsalicylsäure od. **Favabohnen**, daher das Syn. Favismus = Saubohnenkrankheit) nicht geschützt.
- ♦ Pyruvatkinasemangel: ATP, Pyruvat und NAD^+ können nicht mehr ausreichend gebildet werden ⇨ **gestörte Glykolyse** in den Erythrozyten

Epid:
- ◊ G6PDH-Mangel: meist Jungen betroffen (Mädchen nur bei Homozygotie erkrankt = 2 defekte X-Chromosome), **häufigster** Enzymdefekt der Erythrozyten, weltweit >200 Mio. Menschen betroffen (in Europa ca. 3 % d. Bevölkerung). Der Mangel führt zu einer **Resistenz gegen Malaria** (⇨ Selektionsvorteil, daher in Malariagebieten Afrikas, Südostasiens und im Mittelmeerraum hohes Vorkommen in der Bevölkerung, bis 40 %)
- ◊ Pyruvatkinasemangel: häufigster Enzymdefekt der Glykolyse

Klin: G6PDH-Mangel:
- ⇒ Neugeborene: **Hyperbilirubinämie** verstärkt u. verlängert
- ⇒ Symptome einer Anämie abhängig vom Grad der Restenzymaktivität (bis 50 % asymptomatisch, bis 10 % mäßige Symptome, <10 % schwere Symptome): Ikterus, leichte Anämie bis transfusionsbedürftige Anämie, reduzierter AZ, Schwächegefühl
- ⇒ Schubförmiger Verlauf mit rezidivierenden akuten Hämolysen

Pyruvatkinasemangel:
- ⇒ Ikterus, leichte bis transfusionsbedürftige Anämie, reduzierter AZ, Schwächegefühl
- ⇒ Splenomegalie

Diag:
1. Anamnese (Familienanamnese, Medikamenteneinnahme?) u. klinische Untersuchung
2. Labor: G6PDH-Mangel: Anämie, bei Hämolyse typische **HEINZ-Innenkörperchen** der Erythrozyten (denaturiertes Hämoglobin), G6PDH-Aktivität verringert, COOMBS-Test neg.
   Pyruvatkinasemangel: Akanthozytose (Stechapfelform, Dornzellen), osmotische Resistenz normal, Pyruvatkinaseaktivität verringert, COOMBS-Test negativ
3. Sonographie: ggf. Splenomegalie

Ther:
- G6PDH-Mangel: Expositionsprophylaxe für Infektionskrankheiten u. Medikamente!
  - **Aufklärung** der Familie, Patientenausweis
  - Transfusionen nur bei hämolytischer Krise erforderlich
  - Informationen: www.favismus.de

- Pyruvatkinasemangel:
  - Erythrozytenkonzentrat-Transfusionen bei ausgeprägter Anämie
  - Splenektomie führt zu einer Besserung der Hämolyse nach dem 5. Lj., wenn vorwiegend ein lienaler Abbau vorliegt (Szintigraphie durchführen)

Prog: meist gut (abhängig von der Restenzymaktivität)

Kompl: * **Hämolytische Krise** (z.B. bei Infektionserkrankung od. Medikamenteneinnahme) ⇨ kann lebensbedrohlich sein, Hämoglobinurie
* selten Gallensteine

DD: – Hämolytische Anämien: autoimmunhämolytische Anämien (COOMBS-Test pos.), Sphärozytose, paroxysmale nächtliche Hämoglobinurie, seltene andere Erythrozytenenzymdefekte (z.B. Glutathionsynthetase-Mangel, Glukosephosphatisomerase-Mangel, Hexokinase-Mangel, Nukleotidstoffwechsel-Störung)
– Andere Anämien, z.B. Hämoglobinopathien (Sichelzellenanämie, Thalassämie), Protoporphyrie (aut.-dom. od. -rez. erblich, Chrom. 18q21.3 Synthesestörung von Häm ⇨ Akkumulation von Protoporphyrin ⇨ Lichtdermatose, Leberzirrhose, Gallensteine mögl.)

HYPERVISKOSITÄTSSYNDROME

Syn: **Polyzythämie**, Erythrozytose, ICD-10: D75.1, neonatale Polyglobulie, P61.1 u. R70.1

Ät: – Neonatale Polyglobulie: **hypotrophe Neugeborene** (Risikofaktoren: intrauterine Wachstumsretardierung, z.B. Plazentainsuffizienz, fetofetale od. maternofetales Transfusionssyndrom, Hyperthyreose, DOWN-Syndrom, Schwangerschaftsdiabetes)
– Angeboren: familiäre Erythrozytose, zyanotische Herzfehler (= bei Rechts-Links-Shunt, als Kompensation), persistierende fetale Zirkulation, chronische Lungenerkrankung
– Erythropoetin-bildender Tumor (Nierentumoren, Angiome) od. angeborene Zystenniere
– Paraproteinämie bei malignen Erkrankungen: Multiples Myelom, Morbus WALDENSTRÖM
od. bei Autoimmunerkrankungen: systemischer Lupus erythematodes, rheumatoide Arthritis, FELTY-Syndrom
– Symptomatisch: **Exsikkose** (Hämokonzentration), langer Aufenthalt in großer Höhe, Stresserythrozytose, Doping (EPO)

Path: ♦ Hkt >70 % (Hb >23 g/dl) führt zu erhöhter Viskosität ⇨ **vaskuläre Stase** des Blutes, Entstehung von Mikrothromben im Gefäßbett, Hypoperfusion u. Ischämie, Hypoglykämie
♦ Paraproteine führen zu Thrombozytenfunktionsstörung ⇨ Thrombose, Thromboemboliegefahr, in der Folge auch Thrombozytopenie mögl.

Epid: Häufigkeit: Bis 5 % der Neugeborenen zeigen bei Geburt eine Polyglobulie.

Klin: ⇒ Lethargie, Appetitverlust, Nasenbluten, Schwindel, Belastungsdyspnoe, Zyanose
⇒ Hyperbilirubinämie, Ikterus
⇒ Myoklonien, zerebrale Krampfanfälle, Visus- und Hörverlust, Somnolenz bis hin zum Koma

Diag: 1. Anamnese u. klinische Untersuchung, Suche nach der Grunderkrankung
2. Labor: bei neonataler Polyglobulie **Hb u. Hkt erhöht** (normal bei Geburt Hb 20 g/dl, Hkt 60 %), bei Paraproteinämie BSG sehr stark erhöht (>100 mm/Std.)
Messung der Blutviskosität mit Kapillarviskosimeter mögl. ⇨ erhöhte Werte

Ther: • Akut: Senkung des Hkt auf <60 % (partielle modifizierte Austauschtransfusion = simultaner Tausch von kindlichem Blut gegen Plasma od. NaCl-Lösung zur Hämodilution)
• Kurativ: Behandlung der Grunderkrankung

Prog: abhängig vom Behandlungserfolg der Grunderkrankung

Kompl: * Hämaturie, Nierenversagen mit Oligurie, Ileus, nekrotisierende Enterokolitis
* Herzinsuffizienz, Thromboembolie ⇨ zerebrovaskuläre Insuffizienz, Apoplexie
* Gleichzeitige Vermehrung v. Erythro-, Granulo- u. Thrombozyten

DD: – Pseudohyponatriämie: Paraproteine binden das freie Wasser des Plasmas.
– Myeloproliferative Syndrome: Polycythaemia vera (= myeloproliferative Erkrankung, meist im Alter >60 J., ICD-10: D45), Myelofibrose, AML/CML, essentielle Thrombozythämie

GERINNUNGSSTÖRUNGEN

Syn: Pathologische Blutungsneigung, **hämorrhagische Diathese**, ICD-10: D65 – D69
Transitorische Gerinnungsstörung beim Neugeborenen, ICD-10: P61.6

Anatomie: Die physiologische Gerinnung (**Hämostase**) erfolgt durch zwei Phasen:

Primäre Blutstillung, nach einer Verletzung kommt es zu:
- **Vasokonstriktion**
- Thrombozytenaggregation ⇨ „weißer" **Plättchenthrombus**

Sekundäre Blutstillung (es gibt zwei Aktivierungswege):
1. **Extrinsisches System**: Gewebsverletzung ⇨ schnelle Aktivierung durch Gewebsthrombin (III – VII – X – V – II (Prothrombin) ⇨ Thrombin)
2. **Intrinsisches System**: Endothelläsion ⇨ langsame Aktivierung der Gerinnungskaskade (XII – XI – IX – VIII – X – V – II (Prothrombin) ⇨ Thrombin)

Das Thrombin überführt dann Fibrinogen zu **stabilem Fibrin**, dieses stabilisiert den primären Plättchenthrombus mit Einbindung von Erythrozyten = „rotes" Blutgerinnsel.

Die Auflösung eines Blutgerinnsels (Fibrinolyse) erfolgt später durch Plasminogen.

Physiologisch sind Blutgerinnung und Fibrinolyse ständig im Gleichgewicht durch minimale Bildung von Fibrin und Fibrinolyse. Inhibitoren der Gerinnung sind Antithrombin (AT III) sowie Protein S u. C.

Etlg: Mangel od. Störungen der Thrombozyten:
- Angeborene **Thrombozytopenien** (seltene erbliche Erkrankungen)
- Erworbene Thrombozytopenien: konnatale u. neonatale Infektionen, neonatale Alloimmunthrombozytopenie, Immunthrombozytopenie, Posttransfusionsthrombozytopenie, durch Medikamente bedingt
- **Thrombozytenfunktionsstörungen** (Thrombozytopathien)
- **Verbrauchskoagulopathie** (DIC)

Mangel od. Störungen der Blutgerinnungsfaktoren (**Koagulopathien**):
- Angeboren: **Hämophilie** A (Faktor VIII) u. B (IX), v.-Willebrand-Jürgens-Syndrom (VIII), Afibrinogenämie, Mangel anderer Blutgerinnungsfaktoren
- **Morbus haemorrhagicus neonatorum**, Blutungen durch Mangel Vit.-K-abhängiger Gerinnungsfaktoren (Vit.-K-Mangel betrifft Faktoren II, VII, IX u. X), ICD-10: P53
  Vit.-K-Mangel: Malabsorption, Verschlussikterus, Antibiotikatherapie (gestörte Darmflora), Therapie der Mutter mit Antiepileptika
- Leberschaden (Synthesestörung der Gerinnungsfaktoren)
- Autoantikörper gegen Gerinnungsfaktoren
- **Verbrauchskoagulopathie** (DIC)

Vaskulär bedingte Gerinnungsstörungen:
- Angeboren: hereditäre hämorrhagische Teleangiektasie, Purpura simplex hereditaria
- **Vaskulitis** (verschiedene Autoimmunerkrankungen): Purpura SCHÖNLEIN-HENOCH, KAWASAKI-Syndrom

Mangel od. Störungen der Inhibitoren der Blutgerinnung ⇨ **Thrombophilie**: Thrombosen, Thromboembolien, z.B. Lungenembolie, Apoplexie bei offenem Foramen ovale
- AT-III-Mangel (AT = Antithrombin)
- Protein-S- u. -C-Mangel (Vit.-K-abhängige Inhibitoren), APC-Resistenz (APC = aktiviertes Protein C ⇨ aut.-dom., hohes Risiko insb. bei homozygoter Faktor-V-LEIDEN-Genmutation)
- Prothrombinmutation G20210A

Hyperfibrinolyse
- Angeboren (α2-Antiplasminmangel)
- Reaktiv bei Verbrauchskoagulopathie, geburtshilfliche Komplikationen

Diag: 1. Anamnese (bekannte Gerinnungsstörung, spontane Blutungen od. Hämatome, Familienanamnese, Medikamenteneinnahme) u. klinische Untersuchung
2. Labor: Standardprogramm ist BB mit **Thrombozytenzahl**, (Gesamt-)**Blutungszeit**, **Quick**/INR (= Thromboplastinzeit, **extrinsisches** System),
aPTT (= aktivierte partielle Thromboplastin-time, **intrinsisches** System),
Fibrinogen, AT-III

Kompl: * Maximalform einer Gerinnungsstörung ist die **disseminierte intravasale Gerinnung** (DIC, s.u.): Durch übermäßig stark ablaufende Blutgerinnung im Blutgefäßsystem werden Gerinnungsfaktoren u. Thrombozyten verbraucht und es kann in der Folge zu einer lebensbedrohlichen Blutungsneigung kommen (Verbrauchskoagulopathie).
* Verletzungsblutungen verstärkt und verlängert

Op: * Probleme bei intraoperativer Blutstillung, postoperative Nachblutungen

DD: – Medikamentös verursachte Gerinnungsstörungen: Antikoagulation (Heparine, Cumarinderivate, Hirudine), Thrombozytenaggregationshemmer (ASS), ADP-Rezeptorantagonisten (Clopidogrel), Glykoprotein-IIb/IIIa-Rezeptorantagonisten (Tirofiban), Zytostatika (KM-Schädigung)
– multiple Hämatome: auch an mögl. Kindesmisshandlung denken

Thrombozytopenie

Syn: Thrombopenie, ICD-10: D69.6-

Anatomie: Thrombozyten haben eine extrem **kurze**, biologische Halbwertszeit von 4-5 Tagen. 1/3 der Thrombozyten sind in der **Milz gepoolt** (und können bei Bedarf freigesetzt werden). Die Thrombozytopoese (aus **Megakaryoblasten** ⇨ Promegakaryozyten ⇨ Megakaryozyten ⇨ kernlose Thrombozyten) im KM ist um das 5fache steigerbar.
Norm: Thrombozytenzahl bei Neugeborenen 100.000-200.000/µl, Frühgeborene bis 1 Mio./µl, ab Säuglingsalter **150.000-350.000/µl**
Die kritische Grenze für Blutungen liegt bei ca. **<20.000/µl**.

Ät: Produktionsstörung im Knochenmark (amegakaryozytär, aplastisch)
- **angeboren**:
  FANCONI-Anämie (aut.-rez. erblich, Chrom. 16 u. 17 od. X-chrom., Panzytopenie),
  WISKOTT-ALDRICH-Syndrom (X-chrom. erblich, Lymphopenie + Thrombozytopenie, s.u., Kap. Immunologie),
  TAR-Syndrom (= Thrombozytopenie + Aplasie des Radius, aut.-rez. erblich, Chrom. 1),
  MAY-HEGGLIN-Anomalie (aut.-dom. erblich, Chrom. 22, mit Riesenthrombozyten),
  BERNARD-SOULIER-Syndrom (aut.-rez. erblich, Chrom. 3, 17, 22 mit großen Thrombozyten)
- Neonatal (transitorisch): Autoimmunerkrankungen der Mutter (wie idiopathische thrombozytopenische Purpura, Lupus erythematodes), Medikamenteneinnahme während der Schwangerschaft, konnatale u. neonatale Infektionen
- Erworben: **Infektionen** (aplastische Krise), Knochenmarksschädigung durch Medikamente, insb. Zytostatika, Chemikalien (Alkoholintoxikation, Benzol), Vit.-B_{12}- od. Folsäuremangel (⇨ Reifungsstörung der Thrombozyten), Bestrahlung
- Infiltration des Knochenmarks: Malignome, insb. Leukämien, Lymphome, Metastasen

Gesteigerter Thrombozytenverbrauch (megakaryozytär)
- Alloantikörper gegen Thrombozyten: **neonatale Alloimmunthrombozytopenie** (s.u.), Posttransfusionsthrombozytopenie
- **Infektionen**: Hämolytisch-urämisches Syndrom (HUS durch Shigatoxin-bildende E.coli), Sepsis (neonatorum)
- **Immunthrombozytopenien** (s.u.)
- **Medikamente**: Cotrimoxazol, Chinidin, Heparin-induzierte Thrombozytopenie (HIT, s.u. DD)
- **Verbrauchskoagulopathie** (disseminierte intravasale Gerinnung, bei Asphyxie, Schock)
- Riesenhämangiom
- Angeborene Herzfehler, künstliche Herzklappen

Gesteigerter Thrombozytenabbau (Sequestration)
- Hypersplenismus (Splenomegalie)
- Bei Hypothermie

Klin: ⇒ **Petechiale Blutungen** der Haut
⇒ Schleimhautblutungen, subkonjunktivale Blutungen, Nasenbluten (Epistaxis)
⇒ Gastrointestinale Blutungen, Hämaturie, intrakranielle Blutungen

Diag:
1. Anamnese (Hinweise auf einen malignen Tumor, Infekte, Medikamente?) u. klinische Untersuchung
2. Labor: Thrombozytenzahl <150.000/μl, Blutungszeit verlängert, ggf. Ak-Nachweis

Ther:
- Weglassen von auslösenden Medikamenten
- Thrombozytensubstitution: Ind: Blutungen, prophylaktisch bei geplanter Op od. Zytostatikatherapie und Abfall auf <20.000/μl
  - Mehrspenderpräparat od. Einzelspenderkonzentrat
- Bei angeborenen Formen ggf. Stammzelltransplantation

Prog: meist gut (90%ige Spontanremission innerhalb von 2 Mon.), abhängig von der Grunderkrankung (bleibt die Spontanremission aus, dann weiterführende Diagnostik)

DD:
- Thrombozytenfunktionsstörungen (s.u.)
- Heparinisierung: in 0,1-3 % d.F. (das Risiko ist bei den niedermolekularen Heparinen 10fach geringer) **Heparin-induzierte Thrombozytopenie** (HIT Typ II, „Heparinallergie") = nach ca. 5 Tagen plötzlicher Thrombozytenabfall ⇨ Thrombosen, Lungenembolie, Extremitätenischämie, Myokardinfarkt, Apoplexie, Fieber durch Antikörper-bedingte Bildung von Thrombozytenaggregaten (white-clot syndrome), Letalität 6-20 %
  Diag: HIPA-Test (Heparin-induzierter Plättchen-Aktivierungstest) od. Nachweis v. Heparin-Plättchenfaktor-4-Komplexen, ELISA-Test auf HIT-Immunglobuline
  Ther: Heparin sofort absetzen, Antikoagulation mit Thrombininhibitor Danaparoid (Orgaran®), bei Thrombose mit einem Hirudin, z.B. Desirudin (Revasc®)
  Proph: bei Heparingabe regelmäßig **Thrombozytenzahl kontrollieren** (Tag 0, 5, 7, 9, 11, 14, dann 1x/Woche), aufklärungspflichtige Komplikation!
- Thrombotisch-thrombozytopenische Purpura (Syn: MOSCHCOWITZ-Krankheit, thrombotische Mikroangiopathie)
- Schwangerschaft: HELLP-Syndrom als Maximalvariante einer Präeklampsie (= Hämolyse, erhöhte Transaminasen u. Bilirubinwerte (elevated liver function test), erniedrigte Thrombozytenzahl (low platelet count), erniedrigtes Fibrinogen u. pos. Fibrinspaltprodukte)
- Cave: auch reiner „Laborfehler" mögl., bei Abnahme mit EDTA-Röhrchen kann eine EDTA-**Pseudothrombozytopenie** vorliegen (BB: Thrombozytenzahl nahe 0/μl, normale Blutungszeit, im Blutausstrich Thrombozytenklumpen und natürlich keine klinischen Symptome)

Neonatale Alloimmunthrombozytopenie

Syn: Alloimmune Thrombozytopenie, ICD-10: P61.0, D69.59

Path: ♦ **Inkompatibilität** von mütterlichen und fetalen Thrombozyten-Alloantigenen (**HPA-System** = human platelet antigen, z.B. Mutter HPA1a-neg., Fetus HPA1a-pos.) ⇨ plazentagängige **IgG-Antikörper der Mutter** führen beim Fetus/Neugeborenen zum **Thrombozytenabbau**.

- Die Sensibilisierung kann bereits während der ersten Schwangerschaft od. nach Transfusionen erfolgen und zu Blutungssymptomen bereits beim ersten Fetus od. Neugeborenen führen.

Epid: ◊ Häufigkeit: 0,5/1.000 Geburten, ca. 60% sind Erstgeborene
◊ In Europa finden sich meist Antikörper gegen **HPA1a** (75 % d.F), seltener auch gegen HPA5b (15 %, eher milde Verläufe), in Asien v.a. HPA Grp. 4.

Klin: ⇒ Sehr variabler Verlauf, klinische Verschlechterung meist innerhalb 48 Std. p.p.
⇒ **Petechiale Blutungen**, größere Blutungen (Magen-Darm-Trakt, Harnwege, intrazerebral)
⇒ Die Thrombozytopenie dauert meist 2-14 Tage p.p., in Einzelfällen auch über 5 Wo.

Diag: 1. Anamnese (vorherige Geburten?) u. klinische Untersuchung
2. Labor: Thrombozytopenie (<150.000/µl) des Neugeborenen, bei Verdacht auch pränatal Bestimmung mittels Amniozentese u. Punktion der Nabelgefäße mögl.
Nachweis von Allo-Antikörpern im Serum der Mutter (ein neg. serologischer Ak-Nachweis schließt eine NAIT aber nicht aus, in 10 % d.F.), die Höhe des Ak-Titers korreliert aber nicht immer mit der Klinik.
Genetik: Bei den Eltern kann der Genotyp für die Plättchenantigene zur humangenetischen Beratung u. Beurteilung des Wiederholungsrisikos bestimmt werden (Mutter negativ, der Vater positiv, homo- od. heterozygot).

Ther:
- Pränatal:
  - Ab der 20. SSW wiederholt intrauterine Transfusion von HPA1-neg-Thrombozytenkonzentraten über die Nabelschnur (Ziel: Thrombozytenzahl >200.000/µl)
  - Entbindung per Sectio in der 32.–37. SSW empfohlen (bei Thrombozytenzahlen <20.000/µl), um Transfusionen risikoarm am Neugeborenen durchführen zu können.
- Nach der Geburt:
  - Transfusion von Thrombozyten bei Werten <50.000/µl mit HPA-1a-negativen bzw. den entsprechenden HPA-negativen Thrombozytenkonzentraten (Ziel: >100.000/µl, Dosierung: 10 ml/kgKG Thrombozytenkonzentrat innerhalb einer Stunde)
  - Alternativ kann auch d. Gabe von hochdosierten 7S-Immunglobulinen versucht werden.

Prog: gut, **selbstlimitierend** mit Verbrauch/Abfall der mütterlichen Ak nach ca. 6 Wo.
Wiederholungsrisiko: bei erneuter Schwangerschaft 50 od. 100 % (gemäß Hetero- od. Homozygotie des Vaters) ⇨ Indikation zur Überwachung späterer Schwangerschaften

Kompl: * Bei bis zu 20 % der betroffenen Kinder **Hirnblutungen** (davon 50 % bereits intrauterin) ⇨ Hydrocephalus, Blindheit, geistige u. körperliche Behinderungen, Tod mögl.
* Nabelschnurpunktion: pro Intervention Fehl-/Frühgeburtsrisiko 1-2 %

DD:
- Neonatale Thrombozytopenien: konnatale Infektionen (**Zytomegalie**, Röteln, Lues, Herpes, Toxoplasmose), angeborene Formen (s.o.), Sepsis, nekrotisierende Enterokolitis
- Postpartale Thrombozytopenie bei Trisomie 21 (GATA1-Mutation)
- **Nach Austauschtransfusionen**: Posttransfusionsthrombozytopenie
- Polyzythämie, aplastische Anämie, konnatale Leukämie
- Autoimmunerkrankungen der Mutter (wie idiopathische thrombozytopenische Purpura, systemischer Lupus erythematodes), Medikamenteneinnahme während der Schwangerschaft

Immunthrombozytopenie

Syn: Autoimmunthrombozytopenie, Immunthrombozytopenische Purpura, Morbus WERLHOF (= chronische Form), ICD-10: D69.5

Ät: Autoimmunprozess, **Autoantikörper** vom Typ IgG, z.B. gegen Glykoprotein IIb/IIIa der Thrombozytenmembran
- Akut meist **nach einem viralen Infekt** der Atemwege od. Durchfallerkrankung, im frühen Stadium einer HIV-Infektion

- Nach **Medikamenteneinnahme**: Cotrimoxazol, Penicilline, Streptomycin, Chinidin, Chinin, Heparin-induzierte Thrombozytopenie (HIT, „Heparinallergie", s.o.), Diuretika, Goldpräparate, Barbiturate
- Bei Autoimmunerkrankungen: systemischer Lupus erythematodes, Antiphospholipid-Syndrom, EVANS-Syndrom (Thrombozytopenie + hämolytische Anämie)
- Bei malignen Lymphomen (ALL, CLL) vorkommend
- Neugeborenes einer Mutter mit Morbus WERLHOF (diaplazentar übertragene Plättchen-Ag-IgG-Ak der Mutter verursachen eine vorübergehende Thrombozytopenie beim Kind)

Path: Autoimmunprozess: Autoantikörper (IgG) gegen Thrombozytenmembran-Ag führen zur Beladung der Thrombozyten, die dann in Leber und Milz **abgebaut** werden.

Epid: Häufige Form einer hämorrhagischen Diathese im Kindesalter

Etlg: # Akute Immunthrombozytopenie (ITP): bevorzugt Kleinkinder betroffen, w = m
Chronische Immunthrombozytopenie (Syn: idiopathische thrombozytopenische Purpura, WERLHOF-Krankheit): ältere Jugendliche/Erwachsene, >6 Mon. andauernd, w > m = 3:1

Klin: ⇒ Akute Form: flächige Hämatome ohne ausreichendes Trauma, Petechien, Schleimhautblutungen, Nasenbluten (Epistaxis), Menorrhagien, GI-Blutungen
⇒ Chronische Form: gleiche Symptome, länger anhaltend

Diag: 1. Anamnese (Familienanamnese, vorausgegangener Infekt, Medikamenteneinnahme?) u. klinische Untersuchung
2. Labor: im BB isolierte **Thrombozytopenie**, Hb-Abfall in schweren Fällen, Gerinnungsparameter normal, Nachweis v. Plättchenantigen-IgG in 80 % mögl.
Knochenmarkpunktion: gesteigerte Megakaryozytopoese, zum Ausschluss einer akuten lymphatischen Leukämie

Ther:
- Akut: bisherige Medikamente absetzen
  - Thrombozytenkonzentrate nur im Notfall bei schweren Blutungen od. bei niedrigen Werten vor einem operativen Eingriff geben
  - Immunglobuline (7S-Immunglobuline) initial 0,8 g/kgKG, Wiederholung bei Thrombozytenzahl < 20.000 /µl
  - Glukokortikoide (Prednisolon) initial 4 mg/kgKG/Tag für ca. 1 Wo., danach ausschleichen
- Bei chronischer Form (Morbus WERLHOF):
  - Glukokortikoide u. Immunglobuline wie bei akuter Form mögl.
  - Immunsuppressiva: Azathioprin 50-300 mg/m²KOF/Tag über 4 Monate od. Vincristin: 1,5-2 mg/m²KOF 1 x wöchentlich, versucht wird auch Rituximab
  - Neu ist ein oraler **Thrombopoetin-Rezeptoragonist** ⇨ stimuliert die Thrombozytenproduktion, Eltrombopag (Revolade®), gut wirksam, sehr teuer
  - Splenektomie: nur bei sehr langen Verläufen indiziert, präoperativ mit markierten Thrombozyten Abbauort der Thrombozyten in der Milz bestätigen

Prog: Gut, bei Kindern in 75 % d.F. Spontanremission innerhalb von 6 Wo.

Kompl: ∗ Hirnblutungen (selten)

Thrombozytenfunktionsstörungen

Syn: Thrombozytopathien, ICD-10: D69.1

Ät: Angeboren: alles sehr seltene Erkrankungen
- GLANZMANN-NAEGELI-Syndrom (Syn: Thrombasthenie): aut.-rez. erblich, Chrom. 17q21.32, Defekt des Glykoprotein-IIb/IIIa-Rezeptors der Thrombozytenmembran
- BERNARD-SOULIER-Syndrom: aut.-rez. erblich, Chrom. 3, 17, 22, Defekt des Glykoprotein-Ib/V/IX-Komplexes auf der Thrombozytenoberfläche mit großen Thrombozyten u. Thrombozytopenie
- MAY-HEGGLIN-Anomalie: aut.-dom. erblich, Chrom. 22q11.2, Mutation im MYH9-Gen, Defekt des Glykoprotein Ib/IX der Membran ⇨ Riesenthrombozyten, Thrombozytopenie u. Ein-

schlusskörperchen in Granulozyten
- HERMANSKY-PUDLAK-Syndrom: aut.-rez. erblich, Chrom. 5, 10, Thrombozytendefekt + okulokutaner Albinismus (häufig in Puerto Rico vorkommend)
- EHLERS-DANLOS-Syndrom Typ X: aut.-rez. erblich, Chrom. 2, Plättchendysfunktion durch Fibronektinstörung, Hyperelastizität der Haut u. Überstreckbarkeit der Gelenke
- Aspirin-like Defekt: angeborener Defekt des thrombozytären Arachidonsäure-Stoffwechsels

Erworben:
- Medikamente: **Thrombozytenaggregationshemmer** (ASS, Clopidogrel), **NSAR** (Indometacin, Phenylbutazon), Valproinsäure
- Störung des Stoffwechsels (chronische Hypoglykämie) u. der Hämatopoese (Leukose, chron. Niereninsuffizienz), monoklonale Ak (Plasmozytom), Hepatopathie

Klin: ⇒ Spontanblutungen (selten), petechiale Haut- u. Schleimhautblutungen, Netzhautblutungen
⇒ Blutungsstillungsproblematik bei Op, verstärkte Nachblutungen nach Op, Nachblutung nach Zahnextraktionen

Diag: 1. Anamnese (Familienanamnese, Medikamenteneinnahme?) u. klinische Untersuchung
2. Labor: BB: Thrombozytenzahl meist normal, Blutungszeit aber verlängert

Ther:
- Substitution (Thrombozytenkonzentrate) nur bei klinischer Erfordernis
- Medikamente mit Wirkung auf Thrombozyten vermeiden (kein ASS!); Paracetamol (ben-u-ron®) falls erforderlich als Analgetikum u. Antipyretikum verwenden
- Sorgfältige Blutstillung bei Operationen

Hämophilie

Syn: **Bluterkrankheit**, ICD-10: Hämophilie A D66, Hämophilie B D67

Ät: - **X-chrom. erblich**, bei Hämophilie A ist Chromosomenabschnitt Xq28, bei B Xq27 betroffen.
- in 1/3-1/2 d.F. Spontanmutation

Path: ♦ Hämophilie A (85 % d.F.): meist **Fehlen** oder verminderte Aktivität des **Faktors VIII** (antihämophiles Globin)
♦ Hämophilie B (15 %): Fehlen od. verminderte Aktivität des **Faktor IX** (Christmas-Faktor)
⇨ verzögerter endogener Gerinnungsablauf des **intrinsischen Systems** ⇨ verminderte Fibrinbildung. Primäre Hämostase und extrinsisches Gerinnungssystem sind intakt.

Epid: ◊ Häufigkeit: Hämophilie A: ca. 1/10.000, Hämophilie B: ca. 0,3/10.000
◊ Fast ausschließlich **Knaben/Männer** betroffen, Töchter eines Bluters sind Konduktorin (und geben das defekte Gen dann mit 50 % Wahrscheinlichkeit weiter) u. haben ca. 50%ige Aktivität des betroffenen Faktors und sind damit i.d.R. klinisch unauffällig.
◊ Manifestationsalter: erste Auffälligkeiten meist im 1. Lj. (Krabbelalter, erste „Traumen")

Etlg: # Nach der Aktivität der Faktoren

Schweregrad	Faktoraktivität	Klinik
normal	>75 %	keine Symptome
Subhämophilie	16-75 %	meist asymptomatisch
leicht	6-15 %	**Hämatome** nach schwereren Traumen, Op
mittel	1-5 %	**Hämatome** bereits nach leichten Traumen
schwer	<1 %	**Spontanblutungen**, chronisches Hämarthros

Klin: ⇒ Beim Neugeborenen evtl. **Nabelschnurblutung**, Schleimhautblutungen
⇒ Blutungen spontan od. bei Trauma (je nach Schweregrad), insb. **Gelenkblutungen** mit Arthropathien, Muskelblutungen u. andere Lokalisationen (Gehirn, Niere)
⇒ Blutungsproblematik bei Op, **verstärkte Nachblutungen** nach Op, Nachblutung nach Zahnextraktionen, starke Blutungen bei Punktionen

Diag: 1. Anamnese (Familienanamnese: bekannter Bluter in der mütterlichen Verwandtschaft) u. klinische Untersuchung: Hämatome, Gelenkblutungen
2. Labor: BB normal, verlängerte Thromboplastinzeit (PTT) ab Faktorenaktivität <40 %, Quick u. Blutungszeit normal, Bestimmung von Gerinnungsfaktoren (VIII, IX, vWF)

Ther:
- Substitutionstherapie: Ind: blutungsvorbeugende Behandlung, vor Operationen (Anheben vor geplanter großer OP auf 100 % Faktorenaktivität, sonst genügt 50 %) od. Interventionen wie Herzkatheter od. Arthroskopie >30 %, Kontrolle 1 Std. post transfusionem
  - **Faktor-VIII-Konzentrate:** Bei Blutungen und als Prophylaxe bei schwerer und mittelschwerer Hämophilie A, 1 IE/kgKG ergibt Aktivitätssteigerung von ca. 0,5 % (vom Menschen IMMUNATE®, Haemoctin®, gentechnologisch hergestellt CHO, Recombinate® od. Lonoctocog alfa mit verlängerter Wirkdauer, Afstyla®). Halbwertszeit des Faktors VIII 12 Std. ⇨ bei akuter Blutung frühe Wiederholung notwendig, ggf. Dauerinfusion. Dauertherapie/Prophylaxe: 2-3x/Wo. Substitution, neu ist der monoklonale Antikörper Emicizumab (1,5-3 mg/kgKG s.c., als Dauerther. alle 1-4 Wo., Hemlibra®).
  - **Faktor-IX-Konzentrate:** Bei Blutungen und als Prophylaxe bei schwerer und mittelschwerer Hämophilie B (vom Menschen IMMUNINE®, Berinin®, gentechnologisch hergestellt Nonacog alfa, BeneFIX® od. Albutrepenonacog alfa mit Wirkung für 1-2 Wo., Idelvion®), Halbwertszeit des Faktors IX 24 Std.
- Bei leichter Hämophilie A ist eine Faktorenanhebung vorübergehend auch mit Desmopressin (DDAVP), Minirin® mögl. ⇨ endotheliale Freisetzung v. Faktor VIII
- Gentherapie (seit 2022): einmalige i.v.-Infusion einer Faktor-VIII-Gensequenz, die mittels eines viralen Vektors in Leberzellen eingeschleust wird (Roctavian®, ca. 2 Mio. €)
- Selbsthilfegruppen: Dt. Hämophiliegesellschaft e.V., Neumann-Reichardt-Str. 34, 22041 Hamburg, Tel.: 040 672-2970, Fax: -4944 Internet: www.dhg.de

Prog: Bei guter Behandlung normale Lebenserwartung, die Symptome werden im Erwachsenenalter meist schwächer.

Kompl:
* **Intrakranielle Blutungen**
* **Hämaturie**, Harnstau
* Arthropathie bei chron. Gelenkeinblutung (insb. am Kniegelenk) ⇨ Arthrose, Ankylose
* Kompartmentsyndrom bei Einblutung in Muskulatur
* Faktoren-Substitution: sehr geringes Restrisiko für Infektionen (HBV, HBC, HIV), Bildung **neutralisierender Antikörper** (Typ IgG, insb. gegen Faktor VIII)
  Ther. bei akuter Blutung: Gabe von aktiviertem Prothrombinkomplex (FEIBA®) od. aktiviertem Faktor VII (aktiviert Faktor X dann vom extrinsischen Weg aus, Eptacog alpha, NovoSeven®), evtl. auch Immunadsorption + Immunglobuline + Immunsuppression + Faktorensubstitution bei schwerer Hemmkörperhämophilie

Proph:
♥ Keine Thrombozytenaggregationshemmer, z.B. Azetylsalizylsäure (auch nicht zur Schmerztherapie) geben ⇨ verstärkte Blutungsneigung
♥ Keine i.m. Injektionen geben

DD:
- v.-Willebrand-Jürgens-Syndrom (s.u.)
- Hämophilie C: sehr selten, 0,01/10.000, aut.-rez. erblich, Chrom. 4, Mangel an Faktor XI (ROSENTHAL-Faktor), geringere Symptome, meist keine Spontanblutungen
- Parahämophilie (OWREN-Syndrom): aut.-rez. erblich, Chrom. 1, Mangel an Faktor V (Proakzelerin)
- STUART-PROWER-Defekt: aut.-rez. erblich, Chrom. 13, Mangel an Faktor X (STUART-PROWER-Faktor)
- Afibrinogenämie, Hypofibrinogenämie: aut.-rez. erblich, Chrom. 4, Mangel an Fibrinogen

Von-Willebrand-Jürgens-Syndrom

Syn: Angiohämophilie, engl. Willebrand's disease, ICD-10: D68.0

Ät:
- Meist **aut.-dom.** (Chrom. 12p13.3), selten aut.-rez. erblich
- Spontanmutation mögl.

Path: ♦ Mangel od. Defekt des v.-Willebrand-Faktors (**vWF**) vermindert die Plättchenaggregation am Endothel (primäre Hämostase gestört)
♦ vWF ist Trägerprotein des Faktors VIIIc ⇨ gestörte sekundäre, plasmatische Gerinnung ⇨ verzögerter endogener Gerinnungsablauf des **intrinsischen Systems**

Epid: ◊ Prävalenz: häufigste Koagulopathie, bei ca. 1 % der Bevölkerung nachweisbar, klinisch relevant jedoch nur bei 3-10/10.000, m = w

Etlg: # Typ 1 (80 % der Pat.): quantitativer Mangel des vWF, meist milde Symptomatik
Typ 2 (20 % der Pat.): defekter vWF, verschiedene genetische Subtypen: 2A (am häufigsten), 2B, 2M, 2N
Typ 3 (sehr selten, aut.-rez. erblich): vollständiges Fehlen des vWF durch homozygote oder Compound-heterozygote Mutation (= Zusammentreffen zweier verschiedener pathologischer vWF-Mutationen), schwerster klinischer Verlauf

Klin: ⇒ Ein großer Teil der Patienten (Typ 1) hat **keine** Symptome.
⇒ Typ 1 u. 2: insb. **Schleimhautblutungen** (heftige Epistaxis = Nasenbluten)
⇒ Typ 3: großflächige Hämatome (Sugillationen, Ekchymosen), Menorrhagie, Hämaturie, Hämarthros

Diag: 1. Anamnese (Familienanamnese) u. klinische Untersuchung
2. Labor: BB, Thrombozytenzahl normal (beim Typ 2B auch vermindert), Quick normal, PTT+ Blutungszeit verlängert
Aktivitätsbestimmung der Faktoren: Faktor VIII, vWF-Antigen (Ristocetin-Cofaktor)
Quantitative und qualitative Diag. des vWF (Subtypisierung, Multimeranalyse)

Ther: • Meist keine erforderlich, Cave: keine Thrombozytenaggregationshemmer (z.B. ASS)
• Med: bei Typ 1 u. 2 **Desmopressin** (DDAVP), Minirin® ⇨ hebt vWF u. Faktor VIII um das 5fache an, z.B. vor Operationen od. bei geringer Blutung
• Bei schwerer Blutung, Typ 3: **Substitution** mit Faktor-VIII-/vWF-Konzentraten (Haemate®P) i.v.

Prog: gut

Kompl: ∗ Gleichzeitige Aortenklappenstenose u. Angiodysplasie im Dickdarm (HEYDE-Syndrom)

DD: – Ausschluss anderer hämorrhagischer Diathesen, Hämophilie A, hereditäre Thrombozytopathien
– Verminderter vWF bei Autoimmunerkrankungen, Lymphomen, Plasmozytom (monoklonale Gammopathie), Med: Antikonvulsiva (Valproinsäure)

Morbus haemorrhagicus neonatorum

Syn: Vit.-K-Mangelblutungen, hämorrhagische Krankheit beim Neugeborenen, ICD-10: P53

Ät: – Medikation bei der Mutter: insb. **Antiepileptika** (Carbamazepin, Phenytoin, Primidon, Phenobarbital), Salizylate (ASS), Antikoagulanzien (Cumarine), Tuberkulostatika ⇨ Vit.-K-Mangel beim Fetus/Neugeborenen
– **Malabsorption** bei Mukoviszidose, noch kaum vorhandene Darmflora des Kindes, längerfristige **Antibiotikatherapie**
– Unreife der Leber, **Leberfunktionsstörung**, Gallengangatresie (**Cholestase**)
– **Stillen** (Muttermilch enthält wenig Vit. K)

Path: ♦ Carboxylierung und Aktivierung mehrerer **Gerinnungsfaktoren** (**II, VII, IX, X**) und gerinnungshemmender Faktoren (Protein S u. C) erfolgt Vit.-K-abhängig in der Leber.
♦ Ein diaplazentarer Übertritt von Gerinnungsfaktoren ist nicht mögl.

Epid: ◊ Meist Kinder betroffen, die keine Vit.-K Prophylaxe erhalten haben!

Etlg: # Bereits am 1. Lebenstag auftretende **Blutungen** bei mütterlicher Medikamenteneinnahme
Am 3.-7. Lebenstag auftretend: bei mit Muttermilch ernährten Säuglingen ohne Proph.

Nach 4-12 Wo.: Spätmanifestation, bei mit Muttermilch ernährten Säuglingen mit einer Malabsorption (z.B. Mukoviszidose, Cholestase) od. Leberfunktionsstörung

Klin: ⇒ Cave: Primär gesundes Neugeborenes entwickelt **spontane Hämorrhagien**.
⇒ Nabelschnur- und Hautblutungen, Kephalhämatom, Bluterbrechen (Hämatemesis), gastrointestinale Blutungen ⇨ Blutstuhl [Melaena neonatorum vera], Schleimhautblutungen, Nasenblutung (Epistaxis)

Diag: 1. Anamnese (Geburtsmodus, Medikamenteneinnahme der Mutter, Vit.-K-Prophylaxe durchgeführt?) und klinische Untersuchung
2. Labor: BB: normal insb. normale Thrombozytenzahl,
Gerinnung: verminderter Quick (VII), verlängerte aPTT (II, IX u. X) und Blutungszeit, verminderte Einzelwerte der Faktoren II, VII, IX und X
Bei gastrointestinalen Blutungen Alkaliresistenztest: unterscheidet kindliches oder mütterliches Blut (mütterliche Erythrozyten enthalten Hb-A und werden zerstört, kindliches Hb-F ist alkaliresistent)

Ther: • Bei manifester Vit.-K-Mangelblutung sofortige Gabe von 0,4 mg/kgKG Vit. K_1 **i.v.**
• ggf. Substitution von Gerinnungsfaktoren/FFP (Frischplasma)

Prog: Sehr gut bei Substitution, Behandlung der Grundkrankheit

Kompl: * **Intrakranielle Blutung**

Proph: ♥ Unmittelbar nach Geburt einmalige Gabe von **2 mg Vit. K oral** (Phytomenadion, Konakion®MM, KA-VIT®) bzw. 1 mg i.m. (wenn eine orale Aufnahme nicht mögl. ist, z.B. bei V.a. Malabsorption od. schlechtem Allgemeinzustand), Frühgeborene 0,2 mg/kgKG i.m.
Bei oraler Gabe wird dann noch einmal 2 mg Vit. K oral bei der U2 (3.-10. Lebenstag) und U3 (4.-6. Lebenswoche) gegeben.
♥ Eine Mutter mit Antiepileptikamedikation erhält ab der 36. SSW Vit. K oral (20 mg/Tag) od. zumindest einige Std. vor Geburt Vit. K 2-5 mg i.m. und das Neugeborene unmittelbar p.p. 1 mg i.m.

DD: – Bei Geburt verschlucktes Blut od. Blut in der Muttermilch kann einen Blutstuhl verursachen (Unterscheidung im Alkaliresistenztest, bei mütterlichem Blut ohne Relevanz)
– Thrombozytopenien (s.o.), Infektionen u. Sepsis ⇨ petechiale Blutungen
– Disseminierte intravasale Gerinnungsstörung (DIC)

VERBRAUCHSKOAGULOPATHIE

Syn: **DIC** = disseminated intravascular coagulation, disseminierte intravasale Gerinnung, Defibrinationssyndrom, ICD-10: D65.-

Ät: Kein eigenständiges Krankheitsbild, sondern Kompl. (Freisetzung von gerinnungsaktivierenden Faktoren / Toxinen / Trauma) diverser Krankheitsbilder:
- Jeder **Schock** jeglicher Genese kann zur DIC führen.
- Pränatal: intrauteriner Tod eines Zwillings
- Neonatalperiode: **Hypoxie** u. **Azidose**, Hypotension, Hypothermie, Mekoniumaspiration
- Infektionen und Sepsis: insb. **gram-neg. Bakterien**, insb. **Meningokokken** (WATERHOUSE-FRIDERICHSEN-Syndrom), Staphylokokken (toxic shock syndrome [TSS], insb. durch Enterotoxin F u. Exotoxin C von Staph. aureus, sog. Tamponkrankheit), Viren (Herpes simplex, Zytomegalie)
- **Nekrotisierende Enterokolitis**, akute Pankreatitis
- **Polytrauma**, Gefäßverletzungen, großflächige Gewebezerstörung (⇨ Aktivierung von Gewebsthromboplastin), geburtshilfliche Komplikationen
- Para-/postinfektiös: Purpura fulminans meist mit Entwicklung eines Schocks und Ausbildung schwerer ausgedehnter Weichteilnekrosen

- Hämolytische Krisen (Blutgruppenunverträglichkeit, Schlangengifte)
- Herz-Lungen-Maschine = extrakorporaler Kreislauf (= Kontaktaktivierung des Gerinnungssystems)
- Crush-Syndrom durch Rhabdomyolyse, zirkulierende Immunkomplexe
- Zerfallende Tumoren, akute Leukämien
- Kortikoide, Leberinsuffizienz ⇨ Beeinträchtigung des RES/RHS
- Gefäßmissbildungen (Riesenhämangiome bei KASABACH-MERRITT-Syndrom)
- Operationen an thrombokinasereichen Organen: Pulmo, Prostata, Pankreas, Plazenta

Path:
- Schock, Hämostase, Hypoxie, Azidose, Endotoxine ⇨ intravasale **Aktivierung des Gerinnungssystems** (Prothrombin-Aktivierung) = Hyperkoagulabilität ⇨ **multiple Mikrothromben** ⇨ **Verbrauch von Thrombozyten** und **plasmatischen Gerinnungsfaktoren** (insb. Fibrinogen, AT III, Fakt. V + VIII) ⇨ **hämorrhagische Diathese** = Hypokoagulabilität mit multiplen Blutungen und **sekundärer Hyperfibrinolyse** (verstärkt zusätzlich den Faktorenverbrauch) ⇨ Schock (Circulus vitiosus)
- Das **RES / RHS** (retikulo-endotheliales/histiozytäres System) hat eine Abbaufunktion für gerinnungsaktivierende Substanzen. Im Schock, bei Tumorkrankheit oder unter Immunsuppression (Kortikoide) ist diese Funktion nicht mehr ausreichend gewährleistet ⇨ Mikrothrombosierung begünstigt!

Etlg: Verlauf der DIC

I:	**Aktivierungsphase:** Gerinnungsaktivierung, beginnender Thrombozytenabfall
II:	**Frühe Verbrauchsphase:** Abfall v. Thrombozyten u. plasmatischen Gerinnungsfaktoren, erhöhte Blutungsneigung
III:	**Späte Verbrauchsphase + Hyperfibrinolyse:** dekompensierter Gerinnungsfaktorenverbrauch, Blutungen (manifeste hämorrhagische Diathese)

Klin:
- ⇒ Die DIC wird oft erst im Stadium der Blutungen erkannt.
- ⇒ Multiple **Schleimhautblutungen** (Nase, Rachen, Vagina, Anus), petechiale oder großflächige Hautblutungen, gastrointestinale Blutungen
- ⇒ Kühle und blasse Haut, Tachykardie, Tachypnoe
- ⇒ Gewebethrombosen (Infarkte der Extremitäten, Organinfarkte, Apoplexie), **Multiorganversagen** (s.u. Kompl.)

Diag:
1. Anamnese (Infektion, Op, Schock, Sepsis?) und klinische Untersuchung (Haut-/ Schleimhautblutungen)
2. Labor: **Thrombozytenzahl** vermindert (<30.000/µl ⇨ Blutungen), Quick vermindert (<50 %), aPTT verlängert (>1,5fach), **Fibrinogen** vermindert (<100 mg/dl), **AT III** vermindert (<70 %), evtl. Bestimmung einzelne Gerinnungsfaktoren (keine Routine), Fibrinspaltprodukte erhöht (FSP, **D-Dimere** >0,5 µg/ml ⇨ zeigen Hyperfibrinolyse an)

Ther:
- **Grundkrankheit behandeln**, Ursache beseitigen!, intensivmedizinische Überwachung
- In der Aktivierungsphase (Stad. I) und Übergang in II: **Heparin i.v.** 5.000-10.000 I.E./Tag (Ziel: PTT 2fach der Norm), Anmerkung: nicht bei geburtshilflichen Komplikationen
  Substitution von **AT III** (ab AT III <70 %) 3.000-5.000 I.E./Tag, Substitution von Gerinnungsfaktoren mit **FFP** (fresh-frozen-plasma) u. Thrombozytenkonzentraten nach Bedarf
  Im Stadium III: zusätzlich AT III, FFP, Frischblut, Thrombozytenkonzentrate
  Merke: Hyperfibrinolyse nicht stoppen, um über diesen Weg die Mikrothromben wieder aufzulösen und die Mikrozirkulation sicherzustellen (wichtig für die Funktionsfähigkeit der Organe, insb. Niere, Gehirn, Lunge, Leber) ⇨ Antifibrinolytika kontraindiziert!
- Schockbehandlung u. Komplikationsbehandlung, z.B. Hämodialyse bei Nierenversagen

Prog: Wird das Stadium II akut überschritten, ist die Prognose sehr ernst.

Kompl:
- ∗ Jede DIC kann zum manifesten **Schock** führen! ⇨ Multiorganversagen
- ∗ Nebennierenrindennekrosen, akutes Nierenversagen, Anurie

* Akute respiratorische Insuffizienz, Lungenödem, ARDS (Schocklunge)
* Bewusstlosigkeit, bleibende neurologische Defizite

Proph: ♥ Low-dose-Heparinisierung (3 x 5.000 I.E./Tag) bei allen Operationen (insb. Lungen-, Prostata- u. Pankreas-Op.) u. Erkrankungen mit dem Risiko einer DIC-Entwicklung

DD:
- Eine chronische DIC gibt es bei Malignomen (Thrombosen od. Blutungen mögl.), aber auch bei angeborenen Riesenhämangiomen, Leberzirrhose od. Herzfehlern.
- Blutungen bei Thrombozytopenien: idiopathisch (Morbus WERLHOF), bei Tumoren, Knochenmarkprozessen, Hypersplenismus, thrombotisch-thrombozytopenische Purpura (MOSCHCOWITZ-Krankheit), hämolytisch-urämisches Syndrom (HUS), medikamentös (Heparin-induzierte Thrombozytopenie)
- Koagulopathien: Hämophilie A, B, v.-WILLEBRAND-JÜRGENS-Syndrom
- Vasopathien: Purpura SCHÖNLEIN-HENOCH (postinfektiöse/allergische Vaskulitis)

PURPURA SCHÖNLEIN-HENOCH

Syn: Purpura anaphylactoides, **allergische Vaskulitis**, Vasculitis allergica, ICD-10: D69.0

Ät: **Unklare Genese**, gehäuft nach Infektionen (insb. Influenza A, Streptokokken) od. Impfungen auftretend.

Path: Immunpathologische Reaktion auf verschiedene Reize führt zu einer Proliferation IgA-sezernierender B-Lymphozyten ⇨ **IgA**-Komplexe (Typ III der Überempfindlichkeitsreaktionen nach COOMBS u. GELL, humorale Allergie, generalisierte Arthus-Reaktion) lösen in den Kapillaren eine aseptische Entzündung aus (= generalisierte **Immunkomplexvaskulitis**), betroffen sind die **kleinen Gefäße** von Haut, GI-Trakt u. Niere.

Epid:
◊ Häufigkeit: häufigste Vaskulitis im Kindesalter, Inzidenz: 20/100.000/Jahr
◊ Prädisp.alter: **Kleinkinder** (3-6 J.) u. Schulkindalter (6-12 J.), im Erwachsenenalter sehr selten (dann aber häufig schwerer Verlauf)
◊ Etwas mehr Jungen betroffen, jahreszeitliche Häufung in den Wintermonaten.

Klin:
⇒ Allgemein: uncharakteristischer Beginn mit Fieber, Dauer 4-12 Wo.
⇒ Haut-Symptome (immer vorhanden): palpable **Purpura** (nicht wegdrückbares Exanthem), Urtikaria, Petechien (insb. an Streckseite von Unterschenkel u. Füßen, gluteal)
⇒ Gelenke (½ d.F., "Purpura rheumatica"): **schmerzhafte Gelenkschwellungen** (Sprunggelenk, Kniegelenk) ohne Trauma ⇨ Kinder vermeiden zu laufen.
⇒ GI-Symptome (in ½ d.F., "Purpura abdominalis"): kolikartige, diffuse **abdominelle Schmerzen**, Erbrechen, Blut im Stuhl
⇒ Niere (1/3 d.F.): **Hämaturie** durch Nephritis, Proteinurie, Ödeme, arterielle Hypertonie
⇒ Hoden (selten): schmerzhafte Schwellung (DD: Hodentorsion)
⇒ ZNS (selten, "Purpura cerebralis"): 2 Wo. nach Krankheitsbeginn Kopfschmerzen, Krampfanfälle, Somnolenz, Meningismus, Paresen, Koma

Diag:
1. Anamnese (vorangegangener Infekt?) und klinische Untersuchung
2. Labor: BB u. Gerinnungsparameter normal, CRP/BSG leicht erhöht, keine Antikörper (ANA, ANCA, Rheumafaktor usw.) aber Immunkomplexe nachweisbar, IgA erhöht
   Urin: auf **Proteinurie** achten (regelmäßig kontrollieren), Mikro-/Makrohämaturie, Erythrozytenzylinder, dysmorphe Erythrozyten
3. Sonographie: Ausschluss abdomineller Pathologie, Dopplersonographie zum Ausschluss Hodentorsion
4. MRT Schädel bei ZNS-Symptomen: Ausschluss zentraler Pathologie

5. Hautbiopsie: **IgA-Ablagerungen** u. Leukozyteninfiltration an den kleinen Gefäßen
   Nierenbiopsie bei Proteinurie >1g/m²KOF/Tag (prognostisch ungünstig sind halbmondförmige glomeruläre Proliferationen)
6. Diagnosekriterien des American College of Rheumatology (ACR): palpable Purpura, Alter <20 J., Angina abdominalis (Schmerzen, Blut im Stuhl), histologischer Nachweis von Granulozyten in der Gefäßwand ⇨ mind. 2 Kriterien müssen vorliegen.

Ther:
- Symptomatische Behandlung: Bettruhe bei akutem Schub
  - Bei Gelenkbeschwerden NSAR: 3 x 7-10 mg/kgKG Ibuprofen (Nurofen®)
  - Bei abdomineller Beteiligung **Glukokortikoide**: Prednisolon 1-2 mg/kgKG/Tag
  - Bei Nierenbeteiligung Immunsuppressive Therapie: Glukokortikoide und/oder z.B. Azathioprin od. Cyclophosphamid für 2 Mon., bei arterieller Hypertonie od. Proteinurie ACE-Hemmer (z.B. Enalapril od. Ramipril)
  - Bei insg. ausgeprägter Symptomatik: mehrfache Plasmapherese innerhalb v. 14 Tagen

Prog: Meist **gut**, spontane Remission oft innerhalb von 6-8 Mon., schubartiges Wiederauftreten, Rezidive u. Spätschäden bei Nierenbeteiligung mögl.

Kompl:
* Purpura fulminans: großflächige Blutungen u. Nekrosen der Haut, Schock
* Magenulzera, Invagination, Ileus, Ischämie, Perforation, Hodentorsion ⇨ Op erforderlich
* **Nephrotisches Syndrom** bis zum Nierenversagen (auch nach Jahren noch mögl.)
* Hemiplegie, Ataxie, Aphasie, Chorea minor, Erblindung

DD:
- Frühinfantile Kokardenpurpura: Vaskulitis mit ähnlichen Symptomen im Säuglingsalter, nach Infektionen (insb. Mykoplasmen) auftretend
- Angeborene Vaskulopathie: hereditäre hämorrhagische Teleangiektasie (OSLER-RENDU-WEBER-Krankheit), Purpura simplex hereditaria
- Kryoglobulinämische Vaskulitis
- Purpura bei Sepsis (z.B. Meningokokkensepsis), hämolytisch-urämisches Syndrom (HUS), thrombotisch-thrombozytopenische Purpura (MOSCHCOWITZ-Krankheit)
- Rheumatische Erkrankungen: juvenile Arthritis
- Thrombozytopenie, Thrombasthenie, Leukämie, Lymphome

KAWASAKI-SYNDROM

Syn: Mukokutanes Lymphknotensyndrom, Morbus KAWASAKI, ICD-10: M30.3

Ät:
- Primär **unbekannt**
- Diskutiert werden erbliche Faktoren (**genetische Prädisposition**), immunologische Mechanismen (Fehlregulation des Immunsystems), infektiologische Ursachen (z.B. bei/nach SARS-CoV-2-Infektion, s.u. DD), nach Impfungen (z.B. Rotavirus?)

Path:
- **Systemische** Erkrankung der kleinen u. mittleren Arterien ⇨ **nekrotisierende Vaskulitis**
- Wichtigste Komplikation/Gefahr ist die Beteiligung der **Herzkranzgefäße** (s.u.)

Epid:
- ◊ Häufigste systemische Vaskulitis im Kindesalter
- ◊ Inzidenz: ca. 10/100.000/Jahr (in **Japan** bis 230/100.000/Jahr ⇨ genetische Prädisp.?)
- ◊ Prädisp.alter: **Kleinkinder** im 1.-5. Lj., selten nach dem 10. Lj., m > w (1,5:1)

Etlg: Unterscheidung in 3 Phasen:
- # Akute fieberhafte Phase: akuter Beginn, bis 10 Tage andauerndes Fieber
- # Subakute Periode: dauert 2-3 Wo., typische Hautschuppung an Händen u. Füßen
- # Rekonvaleszenz: Monate andauernd, Müdigkeit und Leistungsschwäche

Klin: ⇒ Hohes **Fieber >5 Tage**, **antibiotikaresistent**, schlechte Wirkung von Antipyretika
⇒ Beidseitige **Konjunktivitis** u. Uveitis
⇒ **Zervikale Lymphknotenschwellung**
⇒ Schleimhäute: geschwollene, knallrote und rissige Lippen („Lacklippen"), **Himbeerzunge**, Mundschleimhaut gerötet (**Enanthem**), Pharyngitis, verläuft parallel mit Fieber
⇒ Haut: rumpfbetontes und juckendes, **polymorphes Exanthem** nach Fieberrückgang
⇒ Hände und Füße: akute Rötung (Palmar-/Plantarerythem) und Schwellung, 2 Wo. nach Beginn der Erkrankung dann **Hautschuppung** (Beginn immer von distal), RAYNAUD-Phänomen (Zyanose/Ischämie/reaktive Hyperämie, „Tricolore-Phänomen"), 6-8 Wo. nach Krankheitsbeginn Nagellinie in der Nagelplatte (BEAU-REIL-Querfurchen)
⇒ Abdominelle Schmerzen, Erbrechen, Diarrhoe
⇒ Arthritis: Gelenkschmerzen u. -schwellungen mögl.

Diag:
1. Anamnese u. klinische Untersuchung: Fieber **>5 Tage**!
2. Labor: im BB Leukozytose + Thrombozytose, evtl. Anämie, BSG / CRP hoch, Transaminasen erhöht, Albumin niedrig, Natrium niedrig, Urinbefund: Proteinurie u. Leukozyturie, Blutkulturen neg., Nachweis anti-endothelialer Zell-Antikörper (AECA)
3. EKG u. **Echokardiographie**: Nachweis von Koronaraneurysmen
4. MRT: nichtinvasive Darstellung von Aneurysmen der Koronararterien mögl.
5. Gelenkpunktat: steril

Ther:
- Medikamente (Ziel: Risiko der Herzkranzgefäßkomplikation vermindern)
  - Akut: IVIG = einmalige Gabe von i.v. 7S-**Immunglobulinen** 2 g/kgKG über 12 Std. (senkt die Rate der Herzbeteiligung), bei fehlendem Ansprechen (ausbleibende Entfieberung) ggf. einmalige Wiederholung
  - Antikoagulation mit **Azetylsalizylsäure** (ASS, Aspirin®): hochdosiert 40-80 mg/kgKG/Tag für 3-14 Tage (bis Entfieberung), dann niedrigdosiert 3-5 mg/kgKG/Tag für 6-8 Wo., niedrigdosierte Langzeittherapie bei Aneurysmen
  - Bei ausbleibender Entfieberung oder fehlendem Ansprechen auf die Immunglobuline: **Glukokortikoide** (Prednisolon i.v. 2 mg/kgKG/Tag bis zur CRP-Normalisierung, dann über 2-3 Wo. ausschleichen) oder Infliximab (Off-label-Anwendung)
  - Bei Nichtansprechen kann auch Infliximab (5 mg/kgKG i.v.) versucht werden.

Prog: Abhängig von kardialen Kompl., frühzeitiger Therapiebeginn entscheidend, Letalität 1-2 %

Kompl:
* **Koronararterienentzündung**, Thrombosierung der Koronararterien ⇨ akutes Koronarsyndrom, **Koronararterienaneurysmen**, **Myokardinfarkt**
* **Myokarditis**/Perikarditis, Herzrhythmusstörungen, Herzklappeninsuffizienz
* Gallenblasenhydrops, paralytischer Ileus
* ZNS: aseptische Meningitis mit Pleozytose, Enzephalitis, Apoplexie
* Mikroangiopathie ⇨ Absterben von Extremitätenteilen (Finger)
* Makrophagenaktivierungssyndrom, Zytokinsturm ⇨ Ther: IL-1-Blockade mit Anakinra

DD:
- Exanthem: Varizellen, Masern, Scharlach, Röteln, Epstein-Barr-Virus-Infektion
- (Systemische) juvenile Arthritis, Panarteriitis nodosa, Riesenzellarteriitis, Polymyalgia rheumatica, systemischer Lupus erythematodes, STEVENS-JOHNSON-Syndrom
- TAKAYASU-Arteriitis (Aortenbogen-Syndrom): sehr selten, betrifft v.a. Aorta und deren Abgänge, Pulslosigkeit der Extremitäten mit schlechter Prog.
- Toxisches Schocksyndrom
- **MIS-C** (Multisystem Inflammatory Syndrome in Children): schwerer Verlauf einer SARS-CoV-2-Infektion (COVID-19) mit ähnlichen Symptomen wie das KAWASAKI-Syndrom

  PIMS (Pediatric Inflammatory Multisystem Syndrome): 3-6 Wochen nach SARS-CoV-2-Infektion auftretendes Entzündungssyndrom, dann ebenfalls mit ähnlichen Symptomen wie das KAWASAKI-Syndrom. Ther: IVIG (einmalig 2 g/kgKG) + Methylprednisolon (25 mg/kgKG/Tag für einige Tage)

IMMUNOLOGIE

Allgemeine Entwicklung

- Die humorale u. zelluläre Immunität entwickelt sich bereits pränatal, die weitere Ausreifung des Immunsystems erfolgt dann nach der Geburt (Kontakt des Kindes mit Antigenen).
- Neugeborene haben hohe **IgG**-Spiegel (sog. **Nestschutz**, für ca. 5 Mon.), IgA und IgM können die Plazentaschranke nicht überwinden (diese sind bei einer pränatalen Infektion erhöht). Frühgeborene haben deutlich geringere IgG-Spiegel als Termingeborene.
- Mit der **Muttermilch** (insb. auch im Kolostrum) Übertragung von **IgA** (auf die Schleimhaut des Magen-Darm-Traktes des Neugeborenen/Säuglings)
- Abwehrsysteme: Es werden 2 Systeme unterschieden, die **angeborene un**spezifische (schnelle Reaktion) und die **adaptive spezifische** (mit immunologischem Gedächtnis) Immunreaktion.

	humoral	**zellulär**
unspezifisch	Komplementsystem, Akutphasenproteine, Zytokine, Interferone, Lysozym	Phagozyten: Granulozyten, Monozyten, Makrophagen
spezifisch	B-Lymphozyten ⇨ Plasmazellen: IgM, IgG, IgA, IgE, IgD; Zytokine, Interferone	T-Lymphozyten ($CD4^+$-Helferzellen, zytotoxische T-Killerzellen)

- Immunglobuline (Ig):

	plazentagängig	**Funktion**
IgA	nein (Muttermilch **+**)	Schutz der Schleimhäute
IgG	**ja**	neonataler Abwehrschutz, Spätreaktion der Immunantwort
IgM	nein	Frühreaktion der Immunantwort
IgD	nein	Differenzierung v. B-Lymphozyten
IgE	nein	Parasitenabwehr, Allergie

- Leukozyten: Gesamtleukozytenzahl direkt bei Geburt 6-7.000/µl, dann schneller Anstieg auf Maximalwerte von 20-26.000/µl innerhalb von 12 Std. Die Werte fallen innerhalb von 5 Tagen postpartal wieder auf 5-20.000/µl ab (Granulozyten haben eine Lebensdauer von nur 5-10 Std.). Kleinkinder: 5-17.000/µl, Schulkinder: 4,5-14.000/µl, Jugendliche: 4,5-13.000/µl
- Differential-Blutbild (Diff-BB, weißes Blutbild):

Leukozytenuntergruppen / Anteil in %	**Säuglinge**	**Kinder**	**Jugendliche**
neutrophile Granulozyten, segmentkernig	**25**-65	**30**-65	50-70
neutrophile Granulozyten, stabkernig	0-10	0-10	3-5
eosinophile Granulozyten	1-7	1-5	2-4
basophile Granulozyten	0-2	0-1	0-1
Lymphozyten	20-**70**	20-50	25-40
Monozyten	5-20	3-8	1-6

Epid: ◊ Häufigkeit: Immundefekte sind im Kindesalter **insg. selten**, weltweit ist die HIV-Infektion und die Unterernährung der häufigste Grund für einen kindlichen Immundefekt (in Deutschland ist beides extrem selten). Prävalenz primärer Immundefekte ca. 5:10.000.

◊ Normal: Kinder haben etwa 6-8 banale Infekte/Jahr, insb. ab dem Kindergartenalter.

Etlg: # **Immundefekte** (Immundefizienz): Sammelbegriff für vorübergehende od. irreversible Schwächung der Abwehrfunktion (über 300 primäre Krankheitsbilder bekannt)

- **Primäre** Immundefekte (kongenitale, familiäre Belastung, genetische Mutationen)
- Sekundäre (**erworbene**) Immundefekte: Mangelernährung, Verbrennungen, Proteinverlust (renal/enteral), Virusinfektionen, Tumorerkrankung, Toxinwirkung, Asplenie

Autoimmunerkrankung: überschießende Reaktion des Immunsystems gegen körpereigenes Gewebe (Autoantigene)

Autoinflammatorische Erkrankungen: Fehlregulation des angeborenen Immunsystems

Allergie: übermäßige Abwehrreaktion des Immunsystems auf normalerweise harmlose Fremdantigene (weiteres s.u., Kap. Allergologie)

Klin: ⇒ Warnsignale für Immundefekte: **rezidivierenden Infektionen**, die **schlecht** auf Therapiemaßnahmen ansprechen (längere antibiotische Therapie ohne/mit wenig Effekt, Notwendigkeit intravenöser Antibiose, Rezidiv mit dem gleichen Erreger), insb. auch durch **opportunistische Erreger**

⇒ Häufigkeit: **mehrfache** Otitiden (≥4/Jahr), Sinusitiden od. Bronchitiden (>8 einfache Infektionen/Jahr), mehrfache Pneumonien (≥2/Jahr), Meningitis, Osteomyelitis od. andere schwere Infekte/Jahr (>2 schwere Infektionen/Jahr)

⇒ Rezidivierende Haut- od. Organabszesse, (therapieresistente) ekzematöse Hauterkrankungen, Pigmentstörungen, Albinismus, Alopezie

⇒ Persistierende orale Candidose in Mund oder einem anderen Organ bei Kindern >1Jahr

⇒ **Gedeihstörung**, Kleinwuchs, (therapieresistente) chronische Diarrhoe

⇒ Rezidivierendes **Fieber ohne erkennbare Ursache**

Diag: 1. Anamnese: Infektanamnese mit Dokumentation des Verlaufs und der Erreger, Therapieansprechen, sonstige Erkrankungen mit Auswirkung auf das Immunsystem (sekundäre Immundefekte)?

Familienanamnese: Eltern, Geschwister od. Verwandte mit Immundefekten bekannt?, Autoimmunerkrankungen?, ungeklärte Todesfälle der nächsten Angehörigen

Medikamentenanamnese (Immunsuppressiva usw. ?), Bestrahlung?

2. Klinische Untersuchung: Hautsymptome, Blutungen, Lymphknotenschwellungen?
3. Labor (s. Übersicht): als Basisdiagnostik **Differentialblutbild** u. **Immunglobulinspiegel**, dann Differenzierung der Lymphozyten (FACS-Analyse), Eiweißelektrophorese, IgG-Subklassen, Enzymbestimmungen (ADA, PNP, Thymushormone), organische Säuren (Orotsäure, Propionsäure), Komplementaktivierungstest, Interleukinspiegel, HLA-Typisierung, Titer-Bestimmung von Impfantikörper (wenn Impfungen durchgeführt wurden)
Genetische Diagnostik: IL-2Ry, Chromosom 22, X-Chromosom, usw.
ggf. Knochenmarkpunktion zur Bestimmung von T-Vorläuferzellen
4. Bildgebung: Sonographie, Röntgen, CT, MRT zur Dokumentation von Infektionsherden/ Abszessen und Verlaufsbeobachtung

vermuteter Defekt	**Screening**	**Bestätigung**	**erweiterte Tests**
B-Lymphozyten	Immunglobulinspiegel	B-Zell-Bestimmung (CD19/20) Impf-AK, Isohämagglutinine	genetische Mutationen
Kombinierter B- u. T-Zell-Defekt	absolute Lymphozytenzahl, HIV-Test	T- und B-Zell-Bestimmung Lymphozytenproliferation	genetische Mutationen, ADA- und PNP-Spiegel
Phagozyten	Differentialblutbild	Dihydroamindurchflusszytometrie	Bakterien-/Chemotaxis-Assays
Komplement	C3, CH50-Test	APH50-Test	Komplementfunktion

Einteilung der Immundefekte

- **Primär angeborene Immundefekte** (ICD-10: D80-D84)
  - B-Zelldefekte: Hypo-/Agammaglobulinämie, CVID, selektiver Ig-Mangel, Hyper-Ig-Syndrome
  - T-Zelldefekte: DiGeorge-Syndrom
  - Kombinierte Immundefekte: kombinierte B-/T-Zelldefekte (SCID = severe combined immunodeficiency), Wiskott-Aldrich-Syndrom, Hyper-IgE-Syndrom
  - Phagozytendefekte: infantile Agranulozytose, septische Granulomatose, Granulozytenfunktionsstörungen, Zytokin-Rezeptordefekte
  - Immundysregulation: bei lymphoproliferativen Erkrankungen, Polyendokrinopathien, Lymphohistiozytose
  - Sonstige seltene Immundefekte: Komplementdefekte, Komplementrezeptordefekte, Interferon-Mangel od -rezeptordefekte

- **Sekundäre Immundefekte**
  - Infektionen: **HIV-Infektion**, Epstein-Barr-Virus, Zytomegalie-Virus, Masern, Tuberkulose
  - Malignome: bei allen mögl., insb. bei **Leukämien**, **Lymphomen**, Plasmozytom
  - Proteinmangel: **Malnutrition**, Anorexie, Eiweißverlust-Enteropathie, nephrotisches Syndrom
  - Iatrogen: **Immunsuppressiva**, Glukokortikoide, **Zytostatika**, Radiatio
  - Sonstige: Alkoholembryopathie, Asplenie, Trisomie 21 (DOWN-Syndrom), Diabetes mellitus, Hepatopathien, Sichelzellenanämie, Verbrennungskrankheit, toxische Substanzen

Weitere Informationen und Selbsthilfegruppen:

AWMF-Leitlinie: Diagnostik von primären Immundefekten (Nr. 112/001 v. 10/2017)

dsai - Deutsche Selbsthilfe Angeborene Immundefekte e.V., Hochschatzen 5, 83530 Schnaitsee, Tel.: 08074 8164, Fax: 08074 9734; Internet: www.dsai.de

Deutsche Gesellschaft für Immunologie e.V., Chariteplatz 1, 10117 Berlin, Tel.: 030 28460-648, Fax: -603 Internet: www.dgfi.org

Österreich: Österreichische Selbsthilfe für primäre Immundefekte, Eichkogelstr. 7, A-3004 Riederberg, Tel.: +43 664 1830169, Internet: www.oespid.org

Schweiz: Immunschwäche Schweiz, aha! Allergiezentrum Schweiz, Scheibenstr. 20, CH-3014 Bern, Tel.: +41 31 3599000, Internet: www.immunschwaeche-schweizd.ch

B-ZELLDEFEKTE

Transitorische Hypogammaglobulinämie

Syn: Transiente Hypogammaglobulinämie im Säuglings-/Kleinkindesalter, ICD-10: D80.7

Ät: Meist unklar, genetische Ursachen?

Path: Ab dem 4-6. Lebensmonat Abfall von (mütterlichem) IgG (Nestschutz) bei verzögertem/ fehlendem Anstieg von (kindlichem) IgG, IgA u. IgM

Epid: Relativ häufig, geschätzt 1/1.000 Säuglinge/Kleinkinder

Klin: Rezidivierende Infekte (Otitiden, Sinusitiden)

Diag: 1. Anamnese und klinische Untersuchung
2. Labor: IgG erniedrigt, Impfantikörper-Titer (nach Impfung) normal

Ther:
- Meist keine Therapie (Immunglobulingabe) notwendig
- Infektionen: Antibiose bei bakteriellen Infekten

Prog: Gut, ab dem 3. Lj. meist normale Ig-Werte

Angeborene/erworbene Hypogammaglobulinämien

Syn: **CVID** (engl. common variable immunodeficiency), variables Immundefektsyndrom, engl. late onset hypogammaglobulinemia, ICD-10: D83.0

Ät:
- Meist **unklar**
- Spontanmutation od. auch aut.-rez./aut.-dom. erblich mögl., ein bisher bekannter Defekt liegt im TNFRSF13B-Gen auf Chrom. 17

Path: Entwicklungsstörung von B-Zellen ⇨ Immunglobulinklasse IgG erniedrigt, IgM u. IgA können normal od. erniedrigt sein.

Epid: Häufigkeit: 0,1-0,4/10.000

<u>**Klin:**</u> ⇒ Trias: späteres Auftreten von **gehäuften Infektsymptomen** (ab 2. Lj., häufig aber auch erst im jungen Erwachsenenalter), **GI-Symptomatik** (chronische Diarrhoe, Malabsorption), **Autoimmunerkrankungen** (idiopathische thrombozytopenische Purpura, systemischer Lupus erythematodes, Sarkoidose, primäre biliäre Zirrhose, autoimmunhämolytische Anämie)

⇒ Rezidivierende Infektionen, insb. der **Atemwege** u. Lungen, Bronchiektasen

⇒ Hepatosplenomegalie, Granulomentwicklung in Organen (Leber, Milz, Lunge, Haut)

<u>**Diag:**</u> 1. Anamnese und klinische Untersuchung

2. Labor: Immunglobuline nachweisbar, Spiegel aber erniedrigt (IgG <300 mg/dl), B-Zell-Zahl meist normal

<u>**Ther:**</u>
- Behandlung nur bei Symptomen (Ig-Substitution i.v. od. s.c., Antibiose bei bakteriellen Infekten)
- Immunglobulinsubstitution: 200-600 mg/kgKG alle 4-6 Wochen (Ziel: IgG >500 mg/dl)

<u>**Prog:**</u> Abhängig vom Verlauf, eingeschränkte Lebenserwartung durch Infektionen u. Tumoren

<u>**Kompl:**</u> Erhöhtes **Krebsrisiko** (Lymphome, Thymome, gastrointestinale Tumoren)

<u>**DD:**</u>
- Transitorische Hypogammaglobulinämie (Säuglinge/Kleinkinder)
- BRUTON-Syndrom, kombinierte B-/T-Zelldefekte, selektiver IgA-Mangel
- Weitere seltene (aut.-rez. erbliche) IgG- u. IgM-Mangel-Krankheiten (ICOS-Mangel, CD-19-Defizienz, BAFF-Rezeptormangel, TACI-Defizienz)
- Spezifischer Antikörpermangel bei normaler Immunglobulinmenge (fehlende Ak auf bestimmte Polysaccharid-Antigene)
- Eiweißverlust: nephrotisches Syndrom, exsudative Enteropathie

<u>Selektiver IgA-Mangel</u>

<u>**Syn:**</u> IgA-Defizienz, SIgAD, ICD-10: D80.2

<u>**Ät:**</u>
- Meist sporadisches Auftreten unklarer Genese
- Selten auch aut.-rez. od. aut.-dom. erblich

<u>**Path:**</u> Reifungsstörung der Plasmazellen ⇨ **IgA** im Serum und auf den **Schleimhäuten** vermindert

<u>**Epid:**</u> **Häufigster angeborener** primärer Immundefekt: 1/400 Menschen betroffen

<u>**Klin:**</u> ⇒ Häufig asymptomatisch (Zufallsbefund bei Labordiagnostik)

⇒ Rezidivierende Infekte (insb. der oberen Luftwege, GI-Trakt, Konjunktivitis)

<u>**Diag:**</u> 1. Anamnese (chronische Infekte?) und klinische Untersuchung

2. Labor: IgA im Blutserum fehlend oder erniedrigt (meist beide Subklassen IgA_1 u. A_2), die übrigen Immunglobuline sowie B-/T-Zellzahl normal (evtl. auch IgE erniedrigt)

<u>**Ther:**</u>
- Keine kausale Therapie mögl. (Substitution eher sogar kontraindiziert, s.u. Kompl.)
- Bei bakteriellen Infektionen Antibiose, kommen diese gehäuft vor ggf. auch antibiotische Prophylaxe

<u>**Kompl:**</u>
* Cave: fehlt IgA ganz, keine globale Immunglobulinsubstitution (IVIG), da schwere allergische Reaktionen bei mehrfacher Gabe mögl. (durch Bildung von Isoantikörpern gegen IgA), auch nach Gabe von Blutprodukten, wie Erythrozytenkonzentraten usw. können Ak gegen IgA gebildet werden.
* Zusätzlich Autoimmunerkrankungen (Zöliakie, Lupus erythematodes, Morbus CROHN, Arthritis), Allergien (insb. Asthma bronchiale, atopisches Ekzem)

<u>**DD:**</u>
- Kombination v. IgA-Mangel und IgG-Subklassenmangel (es gibt IgG_1-IgG_4)

Bruton-Syndrom

Syn: X-chromosomale **Agammaglobulinämie**, Morbus BRUTON, infantile Agammaglobulinämie, ICD-10: D80.0

Ät: – **X-chrom. vererbt** (= M. BRUTON, engl. X-linked agammaglobulinaemia, nur bei Jungen vorkommend, Frauen sind Konduktorinnen)
– Aut.-rez. vererbt (sehr selten = Agammaglobulinämie vom Schweizer-Typ genannt), w = m

Path: ♦ Chromosomale Läsionen: Xq21.3-Xq22, 14q32.2, 19q13.2, t(9;20)(q33.2;q12)
♦ Differenzierung von Prä-B- zu normalen B-Lymphozyten gestört (Mutation im Gen für die BRUTON-Tyrosinkinase) ⇨ Mangel reifer B-Zellen, keine Bildung von Keimzentren in Lymphknoten, Tonsillen, Milz usw. ⇨ Ausbleiben der Immunglobulinbildung (die T-Zell-entwicklung ist nicht gestört)

Epid: ◊ Häufigkeit: 1/50.000 Neugeborene, nur **m** betroffen.
◊ Prädisp.alter: Die Symptome beginnen meist ab dem 6. Lebensmonat (Abfall der mütterlichen IgG = Nestschutz).

Klin: ⇒ Rezidivierende, insb. **bakterielle Infekte** (Sinusitis, Otitis, Pneumonie; Keime: insb. Haemophilus influenzae und Pneumokokken)
⇒ Chronische Durchfallerkrankungen, Malabsorption, Gedeihstörung
⇒ Hypoplasie des lymphatischen Gewebes (Cave: **keine Lk-Schwellung** oder Splenomegalie) ⇨ bei rezidivierenden Infekten ohne Lymphadenopathie an BRUTON-Syndrom denken

Diag: 1. Anamnese (Geschwisterkinder betroffen?) und klinische Untersuchung: keine Lk-Schwellungen trotz schweren Infekts
2. Labor: In der Eiweißelektrophorese fehlt die γ-Fraktion (Norm: Neugeborene 13-22 %, Kleinkinder 5-19 %, Erwachsene 10-20 %, s. Abb.), **Immunglobuline stark vermindert** od. fehlend (kaum IgA od. IgM nachweisbar, ab 6. Lebensmonat auch kaum noch IgG), im Blut keine B-Zellen nachzuweisen, Impfantikörper-Spiegel null (nach Impfung), normale T-Zell-Zahl. Im Knochenmarkpunktat sind Prä-B-Lymphozyten nachweisbar.

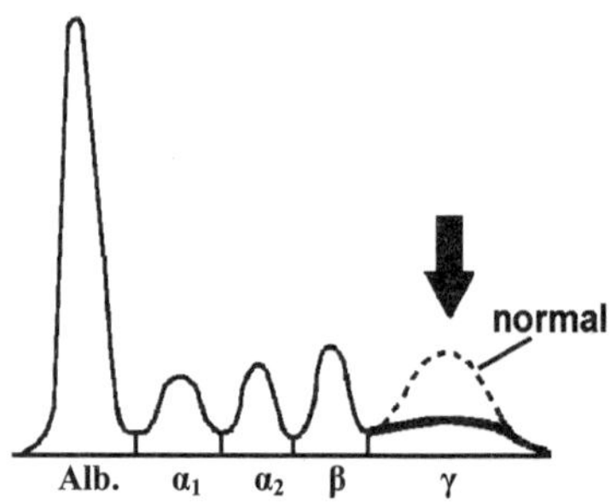

Ther: • Med: lebenslange Infusionen von **Immunglobulinen alle 4 Wo.** notwendig (200-400 mg/kgKG, max. 0,08 ml/kgKG/Min., z.B. Sandoglobulin® od. Gamunex®10%), Zielwert: IgG 300-600 mg/dl
• Infektionen: frühzeitig Antibiose beginnen (Amoxicillin 40-60 mg/kgKG/Tag + Clavulansäure 7-15 mg/kgKG/Tag, Amoclav®), gezielt nach Antibiogramm
• Physiotherapie: Atemgymnastik
• Übliche Impfungen für die gesamte Familie (als Herdenschutz)

Prog: Unbehandelt letaler Ausgang bei Infektionen mögl., mit (lebenslanger) Ther. gute Prog.

Kompl: * Septikämie bei Infekten, Osteomyelitis, Empyeme, **Arthritis** (Cave: bei Gelenkschwellung bakterielle Infektion ausschließen), **Meningoenzephalitis** (ECHO-Viren)
* Rezidivierende Pneumonien ⇨ Bronchiektasen
* Chronische Verläufe der Infektionen (Enteroviren)
* Erhöhtes Risiko für die Entwicklung von Malignomen

DD: – Transitorische Hypogammaglobulinämie (normalisiert sich meist bis zum 2. Lj.)
– Kombinierter B-/T-Zelldefekt

Hyper-IgM-Syndrom

Syn: HIgM, ICD-10: D80.5

Ät:
- X-chrom. erblich (2/3 d.F.), mehrere Subtypen bekannt
- aut.-rez. erblich

Path:
- ♦ Mutation des CD40-Liganden-Gens (kodiert für ein Membranprotein von T-Lymphozyten)
- ♦ Die Proliferation von B-Lymphozyten in Keimzentren ist abhängig von der Bindung von Antigen an IgM (was vorhanden ist) und T-Zellen (die einen Defekt haben) ⇨ bei Infektionen (akut ist IgM nachweisbar) keine nachfolgende Produktion von IgG

Klin:
- ⇒ Rezidivierende bakterielle Infektionen, insb. Pneumonie, Otitis, Diarrhoen und auch opportunistische Infektionen (Pneumozystis jiroveci, Kryptosporidien), Lymphadenopathie
- ⇒ Rezidivierende Granulozytopenien, Thrombozytopenien und Anämien mögl.

Diag:
1. Anamnese und klinische Untersuchung
2. Labor: IgM normal oder (monoklonal) erhöht, IgG u. IgA erniedrigt, T-Lymphozytenzahl ggf. erniedrigt
   Genetik: Nachweis der Mutation CD 40 L

Ther:
- Medikamente: regelmäßige Infusionen von Immunglobulinen alle 4 Wochen (200-400 mg/kgKG, Zielwert IgG: 300-600 mg/dl)
- Infektionen: frühzeitige Antibiose bei bakteriellen Infekten, evtl. Prophylaxe mit Trimethoprim/Sulfamethoxazol (= Cotrimoxazol, z.B. Eusaprim®K)
- Stammzelltransplantation (in Erprobung)

Prog: Häufig schlechte Verläufe

Kompl:
- ∗ Autoimmunkrankheiten: aplastische Anämie (Parvovirus-B19-assoziiert), primär sklerosierende Cholangitis
- ∗ Erhöhtes Risiko für das Auftreten von Gallengangsmalignomen

DD: Anhidrotische ektodermale Dysplasie mit assoziiertem Immunmangel (EDA-ID)

T-ZELLDEFEKTE

DiGeorge-Syndrom

Syn: Velokardiofaziales Syndrom, CATCH22 (cardiac abnormality, abnormal facies, T cell deficiency, cleft palate, hypoparathyroidism, 22q11 deletion), Syndrom des vierten Kiemenbogens, ICD 10: D82.1

Ät: Meist **Spontanmutation**, in ca. 90 % d.F. Mikrodeletion (= Verlust eines kleinen Chromosomenabschnittes) am Chromosom 22q11.2, seltener Chrom. 10p13

Path:
- ♦ Immundefekt durch **Störung der Thymusentwicklung** (3. und 4. Kiemenbogentasche) + weitere Störungen der Organentwicklung (Aortenbogen, Gaumenbogen, Herz, Nebenschilddrüse)
- ♦ Thymushypoplasie ⇨ keine Ausdifferenzierung der **T-Zellen**

Epid:
- ◊ Häufigkeit: 1/4000-1/10.000
- ◊ In ca. 15 % d.F. wird die Mikrodeletion von einem (gesunden) Elternteil vererbt.

Etlg:
- # Partielles DiGeorge-Syndrom: T-Zell-Funktion <10%
- # Komplettes DiGeorge-Syndrom: T-Zell-Funktion <1%

<u>**Klin:**</u> ⇒ **Kraniofaziale Dysmorphien** (Epikanthus, kurze Nase, tiefsitzende/abstehende Ohren)
⇒ **Gaumenspalte**
⇒ **Herzfehler** (in ca. 80% d.F., VSD), Gefäßanomalien (Aortenhypoplasie = Unterbrechung des Aortenbogens)
⇒ **Hypoparathyreoidismus** (bei ca. 60 %) mit Hypokalzämie und neonatalen tetanischen Krämpfen
⇒ Thymushypo-/-aplasie
⇒ Chronisch-rezidivierende (insb. virale) **Infekte**
⇒ Gedeihstörung, Minderwuchs, Harntraktstörungen

<u>**Diag:**</u>
1. Anamnese und klinische Untersuchung
2. Labor: Kalzium und PTH erniedrigt, Phosphat erhöht, Diff-BB: T-Zellen stark erniedrigt (insb. $CD4^+$): partiell <400/µl und komplett <50/µl
   Genetik: FISH auf Deletion 22q11 od. 10p13 (ggf. auch Untersuchung der Eltern bei weiterem Kinderwunsch)
3. Röntgen-Thorax: Thymusaplasie (fehlendes Gewebe im vorderen Mediastinum)

<u>**Ther:**</u>
- <u>Partielles DIGEORGE-Syndrom:</u>
  - Händedesinfektion und eingeschränkter Kontakt mit infizierten Kindern
  - Kalzium- u. Vitamin D-Substitution
  - Infektprophylaxe: Cotrimoxazol (Eusaprim®K) 5 mg/kgKG 3x/Woche; VZV-IgG bei Varizellenkontakt, Impfungen mit Totimpfstoffen sind mögl.
  - Pneumokokken und Influenza impfen
- <u>Komplettes DIGEORGE-Syndrom:</u> o.g. Maßnahmen und zusätzlich
  - Isolation, nur CMV-negative Blutprodukte
  - T-Zellen-Transfer (Spender)
  - Allogene hämatopoetische Stammzelltransplantation, ggf. Thymustransplantation
  - Herz- und Gefäßfehler werden wie bei anderen Kindern operativ behandelt.
- <u>Selbsthilfegruppen:</u> KiDS-22q11 e.V., Albert-Einstein-Str. 5, 87437 Kempten, Tel.: 0831 697105-60, Fax: -61, Internet: www.kids-22q11.de

<u>**Prog:**</u> Durch extrathymische T-Zell-Bildung bzgl. der Immunität meist gut (eine ausreichende T-Zellzahl und Funktion wird meist bis zum 3. Lj. erreicht).
Bei komplettem Syndrom mit Herzfehler ist die Prog. schlecht.

KOMBINIERTE IMMUNDEFEKTE

<u>Kombinierte B-/T-Zelldefekte</u>

<u>**Syn:**</u> **SCID** (<u>s</u>evere <u>c</u>ombined <u>i</u>mmuno<u>d</u>eficiency), ICD 10: D81.0-D81.9

<u>**Ät:**</u> X-chrom. (ca. 50 % d.F.) od. verschiedene aut.-rez. erbliche Defekte

<u>**Path:**</u>
- Angeborene Defekte in verschiedenen Genen bekannt:
  - Zytokin-Rezeptorgene (Interleukin-2 und -7, Tyrosinkinase JAK3 u. ZAP70)
  - Antigen-Rezeptorgene (Rekombinase RAG1 u. RAG2, CD3γ)
  - Andere Genedefekte, die toxische Stoffwechselprodukte erzeugen (Adenosindesaminase, Purinnukleosidphosphorylase, Proteintyrosinase CD45) oder DNA-Reparaturproteindefekte (Artemis/DOLRE1c)
- Durch die Störung der spezifischen **zellulären** (T-Zellen) **und humoralen** (B-Zellen, Immunglobuline) Abwehr bereits im Säuglingalter schwerste (tödliche) Infektionen mögl.

<u>**Epid:**</u> ◊ <u>Häufigkeit:</u> selten, insg. 1/50.000 (die einzelnen Erkrankungen wesentlich seltener)

◊ Prädisp.alter: schwere Infektionen **ab 3.-4. Lebensmonat** (mit Abfall des Nestschutzes durch mütterliche Ak) beginnend.

Etlg: Die wichtigsten bekannten Defekte (die klinische Ausprägung ist sehr unterschiedlich) sind:

Defekt	Chromosom/Vererbung	T-Zellen	B-Zellen
X-linked-SCID	Xq13.1 / X-chrom.	fehlen	nachweisbar
Adenosindesaminase-Mangel (ADA-SCID)	20q13.2 / aut.-rez.	fehlen	fehlen
JAK3-Mutation (JAK3-SCID)	19p13.1,11q23,5p13/aut.-rez.	fehlen	nachweisbar
ZAP-70-Mutation	2q12 / aut.-rez.	vermindert	nachweisbar
RAG1-Mutation (RAG1-SCID)	11p13 / aut.-rez.	fehlen	fehlen
RAG2-Mutation (RAG2-SCID)	11p13 / aut.-rez.	fehlen	fehlen
IL7-Mutation	5p11 / aut.-rez.	fehlen	nachweisbar
CD3γ-Mutation (CD3γ-SCID)	11q23 / aut.-rez.	fehlen	nachweisbar
CD45-Mutation (CD-45-SCID)	1q31-1q32 / aut.-rez.	fehlen	nachweisbar
Purinnukleosidphosphorylase-Mangel (PNP-SCID)	14q13.1 / aut.-rez.	fehlen	defekt / fehlen
Artemis-Defekt: Athabasca-Typ (nordamerikanischer Indianerstamm) u. radiosensitiver Typ (RS-SCID)	10p13 / aut.-rez.	fehlen	fehlen

Klin: ⇒ Rezidivierende, schwere polytope Infekte, insb. chronische Pneumonien (Pneumocystis jiroveci), opportunistische Infektionen, chronische Diarrhoe, Candida-Infektionen

⇒ Keine Lymphadenopathie, Hepatosplenomegalie, Gedeihstörung

⇒ Hautekzeme, erythematöse Hautveränderungen (Candidainfektion)

Diag: 1. Anamnese und klinische Untersuchung

2. Labor: Diff-BB: Lymphozytopenie, Subgruppenanalyse der Lymphozyten (je nach Defekt nur einzelne Subgruppen, wie $CD8^+$-, $CD4^+$-, NK-Zellen (= natural killer), B-Lymphozyten od. alle betroffen), Serumkonzentration der Interleukine u. Immunoglobuline
   Molekulargenetische Untersuchung der zugrundeliegende Mutation (in Speziallabor)
3. Röntgen-Thorax: Thymusaplasie

Ther:
- Besteht der V.a. eine SCID sollte die Diagnostik und Behandlung in einem **spezialisierten Zentrum** erfolgen:
  - Isolation als Infektionsschutz, hygienische Umgebungsprophylaxe, übliche Impfungen für die gesamte Familie (als Herdenschutz)
  - Antibiotische/antimykotische Prophylaxe: Cotrimoxazol (Eusaprim®K) und/od. Nystatin (Adiclair®) bis zur Stammzelltransplantation
  - Cave: Keine Lebendimpfstoffe! (= MMRV u. Rotavirus; Totimpfstoffe sind mögl. und sollten gegeben werden), Blutprodukte/Erythrozytenkonzentrate müssen vor Gabe bestrahlt werden (GvH-Reaktion durch enthaltene Lymphozyten sonst mögl.).
- Spezifische Therapien:
  - **Allogene Stammzelltransplantation**: meist als Knochenmarktransplantation (von HLA-identischem Spender od. wenn nicht verfügbar von Familienangehörigen), auch Stammzellen aus Nabelschnurblut mögl.
  - Enzymsubstitution bei ADA-SCID mögl.
  - Bei ADA-SCID gibt es seit 2016 eine Gentherapie (Strimvelis®), dabei werden ex vivo eigene Stammzellen des Pat. über ein Leukämievirus mit dem intakten Gen „infiziert“ und dann refundiert (NW: erhöhtes Leukämierisiko in der Folge).

Prog: Unbehandelt meist im 1. Lj. schon tödlich, die kurative Ther. mit Stammzelltransplantation hat eine gute Prog.

Kompl: * Unterschiedliche neurologische Störungen, Schwerhörigkeit

* Exantheme durch mütterliche T-Lymphozyten mögl. (GvH-Reaktion)

* Hepatitis, Skelettfehlbildungen
* Autoimmunerkrankungen (aplastische Anämie, Thrombozytopenien)

Proph: ♥ Seit 2019 ist in Deutschland im **Neugeborenenscreening** (spätestens bei der U2, s.o.) auch die Suche auf schwere Immundefekte (SCID/T-Zell-Mangel) eingeschlossen.

DD:
- Retikuläre Dysgenesie: Maximalform des kombinierten Immundefektes (aut.-rez. erblich), betroffen sind alle Abwehrzellen (Lymphopenie, Agranulozytose, Monozytopenie), letal
- Andere Syndrome mit T-Zell-Mangel (z.B. DiGeorge-Syndrom, Trisomie 21, Ataxia teleangiectatica, CHARGE-Syndrom), Lymphgefäßfehlbildungen, Frühgeburtlichkeit
- Omenn-Syndrom: zytotoxische T-Zellen, die sich gegen die Haut richten
- CVID (Hypogammaglobulinämie, s.o.)

Wiskott-Aldrich-Syndrom

Syn: Immundefekt mit Thrombozytopenie und Ekzem, ICD-10: D82.0

Ät:
- X-chrom. erblich (Mutation des Wiskott-Aldrich-Gens, Chrom. Xp11.22-Xp11.23), defektes Gen wird von der Mutter mit 50%iger Wahrscheinlichkeit auf die Söhne übertragen
- Selten auch Spontanmutation

Path: Durch die Mutation ist das Genprodukt (Wiskott-Aldrich-Protein, WASP) nicht funktionsfähig ⇨ Störung der hämatopoetischen Stammzellen ⇨ Lymphopenie, Thrombozytopenie.

Epid: Häufigkeit: sehr selten, 1/250.000 Geburten, nur Jungen betroffen

Klin:
⇒ Trias: **rezidivierende Infekte** (Pneumonien, Otitiden), **Thrombozytopenie** (Petechien) und **Ekzeme**
⇒ blutige Durchfälle

Diag:
1. Anamnese und klinische Untersuchung
2. Labor: Thrombozytopenie (5.000-10.000/µl), typisch sind **kleine Thrombozyten**, Impf-Ak vermindert, Lymphozytopenie, hohes IgE und IgA, niedriges IgM
   Genetik: Mutationsanalyse (betroffener Sohn u. Mutter)

Ther:
- Symptomatisch: frühzeitige antibiotische und antimykotische Therapie bei Infektionen
  - ggf. prophylaktische Gabe von Cotrimoxazol u. ggf. Immunglobulingabe alle 4 Wo., Totimpfstoffe können gegeben werden
  - Rückfettende Salben
  - Bei schweren Blutungen bestrahlte Thrombozytenkonzentrate, evtl. Splenektomie bei ausgeprägter Thrombozytopenie (allerdings steigt dadurch das Infektionsrisiko)
- HLA-identische **Stammzelltransplantation** (vor dem 5. Lj.)
  Eine genetische Therapie (retroviral manipulierte Stammzellen) wird in Studien versucht.

Prog: Ohne Stammzelltransplantation beträgt die Lebenserwartung ca. 10-20 J.

Kompl:
* GI-Blutungen, intrakranielle Blutungen
* Assoziation zu Autoimmunerkrankungen (Arthritis, Vaskulitis, hämolytische Anämie)
* erhöhtes Risiko für maligne Lymphome

DD:
- X-chrom. vererbte Thrombozytopenie (Minimalform mit nur geringeren Symptomen)
- Neurodermitis (als DD zum Ekzem)

Ataxia teleangiectatica

Syn: Louis-Bar-Syndrom, Boder-Sedgwick-Syndrom, zerebellare Ataxie mit defektem DNA-Reparatursystem (zählt zu den Phakomatosen/Heredoataxien), ICD 10: G11.3

<u>Ät:</u> Aut.-rez. erblich (Mutation im AT-Gen auf Chrom. 11q22-23, mehr als 500 Mutationen bekannt, meist Punktmutationen od. Deletionen)

<u>Path:</u> ♦ ATM-Gen (engl. ataxia teleangiectasia mutated) kodiert für die Serin-Proteinkinase ⇨ DNA-Reparatursystem defekt und vermehrt Chromosomenbrüche (z.B. durch UV-Strahlung) ⇨ immunologische Störungen, neurologische Symptome, Gefäßdefekte
♦ Immunsystem: Betroffen ist das humorale (B-Zellen) u. zelluläre (T-Zellen) System

<u>Epid:</u> ◊ Häufigkeit: 1/100.000 Erkrankte; gesunde heterozygote Genträger ca. 1/200-1/100
◊ Symptombeginn: Kleinhirnsymptome im 2. Lj., Hautsymptome 1-2 J. später

<u>Klin:</u> ⇒ Zerebelläre, progressive Ataxie (**Kleinhirnsymptomatik**, Heredoataxia), Choreoathetosen (Bewegungsstörungen), Clown-Gang, Nystagmus, Schluckstörungen
⇒ Okulokutane **Teleangiektasien** ab 3.-4. Lj. (insb. Konjunktiven, Ohren, Schultern), Café-au-lait-Flecken
⇒ **Rezidivierende Infekte** (insb. sinobronchiale u. pulmonale)
⇒ Gedeihstörung, Entwicklungsverzögerung, Dysarthrie
⇒ Hypogonadismus, Minderwuchs, Leberfunktionsstörungen

<u>Diag:</u> 1. Anamnese (Geschwisterkinder betroffen?) und klinische sowie neurologische Untersuchung
2. Labor: erniedrigte Immunglobulinwerte (für IgG (IgG_2) u. IgE sowie IgA kann völlig fehlen), Lymphozytopenie, T-Zell-Defekte, erhöhtes AFP (Alpha-1-Fetoprotein) u. CEA
Genetik: molekulargenetischer Nachweis der Mutation, Chromosomenbrüchigkeit erhöht
3. Bildgebung: im MRT Kleinhirnatrophie

<u>Ther:</u> • Symptomatisch: antibiotische Behandlung bei Infektionen, Prophylaxe ja nach Ausprägung des Immundefektes
- Immunglobulinsubstitution alle 4 Wo.
- Antibiotische Prophylaxe (Azithromycin, z.B. Zithromax®, 10 mg/kgKG alle 2-3 Tage)
- Totimpfstoffe sollen gegeben werden (keine Lebendimpfstoffe)
• Individuelle Förderung: Krankengymnastik, Atemgymnastik, Logopädie, Gehhilfen, Rollstuhl, PEG zur Ernährung je nach Erfordernis
• Weitere Informationen: AT-Info, Klinik für Kinder- u. Jugendmedizin, Universität Frankfurt, Theodor-Stern-Kai 7, 60590 Frankfurt, Internet: www.info-at.de

<u>Prog:</u> Lebenserwartung aufgrund rezidivierender pulmonaler Infekte u. Malignome vermindert (20-30 J.), Rollstuhl wird meist ab 10. Lj. benötigt.

<u>Kompl:</u> * Stark erhöhtes Risiko (100-1.000fach) für **Lymphome u. Leukämien** (DNA-Reparaturdefekt), Cave: **Radiosensitivität** ⇨ keine unnötigen Röntgen-/CT-Untersuchungen machen.

<u>DD:</u> - Heredoataxien (s.u.)
- NIJMEGEN-BREAKAGE-Syndrom: Klinik wie bei LOUIS-BAR-Syndrom aber ohne Hautsymptome (aut.-rez., Chrom. 8q21)
- BLOOM-Syndrom (bei Aschkenasim-Juden): starke Sonnenlichtempfindlichkeit der Haut, Hypogammaglobulinämie, Malignomneigung durch Chromosomeninstabilität (aut.-rez., Chrom. 15q26)

Hyper-IgE-Syndrom

<u>Syn:</u> HIOB-Syndrom, Job's Syndrom, BUCKLEY-Syndrom, ICD-10: D82.4

<u>Ät:</u> Mutationen in verschiedenen Genen (bisher bekannt: STAT-3-Gen), aut.-dom. (Chrom. 4q21) u. aut.-rez. Erbgänge mögl. od. Spontanmutation

<u>Path:</u> ♦ Gestörte Chemotaxis von neutrophilen Granulozyten u. verminderte Produktion von

Interferon-γ ⇨ Überproduktion von nicht protektivem IgE (Interferon-γ inhibiert normalerweise die IgE-Produktion)
- ♦ Multisystemerkrankung (da nicht nur das Immunsystem betroffen ist)

Epid: Häufigkeit: sehr selten, 1/100.000

Klin:
- ⇒ Rezidivierende Infektionen (Hautabszesse durch Staphylokokken, Pneumonien)
- ⇒ Chronisches **Ekzem** der Haut (trocken, juckend), bereits im Säuglingsalter beginnend (Milchschorf), Kandidabesiedlung
- ⇒ Bindegewebsstörungen: Gesichtsasymmetrie, grobe Gesichtszüge, Überstreckbarkeit der Gelenken, Skoliose, Persistenz der Milchzähne

Diag:
1. Anamnese und klinische Untersuchung
2. Labor: **IgE**-Spiegel **stark erhöht** (meist > 2.000 IU/ml, abhängig vom Alter >95. Perzentile), Lymphozytenzahl und -subgruppen normal, im Diff-BB Eosinophilie
3. Lunge: regelmäßig Lungenfunktion überprüfen, ggf. Rö.-Thorax

Ther:
- Symptomatisch:
  - Frühzeitige antibiotische Therapie bei Infektionen
  - Ggf. Dauertherapie mit Antibiotikum (**Prophylaxe**): Cotrimoxazol od. Flucloxacillin
  - Topische Steroide bei Ekzemen
  - Ggf. Immunglobulinsubstitution bei IgG-Mangel

Kompl:
- ∗ Rezidivierende Pneumonien ⇨ Bronchiektasen, Pneumatozelen, Lungenzysten, Lungenabszesse
- ∗ Organabszesse
- ∗ Mukokutane Candidose (Ther: Triazole-Antimykotikum, z.B. Fluconazol od. Itraconazol)

DD:
- SCID, WISKOTT-ALDRICH-Syndrom, Leukozytenadhäsionsdefekte, sept. Granulomatose
- Neurodermitis (als DD zum Ekzem)
- Hyper-IgD-Syndrom: aut.-rez. erblich (Melanovatkinasedefizienz), Klin: Fieberschübe, Abdominalsymptome, Lymphadenopathie, Polyarthralgie

PHAGOZYTENDEFEKTE

Infantile Agranulozytose

Syn: schwere kongenitale Neutropenie, engl. infantile genetic agranulocytosis, ICD-10: D70.0

Ät: Aut.-dom. (ELANE-Genmutation), aut.-rez. (HAX1-Genmutation, KOSTMANN-Syndrom) erblich

Path: Genmutation der Neutrophilenelastase-2 führt zur gestörten Signalübertragung von **G-CSF** (granulocytes colony stimulating factor) auf das Knochenmark ⇨ keine Granulozytenreifung (Stopp auf der Stufe der Promyelozyten)

Epid:
- ◊ Häufigkeit: selten, 0,3/100.000 Neugeborene
- ◊ Manifestation in den ersten 6 Monaten

Klin:
- ⇒ Häufige Infektionen u. **Abszesse** mit Fieber u. Schüttelfrost
- ⇒ Haut und Schleimhaut: nekrotische und ulzerative Läsionen am gesamten GI-Trakt, erosive Gingivitis, Periodontitis der Mundhöhle

Diag:
1. Anamnese und klinische Untersuchung
2. Labor: Diff-BB: neutrophile Granulozyten <500/µl, eosinophile Granulozyten u. Monozyten meist kompensatorisch erhöht, Erythrozyten und Thrombozyten normal

3. Knochenmark-Punktion: Störung der Vorstufen der Granulozyten

Ther:
- Symptomatisch:
  - Antibiose bei allen bakteriellen Infekten
  - G-CSF (z.B. r-metHuG-CSF, Filgrastim 5 (3-60) µg/kgKG/Tag s.c., Neupogen®) als **lebenslange** Substitution zur Granulozytenstimulation (Ziel: Leukozyten >1.000/µl)
- Stammzelltransplantation (frühzeitig oder bei G-CSF-Therapieversagen)

Prog: Heute gute Therapiemöglichkeit mit G-CSF, früher letal meist in den ersten Lebensjahren, mit Stammzelltransplantation Heilung mögl.

Kompl:
- * **Sepsis**, insb. durch bakterielle (gramnegative) Erreger
- * Oftmals Auftreten einer Osteoporose
- * G-CSF: 5-10 % Therapieversager, NW: Kopfschmerzen, Exantheme, Knochenmarkfibrose, myelodysplastische Syndrome od. akute myeloische Leukämie

DD:
- Isoimmunneutropenie des Neugeborenen (IgG-Antikörper der Mutter gegen Granulozyten des Kindes) ⇨ selbstlimitierend mit Titerabfall der mütterlichen IgG
- Zyklische Neutropenie, chronisch benigne Neutropenie, benigne familiäre Agranulozytose
- **Autoimmunneutropenie** (IgG-Granulozytenautoantikörper), typisch bei Kleinkinder
- Medikamente (diese bilden mit Plasmaproteinen Antigene, durch wiederholte Zufuhr kommt es zur Antikörperbindung an die Ag, die Komplexe lagern sich an die Granulozyten an und es kommt zum Zelltod ⇨ Agranulozytose): Metamizol (Novalgin®), nichtsteroidale Antiphlogistika (NSA, z.B. Voltaren®), Psychopharmaka, Ther: Absetzen des Med., innerhalb einer Woche normalisieren sich die Leukozytenwerte wieder
- Aplastische Anämie, aleukämische Leukosen, Panzytopenie
- Leukämie, myelodysplastisches Synfrom
- Neonatale Sepsis (⇨ Verbrauch von Leukozyten)
- Reaktive Neutropenie bei Virusinfektionen (EPSTEIN-BARR-V., Zytomegalie, Parvovirus B19)

Zyklische Neutropenie

Syn: Periodische Neutropenie, ICD-10: D 70.5

Ät: Sporadisch od. aut.-dom. vererbt

Path: Molekulare Ätiologie unklar, vermutet werden Mutationen in der Granulozytenelastase

Epid: Inzidenz: selten, 0,1/100.000

Klin:
- ⇒ Phasenweises Auftreten einer Neutropenie (typisch alle 3 Wochen)
- ⇒ Haut u. Schleimhaut: nekrotische und ulzerierende Läsionen des gesamten GI-Traktes
- ⇒ Infektionen: Fieber, Schüttelfrost, Sepsis, insb. gramnegative Erreger

Diag: Labor: Neutrophile <500/µl, zwischen den Phasen normale Werte, Monozytose

Ther: G-CSF (Filgrastim 0,5-3 µg/kgKG/Tag s.c., Neupogen®) als intermittierende Substitution

Prog: gut, reversibel

DD: Kongenitale Neutropenie, Isoimmunneutropenie des Neugeborenen, chronisch-benigne Neutropenie

Granulozytenfunktionsstörungen

Syn: Funktionelle Störungen der neutrophilen Granulozyten, ICD-10: D71

Def: Angeborene oder erworbene Funktionsdefekte (Störung der Chemotaxis, Adhärenz od. Phagozytose) der Granulozyten, die zu erhöhter Infektanfälligkeit führen.

Leukozytenadhäsionsdefekte (LAD):
- LAD-1: aut.-rez. erblich, Mutation der β_2-Untereinheit leukozytärer Integrine (CD18 fehlt), Klin: bei Neugeborenen verzögerter Nabelschnurabfall, tief ulzerierende u. nekrotisierende Hautinfektionen
- LAD-2: aut.-rez. erblich, Mutation im GDP-Fucose-Transporter-Gen, Klin: mentale Retardierung, Kleinwuchs
- LAD-3: aut.-rez. erblich, Mutation im Rap1-Gen, Klin: wie bei Typ 1, erhöhte Blutungsneigung

Progressiv-septische Granulomatose: s.u.

CHEDIAK-HIGASHI-Syndrom: aut.-rez. erblich, Mutation im LYST- od. CHS1-Gen ⇨ Lysosomen in Leukozyten u. Melanozyten gestört, Klin: rezidivierende Infekte (EBV, Sepsis), neurologische Symptome, okulokutaner Albinismus, Prog: meist letaler Verlauf

GRISCELLI-Syndrom: aut.-rez. erblich, Mutation im Myosin-5A- od. RAB-27A-Gen, Klin: Immundefekt u. Albinismus, silber-graue Haare

Formylpeptid-Rezeptordefekt: aut.-rez. erblich, Klin: Parodontitis u. rezidivierende Infekte

Rac2-GTPase-Defekt: aut.-dom., Defekt Aktin-abhängiger Funktionen, Klin: LAD-1-ähnlich

Progressiv-septische Granulomatose

Syn: Chronische Granulomatose, chronisch-familiäre kongenitale Dysphagozytose, engl. chronic granulomatous disease (CGD), ICD-10: D71

Ät:
- **X-chrom.** (70 % d.F.) erblich (und damit **nur Jungen** betroffen)
- Aut.-rez. erblich (Ausprägung meist geringer als bei X-CGD)

Path: Verschiedene Mutationen von Genen für Bestandteile von Cytochrom-B bekannt (X-chrom.: gp91phox, aut.-rez.: p22phox, p47phox u. p67phox) ⇨ verminderte NADPH-Oxidase-Aktivität, dadurch werden **Superperoxid-Radikale** in den Granulozyten nicht produziert ⇨ die intrazelluläre Abtötung von katalasebildenden Keimen (Staph. aureus, E. coli usw.) ist gestört, überschießende Entzündungsreaktion und **Granulombildung**.

Epid: Häufigkeit: sehr selten, 0,5/100.000

Klin:
⇒ Chronisch-rezidivierende Infekte (insb. Pneumonien, Pilzinfektionen)
⇒ **Abszesse** der Haut, Lymphknotenabszesse, Leberabszesse
⇒ Schleimhaut: nekrotische und ulzerative Läsionen im gesamten GI-Trakt mit Granulombildung ⇨ CROHN-ähnliche Colitis, Ileussymptomatik, perianale Abszesse mögl.
⇒ Gedeihstörung

Diag:
1. Anamnese und klinische Untersuchung
2. Labor: BB: Leukozytenzahl normal, Granulozytenfunktionstest: im Ferrocytochrom-Reduktionstest verminderte Sauerstoffradikalproduktion in den Granulozyten
3. Genetik: Nachweis des Gendefektes, pränatale Diagnostik ist möglich.

Ther:
- Symptomatisch:
  - Antibiotikatherapie: immer frühzeitiger Einsatz, bei Weichteilinfektionen Cephalosporin, bei komplizierten Infekten Teicoplanin (Targocid®), bei Granulomen Vancomycin u. ggf. Glukokortikoide
  - Immunmodulation: Interferon-γ bei rez. Infektionen, IL-1-Blockade mit Anakinra
  - Granulozytenstimulationsfaktor G-CSF od. Granulozytentransfusionen bei schweren Verläufen mögl.
  - Antibiotikaprophylaxe: Cotrimoxazol und Itraconazol lebenslang!
- Transplantation hämatopoetischer Stammzellen bei geeignetem Spender

Prog: Schlecht, bei erfolgreicher Stammzelltransplantation gut.

Kompl: * Schwer verlaufende Infektionen, Meningitis, Meningoenzephalitis, Sepsis
* Osteomyelitis, pathologische Frakturen

DD: – Chronisch entzündliche Darmerkrankung (CED): Morbus CROHN
– Tuberkulose

KOMPLEMENTDEFEKTE

Syn: C-Defekte, es sind viele Defekte des Komplementsystems und der Regulatorproteine bekannt; ICD-10: D84.1

Ät: – Überwiegend **aut.-rez.**, einige Defekte auch aut.-dom. u. X-chrom. erblich
– Spontanmutation (geschätzt ¼ d.F.)

Path: ♦ Immunkomplexe (bakterielles Ag + Ak) werden durch Komplement aufgelöst ⇨ fehlt Komplement, kommt es zu **Ablagerungen von Immunkomplexen** im Gewebe ⇨ autoimmun-ähnliche Erkrankungen
♦ Mangel an Regulatorproteinen führt zur **Komplementaktivierung** ⇨ vasoaktive Spaltprodukte, Bradykinin ⇨ Angioödeme

Epid: Häufigkeit: 1/10.000 – 1/50.000 (C-1 u. C2-Mangel, alle anderen wesentlich seltener)

Etlg: # C1-Esterase-Inhibitor-Mangel (häufigster Komplementdefekt, Chrom. 11) ⇨ **hereditäres Angioödem**
C2-Mangel (Chrom. 6)
Mangel übriger Komplementfaktoren C3-C9 (Defekte auf Chrom. 1, 5, 9, 19 bekannt)
Regulatorprotein-Mangel: Faktor-I, -D, -H, C4-bindendes Protein, Properdin usw.

Klin: ⇒ Bakterielle Infekte, insb. mit Neisseria ⇨ Meningitis
⇒ Angioödeme ⇨ spontane Schwellungen im Gesicht und an den Extremitäten (selten auch im Darm, Epiglottis)
⇒ Autoimmun-ähnliche Erkrankungen, Symptome wie bei systemischem Lupus erythematodes, Vaskulitis, Polymyositis

Diag: 1. Anamnese u. klinische Untersuchung
2. Labor: Screening durch Bestimmung von CH50 (hämolytisches Gesamtkomplement), APH50-Test. C1-INH-Antigen, je nach Testergebnis Bestimmung der einzelnen Faktoren

Ther: • Bei C1-Esterase-Inhibitor-Mangel:
– C1-Inhibitor-Konzentrat (Berinert P®), bei akutem Ödem 20 I.E./kgKG i.v.
– Bei häufigen Rezidiven Danazol od. Tranexamsäure (erhöht C1-Spiegel im Blut)
• Bei allen übrigen Komplementdefekten **symptomatische Ther.**
– Antibiose bei allen bakteriellen Infekten
– **Impfung** gegen Meningokokken, Pneumokokken und Haemophilus, ggf. Penicillinprophylaxe bei häufigen Infektionen

Prog: gut

Kompl: * Darmkoliken (Ödem im Darm), lebensbedrohliches Glottis-/Larynxödem
* Nephrotisches Syndrom, Glomerulonephritis

DD: – Systemischer Lupus erythematodes (s.u.)
– Allergisches Ödem (QUINCKE-Ödem)
– Komplementrezeptordefekte
– Interferonrezeptordefekte, γ-Interferon-Mangel ⇨ mykobakterielle Infektionen

AUTOIMMUNERKRANKUNGEN

<u>Syn:</u> Autoaggressionskrankheiten, dazu zählen Systemkrankheiten des Bindegewebes wie Kollagenosen u. Vaskulitiden (ICD-10: M30-M36) sowie rheumatoide Arthritis u. Polyarthritiden (ICD-10: M05-M08, s.u., Kap. Rheumatologie) und organspezifische Autoimmunkrankheiten (s. jeweiliges Kapitel)

<u>Path:</u>
- ♦ Autoimmunerkrankungen entstehen bei **genetischer Disposition** (z.B. bestimmte HLA-Antigene) und **zusätzlichen Umweltfaktoren** (z.B. Infektionskrankheiten, Medikamente).
- ♦ Autoreaktive B- und T-Zellen reagieren mit **körpereigenen Substanzen**. Die normale Balance zwischen proinflammatorischen und suppressiven Mechanismen ist dabei auf die Seite der Aktivierung verschoben (T-Helfer-Zellen aktiviert, T-Suppressorzellen supprimiert, zusätzlich können virale Infekte B-Zellen und T-Killerzellen direkt aktivieren).

<u>Klin:</u>
- ⇒ Prinzipiell kann jedes Organsystem betroffen sein.
- ⇒ Organspezifische Autoimmunkrankheiten betreffen jeweils spezifische Antigene nur eines Organes (z.B. Schilddrüse ⇨ HASHIMOTO-Thyreoiditis, B-Zellen des Pankreas ⇨ Diabetes mellitus Typ I, Nebenniere ⇨ ADDISON-Krankheit usw.).

<u>Ther:</u>
- • Exogene, triggernde **Noxen eliminieren** (z.B. Absetzen von Medikamenten)
- • **Immunsuppression**

Systemischer Lupus erythematodes

<u>Syn:</u> SLE, Lupus erythematodes disseminatus, ICD-10: M32.9

<u>Ät:</u> Autoimmunerkrankung unklarer, multifaktorieller Genese, auslösende Faktoren können sein:
- Virale oder bakterielle Infektionen
- Intensive Sonneneinstrahlung, extremer Klimawechsel
- Starker psychischer Stress
- Hormonelle Umstellungen (insb. Pubertät)
- Genetische Disposition (HLA DR2, DR3, DR4)
- Medikamente: insb. Antikonvulsiva, Neuroleptika

<u>Path:</u>
- ♦ Chronisch-entzündliche **Autoimmunerkrankung** (Kollagenose) mit systemischem Befall **mehrerer Organsysteme** (Haut, Niere, Gefäße, Gelenke)
- ♦ **Immunkomplexe** aus DNA und anti-DNA lagern sich an Gefäßwänden ab ⇨ Komplementaktivierung, Entzündungsreaktion, Gewebeschädigung ⇨ **Vaskulitis**

<u>Epid:</u>
- ◊ <u>Häufigkeit:</u> Erwachsene 5/10.000, bei Kindern/Jugendlichen ca. 0,2/10.000
- ◊ <u>Prädisp.alter:</u> junge Erwachsene (aber auch schon bei **Jugendlichen nach der Pubertät** mögl.), **w**>>m = 5-10:1

<u>Klin:</u> ⇒ Kind: oftmals schleichender Beginn mit unspezifischen Krankheitssymptomen, insb. **Abgeschlagenheit**, leicht erhöhte Temperatur, **Gelenkschmerzen**, Schwäche, Hautausschlag, Haarausfall, Gewichtsverlust

<u>SLE-Diagnosekriterien des American College of Rheumatology (sichere Diagnose bei ≥4 von 11 Kriterien):</u>

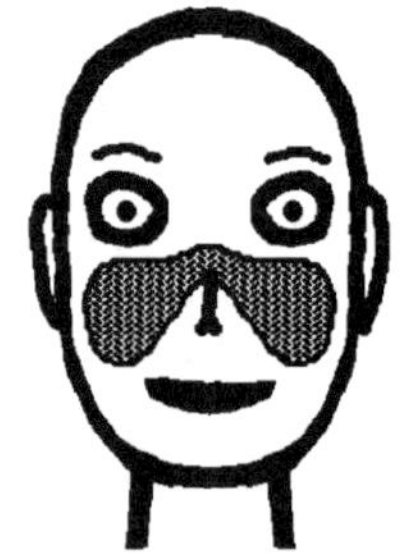

- ⇒ **Schmetterlingserythem**: rötlicher Hautausschlag im Nasen-/Wangenbereich
- ⇒ Diskoider Hautausschlag: rötliche, scharf begrenzte, z.T. schuppende Hautbezirke insb. im Gesicht und an der Kopfhaut
- ⇒ Photosensibilität: stark lichtempfindliche Haut
- ⇒ Mund-/Nasenschleimhautgeschwüre: kleine, schmerzlose Geschwüre („Aphthen")
- ⇒ **Arthritis**: Schwellung, Erwärmung, Schmerzen und ggf. Bewegungseinschränkung von zwei oder mehreren Gelenken
- ⇒ **Serositis**: Pleuritis, Perikarditis, Peritonitis
- ⇒ **Nierenbeteiligung** (Immunkomplex-Glomerulonephritis): erhöhter Blutdruck, Proteinurie

>0,5g/24 Std., Mikrohämaturie, Zylinderzellen im Urin

⇒ Beteiligung des Nervensystems: Kopfschmerzen, Konzentrationsstörungen, Krampfanfälle, Depressionen, Psychosen

⇒ Blutbildveränderungen: Erythrozytopenie (autoimmunhämolytische Anämie), Leukozytopenie, Thrombozytopenie

⇒ Immunologische Veränderungen: **Anti-ds-DNA-Ak**, Anti-Sm-Ak, Antiphospholipid-Ak

⇒ Nachweis von **ANA** = antinukleäre Antikörper

<u>Diag:</u> 1. Anamnese (Medikamentenanamnese!) und klinische Untersuchung
2. <u>Labor:</u> BSG erhöht (typischerweise aber nicht die CRP), Immunglobuline erhöht, Panzytopenie, Nachweis von Antinukleären- und Doppelstrang-DNA-Antikörpern, „LE-bodies" (phagozytierte Zellkerne) in neutrophilen Granulozyten, Komplementverbrauch (C3, C4 u. CH50 erniedrigt), Komplementspaltprodukte (C3d), zirkulierende Immunkomplexe
3. Urin: Urinstix auf **Proteinurie**, ggf. auch Hämaturie, Leukozyturie, Erythrozytenzylinder

<u>Ther:</u> Sehr selten ⇨ Diagnostik und Therapie in einem kinderrheumatologischen Zentrum

<u>Symptomatisch:</u> **Lichtschutz** (Sonne meiden, Haut bedecken, kein Sonnenbrand!, Sonnencreme mit hohem Lichtschutzfaktor verwenden), nicht rauchen!, Sport, Standard-Impfungen durchführen

- <u>Akut:</u> **Glukokortikoide** als Stoßtherapie (z.B. 1-2 mg/kgKG/Tag Prednisolon, Solu-Decortin®), dann reduzieren. Bei längerer Gabe Kalzium 1g/Tag dazugeben.
- <u>Immunsuppressiva/Zytostatika:</u> Ciclosporin A (Sandimmun® 3-5 mg/kgKG/Tag, auf 2 Dosen verteilt) od. Azathioprin (Imurek® 1-3 mg/kgKG/Tag)

  Bei schwerer Organbeteiligung (Lupusnephritis): Mycophenolatmofetil (CellCept®) od. Cyclophosphamid (500 mg/m²KOF alle 3-4 Wo., Endoxan®)
- Bei Therapieresistenz: Plasmapherese, monoklonaler Ak (Off-label-Anwendung bei Kindern) Belimumab (Benlysta®) od. Rituximab (MabThera®) od. i.v. Immunglobuline
- Bei Gelenkbeschwerden: **NSAR** (Diclofenac od. Ibuprofen)
- <u>Dauertherapie:</u> Basistherapie ist meist **Hydroxychloroquin** (ist ein Anti-Malariamittel, wirkt gut beim SLE – letztlich unklar warum, Resochin®), Vit.-D3 500 I.E./Tag
- Selbsthilfegruppen: LUPUS Erythematodes Selbsthilfegemeinschaft e.V., Döppersberg 20, 42103 Wuppertal, Tel.: 0202 49687-97, Fax: -98, Internet: www.lupus-rheumanet.org, weitere Informationen auch bei der Dt. Gesellschaft für Rheumatologie e.V., Wilhelmine-Gember-Weg 6, 10179 Berlin, Tel.: 030 240484-70, Fax: -79, Internet: www.dgrh.de

<u>Prog:</u> Eine Heilung ist nicht möglich, mit konsequenter immunsuppressiver Ther. liegt die 10-JÜR bei 90 %, meist lebenslange Therapie notwendig. Bei aktivem SLE ist von einer Schwangerschaft abzuraten, nach 6- bis 12monatiger Remission ist eine Schwangerschaft gut mögl. (Hydroxychloroquin sollte auch dann weitergegeben werden)

<u>Kompl:</u>
* <u>Lupusnephritis:</u> **Niereninsuffizienz** bis zur Dialysepflicht
* <u>Herzbeteiligung:</u> Endokarditis (LIBMAN-SACKS-Syndrom), Perikarditis, Myokarditis, Herzinfarkt mögl.
* <u>Gerinnungsstörung:</u> Immunthrombozytopenie, Hemmkörperhämophilie, Apoplexie
* RAYNAUD-Syndrom an den Fingern (Gefäßspasmen) ⇨ bei Kältereiz Blässe, Zyanose der Finger, anschließend reaktive, schmerzhafte Hyperämie
* Erhöhte **Infektanfälligkeit** (durch die Grundkrankheit bedingt u. durch die medikamentöse Immunsuppression)
* Schwangerschaft: Symptomverstärkung mögl., erhöhte Abortrate, Präeklampsie, Frühgeburtlichkeit

<u>DD:</u>
- **<u>Neonataler Lupus erythematodes:</u>** diaplazentare Übertragung mütterlicher Ak (Mutter erkrankt od. asymptomatische Auto-Ak-Konduktorin, sog. Ro-Ak) ⇨ Hautsymptome bei Geburt, Kompl.: AV-Block III° ab der 2. Schwangerschaftshälfte beim Fetus mögl.

  Ther: Spontane Rückbildung bis 6 Mon. postpartal entsprechend dem Abbau der mütterlichen Ak, ggf. kann ein Herzschrittmacher bei starker Bradykardie erforderlich sein.
- KAWASAKI-Syndrom, Antiphospholipid-Syndrom, Vaskulitis, Typ-1-Interferonopathien

Polymyositis / Dermatomyositis

Syn: „Lilakrankheit", ICD-10: M33.9 (M33.0 juvenile Dermatomyositis)

Ät:
- Unbekannt, ggf. virale Auslösung (insb. Coxsackie-Viren, Picornaviren), Persistenz mütterlicher Zellen, Vaskulitis im Kindesalter
- Bei malignen Tumoren vorkommend (insb. Ovarial-, kleinzelliges Bronchialkarzinom)
- Genetische Disposition (HLA B8, DR3, DRB 03 u. A68)

Path: Autoantikörper gegen Muskelantigene ⇨ Immunkomplexablagerungen perivaskulär in der Muskulatur u. der Haut

Epid:
◊ Prädisp.alter: 40-60 J., ca. 20 % d.F. kommen aber schon in der Kindheit (4.-12. Lj.) vor = juvenile Dermatomyositis
◊ Inzidenz: sehr selten, 0,2/100.000, w > m = 2:1

Klin: Polymyositis:
⇒ **Muskelschmerzen** u. **Muskelschwäche** insb. der Schulter- und Beckenmuskulatur, prox. Extremitätenmuskulatur
⇒ Müdigkeit, ggf. Fieber

Dermatomyositis: Symptome wie bei Polymyositis + zusätzlich:
⇒ insb. bei Kindern Hautsymptome mit **Ödemen** mit bläulich-violetter Verfärbung („Lilakrankheit"), v.a. um Augen, Nase, Hals und Schultern, Hautatrophien an den Händen (sog. GOTTRON-Zeichen), **Teleangiektasien** im Bereich der Fingernägel, Schwellung des Zahnfleisches, RAYNAUD-Syndrom an den Händen (Gefäßspasmen)
⇒ In späteren Stadien: **Verkalkungen** in der Subkutis (Calcinosis cutis)

Organbeteiligungen: Perimyokarditis, Hepato- u. Splenomegalie, Pneumonie, Lungenfibrose, Darmulzera (gastrointestinale Vaskulopathie), Schluckstörungen

Diag:
1. Anamnese u. klinische Untersuchung: Tumorerkrankung ausschließen
2. Labor: BB: ggf. Leukozytose u. Eosinophilie, BSG, **CK**, LDH u. Transaminasen erhöht, meist ANA nachweisbar, Eiweißelektrophorese: α2- und γ-Fraktion erhöht
3. EMG: myopathische Muster (niedrige Summenpotentiale, pathologische Spontanaktivität)
4. MRT (STIR-Sequenzen): Myositiszeichen, ggf. Histologie: Muskelbiopsie (T-Zellinfiltrate in der Muskulatur), epidermale Atrophie durch Basalzelldegeneration

Ther:
- Immunsuppression:
  - **Glukokortikoide** (z.B. Prednisolon1-2 mg/kgKG/Tag i.v., Solu-Decortin®), bei Remission Dosis reduzieren und oral fortführen
  - Immunsuppressiva/Zytostatika: **Methotrexat**, Ciclosporin A, Azathioprin, Cyclophosphamid, Mycophenolatmofetil
  - Bei Therapieresistenz kann eine hochdosierte i.v.-Gabe von Immunglobulin G (2 g/kgKG 1x/Monat) versucht werden, evtl. Plasmapherese (zur Entfernung zirkulierender Ak).
- Symptomatisch: Krankengymnastische Übungsbehandlung, Atemgymnastik, bei Bettlägerigkeit Prophylaxe von Inaktivitätskomplikationen, Lichtschutz

Prog: Akut: schlecht, Letalität bei Kindern bis 50 % innerhalb eines Jahres, sonst 20-30 %, unter Glukokortikoiden in bis zu 50 % d.F. Remission mögl.

Kompl:
* **Kardiomyopathie**
* Nierenversagen (Crush-Niere durch Myoglobinurie)
* Erhöhte Infektionsgefahr durch immunsuppressive Langzeittherapie

DD:
- Systemischer Lupus erythematodes, systemische Sklerodermie, Sjögren-Syndrom, Mixed-Connective Tissue Disease u. Overlap-Syndrome
- Rheumatische Muskelerkrankungen, Polymyalgia rheumatica
- Angeborene Myopathien, Myasthenia gravis, Muskeldystrophie
- Medikamenteninduzierte Myopathien: Steroidmyopathie, Lipidsenker (Fibrate), Statine (CSE-Hemmer), Zytostatikakombinationen

ENDOKRINOLOGIE

PUBERTÄTSSTÖRUNGEN

Physiologie: Pubertät in Europa: **Beginn** bei Mädchen zwischen **8,5-13**, bei Jungen **9,5-13,5 J.**
Menarchenalter = erste uterine Regelblutung, heute im Durchschnitt bei **12½ J.**

Etlg:
- Pubertas praecox = vorzeitige Geschlechtsentwicklung (ICD-10: E30.1) bei Mädchen **<8.** vollendetes Lj., bei Jungen **<9.** vollendetes Lj.
- Pubertas tarda = verzögerte Geschlechtsentwicklung (ICD-10: E30.0), noch keine Pubertät **>16. Lj.**

Ät:
- Pubertas praecox vera: **hypothalamisch** bedingte, vorzeitige ovarielle Hormonproduktion, z.B. durch **idiopathische** Fehlsteuerung, Hirntumoren wie Teratome, Hamartome od. Pinealom, Z.n. Enzephalitis, Schädel-Hirn-Trauma, Hydrozephalus, McCune-Albright-Syndrom (Mutation im Chrom. 20, dadurch Überfunktion endokriner Organe), Williams-Beuren-Syndrom (Chromosomenaberration am Chrom 7)
  ⇨ isosexuelle Frühentwicklung, Fertilität ist theoretisch gegeben.
- Pseudopubertas praecox: periphere Störung (nicht hypothalamisch bedingt), z.B. Keimdrüsen- (östrogenproduzierender Granulosazelltumor der Ovarien, hCG-bildende Tumoren) od. NNR-Störung (AGS = adrenogenitales Syndrom)
  ⇨ iso- od. heterosexuelle Frühentwicklung, bei Mädchen aber ohne Ovulation, damit auch **keine Fertilität**
  Auch durch exogene Hormonzufuhr möglich (z.B. hormonale Kontrazeptiva)

- Pubertas tarda: **idiopathisch** (familiäre Häufung, „Spätentwickler"), primärer **Hypogonadismus**, z.B. Gonadendysgenesie-Syndrome, Ullrich-Turner-Syndrom (45,X0), Noonan-Syndrom, Klinefelter-Syndrom (47,XXY), primäre Ovarialinsuffizienz, Gonadotropin-resistente Ovarien, sekundärer (= hypophysäre Insuffizienz ⇨ fehlende Gonadotropin-Produktion) od. tertiärer Hypogonadismus (= Schädigung des Hypothalamus), z.B. bei Tumoren im Bereich der Hypophyse/Hypothalamus, Schädelbestrahlung, Kallmann-Syndrom (dysrhaphische olfakto-ethmoido-hypothalamische Fehlbildung), Prader-Willi-Syndrom, Unterernährung (Essstörung), Hypothyreose, konsumierende od. chron. entzündliche Prozesse (Malignome, Morbus Crohn, Mukoviszidose, Zöliakie), Hochleistungssportlerinnen, Kryptorchismus, Hodentrauma, Orchitis

Epid: Pubertas praecox meist bei **Mädchen** (**w** >> m = 10:1), häufig ohne nachweisbare Ursache = **idiopathisch**

Klin:
⇒ Pubertas praecox = vorzeitiges Auftreten von Thelarche, Pubarche und Menarche (die prämature Menarche kann auch isoliert auftreten), verfrühter Wachstumsschub und dann aber Sistieren des Wachstums durch die vorzeitige Skelettreifung (Epiphysenfugenschluss durch die Östrogenwirkung) ⇨ in der Summe dann Minderwuchs, Virilisierung, Mamillensekretion
⇒ Pubertas tarda = fehlende Menarche und fehlende sekundäre Geschlechtsmerkmale (Brustentwicklung und Behaarung) bis zum 16. Lj., primäre Amenorrhoe, hypoplastischer Uterus, enge Vagina, fehlende weibliche Beckenform und Hüftrundung

Diag:
1. Anamnese (Familienanamnese: Pubertätsbeginn bei Eltern, Großeltern und Geschwistern ⇨ konstitutionelle Veranlagung für vorzeitigen od. verspäteten Pubertätsbeginn?), Wachstumsrate (Perzentilenentwicklung der Wachstumskurve) und klinische Untersuchung: primäre/sekundäre Geschlechtsmerkmale, Bestimmung des Tanner-Stadiums (s.o., Kap. Kindliche Entwicklung), Hodengröße usw.

2. Labor: **Hormonbestimmung** von Östradiol, Progesteron, Prolaktin, DHEA (Dehydroepiandrosteron, Vorstufe der Androgene aus der Nebennierenrinde), Testosteron, FSH, LH, fT4 und TSH im Serum
   Pubertas praecox: Östradiol ↑, FSH ↑, LH ↑, mehrfacher Anstieg von LH u. FSH (LH > FSH) im LH-RH-Test (25 µg LH-RH/m² Körperoberfläche, Relefact®, Norm: nur geringer und gleich hoher LH- u. FSH-Anstieg vor der Pubertät)
   Pseudopubertas praecox: Östradiol ↑, Testosteron ↑
   Adrenogenitales Syndrom: FSH ↓, LH ↓, Testosteron ↑, DHEA ↑, Cortisol ↓
   Pubertas tarda: Hormonwerte wie beim Kind, ggf. Chromosomenanalyse durchführen
3. Sonographie: Darstellung der Ovarien (Norm: Länge bis zur Pubertät max. 2,5 cm) und Uterusgröße (Norm: 10. Lj. <4,5 cm, 13. Lj. <6 cm Länge), Ovarialzysten?
   bei Jungen Hodenvolumen (Norm: präpubertär <3 ml), Ausschluss Hodentumor
4. Röntgen: Das **Knochenalter** (li. Hand a.p.) zeigt bei Pubertas tarda durch den fehlenden Einfluss der Sexualhormone einen Rückstand von 2 J. od. mehr gegenüber dem Vergleichskollektiv und bei Pubertas praecox eine vorzeitige Skelettreifung (Norm: erstes Sesambein am Daumengrundgelenk bei Mädchen mit ca. 11 J., bei Jungen mit 13 J., also zur Zeit des physiologischen Wachstumsschubes in der Pubertät)
5. Neurologische Untersuchung und MRT des Schädels mit Dünnschichtdarstellung der Hypophyse/Hypothalamus bei V.a. zentrale Pubertätsstörung

Ther:
- Pubertas praecox vera: medikamentöse Hemmung der vorzeitigen Gonadotropinsekretion durch **GnRH-Analoga** (die Superagonisten führen zur Down-Regulation der GnRH-Rezeptoren und somit zur Hemmung der hypophysären Hormonproduktion ⇨ FSH ↓ und LH ↓), z.B. mit Leuprorelin s.c. (Enantone®) oder Triptorelin s.c. od. i.m. (Decapeptyl®), Dosierung gewichtsabhängig (Kinder <20 kgKG 1,875 mg, 20-30 kgKG 2,5 mg, >30 kgKG 3,75 mg, spätestens alle 4 Wo.),
  bei vermindertem Wachstum unter Ther. ggf. zusätzlich Wachstumshormon (Somatropin)
- Pubertas tarda: bei Mädchen im 1. Behandlungsjahr nur Östrogen (Estradiol 0,2-0,5 mg/Tag), ab 2. J. zyklusanaloge Substitution von Östrogen u. Gestagen (ggf. bis zum Senium), z.B. Estradiol 2 mg/Tag (Tag 1-28) + Chlormadinonazetat 2 mg/Tag (Tag 1-12)
  bei Jungen Testosteronenantat i.m. alle 4 Wo. (im 1. J. 50-100 mg/Monat, dann 250 mg/Monat), Behandlungsbeginn ab ca. 12.-14. Lj.
- Operativ: Ind: Nachweis eines hormonbildenden Tumors bei Pubertas praecox oder Nachweis eines (destruierenden) Tumors bei Pubertas tarda
  - Exstirpation des Tumors soweit möglich, ggf. Radiatio

Kompl:
* Acne vulgaris ist häufig in der Pubertät (ab 15. Lj.)
* Psychisch: Unsicherheitsgefühle bis zu Suizid, wesentlichen Einfluss haben auch Milieufaktoren.

DD:
- Thelarche (= normale Entwicklung der weiblichen Brust in der Pubertät): isolierte **prämature Thelarche** (ohne Pubertas praecox, meist bei Mädchen im Alter v. 1-2 J., Rückbildung meist spontan nach einigen Monaten), gutartige Mammatumoren (Fibroadenome, Lipome, Milchgangspapillome), Mammakarzinom (extrem selten im Kindesalter, bei Mädchen u. Knaben vor der Pubertät aber etwa gleich häufig vorkommend)
- Gynäkomastie (= Vergrößerung der männlichen Brust, s.u.), insb. **Pubertätsgynäkomastie** bei Jungen (vorübergehende Vergrößerung der Brustdrüse ohne Krankheitswert)
- **Anorexia/Bulimia nervosa** kann durch die Unterernährung zur Pubertas tarda führen.

WACHSTUMSSTÖRUNGEN

Syn: **Kleinwuchs**, ICD-10: E23.0 (hypophysär), Q87.1 (Syndrome) u. E34.3 (sonstige)
Großwuchs/Hochwuchs, ICD-10: E22.0 (hypophysär), Q87.3 (Syndrome), E34.4 (sonstige)

Anatomie: GRH (growth hormone releasing hormone) des Hypothalamus steuert die hypophysäre Ausschüttung von **STH** (somatotropes Hormon, Syn: GH = growth hormone, Somatro-

pin, Wachstumshormon) aus dem Vorderlappen ⇨ Freisetzung von **IGF-1** (insuline-like growth factor), wirkt an den Epiphysen auf das Längenwachstum.
STH hat sein Maximum in der Nacht! (tagsüber physiologisch sehr niedrige Werte).

Ät: Primäre Kleinwüchsigkeit:

- Idiopathischer Kleinwuchs (ohne nachweisbare Ursache)
- **Familiärer** (genetischer) Kleinwuchs: Knochenalter entspricht dem Lebensalter = normale körperliche Entwicklung, lediglich die Körperlänge/Länge der Extremitäten ist vermindert.
- **ULLRICH-TURNER-Syndrom** (spontane Chromosomenaberration **45,X0** ⇨ SHOX-Gen vermindert, Einzelheiten s.o., Kap. Geschlechtsentwicklungsstörungen)
  NOONAN-Syndrom (Pseudo-TURNER-Syndrom): ähnliche Symptome wie beim TURNER-Syndrom, jedoch normaler Karyotyp (46,XX), Mutation im PTPN11-Gen
- LÉRI-WEILL-Syndrom: SHOX- od. SHOXY-Genmutation ⇨ enchondrale Dysostosis
- **PRADER-WILLI-Syndrom** (spontanes Mikrodeletionssyndrom am Chrom. 15)
- **DOWN-Syndrom** (Trisomie 21, Minderwuchs mit Endgröße 1,40-1,50 m)
- Ossär bedingt: Skelettdysplasien und Knochenstoffwechselstörungen (Osteogenesis imperfecta, Hypo-/Achondroplasie, spondyloepiphysäre Dysplasie usw., s.u., Kap. Kinderorthopädie), Mukopolysaccharidosen (lysosomale Speicherkrankheiten mit skelettalen Fehlbildungen), Hypophosphatasie
- Angeborener **Wachstumshormonmangel**, Hypophysenfehlbildung
  LARON-Syndrom (angeborener STH-Rezeptordefekt), IGF-1-Mangel (angeboren)
- HUTCHINSON-GILFORD-Syndrom (aut.-dom. erblich, Chrom. 1, "Vergreisung" u. Kleinwuchs)
- Pränatale, intrauterine Erkrankungen (Embryo-/Fetopathien, SILVER-RUSSELL-Syndrom (Chrom. 11 od. 7), 3M-Syndrom), die kein Aufholwachstum p.p. zeigen (s.u. DD)

Sekundäre Kleinwüchsigkeit: ⇨ verzögertes Knochenalter

- **Konstitutionelle Entwicklungsverzögerung** ⇨ Verspätung des pubertären Wachstumsschubes ⇨ Knochenalter u. Körperlänge gleichmäßig retardiert (vorübergehender Minderwuchs ohne Krankheitswert, sog. „Spätentwickler")
- Alimentär: **Mangelernährung**, Proteinmangelernährung (weltweit häufigster Grund, Problem in der Dritten Welt!, insb. in Afrika in der Subsaharazone), Malabsorption, Anorexia nervosa
- Systemische Erkrankungen: **Zöliakie**, Morbus CROHN, chron. Hepatitis, zyanotische Herzfehler, große Shuntvitien, Mukoviszidose, rheumatische Erkrankungen, Niereninsuffizienz
- Metabolische Erkrankungen: hepatisch, Glykogenosen, Speicherkrankheiten, Rachitis
- Hormonelle/endokrine Störungen: **Hypothyreose**, **Panhypopituitarismus**/Hypophysenvorderlappeninsuffizienz (sekundär durch Hypophysentumor, Kraniopharyngeom, Germinom, Apoplexie ⇨ **STH-Mangel**), hypothalamische Störung (FRÖHLICH-Syndrom), CUSHING-Syndrom, Adrenogenitales Syndrom, Pubertas praecox (s.o.), Schlafapnoesyndrom
- Psychosoziale Deprivation (Vernachlässigung), Depression
- Iatrogen: Krebsbehandlung mit **Chemotherapie**, Ganzkörper- u. insb. **Schädelbestrahlung**
  Medikamente: längerfristige und hochdosierte Glukokortikoidgabe, Zytostatika

---

Permanenter Großwuchs:

- Idiopathischer Großwuchs (ohne nachweisbare Ursache)
- **Familiärer** (genetischer) Großwuchs
- Wachstumshormonexzess (hypophysärer Gigantismus, Akromegalie, meist durch ein endokrin aktives, STH-produzierendes **Hypophysenadenom** bedingt)
- KLINEFELTER-Syndrom (Trisomie **47,XXY**, mit eunuchoidem Hochwuchs durch verzögerten Epiphysenfugenschluss der Extremitäten)
- XYY-Syndrom (Trisomie 47,XYY)
- MARFAN-Syndrom (aut.-dom. erblich, Chrom. 15q21.1, 5q25-31)
- SOTOS-Syndrom (aut.-dom. erblich, Chrom. 5q35)
- Homocystinurie (aut.-rez., Chrom. 21, 1)

Transitorischer Großwuchs:

- Adipositas mit Entwicklungsbeschleunigung („Adiposogigantismus")

- Konstitutionelle Entwicklungsbeschleunigung ⇨ vorübergehende Wachstumsbeschleunigung, die Endgröße ist aber meist normal.
- Hormonstörungen (vorübergehender Wachstumsschub bei Pubertas praecox od. adrenogenitalem Syndrom, dann vorzeitiger Epiphysenfugenschluss ⇨ in d. Summe Minderwuchs)

Def: Kleinwuchs: Körperlänge **<3. Perzentile** der altersentsprechenden Normpopulation (dies entspricht **<-2 SDS** = standard deviation score = Standardabweichung; Nomogramme, s. Kap. kindliche Entwicklung), Wachstumsgeschwindigkeit <25. Perzentile,
Endgröße: **<150 cm bei Männern** u. **<140 cm für Frauen**, extremer Kleinwuchs: <120 cm

Großwuchs: Körperlänge **>97. Perzentile** und Wachstumsgeschwindigkeit >75. Perzentile, Endgröße: >195-205 cm bei Männern u. >175-185 cm für Frauen

Perzentilflüchtiges Wachstum: Ein bis dahin eingehaltener Perzentilkorridor auf dem Nomogramm wird im weiteren Verlauf nach unten od. oben verlassen.

Epid: ◊ Bei der Hälfte aller kleinwüchsiger Mädchen liegt ein ULLRICH-TURNER-Syndrom (45,X0) vor, Häufigkeit: 4/10.000 weibliche Neugeborene

◊ Für Deutschland werden ca. 100.000 kleinwüchsige Menschen geschätzt.

Diag:
1. Anamnese (Größe der Familienmitglieder, Geburtsmaße, Ernährung?) u. klinische Untersuchung: Größe (im Stehen, Sitzhöhe, Armspanne), Gewicht, u. Kopfumfang bei jeder Untersuchung dokumentieren (in Nomogramme eintragen), ist insb. **im Verlauf** wichtig, um Wachstumsstörungen zuverlässig zu erfassen u. zu beurteilen (6- bis 12-monatige Beobachtungszeit). Auf Disproportionen des Skeletts od. sonstige Anomalien achten (Sitzhöhe, Armspannweite, Beinlänge).
2. Labor: Diff-BB, BSG, Fe, Ferritin, BZ, Nieren- u. Leberwerte, Ca, Ph, TSH, fT4, Urinstix
   Wachstumshormone: IGF-1, IGFBP-3 (= IGF-binding protein), STH im Nachtprofil, STH-Stimulationstest (pathologisch: Peak-STH <8 ng/ml)
   Bei V.a. Chromosomenanomalie genetische Untersuchung (insb. Ausschluss 45,X0-Syndrom, ggf. SHOX-Genanalyse)
   Bei V.a. Stoffwechselerkrankung, Zöliakie usw. jeweils spezifische Diagnostik
3. Bildgebung: Röntgen Hand-/Handwurzelknochen (Karpogramm, li. Hand) ⇨ Bestimmung des **Skelettalters** (Syn: biologisches Alter, Knochenalter) durch Beurteilung der **Knochenreifung** (Auftreten bestimmter **Knochenkerne** im jeweiligen Alter und Ossifikationsabschluss mit **Epiphysenfugenschluss** im 14.-23. Lj.). Genaue Bestimmung z.B. mit der Methode nach TANNER und WHITEHOUSE mögl. (TW3-Methode, 2001), grobe Anhaltspunkte zur Knochenalterbestimmung sind:

Alter	Auftreten von Ossifikationszentren
3 Mon.	2 Handwurzelknochen sichtbar: Os capitatum, Os hamatum
1 Jahr	Epiphysen distales Radiusende u. prox. Phalanx II-IV sichtbar
2 Jahre	Os triquetrum, Epiphysen Os metacarpale I, prox. Phalanx I
3 Jahre	Os lunatum, alle Epiphysen aller Phalangen sichtbar
4 Jahre	Os trapezium, Os trapezoideum
5 Jahre	Os scaphoideum
6 Jahre	Epiphyse distales Ulnaende
9 Jahre	Os pisiforme
12 Jahre	Erstes Sesambein am Daumengrundgelenk sichtbar
13 Jahre	Spätestens alle Handwurzelknochen vollständig angelegt

   MRT-Schädel: Ausschluss einer intrakraniellen Pathologie, insb. Hypophysentumor

Ther:
- Kleinwuchs: **Wachstumshormongabe** (Somatropin 1 x 0,05 mg/kgKG/Tag s.c., z.B. Saizen®, NutropinAq™, Genotropin®, Omnitrope® od. Somatrogon s.c. 0,66 mg/kgKG 1x/Wo., Ngenla®), Beginn: ab dem ca. 4. Lj. mögl.
  - Je nach Erfordernis ab 12. Lj. zusätzlich Gabe von Geschlechtshormonen (♀: Östradiol oral, ♂: Testosteron) zur Einleitung der Pubertät und Osteoporoseprophylaxe
  - Bei Kindern mit IGF-1-Mangel od. STH-Rezeptordefekt: rekombinantes hIGF-1, Mecarsermin (Increlex®) s.c., 2 x tägl. 0,04-0,12 mg/kgKG (Cave: Hypoglykämie)

- In Studien werden bei idiopathischem Kleinwuchs Aromatasehemmer versucht.

- Großwuchs: Ind: prognostizierte Größe >202 cm bei Jungen und >185 cm bei Mädchen
  - Bei familiärer Form: Wachstumshemmung durch Gabe von Geschlechtshormonen (♀: hochdosiert Östradiol/Gestagen oral, ♂: 250-500 mg Depottestosteron i.m. alle 14 Tage) mögl. (nicht bei Pubertas praecox!, der vorzeitige Epiphysenfugenschluss würde in der Summe dann zu Kleinwuchs führen), Beginn der Ther. im Knochenalter von ca. 11-13 J. = präpubertär, für mind. 1-2 J. (i.d.R. bis zum 17. Lj.)
  - Auch operative Verfahren mögl.: Epiphyseodese n. CANALE (dabei wird die Wachstumsfuge durchbohrt und damit zerstört) od. Anlage von Klammern n. BLOUNT od. Platten an der prox. Tibia od. dist. Femur
- Selbsthilfegruppen: BKMF - Bundesverband kleinwüchsiger Menschen u. ihre Familien e.V., Leinestr. 2, 28199 Bremen, Tel.: 0421 336169-0, Fax: -18, Internet: www.bkmf.de

Prog: Größenentwicklung: statistisch ergibt sich folgende, genetisch durch die Eltern bedingte Größenprognose n. TANNER, Berechnung (s. auch Tabelle im Kap. Meilensteine):

(Größe Vater + Größe Mutter) / 2 +6,5 cm für Jungen bzw. **-6,5 cm für Mädchen**

Die Streubreite der 2fachen Standardabweichung (die also noch als normal zu bezeichnende SD) beträgt zusätzlich noch ± **8,5 cm** der errechneten genetischen Zielgröße.

Berücksichtigt man noch die säkulare Akzeleration insb. in den Industriestaaten (derzeitige Generationen sind 10-13 cm größer als vor 100 Jahren. Ob sich dieser Trend aber so fortsetzt, ist unklar.) ergibt sich folgende Prognose:

(Größe Vater + Größe Mutter) / 2 +10 cm für Jungen bzw. **-3 cm für Mädchen** mit einer 2fachen Standardabweichung für Jungen von zusätzlich ± **10 cm** und ± **8 cm** für Mädchen.

Die Durchschnittsgröße in Deutschland (KiGGS-Studie) beträgt 1,79 m (♂) u. 1,65 m (♀).

Therapie: Kinder unterhalb der 3. Perzentile können durch die Wachstumshormongabe zumindest wieder an oder knapp über die 3. Perzentile herangeführt werden.
Bei Kindern mit Großwuchs kann durch die Hormontherapie ca. 10 cm „eingespart“ werden.

Kompl:
- ∗ NW der Wachstumshormongabe: Hypoglykämie, Hypothyreose, Ödeme, Epiphyseolysis capitis femoris, benigne intrakranielle Hypertension, Diabetes mellitus Typ 2, Antikörperbildung, diskutiert wird auch ein erhöhtes Malignomrisiko (Leukämie)
- ∗ NW von Testosteron bzw. Östradiol: drosselt das Längenwachstum, Thromboseneigung, eingeschränkte Leberfunktion, Akne, Adipositas

Proph: ♥ Teilnahme an allen Kinder-Früherkennungsuntersuchungen (U1-U9) ⇨ bei jedem Untersuchungstermin **Größe**, **Gewicht** u. Kopfumfang in den Somatogrammen am Ende des Kinder-Untersuchungsheftes dokumentieren, um primäre Wachstumsstörungen oder das perzentilflüchtige Wachstum erkennen zu können.

DD:
- Intrauterine Wachstumsretardierung durch mütterliche Ursache: Gestosen, Plazentainsuffizienz, Virusinfektion, Nikotin-, Alkohol- od. Drogenabusus der Mutter ⇨ die Verzögerung (**Mangelgeborenes**, engl. **SGA** = small for gestational age: <10. Perzentile der Standardgewichtskurve, viele sind auch Frühgeburten od. Mehrlinge) wird in 85-90 % d.F. postnatal in den ersten Lebensjahren wieder aufgeholt.
- Posttraumatische Wachstumsstörungen ⇨ betreffen dann nur die jeweilige Extremität

ADRENOGENITALES SYNDROM

Syn: **AGS**, adrenogenitales Salzverlustsyndrom, DEBRÉ-FIBIGER-Syndrom, engl. adrenogenital syndrome, ICD-10: E25.9

Ät:
- Angeborene Enzymdefekte: **aut.-rez.** erblich (Mutationen auf Chrom. 1q, 6p, 8p, 8q, 10 bekannt) od. auch **Spontanmutation**
- Endokrin aktives Neoplasma in der Nebennierenrinde (NNR-Adenom, Karzinom in der Zona reticularis) oder den Gonaden (androgenbildender Ovarialtumor)
- Nebennierenrindenhyperplasie

Path: ♦ Angeborene NNR-Enzymopathien mit Störung der adrenalen Steroidsynthese (meist **21-Monooxygenasedefekt** (Syn: 21-Hydroxylase-, CYP21-Gendefekt), seltener 17α- od. 11ß-Monooxygenasedefekt oder 3-Steroiddehydrogenasedefekt) ⇨ **verminderte Cortisolbildung** ⇨ durch den Regelkreis vermehrte ACTH-Ausschüttung ⇨ NNR-Hyperplasie mit vermehrter Bildung von Kortisolvorstufen und **Androgenen**

Durch den hohen Androgenspiegel erfolgt durch negative Rückkoppelung eine verminderte Gonadotropinbildung (FSH ↓, LH ↓) ⇨ Hemmung der Entwicklung der Keimdrüsen = **hypogonadotroper Hypogonadismus**

♦ Adrenogenitales **Salzverlustsyndrom** = angeborenes AGS mit gleichzeitiger Störung der Mineralokortikoidbiosynthese ⇨ Addison-artige Krisen mögl. mit Na^+-Verlust u. K^+-Retention (Gefahr von Herzrhythmusstörungen)

Epid: ◊ Angeborenes AGS: Häufigkeit 1/10.000 (in 95 % d.F. 21-Hydroxylase-Mangel)

◊ 2/100 Menschen sind Merkmalsträger

Klin: ⇒ Neugeborene/Säuglingsalter: Pseudohermaphroditismus bei Mädchen (intersexuelle Störung) mit vergrößerten Schamlippen („Pseudoskrotum") u. Klitorishypertrophie, verfrühte isosexuelle Entwicklung beim Jungen, bei gleichzeitigem Salzverlust Entwicklungsverzögerung, keine Gewichtszunahme, Herzrhythmusstörungen (Hyperkaliämie)

⇒ Kindesalter: starkes Wachstum (anabole Wirkung der Androgene) ⇨ dann aber vorzeitiger Epiphysenfugenschluss (um 10. Lj.) ⇨ in der Summe **Minderwuchs**

⇒ Mädchen: **Virilisierung** mit maskulinem Habitus (Pseudohermaphroditismus femininus), Hirsutismus, Klitorishypertrophie, tiefe Stimme, wenig ausgebildete Mammae, Amenorrhoe, **Sterilität**

⇒ Jungen: vorzeitige Ausbildung männlicher Geschlechtsmerkmale (Achsel- u. Schambehaarung, vergrößerter Penis bei kindlich bleibenden, kleinen Hoden), **Pubertas praecox** (häufig klinisch unbemerkt) bei gleichzeitigem Hypogonadismus, Sterilität (Azoospermie)

Diag: 1. Anamnese (Familienanamnese?) und klinische Untersuchung. Die Bestimmung auf 21-Hydroxylase-Mangel im Labor ist Bestandteil des sog. **erweitertes Neugeborenenscreening** am **2.-3. Lebenstag**.

2. Labor: Nachweis von **17-Ketosteroiden** (Androgenmetabolite: Pregnantriol, Pregnantriolon) im 24-Std.-Urin, hohe 17-Hydroxyprogesteronspiegel im Serum, zur Verlaufskontrolle ist eine Bestimmung dann im Speichel mögl.
Dexamethason-Hemmtest (kein Abfall der 17-Ketosteroide bei Dexamethason-Gabe bei endokrin aktivem Neoplasma)
Pränatale Diagnostik mögl., Genanalyse aus einer Chorionzottenbiopsie od. Bestimmung von 17-Hydroxyprogesteron im Fruchtwasser (Amniozentese) + Geschlechtsbestimmung ⇨ bei betroffenem weibl. Fetus Dexamethason-Medikation (ist plazentagängig) der Mutter während der gesamten Schwangerschaft

3. Röntgen: frühzeitiger Epiphysenfugenschluss

Ther: • Substitution: bei angeborenem Enzymdefekt Dauermedikation mit Kortisol, bei gleichzeitigem Salzverlustsyndrom + Fludrocortison (Mineralokortikoidwirkung)

- **Hydrocortison** 10-15(-20) mg/m²KOF verteilt auf 3 Einzeldosen (entsprechend der physiologischen Tagesrhythmik 50 % am Morgen, je 25 % mittags u. abends)
- Fludrocortison (Astonin®H): im Säuglingsalter 0,05-0,30 mg/Tag, Kleinkinder 0,05-0,15 mg/Tag, Schulkinder 0,1 mg/Tag verteilt auf 2-3 ED
- Bei Frauen evtl. zus. Antiandrogene zur Therapie der Virilisierung

• Operativ: Ind: Tumornachweis ⇨ unilaterale Adrenalektomie, Ovarektomie

- ggf. plastische Korrektur der Klitorishypertrophie u. Erweiterung d. Vagina um das 1. Lj.

• Selbsthilfegruppen: AGS-Eltern- und Patienteninitiative e.V., Baumschulenstr. 1, 89359 Kötz, Tel.: 08221 9635-37, Fax: -38, Internet: www.ags-initiative.de

Prog: Gut bei rechtzeitiger Diagnose u. Therapie, eingeschränkte Fertilität

Kompl: * Erhöhten Substitutionsbedarf bei Infektionen, Operationen usw. beachten

* ADDISON-Krise bei Salzverlustsyndrom

DD: – Pubertas praecox, s.o.
– Polyzystische Ovarien (STEIN-LEVENTHAL-Syndrom)

KONNATALE HYPOTHYREOSE

Syn: Angeborene Schilddrüsenunterfunktion, Neugeborenenhypothyreose, ICD-10: E03.1

Ät: – **Sporadisch** (od. selten familiär) auftretende **Dysgenesie** während der fetalen Organogenese ⇨ SD-Hypoplasie od. SD-Aplasie (**Athyreose**), Zungengrundschilddrüsenektopie (fehlender Deszensus der SD), Hemithyroidea
– Angeborene Thyroxin-Synthesestörungen (aut.-rez. erblich, z.B. Schilddrüsenperoxidase-Defekt) od. Rezeptordefekte für das SD-Hormon (aut.-dom. erblich, Endorganresistenz)
PENDRED-Syndrom: aut.-rez. erbliche (SLC26A4-Genmutation auf Chrom. 7q31) Kombination von Hypothyreose (Iodisationsstörung) mit Struma und Innenohrschwerhörigkeit
Gen-Mutationen (extrem selten): FOXE1-Gen (mit LKG-Spalte, Chrom. 9), NKX2.1-Gen (mit Bewegungsstörungen, Chrom. 14), PAX8-Gen (isolierte Hypothyreose, Chrom. 2)
– Thyreotropin-Releasing-Hormon (TRH)- od. Thyreotropin (TSH)-Mangel durch Störungen in der Hypothalamus-Hypophysen-Achse (selten)
– Jodmangel der Mutter in der Schwangerschaft, Übertragung plazentagängiger Medikamente, maternale blockierende SD-Antikörper ⇨ **transiente Unterfunktion**
– Med: Überdosierung von Jod-Tabletten, jodhaltige Röntgenkontrastmittel, jodhaltige Desinfektionsmittel ⇨ transienter Synthesestopp der Schilddrüsenhormone mögl.

Epid: ◊ ca. 3/10.000 Geburten, häufigste angeborene Endokrinopathie, w > m (= 2-4:1)
◊ 85 % der angeborenen SD-Unterfunktionen treten sporadisch auf, 15 % erblich bedingt.

Etlg: Störungen in der Hypothalamus-Hypophysen-Achse:
Primäre Hypothyreose: Schilddrüsenhypoplasie/-aplasie, angeborene Synthesestörungen
Sekundäre Hypothyreose: TSH-Mangel (Hypophyse), durch Infektionen, HASHIMOTO-Thyreoiditis, Jodmangel, iatrogen
Tertiäre Hypothyreose: TRH-Mangel (Hypothalamus, zentrale Regulationsstörung)

Klin: ⇒ Pränatal: verlängerte Schwangerschaft, leicht erhöhtes Geburtsgewicht
⇒ Neugeborenes: bei Geburt häufig noch keine oder nur unsichere klinische Zeichen, später **Trinkschwäche**, Apathie, **Hypothermie**, **verlängerte Hyperbilirubinämie**, Bradykardie, Obstipation, hypotone Muskulatur, trockene teigige Haut (**Myxödem**), **Makroglossie**, schwache Reflexe, klaffende Schädelnähte, aufgetriebenes Abdomen und **Nabelbruch**
⇒ Struma nur in 5-10 % d.F. (als Zeichen eines Jodmangels bei vorhandener SD), bei Struma neonatorum ⇨ Tracheakompression mögl.

Diag:
1. Anamnese (Familienanamnese, Medikamenteneinnahme, Jod, bekannte SD-Erkrankung der Mutter?) u. klinische Untersuchung
2. Labor: Die **TSH-Bestimmung** im Labor ist Bestandteil des sog. **erweitertes Neugeborenenscreening** am **2.-3. Lebenstag**.
   Bei patholog. TSH-Screening (= TSH >15 mU/l) od. klinischem Verdacht: TSH, gesamt-T3, fT4 im Serum bestimmen.
   Bei V.a. Jod-Exzess/Jodmangel: Jodausscheidung im Urin
   Bei V.a. mütterlich bedingte SD-Erkrankung: SD-Autoantikörper bei Mutter u. Kind
3. Sonographie u. Farbdoppler-Sonograhie: Hypoplasie, Ektopie, Struma?
4. Röntgen: ggf. Knochenalterbestimmung am Kniegelenk (Knochenentwicklung kann intrauterin bereits verzögert sein, normal sind die Epiphysen v. Tibia u. Femur bei termingerechter Geburt sichtbar)
5. HNO-Kontrollen: TEOAE (= transitorisch evozierte otoakustische Emissionen), AABR (= automated auditory brainstem response) mit 0, 6, 12 Mon., später Audiometrie (5 J.)
6. Entwicklungsdiagnostische Kontrollen mit 1 u. 2 J. (z.B. GRIFFITH, ET 6-6), Intelligenztest vor der Einschulung (HAWIK)

Ther:
- Bei Nachweis eines SD-Hormonmangels **sofortiger Therapiebeginn**
  - Gewichtsadaptierte Gabe von 10-15 µg/kgKG/Tag L-Thyroxin p.os als Tropfen (L-Thyroxin Henning®, 1 Trpf. enthält 5 µg)
  - Kontrolle von Klinik, TSH u. fT4 nach 1,2, 4 Wo., dann alle 3 Mon., ab 3. Lj. alle 6 Mon.
- Transiente Unterfunktionen normalisieren sich nach Ausschalten der Ursache spontan, daher kann nach 3 Mon. bzw. bei diaplazentar übertragenen, mütterlichen Ak nach 1 J. ein Auslassversuch der SD-Hormone mit Kontrollen unternommen werden.

Prog: Sehr gut, bei früher Diagnose u. Dauerther. **normale** körperliche und geistige Entwicklung (ggf. bleibt eine geringe Intelligenzminderung im Vergleich zum Normalkollektiv).

Kompl:
* Ohne Therapie: **Kretinismus** bestehend aus Wachstumsverzögerung ⇨ **Kleinwuchs**, bleibende **Intelligenzminderung** und **Schwerhörigkeit**, Sprachstörungen, verzögerte Dentition, Ataxien, Muskelschwäche, Spastik
* Kombination von SD-Dysgenesie mit angeborenen Herzfehlern

Proph:
- ♥ Am 2.-3. Lebenstag bei jedem Kind sog. **erweitertes Neugeborenenscreening**: Entnahme von Kapillarblut am Fersenrand u. **TSH-Test** (u. viele weitere Laboruntersuchungen, s.o. im Kap. Kinder-Früherkennungsuntersuchungen)
- ♥ Jodbedarf (modifiziert nach Empfehlung der Dt. Gesellschaft für Ernährung, DGE), in Jodmangelgebieten, bei Schwangerschaft usw. muss ggf. entsprechend substituiert werden (die übliche orale Dosierung beträgt bei Kindern 100 µg/Tag, Jugendliche 200 µg/Tag und bei Schwangeren/Stillperiode 300 µg/Tag)

Alter	Jod pro Tag in Mikrogramm
Säuglinge 0 bis 4 Mon. 4 bis 12 Mon.	40 µg 80 µg
Kinder 1 bis 4 J. 4 bis 7 J. 7 bis 10 J. 10 bis 13 J.	100 µg 120 µg 140 µg 180 µg
Jugendliche u. **Erwachsene**	200 µg
Schwangere u. **Stillende**	230 – 260 µg

DD:
- Thyreoiditis: **Autoimmunthyreoiditis** (HASHIMOTO-Thyreoiditis), infektiös durch Streuung (z.B. Tonsillitis, Pharyngitis), postpartal (Frauen im ersten Jahr nach Schwangerschaft) ⇨ führen durch Untergang von SD-Gewebe zur Hypothyreose
- Hyperthyreose: SD-Autonomie, Morbus BASEDOW, passager bei Thyreoiditis, vermehrte TSH-Sekretion (Hypophyse) od. TSH-ähnliche Substanzen (paraneoplastisch)

Struma:
- **Jodmangel**struma: in Deutschland häufigste Ursache mit einem Nord-Süd-Gefälle (in Bayern 30-50 % d. Bevölkerung betroffen), 50 % der Jodmangelstrumen entwickeln sich bereits bis zum 20. Lj. (vermehrter Schilddrüsenhormonbedarf in der Pubertät), **w** > m.
- SD-Autonomien und Adenome (Struma nodosa)
- Schilddrüsenmalignome (= Struma maligna, bei Kindern sehr selten, ggf. bei MEN = multiple endokrine Neoplasien mit C-Zell-Karzinom = medulläres SD-Karzinom vorkommend)
- Entzündung der Schilddrüse mit Schwellung = Thyreoiditis

WACHSTUMSBEDINGTE MAMMA-FEHLBILDUNGEN

Mikromastie (= Mammahypoplasie, Gewicht <200 g): meist beide Mammae betroffen

Ät: konstitutionell bedingt, juvenile Hypoplasie, extremes Untergewicht (Anorexia nervosa), Adrenogenitales Syndrom, ULLRICH-TURNER-Syndrom, Pseudohermaphroditismus

Physiologie: Die Brustdrüsenentwicklung ist bis zum **17. Lj.** abgeschlossen (operative Korrekturen sollten daher auch nicht früher durchgeführt werden)

Ther: bei psychischer Belastung ggf. Augmentationsplastik mit Silikoneinlage (kosmetische Op., Kompl. der Op: fibröse Kapselschrumpfung, Silikonleckage)

Makromastie (Gigantomastie): Größenzunahme einer oder beider Brüste bei der Frau über das dem Alter entsprechende Maß hinaus (Brustvolumen >800 ml).

Ät: idiopathisch, Pubertätsmakromastie, Graviditätsmakromastie

Kompl: sekundäre gewichtsbedingte Wirbelsäulenbeschwerden, erosive Infektionen in der Submammarfalte durch die Ptose

Ther: Mammareduktionsplastik; ist die Brust sehr groß, muss zusätzlich die Mamille nach oben transplantiert werden (inferiore Technik od. als freie Mamillentransplantation, Schnittführung s. Abb. Bei der inferioren Technik bleibt die Stillfähigkeit erhalten).

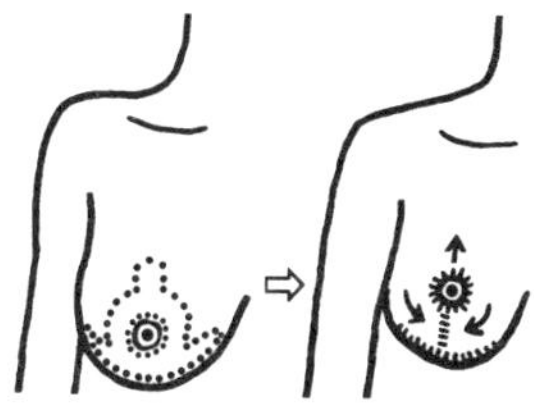
Mammareduktionsplastik

Gynäkomastie (= abnorme Größenzunahme einer od. beider männlicher Brüste, ICD-10: N62)

Ät:
- **Idiopathisch** (ca. 50 % d.F.) = ohne Nachweis einer Ursache
- Physiologische Gynäkomastie: **Neugeborenengynäkomastie** (ist physiologisch und bedarf keiner Therapie), **Pubertätsgynäkomastie** bei Jungen (vorübergehende Vergrößerung der Brustdrüse ohne Krankheitswert)
- Hormonell (Östrogenüberschuss, Androgenmangel): KLINEFELTER-Syndrom (XXY), testikuläre Feminisierung (Androgenrezeptordefekt), REIFENSTEIN-Syndrom (Pseudohermaphroditismus), Hypothyreose, Kastration, Hodenatrophie, hormonbildende Hodentumoren (Chorionepitheliom, SERTOLI-Zelltumor, LEYDIG-Zelltumor), Hypophysentumoren (mit gesteigerter Sekretion von Prolaktin od. Gonadotropinen), Akromegalie, NNR-Tumoren
- Prämature Thelarche u. Pubertas praecox bei Kindern <9 J.
- Leberzirrhose (vermehrte Östrogenkonversion aus Testosteron/Androstendion), Hungerdystrophie, chronische Hämodialyse, BASEDOW-Krankheit, myotone Dystrophie
- Medikamentös: Hormontherapie: Östrogene, Testosteron, HCG
  Spironolacton, Herzglykoside, α-Methyldopa, Reserpin, Meprobamat, Phenothiazin
  Anabolika bei Sportlern! (Bodybuilding, Leistungssport)

Klin:
⇒ Größenzunahme (beidseits bei hormoneller oder medikamentöser Form, sonst häufig nur einseitig ein Knoten tastbar), nicht schmerzhaft
⇒ Evtl. Galaktorrhoe (Mamillensekretion z.B. bei Hyperprolaktinämie)

Diag:
1. Anamnese (Medikamente, Hormonpräparate bei Sportlern?) und klinische Untersuchung: Hoden, Behaarungstyp kontrollieren, Tastbefund, axilläre Lk
2. Labor: Hormonbestimmung v. Östrogen, Testosteron, Prolaktin, LH, HCG, T3/4, TSH, Leberwerte
3. Weiter Diagnostik: Sonographie: DD: Zyste / Knoten, ggf. Kerngeschlechtsbestimmung, ggf. Tumorsuche: Hypophyse (CCT/MRT), Lunge, Nebennieren (CT/MRT)

Ther:
- Neugeborenen- u. Pubertätsgynäkomastie ist physiologisch und bedarf keiner Therapie.
- Konservativ: Androgensubstitution bei nachgewiesenem Hypogonadismus mit Testosteronmangel
- Operativ: Ind: meist Wahleingriff (psychologischer od. kosmetischer Grund), daher Pat. gut aufklären, bei Karzinomverdacht immer
  - Lokalanästhesie (Tumeszenz), periareolärer Schnitt (= Schnittgrenze entlang der pigmentierten Warzenhofgrenze, somit später kaum Narben) od. submammäre Inzision
  - Bei lediglich einzelnem Knoten wird nur dieser exstirpiert, sonst scharfe Präparation und Entfernung des gesamten Drüsenkörpers, ggf. Liposuktion, Einlage einer Drainage, Kompressionswickel, immer **Histologie** durchführen! (Karzinomausschluss)
  - Postoperativ: REDON-Drainage ex am 2. postop. Tag, Fäden ex am 5.-8.Tag. Elastischer Brustwickel zur Wundkompression direkt postop. für 1 Woche.

DD:
- Pseudogynäkomastie bei **Adipositas** (Lipomastie)
- Fibrome, Fibroadenome, Lipome, retromammäre Angiome
- **Mammakarzinom** des Mannes (insb. bei einseitiger Vergrößerung ⇨ Histologie wichtig!)

STOFFWECHSELSTÖRUNGEN

Einteilung der Stoffwechselstörungen

Path: Meist **erblich bedingte** Enzymopathien, die an einer bestimmten Stelle zu einem Stopp im Stoffwechsel führen od. bei denen Stoffwechselprodukte nicht mehr transportiert werden ⇨ Vermehrung von (toxischen) **Stoffwechselzwischenprodukten**, die **alternativ ausgeschieden** werden müssen oder sich ablagern (**Speicherkrankheiten**).

- **Aminosäurestoffwechsel** (ICD-10: E70-E72)
  - Phenylketonurie: aut.-rez. erblich, Phenylalaninhydroxylasedefekt ⇨ Phenylketone im Urin
  - Tyrosinstoffwechselstörungen (ICD-10: E70.2): Tyrosinosen, Alkaptonurie
  - Albinismus (ICD-10: E70.3): erbliche Gendefekte im Tyrosin- u. Melaninstoffwechsel
  - Ahornsirupkrankheit (ICD-10: E71.0), Organoazidurien (Glutarazidurie, Isovalerianazidämie)
  - Homocystinurie (ICD-10: E72.1), Cystinose (ICD-10: E72.0), Cystinurie (ICD-10: E72.0)
  - Harnstoffzyklusdefekte, z.B. Argininbernsteinsäurekrankheit (E72.2) ⇨ Hyperammonämie
- **Kohlenhydratstoffwechsel**
  - Diabetes mellitus, Embryofetopathia diabetica
  - Hypoglykämien, Hyperinsulinismus
  - Glykogenosen
  - Galaktosämie
  - Fruktoseintoleranz, Fruktosurie
  - Mukopolysaccharidosen
  - Heteroglykanosen
- **Lipidstoffwechsel**
  - Familiäre Hyperlipoprotein- u. -triglyceridämien, Apolipoproteinämie
  - Sphingolipidosen, Cerebrosidosen, Sphingomyelinose
  - Metachromatische Leukodystrophie
  - REFSUM-Syndrom (Phytansäurestoffwechselstörung)
  - Carnitinzyklus-Defekte, Acyl-CoA-Dehydrogenase-Defekte
- **Wasser- und Elektrolythaushalt**
  - Dehydratation
  - Hyperhydratation
  - Hypo- u. Hyperkaliämien
- **Vitamine und Spurenelemente**
  - Rachitis (Vit.-D-Mangel u. Ca-Stoffwechsel)
  - Skorbut (Vit.-C-Mangel)
  - Biotinidasemangel/Biotinidasedefekt

Weitere Informationen und Selbsthilfegruppen: Arbeitsgemeinschaft für Pädiatrische Stoffwechselstörungen, Prof. Santer, Martinistr. 52, 20246 Hamburg, Internet: www.aps-med.de
Verein für Angeborene Stoffwechselstörungen e.V. (VfASS), Hanauer Str. 67, 14197 Berlin, Internet: www.vfass.de

Proph: ♥ Erweitertes **Neugeborenenscreening** auf **angeborene Stoffwechselstörungen** am **2.-3. Lebenstag** (meist noch in der Klinik, spätestens bei der U2) mit Entnahme von Kapillarblut am Fersenrand ⇨ Untersuchung auf Galaktosämie, 21-Hydroxylase-Mangel (adrenogenitales Syndrom), Biotinidasemangel, Phenylketonurie u. Hyperphenylalaninämie, Ahornsirupkrankheit, Acyl-CoA-Dehydrogenasedefekte, Carnitinzyklus-Defekte, Glutarazidurie, Isovalerianazidämie, Tyrosinämie sowie endokrinologisch ein TSH-Test (kongenitale Hypothyreose).

PHENYLKETONURIE

Syn: FÖLLING-Krankheit, Morbus FÖLLING, Phenylbrenztraubensäure-Intelligenzminderung, engl. phenylketonuria, ICD-10: E70.0

Ät: **Aut.-rez. erblich**, Mutation des **PAH-Gens** (Phenylalaninhydroxylase) auf **Chrom. 12q24.1**, es sind mehrere Hundert verschiedene Mutationen bekannt (mit unterschiedlich starker Ausprägung, je nachdem wie viel Restaktivität der Enzyme vorhanden ist).

Path: Mangel an Phenylalaninhydroxylase (PAH) führt zur **Akkumulation** der essentiellen Aminosäure **Phenylalanin** (PHE) im Körper, die nicht zu Tyrosin umgewandelt werden kann. Es werden dann vermehrt alternative Abbauprodukte (Phenylketone) mit d. Urin ausgeschieden

Epid: ◊ Häufigste Stoffwechselstörung der Aminosäuren
◊ Häufigkeit: 1,5/10.000 Geburten, ca. 60 Fälle/Jahr in Deutschland

Klin: ⇒ Ohne phenylalaninarme Diät: **psychomotorische Retardierung** bis zu schwerster Intelligenzminderung (⇨ auf Entwicklungsverzögerungen achten (bereits ab 3. Mon. beginnend), psychotische Symptome, Epilepsie
⇒ Haut: **Pigmentarmut** der Haut (Melaninmangel durch fehlendes Tyrosin), **blonde Haare**, blaue Skleren, Ekzeme
⇒ Urin: **Mäuseuringeruch** des Harns
⇒ Bei maternaler Phenylketonurie: Embryo-/Fetopathie mögl., Symptome bei Geburt: Mikrozephalie, faziale Dysmorphien, Katarakt, Herzfehler, vermindertes Geburtsgewicht

Diag:
1. Anamnese (Familienanamnese) und klinische Untersuchung
2. Labor: **Neugeborenenscreening** am **2.-3. Tag** (spätestens bei der U2), dazu Entnahme von Kapillarblut am Fersenrand ⇨ Tandemmassenspektrometrie in spez. Laboren (früher GUTHRIE-Test) ⇨ bei pathologischem Ergebnis Bestimmung von Phenylalanin im Serum
3. Chromosomenanalyse bei erkranktem Elternteil: Eine molekulargenetische Pränataldiagnostik des Feten ist mögl., wird wegen der guten Ther.-Möglichkeit aber nicht empfohlen.

Ther:
- **Phenylalaninarme Diät** = Obst, Gemüse (Zielwert: Phenylalanin im Blut <4 mg/dl bis zum 10. Lj., <15 mg/dl bis zum 16. Lj., Erwachsene <20 mg/dl) und Ernährung mit speziellen eiweißhaltigen Präparaten (meist angereichert mit Vit-B_{12}, Calcium und Spurenelementen) sofort beginnen und zumindest bis zur Pubertät, besser **lebenslang**
  - Nicht stillen, spezielle Flaschennahrung (ohne/wenig Phenylalanin) verwenden, z.B. Milupa®PKU-Produkte, Phenylalaninspiegel im Serum regelmäßig kontrollieren
  - Später Fleisch, Wurst, Fisch, Milch, Käse, Eier, Teigwaren (Weizen enthält auch Phenylalanin) meiden ⇨ eiweißarme Nudeln, PHE-arme Backwaren usw.
  - Bei milden Formen (Restaktivität) auch Sapropterin oral (10 mg/kgKG 1x/Tag, Kuvan®), ist Cofaktor der PAH (zuvor Ansprechen auf die Ther. testen!, 50.-100.000 EUR/J.)
  - Enzymersatztherapie (ab 16 J. zugelassen): Pegvaliase, s.c. (Palynziq®, ca. 120.000/J.)
  - Gentherapie: befindet sich in der Erprobung (Übertragung d. PAH-Gen in Leberzellen)
- Schwangerschaft: eine an Phenylketonurie erkrankte Schwangere (maternale Phenylketonurie) sollte eine sehr restriktive phenylalaninarme Diät einhalten (Zielwert: Phenylalanin 2-6 mg/dl), sonst ist eine Embryo-/Fetopathie mögl. (ohne dass der Fetus selbst die Phenylketonurie geerbt hat). Bei geplantem Schwangerschaftswunsch bereits **präkonzeptionell** eine phenylalaninarme Diät einhalten.
- Selbsthilfegruppen: Dt. Interessengem. Phenylketonurie und verwandte Stoffwechselstörungen e.V., Narzissenstr. 25, 90768 Fürth, Tel.: 0911 9791034, Internet: www.dig-pku.de

Prog: Die phenylalaninarme Diät verhindert eine Intelligenzminderung, die Prog. ist dann **gut** u. normale Lebenserwartung. Die Mutation wird von einem erkrankten Elternteil zu 100 % auf die Kinder übertragen. Diese erkranken, wenn das andere (gesunde) Elternteil ebenfalls eine Mutation hat u. diese vererbt (Erkrankungsrisiko: 1:2), sonst sind sie nur Konduktoren.

Proph:
♥ **Neugeborenenscreening** am 2.-3. Lebenstag
♥ Die phenylalaninarme Diät sollte letztlich lebenslang eingehalten werden, da auch im Erwachsenenalter noch Symptome auftreten können, z.B. Konzentrationsstörungen, Gangstörungen, Spastik der Muskulatur.

DD: – Atypische Phenolketonurie (2 % d.F.): Mangel an Tetrahydrobiopterin (BH_4, ist Koenzym der Phenylalaninhydroxylase), Symptome sprechen nicht auf die phenylalaninarme Diät an ⇨ Ther: orale Zufuhr von Tetrahydrobiopterin (Sapropterin, Kuvan®)

– Tyrosinstoffwechselstörungen: aut.-rez. erbliche Tyrosinabbaustörungen, Ther: bei allen tyrosinarme Diät
Tyrosinose Typ I: aut.-rez. erblich, Chrom. 15, Defekt der Fumarylacetoacetase ⇨ Leberzirrhose, Nierenschädigung, Gehirnschädigung, Ther: Nitisinon (ist ein Herbizid = Pflanzengift und blockiert den Abbau in toxische Stoffwechselprodukte, Orfadin®)
Tyrosinose Typ II (RICHNER-HANHART-Syndrom): aut.-rez. erblich, Chrom. 16, Tyrosinaminotransferase-Störung ⇨ Hyperkeratosen palmar u. plantar, Keratokonjunktivitis
Tyrosinose Typ III: aut.-rez. erblich, Chrom. 12, Phenylpyruvatoxidase-Mangel ⇨ Ataxie
Alkaptonurie: aut.-rez. erblich, Chrom. 3 ⇨ Homogentisinsäure im Urin, Pigmentablagerung in Haut, Schleimhäuten, Sklera und Gelenken (sog. Ochronose)

– Albinismus: aut.-rez. erblich, verschiedene Gendefekte im Tyrosin- u. Melaninstoffwechsel bekannt, Chrom. 11, 15, 5, 9, 6 u. X-chromosomal ⇨ Hypopigmentierung von Haut, weißblonde Haare u. hellblaue Iris, hohe Lichtempfindlichkeit v. Haut u. Augen, Ther: UV-Schutz für Haut u. Augen!, Internet: www.albinismus.de

– Ahornsirupkrankheit: aut.-rez. erblich, verschiedene Gendefekte im Abbau der verzweigtkettigen Aminosäuren bekannt, Chrom. 1, 6, 7, 19 ⇨ Muskelhypotonie, Opisthotonus, Epilepsie, Atemstörungen, Koma; Diag: Urin süßlicher Geruch, Leucin, Isoleucin u. Valin erhöht, Ketose; Ther: lebenslange Leucin-, Isoleucin- u. Valin-arme Diät

DIABETES MELLITUS IM KINDESALTER

Syn: „Zuckerkrankheit", ICD-10: Typ I = E10.-, Typ II = E11.-

Ät: Einteilung nach WHO, American Diabetes Association (1997) und Expert Committee on the Diagnosis and Classification of Diabetes Mellitus (1999)

1. **Diabetes mellitus Typ I**, häufigste Form im Kindesalter (daher früher auch **juveniler D.m.** genannt od. IDDM = insulin-dependent diabetes mellitus) ⇨ Destruktion der insulinbildenden B-Zellen der LANGERHANS-Inseln
   - **Autoimmunologisch**: z.B. Autoantikörper gegen Inselzellen (ICA), gegen Insulin (IAA), gegen Glutamatdecarboxylase (GAD), gegen Tyrosinphosphatase (IA2), gegen Zink-Transporter-8 (ZnT8), genetische Faktoren (Assoziation mit HLA DR3, DR4, B5, B8 und anderen Autoimmunkrankheiten)
   - Selten auch idiopathisch
   - Sonderformen: LADA (latent autoimmune diabetes in adults) = Diabetes Typ I mit spätem Manifestationsalter u. sich langsam ausbildendem Insulinmangel
     "Brittle-Diabetes" = extrem instabiler und damit schlecht einstellbarer Diabetes Typ I
2. **Diabetes mellitus Typ II** (früher NIDDM = non-insulin-dependent diabetes mellitus genannt) meist **mit Adipositas** (häufigste Form im Erwachsenenalter mit 90 % d.F., mit zusätzlichem Risiko durch Adipositas, „Wohlstandskrankheit", metabolisches Syndrom); auch ohne Adipositas mögl. = normalgewichtiger Pat. (dies sind oft aber auch LADA-Formen)
3. Andere spezifische Formen:
   - **Genetische Defekte**/immunologisch: auf Chrom. 7, 12, 20 (alle früher MODY = maturity onset diabetes of the young bezeichnet) Defekt der mitochondrialen DNA der B-Zellen, Insulinresistenz Typ A, Anti-Insulin-Rezeptor-Antikörper, Mutation der Kaliumkanäle der B-Zellen (Insulin kann nicht freigesetzt werden, neonataler Diabetes)
   - sekundäre Folge bei DOWN- (Trisomie 21), ULLRICH-TURNER- (45,X0) od. KLINEFELTER-Syndrom (47,XXY), PRADER-WILLI-Syndrom (Chrom. 15), WOLFRAM-Syndrom (aut.-rez., DIDMOAD-Syndrom = Diabetes insipidus, Diabetes mellitus, Optikusatrophie, Deafness (= Taubheit), Polyneuropathie), FRIEDREICH-Ataxie (Chrom. 9), dystrophische Myotonie (Chrom. 19), Stiff-Person-Syndrom
   - **Endokrinopathien** (Ausschüttung kontrainsulinärer Hormone): CUSHING-Syndrom (Glukokortikoide), Phäochromozytom (Katecholamine), Akromegalie (STH), Hyperthyreose, Glucagonom, Somatostatinom, Aldosteronom, autoimmun-polyglanduläres Syndrom Typ 2 (SCHMIDT-Syndrom)

- Krankheiten des exokrinen Pankreas mit **Untergang von Pankreasgewebe** (chronische Pankreatitis, Mukoviszidose, Karzinom), fortgeschrittene Hämochromatose (Eisenspeicherkrankheit), iatrogen: operative Pankreatektomie
- **Infektiös**: konnatale Röteln, Zytomegalie, Parotitis epidemica (Mumps), Coxsackie
- **Medikamentös**: Glukokortikoide, Katecholamine/β-Sympathomimetika, Thiazid-Diuretika, Schilddrüsenhormone, Diazoxid, Phenytoin, Pentamidin, α-Interferon
- Malnutritiv-bedingter Diabetes (Problem in der dritten Welt, Proteinmangel)

4. **Schwangerschaftsdiabetes** (Syn: Gestationsdiabetes): 3-5 % aller Schwangeren, mit Risiken für das Kind (und Mutter), nach der Schwangerschaft sistiert dieser i.d.R. wieder.

Übersicht über Diabetes mellitus Typ I und II

	Typ-I-Diabetiker	**Typ-II-Diabetiker**
Verteilung	häufigste Form im **Kindesalter**	90 % der Fälle im Erwachsenenalter
Insulinmangel	absolut	relativ / Insulinresistenz
Manifestationsalter	12.-14. Lebensjahr	>40. Lebensjahr
Beginn	**oft rasch**	schleichend
Ätiologie	**Autoimmunerkrankung**, Ak gegen Inselzellen, Insulin usw., genetische Faktoren	Insulinrezeptordefekt, Insulinresistenz, Überernährung mit **Adipositas**
B-Zellen	auf <10 % vermindert	kaum vermindert
Körperbau	asthenisch	meist adipös / pyknisch
Plasmainsulin	niedrig bis **fehlend**	normal bis erhöht
Stoffwechsellage	**labil**, metabolische Azidose	meist stabil
Ketoseneigung	**hoch**	gering
Komplikationen	Risiko für Embryofetopathia diabetica des Kindes, autonome Neuropathie	Hypovolämie
Therapie	**insulinpflichtig**	Gewichtsreduktion, orale Antidiabetika, Insulin bei Erschöpfung der Insulinreserve

Path:
- ♦ Insulinmangel ⇨ verminderte Aufnahme von Glukose in die Zellen ⇨ **Hyperglykämie** im Blut, **Glukosurie** (bei >160 mg/dl Blutglukose, Nierenschwelle), Aktivierung alternativer Stoffwechselwege zur Energiegewinnung in den Körperzellen ⇨ Lipolyse, Ketonkörper ↑
- ♦ Die Gefährdung der Kinder im Langzeitverlauf ist im Wesentlichen von der Ausbildung und Ausprägung sekundärer **vaskulärer** u. **neuropathischer Störungen** und ihren Komplikationen (s.u., Übersicht zum Risikopotential) und somit von der Güte der Diabeteseinstellung abhängig.
- ♦ Schwangerschaftsdiabetes (nicht/schlecht eingestellt): gesteigerte transplazentare "Glukosedauerinfusion" durch erhöhten Blutzucker der Mutter (⇨ **Polyhydramnion**, **Permeabilitätsstörung** der Plazenta ⇨ **Sauerstoffmangel**), fetaler Hyperinsulinismus (⇨ **Unreife** v. Lunge u. Leber), verstärkte Wirkung der Steroidhormone der mütterlichen Nebennierenrinde u. „Insulinmast" (⇨ fetale Makrosomie, sog. **Riesenkinder**, stammbetonte Zunahme d. Fettgewebes), erhöhte Fehlbildungsrate ⇨ **Embryofetopathia diabetica** (s.u.)

Epid:
- ◊ **Häufigste Stoffwechselerkrankung im Kindesalter** (1 von 600 Kindern betroffen)
- ◊ Im Kindes- u. Jugendalter überwiegend **Typ I**, der Typ II wird jedoch durch die bereits im Kindesalter zunehmende Adipositas bei ca. 5 % d.F. gesehen.
- ◊ Inzidenz: 33/100.000/Jahr im Kindesalter (0-15 J.), seit Jahren steigende Tendenz, insgesamt werden für Deutschland ca. 30.000 betroffene Kinder u. Jugendliche geschätzt.
- ◊ Altersverteilung: 0-4 J. 25 % d.F. mit steigender Tendenz, 5-9 30 % u. 10-18 J. 45 % d.F.
- ◊ Genetik (polygene Vererbung): Hat der Vater einen Diabetes mellitus Typ I, so beträgt das Diabetes-Risiko für das Kind ca. 5 %, Typ I bei der Mutter ⇨ Risiko 2,5 %, beide Eltern mit einem Typ-I-Diabetes ⇨ Risiko 20 %. Kinder von Vater/Mutter mit Diabetes Typ II haben ein Risiko für einen späteren Diabetes (dann ebenfalls Typ II) von bis zu 50 %.

Klin:
- ⇒ Typische Symptome des (unbehandelten) Diabetes mellitus sind **Polyurie** (Glukosurie), vermehrter **Durst** (Polydipsie), Dehydratation bis Exsikkose, ungewollte **Gewichtsabnahme**, Appetitlosigkeit, **Leistungsminderung**, Müdigkeit, Antriebsschwäche

⇒ Im Extremfall bei rapidem Beginn: Bewusstseinseintrübung, KUßMAUL-Atmung (extrem vertiefte Atmung zur Azidosekompensation), Erbrechen, Coma diabeticum

⇒ Ein behandelter (= gut eingestellter) Diabetes mellitus macht keine klinischen Symptome.

Diag:

1. Anamnese (Familienanamnese, kardiale und andere Vorerkrankungen, orthostatische Probleme, Medikamentenanamnese: insb. Kortikosteroide, Diuretika, Schilddrüsenhormone, Östrogene?) und klinische Untersuchung: Gefäßstatus, trophische und Heilungsstörungen, Herzauskultation (physiologische respiratorische Arrhythmie vorhanden? nein ⇨ vegetatives Nervensystem beeinträchtigt), Ruhetachykardien, Hyp- oder Parästhesien
2. Labor: **Blutglukosewert** (Norm: nüchtern <125 mg/dl, bzw. <110 mg/dl kapillär) und Uringlukose (qualitativ, Norm: keine), BB: Hämoglobin und Hämatokrit (Dehydratation?), Thrombozyten, PTT, Quick, Lipidstatus, Kreatinin, Harnstoff, Elektrolyte, **Harnstatus** (**Glukosurie**, Mikroalbuminurie, Ketonkörper, Bakterien, Leukozyten?)
   Bei Verdacht auf Stoffwechselentgleisung zusätzlich: Blutglukose (>300 mg/dl oder <50 mg/dl?), BGA: pH-Wert des Blutes (<7,25-7,36 = metabolische Azidose?), Ketonkörper (>7 mmol/l?), Osmolarität (>350 mosmol/l?), Laktat (>8 mmol/l?)
   Zur Beurteilung der Güte der Diabeteseinstellung: **HbA1c** (zeigt die Einstellung über die letzten Wochen an, **Ziel: <7,5 %**), alle 3 Mon.

BZ (in mg/dl)	**sehr gut**	**gut**	**mäßig**	**schlecht**
nüchtern	65 – 110	90 – 130	>130	>160
postprandial	80 – 125	100 – 180	180 – 250	>250
HbA1c [%]	<6,05	6,05 – 7,5	**7,6 – 9,0**	**>9,0**

4. Jährliche Kontrolle: Augenärztliches Konsil (Retinopathie), nephrologische Untersuchung

Ther:

- Allgemein: Beratung und **Schulung** von Eltern und Kind durch Diätassistentin/en: Nahrungszusammensetzung (55 % Kohlenhydrate, 30 % Fette, 15 % Eiweiße) mit langsam resorbierbaren Kohlenhydraten, wie in Obst, Gemüse, Vollkornbrot, Kartoffeln, ausreichend Vitamine, Calcium und Eisen, Essen mit Zwischenmahlzeiten (insg. 6 Mahlzeiten/Tag), Umgang mit BE (= Broteinheiten, 1 BE = 12 g Kohlenhydrate) als Bezugsgröße, körperliche Aktivität u. Sport, regelmäßige Blutzuckerkontrollen oder kontinuierliche Messung, Warnsymptome und Ther. einer Hypoglykämie
- Insulin-Therapie beim Diabetes mellitus Typ I:
  - Subkutane Injektion von Insulin, i.d.R. heute nach dem **Basis-Bolus-Prinzip** (sog. **intensivierte Insulintherapie**): 1-2 x tgl. Verzögerungsinsulin (z.B. Lantus®) 1/3 d. Gesamtdosis + Einzelgaben Humaninsulin zu den Mahlzeiten (z.B. NovoRapid®) nach BZ u. zugeführten BE (2/3 der Gesamtdosis), grober Anhalt: Tagesbedarf 1 IE/kgKG/Tag)
    Nüchtern, vor und 1 Std. nach den Mahlzeiten sowie am Abend wird der BZ-Spiegel kontrolliert (= 5-8 Messungen tgl.) und die erforderliche Insulinmenge angepasst.
  - Zunehmend Versorgung mit einer **Insulinpumpe** (continuierliche subcutane Insulininfusionstherapie = CSII): Bei schlecht einstellbaren Kindern (starke Schwankungen, häufige Hypoglykämien, Dawn-Phänomen = hoher BZ in den frühen Morgenstunden). Heute auch Kombination mit einer **kontinuierlichen** Blutzuckermessung (CGM) mögl. und Systeme, die dann mit der Messung die Insulindosis automatisch steuern.
- Bei Typ II: Gewichtsreduktion, Bewegung, Med: Metformin, Dapagliflozin, Liraglutid s.c.
- Neugeborene diabetischer Mütter: Der Kohlenhydrat- und Mineralstoffwechsel auch eines gesunden Neugeborenen ist labiler (Hypoglykämien!) ⇨ regelmäßige BZ-Kontrolle in den ersten Lebenstagen (½, 1 u. 3 Std. p.p., 2 x tgl. in den nächsten Tagen), Bestimmung v. BB, Ca, Mg. u. Bilirubin. Ther: Frühfütterung und schneller Nahrungsaufbau
- Weitere Informationen: Leitlinie der Dt. Diabetes-Gesellschaft bei www.awmf.org und Arbeitsgemeinschaft für pädiatrische Diabetologie e.V., www.diabetes-kinder.de

Prog: Statistisch ist die Lebenserwartung um ca. 15 Jahre reduziert, Mädchen mit einem Diabetes mellitus Typ I haben ein erhöhtes Risiko für spätere Schwangerschaftskomplikationen.

Kompl:

* Cave: **Hypoglykämie** (Blutglukose <55 mg/dl) bei zu hoher Insulindosierung od. körperlicher Belastung, Infektionen, Operationen usw. ⇨ Symptome: Zittern, Kaltschweißigkeit, Blässe, Tachykardie, Koordinationsstörungen, Doppelbilder, Bewusstseinsstörungen bis zum hypoglykämischen Koma. Ther: oral Traubenzucker, Apfelsaft, bei Bewusstseinsstörung 20%ige Glukose i.v. 0,5-1g/kgKG
* Höhere **Infektanfälligkeit**, vermehrt Harnweginfektionen, Pyelonephritis bis Urosepsis, Wundheilungsstörungen, Wundinfektionen

* Mikrozirkulationsstörungen ⇨ Nephropathie, Polyneuropathie, Retinopathie
* Arteriosklerose, pAVK, art. Hypertonie, thromboembolische Komplikationen
* Dekompensierte Stoffwechsellagen: insb. **ketoazidotische Störung**, hyperosmolare Störung, Laktazidose bis hin zum Koma ⇨ Ther: langsamer (Cave: Hirnödem, Hypokaliämie) Flüssigkeits-, Azidose- u. Elektrolytausgleich (NaCl-0,9%-Infusion, Kaliumsubstitution, Natriumbikarbonat bei pH <7,1), i.v. Insulingabe über Perfusor (0,05-0,1 IE/kgKG/Std., Blutglukosespiegel max. 100 mg/dl pro Std. senken)
* Sonstige Symptome und **Risiken** ergeben sich aus den möglichen **Langzeitfolgen** eines bereits in der Kindheit auftretenden Diabetes mellitus, s. Übersicht:

MAKROANGIOPATHIE

Arteriosklerose
Arterielle Hypertonie
Myokardinfarkt
Zerebrale Durchblutungsstörungen
Periphere arterielle Durchblutungsstörungen
Plazentaminderperfusion
Gangrän („diabetischer Fuß")

MIKROANGIOPATHIE

Allgemeine Gewebsischämie, Gangrän
Nephropathie
Glomerulosklerose KIMMELSTIEL-WILSON
Mikroalbuminurie, Hypalbuminämie
Retinopathie

ELEKTROLYT- UND VOLUMENVERSCHIEBUNGEN

Hypokaliämie, Phosphatverlust
Polydipsie, Adynamie
Osmotische **Diurese**
Hypovolämie, Exsikkose
Hyperviskosität
Mikrozirkulationsstörungen

HYPOGLYKÄMIEN

HYPERGLYKÄMIE

Embryofetopathia diabetica
Makrosomie (Riesenkinder)
Proteinglykosilierung
Gesteigerte Blutviskosität
Erhöhte Gerinnbarkeit
HbA1c erhöht die Sauerstoffaffinität ⇨ Gewebehypoxie

DIABETES MELLITUS

INFEKTIONEN

Verminderte Aktivität der Infektabwehr
Harnweginfekte, Pyelonephritis, Kolpitis
Wundheilungsstörungen

POLYNEUROPATHIE

Autonomes Nervensystem
Hypotonie, orthostatische Dysregulation
Kardioneuropathie mit Frequenzstarre, Ruhetachykardie
Kardiorespiratorische Insuffizienz
Ösophagusmotilitätsstörung
Gastroparese
Obstipation oder Diarrhoe
Blasenentleerungsstörungen
Blasenatonie, Überlaufblase
Potenzstörungen
Dyshidrosis, **trophische Störungen**

Sensomotorische Neuropathie
Hypästhesie u. Parästhesien (strumpfförmig)
Trophische Störungen des Integuments
Malum perforans pedis

KETOAZIDOTISCHE STÖRUNGEN

Metabolische Azidose, Ketonkörper
Hyperlipazidämie, Fettleber
Erhöhung der Blutviskosität
Polyurie, Hypovolämie, Oligurie
Abdominelle Beschwerden ('Pseudoperitonitis')
Bewusstseinsstörungen bis hin zum ketoazidotischen **Koma**

HYPEROSMOLARE STÖRUNGEN

Exzessive Hyperglykämie
Osmotische Diurese
Polyurie, Exsikkose
Bewusstseinsstörungen
Zerebrale Krampfanfälle

DIABETISCHE LAKTAZIDOSE

Auffällige Unruhe
Gastrointestinale Beschwerden
Gefahr bei der Ther. mit Biguaniden oder bei verminderter Gewebeperfusion

Proph: ♥ An (gesunden) Kindern mit familiärem Risiko (Vater od. Mutter mit einem Typ I ⇨ 15faches Erkrankungsrisiko) od. bei Nachweis von Autoantikörpern (ICA, IAA, GADA, IA-2, ZnT8A) wird derzeit eine "**Insulin-Impfung**" getestet. Die Kinder erhalten im Alter von ½ bis 2 (-12) J. über 12 Monate täglich 67,5 mg oral verabreichtes Insulinpulver. Dadurch soll eine Immuntoleranz entstehen und ein späterer Diabetes Typ I verhindert werden (POInT-Studie, Pre-POINTearly-Studie, Fr1da-Studie).

Embryofetopathia diabetica

Syn: Syndrom des Kindes einer diabetischen Mutter, ICD-10: P70.1

Path: Pränatale Entwicklungsstörung durch nicht/schlecht eingestellten, vorbestehenden Diabetes mellitus oder **Gestationsdiabetes** der Schwangeren. Eine Gefährdung für das Kind liegt bereits ab einem Nüchtern-BZ von >120 mg/dl, bzw. HbA_{1c} ≥10 % der Mutter vor.

Klin: **Erhöhte Fehlbildungsrate** (= diabetische Embryopathie, 10 % d.F.): angeborene Herzfehler, Kardio-, Hepato-, Splenomegalie durch Glykogeneinlagerung, Neuralrohrdefekte, kaudale Regression (s.u.) ⇨ eine gute Stoffwechsellage bereits vor/bei Konzeption vermindert das Risiko (dies betrifft Schwangere mit vorbestehendem Diabetes mellitus).

Diabetische Fetopathie: in ca. 80% d.F. Geburtsgewicht des termingerechten Neugeborenen **>4.000 g** (= Geburtsgewicht über der 90. Perzentile der Standardgewichtskurve, fetale Makrosomie, sog. **Riesenkinder**, engl. LGA = large for gestational age, large for date baby) durch Hypertrophie des Pankreas mit Hyperinsulinismus (⇨ gesteigerte Lipogenese und Proteinsynthese, Hemmung der Lipolyse)

Weitere Risiken: **Plazentainsuffizienz**, **Polyhydramnion** (durch fetale Polyurie), vorzeitiger Blasensprung und Frühgeburtlichkeit, intrauteriner Fruchttod (3faches Risiko), Schulterdystokie, postnatale Hypoglykämien, trotz der Makrosomie gleichzeitige kindliche Unreife, **Atemnotsyndrom** durch **fehlende Lungenreife** (5faches Risiko), Hypokalzämie, Hypomagnesiämie und **Hyperbilirubinämie**, Polyzythämie, Nierenvenenthrombose, Septumhypertrophie am Herz, erhöhte perinatale Sterblichkeit (3- bis 4fach erhöht)

Diag: Bei **jeder Schwangerschaftsvorsorgeuntersuchung** Untersuchung auf **Glukose im Urin** (mit Teststreifen, z.B. Combur10®Test). Ab der 24. SSW sollte einmalig auch die **Nüchternglukose** im Venenblut bestimmt werden (Norm: nüchtern <92 mg/dl) und ein verkürzter oGTT mit 50 g Glukose (in 200 ml Wasser gelöst) in der Zeit 24.-28. SSW erfolgen (Norm: BZ-1-Std.-Wert sollte <140 mg/dl).

Schwangerschaftssonographie: Ausschluss von Missbildungen (z.B. Herzfehler) mit hochauflösendem Ultraschall in der 20.-22. SSW. Fetometrie ab 7. SSM alle 1-2 Wo. Pathologisch: geschätztes Gewicht >90. Perzentile, subkutane Fettschicht >4 mm mit Doppelkontur des Hautmantels (fetales Hautödem), Herzkammerseptumdicke >4 mm als Hinweis auf fetale Kardiomyopathie, auf Polyhydramnion achten, vergrößertes Abdomen (ATD >10 mm als BPD, also Bauchdurchmesser größer als Kopfdurchmesser)

Ther: Schwangere: Bei nachgewiesenem Schwangerschaftsdiabetes (>50 % der BZ-Werte über der Norm innerhalb von 1 Wo. mit Ernährungsumstellung) optimale BZ-Einstellung der Schwangeren mit Insulin. Als Anhalt werden zu Beginn insg. 0,4 (0,3-0,5) I.E./kgKG/Tag Insulin benötigt, gegen Ende der Schwangerschaft kann sich der Bedarf durch die zunehmende Insulinresistenz fast verdoppeln.

Entbindung: bei gut eingestelltem Diabetes der Mutter ohne Komplikationen zum normalen Zeitpunkt, bei nachgewiesener fetaler Makrosomie (⇨ Geburtsmissverhältnis) Sektio

Neugeborenes: **Frühfütterung** wegen der Gefahr postpartaler Hypoglykämien als Zusatzfütterung 6-8x/Tag mit Glukoselösung in den ersten Tagen (Hypoglykämie-Grenzwerte des BZ: Frühgeborene: <20 mg/dl, reife Neugeborene: <30 mg/dl, ab dem 2. Lebenstag: <40 mg/dl), schneller Nahrungsaufbau (idealerweise stillen), kurzfristige BZ- und Elektrolyt-Kontrollen in den ersten Lebenstagen, bei Kompl. Verlegung in ein neonatologisches Zentrum, Phototherapie bei Hyperbilirubinämie

Prog: Ein Schwangerschaftsdiabetes und ein manifester (vorbestehender) Diabetes mellitus der Mutter ohne Gefäßschäden stellen bei **korrekter Einstellung** der Glukosestoffwechsellage **kein Risiko** für Mutter und Kind dar. Ein nicht erkannter oder nicht eingestellter Diabetes mellitus (insb. im 1. Trimenon) hingegen ist mit einer wesentlich erhöhten Fehlbildungsrate verbunden. Statistisch: 2fach höheres **Abortrisiko**, 10fache **Totgeburthäufigkeit**, 2fach höhere **Neugeborenensterblichkeit**!

Kompl: Allgemein: langfristig erhöhtes Risiko für Stoffwechselstörungen, Adipositas und kardiovaskuläre Erkrankungen

Kaudale Regression (Syn: kaudale Dysplasie): sehr seltener bei Kindern diabetischer Mütter vorkommender Fehlbildungskomplex unklarer Genese mit Agenesie/Hypoplasie der unteren Wirbelsäule, des Beckens u. der unteren Extremitäten sowie zusätzlichen intestinalen (meist analen), urogenitalen od. kardialen Fehlbildungen (Sonderform: Sirenomelie = Fusion der Beine, Analatresie u. Nierenagenesie)

HYPOGLYKÄMIEN

Syn: Unterzucker, engl. hypoglycemia, ICD-10: E16.2

Ät:
- Kongenitaler Hyperinsulinismus: häufigste Ursache für rezidivierende Hypoglykämien im Neugeborenen/Säuglingsalter durch **Unreife**/Regulationsstörung der Insulinsekretion od. selten vererbte Gendefekte des Glukosestoffwechsels (s.u. DD)
- Verminderte Zufuhr: Hungern (Anorexia nervosa), Malabsorption, Lebererkrankung (Hepatitis, REYE-Syndrom)
- Vermehrter Verbrauch: Katabolismus, körperliche Anstrengung, Infektionen, Operationen
- Endokrin: Inselzellhyperplasie (Nesidioblastose), Insulinom (Insulinproduzierendes benignes Adenom, MEN-I-Syndrom), extrapankreatische Tumoren (paraneoplastisch), NNR-Insuffizienz, ACTH- bzw. Wachstumshormonmangel
- Metabolisch: Störung der Glukoneogenese, Glykogenosen (insb. Typ I, s.u.), Galaktosämie (s.u.), Fruktoseintoleranz (s.u.)
- Med: Komplikation der Diabetes-mellitus-Therapie, z.B. Überdosierung von **Insulin**, bzw. vermehrter Glukoseverbrauch durch körperlicher Belastung, Infektionen, Operationen usw. bei gleichbleibender Insulin-Dosierung, Sulfonylharnstoffe, Betablocker, Salizylate

Path:
- ♦ Regulationsstörung od. Enzymdefekte bei der Glykogenolyse, der Glukoneogenese und der Ketonkörperbildung
- ♦ Besonders gefährdet sind: Frühgeborene, hypotrophe Neugeborene, **Neugeborene** einer **Mutter mit Diabetes mellitus** od. **Schwangerschaftsdiabetes** (intrauterine Hypertrophie des Pankreas mit Hyperinsulinismus des Kindes als Reaktion auf die erhöhten mütterlichen Glukosespiegel), Neugeborene mit erhöhtem Glukoseverbrauch (Infekt, Hypoxie)

Klin:
- ⇒ Neugeborene / Säuglinge: Trinkschwäche, **Blässe**, **Zittern**, Tachy-/Dyspnoe, Apnoeanfälle, Zyanose, Hypothermie, Hypotonie
- ⇒ Kinder: Übelkeit, Erbrechen, **Blässe**, **Schwitzen**, Kopfschmerzen, Hungergefühl, Bauchschmerzen, Apathie, ungewöhnliches Verhalten, Sehstörungen

Diag:
1. Anamnese u. klinische Untersuchung
2. Labor: Blutglukose, BGA, BB, Ketonkörper, Laktat, freie Fettsäuren, Leberwerte, CK
   Urin: Qualitativ auf Ketonkörper (Keto-Stix), quantitativ auf organische Säuren
   Unterer Grenzwert für Glukose im Blutplasma:

Alter	Blutzucker
Frühgeborene	>20 mg/dl
Reife Neugeborene	>30 mg/dl

Alter	Blutzucker
>3. Lebenstag	>40 mg/dl
ab 1. Lebenswoche	>50 mg/dl

3. Sonographie: Ausschluss Insulinom im Pankreas (schwierig)

Ther:
- Orale Kohlenhydrate (z.B. Traubenzucker, Apfelsaft) bei milden Formen
  - Kohlenhydratreiche Mahlzeiten zur Nacht
- Notfall: 0,5-1 g/kgKG 20%ige Glukose i.v. bei Bewusstseinsstörung/Krampfanfall
- Bei V.a. Insulinom medikamentöse Blockade mit Diazoxid (Proglicem®) 10-15 mg/kgKG/Tag in 3-4 Dosen od. Somatostatinanaloga Octreotid (Sandostatin®) s.c., bei Nachweis operative Pankreasteilresektion

Prog: Cave: Wiederholte Hypoglykämien können **irreversible Hirnschäden** verursachen!

Kompl: * **Bewusstseinsstörung** bis zum Koma (hypoglykämischer Schock)
* **Krampfanfälle** (s.u., Kap. Epilepsie)

DD:
- Pyruvatkarboxylasemangel, Glykogensynthetasemangel, Carnitinmangel, Glutarazidurie, Beta-Oxidationsdefekte, Sulfonylharnstoff-Rezeptor- (aut.-rez. erblich, Chrom. 11), Kir6.2-Gen- (aut.-rez.), Glucokinase-Gen- od. Glutamatdehydrogenase-Gen-Mutation (aut.-dom.)
- Leucin-empfindliche Hypoglykämie COCHRANE (bei Säuglingen/Kleinkindern induzierte Hypoglykämie nach oraler Zufuhr v. Proteinen, insb. Leucin)
- Hypophysenvorderlappen- od. Nebennierenrindeninsuffizienz
- Hypoglycaemia factitia = zu große Insulinzufuhr, z.B. versehentlich, suizidal
- **Bei unklaren neurologischen Symptomen immer auch an Hypoglykämie denken!**

GLYKOGENOSEN

Syn: Glykogenspeicherkrankheiten, ICD-10: E74.0

Ät: Es gibt ca. 20 Glykogenosen mit verschiedenen **Enzymdefekten**, die wichtigsten sind:
- Glykogenose Typ Ia (v.GIERKE-Krankheit): Defekt des Leberenzyms Glucose-6-Phosphatase, aut.-rez. erblich, Chrom. 17,
  Typ Ib-d: Defekt des Transportproteins Glucose-6-Phosphat-Translokase, aut.-rez. erblich, Chrom. 11
- Glykogenose Typ IIa (POMPE-Krankheit, Syn: maligne Glykogenose, Saure-Maltase-Mangel): Defekt der α-1,4-Glucosidase, aut.-rez. erblich, Chrom. 17
  Glykogenose Typ IIb (DANON-Krankheit): Membranprotein-2-Defekt, X-chrom. erblich
- Glykogenose Typ III (FORBES-Syndrom, CORI-Krankheit): 1,6-Glukosidase-Defekt, aut.-rez., Chrom. 1
- Glykogenose Typ IV (ANDERSEN-Krankheit): Branching-Enzym, aut.-rez., Chrom. 3
- Glykogenose Typ V (MCARDLE-Krankheit): muskuläre Phosphorylase, aut.-rez., Chrom. 11
- Glykogenose Typ VI (HERS-Krankheit): hepatische Phosphorylase, aut.-rez., Chrom. 14 u. auch X-chrom. erbliche Defekte bekannt
- Glykogenose Typ VII (TARUI-Krankheit): Phosphofruktokinase, aut.-rez., Chrom. 12

Path: Glykogen (Makromolekül aus Glukose) wird vornehmlich in der **Leber** u. **Muskulatur** gespeichert. Der Glykogen-Abbau erfolgt über verschiedene enzymatische Schritte ⇨ bei Störung kommt es zu Glykogen-Ablagerungen in der Leber (Typ **I**, VI) od. Muskulatur (Typ **II**, V u. VII, metabolische Myopathie) oder in beiden (die übrigen Typen).

Epid: Häufigkeit: **Selten**, Typ Ia, IIa u. VI sind am häufigsten in Deutschland mit 0,1/10.000, alle anderen sind noch seltener.

Klin: ⇒ v.GIERKE-Krankheit: bereits beim Säugling **Hypoglykämien**, **Laktatazidose**, **Hepatomegalie**, Wachstumsstörung bei vermehrtem Fettgewebe („Puppengesicht"), Xanthombildung, Gicht-Tophi, Diarrhoen, allenfalls geringe Muskelschwäche, bei konsequenter Diät gute Prog.

⇒ POMPE-Krankheit: drei Formen: infantile (eigentlicher Morbus POMPE), juvenile u. adulte:
- Infantile Form (Enzymaktivität <1 %): in den ersten Lebensmonaten bereits **generalisierte Muskelschwäche**, „floppy infant", Kardiomegalie, Hepatomegalie, **Makroglossie**, Zwerchfellparese, Tod meist noch im 1. Lj. durch kardiopulmonale Insuffizienz
- Juvenile Form (Enzymaktivität 1-10 %, Manifestation 3.-12. Lj.): langsam progrediente Muskelschwäche, Makroglossie, Tod meist vor dem 18. Lj. (Ateminsuffizienz)
- Adulte Form (late-onset = nur leichte Ausprägung, Enzymaktivität <40 %, Manifestationsalter >20. Lj.): Gliedergürtel-betonte Muskelschwäche, Schlafstörungen, keine od. nur geringe Einschränkung der Lebenserwartung

⇒ FORBES-Syndrom: proximale Muskelhypotonie, Hepatomegalie, selten Hypoglykämien, Besserung der Symptome nach der Pubertät mögl.

⇒ MCARDLE-Krankheit: belastungsabhängige Muskelschwäche und -schmerzen, Wadenkrämpfe, Muskelschwellungen, Rhabdomyolyse u. Myoglobinurie nach Belastung mögl.

⇒ HERS-Krankheit: Hepatomegalie, selten Hypoglykämien

⇒ TARUI-Krankheit: Muskelschwäche, hämolytische Anämie

Diag:
1. Anamnese (Familienanamnese) u. klinische Untersuchung: Muskelstatus
2. Labor: Typ Ia: niedriger BZ, Laktat, Triglyzeride, Harnsäure u. Transaminasen erhöht, im Glukosebelastungstest schnelle Erniedrigung des Laktats

   Typ IIa: BZ normal, erhöhte Serumwerte von CK, CK_{MB}, LDH, GOT, GPT, Enzymaktivitätsmessung der α-1,4-Glucosidase mögl.
3. Sonographie: Hepatomegalie, Kardiomegalie (als DD: keine Splenomegalie)
4. Genetik: Molekulargenetische Untersuchung des G6PC-Gens bei V.GIERKE-Krankheit und des GAA-Gens bei POMPE-Krankheit möglich
5. Muskelbiopsie zur DD: vakuoläre (= glykogenhaltige, sichtbar in der PAS-Färbung) Myopathie bei den Muskel-Typ-Glykogenosen

Ther:
- **Keine kausale** Ther. mögl.
- Allgemein: größere körperliche Belastungen meiden, Physiotherapie
  - V.GIERKE-Krankheit: häufige, kleine, kohlenhydratreiche Mahlzeiten (insb. langsam resorbierbare KH), ggf. nächtliche Gabe von Dextrinlösung/Stärke über Sonde ⇨ Ziel ist die Vermeidung von Hypoglykämien u. damit normale Entwicklung der Kinder
  - POMPE-Krankheit: **Enzym-Ersatztherapie** mögl. (rekombinante Saure-Maltase, alle 2 Wo. 20 mg/kgKG Alglucosidase-α i.v., Myozyme® od. Avalglucosidase-α i.v., Nexviadyme®), NW: allergische Reaktion, extrem teure Therapie

    Palliativ: Atemtherapie bei progredienter Muskelschwächesymptomatik
- Selbsthilfegruppen: Selbsthilfegruppe Glykogenose Deutschland e.V., An der Klingelpforte 2, 55270 Essenheim, Tel.: 06136 91499-11, Fax: -10, Internet: www.glykogenose.de
  Pompe Deutschland e.V., Höhefeldstr. 26, 76356 Weingarten, Tel.: 07244 1230, Internet: www.mpompe.de

Kompl:
* Ablagerungen von Glykogen in der Muskulatur, **Leber**, Herz, Nieren, ZNS
* Niereninsuffizienz, Osteoporose, Bildung hepatozellulärer Adenome
* Kardiomyopathie, Reizleitungsstörungen
* Neutropenie, Infektanfälligkeit, chronische Darmentzündungen (insb. Typ Ib) ⇨ antibiotische Dauerprophylaxe

DD:
- Neugeborene/Säuglinge: **Hypoglykämien** aus anderer Ursache (s.o.)
  floppy infant: Muskeldystrophie, spinale Muskelatrophie, myotone Dystrophie
- Myopathien: Lipidspeichermyopathien, mitochondriale Krankheitsbilder, Purin-Nukleotid-Zyklus-Myopathien ⇨ Muskelbiopsie zur Differentialdiagnostik

GALAKTOSÄMIE

Syn: Angeborene **Galaktosestoffwechselstörungen**, ICD-10: E74.2

Ät:
- Typ I: aut.-rez. erblich, Chrom. 9, klassische Form, Galaktosetransferase-Mangel (GALT-Gen-Mutation), unterschiedliche klinische Ausprägung je nach Enzymrestaktivität, von extrem stark direkt nach der Geburt beginnend bis kaum/keine Symptome bei der D2-Variante (DUARTE-2)
- Typ II: aut.-rez. erblich, Chrom. 17, Galaktokinase-Mangel
- Typ III: aut.-rez. erblich, Chrom. 1, UDP-Galaktose-4-Epimerase-Mangel

Path: Typ I: Defekt der Galactose-1-Phosphaturidyltransferase ⇨ die aus Milchzucker entstandene Galaktose kann nicht weiterverwertet werden, dadurch Hypoglykämie u. Anreicherung von Galaktose u. Galaktose-1-Phosphat in den Körperzellen (v.a. **Leber**, Niere, Gehirn, Darm)

Epid: Häufigkeit: **selten**, Typ I am häufigsten mit ca. 0,2/10.000, alle anderen viel seltener

Klin: ⇒ Typ I: bereits wenige Tage nach Geburt (Stillen/Flaschennahrung) Symptome: **Hypoglykämie**, Trinkschwäche, Erbrechen, Durchfall, Apathie, Gewichtsabnahme, evtl. hypoglykämische Krampfanfälle
⇒ Im weiteren Gedeihstörung, Icterus prolongatus, Hepatomegalie, Gerinnungsstörungen
⇒ **Katarakt** (Galaktitolablagerungen in der Augenlinse, insb. beim Typ II)
⇒ **Psychomotorische Retardierung**, Konzentrationsschwäche
⇒ Bei Mädchen verspätete Pubertät, ovarielle Dysfunktion mögl.

Diag: 1. Anamnese (Familienanamnese) u. klinische Untersuchung
2. Labor: **Hypoglykämie**, Galaktose, Bilirubin u. Transaminasen erhöht, Quick <10 %
Urin: Galaktosurie, bei Nieren-Tubulopathie Hyperaminoazidurie + Phosphaturie
Bei Typ I in den Erythrozyten Galactose-1-Phosphat erhöht
Neugeborenenscreening auf Galaktosämie erfolgt am 2.-3. Lebenstag bei jedem Kind!

Ther: • **Keine Muttermilch!**, keine normale Flaschennahrung ⇨ Umstellung auf **laktosefreie Ernährung**
- Lebenslange laktosefreie und galaktosearme Ernährung (Laktose ist auch in Hülsenfrüchten enthalten), Kalziumgabe
- Bei schweren Gerinnungsstörungen Substitution von Vitamin K und FFP i.v.

• Selbsthilfegruppen: Verein Galaktosämie Initiative Deutschland e.V., Orchideenstr. 9, 24811 Owschlag, Tel.: 0172 9251471, Internet: www.galid.de

Prog: Bei sofortiger laktosefreier Ernährung normale Entwicklung

Kompl: * Leberzirrhose ⇨ Gerinnungsstörungen, Leberkoma
* Infekt- u. Sepsisneigung

DD: - **Laktoseintoleranz** (ICD-10: E73.9): Bei ca. ¼ **der Bevölkerung** vorhandene Milchunverträglichkeit durch Mangel an Laktase im Darm ⇨ Milchzucker kann nicht gespalten werden und verbleibt im Darm. Bei Neugeborenen u. insb. Frühgeborenen ist eine Laktoseintoleranz für einige Tage physiologisch.
Klin: nach Milchkonsum Völlegefühl, Blähungen, Flatulenz, Bauchkrämpfe, Durchfall (osmotische Diarrhoe), Ther: Meiden von Milchprodukten, ggf. orale Substitution von Laktase
- Milchallergie

HEREDITÄRE FRUKTOSEINTOLERANZ

Syn: Störung des Fruktosestoffwechsels, ICD-10: E74.1

Ät: Aut.-rez. erblich, Chrom. 9q22.3, 85 % d.F. durch Mutation im ALDO-B-Gen (A149P, A174D, N334K und die Stoppmutation Y203X)

Path: **Fruktose-1-Phosphat-Aldolase**-Mangel (Defekt der Untereinheit B): Bei Fruktosezufuhr wird das entstehende Fruktose-1-Phosphat (ist toxisch für Leber und Niere) nicht weiter metabolisiert ⇨ Hemmung der Glukoneogenese und Glykogenolyse ⇨ Hypoglykämie.

Epid: Häufigkeit: selten, 0,5/10.000 Geburten

<u>Klin:</u> ⇒ Neugeborene u. Säuglinge, solange sie gestillt werden, haben keine Symptome.
⇒ Bei Aufnahme von Fruktose ⇨ **Hypoglykämie** mit Blässe, Schwitzen, Krampfanfälle, Apathie, unbewusste Abneigung gegen Süßes (Obst, Süßigkeiten)
⇒ Magen-Darm-Beschwerden, Erbrechen, Gedeihstörung

<u>Diag:</u> 1. Anamnese (Familienanamnese) u. klinische Untersuchung
2. Labor: Hypoglykämien, Transaminasen erhöht, evtl. Quick vermindert
Genetik: molekulargenetische Mutationsanalyse des ALDO-B-Gens mögl.

<u>Ther:</u> Konsequente **fruktosearme Ernährung** lebenslang (keine Saccharose, Obst, Gemüse)

<u>Prog:</u> Bei rechtzeitiger Diagnose u. Therapie gut

<u>Kompl:</u> * Ohne Ther: Hepatomegalie, Ikterus, Leberzirrhose, Gerinnungsstörung, renale Dysfunktion, Leber-/Nierenversagen, Koma

<u>DD:</u> – Kongenitale Saccharose-Isomaltose-Malabsorption (aut.-rez. erblich, Chrom. 3)
– **Fruktosemalabsorption** (Syn: intestinale „Fruktoseintoleranz"): Aufnahmestörung im Darm, diese ist sehr häufig
– Fruktosurie (durch Fruktokinasemangel): Phosphorylierung der Fruktose bleibt aus (daher entstehen auch keine schädlichen Metabolite) ⇨ Fruktose wird über den Urin ausgeschieden, keine Ther. erforderlich.

MUKOPOLYSACCHARIDOSEN

<u>Syn:</u> **Lysosomale Speicherkrankheiten**, Mukopolysaccharid-Speicherkrankheiten, Glykosaminoglykan-Stoffwechselstörung, ICD-10: E76.3

<u>Ät:</u> Meist **aut.-rez.** (Typ II X-chrom.) erbliche Störungen, s. Tabelle

Typ	Syndrom	Erbgang	Chrom. Genlocus	Enzymdefekt	Klinik
MPS I-H	PFAUNDLER-HURLER	aut.-rez.	4p16.3	α-L-Iduronidase	Skelettale Fehlbildung, faziale Dysmorphie, Minderwuchs, Retardierung, Hepatomegalie, Hornhauttrübung
MPS I-S (früher Typ V)	SCHEIE	aut.-rez.	4p16.3	α-L-Iduronidase	Skelettale Fehlbildung, Gelenkbeschwerden, Herzklappenfehler, Hornhauttrübung
MPS II	HUNTER	X-chrom.-rez.	Xq28	Iduronatsulfat-sulfatase	Skelettale Fehlbildung, somatische Veränderungen, frühe Gehörlosigkeit, Retardierung
MPS III A	SANFILIPPO A	aut.-rez.	17p25.3	Sulfamidase	Skelettale Fehlbildung, Schwerhörigkeit, Retardierung, rasch progredient
MPS III B	SANFILIPPO B	aut.-rez.	17q21	α-N-Acetyl-glukosaminidase	Skelettale Fehlbildung, Schwerhörigkeit, Retardierung, rasch progredient
MPS III C	SANFILIPPO C	aut.-rez.	14	N-Acetyltrans-ferase	Skelettale Fehlbildung, Schwerhörigkeit, Retardierung, rasch progredient
MPS III D	SANFILIPPO D	aut.-rez.	12q14	N-Acetyl-glukosamin-6-Sulfatase	Skelettale Fehlbildung, Schwerhörigkeit, Retardierung, rasch progredient

Typ	Syndrom	Erbgang	Chrom. Genlocus	Enzymdefekt	Klinik
MPS IV A	MORQUIO A	aut.-rez.	16q24.3	N-Acetylglukosamin-6-Sulfatase	Skelettale Fehlbildung, ausgeprägte Hornhauttrübung
MPS IV B	MORQUIO B	aut.-rez.	3p21	β-Galaktosidase	wie IV A, milderer Verlauf
MPS VI	MAROTEAUX-LAMY	aut.-rez.	5q13	Arylsulfatase B	Schwere Skelettfehlbildung mit Minderwuchs, Hornhauttrübung
MPS VII	SLY	aut.-rez.	7q21.11	β-Glukuronidase	Leichte Skelettfehlbildung, Retardierung, Hornhauttrübung

Path: ♦ Abbaustörungen der Glykosaminoglykane ⇨ Heteroglykane kumulieren intrazellulär (daher auch **lysosomale Speicherkrankheiten** genannt) u. führen zur Schädigung von Skelett, Skelettmuskulatur, ZNS, Leber, Milz, Endokard, Haut usw.

Epid: Häufigkeit: **sehr selten**, Typ I am häufigsten (0,1/10.000), alle anderen noch viel seltener

Klin: ⇒ Bei Geburt meist unauffällig, später unterschiedliche Ausprägung des klinischen Bildes

⇒ Bei fast allen Typen kommt es zu skelettalen Fehlbildungen (**Dysostosis multiplex**): faziale Dysmorphien wie vergröberte Gesichtszüge, sog. „Wasserspeiergesicht" (Gargoylismus), verkürzte Röhrenknochen, Gelenkkontrakturen, Minderwuchs

⇒ Weitere Symptome sind Hepatosplenomegalie, fortschreitende geistige u. motorische **Retardierung**, Eintrübungen der Hornhaut, Schwerhörigkeit, Leistenhernie, vermehrte Atemwegsinfekte

Diag: 1. Anamnese (Familienanamnese) u. klinische Untersuchung

2. Labor: Urin: vermehrte Glykosaminoglykane-Ausscheidung (Toluidinblaureaktion, Dünnschichtchromatographie zur Differenzierung)
   Enzym-Aktivität in Leukozyten bestimmbar
   Genetik: pränatale Diagnostik (Enzymnachweis aus Chorionzottenbiopsie) mögl.
3. Röntgen-Hand: Ossifikationsstörung ⇨ Phalangen u. Os metacarpalia plump u. verkürzt

Ther: • Keine kausale Therapie mögl., für einige Typen gibt es eine **Enzymersatztherapie**:

- Für Typ I: 100 E/kgKG i.v. Laronidase (Aldurazyme®) 1x/Wo., sehr teuer
  für Typ II: 0,5 mg/kgKG i.v. Idursulfase (ELAPRASE®) 1x/Wo., sehr teuer
  für Typ IV A: 2 mg/kgKG i.v. Elosulfase-α (Vimizim®) 1x/Wo., sehr teuer
  für Typ VI: 1 mg/kgKG i.v. Galsulfase (Naglazyme®) 1x/Wo., sehr teuer
- Eine Knochenmarktransplantation wird experimentell versucht.

• Symptomatisch: Physio- und Ergotherapie, Logopädie, orthopädische Hilfsmittel

• Selbsthilfegruppen: Gesellschaft für Mukopolysaccharidosen e.V., Herstallstr. 35, 63741 Aschaffenburg, Tel.: 06021 8583-73, Fax: -72, Internet: www.mps-ev.de

Prog: unterschiedlich schnelle u. schwere Verlaufsformen mögl.

Kompl: * Verengte Atemwege ⇨ Schlafapnoesyndrom

* Ossifikationsstörung der Wirbelsäule (Dens-axis-Hypoplasie)
* Herzklappenfehler
* Glaukom, Optikusatrophie, Blindheit

DD: – Heteroglykanosen (Syn: Glykoproteinosen, sind auch lysosomale Speicherkrankheiten), sind sehr selten: Mannosidose (α: aut.-rez. erblich, Chrom. 19, Ther: Velmanase α (Lamzede®) u. β: Chrom. 4), Fukosidose (Typ 1-3, aut.-rez. erblich, Chrom. 1), Sialidose (aut.-rez. erblich, Chrom. 6, Neuraminidasemangel) ⇨ Symptome ähnlich Mukopolysaccharidose

– Sphingolipidosen (s.u.)

– Mukolipidosen: I-Zell-Krankheit, Sialidose Typ II, Pseudo-HURLER-Dystrophie, Sialolipidose

SPHINGOLIPIDOSEN

Syn: Lipoid-, Sphingolipidspeicherkrankheiten, Gangliosidosen, Leukodystrophien, ICD-10: E75.3

Path: Intrazelluläre Akkumulation von nicht weiter abbaubaren Membran-Sphingolipiden (wegen **lysosomaler Enzymdefekte**) ⇨ vorwiegend ZNS-Manifestation (Markscheidendestruktion)

Epid: Häufigkeit: alle **sehr selten**, Symptombeginn meist im **Kleinkindesalter**, 1.-3. Lj.

Etlg:
GAUCHER-Krankheit (**Glukocerebrosid-Speicherkrankheit** durch Defekt des Enzyms Glucocerebrosidase, aut.-rez. erblich, Chrom. 1, Häufigkeit: 0,2/10.000)
FABRY-Syndrom (Syn: Angiokeratoma corporis diffusum, Mangel an α-Galaktosidase A ⇨ **Ceramid-Speicherkrankheit**, X-chrom. erblich, Genlocus Xq22, Häufigkeit: 0,2/10.000)
Metachromatische Leukodystrophie (**Sulfatidlipidose**, NORMAN-GREENFIELD-Syndrom, SCHOLZ-BIELSCHOWSKY-HENNEBERG-Syndrom, Arylsulfatase-A-Mangel, aut.-rez., Chrom. 22, Häufigkeit: 0,1/10.000)
KRABBE-Krankheit (**Globoidzellen-Leukodystrophie**, genetischer Defekt der Galaktosylceramidase, aut.-rez. erblich, Chrom. 14, Häufigkeit: 0,1/10.000)
NIEMANN-PICK-Krankheit (Typ A-E **Sphingomyelinose**, Mutation im Cholesterintransport-Gen, aut.-rez. erblich, Chrom. 11, 18 od. 14, Häufigkeit: 0,1/10.000)
Gangliosidosen: G_{M1}-Gangliosidose (infantiler, spätinfantiler u. adulter Typ, β-Galaktosidase-Mangel, aut.-rez. erblich, Chrom. 3)
G_{M2}-Gangliosidose Typ I (TAY-SACHS-Syndrom, amaurotische Idiotie, Hexosaminidase-A-Mangel, aut.-rez. erblich, Chrom. 15, Häufigkeit: 0,05/10.000, bei Aschkenasim-Juden ca. 100fach häufiger)
G_{M2}-Gangliosidose Typ II (SANDHOFF-Krankheit, Hexosaminidase-Mangel, aut.-rez. erblich, Chrom. 5) und weitere Typen (III-V) mit ähnlicher Klinik
FARBER-Krankheit (**Ceramidasemangel**, aut.-rez. erblich, Chrom. 8)
Seltene (teils molekulargenetisch noch unbekannte) Formen: PELIZAEUS-MERZBACHER-Krankheit, Morbus ALEXANDER, Vanishing-white-matter-Leukodystrophie

Klin: Allgemein: zunächst normale Entwicklung, dann Entwicklungsverzögerung, Apathie, Reizbarkeit, dann meist **progrediente motorische** und **geistige Retardierung**
⇒ GAUCHER-Krankheit (infantile, juvenile u. adulte Form mögl.): spastische Paresen, extrapyramidal-motorische Symptome, mentale Retardierung, Krampfanfälle, Hepato- u. ausgeprägte Splenomegalie, Anämie, Thrombozythämie, Lungenfibrose, Skelettveränderungen, Knochen-/Gelenkschmerzen, bei infantiler Form Tod meist vor dem 2. Lj.
⇒ FABRY-Syndrom: meist bei Jungen, Beginn bis zum 10 Lj., schmerzende Parästhesien, Hypohidrose, Gefäßektasien, Apoplexie, Niereninsuffizienz, Lebenserwartung ca. 50 J.
⇒ Metachromatische Leukodystrophie: Beginn im 3. Lj. (auch späte adulte Form mögl.) mit spast. Tetraparesen, beidseitiger Optikusatrophie (⇨ Erblindung), Nystagmus, im Verlauf Demenz, Hörstörung, Anfälle, zerebellare Ataxie, Dysarthrie, Cholezystitis/-zystolithiasis
⇒ Krabbe-Krankheit: ab 4.-6. Lebensmonat Opisthotonus (Überstreckung von Rumpf und Extremitäten), Optikusatrophie, Fieberschübe, Skoliose, Demenz
⇒ NIEMANN-PICK-Krankheit: beim infantilen Verlaufstyp im 1. Lj. schlaffe Paresen, Ataxie, Optikusatrophie, Hyperpigmentierung, Hepatosplenomegalie, Tod meist vor dem 4. Lj.
beim juvenilen (Beginn 5.-10. Lj.) und adulten Verlaufstyp (Beginn 20.-30. Lj.): Demenz, Psychosen, Ataxie, Athetose, Dysarthrie, Dysphagie, vertikale Blickparese, Epilepsie, Splenomegalie, Überlebenszeit 20-30 J. nach Symptombeginn
⇒ Gangliosidosen: TAY-SACHS-Syndrom: ab 3. Lebensmonat spastische Paresen, Optikusatrophie bis zur Erblindung, Nystagmus, Schreckreaktion auf akustische Reize, psychomotorische Retardierung, Tod meist vor dem 4. Lj.
Bei G_{M2}-Gangliosidose Typ II zusätzlich Hepatomegalie, Nierenbeteiligung und Kardiomyopathie
⇒ FARBER-Krankheit: bereits im 1 Lj. Gelenkschwellungen, Hepatosplenomegalie, Retardierung, Tod meist vor dem 3. Lj.

Diag: 1. Anamnese (Familienanamnese) u. klinische, insb. kinderneurologische Untersuchung
Bei Optikusatrophie typischer kirschroter Makulafleck

2. Labor: **Aktivitätsbestimmung** der jeweils betroffenen Enzyme
NIEMANN-PICK-Krankheit Schaumzellen, „seeblaue" Histiozyten im Knochenmarkausstrich
Bei metachromatischer Leukodystrophie erhöhte Sulfatidausscheidung im Urin
Genetik: **pränatale Diagnostik** (Enzymnachweis aus Chorionzottenbiopsie) mögl. ⇨ bei prognostisch infauster Erkrankung, wie z.B. den Gangliosidosen ist ein Schwangerschaftsabbruch bei Nachweis der Mutation zu diskutieren.

3. Bildgebung: MRT zeigt Demyelinisierung, Marklagerdegeneration

Ther:
- **Keine kausale Therapie** mögl., für einige Typen gibt es z.B. eine Enzymersatztherapie:
  - GAUCHER-Krankheit: orale Gabe eines Glycosylceramidsynthetase-Inhibitor (Miglustat, Zavesca® od. Eliglustat, Cerdelga™) führt zur geringeren Zerebrosidkonzentration in den Zellen od. Enzymsubstitution (Imiglucerase, Cerecyme® od. Velaglucerase, VPRIV®, 15-60 I.U./kgKG i.v. alle 2 Wo., sehr teuer) zum Abbau des Glukosylceramids
  - FABRY-Syndrom: Enzymsubstitution von Agalsidase i.v. alle 2 Wo. lebenslang (1 mg/kgKG Fabrazyme™ od. 0,2 mg/kgKG Replagal®, sehr teuer) od. bei bestimmten Genmutationen Migalastat (überführt die eigentlich funktionsfähigen Enzyme in die Lysosomen, alle 2 Tage per os, Galafold®)
  - Metachromatische Leukodystrophie u. KRABBE-Krankheit: Eine Enzymersatztherapie ist in der Forschung.
  - NIEMANN-PICK-Krankheit: Glycosylceramidsynthetase-Inhibitor (Miglustat, Zavesca®)
- Symptomatisch/palliativ: Physiotherapie, Logopädie, Schlucktraining, Ergotherapie, symptomatische Medikation, z.B. Baclofen od. Tizanidin bei Spastik, Lamotrigin od. Valproinsäure bei Epilepsie, orthopädische Hilfsmittel
- Behandlung in einem Zentrum, genetische Beratung der Angehörigen
- Selbsthilfegruppen: Gaucher Gesellschaft Deutschland e.V., Burgstr. 3, 54673 Koxhausen, Tel.: 0700 44300443, Internet: www.ggd-ev.de od. www.morbus-gaucher.eu
  ELA Deutschland e.V. – Europ. Vereinigung gegen Leukodystrophie, Am Bleichrasen 7, 35279 Neustadt/Hessen, Tel.: 06692 918113, Internet: www.elaev.de
  Niemann-Pick-Selbsthilfegruppe e.V., Hindenburgstr. 25/2, 71106 Magstadt, Internet: www.niemann-pick.de
  MFSH - Morbus Fabry Selbsthilfegruppe e.V., Brunnenstr. 11, 52152 Simmerath, Tel.: 02473 9376488, Internet: www.fabry-shg.org

Prog: **Schlecht**, unaufhaltsam **progredienter** u. meist letaler Verlauf

Kompl:
* Ablagerungen von Lipoiden in den Nierentubuli ⇨ Niereninsuffizienz
* Endstadium Dezerebrationssyndrom (Enthirnungsstarre), Erblindung, Kachexie ⇨ Tod

DD:
- **Neuronale Zeroidlipofuszinosen** (derzeit 14 Formen bekannt, Chrom. 1, 8, 11, 13, 15 od. 16, frühere Bezeichnungen waren u.a. infantile Form Typ SANTAVUORI-HALTIA, JANSKY-BIELSCHOWSKY-Krankheit u. BATTEN-SPIELMEYER-VOGT-Krankheit im Kindesalter, KUFS-HALLERVORDEN-Krankheit im Erwachsenenalter), Häufigkeit: 0,3/10.000
  Path: Lipidspeicherkrankheiten mit lysosomaler Ablagerung von Ceroidlipofuszin durch verschiedene bekannte Enzymdefekte
  Klin: progredienter **Visusverlust** durch Retinopathie, **Epilepsie**, Spastik, Myoklonien, **Demenz**. Der Krankheitsbeginn kann kongenital, infantil, spätinfantil, juvenil od. adult sein ⇨ je früher der Krankheitsbeginn, umso schlechter die Prog.
  Diag: Messung der Enzymaktivität (je nach vermutetem Typ, z.B. Kathepsin D, Palmitoylproteinthioesterase, Tripeptidylpeptidase), Hautbiopsie od. Lymphozyten-Extraktion und elektronenmikroskopische Untersuchung zeigt Lipopigmenteinschlüsse, pränatale Diagnostik mögl., genetische Beratung
  Ther: bisher nur symptomatische Behandlung mögl., Enzymersatztherapien sind in der Forschung, für den Typ 2 wurde 2017 Cerliponase-α (Brineura®) zugelassen.
  Prog: sind insg. eher ungünstig, da chronisch progredient verlaufend.
  Selbsthilfegruppen: Neuronale-Ceroid-Lipofuszinose-Gruppe Deutschland e.V., Hermann-Piper-Str. 8, 13403 Berlin, Tel.: 030 4112619, Internet: www.ncl-deutschland.de
- **Adrenoleukodystrophien** (X-chrom. od. aut.-rez. erblich): Mutation von peroxisomalen

Membrantransportproteinen ⇨ Ablagerung sehr langkettiger Fettsäuren, Epid: sehr selten 0,1/10.000 Neugeborene, Krankheitsbeginn: frühe Kindheit bis Erwachsenenalter mögl.; Klin: je nach Ausprägung leichte bis schwerste neurologische Symptome, Seh- u. Gehörverlust u. Nebennierenrindeninsuffizienz (ADDISON-Krankheit), Ther: frühzeitige Stammzelltransplantation, fettmodifizierte Diät, LORENZOS-Öl

- **REFSUM-Syndrom** (Phytansäurestoffwechselstörung, Heredopathia atactica polyneuritiformis, aut.-rez., Chrom. 6, 10), Klin: Beginn im 5.-40. Lj., Polyneuropathie, Paresen, Ataxie, Seh- u. Hörstörungen, Hautschuppung, Ther: Phytansäurearme Diät = keine Schokolade, Nüsse, Gemüse, Obst, tierische Fette [Fleisch, Quark, Butter, Käse, Eier, Eiprodukte]
- CANAVAN-Krankheit (aut.-rez. erblicher Aspartoacylasemangel ⇨ dadurch kumuliert die Aminosäure N-Acetylaspartat): führt zur Hirnatrophie, Klin: psychomotorische Retardierung, Epilepsie, Makrozephalie, spastische Paresen, Tod meist in den ersten Lebensjahren
- Glutarazidurie (aut.-rez. erbliche Abbaustörung von Lysin u. Tryptophan), Klin: psychomotorische Retardierung, Krampfanfälle, Dystonien, Makrozephalie (bereits intrauterin mögl.)
- Acyl-CoA-Dehydrogenasedefekte (aut.-rez. erbliche Störung wie bei Glutarazidurie + Fettsäurenabbaustörung), Klin: Apnoen, schwere Azidose, Hypoglykämien, Nierenzysten, Gesichts- u. Genitaldysmorphien, kann bereits im Neugeborenenalter letal verlaufen
- Isovalerianazidämie (aut.-rez. erbliche Leuzinabbaustörung mit Azidose), Klin: Enzephalopathie, Krampfanfälle, Koma, starke Ketoazidose, charakteristischer Schweißgeruch
- ZELLWEGER-Syndrom (aut.-rez. erbliches, zerebro-hepato-renales Syndrom)
- Mukopolysaccharidosen (s.o.), infantile spastische Muskelatrophie, Multiple Sklerose

SKORBUT

Syn: **Vit.-C-Mangel**, Ascorbinsäuremangel, engl. scurvy, Scharbock, ICD-10: E54, E64.2

Ät:
- Vit.-C-Mangel durch fehlende Zufuhr (kein frisches Obst, Gemüse)
- Bei gestillten Kindern unzureichende Vit.-C-Einnahme der Mutter

Path: Ascorbinsäuremangel ⇨ Beeinträchtigung der Kollagenbiosynthese, verminderte Eisenresorption im Darm, Schwächung des Immunsystems (Vit. C ist Radikalfänger u. hemmt die Nitrosaminbildung)

Epid: Ein Vitaminmangel ist in Deutschland durch die ausgewogene Ernährung extrem selten.

Klin:
⇒ **Müdigkeit**, Reizbarkeit, Appetitlosigkeit, Leistungsminderung, Gedeihstörung
⇒ **Berührungsempfindlichkeit** („Hampelmannphänomen"), reibeisenartige Follikelhyperkeratose der Haut
⇒ Lockerung der Zähne, Zahnfleischblutungen, Gingivitis
⇒ **Infektanfälligkeit**, verzögerte Wundheilung, verzögerte Frakturheilung
⇒ Vasopathie/Kapillarfragilität: Schleimhautblutungen, Mikrohämaturie, **subperiostale Blutungen**, petechiale Hautblutungen, Anämie
⇒ MÖLLER-BARLOW-Krankheit (infantiler Skorbut): schwere Vit.-C-Avitaminose im Säuglings-/Kleinkindesalter ⇨ Störung des Knochenwachstums, **Knorpelauftreibungen** an der Knorpel-Knochen-Grenze der Rippen („Rosenkranz"), Epiphysenlösung

Diag:
1. Anamnese (Ernährungsbesonderheiten?) u. klinische Untersuchung
2. Labor: BB: mikrozytäre, hypochrome Anämie mögl., Vit.-C-Spiegel erniedrigt (Norm: 4-15 mg/l), Tyrosin erhöht (Vit.-C ist Coenzym im Tyrosinstoffwechsel)

Ther:
- Der empfohlene Bedarf von Vitamin C beträgt bei Säuglingen 50 mg/Tag, Kindern 60-80 mg/Tag und bei Jugendlichen/Erwachsenen 100 mg/Tag (Stillende 150 mg/Tag).

Kompl:
* Skorbutanämie
* Vit.-C-Überdosierung (>4.000 mg/Tag): Nierensteine (Hyperoxalurie)

RACHITIS

Syn: Knochenerweichung, Osteomalazie im Kindes- u. Jugendalter, „Englische Krankheit", engl. rickets = Höcker, ICD-10: E55.0, E64.3, kongenital E83.30-31

Ät:
- Vitamin-D-Mangel-Rachitis: **verminderte Vit.-D-Zufuhr**, **fehlende Sonnenlichtexposition**
  Störung im Vit.-D-Stoffwechsel: Malabsorption, Leberzirrhose, Niereninsuffizienz, Antiepileptika-Medikation, Pseudo-Vit.-D-Mangelrachitis (Vit.-D-Endoorganresistenz)
  kongenital (Vit.-D-abhängige/resistente Rachitis, genetisch bedingt, sehr selten): 1α-Hydroxylasedefekt, Vit.-D-Rezeptordefekt
- Kalziummangel-Rachitis: mangelnde Kalziumzufuhr, Eiweißmangelernährung, streng **vegetarische/vegane Ernährung** von Säuglingen/Kleinkindern
- Phosphatmangel-Rachitis (Vit.-D-unabhängige Rachitis): erhöhter renaler Phosphatverlust, (Nierenerkrankungen), **Phosphatdiabetes** (X-chrom. erblich, Mutation im PHEX-Gen ⇨ erhöhtes Phosphatonin ⇨ erhöhte renale Phosphatausscheidung)

Physiol: Provitamin-$D_{2/3}$ aus der Nahrung (in Fisch, Fleisch, Ei, Milchprodukten, Avocado) wird unter UV-Bestrahlung in der Haut zu Vit. D_3 (Colecalciferol) synthetisiert. In Leber u. Niere erfolgt dann die Überführung in d. biologisch aktive Form 1,25-$(OH)_2$-D_3 (Calcitriol).

Path:
- ♦ Desorganisation der **Wachstumsfuge** + gestörte Mineralisation ⇨ Knochenerweichung
- ♦ Bei **Hypokalzämie** (wegen verminderter Kalziumaufnahme od. Vit.-D-Mangels) Gegenregulation durch erhöhte **Parathormonausschüttung** aus der Nebenschilddrüse ⇨ Kalziummobilisation aus dem Knochen (zur Normalisierung des Serumkalziums), renale Ausscheidung v. Phosphat ⇨ **Hypophosphatämie**
- ♦ Bei Phosphatmangel-Rachitis führt die Hypophosphatämie zu vermindertem Kalzium-Phosphat-Produkt insgesamt und damit zur Osteomalazie.

Epid:
- ◊ Häufigkeit: in Europa äußerst selten (allenfalls subklinischer Vit.-D-Mangel), Risikogruppen: Migration, angeborene Formen sind selten, insg. ca. 0,5/10.000
- ◊ Prädisp.alter: 2. Lebensmonat bis 2. Lj.

Klin:
- ⇒ Im 2.-3. Lebensmonat Beginn mit Unruhe, Schreckhaftigkeit, vermehrtes Schwitzen, juckender Hautausschlag (Miliaria), Muskelschwäche (schlaffe Bauchdecke, „Froschbauch"), Obstipation, Adynamie, beginnende Knochenerweichungen im Schädelbereich (Kraniotabes), Knochenschmerzen
- ⇒ Kalzium ↓ ⇨ gesteigerte Muskelerregbarkeit ⇨ **Tetanie**, neurologisch ⇨ Krampfanfälle
- ⇒ Im weiteren Verlauf typische Knochenverformungen: **Beinverkrümmung** (Varusfehlstellung = **O-Beine**), Sitzkyphose, perlschnurartig aufgereihte Auftreibungen der Knorpel-Knochen-Grenzen an den Wachstumsfugen der Rippen (**rachitischer Rosenkranz**)
- ⇒ Abflachung des Hinterkopfes und Erweiterung der Schädelnähte (sog. Quadratschädel)
- ⇒ Verbreiterung der Hand- und Fußgelenke (MARFAN-Zeichen, Diaphysenauftreibungen)
- ⇒ Verzögerter Zahndurchbruch, Zahnschmelzdefekte
- ⇒ Muskelzug am Ansatz des Zwerchfells ⇨ Einziehung am Brustkorb (HARRISON-Furche)
- ⇒ Schwäche der Glutealmuskulatur ⇨ Watschelgang
- ⇒ Rachitisches Becken: plattes Becken = Conjugata verkleinert, Querdurchmesser normal/vergrößert
- ⇒ Disproportionierter Minderwuchs, psychomotorische Retardierung

Diag:
1. Anamnese (Ernährung) u. klinische Untersuchung
2. Labor: typische Konstellation Kalzium ↓, Phosphat ↓, alkalische Phosphatase ↑ u. Parathormon ↑, Konzentrationsbestimmung der einzelnen Vit.-D-Metabolite
   Genetische Untersuchung bei Phosphatdiabetes
3. Röntgen: becherartige **Auftreibungen der Metaphysen** langer Röhrenknochen (Rö-Bild Knie und Hand machen), weite Wachstumsfuge, erhöhte Knochentransparenz (Kalkarmut, z.B. „Säbelscheidentibia"), **Knochenverbiegungen**: Skoliose, X/O-Beine,

LOOSER-Umbauzonen (bandförmige Aufhellungen in den Diaphysen durch unterschiedlich starke Verkalkungen)

Ther:
- Bei Kalziummangel-Rachitis: hochdosiert Vit.-D_3 (Colecalciferol 6.000 I.E./Tag, Vigantol®Oel) u. Kalzium (0,5 g/Tag, z.B. Calcium-Sandoz®forte) per os für 12 Wochen, danach Rezidivprophylaxe (500 I.E./Tag, z.B. Dekristol®500 I.E.)
- Bei 1α-Hydroxylasedefekt direkt das Calcitriol (1,25-$(OH)_2$-D_3, Rocaltrol®) lebenslang p.os
- Bei Phosphatdiabetes: Phosphat (40 mg/kgKG) + Calcitriol (40 ng/kgKG) per os, alternativ monoklonaler Anti-FGF23-Antikörper (Burosumab, 0,8 mg/kgKG s.c. alle 2 Wo.)
  Selbsthilfegruppe: Phosphatdiabetes Selbsthilfe e.V., Im Rosengarten 3, 59556 Lippstadt, Tel.: 02945 6342, Internet: www.phosphatdiabetes.de

Prog: mit Substitution gut

Kompl:
* Vermehrtes Auftreten von Frakturen
* Hyperkalzämie bei Vit.-D-Überdosierung (>2.500 I.E. über einen längeren Zeitraum) od. Hyperparathyroidismus ⇨ Nierensteine, Osteoporose, Magenulzera

Proph:
- ♥ **Rachitisprophylaxe** mit Vit.-D_3-Gabe (Colecalciferol 500 I.E./Tag), heute kombiniert mit mit Fluorid zur Kariesprophylaxe (0,25 mg/Tag) **ab der 2. Lebenswoche** bis zum Ende des 2. Lj. (Zymafluor®D500). Bei Frühgeborenen 1.000 I.E. Colecalciferol/Tag.
- ♥ Ausreichende Sonnenlichtexposition, ausgewogene Ernährung

DD:
- **Hypophosphatasie**: aut.-rez. erbliche (Chrom. 1) Aktivitätsminderung der alkalischen Knochenphosphatase ⇨ verminderter Phosphateinbau in den Knochen (Phosphat u. Kalzium im Blut erhöht ⇨ ektope Verkalkungen, Nephrokalzinose), Ther: Enzymersatz mit Asfotase-α (6 x Wo. 1 mg/kgKG s.c., Strensiq®)
- **Tumorrachitis**: paraneoplastische Bildung von Phosphatonin, das die renale Phosphatrückresorption hemmt (meist durch benigne mesenchymale Tumoren)
- **Cystinose**: aut.-rez. erbliche (Chrom. 17p13) sehr seltene Stoffwechselstörung. Durch defektes Cystinosin lysosomale Akkumulation von Cystin. Klin: Cystinablagerungen in Cornea, Nieren, Rachitis, Azidose, Kleinwuchs. Diag: Cystinbestimmung in den Leukozyten; Kompl: Niereninsuffizienz (beim Typ I = infantile Form, FANCONI-ABDERHALDEN-Syndrom); Ther: Enzymersatztherapie mit Cysteamin (Procysbi®)

UNTERGEWICHT

Syn: Mangelernährung, Gedeihstörung, ICD-10: E40-E46

Ät:
- **Verminderte Nahrungszufuhr** (Mangelernährung): Marasmus, Kwashiorkor
- Gastrointestinal: **Malabsorption**, chronisch-entzündliche Darmerkrankungen (Morbus CROHN od. Colitis ulcerosa), Pylorusstenose, Mukoviszidose, Zöliakie, chronisches Erbrechen od. chronische Diarrhoe ⇨ vermehrte Nährstoffverluste, Kurzdarmsyndrom
- Endokrine Störung: Hyperthyreose, ADDISON-Krankheit (= NNR-Insuffizienz), Phäochromozytom, unerkannter Diabetes mellitus, hypothalamisch/hypophysäre Insuffizienz, Hypogonadismus, Tumoren des ZNS
- Erhöhter Energieverbrauch: **konsumierender Prozess**, z.B. chronische Infektionen (HIV, Tuberkulose, Wurmerkrankungen), Immundefekte, aber auch extremer Leistungssport
- Malignome: **Tumorkachexie**, ZNS-Tumoren, neuroendokrine Tumoren, Karzinoide, VIP-om, MEN, Chemotherapie bei Tumorerkrankung
- Neurologische Erkrankungen: infantile Zerebralparese, Mikrozephalie
- Störung des Essverhaltens durch psychische Störung: gestörte Mutter-Kind-Beziehung, **Anorexia nervosa**, Bulimia nervosa (s.u., Kap. Kinder- u. Jugendpsychiatrie), Schizophrenie, endogene Depression, Toxikomanie: Alkohol- und/oder **Drogenabhängigkeit** (insb. Kokain od. Ecstasy), ADHS u. deren Medikation

Path:
- ♦ Vorübergehendes mäßiges Untergewicht (zw. 10. u. 3. Perzentile) kommt häufiger vor, z.B. nach einem Wachstumsschub (typisch 1.-2. Lj., 4.-7. Lj., 10. Lj. u. Pubertät) ⇨ wichtig: Gewichtsverlauf über längeren Zeitraum beurteilen (dazu die **Somatogramme** im gelben Kinder-Untersuchungsheft benutzen).
- ♦ Pränatale Dystrophien/Hypotrophie u. das Untergewicht durch Frühgeburtlichkeit wird meist nach der Geburt schnell wieder aufgeholt (natürlich nur, wenn organische Erkrankungen, wie z.B. eine Fetopathie od. Chromosomenanomalien usw. ausgeschlossen sind)
- ♦ Erster Hinweise auf eine Gedeihstörung kann das Abknicken der Längenwachstumskurve im Verlauf nach unten sein (noch bevor ein Untergewicht vorliegt)

Def: Vermindertes Körpergewicht **<3. Perzentile** in Bezug auf das Gewicht der Bezugspopulation. Für Neugeborene, Säuglinge und Kinder kann das Normalgewicht und die entsprechende Perzentile aus Nomogrammen abgelesen werden (s. Abb., weitere s.o., Kap. kindliche Entwicklung).

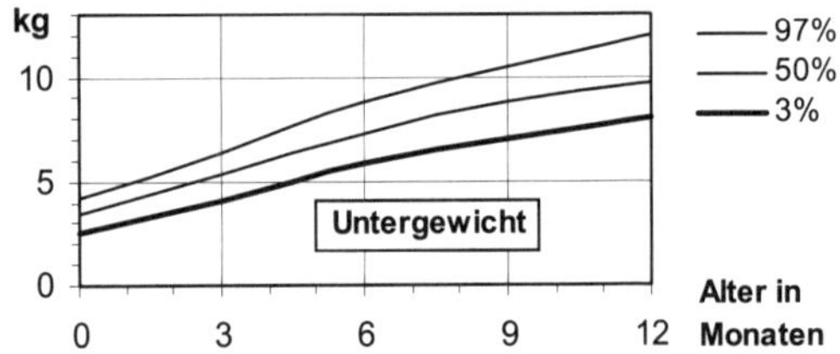

Ab dem vollendeten 1. Lj. kann dann die Gewichtsberechnung gem. **BMI** (body mass index) benutzt werden:

$$\textbf{BMI} = \textbf{Körpergewicht [kg]} : \textbf{Körpergröße}^2\ [\textbf{m}^2]$$

Der Normbereich für Kinder ist dabei **stark altersabhängig** und geschlechtsabhängig (und nicht mit den Normalwerten für Erwachsene = BMI 18,5-25 kg/m², zu vergleichen!), siehe dazu die Abbildung der Gewichtskurven unten, normal ist ein Gewicht im Korridor zwischen **10 %** u. **90 %** der Normwerteverteilung.

Als grober Anhalt liegt starkes Untergewicht im Kindesalter bei einem **BMI <13 kg/m²** vor.

Epid:
- ◊ Häufigkeit: **8 % der Kinder** zw. 6 u. 17 J. sind in Deutschland untergewichtig.
- ◊ Marasmus u. Kwashiorkor kommen insb. in **Entwicklungsländern** (Dritte Welt) vor.

Klin:
- ⇒ Allgemein: reduziertes Fettpolster, **Gedeihstörung**, Entwicklungsverzögerung
- ⇒ Marasmus (Protein-Energie-Mangelsyndrom): starker Gewichtsverlust, Verlust von subkutanem Fettgewebe und Muskulatur, greisenhafte Gesichtszüge
- ⇒ Kwashiorkor (Eiweißmangeldystrophie): typisches Bild "dürres Kind mit großem aufgetriebenem Bauch" durch ausgeprägte Ödeme u. Aszites (dadurch auch kaum Gewichtsverlust, evtl. sogar erhöht), Hepatomegalie mit Steatose, Haarausfall, Anämie, gestörte Immunfunktion, Dermatitis, Vitaminmangel (Transportproteine reduziert), apathische Kinder, Appetitlosigkeit (kein Antrieb)

Diag:
1. Anamnese: bisherige Entwicklung (Größe und Gewicht ⇨ BMI, **Gewichtsverlauf über die Zeit**, Somatogramme im gelben Kinder-Untersuchungsheft ⇨ Ausbrechen der Kurve nach unten?), Essgewohnheiten, Diäten, Heißhungerattacken, körperliche Aktivitäten
   Familienanamnese: Gewicht der Eltern, Gewichtsentwicklung der Eltern in der Kinderzeit
   Klinische Befunde: Kachexie, fehlende sekundäre Geschlechtsmerkmale
   Medikamentenanamnese: Laxanzienabusus, Appetitzügler, Diuretika, Schilddrüsenhormone, Alkohol od. Drogen?
2. **Ausschluss organischer Erkrankungen:** z.B. konsumierender Prozess (chronische Infektionen, Malignom), Hirntumoren, endokrine Störung, Häufigkeit der Stühle?
3. Labor: BB, BZ, Albumin, Eiweißelektrophorese, weiteres je nach vermuteter Erkrankung

Ther:
- Mangelernährung ist bei uns selten (Marasmus u. Kwashiorkor kommen praktisch nicht vor), daher muss immer eine **organische Ursache ausgeschlossen** und die Grundkrankheit dann ggf. kausal behandelt werden.
- Symptomatisch: orale Nahrungszufuhr steigern, Ernährungsberatung u. -berechnung
  – Viele kleine Mahlzeiten (Haupt- **+ Zwischenmahlzeiten** besser als nur 3 "große"!)

- Säuglinge: ggf. energetisch angereicherte Formula, Maltodextrin u. Pflanzenöle
- Bei Kindern: energiereiche Getränke (purer Fruchtsaft, Kakao), erhöhter Fettanteil (Pflanzenöle, Sahne, Käse, Milcheis, Sahnejogurt), Müsliriegel, Bananen, Avocado usw.
- Bei schweren Fällen: PEG mit Sondenernährung zur Nacht, bei Bedarf Infusionen

- Bei psychischer Störung: Verhaltenstherapie zur Nahrungsaufnahme, Förderung der Krankheitseinsicht, Psychotherapie usw.
- Informationen: Bundeszentrale für gesundheitliche Aufklärung (BZgA), Beratungstelefon: 0221 892031, Internet: www.bzga-essstoerungen.de

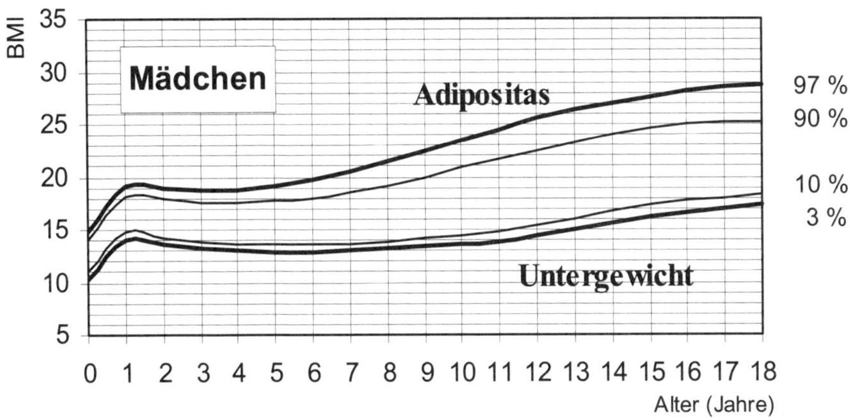

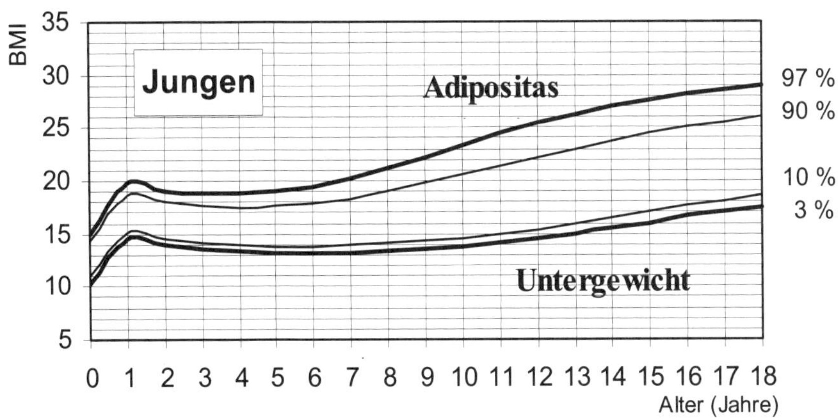

Kompl: * Malnutrition im Kindesalter führt zu physischer u. psychischer **Entwicklungsverzögerung**, langfristig auch zum Kleinwuchs, Anämie, Nierenversagen, Kachexie bis zum Tod

* Elektrolytstörungen (Hypokaliämie), Entwicklung einer **Osteoporose**, arterielle Hypotonie, bradykarde Herzrhythmusstörungen, ventrikuläre Arrhythmien, Herzstillstand
* **Sekundärer Immundefekt** und vermehrt postoperative Komplikationen/Wundheilungsstörungen, Hypovitaminose, verzögerte Pubertät, Amenorrhoe, Hypothermie

DD: Bei starker Unterernährung auch an Kindesvernachlässigung denken!

ADIPOSITAS IM KINDESALTER

Syn: Übergewicht, Fettsucht, engl. obesity, ICD-10: E66.9

Ät:
- **Hyperalimentation** (zu viele zuckerhaltige und hochkalorische Lebensmittel, z.B. Fastfood, zuckerhaltige Getränke usw.), zu **geringe körperliche Aktivität**, erhöhter **Medienkonsum**
- **Genetische Disposition** (familiäre Häufung, Mutter übergewichtig ⇨ Risiko 3fach, sind beide Elternteile adipös ist das Risiko 7,5fach erhöht): polygene Erbanlagen, Leptinresistenz am Obesity-Rezeptor im Hypothalamus, selten auch aut.-rez. erbliche Leptinmutation, bestimmte Risikoallele im FTO-Gen ("fatso" genannt, eigentlich aus der Tierwelt als fused toes gen beschrieben, übertragen als "fat mass and obesity associated gen" bezeichnet)

  Frühkindliche metabolische „Programmierung" (z.B. durch zu viel Proteine in Flaschenmilch), intrauterine vegetative Prägung (30 % der **Schwangeren** sind **übergewichtig** ⇨ hyperkalorische Ernährung des Fetus führt zur metabolisch/hormonellen Dysregulation), epigenetische Effekte (Gen-Umwelt-Interaktion)
- Weitere Risikofaktoren: Rauchen der Mutter während der Schwangerschaft, Gestationsdiabetes und exzessive Gewichtszunahme in der Schwangerschaft, hohes Geburtsgewicht, **nicht stillen**, übermäßige Gewichtszunahme in den ersten 2 Lebensjahren, Schlafmangel, niedriger sozioökonomischer Status, hoher Medienkonsum
- Endokrine Störung: CUSHING-Syndrom (Hyperkortisolismus), Hypothyreose, kongenitaler Hyperinsulinismus, hypothalamische Störung (FRÖHLICH-Syndrom), polyzystische Ovarien (STEIN-LEVENTHAL-Syndrom), Pseudohypoparathyroidismus
- Adipositas bei genetischen Erkrankungen: PRADER-WILLI-Syndrom (Mikrodeletion an Chrom. 15), DOWN-Syndrom (Trisomie 21), BARDET-BIEDL-Syndrom (aut.-rez. erbliche dienzephaloretinale Degeneration)
- Störung des Essverhaltens durch psychische Störung: Binge-Eating-Störung = Essattacken (wie bei der Bulimie, jedoch ohne das „kompensatorische" Verhalten, wie anschließendes Erbrechen usw., s.u. Kap. Kinder- u. Jugendpsychiatrie)
- Med: Antidepressiva (Hunger ↑), Neuroleptika, Lithium, Kortikosteroide, Insulin, ß-Blocker, Testosteron, Östrogen, Gestagen

Epid:
◊ **Häufigste Ernährungsstörung** bei Kindern und Jugendlichen in den **Industriestaaten** und bereits bei Säuglingen/Kleinkindern mögl. In den letzten 40 Jahren ist die Zahl adipöser Kinder um das 8-Fache angestiegen („Adipositasepidemie").

◊ Prävalenz: in Deutschland Übergewicht im Kindesalter bei 15 %, **Adipositas bei 6 %** aller Kinder (KiGGS-Studie des RKI), in den letzten 20 J. mit **zunehmender Tendenz** (50%ige Zunahme, jetzt eher stagnierend)

Risikofaktoren: Kinder aus **sozial schwachen Familien** sind 3 x häufiger betroffen, Kinder aus Familien mit **Migrationshintergrund** 2 x häufiger.

◊ Prädisp.alter: Kinder ab Schulalter, mit dem Alter zunehmend

Klin:
⇒ Übergewicht = Gewicht >90. Perzentile der altersadaptierten Normwerteverteilung (BMI-Diagramme s.o., Kap. Untergewicht)

⇒ Adipositas = Gewicht **>97. Perzentile** der altersadaptierten Normwerteverteilung
Extreme Adipositas (permagna) = >99,5 % (für Erwachsene gilt Adipositas bei: **BMI** (body mass index) **>30** u. Adipositas permagna bei: >40 kg/m²)

⇒ Allgemein: vermehrtes Fettgewebe, Fettpolster

Diag:
1. Anamnese: bisherige Entwicklung (Größe und Gewicht ⇨ BMI, Gewichtsverlauf, Gewichtskurven s.o., Kap. Untergewicht), Essgewohnheiten, Diäten, Heißhungerattacken, körperliche Aktivitäten

   Familienanamnese: Gewicht der Eltern u. Geschwister, Medikamentenanamnese: Appetitzügler, Diuretika, Schilddrüsenhormone, Alkohol od. Drogen?

   Klinische Untersuchung: Blutdruck, Gefäßstatus
2. Labor: BB, BZ, fT4, TSH, Triglyceride, Cholesterin (HDL, LDL), Harnsäure
3. Sonographie: Steatosis hepatis (Leberzellverfettung), Fettleber

Ther: • Symptomatisch: **Nahrungszufuhr reduzieren**, Schulungen mit **Ernährungsberatung** und -berechnung (fürs Kind und insb. unter **Einbeziehung der Eltern**!) u. Verhaltenstherapie (Einüben von Änderungen der Lebens- und Ernährungsweise) sowie **Bewegungstherapie** (mind. 90 Min. Bewegungsaktivität pro Tag)

- Viele kleine Mahlzeiten (Haupt- + Zwischenmahlzeiten), regelmäßige gemeinsame Mahlzeiten mit der Familie, reichlich trinken (möglichst nur Wasser)
- Fettanteil der Nahrung reduzieren (Gemüse, Obst, Vollkornprodukte, Putenfleisch, Seefisch, pflanzliche Öle, fettarmer Jogurt u. Milch, Fruchteis), das Energiedefizit zur Gewichtsreduktion sollte ./. 300-400 kcal/Tag vom berechneten Grundbedarf sein (bzw. max. 1.200 kcal/Tag insg. betragen) ⇨ **langsame Gewichtsreduktion**
- **Sport**programme, Förderung jeglicher körperlicher Aktivität (12.000 Schritte/Tag)
- Bei psychischer Störung Verhaltenstherapie, Förderung der Krankheitseinsicht, Psychotherapie usw.
- Bei schweren Fällen: stationäre Behandlung u. ambulante Nachsorge
- Medikamentöse Appetitzügler (diese enthalten Amphetaminederivate od. Antidepressiva) sollten im Kindesalter nicht eingesetzt werden. Zugelassen ab 6 J. ist Setmelantoid, bindet an den MC4-Rezeptor und vermittelt Sättigungsgefühl (s.c., Imcivree®).
- Chirurgische Maßnahmen (sog. **bariatrische Chirurgie**, z.B. Magenverkleinerung mit einem adjustierbarem Band, Y-Roux-Magenbypass, intestinale Switchoperationen, s. Chirurgiebuch) sollten nur von speziellen erfahrenen Zentren und erst ab dem späten Jugendlichen-/Erwachsenenalter als Ultima ratio (Versagen aller konservativen Maßnahmen) eingesetzt werden.

• Informationen: Bundeszentrale für gesundheitliche Aufklärung (BZgA), Beratungstelefon: 0221 892031, Internet: www.bzga-essstoerungen.de
Deutsche Gesellschaft für Ernährung e.V., Godesberger Allee 18, 53175 Bonn, Tel.: 0228 3776-600, Fax: -800, Internet: www.dge.de

Kompl: * **Metabolisches Syndrom**: Adipositas + arterielle Hypertonie + Fettstoffwechselstörung + gestörter Glukosestoffwechsel ⇨ erhöhtes Risiko für Diabetes mellitus Typ 2, kardiovaskuläre Erkrankungen (Arteriosklerose, Myokardinfarkt, Apoplexie, AVK)

* Entwicklung einer Fettleber (nicht alkoholische Fettlebererkrankung)
* **Arterielle Hypertonie** (bei 25 % der adipösen Jugendlichen)
* Vermehrte Bildung von **Nierensteinen** (Syn: Nephrolithiasis, Urolithiasis, Harnsteine), z.B. durch die Hyperurikämie (Uratsteine), erhöhtes Risiko für chron. Nierenerkrankungen u. Nierenversagen im späteren Alter
* **Orthopädisch**: vermehrt Knie-, Hüftgelenk- und Wirbelsäulenbeschwerden aufgrund der erhöhten Gewichtsbelastung auf die Gelenke
* **Wundheilungsstörungen**, schlecht heilende Op-Wunden
* Pubertät: Zyklusstörungen, Hyperandrogenämie (Akne, vermehrte Behaarung)
* Eingeschränkte Fertilität, Schlafapnoesyndrom
* Erhöhtes Malignomrisiko für Dickdarm-, Mamma- u. Ovarialkarzinom
* **Jo-Jo-Effekt** nach kurzfristigen Diäten ⇨ nur langfristige Verhaltensänderung sind erfolgreich

Proph: ♥ Aufklärungsprogramme: es gibt z.B. TigerKids-Interventionsprogramm für Kindergärten (www.tigerkids.de), „Die Rakuns" für Grundschüler (www.rakuns.de), TOPP-Präventionsprogramm (Teenager ohne pfundige Probleme) sowie verschiedene Angebote von diversen Krankenkassen.

♥ Kinder sollten generell nur **Wasser trinken**.
♥ Säuglinge **stillen**!
♥ Einführung einer Steuer auf zuckerhaltige Getränke (gibt es bereits in einigen Ländern)

DD: – Primäre Hyperlipoproteinämien (familiär, genetisch): familiäre Hypertriglyceridämie, familiäre gemischte Hyperlipidämie, Chylomikronämie-Syndrom, familiäre Hypercholesterinämie (aut.-rez. erblich, LDL-Rezeptordefekt), Ther: Pravastatin (10 mg/Tag, ab 8 J. zugelassen)

– Sekundäre Hyperlipoproteinämien: bei Adipositas, metabolisches Syndrom, kalorien-/fettreiche Ernährung, Diabetes mellitus, Niereninsuffizienz, Nephrotisches Syndrom, Hypothyreose, Kortikosteroidmedikation

KINDERKARDIOLOGIE

ANGEBORENE HERZ- UND THORAKALE GEFÄßFEHLER

Ät: Zumeist unbekannt, Wechselwirkungen zwischen Umwelt und Erbgut werden vermutet.
Prädisponierende Faktoren für kongenitale Herzfehler sind:

- Angeborene numerische **Chromosomenaberrationen** (Trisomie 21, Trisomie 18, Trisomie 13, ULLRICH-TURNER-Syndrom = 45 X0) od. Genmutationen (NOONAN-Syndrom mit Mutation im PTPN11-Gen, HOLT-ORAM-Syndrom mit Mutation im TBX5-Gen, Mutation im MYH6-Gen, Mikrodeletionssyndrome am Chrom. 22q11)
- **Infektionen** während d. Schwangerschaft: Röteln, Herpes simplex, Coxsackie, Zytomegalie
- Medikamente: Phenytoin, Cumarine, Lithium, Folsäureantagonisten, Thalidomid (Contergan)
- **Embryofetopathia diabetica** (unbehandelter Diabetes mellitus der Mutter)
- Alkoholabusus in der Schwangerschaft (**Alkoholembryopathie**)

Epid: ◊ **Angeborene Herzfehler** gehören zu den **häufigsten angeborenen Missbildungen**.
◊ In Deutschland beträgt die Häufigkeit kongenitaler Vitien ca. **0,8 %** aller Geburten ⇨ etwa 6.000 Fälle pro Jahr, davon etwa die Hälfte schwere Anomalien.

Etlg: # **85 % aller angeborenen Vitien werden von den 8 häufigsten gebildet:**

- Ventrikelseptumdefekt (VSD) 28 % (ICD-10: Q21.0)
- Vorhofseptumdefekt (ASD) 12 % (ICD-10: Q21.1)
- Pulmonalstenose (Pst) 10 % (ICD-10: Q22.1)
- Persistierender Ductus arteriosus BOTALLI (PDA) 10 % (ICD-10: Q25.0)
- FALLOT-Tetralogie (FT) 9 % (ICD-10: Q21.3)
- Aortenstenose (Aost) 7 % (ICD-10: Q23.0)
- Aortenisthmusstenose (CoA) 5 % (ICD-10: Q25.1)
- Transposition der großen Arterien (TGA) 4 % (ICD-10: Q20.3)

Eine einheitliche Einteilung der angeborenen Herzfehler existiert nicht. Eine Möglichkeit ist die Einteilung aufgrund des Leitsymptoms **Zyanose** in primär azyanotische und zyanotische Herzfehler. Das klinische Kriterium der **Lungendurchblutung** ermöglicht eine weitere Einteilung in Vitien mit verminderter, normaler oder vermehrter Lungendurchblutung.

Azyanotische Herzfehler

Azyanotische Herzfehler mit normaler Lungendurchblutung
- Pulmonalstenose
- Aortenstenose
- Aortenisthmusstenose (Coarctatio aortae)

Azyanotische Herzfehler mit vermehrter Lungendurchblutung
- Vorhofseptumdefekt Typ II (ASD II)
- LUTEMBACHER-Syndrom (Kombination ASD II mit Mitralstenose)
- Defekte des AV-Kanales (Endokardkissen-Defekte, ASD I)
- Ventrikelseptumdefekt
- Persistierender Ductus arteriosus BOTALLI

Zyanotische Herzfehler

Zyanotische Herzfehler mit verminderter Lungendurchblutung
- FALLOT-Tetralogie
- Trikuspidalklappenatresie, ICD-10: Q22.4
- EBSTEIN-Anomalie, ICD-10: Q22.5
- Truncus arteriosus communis, ICD-10: Q20.0

Zyanotische Herzfehler mit vermehrter Lungendurchblutung
- Transposition der großen Arterien
- Totale Lungenvenenfehlmündung, ICD-10: Q26.2

Path: ♦ **Azyanotische Herzfehler mit normaler Lungendurchblutung:**
Lok: Stenosen an den Ausflussbahnen der beiden Ventrikel oder an den großen Gefäßen ⇨ operatives Ziel ist die Beseitigung der Engstelle durch örtliche oder extraanatomische Korrektur, um die Ventrikel vor einer chronischen Druckbelastung zu schützen.

♦ **Primär azyanotische Herzfehler mit vermehrter Lungendurchblutung:**
Shuntvitien mit Kurzschlussverbindung zwischen Nieder- und Hochdrucksystem
⇨ **Links-Rechts-Shunt** (arterialisiertes Blut rezirkuliert in die Lungenstrombahn)
⇨ Volumenbelastung des Lungenkreislaufes, evtl. mit gleichzeitiger Druckbelastung. Abhängig von der Dauer dieser Belastung kann es zu sekundären Veränderungen in den Pulmonalgefäßen (fibromuskuläre Umwandlung) und zu einer Pulmonalgefäßsklerose mit fixierter pulmonaler Hypertonie und dann verminderter Lungendurchblutung kommen.
⇨ **Umwandlung** des Links-Rechts-Shunts **in einen Rechts-Links-Shunt** mögl. (= sog. EISENMENGER-Reaktion) = späte Zyanose (Fixierung des Krankheitsbildes ⇨ wenn der pulmonale Druck 80 % des Systemdrucks erreicht hat, ist eine operative Korrektur nicht mehr sinnvoll! ⇨ dann Transplantation von Herz und Lunge als Ultima ratio, ab einem Druckverhältnis von 40 % ist das Op-Risiko signifikant erhöht).
Lok: Vorhofebene (Vorhofseptumdefekt), Ventrikelebene (Ventrikelseptumdefekt) oder Ebene der großen Gefäße (persistierender Ductus arteriosus, aortopulmonales Fenster)

♦ **Zyanotische Herzfehler: primärer Rechts-Links-Shunt** oder Rotationsanomalien
⇨ Einstrom von venösem Blut in den großen Kreislauf ⇨ zentrale Mischungszyanose durch ungenügende Oxygenierung (klinisch erkennbar an blaugefärbten Konjunktiven, Lippen, Schleimhäuten und Zunge). Kompensatorisch entwickelt sich meist eine **Polyglobulie** (liegt eine Anämie vor, ist die klinische Symptomatik besonders schwer, jedoch ist die Zyanose durch Fehlen eines Mindestgehaltes von desoxygeniertem Hämoglobin kaschiert).
Kompl: körperliche Entwicklungsverzögerung, Leistungsminderung der Kinder, synkopale Anfälle durch Ischämie des Gehirnes, Thromboembolierisiko (paradoxe Embolie), septische Komplikationen und Abszessbildung (Hirnabszesse), bei langer Dauer Trommelschlägelfinger u. Uhrglasnägel
Kinder mit zyanotischen Herzfehlern versuchen, durch die sog. **Hockerstellung** (= engl. squatting, erhöht den peripheren Gefäßwiderstand ⇨ erhöht den enddiastolischen Druck im linken Ventrikel, und der Einstrom von rechtsventrikulärem venösem Blut in den Systemkreislauf sinkt) den Grad der Zyanose zu vermindern.

Diag: 1. Anamnese und klinische Untersuchung: Die meisten angeborenen Herzfehler werden bei Kindern in etwa 80 % d.F. bei der ersten Untersuchung direkt nach der Geburt (**U1**) oder in den weiteren **Kinder-Früherkennungsuntersuchungen** (U2 – U9) festgestellt, in den ersten 24-48 Std. (spätestens bei der U2) einmalige Durchführung einer **Pulsoxymetrie** (SO_2 am Fuß, Norm: >96 %) als Screening. Heute werden Herzfehler zunehmend auch bereits **pränatal** durch die **Ultraschallfeindiagnostik** (sog. Organultraschall und Echokardiographie in der 20.-22. SSW) erfasst.
Auskultation: von den jeweils typischen pathologischen Auskultationsbefunden sind akzidentelle (= nicht pathologische, funktionelle) Herzgeräusche zu differenzieren (Anmerkung: bei der Hälfte aller Kinder kann ein funktionelles Herzgeräusch gefunden werden):
Pulmonalarterielles Bifurkationsgeräusch bis zum 3. Lebensmonat
Funktionelles Systolikum bei Kindern im 2.-3. ICR li. parasternal
Nonnensausen (venöses Geräusch über dem Angulus venosus auskultierbar) im 1.-4. Lj.
STILL-Geräusch (musikalisches, brummendes Herzgeräusch, 4. ICR li.) im 3.-16. Lj.
Funktionelle Herzgeräusche kommen auch bei Anämie oder Fieber vor.
Cave: Aber auch ein fehlendes Herzgeräusch schließt einen Herzfehler nicht aus!

2. Durchführung eines 12-Kanlal-**EKG**, Blutdruckmessung und Pulsoxymetrie als weiteres Screening, wenn ein Herzgeräusch festgestellt wird ⇨ weitere Pathologie, dann:
3. **Echokardiographie** mit Farbdoppler zur Darstellung der Flussverhältnisse (zusätzlich auch mit Ultraschallkontrastmittel mögl.), ggf. auch transösophageal (TEE) od. MRT zur Darstellung der anatomischen Verhältnisse

4. Röntgen: **Herzkatheteruntersuchung** mit Darstellung der Ventrikel, Vorhöfe, Ausflussbahn und Druckmessungen in den verschiedenen Abschnitten vor, im u. nach dem Herz

Ther:
- Das primäre Ziel ist die kardiale Korrektur der angeborenen Anomalie bereits in der **Frühphase**. Ist diese primäre Korrektur technisch nicht möglich, so wird eine funktionelle Korrektur oder ein Palliativeingriff durchgeführt, um die Kinder in ein Alter zu bringen, in dem der Defekt korrigiert werden kann (dies ist heute nur noch selten erforderlich). Medikamentös kann die **Herzinsuffizienz** bis dahin mit ACE-Hemmer (Captopril), Diuretika, ß-Blocker (Propranolol), Aldosteronantagonisten (Spironolacton) u. herzwirksame Glykoside (Digoxin) behandelt werden. Die vollständige Korrektur der angeborenen Herzfehler sollte bis zum Erreichen des Vorschulalters vorgenommen werden. Lediglich Operationen, die ein Einbringen von Klappen- oder Gefäßprothesen erfordern, sollten erst nach dem 6. Lj. erfolgen, da sonst das Wachstum der Kinder zu schnell in Relation zu den Prothesen fortschreitet (und erneute Operationen erforderlich werden).
- Operationen am Herzen erfordern meist den Einsatz der **Herz-Lungen-Maschine**, bei interventionellen Eingriffen (über einen Katheter) ist dies nicht erforderlich.
- Bei komplexen kongenitalen Vitien od. Transposition und den zyanotische Herzfehler ist eine lebenslange **Endokarditisprophylaxe** erforderlich (s.u., Kap. Herzklappenfehler).
- Selbsthilfegruppen: Bundesverband Herzkranke Kinder e.V., Vaalser Str. 108, 52074 Aachen, Tel.: 0241 9123-32, Fax: -33, Internet: www.bvhk.de
  Herzkind e.V., Husarenstr. 70, 38102 Braunschweig, Tel.: 0531 22066-0, Fax: -22, Internet: www.herzkind.de
  Bundesvereinigung JEMAH e.V., An der Heide 12, 15366 Hoppegarten, Tel.: 0241 55941738, Internet: www.jemah.de
  Kinderherzstiftung in Deutsche Herzstiftung e.V., Bockenheimer Landstr. 94-96, 60323 Frankfurt, Tel.: 069 955128-0, Fax: -313, Internet: www.herzstiftung.de

Prog: Allgemein: Nur in wenigen Fällen heilt der angeborene Defekt spontan aus (einige Fälle des PDA und VSD). Das höchste Sterblichkeitsrisiko für die Kinder besteht unmittelbar nach der Geburt und nimmt danach ab (in den ersten 6 Lebensmonaten versterben genauso viele Kinder mit angeborenem Herzfehler wie in den folgenden 6 Jahren).
Über 90 % der Kinder erreichen heute bei uns das Erwachsenenalter.

Kompl: * Erhöhte Fehl- und Totgeburtenrate bei Feten mit Herzfehlern

Op: * Herzrhythmusstörungen bis zum plötzlichen Herztod, pulmonale Hypertonie, Herzinsuffizienz, Endokarditis, Thromboembolien
* Mädchen: Bei einer späteren Schwangerschaft ist das Risiko für eine kardiale Dekompensation u. damit die mütterliche Sterblichkeit erhöht

Vorhofseptumdefekte

Syn: **ASD** (Atriumseptumdefekt), ICD-10: Q21.1

Etlg: Ostium-secundum-Defekt (ASD II): häufigste Form (80 %), Fossa-ovalis-Defekt (in der Mitte des Septums gelegen) od. **persistierendes Foramen ovale**, dies haben 25 % der Bevölkerung!, jedoch nur in 5 % d.F. hämodynamisch relevant (und nur dann ist dies bei entsprechender Klinik eine Ind. für eine Ther.)
In 10-20 % Kombination mit Fehlmündung der re. Lungenvenen in den re. Vorhof (= partielle Lungenvenenfehlmündung)
Sinus-venosus-Defekt: sehr seltener, hochsitzender Defekt an der Einmündung d. V.cava
Ostium-primum-Defekt (ASD I): Defekt im unteren Anteil des Septums, oft mit Fehlfunktion od. Spaltbildung in der AV-Ebene (s.u. Defekte des AV-Kanals)

Path: Kinder: Defektdurchmesser von 2-17 mm, Erwachsene: 1-4 cm, ist der Defekt >2 x >2 cm groß, so sind beide Vorhöfe funktionell gleichgeschaltet (= "common atrium") ⇨ **Links-Rechts-Shunt** auf Vorhofebene mit Druck- u. Volumenbelastung des re. Herzens, funktionelle/relative Stenose der Pulmonalklappe durch den verstärkten Blutfluss
Bei lang bestehendem Defekt (>20 J.) ⇨ Entwicklung einer EISENMENGER-Reaktion (= Shuntumkehr: Umwandlung des Links-Rechts-Shunts in einen Rechts-Links-Shunt)

Klin: Kleine (u. auch größere) ASD sind im Kindesalter meist **asymptomatisch**.
Symptomatisch: Dyspnoe (Atemnot bei Belastung), erhöhte Infektneigung (gehäufte Bronchitiden), Leistungsinsuffizienz, Gedeihstörung, supraventrikuläre Arrhythmien

Gefahr der **paradoxen Embolie** (venöse Thromben können durch den Septumdefekt vom re. in den li. Vorhof und somit in das arterielle Stromgebiet gelangen ⇨ Schlaganfall)

Diag: Auskultation: bei ASD II Holosystolikum über dem 2. ICR li., **fixiert gespaltener 2. HT**
Farbkodierte Duplexsonographie: Shunt darstellbar, paradoxe Septumbewegung
EKG: Rechtsherzhypertrophiezeichen, hohe P-Welle, Steiltyp, inkompl. Rechtsschenkelblock
Herzkatheter: zur Diag. u. gleichzeitigen interventionellen Ther.

Ther: Ind: Links-Rechts-Shunt **>40 %** des Herzminutenvolumens. Der Eingriff ist meist planbar und sollte vor dem 5. Lj. stattfinden.
Interventionelles Einbringen eines **doppelten Schirmchens** aus Metallgitter/Kunststoff (Amplatzer™ Septal Occluder) über einen Katheter, dieses spannt sich vor und hinter dem Defekt auf und okkludiert diesen, wird dann im Laufe der Zeit von Endokard überwachsen (s. Abb., spart die aufwändige Op bei guter Erfolgsrate), neu auch mit resorbierbarem Implantat. Ist dies nicht mögl., dann operativer Verschluss des Defektes durch Naht od. Einnähen eines Kunststoffpatches.

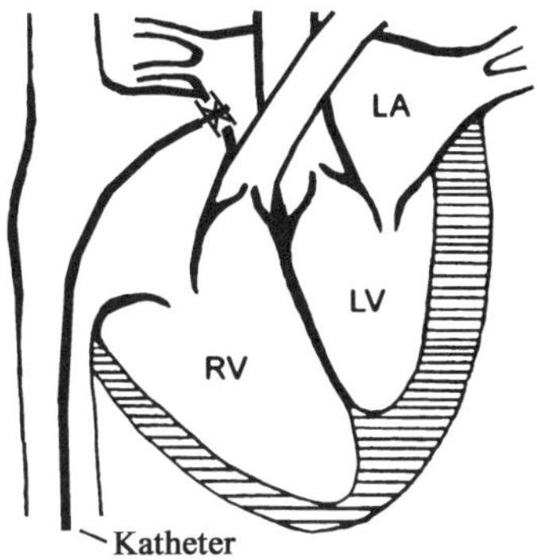

Prog: Gut, ¾ der Kinder können interventionell behandelt werden, bei Op Sterblichkeit bei unkompliziertem Vorhofseptumdefekt <1 %, bei stärkerer Drucksteigerung im kleinen Kreislauf (EISENMENGER-Reaktion) bis über 10 %

Lutembacher-Syndrom

Path: Kombination eines ASD II mit angeborener od. erworbener Mitralstenose, ICD-10: Q21.1
⇨ Obstruktion der linksventrikulären Einflussbahn ⇨ **großer Links-Rechts-Shunt** mit frühzeitig beginnender pulmonaler Hypertonie und Pulmonalgefäßsklerose

Ther: Offene Kommissurotomie od. prothetischer Ersatz der Mitralklappe + Verschluss des ASD II

Prog: Op-Letalität bei Kindern mit angeborener Stenose u. pulmonaler Hypertonie hoch

Defekte des AV-Kanales

Syn: **Atrioventrikular**-Kanaldefekte, AV-Septumdefekt (AVSD), Endokardkissen-Defekte, ICD-10: Q21.2

Lok: Man unterscheidet einen totalen und einen partiellen AV-Kanal:
Partieller AV-Kanal betrifft den **tiefsitzenden** Anteil des Vorhofseptums = **ASD I** (Ostium-primum-Defekt) und eine leichte Missbildung der AV-Klappen (**Spalten** ["cleft"] im anterioren Mitral- oder im septalen Trikuspidalsegel). Der AV-Klappenring ist komplett angelegt.
Totaler AV-Kanal hat einen tiefsitzenden Vorhofseptumdefekt, einen hohen Ventrikelseptumdefekt und durch den Verlust des septalen Klappenansatzes einen AV-Klappendefekt.

Path: Die Defekte des AV-Kanals beruhen auf einer Hemmungsmissbildung der Endokardkissen an der Kontaktstelle von Septum primum, Ventrikelseptum und AV-Klappenanlage.
Pathophysiologisch kommt es zu Kurzschlussverbindungen auf **Vorhof- und Ventrikelebene** (**Links-Rechts-Shunt**) sowie zu **Insuffizienzen** der AV-Klappen (insb. Mitralklappe) od. Ausbildung einer gemeinsamen mehrsegeligen AV-Klappe, sog. „Kanalklappe" mit 4-7 Klappensegeln.
Zusätzlich begleitende Fehlbildungen mögl.: Ventrikelhypoplasie, Aortenisthmusstenose
Defekte des AV-Kanals kommen gehäuft bei Trisomie 21 (DOWN-Syndrom) vor.

Klin: Partieller AV-Kanal + ASD I: Symptome wie bei ASD (s.o.), jedoch ausgeprägter
Totaler AV-Kanal ⇨ pulmonale Hypertonie, Pulmonalgefäßsklerose, progrediente Linksherzinsuffizienz, rezidiv. pulmonale Infekte, frühzeitige EISENMENGER-Reaktion mögl.

Diag: Auskultation: Systolikum 3. ICR li. (VSD-Geräusch) + hochfrequentes systolisches Mitralinsuffizienzgeräusch über der Herzspitze
Farbkodierte Duplexsonographie: Shunts darstellbar, Mitralklappeninsuffizienz

Ther: Op-Ind. bei Diagnosestellung gegeben., Op-Zeitpunkt: partieller AV-Kanal und ASD I zw. 1. u. 3. Lj., bei totalem AV-Kanal Op oft schon im Säuglingsalter notwendig

Op: ASD I u. partieller AV-Kanal: Patchverschluss des Defektes (aus Perikard oder Dacron, Gore-Tex®), Rekonstruktion der AV-Klappen oder Prothesenersatz

Totaler AV-Kanal: wie bei ASD I und partiellem AV-Kanal + Verschluss des Ventrikelseptums mit einem weiteren Patch (sog. 2-Patch-Technik)

Prog: Op-Letalität für ASD I und partiellen AV-Kanal <2 %, totaler AV-Kanal >20 %

Kompl: Op: AV-Knoten-Verletzung (AV-Blocks III°) ⇨ Herzschrittmacher erforderlich
persistierende Klappeninsuffizienzen bei großer Defektausdehnung mögl.

Ventrikelseptumdefekt

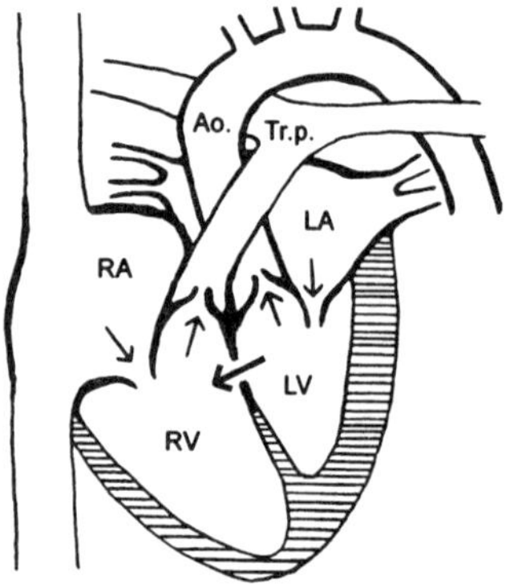

Syn: **VSD**, Kammerseptumdefekt ICD-10: Q21.0

Lok: Membranöser VSD (70 % d.F., s. Abb.): unterhalb der Crista supraventricularis im Bereich des membranösen Septums (sehr hochsitzende Defekte können auch den AV-Kanal mit einbeziehen, Inlet-Typ)

Perimembranöser VSD: reicht tiefer bis in die muskulären Septumanteile

Muskulärer VSD: nur im muskulären Septumanteil, evtl. multiple Defekte

Path: **Häufigster angeborener Herzfehler** (ca. 30 % d.F.), isoliert oder als Teil komplexer Vitien (½ d.F.)

Klin: Kleine Defekte können klinisch stumm sein (Druckunterschied zwischen li. u. re. Herzen bleibt erhalten), außer einem lauten auskultatorischen Systolikum

Große Defekte: Linksherzinsuffizienz, Dyspnoe, Tachypnoe, Trinkschwäche, Gedeihstörung, Schwitzen, Links-Rechts-Shunt ⇨ bei längerer Dauer Pulmonalgefäßsklerose

Diag: Auskultation: Holosystolikum über 3.-4. ICR li. (je größer der Defekt, umso leiser ist das Geräusch), farbkodierte Duplexsonographie: Shunt darstellbar

Ther: Kleine Defekte können sich spontan verschließen ⇨ abwartende Haltung

Mittlere Defekte können wie die Vorhofseptumdefekte interventionell (s.o.) mit einem doppeltem (asymmetrischen) Schirmchen verschlossen werden (Amplatzer™ Membranous VSD Occluder od. Nit-Occlud Lê-VSD-Spirale)

Op-Ind: bei großen Defekten wegen Gefahr der bakteriellen Endokarditis stets gegeben, Korrektur möglichst im 1. Halbjahr (bei Vorliegen einer EISENMENGER-Reaktion durch pulmonale Hypertonie mit Shuntumkehr ist das Kind inoperabel ⇨ dann Ther. nur noch mit einer Herz-Lungentransplantation mögl.)

Op: Verschluss des Defektes durch direkte Naht oder durch Einnähen eines Dacronpatches, Endokarditisprophylaxe für 6 Monate postop.

Prog: Selbstständiger Verschluss in den ersten Lebensjahren mögl. (insb. bei muskulärem Defekt), Op-Letalität: <5 %, bei erhöhtem Pulmonalgefäßwiderstand bis >20 %

Kompl: Kombination mit anderen Vitien, Gefahr einer bakteriellen Endokarditis
Op: AV-Knoten-Verletzung (AV-Blocks III°) ⇨ Herzschrittmacher erforderlich

Persistierender Ductus arteriosus BOTALLI

Syn: PDA, Ductus arteriosus BOTALLI, Duct.arteriosus persistens od. apertus, ICD-10: Q25.0

Lok: Der Ductus arteriosus (BOTALLI) ist im **Fetalkreislauf physiologisch** und dient zur Umgehung der nicht ventilierten Lunge und verbindet den Pulmonalarterienstamm am Ursprung der A.pulmonalis sinistra mit der Aorta descendens distal des Abgangs der A.subclavia sinistra. Dieser schließt sich im Normalfall 10-15 Std. post partum funktionell und ist nach den ersten 3 Lebensmonaten dann auch strukturell obliteriert zum Lig.arteriosum.

Path: Bleibende Kurzschlussverbindung zwischen System- und Lungenkreislauf ⇨ **Links-Rechts-Shunt** (s. Abb.) ⇨ Volumenbelastung des Lungenkreislaufes mit den Folgen der

Widerstandserhöhung und der Rechtsherzbelastung

Epid: Häufigste kardiovaskuläre Störung bei **Frühgeborenen**
Prävalenz: <1.000 g 42 %, 1.000-1.500 g 21 %, >1.500g 7 %, reife Neugeborene 0,04 %

Klin: Kleine PDA verursachen keine Symptome.
Frühgeborene: hämorrhagisches Lungenödem, Verschlechterung der Beatmungssituation
Zeichen einer Herzinsuffizienz, Tachy-/Dyspnoe, Hepatomegalie und Gedeihstörung

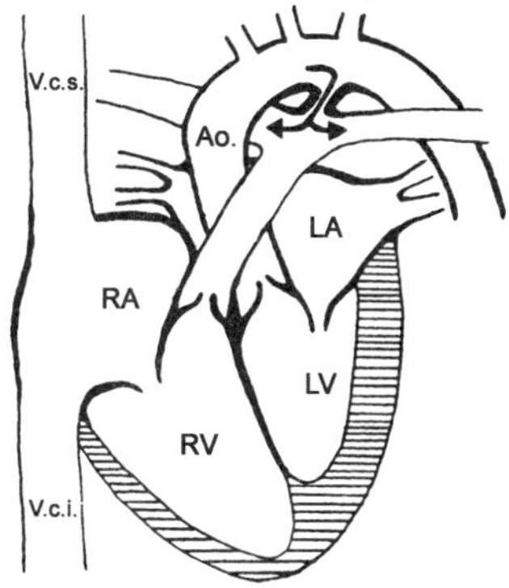

Diag: Auskultation: **Maschinengeräusch** (systolisch-diastolisches Herzgeräusch 2. ICR li.)
Farbkodierte Duplexsonographie: Shunt darstellbar (Fluss v. d. Aorta in den Tr.pulmonalis)
EKG: Herzhypertrophiezeichen, P-sinistroatriale
Herzkatheter: zur Diag. u. gleichzeitigen interventionellen Ther.

Ther: Bei Frühgeborenen mit kleinem Ductus: Ibuprofen-Gabe i.v. 10 mg/kgKG, am Tag 2 u. 3 je 5 mg/kgKG (**Prostaglandin-Synthesehemmer** ⇨ antagonisiert den gefäßerweiternden Effekt der Prostaglandine)
Bei hämodynamisch nicht relevantem (silent) Ductus im Neugeborenen/Säuglingsalter abwarten, da Spontanverschluss mögl.
Relevanter Ductus (pulmonale Hypertonie, Herzinsuffizienz) **katheterinterventioneller Verschluss** mit Spiralen (COOK®-Coils) od. Maschengeflechten (Amplatzer™ Duct Occluder) für Kinder ab ca. 4 kgKG, postinterventionell Endokarditisprophylaxe für 6 Monate
Ist ein interventioneller Verschluss nicht mögl. (Frühgeborene), dann Op: **thorakoskopischer Verschluss** mit Clips od. offene Op. mit doppelter Ligatur des Ductus.

Prog: Gut, interventionelle Verschlussrate 90-100 %, Op-Letalität <2 % (höher bei bereits manifester Drucksteigerung im kleinen Kreislauf)

Kompl: Kombination mit anderen Vitien
Gefahr einer bakteriellen Endokarditis
Pulmonale Belastung ⇨ Bronchopulmonale Dysplasie, Pneumonie, Bronchitiden
Nekrotisierende Enterokolitis, periventrikuläre Leukomalazie
Op: Chylo- und Pneumothorax, Schädigung des N.phrenicus od. N.laryngeus

DD: **Aortopulmonales Fenster** (A. pulmonalis kommuniziert mit Aorta ascendens, gleiche Auswirkungen wie PDA ⇨ sofortiger operativer Verschluss indiziert), arteriovenöse Fisteln, Koronararterienfisteln, kombiniertes Aortenvitium, Truncus arteriosus communis mit Klappeninsuffizienz, ein weit offener Ductus kann eine relevante Aortenisthmusstenose maskieren

FALLOT-Tetralogie

Path: Herzfehlerkombination aus (s. Abb., ICD-10: Q21.3):
1. **Rechtsventrikulärer Ausflussbahnobstruktion** (= Pulmonalstenose)
2. **Ventrikelseptumdefekt** (VSD) u. einer über dem Defekt
3. **Reitenden Aorta** (Aorta ist nach rechts verlagert) und
4. **Rechtsventrikulärer Hypertrophie**

Bei zusätzlichem Vorhofseptumdefekt vom Secundum-Typ/offenem Foramen ovale spricht man von der FALLOT-Pentalogie. Die Kombination aus Pulmonalstenose, Vorhofseptumdefekt u. Rechtsherzhypertrophie wird FALLOT-Trilogie genannt.

In etwa 50 % der Fälle kommt es durch die Hypertrophie der Crista supraventricularis zu einer infundibulären **Pulmonalstenose**, in der myokardiale Anteile enthalten sind. Der Grad der Stenose ist hier von der Kontraktilität des Herzens abhängig und kann durch Betablocker od. Sedativa günstig beeinflusst werden. In ca. 25-40 % liegt zusätzlich eine valvuläre Pulmonalstenose vor. Die pulmonale Gefäßbahn kann durch den verminderten Blutdurchfluss auch hypoplastisch angelegt sein. Durch die starke pulmonale Obstruktion ist der Widerstand im Pulmonalkreislauf schon primär höher als der Systemwiderstand = **Rechts-Links-Shunt** ⇨ verminderte Oxygenierung = zyanotischer Herzfehler.

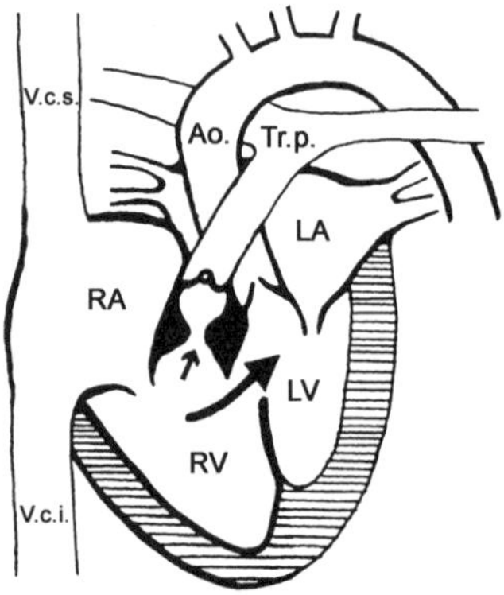

Der Ventrikelseptumdefekt hat meistens die Größe des Aortenringes, ist druckausgleichend und liegt unterhalb des rechten Segels der Aortenklappe.

Die Lagebeziehung von Aortenwurzel und VSD wird als Überreiten der Aorta beschrieben (Abgang der Aorta liegt über dem Defekt). Der Grad des Reitens kann verschieden sein, bei starkem Überreiten kann der rechte Ventrikel sein Blut direkt durch den VSD in die Aorta auswerfen.

Assoziiert mit Trisomie 21 und Aortenbogenanomalien sowie Fehlbildungen der Koronararterien.

Klin: Auftreten von Symptomen meist schon in den ersten beiden Lebenswochen: Zyanose („blue baby") hauptsächlich von Mund/Händen/Füßen, v.a. bei Belastung, Trinkschwäche, Gedeihstörung

Unbehandelt Trommelschlägelfinger, Uhrglasnägel, Polyglobulie, Hockerstellung

Diag: Auskultation: raues tiefes Mesosystolikum im 2.-3. ICR li. (Pulmonalstenose)

Farbkodierte Duplexsonographie: infundibuläre od. valvuläre Pulmonalstenose und Shunt darstellbar

Druckgradientbestimmung (der Grad der Obstruktion der rechtsventrikulären Ausflussbahn und des Überreitens der Aorta bestimmen wesentlich die hämodynamischen Verhältnisse)

EKG: Rechtsherzhypertrophiezeichen, Rechtstyp, T-Negativierung in III

Herzkatheter: Ausmaß der Pulmonalstenose u. Lungengefäßhypoplasie, Ausmaß des VSD, zusätzliche aortopulmonale Kollateralen, Koronararterienanomalien

Ther: Op-Ind: stets gegeben, da ohne Op. nur 10 % der Kinder das Erwachsenenalter erreichen.

Ist die Symptomatik im Säuglingsalter rasch progredient oder liegen hypoplastische Pulmonalarterien vor, wurde früher zunächst ein Palliativeingriff vorgenommen: Verbindung zwischen A.subclavia und ipsilateraler A.pulmonalis = BLALOCK-TAUSSIG-Shunt (aortopulmonales Fenster ⇨ Bluteinstrom in das Lungengefäßsystem wird erhöht ⇨ Oxygenierung des Blutes verbessert, das hypoplastische Pulmonalgefäßbett wird erweitert und der minderentwickelte linke Ventrikel trainiert). Bei stark symptomatischem Neugeborenem wird heute interventionell ein Stent in die rechtsventrikuläre Ausflussbahn implantiert werden.

Der erforderliche Korrektureingriff wird heute dann primär und ohne vorherige Shunt-Op im 1. Lj. durchgeführt: Patchverschluss des VSD, Resektion der obstruktiven Infundibulummuskulatur und gegebenenfalls pulmonale Valvulotomie.

Prog: Ohne Ther. versterben 20-30 % der Patienten im 1. Lj. Mit Op in über 80 % d.F. gute Langzeitergebnisse, Op-Letalität: 5-10 %.

Kompl: Hypoxämischer Anfall: schwere Zyanose, Anstieg der HF (>140-160/min), Bewusstseinsverlust ⇨ Ther: Sauerstoffgabe, Erhöhung des systemischen Widerstandes (Noradrenalin), Betablocker (z.B. Propranolol), ggf. Sedierung, umgehende Op-Planung und -Durchführung

Op: häufigste Spätfolge/Komplikation: Herzrhythmusstörungen

DD: Truncus arteriosus communis, singulärer Ventrikel, Transposition d. großer Arterien, Double-outlet-right-Ventrikel, EBSTEIN-Anomalie, VSD mit EISENMENGER-Reaktion, Trikuspidalatresie mit reduzierter Lungenperfusion

Ebstein-Anomalie

Syn: EBSTEIN-Syndrom, ICD-10: Q22.5

Path: Fehlgebildete und **tiefer verlagerte Trikuspidalklappe** ⇨ Atrialisierung von Teilen des rechten Ventrikels und Trikuspidalklappeninsuffizienz. Durch den **kleinen und schwachen rechten Ventrikel** und die mangelnde Vorhofkontraktion entsteht über einen ASD oft ein Rechts-Links-Shunt mit zentraler Zyanose. Häufig Herzrhythmusstörungen durch akzessorische Leitungsbahnen (WPW-Syndrom, s.u.) mit paroxysmalen supraventrikulären Tachykardien.

Klin: Je nach Schweregrad Zyanose, Dyspnoe, Trinkschwäche, Gedeihstörungen, Rechtsherzinsuffizienz mit Hepatomegalie, Ödemen, Aszites, **Herzrhythmusstörungen**

Diag: Auskultation: Galopprhythmus zw. 1. u. 2. HT, ein 3. HT durch lange Trikuspidalsegel
EKG: ausgeprägte Schenkelblockbilder, oft breite u. hohe P-Wellen (P-dextroatriale), Zeichen eines WPW-Syndroms (verkürzte PQ-Zeit, Delta-Welle, verbreiteter QRS-Komplex)
Echokardiographie: Darstellung der Klappenverlagerung, Nachweis der TK-Insuffizienz

Ther: Op-Ind: bei starker Zyanose, persistierenden Rhythmusstörungen, zunehmender Trikuspidalklappeninsuffizienz
Op: Patchverschluss des ASD und Rekonstruktion od. Ersatz der Trikuspidalklappe, bei schwerer Anomalie univentrikuläre Korrektur wie bei Trikuspidalklappenatresie (s.u.)

Prog: Hohe neonatale Letalität bei symptomatischen Neugeborenen (od. bei bereits pränataler Diagnose), Op-Letalität 5-20 %, dann aber mit guten Langzeitergebnissen. Auch asymptomatische Varianten mögl.

Kompl: Häufig weitere Anomalien: ASD oder persistierendes Foramen ovale (90 % d.F.), ¼ d.F. VSD, Fallot-Tetralogie, Aortenisthmusstenose od. Transposition der großen Arterien

Trikuspidalklappenatresie

Path: Trikuspidalklappe nicht angelegt oder von Geburt an verschlossen ⇨ rechter Ventrikel nur rudimentär entwickelt, Blutaustausch in den Systemkreislauf durch einen großen Vorhofseptumdefekt. Über einen oder mehrere Ventrikelseptumdefekte oder über einen großen persistierenden Ductus arteriosus gelangt das Blut wieder in den rechten Ventrikel und in die Lungenstrombahn.

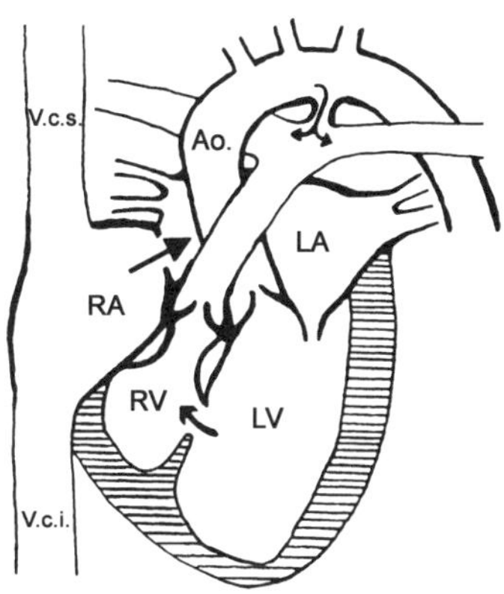

Klin: Zentrale Zyanose, Leistungsminderung, Infektanfälligkeit, Neigung zu synkopalen Anfällen

Ther: Op-Ind: immer gegeben. Funktionelle Korrektur (Operation nach FONTAN) ⇨ direkte Verbindung der oberen und der unteren Hohlvene mit der rechten Pulmonalarterie oder dem Truncus pulmonalis (totale cavopulmonale Connection). Die Öffnungen im Ventrikelseptum und die Öffnung der Pulmonalarterie im rechten Ventrikel werden durch Kunststoffpatches verschlossen. Es verbleibt funktionell nur der li. Ventrikel = sog. univentrikuläre Korrektur.

Prog: Ohne Op sterben 90 % der Kinder im ersten Lebensjahr. Op-Letalität: 5-20 %

DD: Pulmonalatresie (mit VSD od. offenem Duct.arteriosus BOTALLI, sonst nicht lebensfähig)
Double-inlet-left-Ventrikel: beide Vorhöfe münden im li. Ventrikel, meist weitere Fehlbildungen (Pulmonalstenose, Lungenvenenfehlmündung, Transposition der großen Arterien)

Totale Lungenvenenfehlmündung

Path: TLVF: Lungenvenen münden alle nicht im linken Vorhof, sondern im **rechten Vorhof** oder in der **V.cava** superior od. inferior (selten sogar in der Pfortader). Lebensfähigkeit nur bei gleichzeitigem Kurzschluss vom rechten zum linken Herzen (großer ASD). ICD-10: Q26.2
Starke **Rechtsherzbelastung** und vermehrte Lungendurchblutung sowie relative **pulmonalvenöse Stauung** schon in den ersten Lebenswochen.

Klin: Schon in den ersten Lebenswochen schwere pulmonale Hypertonie und Herzinsuffizienz mit Zyanose, **Lungenödem**, Dyspnoe bis zur Beatmungspflicht mögl., Hepatomegalie, Gedeihstörung

Diag: Auskultation: feinblasige RGs (Lungenödem!, DD: Pneumonie)
Echokardiographie: vergrößerter re. Vorhof u. Ventrikel, ASD-Shunt, erweiterter Pulmonalstamm

Ther: Op-Ind: stets gegeben; ggf. Ballonatrioseptostomie (nach RASHKIND) bei Herzkatheteruntersuchung (damit Blutaustausch re.-li. mögl.), bei respiratorischer Insuffizienz Beatmung

Op: funktionelle Verbindung (direkte Anastomose od. mit einem Patch) der Lungenvenen im Bereich ihres Zusammenflusses mit dem linken Vorhof

Prog: Ohne Op versterben 75 % der Kinder im 1. Lj., Op-Letalität hoch (bis 30 %), überlebende Kinder haben eine sehr gute Langzeitprognose

DD: Partielle Lungenvenenfehlmündung: Transposition nur einer od. mehrerer Lungenvenen (meist auch mit ASD), Rechtsherzbelastung u. pulmonale Perfusion geringer als bei TLVF

SCIMITAR-Syndrom: sehr seltene, partielle Lungenvenenfehlmündung nur der re. Lungenvenen, diese münden in die V.cava inf., Unterentwicklung der rechten Lunge und/oder des re. Bronchialbaums und Verlagerung des Herzens nach rechts

Transposition der großen Arterien

Syn: TGA, ICD-10: Q20.3

Path: **Rotationsanomalie** der großen Gefäße in der Embryonalentwicklung ⇨ Aorta entspringt dem re. Ventrikel, Tr.pulmonalis dem li. Ventrikel ⇨ Rezirkulation des arteriellen Blutes in die Lungenstrombahn und des venösen Blutes in den Systemkreislauf ⇨ TGA-Patienten sind nur lebensfähig bei zusätzlichen Kurzschlüssen (z.B. ASD, VSD, PDA, s. Abb.)

Kombination mit weiteren Fehlbildungen (Pulmonalstenose, Aortenisthmusstenose) mögl.

Epid: m > w (2-3:1)

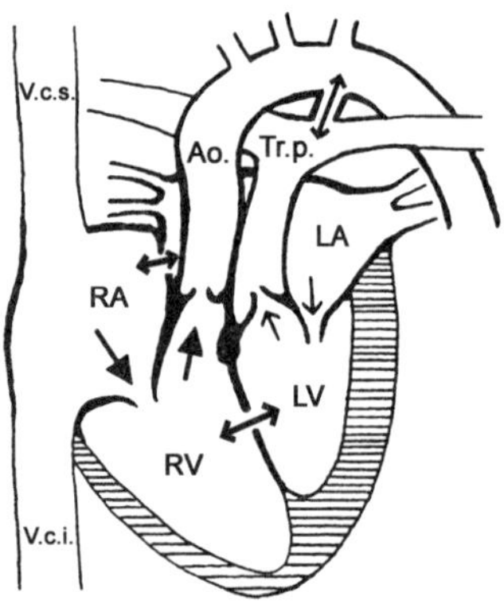

Klin: Sobald sich der Ductus BOTALLI verschließt (3.-4. Lebenstag), starke zentrale **Zyanose** mit vermehrter Lungendurchblutung, Tachykardie, lebensbedrohliche Herzinsuffizienz, Dyspnoe, metabolische Azidose bis zum Schock. Bei guten Kurzschlussverbindungen kann die Zyanose fehlen.

Diag: Echokardiographie: **fehlende Überkreuzung** der Ausflusstrakte, weitere kardiale Fehlbildungen?

Herzkatheter: zur Diag. u. ggf. gleichzeitigen interventionellen Ersttherapie

Ther: Prostaglandin E_1-Infusion (0,01-0,03 µg/kgKG/Min.) zum Offenhalten des Ductus BOTALLI bis zur Op., ggf. auch Palliativeingriff in den ersten Lebenstagen erforderlich: Ballonatrioseptostomie (n. RASHKIND) während der ersten Herzkatheteruntersuchung (damit Blutaustausch re.-li./li.-re. mögl.).

Op: **Frühzeitige Korrektur** des Herzfehlers in den ersten Lebenswochen, verschiedene Verfahren mögl. (sehr aufwändige und schwierige Op): wenn mögl. anatomische Korrektur (**Switch-Operation** n. JATENE) durch Versetzen der großen Gefäße entsprechend der anatomisch korrekten Position u. Verlagerung der Koronarostien auf die neue Aortenwand

alternativ funktionelle Korrektur auf Vorhofebene (nach MUSTARD od. SENNING) ⇨ Kunststoffpatch (MUSTARD) oder eigenes Körpergewebe (SENNING) wird so eingenäht, dass eine Umleitung der Blutströme auf Vorhofebene stattfindet

Prog: Ohne Op sterben 90 % der Kinder im 1. Lj., Op-Letalität 10-20 %, 5-JÜR heute über 90 %

Kompl: Spätkomplikationen: Myokardischämie (nach Versetzen der Koronararterien), Herzinsuffizienz, Stenosen, Herzrhythmusstörungen

DD: Double-outlet-Ventrikel: Aorta + Pulmonalarterie entspringen beide dem meist re. Ventrikel (DORV, seltener auch dem li. = DOLV), zusätzlich immer VSD (sonst nicht lebensfähig)

TAUSSIG-BING-Komplex: sehr seltene inkomplette Form der TGA ⇨ Aorta entspringt dem re. Ventrikel, Pulmonalarterie reitet über VSD und nimmt Blut aus re. und li. Ventrikel auf

Hypoplastisches Linksherzsyndrom (s.u.)

Truncus arteriosus communis

Syn: TAC, Truncus arteriosus, ICD-10: Q20.0

Path: Gestörte embryonale Septierung ⇨ aus beiden Ventrikeln zusammen entspringt nur eine große singuläre Arterie (Truncus arteriosus) mit nur einer „Aortopulmonalklappe“ (sog. Truncusklappe, mit meist 4 Taschenklappen, häufig auch insuffizient). Über einen VSD sind beide Ventrikel miteinander verbunden. Aus dem **gemeinsamen Truncus** gehen dann die Aorta, Pulmonalarterien u. Koronararterien ab.

Etlg: n. COLLET u. EDWARDS, abhängig vom Pulmonalarterienursprung:
Typ I (häufigster, s. Abb.) - gemeinsamer Pulmonalstamm aus dem Truncus
Typ II - li. u. re. Pulmonalarterie entspringen separat an der Truncushinterwand
Typ III / IV - Ursprung seitlich am Truncus od. Aorta

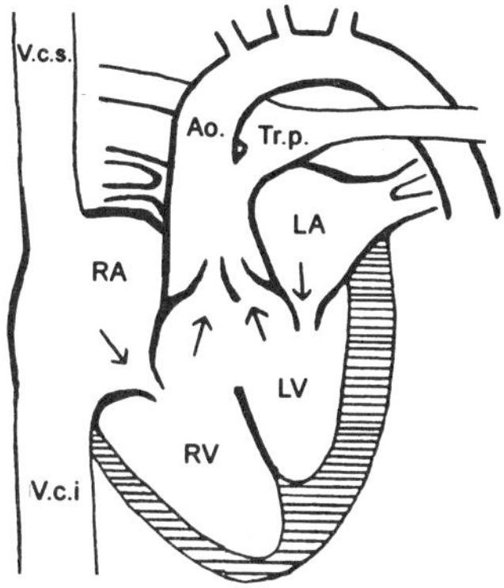

Klin: Zyanose (Blut ist immer gemischt), pulmonale Hypertonie, Dyspnoe, Trinkschwäche, Herzinsuffizienz

Diag: Echokardiographie: ein weites arterielles Gefäß, Pulmonalarterien entspringen der Aorta

Ther: Korrekturoperation in den ersten Lebensmonaten, RASTELLI-Op: Verschluss des VSD an der re. Aortenwand, Truncus arteriosus wird zur Aorta, zwischen abgesetzter Pulmonalarterie u. re. Ventrikel wird ein Homograft/Conduit mit Klappenprothese implantiert, Endokarditisprophylaxe für 6 Mon. postop. Mit dem Wachstum sind dann später ggf. noch Korrekturoperationen erforderlich.

Prog: Ohne Op sterben 80 % der Kinder im 1. Lj., mit Op gut, Op-Letalität 10 %

Kompl: Begleitanomalien: Anomalien der Koronararterien, Rechtsaortenbogen u. bereits frühzeitige EISENMENGER-Reaktion (Rechts-Links-Shunt)

Aortenisthmusstenose

Syn: ISTA, Coarctatio aortae (CoA), ICD-10: Q25.1

Lok: Der Aortenisthmus ist in der Fetalzeit die engste Stelle der Aorta und liegt distal des Abgangs der linken A.subclavia, am Übergang vom Aortenbogen zur Aorta descendens. Postnatal weitet sich der Aortenisthmus normalerweise in den ersten 2 Lebensmonaten.

Etlg: Je nach Lagebeziehung zum Ductus arteriosus BOTALLI in **präduktale** (infantile, s. Abb.) und **postduktale** (erwachsene) Form.

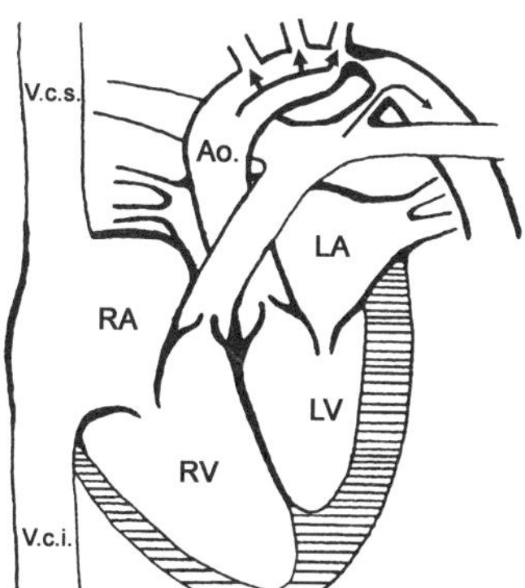

Path: Der Ductus arteriosus bleibt nach Geburt meist noch offen, bei Verschluss akute Dekompensation mit Mangelversorgung der unteren Körperhälfte.
Umgehungskreisläufe über die A.subclavia und die Interkostalarterien bei der erwachsenen Form ⇨ dann keine Mangelversorgung der unteren Körperhälfte.
Chronische Druckbelastung des linken Ventrikels.
Gehäuft beim ULLRICH-TURNER-Syndrom (45,X0) vorkommend. Insg. m > w.

Klin: **Arterielle Hypertonie** der **oberen Körperhälfte**, mangelnde Durchblutung der unteren Körperpartien (Radialispuls normal, Femoralispuls stark abgeschwächt oder gar nicht palpabel)
Zyanose der **unteren** Körperhälfte bei präduktaler Form mit offenem Ductus BOTALLI ⇨ Blut strömt aus dem re. Herzen (A.pulmonalis) über den Duct. arteriosus in die Aorta descendens ⇨ minderoxygeniertes Blut gelangt in die untere Körperpartie (Rechts-Links-Shunt)
Klinisch: “warme Hände - kalte Füße“, Trinkschwäche, Gedeihstörung, Nasenbluten, Kopfschmerzen, untere Körperhälfte: Parästhesien, Muskelschwäche u. -krämpfe, Claudicatio

Diag: Auskultation: Systolikum über 2.-4. ICR li. und dorsal paravertebral links

Echokardiographie: Stenosendarstellung, ggf. ASD- / VSD-Nachweis

Röntgen-Thorax: **Usuren der Rippen** (bei der erwachsenen Form durch hypertrophierte Interkostalarterien als Umgehungskreislauf)

Sehr gute Darstellbarkeit mit 3-D-MRT

Ther: Op-Ind: präduktale Form: Dekompensation des Leidens häufig schon in den ersten Lebenstagen ⇨ fast immer (frühe) Op. notwendig (präoperativ Prostaglandin E_1-Infusionen (0,01-0,03 µg/kgKG/Min.) zum Offenhalten des Ductus arteriosus)

Postduktale Form: häufig lange klinisch stumm, Op od. Intervention indiziert bei Linksherzinsuffizienz od. übermäßiger Hypertonie in der oberen Körperhälfte

Op: kurzstreckige Stenosen ⇨ Resektion der Engstelle und End-zu-End-Anastomose

langstreckige Stenosen ⇨ Einnähen eines Erweiterungspatches aus Dacron (nach VOß-SCHULTE) oder Einsetzen der distal abgesetzten A.subclavia als Erweiterungspatch (Subclavian-Flap-Technik)

Interventionell: Ballondilatation der Engstelle mit Einlage eines speziellen Stents (eher bei der erwachsenen Form od. Restenose indiziert)

Prog: Hohe Letalität im 1. Lj. ohne Therapie (präduktale Form). Mittlere Lebenserwartung ohne chirurgische Intervention bei postduktaler Form 35 J., Op-Letalität: 2-3 %

Kompl: Häufig weitere kardiale (Septumdefekte) und auch andere Fehlbildungen (30 % d.F.)

Herzinsuffizienz, Nierenversagen bei zu geringer Durchblutung der unteren Körperhälfte

Op: Ischämie des Rückenmarks (Paraplegie), nach Patch-Plastik (insb. im Erwachsenenalter) Spätaneruysmen nach Jahren mögl.

Proph: Bei pränatalem Nachweis einer Aortenisthmusstenose ist eine materno-fetale Hyperoxygenierung mögl. (Schwangere atmet über eine Maske mehrfach über 4 Stunden/Tag 45%igen Sauerstoff ein ⇨ Erweiterung der kindlichen Lungengefäße, erhöhter Lungenblutfluss, deutliche Größenzunahme des fetalen rückständigen Aortenbogens)

DD: Weitere Fehlbildungen des Aortenbogens (sind alle sehr selten):

Unterbrochener Aortenbogen (Aortenhypoplasie, ICD-10: Q25.4): Teil des Aortenbogens (nach dem Abgang der kraniellen Gefäße) ist nicht angelegt, Überleben nur mit offenem Ductus arteriosus (versorgt die untere Körperhälfte). Gehäuft bei DIGEORGE-Syndrom vorkommend (Mikrodeletionssyndrom, Chrom. 22q11 mit T-Zell-Immundefekt). Ther: Prostaglandin-Infusionen bis zur Op, operative Wiedervereinigung des Aortenbogens

Doppelter Aortenbogen (ICD-10: Q25.4): der zusätzliche fehlgebildete Aortenbogen (Aortenbogenring) kann Einschnürungen mit Kompression von Trachea, Ösophagus od. anderer Gefäße verursachen. Klin: bereits im ersten Lebenshalbjahr können Schluckstörungen, Würgereiz u. Erbrechen, inspiratorischer Stridor, Husten, Dyspnoe bis hin zu schwerer Atemnot u. Atemstillstand auftreten. Ther: Resektion des fehlgebildeten 2. Aortenbogens

BLAND-WHITE-GARLAND-Syndrom (ICD-10: Q24.5): Fehlabgang der linken Koronararterie aus der Pulmonalarterie. Klin: in den ersten Lebenswoche symptomatisch mit Myokardischämie, Herzmuskelschwäche, Infarkt. Ther: Implantation der Koronararterie in die Aorta

Hypoplastisches Linksherzsyndrom

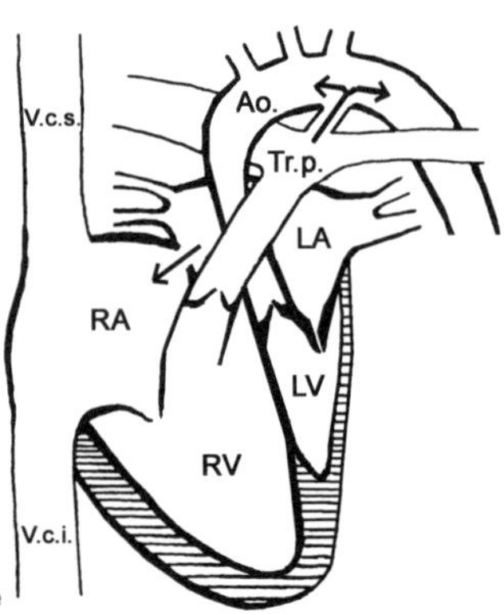

Syn: Linksherzhypoplasie-Syndrom, ICD-10: Q23.4

Path: Fetale Hypoplasie/Stenose/Atresie der Mitralklappe und/od. der Aortenklappe ⇨ Hypoplasie des li. Ventrikels und der Aorta ascendens (oft nur 1/3 des normalen Durchmessers) od. direkt angeborene Hypoplasie. Nur lebensfähig mit gleichzeitigem ASD und offenem Ductus arteriosus (retrograde Perfusion der Koronar- u. Halsarterien), Rechtsherzvergrößerung.

Epid: **Schwerster angeborener Herzfehler**, 1,5 % d.F.

Klin: Postnatale Tachypnoe bis zum kardiogenen Schock: systemische Hypoperfusion, blass-kühle Haut, leicht erniedrigte arterielle Sauerstoffsättigung, progrediente metabolische Azidose, „blue Baby", Leber- u. Nierenversagen, nekrotisierende Enterokolitis

Diag: Pränatale Sonographie und Herzechographie: Diagnose

meist schon in der 20.-22. SSW beim Organultraschall

Echokardiographie: Aortendurchmesser 2-4 mm (normal: 10-12 mm), Hypoplasiegrad des linken Ventrikels, ASD, weitere assoziierte kardiovaskuläre Fehlbildungen?

Ther: Postnatal Prostaglandin E_1-Infusionen (0,01-0,03 µg/kgKG/Min.) zum Offenhalten des Ductus arteriosus bis zur Op (meist nach 5-7 Tagen Op-Fähigkeit), Intensivtherapie

Op nach NORWOOD (mehrzeitige Op): 1. Aorta wird mit Tr.pulmonalis erweitert (Neo-Aorta) und mit dem re. Ventrikel verbunden, Shuntanlage zwischen Aorta u. A.pulmonalis, Vergrößerung des ASD; 2. Verbindung der re. A.pulmonalis mit der Vena cava sup. (Op nach GLENN), Verschluss des angelegten Shunts; 3. Anschluss auch der V.cava inf. an die A.pulmonalis (Op nach FONTAN) ⇨ damit komplette Kreislauftrennung (V.cava sup. u. inf. sind mit Aa.pulmonales verbunden, li. Vorhof über den re. Vorhof mit dem re. Ventrikel mit der Aorta verbunden, die li. Kammer gibt es dann nicht mehr = **univentrikuläre Korrektur**)

Alternativ: Herztransplantation

Prä- u. postoperative lebenslange Endokarditisprophylaxe

Selbsthilfegruppe: Hypoplastische Herzen Deutschland e.V., Elisenstr. 12, 53859 Niederkassel, Tel.: 02208 770033, Internet: www.hypoplastische-herzen-deutschland.de

Prog: Ohne Therapie verstirbt das Kind innerhalb weniger Tage, sehr komplexe und risikoreiche Op, Op-Letalität 25 %, 10-JÜR nach Op 60-80 %

Kompl: Weitere Fehlbildungen, z.B. präduktale Aortenisthmusstenose, Endokardfibrose mögl.

DD: Double-outlet-right-Ventrikel, TAUSSIG-BING-Komplex od. komplette Transposition der großen Arterien (s.o.), Double-inlet left/right-Ventrikel (beide AV-Klappen münden in einen Ventrikel)

HERZKLAPPENFEHLER

Def: Es wird zwischen kongenitalen (= angeborenen) u. erworbenen Erkrankungen der Herzklappen unterschieden. Funktionell wird zwischen Stenose und Insuffizienz einer Klappe sowie kombinierten Vitien unterschieden. Es können eine od. mehrere Klappen betroffen sein.

Ät:
- **Angeboren** = Schädigung des Embryo/Fetus in den ersten 3 Schwangerschaftsmonaten, am häufigsten **Pulmonalstenose** u. **Aortenstenose**
- Erworben: **rheumatische Endokarditis** (infektallergische Mitbeteiligung der Herzklappen nach Infektion mit Streptokokken Gruppe A [auch bei C u. G mögl.]) oder direkte **bakterielle Endokarditis** (Endocarditis septica [Staphylokokken, Streptokokken Gruppe D, Enterokokken od. Pilze: Candida], z.B. bei Abwehrschwäche, Fixer-Endokarditis
- Endomyokardfibrose (autoimmunologisch bedingte Verdickung des Endokards + Fibrosierung des Myokards, insb. in Afrika u. Indien auftretend)
- Angeborene Bindegewebserkrankungen: MARFAN-Syndrom, EHLERS-DANLOS-Syndrom
- LIBMAN-SACKS-Syndrom (bei syst. Lupus erythematodes mit verruköser Endokarditis)
- Endocarditis fibroplastica (Syn: LÖFFLER-Syndrom II, Endokardverdickung unklarer Ursache)
- Degenerativ: Fibrosierung und Verkalkung (atherosklerotische Schädigung = Erkrankung der alten Menschen), nach Myokardinfarkt mit Beteiligung des Papillarmuskels

Etlg: Bzgl. der Klinik als Zeichen der **Herzinsuffizienz**, New York Heart Association (**NYHA**)

NYHA I:	Keine subjektiven Beschwerden, körpl. Belastung nicht eingeschränkt
NYHA II:	Beschwerden bei schwerer körperlicher Belastung
NYHA III:	Beschwerden bei leichter körperlicher Belastung
NYHA IV:	**Ruhebeschwerden** = kardiale Dekompensation

Diag: 1. Anamnese und klinische Untersuchung: **typischer Auskultationsbefund** (evtl. mit Phonokardiogramm dokumentieren)

Aortenvitien in leicht nach vorne gebeugtem Sitzen in Exspiration, Mitralvitien in Linksseitenlage in Exspiration auskultieren.

2. EKG: Aortenstenose u. Aorteninsuffizienz: Linkshypertrophiezeichen
   Pulmonalstenose: Rechtsherzhypertrophiezeichen
   Mitralstenose: zweigipfliges P, Rechtsherzhypertrophiezeichen
   Mitralinsuffizienz: zweigipfliges P, evtl. Linkshypertrophiezeichen
3. Röntgen: Thorax in zwei Ebenen zur Beurteilung der Herzgröße, Stauungszeichen der Lunge (KERLEY-Linien)
4. **Echokardiographie:** heute mit Farbdoppler, CW-Doppler und transösophagealer Technik (**TEE**) ⇨ Flussverhältnisse gut sichtbar, **Druckgradienten** (= Druckwerte vor und hinter der Klappe) und **Klappenöffnungsflächen** lassen sich berechnen.
5. **Herzkatheteruntersuchung** (obligat): Messung der Drücke in allen Bereichen des Herzens, Darstellung der Flussverhältnisse, Ausmessen der Klappenöffnungsflächen

Ther:
- Rekonstruktionsverfahren:
  - Offene Kommissurotomie: bei Stenosen Revision der Klappe am offenen Herzen
  - Klappensprengung: mittels Katheter (= geschlossene Kommissurotomie), hohe Rezidivrate
  - Klappenringeinpflanzung: bei Insuffizienzen, insb. der Mitral- und Trikuspidalklappe
    Op-Verfahren: Raffung des muralen Anteils der Klappe durch einen Ring
  - Bei Klappenprolaps ist eine Raffung des betroffenen Klappenrands durch Naht mögl.
  - Bei Defekten in einer Klappe kann Perikard als Flicken eingenäht werden.
- Herzklappenersatz: Op-Ind: meist ab Stadium NYHA III gegeben
  1. Zugang: mediane Längssternotomie
  2. Extrakorporaler Kreislauf für die Op notwendig: Kanülierung der V.cava und der Aorta ascendens, Pumpfunktion und Oxygenierung durch die Herz-Lungen-Maschine
  3. Das Herz wird nach Abklemmen der großen Gefäße mittels kardiopleger Lösung stillgelegt.
  4. Eröffnung des Herzens, Entfernen oder Belassen der alten Klappe und Einnähen der neuen Klappe im Bereich des Klappenansatzes

  Klappenarten:

  Technische (mechanische) Klappen (Syn: Kunstklappen):
  Kugelklappen (STARR-EDWARDS)
  Flügelklappen (BJÖRK-SHILEY) ⇨ seitlicher Durchfluss
  Zweiflügelklappen (St.JUDE) ⇨ zentraler Durchfluss, große Öffnungsfläche
  Vorteil: lange Haltbarkeit (>25 J.)
  Nachteil: Geräusch, **lebenslange strenge Antikoagulation** mit Cumarinen (Marcumar® nach Quick bzw. INR) erforderlich!

  Biologische Klappen: verfügbar sind Schweineklappen (HANCOCK-Klappe), Rinder-/Pferdeperikardklappen od. menschliche Klappen (Homografts, z.B. von Herzen, die nicht transplantiert werden konnten). Zur besseren Haltbarkeit werden diese heute oft als gestentete Klappen eingesetzt (= auf einen Nahtring montierte Klappen).
  Vorteil: gute (physiologische) Flussverhältnisse, keine Antikoagulation erforderlich
  Nachteil: nach ca. 5 Jahren beschleunigte Degeneration, Perforation od. Segelabriss möglich ⇨ Haltbarkeit von Schweineklappen 5-10 Jahre, Rinder- u. Homografts halten länger. Ind: alte Patienten (>65. Lj.) oder bei **jungen Frauen** mit Kinderwunsch (da keine Antikoagulation notwendig ist). Eine neue Entwicklung sind dezellularisierte Klappen, die nach der Implantation von körpereigenen Endothelzellen besiedelt werden.

  Nachteil aller Klappenarten: Sie **wachsen nicht mit**, daher sind bei kongenitalen Klappenfehlern **wiederholte Operationen der Kinder** bis in d. Erwachsenenalter erforderlich.
- Postoperativ: zur **Endokarditisprophylaxe** s.u.
- Selbsthilfegruppe: Arbeitskreis Gerinnungs- u. Herzklappen-Patienten, Hülsenbergweg 43, 40885 Ratingen, Fax: 02102 32991, Internet: www.die-herzklappe.de

Prog: Durch moderne Op-Technik heute gut. Perioperative Letalität ca. 3 %

Kompl:
* Nahtdehiszenz am Klappenring ⇨ paravalvuläre Lecks, Klappenausriss
* Mechanische Dysfunktion ⇨ Stenosen, Insuffizienzen
* Chronische Hämolyse

* Thrombose/Embolie an der Prothese (insb. Gefahr der Hirnembolie)
* Prothesenendokarditis
* Antikoagulation mit Cumarinen: Blutung, embryotoxisch und hohe Abortrate bei Schwangerschaft
* Schwangerschaft: bei allen Klappenarten erhöhtes Risiko für Herzversagen, Arrhythmien od. Endokarditis der Mutter

Proph: ♥ Nachkontrollen! (Auskultation, EKG, Echokardiographie)

♥ **Endokarditisprophylaxe** wurde früher generell und lebenslang bei allen Klappenfehlern z.B. bei Operationen durchgeführt. In den Guidelines der AHA (American Heart Association) von 2007 wird diese nur noch für Pat. mit einem hohen Risiko für einen schweren od. letalen Verlauf durch eine infektiöse Endokarditis empfohlen.

Indikation für antibiotische Endokarditisprophylaxe
- Unkorrigierte zyanotische Herzfehler
- Korrigierte Herzfehler mit implantiertem Fremdmaterial (Klappenersatz od. Conduits), bei Klappenrekonstruktionen od. wenn das Fremdmaterial vom Körper mit einem Neoendokard überzogen wird, nur noch in den ersten 6 Mon. nach Op. erforderlich.
- Korrigierte angeborene Herzfehler mit Residualdefekten (z.B. turbulente Blutströmung)
- Patienten mit Z.n. bakterieller Endokarditis
- Patienten mit Z.n. Herztransplantation, die einen Klappenfehler am Transplantat entwickelt haben.

Die Prophylaxe ist dann bei der Durchführung von **instrumentellen/operativen Eingriffen** (z.B. Zahnextraktion, Tonsillektomie usw.) notwendig:

- Bei Eingriffen an Zähnen od. im Respirationstrakt: Amoxicillin 50 mg/kgKG p.os od. Ampicillin i.v. 1 Std. vor dem Eingriff (bei Penicillinunverträglichkeit Clindamycin 20 mg/kgKG, Sobelin® oder Ceftriaxon 50 mg/kgKG, Rocephin®).
  Generell wird die Einhaltung einer **guten Mundhygiene** empfohlen!
- Bei Eingriffen am MDT oder urogenital werden Antibiotika nur noch dann und gezielt gegeben, wenn an infiziertem Gewebe operiert wird.
- Eingriffe in Verbindung mit Infektionen der Haut: Clindamycin 20 mg/kgKG p.os od. i.v. 1 Std. vor dem Eingriff.

Frühere Indikationen für eine Endokarditisprophylaxe, wie z.B. Pat. mit bestehenden Herzklappenfehlern (die aber keiner Op bedürfen, NYHA I-II), erhalten heute keine Endokarditisprophylaxe mehr.

♥ Technische Klappen: **lebenslange Antikoagulation** mit Phenprocoumon (Marcumar®, Ziel: Quick 20-25 %, INR 2,5-3,5) erforderlich. Vor instrumentellen/operativen Eingriffen muss das Phenprocoumon dann abgesetzt (⇨ Quick >50 %) und durch i.v. Heparin ersetzt werden.

Pulmonalstenose

Etlg: In 90 % d.F. **valvuläre Stenose** (= Pulmonalklappenstenose): Klappen in den Kommissuren verschmolzen u. an die Pulmonalarterienwand angelagert oder Dysplasie

Selten: subvalvuläre (infundibuläre Stenose = trichterförmige Einengung im fibromuskulären Ausflusstrakt unterhalb der Klappenebene), supravalvuläre (im Hauptstammbereich der A. pulmonalis oberhalb der Klappenebene, sog. Pulmonalarterienstenose) oder periphere Stenose (im Bereich peripherer Pulmonalisäste)

Path: Einengungen der Ausflussbahn der rechten Herzkammer ⇨ chronische **Druckbelastung** des **rechten Ventrikels** (erhöhter Druckgradient zwischen re. Ventrikel und A.pulmonalis), konzentrische Hypertrophie, Rechtsherzinsuffizienz, Rechtsherzdilatation. Bei schwerer Stenose erfolgt der Blutabfluss meist über das offene Foramen ovale ⇨ Rechts-Links-Shunt mit Zyanose. Bei kompletter Pulmonalatresie nur lebensfähig mit VSD u. offenem Duct.arteriosus (da sonst die Lungenstrombahn nicht durchblutet würde).

Häufig bei NOONAN-Syndrom (Pseudo-TURNER-Syndrom, s.o.) vorkommend, mit Disposition für die Entwicklung einer juvenilen myelomonozytären Leukämie

Epid: **Häufigster angeborener Klappenfehler** (sind später eher selten), ICD-10: Q22.1

Klin: Je nach Ausprägung der Stenose keine Beschwerden bis schwerstkranke Kinder, evtl. rechtsventrikuläre Pulsationen, Tachydyspnoe, Zyanose, Hepatomegalie u. sog. Herzbuckel

Diag: Auskultation: 4/6-6/6 holosystolisches Pressstrahlgeräusch im 2./3. ICR li. mit Fortleitung nach lateral (bei hochgradiger Stenose ist das Geräusch dann eher leise)

EKG: Rechtsherzhypertrophiezeichen, ggf. inkompletter Rechtsschenkelblock

Echokardiographie: Darstellung der Stenose, Messung des Druckgradienten, Begleitfehlbildungen?

3D-MRT: detaillierte Darstellung auch sehr kleiner Gefäße mögl.

Herzkatheter: Messung des **Druckgradienten** (= Druckdifferenz vor und hinter der Klappe), bei Druckgradient >40 mmHg dann Ballondilatation in gleicher Sitzung

Ther: Valvuläre Stenosen: **Interventionelle Sprengung** der Pulmonalklappe (**Pulmonalvalvuloplastie**) durch die transkutane-transluminale Ballondilatation heute Methode der Wahl

Op.-Ind: dysplastische Klappe, Op: Ablösen und Inzision der an der Pulmonalarterienwand anhaftenden Kommissuren (= operative Valvulotomie)

Subvalvuläre, supravalvuläre oder periphere Stenose: Op: Resektion des Infundibulumbereichs oder Erweiterungsplastik der Ausflussbahn oder der peripheren Strombahn. Bei noch offenem Foramen ovale (häufig) gleichzeitiger Verschluss.

Prog: Sprengung der Pulmonalklappe: sehr gut (lebenslange Kontrollen wegen Restenosierungsneigung, Endokarditisprophylaxe), Operationssterblichkeit von 5 % bis zu 50 % (bei manifester Rechtsherzinsuffizienz).

DD: Double-chambered-right-Ventrikel: subvalvuläre Pulmonalstenose, die den re. Ventrikel in zwei Kammern teilt, fast immer mit VSD kombiniert

Pulmonalklappeninsuffizienz (ICD-10: I37.1): meist sekundär als Kompl. nach interventionellem od. operativem Eingriff bei Pulmonalstenose od. FALLOT-Korrektur. Angeborene, isolierte Pulmonalinsuffizienzen kommen nur sehr selten vor und sind klinisch meist unauffällig (nur echokardiographischer Nachweis des diastolischen Rückflusses, rechtsventrikuläre Dilatation), im fortgeschrittenen Stadium: Rechtsherzinsuffizienz mit Belastungsdyspnoe, Kurzatmigkeit, Lebervergrößerung, Jugularvenenstauung und peripheren Ödemen.

Ther: Rekonstruktion od. Klappenersatz (meist biologisch, auch als transvenös implantierbare Pulmonalklappe). Kompl: Re-Insuffizienz/-Stenose einer implantierten Pulmonalklappe, stark erhöhtes Endokarditisrisiko ⇨ Endokarditisprophylaxe

Aortenstenose

Etlg: Meist **valvuläre Stenose** (= Aortenklappenstenose, 80 % d.F.): kongenital angelegte, **bikuspide** Aortenklappe (= nur 2 Taschenklappen, meist durch Verschmelzung einer od. mehrerer Kommissuren oder zu enger Klappenring, m > w = 5:1), ICD-10: Q23.0 od. degenerativ veränderte Klappe bei rheumatischer Endokarditis (Jugendliche/Erwachsene), I06.0

Selten Subaortenstenose: subvalvulärer fibrotischer Ring (Endokardleiste) oder hypertropher muskulärer Kanal (idiopathische hypertrophische Subaortenstenose od. bei hypertropher obstruktiver Kardiomyopathie)

Supravalvuläre Aortenstenose (häufig bei WILLIAMS-BEUREN-Syndrom): fibrotische Einengung oberhalb der Aortenklappenebene

Path: Obstruktion ⇨ hochgradige Druckbelastung des **linken Ventrikels** ⇨ konzentrische muskuläre **Linksherzhypertrophie** (bei ausgeprägter Hypertrophie subendokardiale Minderperfusion bis zum Myokardinfarkt) ⇨ Rückstau nach rechts (Ruhedyspnoe als Zeichen der Dekompensation)

Klin: Bei leichter Stenose keine oder nur geringe Symptome

Neugeborene: fahles, gräuliches Aussehen, kühle Extremitäten, kaum tastbare Pulse

Synkopen als Warnhinweise für die Schwere des Vitiums, Schwindel, pektanginöse Symptomatik, **Belastungsdyspnoe**, Schwirren über dem Herzen tastbar

Diag: Auskultation: raues, tieffrequentes, spindelförmiges **Systolikum** 2. ICR re. mit **Fortleitung** in die Karotiden, hebender Herzspitzenstoß, **niedriger Blutdruck**

EKG: Linkstyp, Linkshypertrophiezeichen, evtl. ST-Senkung in V_{5-6}

Röntgen-Thorax: li.-betontes Herz, gestaute Pulmonalgefäße

Echokardiographie u. Herzkatheter: Bestimmung v. systolischem Druckgradienten u. Klappenöffnungsfläche, eine schwere Aortenstenose liegt vor bei >50 mmHg od. <0,5-0,7 mm²

Ther: Op.-Ind: Grundsatz: Alle symptomatischen Patienten sollten operiert werden (= Zeichen der beginnenden Linksherzinsuffizienz/-schädigung, Synkopen od. pektanginöse Anfälle)

Bei einfacher Stenose Ballondilatation mittels Herzkatheter

Op: bei valvulärer Obstruktion offene Kommissurotomie, bei Dysplasie der Klappe ⇨ Prothese od. Ross-Operation (dabei wird die eigene Pulmonalklappe in die Aortenposition transplantiert und die Pulmonalklappe durch ein Homograft ersetzt, Vorteil: Die „neue“ Aortenklappe kann dann mitwachsen)

Bei Subaortenstenose: Resektion des fibrotischen Ringes od. Kardiomyotomie (n. BIGELOW)

Bei supravalvulärer Stenose Erweiterung der Aorta mit Homograft- od. Gore-Tex®-Patch

Prog: Op-Risiko bei komplikationslosen Fällen 1-10 %. Langzeitprognose gut. Bei Linksherzinsuffizienz ist die Prognose schlechter und die Letalität höher. Klappenimplantation möglichst erst bei Jugendlichen (da die Klappen nicht mitwachsen), Endokarditisprophylaxe

Kompl: Synkope durch Kammerflimmern ⇨ **plötzlicher Herztod**

Myokardinfarkt bei körperlicher Belastung mögl.

Bei angeborener valvulärer Stenose Neigung zu vorzeitiger Degeneration und Verkalkung

Aortenklappeninsuffizienz

Ät: Kongenital dysplastische Aortenklappe, bikuspide Aortenklappe, Klappenprolaps („floppy valve“) od. kombiniert mit anderen Herzfehlern (Aortenstenose, VSD, Aortenisthmusstenose, FALLOT-Tetralogie), alles sehr selten, ICD-10: Q23.1

rheumatische Endokarditis, ICD-10: I06.1

Bindegewebserkrankungen (EHLERS-DANLOS-Syndrom), Dissektion d. Aorta ascendens (MARFAN-Syndrom), KAWASAKI-Syndrom, atherosklerotische Dilatation der Aortenwurzel, Aortenerkrankungen, die auf Klappe übergreifen (TAKAYASU-Arteriitis, Mesaortitis luetica)

Nach operativer oder interventioneller Ther. einer Aortenklappenstenose

Path: Volumenbelastung des li. Ventrikels durch diastolischen Rückfluss von Blut aus der Aorta ⇨ hohe Blutdruckamplitude, exzentrische **Linksherzhypertrophie** und Dilatation = großer enddiastolischer Durchmesser des li. Ventrikels ⇨ allmähliche Linksherzinsuffizienz

Klin: Bei leichter Insuffizienz keine oder nur geringe Symptome

Reduzierte körperliche Belastbarkeit mit Schwitzen, Trinkschwäche, Gedeihstörung, Palpitationen, sichtbarem Kapillarpuls (Fingernagel), pulssynchronem Kopfnicken (MUSSET-Zeichen)

Angina pectoris und Belastungsdyspnoe zeigen die drohende Dekompensation an.

Diag: Auskultation: leises decrescendoförmiges Sofort**diastolikum** mit p.m. über Erb (3. ICR li.), meist auch ein Systolikum (durch relative Aortenstenose wegen des großen linksventrikulären Volumens), AUSTIN-FLINT-Geräusch (tieffrequentes spätdiastolisches Flattern am Mitralklappensegel über der Herzspitze zu hören), DUROZIEZ-Zeichen (Gefäßgeräusch bei Kompression des aufgesetzten Stethoskops über der A.femoralis zu hören, durch schnellen Blutdruckabfall in der Diastole bedingt)

EKG: Linkstyp, Linksherzbelastung, P-mitrale, ggf. Repolarisationsstörungen

Echokardiographie: Messung des diastolischen Rückflusses, Morphologie (Septumdicke, Wanddicke, Muskelmasse)

Herzkatheter: Ausmaß des diastolischen Rückflusses (Kontrastmittelgabe über Aorta ascendens) ⇨ leichte Regurgitation <20 %, mittlere 20-40 %, schwere >40-60 %, Beurteilung von Koronararterien und ventrikulärer Funktion

Ther: Bei geringem Rückfluss keine Therapie nötig, konservativ mit Diuretika u. Nachlastsenker (insb. ACE-Hemmer), bei Dekompensation Op: Aortenklappenrekonstruktion, ROSS-Operation (Autograft, s.o.) od. Klappenersatz

Mitralvitien

Ät: Kongenitale Mitralklappenfehler (z.B. Mitralatresie = Klappe kongenital nicht angelegt od. v. Geburt an verschlossen) sind selten u. meist mit anderen Herzfehlern kombiniert (VSD, AV-Kanal-Defekte, Subaortenstenose, hypoplastisches Linksherzsyndrom, s.o.), ICD-10: Q23.2

Meist **erworbener** Klappenfehler durch bakterielle **Endokarditis** od. **rheumatischer Genese** (mit einem oft 10-20 Jahre dauerndem beschwerdefreien Intervall nach rheumatischem

Fieber) ⇨ insb. Jugendliche, junge Erwachsene betroffen, ICD-10 I05.0

Insuffizienz zusätzlich auch nach Intervention/Op des mitralen AV-Kanals, Bindegewebserkrankungen (z.B. MARFAN-Syndrom), nach Herzinfarkt bei Papillarmuskelbeteiligung

Etlg: **Mitralklappenstenose**, Mitralklappenatresie

Mitralklappeninsuffizienz (z.B. durch Dilatation des Klappenrings), Mitralklappenprolaps (= Mitralsegel schlägt bis in den li. Vorhof durch, z.B. wegen zu langer Chordae tendineae, Sehnenfaden- od. Papillarmuskelabriss)

Kombiniertes Mitralvitium: Häufig liegt gleichzeitig eine Stenose u. Insuffizienz vor.

Epid: Mitralklappenfehler sind die **häufigsten erworbenen Klappenfehler** (in ½ d.F. Stenose, 1/3 d.F. kombiniertes Mitralvitium)

Path: Mitralklappenstenose: Verminderung des HZV (insb. bei hoher Herzfrequenz wegen verkürzter Diastole), Druckbelastung des li. Atriums ⇨ **pulmonalvenöse Stauung** bis zur Rechtsherzbelastung, Dilatation des li. Atriums ⇨ Thrombenbildung im li. Herzohr mögl. ⇨ arterielle Emboliegefahr

Mitralklappeninsuffizienz: Druck- u. Volumenbelastung des li. Atriums ⇨ Dilatation des li. Atriums ⇨ **pulmonalvenöse Stauung** bis zur Rechtsherzbelastung, Vorhofflimmern, Thromboemboliegefahr

Klin: Dyspnoe bei Lungenvenenstauung mit Lungenödem, pulmonale Hypertonie, Hämoptysen (Bluthusten), Zyanose, Mitralgesicht (Facies mitralis) mit „roten Bäckchen". Die **Dyspnoe** korreliert mit dem Schweregrad des Vitiums (zunächst nur bei Belastung, später auch in Ruhe). Kompl: Tachyarrhythmia absoluta bei Vorhofflimmern

Diag: Auskultation: über dem 5. ICR li. (Herzspitze) mit Fortleitung in die li. Axilla

Mitralstenose: paukender 1. HT, ggf. gespaltener 2. HT, Mitralöffnungston, diastolisches Decrescendogeräusch

Mitralinsuffizienz: systolisches Decrescendogeräusch, 3. Herzton

EKG: zweigipfliges P (P-mitrale), Steil- bis Rechtstyp bei Rechtsherzbelastung und Rechtsherzhypertrophiezeichen, evtl. absolute Arrhythmie (durch Vorhofflimmern)

Echokardiographie: Stenose: hämodynamisch relevant ist eine um mehr als die Hälfte verkleinerte Klappenöffnungsfläche, Messung der Druckgradienten über der Klappe

Röntgen-Thorax: Verbreiterung der linken Herztaille u. aufgespreizte Trachealbifurkation (durch li. Vorhof), nach Breischluck Einengung des Ösophagus durch den li. Vorhof sichtbar, basale KERLEY-Linien (Interlobärspaltenergüsse bei pulmonaler Hypertonie)

Ther: Op-Ind: NYHA (II) - III, pulmonale Hypertonie, Auftreten von Vorhofflimmern

Mitralklappenstenose: medikamentöse Herzfrequenzsenkung (Digitalis, ß-Blocker, Sotalol)

Interventionell: Mitralklappenvalvuloplastie (Aufdehnung mit Ballonkatheter)

Op: geschlossene oder offene Kommissurotomie, Klappenersatz

Mitralklappeninsuffizienz: Nachlast-Senkung (z.B. ACE-Hemmer)

Rekonstruktions-Op durch Raffung des Mitralklappenringansatzes (Anuloplastik), bei Mitralklappenprolaps kann der Papillarmuskel-Ansatz durch spezielle Fäden (Loops, Neochordae) mit dem Klappenrand fixiert werden ⇨ verhindert den Prolaps

Ist eine Rekonstruktion nicht mögl., dann Klappenersatz.

Bei Vorhofflimmern kann die Op mit ablativer Rhythmuschirurgie kombiniert werden.

In Erprobung ist ein interventionelles Verfahren, bei dem über einen transseptalen Katheter mit einem speziellen Clip beide Mitralsegel in der Mitte verbunden werden und somit die Insuffizienz vermindert wird (sehr schwierig zu applizieren, trotzdem bisher gute Ergebnisse, spart eine Op, sehr teuer - Applikationskathetersystem u. Clip kosten 25.000 EUR, MitraClip™).

Trikuspidalklappenfehler

Path: Isoliert sehr selten (Trikuspidalklappenatresie, s.o.), meist in Verbindung mit anderen Klappenfehlern (Defekte des AV-Kanales, EBSTEIN-Anomalie, s.o.)

ENDOKARDITIS

<u>Syn:</u> ICD-10: allgemein I38, akute Endokarditis I33.9, rheumatisch I09.1

<u>Ät:</u>
- Direkte **bakterielle Endokarditis**: akute od. subakute Endocarditis septica [Erreger: **Staphylokokken**, Streptokokken, Enterokokken od. Pilze Candida], insb. bei Abwehrschwäche, Immunsuppression, Diabetes mellitus, Hämodialyse, i.v.-Drogenabhängigkeit
  <u>Prädisp.:</u> **angeborene Herzfehler** im Kindesalter, später implantierte künstliche Herzklappen, kardiale Fremdkörper (Schrittmacherelektroden), Atherosklerose
- **Rheumatische Endokarditis** (infektallergische Mitbeteiligung der Herzklappen nach Infektion mit Streptokokken Gruppe A [auch bei C u. G mögl.], meist nach einer Angina tonsillaris)
- Seltene Formen: LIBMAN-SACKS-Syndrom (bei systemischem Lupus erythematodes), Endomyokardfibrose (autoimmunologisch bedingte Verdickung des Endokards + Fibrosierung des Myokards, insb. in Afrika u. Indien auftretend), Endocarditis fibroplastica (Syn: LÖFFLER-Syndrom II, Endokardverdickung unklarer Ursache)

<u>Path:</u>
- ♦ Bakterielle Endokarditis: Eintrittspforten sind meist Rachen (Streptokokken), Haut (Staphylokokken), Gastrointestinal- und Urogenitaltrakt (Enterokokken) ⇨ septische Streuung und Anlagerung an das Endokard, es entstehen sog. **bakterielle Vegetationen** auf den Klappen ⇨ Destruktion der Klappe, Herzklappenfehler
- ♦ Rheumatische Endokarditis: Antigen-Antikörper-Reaktion und **Immunkomplexe** nach einer Infektion mit Streptokokken A (Angina tonsillaris, Scharlach) ⇨ Auflagerungen an den Klappenschließungsrändern (zu 80 % Mitral-, 20 % Aortenklappe betroffen), Herzklappenfehler entwickeln sich dann in einem Zeitraum von 1-3 Jahren danach

<u>Epid:</u>
- ◊ Inzidenz: 5/100.000/Jahr (bei Pat. mit Prädisp. ca. 100fach höher)
- ◊ Herzklappenfehler durch Endokarditis: Am häufigsten sind die **Mitralklappe** und die Aortenklappe betroffen (bei der Fixer-Endokarditis ist es die Trikuspidalklappe).
- ◊ Die rheumatische Endokarditis ist in den Industrienationen heute extrem selten.

<u>Klin:</u>
- ⇒ <u>Akute Endokarditis:</u> **septisches Krankheitsbild** mit hohem Fieber, ggf. Herzinsuffizienz, Nierenversagen bis zum Koma, neurologische Symptomatik (Paresen), Abszesse (Staphylococcus aureus)
- ⇒ <u>Subakute Endokarditis</u> (sog. Endocarditis lenta bei vergrünenden Streptokokken = S.viridans od. Enterokokken): geringes Fieber, Appetitlosigkeit, Leistungsminderung, Nachtschweiß, später auch Splenomegalie, Arthralgien, Myalgien, Kopfschmerzen, OSLER-Knötchen (palmare u. plantare hämorrhagische Effloreszenzen), im weiteren Verlauf dann Herzinsuffizienz (zunehmende Dyspnoe, Zyanose, Anämie)
- ⇒ <u>Rheumatische Endokarditis:</u> 1-3 Wo. nach einer Tonsillopharyngitis beginnend (= **Zweiterkrankung**) mit hohem Fieber, wechselnden Gelenkbeschwerden (Polyarthritis), Herzbeschwerden (Myo-, Peri-, Endokarditis) mit Schmerzen u. Herzrhythmusstörungen, ZNS- (Chorea minor, auch noch nach Monaten mögl.), Nieren-Beteiligung (Glomerulonephritis), subkutane Rheumaknötchen, Erythema anulare

<u>Diag:</u>
1. Anamnese (vorangegangener Infekt?) u. klinische Untersuchung: in der Auskultation diastolisches od. systolisches Herzgeräusch (akut kann das Herzgeräusch aber fehlen)
2. <u>Labor:</u> Infektparameter erhöht (BSG, CRP, Leukozytose, Linksverschiebung), akut Abnahme von **Blutkulturen** zum Keimnachweis (mehrfach wiederholen), bei langem Verlauf ggf. Mikrohämaturie, Proteinurie, Anämie, bei rheumatischer Genese bleibender erhöhter Antistreptolysin-Titer, anti-DNAseB
3. <u>Echokardiographie:</u> Nachweis endokarditischer Vegetation, Klappendestruktion (Stenose, Insuffizienz, Druckgradient, Klappenöffnungsfläche)

<u>Ther:</u>
- <u>Bakterielle Endokarditis:</u> Bettruhe, Antipyretika, ggf. sofort nach Blutkulturabnahme mit **Antibiose** beginnen (z.B. Vancomycin und Gentamicin i.v.), nach Erreger- und Resistenzbestimmung gezielte Antibiose (für 4 Wo., bei Staphylokokken besser 6 Wo.)
  Bei Nachweis großer Klappenvegetationen (>10 mm) ggf. operativer Klappenersatz
- <u>Rheumatische Endokarditis:</u> Penicillin V 100.000 IE/kgKG/Tag für 10 Tage, antiinflammatorische Gabe von 2 mg/kgKG/Tag Prednisolon für 1-2 Wo. dann ausschleichen und Ace-

tylsalicylsäure (ASS®) 50-100 mg/kgKG/Tag für 4-6 Wo., **Langzeitantibiose** zur Rezidivprophylaxe mit Penicillin V p.os 2 x 200.000 IE/Tag od. alle 4 Wo. Benzyl-Penicillin i.m. (bis 6 J. 600.000 IE, danach 1,2 Mio. IE/Monat) für mind. 10 Jahre (max. bis zum 25. Lj.). Bei Penicillinunverträglichkeit alternativ ein Makrolid-Antibiotikum.

Prog: Bei akuter Endokarditis Letalität 10-30 %, frühzeitiges Erkennen wichtig

Kompl:
* Klappenzerstörung mit folgender Insuffizienz ⇨ dann Klappenersatz erforderlich
* Embolie der Vegetationen: Apoplexie, Lungenembolie
* Renale Beteiligung ⇨ Glomerulonephritis

Proph:
- ♥ Gute Mundhygiene und Zahnpflege (Haupteintrittspforte: Oropharynx!) sind protektiv.
- ♥ Bei allen Patienten mit Z.n. bakterieller Endokarditis lebenslang **Endokarditisprophylaxe** bei instrumentellen/operativen Eingriffen durchführen (s.o., Kap. Herzklappenfehler).

MYOKARDITIS

Syn: Herzmuskelentzündung, ICD-10: infektiös I40, sonstige I41.8

Ät:
- Infektiös: hauptsächlich **viral**, in 50 % d.F. **Coxsackie**-Viren („Sommergrippe"), auch bei Parvo-B19- (Ringelröteln), Influenza-, Mumps-, Echo-, EPSTEIN-BARR-, HI- und Adenoviren; seltener Bakterien (Streptokokken, Staphylokokken, Pneumokokken, Enterokokken, Brucellen, Borrelien), Protozoen (Trypanosoma cruzi ⇨ CHAGAS-Krankheit, Toxoplasmose), toxische Myokarditis bei Diphtherie (Myolysis cordis toxica), Parasiten (Echinokokkose), Pilze
- Eine Virusinfektion der Mutter während der Schwangerschaft kann eine kindliche Myokarditis auslösen ⇨ Herzinsuffizienz beim Neugeborenen/Säugling.
- Mitbeteiligung des Myokards beim rheumatischen Fieber (führend ist aber meist die Endokarditis, s.o.), Sarkoidose, rheumatoide Arthritis
- Med-NW: Paracetamol, Clozapin, Interleukin-2
- Toxisch: Kokain
- Idiopathisch (FIEDLER-Myokarditis)

Path:
- ♦ Herzmuskelentzündung mit disseminierten/multifokalen Entzündungsherden ⇨ **Herzfunktionseinschränkung**, Ventrikeldilatation, Wandödeme, sekundäre Nekrose der Myozyten
- ♦ Die virale Myokarditis kann direkt infektiös od. sekundär (nach 4-6 Wo.) durch **immunologische Reaktion** bedingt sein (**Kreuzantigenität** von Virus u. Myokardbestandteilen)

Epid:
- ◊ Inzidenz: 5/100.000
- ◊ Kinder mit plötzlichem Tod haben in 20 % d.F. eine (unerkannte) Myokarditis!

Etlg:
- # Akute Myokarditis: fulminanter Verlauf mögl.
- # Chronische Myokarditis (= inflammatorische Kardiomyopathie) mit persistierendem Virus oder autoimmunologisch ⇨ postinflammatorische dilatative Kardiomyopathie

Klin:
- ⇒ Verlauf von symptomlos bis rasch **progrediente Herzinsuffizienz** mögl.: Verschlechterung des Allgemeinzustandes, Blässe, Schwäche, obere Einflussstauung, Dyspnoe, Palpitationen, Tachykardie, Rhythmusstörungen (Extrasystolen), ggf. Hepatomegalie
- ⇒ Bei chronischer Form: Leistungsminderung, Abgeschlagenheit, Appetitlosigkeit, Gewichtsabnahme, Herzinsuffizienzzeichen

Diag:
1. Anamnese (vorangegangener Infekt?) u. klinische Untersuchung: Auskultation: leise Herztöne, 3. HT, evtl. systolisches Decrescendogeräusch (Mitralinsuffizienz)
2. Labor: Infektparameter erhöht (BSG, CRP, Leukozytose), CK/CK_{MB} u. Troponin T erhöht, serologischer Nachweis von Virus-Ak (IgM, IgG), evtl. Autoantikörper (AMLA, ASA)
3. EKG: Erregungsleitungsstörung (AV-Block), Erregungsrückbildungsstörung (ST-Senkung, negatives T), ventrikuläre Tachyarrhythmien, Extrasystolen

4. Echokardiographie: Vergrößerung der li. Herzkammer, eingeschränkte LV-Funktion, ggf. Klappeninsuffizienz
5. ggf. Herzkatheteruntersuchung mit Myokardbiopsie

Ther:
- Konservativ: Bettruhe/**körperliche Schonung** (10-14 Tage), Monitoring, Sauerstoffgabe
  - Med: Herzinsuffizienztherapie mit ACE-Hemmer, Diuretika sowie ggf. Antiarrhythmika
  - Bei hochakutem Verlauf ggf. hochdosierte Immunglobulintherapie (IVIG)
  - Bei bakterieller Infektion antibiotische Therapie nach Antibiogramm
  - Bei sekundärer Immunpathogenese: Immunsuppression mit Prednisolon u. Azathioprin
  - Bei Virusgenompersistenz ggf. Behandlung mit Interferon-α (Roferon®)
- Operativ: Ind: foudroyanter Verlauf trotz maximaler Herzinsuffizienztherapie
  - Einsatz von Assistsystemen zur Überbrückung einer schweren linksventrikulären Dysfunktion (implantierte Linksventrikelpumpe, LVAD = left ventricular assist device)
  - Ultima ratio: Herztransplantation

Prog: Ernste Erkrankung, insb. im Säuglingsalter, Letalität dann bis 25 %, aber auch eine schwere Myokarditis kann wieder vollständig ausheilen.

Kompl:
* Perimyokarditis (= Myokarditis + Perikarditis, s.u. DD)
* Sekundäre, **dilatative Kardiomyopathie** bei chronischem Verlauf

DD:
- Perikarditis (ICD-10: infektiös I30.9 od. sonstige I31.9)
  Ät: Herzbeutelentzündung meist ebenfalls durch Virusinfektion, durch bakterielle Streuung, Autoimmunerkrankungen oder nach Herzchirurgie (Postkardiotomiesyndrom) ⇨ Perikarderguss (kann zur Perikardtamponade mit Herzinsuffizienz bis zum kardiogenen Schock führen), später auch Fibrosierungen u. Verkalkungen
  Klin: ähnlich wie bei Myokarditis, in der Auskultation abgeschwächte Herztöne, schabendes „Perikard-Reiben" (bei Pericarditis sicca), im EKG Niedervoltage durch Ergussbildung
  Ther: Bettruhe, Analgesie, NSAR bei viraler Genese, antibiotische Therapie bei bakterieller Infektion (gezielt nach Antibiogramm), bei Perikardtamponade sofortige ultraschallgesteuerte Perikardpunktion zur Entlastung
  Kompl: chronisch konstruktive Perikarditis (= Perikarditis constrictiva, sog. „Panzerherz") durch narbige Verwachsungen/Verkalkungen
- Koronararterienanomalien, Myokardischämie/-infarkt

KARDIOMYOPATHIE

Syn: Myokardiopathie, ICD-10: I42.9

Ät:
- Primär, angeboren: aut.-dom., aut.-rez. u. X-chrom. erbliche dilatative Kardiomyopathien (DCM), aut.-dom. erbliche hypertrophe Kardiomyopathie (HCM), Muskeldystrophien, alle sehr selten
  - Idiopathisch (ohne erkennbare Ursache, meist bei restriktiver Form)
- Sekundär: nach **Myokarditis** (s.o.), Polymyositis (s.o., Kap. Immunologie)
  - Koronararterienanomalien, Myokardischämie/-infarkt (⇨ Muskelzelluntergang)
  - Bei Speichererkrankungen (Glykogenspeicherkrankheiten, Hämochromatose), NOONAN-Syndrom (Pseudo-TURNER-Syndrom), Kollagenosen, Amyloidose
  - Toxisch/**Medikamente**: insb. onkologische Ther. mit Anthracyclinen (Epirubicin, Adriamycin/Doxorubicin), Cyclophosphamid, Glukokortikoide, Phenothiazine, Antidepressiva, Lithium, Alkohol, Doping
  - Schwangerschaftskardiomyopathie (im letzten Trimenon vor Geburt beginnend bis ca. 5 Mon. postpartal) ⇨ heilt meist wieder aus, aber auch schwere Verläufe mögl.

Etlg:
Nach der Form (WHO): **dilatativ**, **hypertroph**, **restriktiv**, arrhythmogen rechtsventrikulär
Nach der Ursache: genetisch, inflammatorisch/entzündlich, ischämisch, toxisch, metabolisch, neuromuskulär, valvulär (Herzklappenfehler), peripartal

Path: ♦ Dilatative Kardiomyopathie: durch Vergrößerung des Ventrikels erhöhte systolische Wandspannung ⇨ zunehmende **Kontraktionsinsuffizienz** des Myokards (Low-cardiac-output-Syndrom)

♦ Hypertrophe obstruktive Kardiomyopathie (HOCM): Zunahme der Muskelmasse des linken Ventrikels u. meist insb. **im Septumbereich** ⇨ Verengung des Ausflusskanals (= hypertrophe **Subaortenstenose**)

♦ Restriktive Kardiomyopathie (RCM): eingeschränkte Dehnbarkeit der Ventrikel (diastolische Compliancestörung) ⇨ sehr kleine Ventrikel, deutlich dilatierte Vorhöfe

Epid: ◊ Inzidenz: 6-8/100.000, eine genetische Disposition haben 2/1.000 Menschen

◊ Häufigste Form der Kardiomyopathien ist die **dilatative**

Klin: ⇒ Dilatative Kardiomyopathie: lange symptomlos, später Gedeihstörung, Müdigkeit, belastungsabhängige Dyspnoe, thorakales Engegefühl, präkordiale Schmerzen, Ödeme, Nykturie, Herzrhythmusstörungen, Synkopen bis hin zum plötzlichen Herztod

⇒ Hypertrophe Kardiomyopathie lange symptomlos, später Schwindel, Dyspnoe (kardiale Stauung), Angina-pectoris-Anfälle, Arrhythmien, Synkopen

⇒ Restriktive Kardiomyopathie: Lungenödem, Tachydyspnoe, rezidivierende Infekte, Tachykardie, Rhythmusstörungen

Diag:
1. Anamnese (Familienanamnese?) u. klinische Untersuchung: Auskultation: Galopprhythmus (3. u. 4. HT), systolisches Geräusch bei Mitralinsuffizienz, evtl. feinblasige pulmonale Rasselgeräusche
2. EKG: LH-Hypertrophiezeichen, P-mitrale, Sinustachykardien, Tachyarrhythmien bei Vorhofflimmern, Überleitungsstörungen (AV- und Schenkelblockbilder), Repolarisationsstörungen (negatives T), ventrikuläre Arrhythmien
3. Echokardiographie: dilatativ: vergrößerter li.-ventrikulärer Durchmesser, verminderte Ejektionsfraktion, relative Mitralinsuffizienz, evtl. pulmonale Stauung, Pleuraerguss

   hypertroph/obstruktiv: Wanddicke des linken Ventrikels verbreitert (>12 mm), Septumhypertrophie, Druckgradient über der Aortenklappe erhöht (bei Subaortenstenose)

   restriktiv: deutlich vergrößerte Vorhöfe, kleine Ventrikel, verminderte Wandbewegung
4. Herzkatheter: Ventrikelgröße, Nachweis der Pumpleistung, Klappeninsuffizienzen, Subaortenstenose, Darstellung der Koronararterien, evtl. Myokardbiopsie

Ther:
- Konservativ: **Behandlung der Grundkrankheit** wenn mögl., **körperliche Schonung**
  - Dilatativ: Verbesserung der Ventrikelfunktion, z.B. mit Nachlastsenkern (ACE-Hemmer, z.B. Captopril od. Enalapril)
  - Obstruktiv: Verringerung der Abflussobstruktion mit Betablockern (z.B. Carvedilol) od. Calciumantagonisten
  - Konsequente Therapie bei Auftreten von Rhythmusstörungen (Amiodaron), ggf. Implantation eines internen Defibrillators bei hohem Risiko für plötzlichen Herztod
- Operativ: bei Dekompensation Intensivüberwachung
  - Bei HOCM: Resektion subvalvulärer Muskulatur zur Reduktion der Subaortenstenose, interventionell: Embolisation des ersten Septalastes der li. Koronararterie zur Infarzierung des hypertrophen Myokards
  - ggf. Implantation eines kreislaufunterstützenden Systems (heart assist device)
  - **Herztransplantation** ist letztlich die einzig kurative Therapie.

Prog: Bei Beginn bereits im Säuglingsalter ist die Prog. meist schlecht.

Kompl: * **Progrediente Herzinsuffizienz**, Embolien (bei dilatativer Kardiomyopathie)

* **Plötzlicher Herztod** bei körperlicher Belastung

* Bei HOCM erhöhtes Endokarditisrisiko ⇨ ggf. Endokarditisprophylaxe

DD:
- Neugeborene diabetischer Mütter können eine Myokardhypertrophie haben (ist reversibel).
- Konstriktive Perikarditis, Endokardfibrose, Sarkoidose, hypereosinophiles Syndrom
- Herzinsuffizienz wegen anderer Ursache: angeborene Herzfehler, Herzklappenfehler, Endokarditis, Myokarditis, Herzrhythmusstörungen, Lungenembolie, Pneumonie, Sepsis

HERZRHYTHMUSSTÖRUNGEN

Syn: Kardiale Dysrhythmie, engl. cardiac arrhythmias, ICD-10: I49.9, beim Neugeborenen P29.1

Etlg: # Bradykarde Rhythmusstörungen: Sinusbradykardie (bei Leistungssportlern normal), Sick-Sinus-Syndrom, Sinusknotenstillstand, Karotissinussyndrom

Tachykarde Rhythmusstörungen: Sinustachykardie, supraventrikuläre Tachykardie, Vorhofflattern, Vorhofflimmern, ventrikuläre Tachykardie, Kammerflattern, Kammerflimmern, Long-QT-Syndrom

Präexzitationssyndrome: WPW-Syndrom, LGL-Syndrom (s.u.)

Erregungsleitungsstörungen: SA-Block, AV-Block (I.° - III.°), Schenkelblock (li., re.)

Arrhythmien: Sinusarrhythmie (respiratorische Arrhythmie bei Kindern u. Jugendlichen normal), Extrasystolen (supraventrikuläre und ventrikuläre)

Ät:
- **Angeboren/familiär**: genetisch bedingt (Anlagestörungen, Mutation von Ionenkanälen), durch Ak der Mutter (kongenitaler AV-Block III.° bei syst. Lupus erythematodes der Mutter)
- Bei **Herzfehlern**, Herzvitien, nach Herzoperationen
- Durch **Myokarditis**, **Kardiomyopathie**
- Nach Myokardinfarkt (koronare Herzkrankheit), Koronararterienanomalien
- Extrakardiale Ursache: Elektrolytstörungen, Hyperthyreose
- Funktionell: Bei Kindern, Jugendlichen, Leistungssportlern ("Sportlerherz") kommen einzelne Rhythmusstörungen ohne pathologische Bedeutung vor.

Epid: ◊ Häufigkeit: ca. 10 % aller Kinder haben gelegentlich Rhythmusstörungen, die meisten sind aber ohne klinische Relevanz.

◊ Genetische/angeborene Störungen bei 2/10.000 Kindern (= selten)

Klin: ⇒ Einfache Rhythmusstörungen sind meist klinisch stumm.

⇒ Typische Symptome sind **Palpitationen** (= spürbarer Herzschlag, ggf. bis in den Hals, Herzstechen, spürbare Zwischenschläge, „Herzstolpern"), Dyspnoe, kurzer Hustenreiz

⇒ Übelkeit, Schwindel, Bewusstlosigkeit (**Synkope**)

⇒ Bei Neugeborenen/Säuglingen schwierig: Symptome können Trinkunlust, Kraftlosigkeit, Unruhe, Schwitzen, Dyspnoe, Husten od. Zyanose sein

Diag:
1. Anamnese (Familienanamnese: Rhythmusstörungen od. plötzlicher Herztod in der Familie?) u. klinische Untersuchung: Auskultation u. gleichzeitig Puls tasten (Pulsdefizit?)
2. EKG (Ruhe-EKG), **Langzeit-EKG**, bei älteren Kindern auch Event-Recorder (löst eine EKG-Registrierung auf Knopfdruck aus), Belastungs-EKG
3. Echokardiographie: Ausschluss morphologischer Herzkrankheiten (Herzfehler, Vitien)
4. Weitere Diagnostik in einem kinderkardiologischen Zentrum: EPU (elektrophysiologische Untersuchung) mittels speziellem Herzkatheter

Ther:
- Konservativ: Antiarrhythmika je nach zugrundeliegender Erkrankung, Einstellung auf das jeweilige Med. in der Klinik durch einen erfahrenen kinderkardiologischen Spezialisten
- Operativ: Ind: z.B. rezidivierende Synkopen, substanzieller Defekt (z.B. nach Herz-Op)
  - Katheterablation akzessorischer Leitungsbahnen
  - "Rhythmuschirurgie" bei Vorhofflimmern u. gleichzeitiger Herz-Op aus anderem Grund (z.B. Klappenfehler) ⇨ MAZE-Op (multiple Inzisionen im Vorhof) od. Hochfrequenz-, Mikrowellen- od. Kryoablation im Vorhof, ggf. postop. zusätzlich Schrittmacher erforderlich
  - Herzschrittmacher: Ind: AV-Blockierungen, Synkopen, Bradyarrhythmia absoluta mit Vorhofflimmern, Sick-Sinus-Syndrom, Asystolien durch Karotissinussyndrom
  - Interner-Kardioverter-Defibrillator (ICD): Ind: dilatative oder hypertrophische Kardiomyopathie mit rezidivierenden Kammertachykardien, maligne tachykarde Kammerarrhythmien und Kammerflimmern als Ursache für Herz-Kreislauf-Stillstände (überlebter "plötzlicher Herztod"), die medikamentös nicht therapierbar sind und auch durch antiarrhythmische Op od. Katheterablation nicht behandelt werden können.

Kompl: * Embolien (durch Thrombenbildung im Herz) ⇨ Apoplexie
* Synkopen, plötzlicher Herztod

Sick-Sinus-Syndrom

Syn: Sinusknotensyndrom, Tachykardie-Bradykardie-Syndrom, ICD-10: I49.5

Ät: Angeboren: Mutation von Ionenkanälen, Degeneration des Leitungssystems
Myokarditis, Kardiomyopathie, nach Myokardinfarkt (koronare Herzkrankheit)
Medikamentös induziert (z.B. Antiarrhythmika, Digitalis-Präparate, ß-Blocker)

Path: Sinusbradykardie, Sinusknotenstillstand (sinus arrest), gleiche Symptome auch beim sinuatrialen Block (SA-Block I.° - III.° Grades) ⇨ keine Potentiale zum Vorhof u. AV-Knoten, intermittierend kann es zu supraventrikulärer Tachykardie, Vorhofflattern od. Vorhofflimmern kommen

Klin: Bradykardie (Schwindel, **Synkopen** = ADAMS-STOKES-Anfall) im Wechsel mit Tachykardie (Palpitationen, Dyspnoe, Brustenge), Herzinsuffizienz, Seh- und Hörstörungen

Diag: EKG: normale Potentiale, dann plötzlich längere Pause, Langzeit-EKG machen

Ther: Akut: bei symptomatischer Bradykardie Atropin 0,3 mg i.v.
Bei rezidivierenden Synkopen Implantation eines **Herzschrittmachers** (meist DDD)

DD: Karotissinussyndrom: Überempfindlichkeit der Druckrezeptoren an der Karotisgabel ⇨ bei Reizung (Druck im Karotisbereich, Kopfdrehung, Vagusreizung) ⇨ Schwindel, Synkope
Wandernder Schrittmacher: unterschiedliche P im EKG, aber keine Pausen, ist im Kindesalter nicht pathologisch
Sportlerherz: Sinusbradykardie bei Leistungssportlern (durch Vagotonie in den Ruhephasen)

Long-QT-Syndrome

Ät: Angeboren: aut.-rez. (JERVELL-LANGE-NIELSEN-Syndrom mit Taubheit) od. aut.-dom. (ROMANO-WARD-Syndrom) erblich und viele weitere sporadische **Ionenkanal-Mutationen** bekannt.
Bei Elektrolytstörungen (z.B. Hypokalzämie), evtl. auch als Folge von Myokarditis od. Ischämien, als Med-NW (bei Einfluss auf Kalium-Kanäle): v.a. Antibiotika u. Psychopharmaka (eine Liste findet sich bei www.crediblemeds.org)

Path: Störung von Ionenkanälen (Na^+ u. K^+) ⇨ verlängertes zelluläres Aktionspotential u. verzögerte Repolarisation (**Verlängerung der QT-Zeit** >440 ms), irreguläre Nachdepolarisationen führen zu neuen Aktionspotentialen ⇨ Risiko für **ventrikuläre Tachyarrhythmien** (sog. Torsade de pointes) bis zum Kammerflimmern

Epid: Prävalenz insg. selten, ca. 5/10.000, ICD-10: I45.8

Klin: Meist asymptomatisch, **rezidivierende Tachykardien** (200-300/min), Arrhythmien, Palpitationen, Schwindel, Synkopen, Krämpfe

Diag: EKG: verlängertes QTc-Intervall (c = frequenzkorrigiert, Normwerte s. EKG-Buch, pathologisch ♂ >470, ♀ >480 ms), molekulargenetischer Mutations-Nachweis in Leukozyten-DNA mögl., bei Nachweis sollte auch eine genetische Diagnostik der Familie erfolgen.

Ther: Akut bei Tachyarrhythmien: Magnesium i.v., Kardioversion, zur Prophylaxe Betarezeptorenblocker, ggf. **Internen-Kardioverter-Defibrillator** (ICD) implantieren
Cave: keine Gabe von Med., die das QT-Intervall zusätzlich verlängern (fast alle Antidepressiva, Neuroleptika, Makrolid-Antibiotika, ß-Rezeptoragonisten zur Asthmather., positiv inotrope Med. zur Herztherapie, wie Adrenalin, Norepinephrin, Dopamin, Dobutamin usw.), kein Hochleistungssport

Prog: Letalität (unbehandelt): ca. 20 % im 1. Lj. u. 50 % in den ersten 5 J., Hochrisikogruppe: QTc-Intervall >500 ms, Genotypen LQTS1-3 u. männliches Geschlecht

Kompl: **Plötzlicher Herztod** mögl. (v.a. bei körperlicher Belastung)

DD: BRUGADA-Syndrom (Ionenkanalerkrankung, ST-Hebung in V_{1-3}, Tachykardien, Synkopen)
ANDERSEN-TAWIL-Syndrom (Lähmungen, Skelettstörungen, Minderwuchs, Long-QT)
TIMOTHY-Syndrom (Syndaktylien, orofaziale Dysmorphien, Immundefekt, Autismus, Long-QT)

Supraventrikuläre Tachykardien

Syn: ICD-10: SVT I47.1, Vorhofflattern, ICD-10: I48.0, Vorhofflimmern I48.1

Ät: Paroxysmale (= anfallsartige, mit plötzlichem Beginn und Ende) SVT sind auch ohne pathologischen Hintergrund mögl., meist durch kreisende Erregung bedingt (Re-entry), endokrin bei Hyperthyreose, Med.-Überdosierung insb. bei Digitalispräparaten, Präexzitationssyndrome (z.B. WPW-Syndrom usw., s.u.), nach Herzoperationen

Etlg: **Sinustachykardien**: physiologisch oder Sinus-Knoten-Re-entry-Tachykardie (paroxysmal, verlängertes PQ-Intervall), meist aber nicht schneller als 140/Min.

Vorhoftachykardien: meist ausgelöst durch Erregungen im rechten od. linken Vorhof (intraatriale Re-entry) ⇨ schnelle atriale Frequenzen (100-250/Min.), die über den AV-Knoten nicht vollständig übergeleitet werden, daher relativ normale Kammerfrequenz

Vorhofflattern: 250-350 Vorhofschläge/Min. (Neugeborene bis 450/Min.) durch intraatrialen Re-entry-Mechanismus, meist mit 2-3:1 AV-Blockade ⇨ Reduktion d. Kammerfrequenz

Vorhofflimmern: meist idiopathische Herzrhythmusstörung mit ungeordneter Tätigkeit der Vorhöfe (ist im Kindesalter sehr selten, hingegen im Senium häufige Störung durch KHK, Herzklappenfehler usw. bedingt), Frequenzen von 350-600 VH-Impulsen/Min. ⇨ im EKG Flimmerwellen u. absolute Arrhythmie (AV-Knoten leitet nur in unregelmäßigen Abständen ca. 100-150/Min. zum Ventrikel über) ⇨ Pulsdefizit, Herzinsuffizienz u. Emboliegefahr von Vorhofthromben (daher bei Persistenz zur Ther. auch orale Antikoagulation erforderlich)

AV-Knoten-Tachykardien: Re-entry-Mechanismen über sog. „fast and slow pathway" (angeborene duale AV-Knoten-Leitung) mit Frequenzen 150-220/Min.

Präexzitationssyndrome: Tachykardien aufgrund akzessorischer Leitungsbahnen (s.u.)

Path: Ursprung der Herzrhythmusstörung oberhalb des Ventrikels bzw. der His-Bündel-Bifurkation

Epid: Prädisp.alter: Säuglinge (selten auch schon intrauterin, Diag. in der fetalen Echokardiographie), Schulkinder (und dann wieder im Senium)

Klin: "Herzrasen", Palpitationen, Dyspnoe, Brustenge, Angstgefühl, Schwindel, ggf. Bewusstlosigkeit, nach Ende der Tachykardie häufig auch Harndrang

Diag: EKG: schnell aufeinanderfolgende i.d.R. schmale QRS-Komplexe

Ther: Akut: **Adenosin** i.v. (0,1 mg/kgKG, Adrekar®) od. Verapamil (Isoptin®) unter Überwachung (EKG-Monitoring, da als NW Asystolie mögl.)

Vorhoftachykardie: Katheterablation, bei Resistenz od. multifokalem Vorliegen Betablocker (z.B. Metoprolol), ggf. in Kombination mit Antiarrhythmika (z.B. Amiodaron)

Vorhofflattern/-flimmern: externe Kardioversion (1 J/kgKG) od. transösophageale Überstimulation, dann Prophylaxe für 1 J. mit Digoxin, ggf. Katheterablation od. MAZE-Op (s.o.)

AV-Knoten-Tachykardie: **vagale Manöver** (Karotisdruck, Bauchpresse, Valsalva-Manöver, Trinken von kaltem Wasser), Adenosin i.v., Katheterablation des „slow pathway"

Prog: Mit der **Katheterablation** können heute 80-95 % d. Pat. kurativ behandelt werden, schwierig ist die Ther. bei Kindern, die Rhythmusstörungen aufgrund von Herzoperationen haben.

Kompl: Tachykardien können bereits pränatal vorkommen (**fetale Tachykardie**)!, Ther: Digitalis an die Mutter (ist plazentagängig) u. postpartal noch für ca. 1 J. zur Prophylaxe

DD: Ventrikuläre Tachykardien, Kammerflimmern, Torsade de pointes (bei Long-QT-Syndrom)

Präexzitationssyndrome

Syn: WPW-Syndrom (WOLFF-PARKINSON-WHITE), LGL-Syn. (Lown-Ganong-Levine) ICD-10: I45.6

Ät: Angeborenes akzessorisches (= zusätzliches) Leitungsbündel, auch kombiniert mit anderen Herzfehlern, z.B. EBSTEIN-Anomalie (s.o.)

Path: WPW: **akzessorische Leitungsbahn** direkt vom Vorhof zum Ventrikelmyokard (sog. KENT-Bündel), leitet die elektrische Erregung schneller unter Umgehung des AV-Knotens in den li. od. re. Ventrikel ⇨ vorzeitige Kammer-Erregung, ggf. tachykarde Rhythmusstörung (Re-entry-Tachykardie = kreisende Erregung über AV-Knoten u. akzessorische Bahn, orthodrom = anterograd od. antidrom = retrograd leitend mögl.)

LGL: Verbindung vom Vorhof zum His-Bündel des Ventrikels (sog. JAMES-Bündel)

MAHAIM-Fasern: embryonal versprengtes Reizleitungsgewebe vom His-Bündel zum re. Faszikel des re. Ventrikels

Epid: Häufigkeit: 10/10.000, m > w, klinischer Manifestationsgipfel: 20.-30. Lj.

Klin: Meist asymptomatisch (= keine Tachykardien, nur EKG-Befund)
Paroxysmale Tachykardien (HF: 150-230/Min.) mit plötzlichem Beginn u. Ende, Palpitationen, Extrasystolen, Präsynkopen, Schock

Diag: EKG: **verkürzte PQ-Zeit** (<0,12 Sek.), **Delta-Welle** (vorzeitiger, langsamer R-Anstieg = verfrühte Depolarisation des Ventrikelmyokards), sekundäre ST-Strecken- und T-Wellenveränderungen. Bei ausschließlich retrograder Leitung keine Delta-Welle (verborgene Leitung), ebenso bei LGL-Syndrom.
Invasive elektrophysiologische Untersuchung für die Ablation.

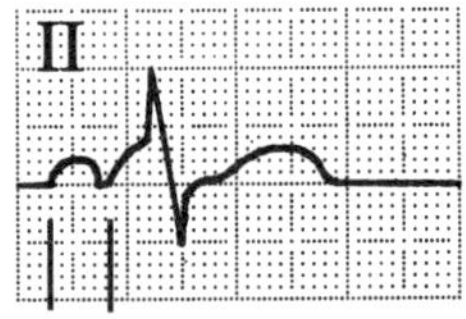

PQ = 0,08 + Delta-W.

Ther: Konservativ: bei Säuglingen abwarten (wegen Möglichkeit der spontanen Heilung)
Akut bei Tachykardie: vagales Manöver (Karotisdruck, Bauchpresse, Valsalva-Manöver, Trinken von kaltem Wasser) oder Adenosin-Bolus i.v.
Kurativ: **Katheterablation** (Hochfrequenzstrom- od. Kryo-) der akzessorischen Leitungsbahn

Prog: In der ½ d. Fälle bildet sich das WPW-Syndrom noch im ersten Lebensjahr zurück, die Katheterablation gelingt in 95 % d.F.

Kompl: Kammerflimmern, plötzlicher Herztod

Ventrikuläre Tachykardien

Syn: VT, Kammertachykardie, ICD-10: I47.2

Ät: Elektrolytstörungen (Hypokaliämie, Hypomagnesiämie), Infektionen, Narben nach Herzoperationen, Dysplasien oder Tumoren, Ischämien (KHK, nach Myokardinfarkt), Intoxikationen, Elektrotrauma, idiopathisch (bei Jugendlichen ohne fassbare Herzerkrankung vorkommend), aut.-dom. erbliche sympathische Dysinnervation des Myokards

Path: Elektrophysiologisch ausgehend von Narbengebieten od. Re-entry mit kreisenden Erregungen im Ventrikel ⇨ **Übergang** zu Kammerflattern od. -flimmern mögl.

Klin: "Herzrasen" (Puls um **200/Min.**), thorakales Druckgefühl, Brustenge, Angstgefühl, Dyspnoe, Lungenödem, Herzinsuffizienz

Diag: EKG: monomorphe VT (= gleichbleibende Kammerkomplexe) od. polymorphe VT (unterschiedliche Kammerkomplexe), Schenkelblockartig-deformierte, breite Kammerkomplexe

Ther: Behandlung der Grundkrankheit (z.B. Elektrolytausgleich)
Akut Med: Lidocain 1 mg/kgKG i.v. (Xylocain®), ggf. auch als Infusion mit 1-3 mg/kgKG/Std. oder Mexiletin 2-4 mg/kgKG langsam i.v. (Mexitil®), ggf. als Infusion 12-24 mg/kgKG/Tag od. Magnesiumsulfat 0,5 mmol/kgKG langsam i.v. (z.B. Magnesium Verla®)
Bei bestehender Kammertachykardie mit instabilen Kreislaufverhältnissen externe Kardioversion in Kurznarkose mit 1 J/kgKG bei der ersten Version, ab 2. mit 2 J/kgKG
zur Rezidivprophylaxe ß-Blocker, ggf. auch Katheterablation bei definiertem Re-entry-Fokus

Prog: Bei idiopathischer VT gute Prognose, sonst abhängig von der Grundkrankheit

Kompl: **Kammerflattern** (250-320 Schläge/Min.), **Kammerflimmern** (>320 Schläge/Min.) ⇨ kardiogener Schock, da es beim Flattern/Flimmern zu keiner Auswurfleistung mehr kommt (= funktioneller Herzstillstand, pulslose ventrikuläre Tachykardie), **plötzlicher Herztod**
Ther: bei noch tastbarem Puls und erhaltenem Bewusstsein **Amiodaron** (5 mg/kgKG i.v., Cordarex®) i.v., bei Pulslosigkeit Reanimation und Defibrillation mit 4 J/kgKG

DD: Supraventrikuläre Tachykardien, Torsade de Pointes (bei Long-QT-Syndrom)
Katecholaminerge polymorphe ventrikuläre Tachykardien (Ionenkanalerkrankung, aut.-dom. vererbte Ryanodinrezeptor-Mutation, Ther: Sport meiden, ß-Blocker, Flecainid, Ivabradin)

AV-Block

Syn: Atrioventrikulärer Block, ICD-10: I44.3

Ät: Kongenital: AV-Block III.° (bereits intrauterin) durch Ak der Mutter bei systemischem Lupus erythematodes der Mutter, angeborene Herzfehler

Elektrolytstörungen (Hyperkaliämie), Myokarditis, Durchblutungsstörung des AV-Knotens (KHK, Herzinfarkt), nach Herz-Op, Med-NW (Digitalis, Betablocker, Antiarrhythmika, Kalziumantagonisten), Leistungssportler (AV-Block I.° durch Vagotonie)

Path: Blockierung des AV-Knotens (verzögerte Überleitung bis vollständige Blockade)

Etlg: AV-Block I.°: verzögerte Erregungsleitung (PQ-Zeit >0,2 Sek.), verspätete Ventrikel-Kontraktion, klinisch meist unauffällig (frequenz- u. altersabhängig)

AV-Block II.°: Typ WENCKEBACH-Periodik: PQ-Zeit wird von Schlag zu Schlag länger bis ein P nicht mehr übergeleitet wird ⇨ 1 Kammerkomplex fehlt, dann beginnt es von neuem

Typ MOBITZ: intermittierendes Ausbleiben eines Kammerkomplexes auf eine Vorhoferregung (ohne PQ-Zeit-Verlängerung), oft regelmäßig 2:1-, 3:1- oder 4:1-Block ⇨ Bradykardie

AV-Block III.° (totaler AV-Block): keine Überleitung von Vorhöfen zur Kammer ⇨ Kammer**ersatzrhythmus** (durch AV-Knoten, HIS-Bündel od. Reizbildung im Myokard) u. damit deutliche Bradykardie (40/Min.) und insg. damit Verringerung der Pumpleistung

Klin: Einfacher AV-Block asymptomatisch od. Pulsunregelmäßigkeit, höheren Grades **Bradykardie** mit Schwindel, Müdigkeit, Zeichen einer Herzinsuffizienz, **Synkopen** (= ADAMS-STOKES-Anfall), wenn kein Ersatzrhythmus einspringt

Diag: EKG: Bradykardie, PQ-Zeit ausmessen, Abhängigkeit P-Welle und QRS-Komplex

Ther: Bei asymptomatischem Pat. keine Ther., Absetzen bradykardie-auslösender Med.

Akut bei Bradykardie/Synkope: Atropin od. Orciprenalin (Alupent®) i.v.

Implantation eines **Herzschrittmachers**, Ind: AV-Blockierungen (Typ II.° - MOBITZ, III.°) mit Frequenz <50/Min. oder Synkopen/synkopalen Anfällen

Extrasystolie

Syn: "Stolperherz", ICD-10: supraventrikuläre (SVES) I49.1, ventrikul. Extrasystolen (VES) I49.3

Ät: Sehr **häufig im Kindesalter**, aber meist **ohne Krankheitswert**

Funktionell: bei Stress, Schlafstörung, Jetlag, Alkohol-, Nikotin-, Tee- oder Koffeingenuss

Sekundär: bei Myokarditis, Klappenfehlern, Kardiomyopathie, Koronaranomalien, Myokardischämie/-infarkt, nach Herz-Op, Med-Intoxikation (Digitalis, Theophyllin, Antidepressiva), Hyperthyreose, Elektrolytstörungen (Hypokaliämie), Phäochromozytom, Anämie

Etlg: In supraventrikuläre (= vom Vorhof od. AV-Knoten ausgehend, SVES) und ventrikuläre (= von der Kammer od. HIS-Bündel ausgehend, VES) Extrasystolen

VES-Klassifikation, modifiziert nach LOWN (1971) im 24-Std.-EKG

Klasse	Häufigkeit und Art der VES
0	keine VES
1	gelegentliche, einzelne VES (<30/Std)
2	häufige (monomorphe) VES (>30/Std)
3a	einzelne polymorphe (polytope) VES
3b	ventrikulärer Bigeminus (N,VES, N,VES..)
4a	Couplets (N,VES,VES,N,VES,VES...)
4b	Salven (≥3 VES hintereinander)
5	früh einfallende VES (R-auf-T-Phänomen)

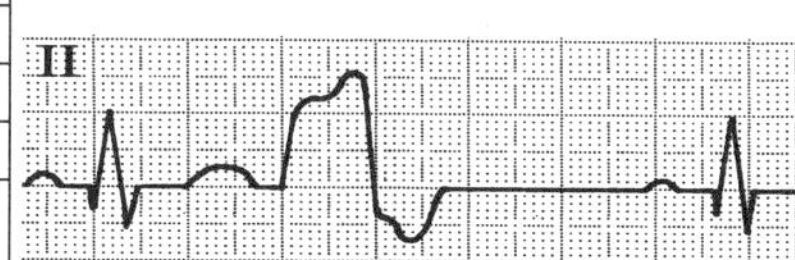

VES mit komp. Pause

Klin: Meist keine Beschwerden, evtl. spürbare Zwischenschläge (Herzstolpern) = Palpitationen, bei repetitiven VES Tachykardie mit Schwindel und ggf. Synkopen mögl.

Diag: EKG: typische **verformte Kammerkomplexe** (s. Abb.) mit od. ohne kompensatorische Pause (= längere Pause nach VES durch refraktäres Myokard), monomorphe (= ES immer gleich) od. polymorphe (= verschiedene ES), prognostisch ungünstig sind Salven (drei od. mehr VES direkt hintereinander), R-auf-T-Phänomen (VES fällt in die vulnerable Phase der vorausgehenden T-Welle ⇨ Auslösung v. Kammerflattern/-flimmern mögl.)

24-Std.-EKG (Abschätzung der Anzahl der ES, Salven?), Belastungs-EKG (ES zu- od. abnehmend unter Belastung ⇨ günstig ist die Abnahme unter Belastung)

Ther: Auch häufige VES bis 10 % aller Schläge (= 10.000 Extrasystolen/Tag) sind ohne klinische Relevanz, wenn diese einzelne VES sind (keine Salven, usw.) und bedürfen keiner Ther., bei Symptomatik Medikation mit ß-Blockern (z.B. Propranolol)

Behandlung einer zugrundeliegenden Herzerkrankung, bei Klasse-5-VES ggf. interventionelle Katheterablation od. Implantation eines Internen-Cardioverter-Defibrillators (ICD)

Prog: Liegt keine organische Herzerkrankung vor, ist die Prog. sehr gut.

SYNKOPEN

Syn: Kollaps, Ohnmacht, Blackout, ICD-10: R55, orthostatische Dysregulation, ICD-10: I95.1

Ät: Nach der ESC (European Society of Cardiology) v. 2018 werden 3 Gruppen unterschieden:

- **Reflexsynkope** (Syn: vasovagale Dysregulation, typisch vom 10.-18. Lj.): bei körperlicher Erschöpfung, Stress, Erschrecken (Affektsynkope, typisch bei Kleinkindern) od. emotionale Belastung (z.B. Blutentnahme od. Injektion beim Arzt)

  Synkope bei „Pressen" (Husten, Defäkation, Lachen, Schlucken), Miktionssynkope (meist männliche Jugendliche bei nächtlicher Miktion im Stehen)

  Reflexsynkope bei Sportlern (*nach* körperlicher Belastung auftretende bradykarde Dysregulation)

  Karotissinussyndrom, okulovagale Synkope (Druck auf das Auge führt zu vagotoner Reaktion), trigeminovagale Synkope (Kältereiz auf dem Gesicht führt zu vagotoner Reaktion)
- **Orthostatische Hypotension**: beim Wechsel vom Liegen zum Stehen (Anamnese!), sehr niedriger Ausgangsblutdruck, Anorexie, Pubertät, Wachstumsschub, Schwangerschaft, Ernährungsfehler (z.B. kein Frühstück), kein Sport, Hypovolämie (Diuretika)
- **Kardial bedingte Synkope**: z.B. durch Arrhythmie (WPW-, Long-QT-Syndrom, AV-Block), strukturelle Herzerkrankung, Myokarditis. Synkope *während* einer Belastung ⇨ Diagnostik!

Path:
- ♦ Allgemein: Eine Synkope entsteht durch eine vorübergehende **zerebrale Minderperfusion**, meist bedingt durch eine extrazerebrale Kreislaufstörung (kurze Asystolie, RR <60 mmHg). Ursächlich ist meist eine Regulationsstörung im Herz-Kreislaufsystems.
- ♦ Vasovagale/Reflexsynkope: zu starke Aktivierung des N.vagus und Hemmung des Sympathikus ⇨ Herzfrequenzabfall und Blutdruckabfall
- ♦ Orthostatische Dysregulation: Vom Liegen zum Stehen versacken 300-800 ml Blut in der unteren Extremität/Becken (venöses Pooling) ⇨ **Blutdruckabfall**. Kompensation durch sympathische Baroreflexmechanismen mit peripherer Vasokonstriktion und Herzfrequenzanstieg bis zum Erreichen des Ausgangsblutdrucks. Bei Einschränkung des Regelkreises kann es zur Synkope kommen.

Epid:
- ◊ Lebenszeitprävalenz: fast jeder 2. Mensch erleidet während seines Lebens mindestens einmal eine Synkope, Inzidenz: 700/100.000/Jahr
- ◊ Prädisp.alter: **Kinder** (> 10 J.) u. **Jugendliche** (insb. in der **Pubertät**, v.a. große schlanke Kinder, pubertärer Wachstumsschub), meist sind es dann Reflexsynkopen.

Klin:
- ⇒ Prodromi (Präsynkope): **Blässe**, **Kaltschweißigkeit**, Gähnen, Flimmern/Schwarzwerden vor den Augen (Ischämie der Retina), Ohrensausen, Schwindel, Tinnitus, Übelkeit
- ⇒ **Bewusstseinsstörung** (einfache Ohnmacht für **wenige Sekunden**, die Pat. sinken durch Tonusverlust der Muskulatur zu Boden), selten Streckkrämpfe (tonischer Krampf od. kurze klonische Zuckungen), kurze Reorientierungszeit danach (<30 Sek.)
- ⇒ Vegetative Symptome: Tachykardie, schwacher Puls, enge Pupillen, selten Einnässen

Diag:
1. Anamnese (zur DD: kardiale Erkrankung bekannt?, Herz-Op, Synkope *unter* Belastung?, sonstige Vorerkrankungen?), Familienanamnese: plötzlicher Herztod in der Familie?

   Eigen-/Fremdanamnese: Begleitumstände der Synkope, wie Tätigkeit, Körperposition, besondere Ereignisse, emotionale Belastung, Dauer der Bewusstlosigkeit, Prodromi, Symptome nach der Synkope (Reorientierung), Häufigkeit, Medikamenteneinnahme?

2. Internistische/neurologische Untersuchung: Größe und Gewicht, Puls, Blutdruck (im Liegen und Stehen), Herzgeräusche?, Arrhythmie?, **Ruhe-EKG**
3. Eine weitergehende Diagnostik nur dann, wenn V.a. eine organische Erkrankung:
   Bei V.a. orthostatische Hypotension: SCHELLONG-Test (Kreislauftest, bei liegendem Pat. RR u. Pulsmessung, dann Pat. aufstehen lassen, Messungen sofort und nach 2, 4, 6, 8 u. 10 Min. im Stehen), Lagerungsversuch auf dem Kipptisch (ab ca. 6 J. mögl.), Karotissinus-Druckversuch, Bulbusdruckversuch (Auge)
   Bei **V.a. eine kardiale Störung**: Belastungs-EKG, 24-Std.-EKG (ggf. auch Event-Recorder), LZ-RR-Messung ⇨ bei auffälligem Befund ggf. weitere (invasive) Diagnostik, z.B. TEE (transösophageale Echokardiographie), Herzkatheteruntersuchung, invasive elektrophysiologische Untersuchung

Ther:
- Akut: Pat. **flach lagern** und **Beine anheben**.
- Findet sich kein Hinweis auf organische Erkrankung, ist **keine** Ther. erforderlich. Aufklärung über prophylaktische Allgemeinmaßnahmen. Med. sind meist nicht notwendig.
  Med: Etilefrin (Effortil® Lösung) od. Dihydroergotamin (DET MS®) nur kurzfristig. Bei häufigen Beschwerden ggf. α-Sympathomimetikum Midodrin (3x5-20 mg/Tag, Gutron®)
- Bei kardialer Störung ⇨ Behandlung der Ursache! (z.B. Implantation eines Schrittmachers bei relevanter Rhythmusstörung, elektrophysiologische Katheterablation usw.)
- Prophylaxe:
  - Ausreichende Flüssigkeitszufuhr, Frühstücken
  - Physikalische Ther. bei orthostatischer Dysregulation: Kreislauftraining mit **Ausdauersportarten**, Bürstenmassage, Kaltduschen usw.
  - Bei Prodromi kann der/die Betroffene durch Überkreuzen der Beine, Anspannung von Muskulatur, JENDRASSIK-Handgriff, Hinsetzen od. **Hinlegen** eine Synkope meist vermeiden.

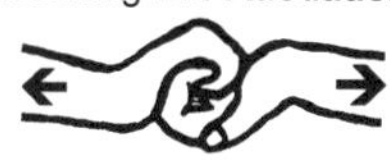

Jendrassik

Prog: Reflexsynkopen und orthostatische Synkopen haben eine sehr gute Prog. (sistieren nach der Pubertät meist spontan).

Kompl:
* Commotio, Contusio cerebri oder sonstige Verletzungen durch Sturz zu Boden
* Bei kardial bedingten Synkopen Gefahr des **plötzlichen Herztodes**

DD: Bewusstlosigkeit aufgrund anderer Ursache:
- **Kardiale Störung** durch hämodynamisch wirksame Herzrhythmusstörungen (s.o., ADAMS-STOKES-Anfall, ICD-10: I45.9), wie extreme Bradykardie/Asystolie od. ventrikuläre Tachykardie/Kammerflimmern, angeborene **Herzfehler**, pulmonale Hypertonie, Lungenembolie, Myokarditis, Kardiomyopathie, Myokardischämie/Herzinfarkt, plötzlicher Herztod
- **Schädel-Hirn-Trauma** (Commotio cerebri, Contusio cerebri, Compressio cerebri, s.u. Kap. Kindertraumatologie), Schütteltrauma (s.u., Kap. Kindesmisshandlung)
- **Hypoglykämie** (Glukose <50 mg/dl) oder hyperglykämisches (ketoazidotisches) Koma (s.o., Kap. Diabetes mellitus)
- **Epilepsie**, Gelegenheitsanfall, Narkolepsie (s.u., Kap. Neuropädiatrie)
- **Intoxikationen** (Alkohol!, Medikamente, Chemikalien, Drogen)
- **Gefäßbedingt**: Zerebrovaskuläre Insuffizienz (**TIA**, PRIND, Apoplexie), intrakranielle Blutung, Subarachnoidalblutung, Drop-Attacks (vertebrobasiläre Insuffizienz), Steal-Syndrome
- **Dehydratation** (z.B. durch Erbrechen, Durchfallerkrankung, insb. Säuglinge gefährdet) ⇨ Störungen des Elektrolyt- und Säure-Basen-Haushalts. Kompl: Bewusstseinstrübung, zerebrale Krampfanfälle, Organversagen und tödlicher Verlauf mögl.
- **Hitzekollaps** (Hitzesynkope), Unterkühlung (Hypothermie)
- **Hypoxie** (Fremdkörperaspiration, Ersticken, Laryngospasmus)
- Hypovolämischer Schock durch äußere oder innere Blutung
- Zentral: Hirndruck, Meningitis
- Sympathikotone Krise bei Phäochromozytom, Flush-Syndrom bei Karzinoid
- **Psychogene Anfälle**/Bewusstlosigkeit/Synkope, **Hyperventilation**, Affektkrämpfe, akinetischer Mutismus durch Schädigung des Frontalhirns

RESPIRATIONSTRAKT

<u>Anatomie:</u> Besonderheiten der Luftwege und Lungen im Kindesalter:
- Luftwege sind absolut und relativ kleiner ⇨ Atemwegwiderstand der peripheren Luftwege 5fach höher ⇨ Kollapsgefahr von kleineren Bronchien und Bronchiolen
- Vermehrte Schleimproduktion und zähere Konsistenz
- Stärkere Reagibilität der Schleimhäute
- Unreife der immunologischen Abwehr (bis zum 10. Lj.)
- Neugeborene u. Säuglinge haben reine Zwerchfellatmung, erst im Kleinkindesalter kommt der thorakale Anteil der Atmung dazu ⇨ relative Hyperventilation erforderlich, <u>Atemfrequenz:</u> Neugeborenes 40-50/Min., Säuglinge 30-40/Min., Kleinkinder 25/Min., Kind 20/Min., Jugendliche/Erwachsene 12-18/Min.

<u>Blutgasanalyse:</u> arterielle Blutgasanalyse (aBGA) zur Beurteilung der globalen Lungenfunktion sowie zur Einschätzung des Säure-Basenhaushaltes

<u>Normwerte:</u> pH = 7,35-7,45 (Neugeborenes 7,20-7,41), <7,35 Azidose, >7,45 Alkalose
pO_2 = 70-105 mmHg (Neugeborenes aus der Vena umbilicalis16-35 mmHg)
SaO_2 = >95 % (Sauerstoffsättigung = Verhältnis Oxyhämoglobin zu Gesamthämoglobin, kann auch kontinuierlich indirekt mit einem Pulsoxymeter transkutan gemessen werden)
pCO_2 = 30-45 mmHg (= 4,0-6,0 kPa, Neugeborenes bis 60 mmHg)
Bikarbonat (HCO_3) = 16-28 mmol/l, BE (base excess) = -3 bis +3 mmol/l

FEHLBILDUNGEN DES RESPIRATIONSTRAKTES

<u>Etlg:</u>
<u>Missbildungen der Trachea:</u> **Trachealstenose**, Laryngotracheomalazie, **Tracheomalazie**, Tracheobronchomegalie
<u>Missbildungen des Bronchialsystems:</u> **Bronchusstenosen**, Bronchomalazie, **Bronchiektasen**
<u>Missbildungen der Lunge:</u> **Lungenhypoplasie** / Lungenaplasie, Lungensequestration, kongenitales lobäres **Emphysem**, zystische od. adenomatoide Malformationen
<u>Missbildungen der Pleura:</u> Pleurazysten (Hohlräume mit Epithelauskleidung)
<u>Knöcherne Deformitäten des Thorax:</u> Trichterbrust, Kiel-/Hühnerbrust, Sternumspalten, Skoliose, Kyphose ⇨ mechanische Störung der Atmung

<u>Klin:</u>
⇒ **Stridor** ist ein Kardinalsymptom bei Fehlbildungen im Respirationstrakt
⇒ Dyspnoe, Tachypnoe, evtl. juguläre u. epigastrische Einziehungen

<u>Diag:</u>
1. Anamnese (rezidivierende Infektionen?) und klinische Untersuchung: Atemgeräusch
2. Bildgebung: **Rö.-Thorax** in zwei Ebenen, oft auch **hochauflösendes CT** od. **MRT**
3. Labor: **Blutgasanalyse**, BB, Entzündungsparameter
4. **Bronchoskopie**: Engstellen, Pulsation an einer Engstelle (Druck von außen z.B. durch doppelten Aortenbogen)
5. Lungenfunktionsdiagnostik (Spirometrie): ist erst ab dem Schulkindalter zuverlässig mögl.

<u>Kompl:</u> * Bei allen Anomalien stark erhöhtes Risiko für **rezidivierende Atemwegsinfekte** und **Pneumonien**

<u>Proph:</u> ♥ Direkt nach der Geburt **Absaugen** von Mund, Rachen und Nase, dabei können sich erste Hinweise auf Fehlbildungen ergeben (z.B. erschwertes Absaugen, schlechter APGAR, Azidose)

DD:
- Infektionen der oberen Atemwege, Bronchitis, Pneumonie (s.o., Kap. Infektionskrankheiten)
- Asthma bronchiale (s.u., Kap. Allergologie), chronische obstruktive Bronchitis (COPD)
- Fremdkörperaspiration (s.u.)

Tracheaanomalien

Ät: Angeboren (primär die Trachea betreffend), äußere Kompression (z.B. konnatale Struma, Gefäßanomalien, mediastinale Zysten, Tumor, Thymushyperplasie)
Erworben durch chronische Infektion, lange Intubation (z.B. Frühgeborene)

Etlg: **Trachealstenose**, Tracheaatresie, ICD-10: Q32.1
Tracheomalazie, ICD-10: Q32.0, Laryngomalazie, ICD-10: Q31.5

Path: Trachealstenose: bindegewebige Stenosen, horizontale Segel, Fehlbildungen der Knorpelspangen oder Druck von außen, oftmals weitere Anomalien der Luftwege
Tracheomalazie: ungenügende Stabilität der Luftröhre durch zu weiche, hypoplastische od. fehlende Knorpelspangen ⇨ Trachea kollabiert bei der Einatmung durch den entstehenden Unterdruck (meist untere Trachea betroffen).

Epid: Trachealstenosen u. Tracheomalazie sind insg. **sehr seltene** Fehlbildungen.

Klin: Trachealstenose: **inspiratorischer Stridor** (ziehendes inspiratorisches Nebengeräusch), Giemen, Tachydyspnoe, juguläre und epigastrische Einziehungen
Tracheomalazie: **inspiratorischer Stridor**, Tachydyspnoe, bitonaler Husten, Auswurf, juguläre u. epigastrische Einziehungen, opisthotone Haltung des Säuglings ⇨ Erweiterung des Tracheallumens, evtl. auch abnorme Weichheit des Ohrknorpels

Diag: **Bronchoskopie** ist der Goldstandard der Diagnostik.
Bildgebung: MRT/CT zur Unterscheidung/Feststellung äußerer Kompressionen

Ther: Trachealstenose: Bei dünnen Membranen können bei der endotrachealen Intubation die Membranen bereits durchstoßen werden, Atemgymnastik, Op-Ind: hochgradige Stenose
Endoskopische Inzision/Dilatation bindegewebiger Stenosen od. von Segeln, Trachealringspaltung u. Erweiterung (Trachealplastik) od. Exzision u. End-zu-End-Anastomosierung
Tracheomalazie: bei instabiler Trachea Trachealkanüle od. Stenteinlage (PALMAZ-Stent) u. längere Beatmung mit einem positiven Atemwegdruck (CPAP [continuous positive airway pressure] u. PEEP [positive endexpiratory pressure]), Antibiotika bei sekundären Infektionen, ggf. operative Verlagerung der Aorta in Richtung Sternum (Aortopexie)

Prog: Gut, normale Lebenserwartung, komplizierte Verläufe jedoch möglich

Kompl: **Erstickungsanfälle** beim Stillen/Füttern möglich, Apnoe mit Synkopen, rez. Infektionen
Op: Blutungen, Wundheilungsstörungen, komplizierte Verläufe mögl.

DD: **Laryngomalazie u. geringe Tracheomalazie**: sind bis zum Ende des 1. Lj. normal, die Neugeborenen/Säuglinge haben insb. in Rückenlage einen insp. Stridor (Stridor connatus), keine Ther. erforderlich, da meist spontane Verfestigung in den ersten Lebensmonaten
Trachealdivertikel (blind endender Auswuchs der Trachea), gespaltene Trachea, Bronchomalazie, ösophagotracheale Fistel u./od. **Ösophagusatresie** (s.u., Kap. Verdauungstrakt)

Bronchusanomalien

Syn: Bronchiale Fehlbildungen, ICD-10: Q32.4

Etlg: Angeborene **Verzweigungsanomalien** der Bronchien: Bronchusabgangsstenose, **Bronchusstenosen**, Tracheobronchomegalie, Trachealbronchien (dislozierter re. Oberlappen), Bronchomalazie (Schwäche des Bronchialknorpels), **Bronchiektasen** (abnorme Erweiterungen der Bronchien)

Klin: Husten, Auswurf, rezidivierende Hustenattacken, vermehrt Infekte der Atemwege
Bronchusabgangsstenose/Bronchusstenose: Ventilationsstörung, Stridor, Ventilmechanismus mit Überblähung der Lunge/Atelektase mögl.
Bronchusmalazie: Ventilationsstörung, Stridor (ziehendes inspiratorisches Nebengeräusch)
Bronchiektasen: Husten, Auswurf, Hämoptysen

<u>Diag:</u> Bronchoskopie, CT/MRT, Lungenfunktionsdiagnostik

<u>Ther:</u> Symptomatisch: Atemgymnastik, Infektionen antibiotisch behandeln, bei schwerer Atemwegsbehinderung Erweiterung der Stenosen, Stenteinlage, Teilresektion

<u>Prog:</u> meist gut

<u>Kompl:</u> Atelektasen, rezidivierende Infektionen, rez. Bronchopneumonien

<u>DD:</u> Erworbene Bronchiektasen: durch chronisch rezidivierende Bronchitis, bronchopulmonale Dysplasie (durch Langzeitbeatmung bei Frühgeborenen), Mukoviszidose, Pertussis

Primäre ziliäre Dyskinesie

<u>Ät:</u> **Aut.-rez. erbliche** (Chrom. 5 u. 9, mehrere Mutationen bekannt) Fehlfunktion der Flimmerhärchen ⇨ **verminderte mukoziliäre Clearance** der Atemwege, ICD-10: Q34.8

KARTAGENER-Syndrom (aut.-rez., Chrom. 5, 7, 9): Situs inversus + Sinusitis, Nasenpolypen + Bronchiektasen + weitere Zilienfunktionsstörung (z.B. Störung der Spermienmotilität)

<u>Epid:</u> Häufigkeit: 0,5/10.000

<u>Klin:</u> Chronische Infekte (Sinusitis, Otitis media, Seromukotympanon, Bronchopneumonie), chronischer produktiver Husten, teils putrider Auswurf, chronische Obstruktion ⇨ Bronchiektasien, Hypoxämie, Zyanose, Trommelschlägelfinger

<u>Diag:</u> Auskultation: grob- u. mittelblasige RGs, Messung der Zilienschlagfrequenz, elektronenmikroskopische Untersuchung an nasalem od. bronchialem Bürstenabstrich

<u>Ther:</u> Symptomatisch: Sekretolytika, Inhalation, Atemgymnastik, bei Infektionen der Atemwege frühzeitig Antibiotika

<u>Prog:</u> Mit symptomatischer Ther. gut.

<u>Kompl:</u> Pulmonale Hypertonie, Rechtsherzinsuffizienz

Lungenhypoplasie

Syn: Hypoplasie/Dysplasie der Lunge, engl. pulmonary hypoplasia, ICD-10: Q33.6

Ät:
- Idiopathisch (primäre Lungenhypoplasie, 15 % d.F.)
- <u>Sekundär (85 %):</u> Beeinträchtigung der fetalen Lungenentwicklung durch Kompression od. Wachstumsstörung: **Zwerchfellhernie**, Chylo- oder Pneumothorax, vorzeitiger Blasensprung (⇨ **Oligohydramnion**), Tumoren, Fehlbildungen (z.B. Dextropositio cordis), **Hydrops fetalis** (führt zu bilateralen Pleuraergüssen)

Klin:
- ⇒ **Schweres Atemnotsyndrom** des Neugeborenen mit progredienter pulmonaler Insuffizienz (Dyspnoe, Zyanose, Azidose)
- ⇒ **Rezidivierende Infekte** und Bronchitiden, ggf. auch Ausbildung von Bronchiektasen
- ⇒ Symptome auch abhängig von ggf. zusätzlich vorhandenen Herzfehlern

Diag:
1. Anamnese (Schwangerschaftsverlauf, pränatale sonographische Entwicklung) und klinische Untersuchung: Perkussion, Auskultation
2. Röntgen-Thorax: vom Grad der Hypoplasie abhängig ⇨ Verschattung auf der betroffenen Seite, Überblähung der normalen Lunge, Mediastinalverschiebung
3. Echokardiographie: Ausschluss eines Herzfehlers (Fehlen der Pulmonalisbifurkation, Lage des Aortenbogens)
4. Lungenperfusionsszintigraphie: bei ebenfalls fehlender A.pulmonalis keine Aktivität auf der betroffenen Seite

Ther:
- Bei primärer Hypoplasie ist keine kausale Therapie mögl.
- Symptomatische und intensivmedizinische Behandlung mit maschineller Beatmung und zusätzliche Unterstützungsmaßnahmen (Surfactant-Gabe, NO)
- Operativ: bei partieller Hypoplasie Lobektomie od. Pneumonektomie, soweit in den übrigen Lungenanteilen die Gefäßwiderstände normal sind

<u>Prog:</u> ist sehr ernst, Letalität abhängig vom Ausmaß der Hypoplasie

<u>Kompl:</u> * **Pneumothorax, persistierende fetale Zirkulation**
* Häufig assoziierte Anomalien: A.pulmonalis-Hypoplasie, Herzfehler, bilaterale Nierenagenesie (POTTER-Sequenz, letal), bilaterale Nierendysgenesie, obstruktive Uropathie, polyzystische Nierendegeneration, obstruktive Bronchitiden

<u>DD:</u> – Einseitige Lungenatelektase, Lungensequester, kongenitales lobäres Emphysem (s.o.)
– Zwerchfellhernie
– Progressive Lungendystrophie: Lungengewebsuntergang bei zuvor normaler Lunge
– Bronchopulmonale Dysplasie : durch langzeitige Beatmung (z.B. bei frühen Frühgeborenen) Schädigung der Alveolen, Atelektasen, Emphysem

Lungenemphysem

<u>Syn:</u> Kongenitales lobäres Emphysem, ICD-10: angeboren Q33.8, interstitielles Emphysem in der Perinatalperiode, ICD-10: P25.0, sonstiges J43.9

<u>Ät:</u> – Angeborene Anomalien der Lunge: Defekte der Bronchialwand (z.B. bronchiale Knorpelhypoplasie), Obstruktion der Bronchien (Schleimhautfalten, eingedicktes Sekret), homozygoter α_1-Antitrypsinmangel od. auch idiopathisch
– Bronchusobstruktion von außen (exogen, extrinsisch), Infektionen, Fremdkörperaspiration

<u>Path:</u> ♦ Verlegung od. Kaliberverminderung führt zum funktionellen bronchialen Kollaps mit **Ventilmechanismus** des betroffenen Lobärbronchus ⇨ **lobäre Überblähung** (air trapping) eines oder mehrerer Lungenlappen mit alveolärem Emphysem ⇨ Komprimierung des normalen Lungengewebes, Atemnot, Rupturrisiko
♦ <u>Lok:</u> meist **linker Oberlappen** u. rechter Mittellappen betroffen

<u>Epid:</u> ◊ Prädisp.alter: Neugeborene und Kleinkinder, bei angeborener Anomalie Entwicklung meist innerhalb der ersten Lebenswochen, m > w

<u>Etlg:</u> # Endogenes (intrinsisches) Lungenemphysem: Infektion, Sekretretention, Bronchialadenome, Atresien, Bronchomalazie, Hypoplasien, Stenosen, Knorpelhypoplasie
Exogenes (extrinsisches) Emphysem: Kompression des Bronchialsystems durch Gefäße oder Lymphknoten, Pulmonalarterien-Dilatation, vordere mediastinale Herniation

<u>Klin:</u> ⇒ **Dyspnoe**, Tachypnoe, exspiratorisches Keuchen, chronischer Husten, Einziehungen
⇒ Intermittierende Zyanose, Symptome während des Stillens/Fütterns verstärkt

<u>Diag:</u> 1. Anamnese und klinische Untersuchung
2. Röntgen-Thorax od. CT: überblähter Lobus mit kaum sichtbarer Lungenstruktur, meist unilobär (meist Oberlappen od. re. Mittellappen, kann auch segmental, bilobär od. bilateral auftreten). Atelektase der ipsilateralen Lappen, ipsilaterale Zwerchfellkompression, Mediastinum-Verlagerung zur kontralateralen Lunge
Bronchogramm: distal betroffener Bronchus ist nur inkomplett gefüllt
Angiogramm: langsame, unvollständige arterielle Füllung
3. Ventilations-/Perfusionsszintigraphie: reduzierte Ventilation und Perfusion im emphysematösen Lappen
4. Echokardiographie: Ausschluss morphologischer Herzkrankheiten (Fehler, Vitien)

<u>Ther:</u> • Bei geringer Klinik kann zunächst zugewartet werden, Atemgymnastik, unterstützend: Beatmung, Thoraxdrainage
• Operativ: lokale Resektion od. Lobektomie (offen od. auch thorakoskopisch mögl.)

<u>Prog:</u> meist gut

<u>Kompl:</u> * Bei Infektion Verschlechterung der Symptomatik mit zunehmender Zyanose, **rezidivierende Pneumonien**

* **Pneumothorax**, Herzinsuffizienz
* Kombination mit angeborenen Fehlbildungen des Herz-, Gefäß- u. Skelettsystems

DD:
- Lungenhypoplasie, angeb. Bronchiektasen, A.pulmonalis-Hypoplasie, Zwerchfellhernie
- SWYER-JAMES-Syndrom: Emphysem eines Lungenflügels (durch eine infektiöse Bronchiolitis obliterans im Kindesalter) = Syndrom der einseitig hellen Lunge im Röntgen, meist nur geringe Symptome

Lungensequestration

Syn: Angeborene Lungensequestration, ICD-10: Q33.2

Ät: Akzessorische Lungenknospe (= zusätzlicher Lungenlappen) mit akzessorischer Gefäßversorgung (aus der Aorta) ⇨ **funktionsloses Lungengewebe** (fehlender bronchialer Anschluss ⇨ der Sequester nimmt nicht am Gasaustausch teil)

Etlg: Intrapulmonale Sequester (75 % d.F.): innerhalb d. Lungengewebes, meist im Unterlappen
Extralobuläre Sequester (25 %): vom übrigen Lungengewebe getrennt, eigener Pleuraüberzug, meist links im hinteren unteren Thoraxbereich gelegen, häufig weitere Fehlbildungen

Epid: **m** > w (= 4:1)

Klin: Kleine Sequester sind asymptomatisch
Rezidivierende einseitige basale Pneumonien od. Veränderung der Umgebungsorgane

Diag: Röntgen-Thorax: gut abgegrenzte, weichteildichte Formation in der Lunge, CT mit KM od. MRT: gute Darstellung von Ausdehnung und abnormer Gefäßversorgung mögl.
Ggf. bereits pränatale Darstellung im Organultraschall mögl.

Ther: Bei asymptomatischem Lungensequester ist keine Behandlung erforderlich.
Op bei rez. Infekten od. AV-Shunts: offene od. thorakoskopische Resektion des Sequesters, bzw. Lobektomie od. Segmentektomie

Prog: Kleine Sequester gut, komplizierte Verläufe z.B. durch Nachblutungen möglich

Kompl: Rezidivierende pulmonale Infekte mit Blutungen, Hämoptysis od. Hämatothorax
Assoziation mit Zwerchfellhernie, Herzfehlern, zystischen Malformationen der Lunge

DD: Lungentumor, partielle Lungenhypoplasie, zystische Malformationen der Lunge

Zystische/adenomatoide Malformationen der Lunge

Syn: Lungenzysten, Zystenlunge, Wabenlunge, ICD-10: Q33.0

Ät: Angeboren (Sacklunge, Maximalform: **Wabenlunge**)
Erworben: Folgezustand bei Lungenfibrose, traumatische Zyste, Echinokokkuszyste

Path: Angeborene mesenchymale Malformation (**Proliferation bronchialer Strukturen**) mit multiplen zystischen Erweiterungen der distalen Atemwege (bronchogene Zysten, zystische Adenomatose), meist nur ein Lungenlappen betroffen (in 60 % d.F. links), in 5 % d.F. beidseitig mit Prädisposition zu weiteren Anomalien und maligner Entartung

Epid: Häufigkeit: 0,3-1/10.000 Lebendgeborene, m > w

Klin: Von symptomlos, über leichte Dyspnoe u. Tachypnoe, bis zum globalen Lungenversagen

Diag: Pränatale Sonographie: Malformationen/Raumforderungen nachweisbar

Ther: Einzelzysten bedürfen keiner Behandlung (spontane Rückbildung mögl.)
Op: Ind: beatmungspflichtige Neugeborene ⇨ Thorakotomie und Entfernung des betroffenen Lungenlappens

Prog: Einzelzysten od. kleine zystische Malformationen ohne Symptome gut, bei ausgedehntem Befund ernst

Kompl: Polyhydramnion, fetale Herzinsuffizienz kann sich bereits pränatal entwickeln.
(Spannungs-)Pneumothorax durch Zystenruptur, rezidivierende Infektionen

DD: Lungensequester, bronchogene Zysten, Zwerchfellhernie

LUNGENFIBROSE

<u>Syn:</u> ICD-10: J84.1

<u>Ät:</u> – Idiopathische interstitielle Pneumonien, idiopathische Lungenhämosiderose, idiopathische progressive Lungenfibrose (= HAMMAN-RICH-Syndrom)
– Sekundär: bei Speicherkrankheiten, Kollagenosen u. Mukoviszidose
– Bronchopulmonale Dysplasie (durch Langzeitbeatmung bei Frühgeborenen)
– Allergische Alveolitis, exogene Noxen, z.B. anorganische Stäube
– Iatrogen: Graft-versus-Host-Reaktion (v.a. bei Z.n. Knochenmarkstransplantation), Bestrahlung der Lungen

<u>Path:</u> Fibrosierung des interstitiellen Bindegewebes führt zur „Versteifung" der Lunge mit sinkender Compliance ⇨ **Hypoxämie**

<u>Klin:</u> ⇒ Andauernde Müdigkeit, geringe körperliche Belastbarkeit, Tachypnoe, Dyspnoe
⇒ **Zyanose**, blaue Lippen/Zunge, Trommelschlägelfinger, Uhrglasnägel

<u>Diag:</u> 1. Anamnese u. klinische Untersuchung
2. Röntgen-Thorax: diffuse retikuläre od. noduläre Strukturverdichtungen, oft symmetrisch
3. Lungenfunktion/BGA: **restriktive Ventilationsstörung** in der Body-Plethysmographie, Einschränkung der CO_2-Diffusion, paO_2-Abfall unter Belastung
4. Bronchoskopie mit Biopsie od. offene Lungenbiopsie meist mittels Thorakoskopie

<u>Ther:</u> • Therapie der Grunderkrankung (wenn mögl.), die bestehende Lungenfibrose ist kausal nicht therapierbar und bildet sich auch nicht zurück.
– Glukokortikoide können weitere Umbauvorgänge der Lunge stoppen/verlangsamen.
• Operativ: Ultima ratio ist die Lungen- oder Herz-/Lungentransplantation.

<u>Kompl:</u> * Rezidivierende obstruktive Bronchitiden oder Pneumonien, Lungenzysten
* Bei schweren Formen permanenter Sauerstoffbedarf

PNEUMOTHORAX

<u>Syn:</u> Umgangssprachlich in der Klinik oft nur "**Pneu**" genannt, ICD-10: J93.-, perinatal P25.1

<u>Ät:</u> – **Spontan**pneumothorax (= idiopathisch)
– Als <u>Komplikation</u> bei:
- **Beatmung** (insb. bei hohen Beatmungsdrücken), Reanimationskomplikation
- **Atemnotsyndrom** (RDS), Mekoniumaspirationssyndrom, Pneumonie, Zwerchfellhernie
– Traumatisch: perforierende Lungenverletzung

<u>Path:</u> ♦ Durch eine Eröffnung des Pleuraraumes geht der vorhandene **Unterdruck** durch Druckausgleich zwischen innen und außen verloren ⇨ Luft im Pleuraraum, die Lunge kollabiert.
♦ <u>Beatmung</u> (insb. bei **Frühgeborenen**): Hoher intraalveolärer Druck führt zur Überblähung der empfindlichen Alveolen mit Einriss der Wand ⇨ Luft gelangt in das interstitielle Gewebe (interstitielles Emphysem) bis in den Pleuraspalt ⇨ Pneumothorax, Ausbreitung mögl.: Pneumomediastinum, Pneumoperikard, Pneumoperitoneum, subkutanes Emphysem.
♦ Spannungspneumothorax: Durch einen Ventilmechanismus gelangt bei jeder Inspiration Luft in den Pleuraraum, die aber bei Exspiration nicht mehr entweichen kann ⇨ zunehmende intrapleurale Drucksteigerung ⇨ Kompression der noch gesunden Lunge, Kompression des Herzens mit Behinderung des venösen Rückstroms (Erhöhung des ZVD).

Epid: ◊ Spontanpneumothorax (kleine sind asymptomatisch): bei ca. 1 % aller Neugeborenen und später gehäuft bei jungen Männern

◊ Pneumothorax als Beatmungskomplikation bei ca. 10 % der Langzeitbeatmeten

Klin: ⇒ **Akut** auftretende od. sich plötzlich verschlechternde **Atemnot**, Zyanose

⇒ Hautemphysem (thorakal, zervikal)

⇒ Bei Spannungspneumothorax: Schocksymptomatik mit Bradykardie bis zur Asystolie, Hypotonus, venöse Einflussstauung, Thoraxasymmetrie

Diag:
1. Anamnese u. klinische Untersuchung: in der Perkussion **hypersonorer Klopfschall**, Auskultation: seitendifferentes Atemgeräusch mit Abschwächung auf der betroffenen Seite, Herztonverlagerung, bei Neugeborenen Diaphanoskopie mit Kaltlicht möglich
2. Röntgen-Thorax: freie Luft, Verlagerung der Lunge und des Mediastinums auf die kontralaterale Seite
3. Sonographie: schnell u. sensibel, im M-Mode sog. Barcode-Zeichen nachweisbar

Ther:
- Bei kleinem, asymptomatischen (Spontan-)Pneumothorax nur Beobachtung erforderlich
- Bei symptomatischem Pneumothorax: sofortige Pleurapunktion und Saugdrainage

Prog: Gut, Cave: Spannungspneumothorax u. Pneumoperikard sind lebensbedrohliche Notfälle!

Kompl: * Spannungspneumothorax: respiratorische Insuffizienz + kardiale Insuffizienz

* Pneumoperikard: Bradykardie, Low-output-Syndrom ⇨ Ther: subxiphoidale Punktion

MUKOVISZIDOSE

Syn: **Zystische Fibrose**, engl. CF (cystic fibrosis), ICD-10: E84

Ät: **Aut.-rez. erblich** (aufgrund der relativen Infertilität u. Erkrankung/Tod vor/in der fertilen Zeit wird die Erkrankung i.d.R. nie von erkrankten Elternteilen übertragen, sondern nur bei zufälligem Zusammentreffen von zwei jeweils heterozygoten (gesunden) Elternteilen. Das Risiko ist dann 1:4 für homozygot pathologische Allele = erkranktes Kind und 2:4 für [gesunde] heterozygote Merkmalsträger in der Folgegeneration).

Path: ♦ Mutation des **CFTR-Gens** (cystic fibrosis transmembrane regulator) auf **Chrom. 7q31.2**, über 2.000 verschiedene Mutationen bekannt (häufigste ist eine Deletion von Phenylalanin auf Position 508). Das CFTR-Gen kodiert für einen cAMP abhängigen Cl^--Kanal epithelialer Zellen ⇨ Fehlfunktion und Reduktion der Chloridkanäle exokriner Drüsen, dadurch pathologische Zusammensetzung von Wasser und Elektrolyten in den **Sekreten** der **exokrinen Drüsen** ⇨ **Eindickung** des Sekrets u. in der Folge Obstruktion der Gänge

♦ Betroffene Organe: **Pankreas**, **Bronchien**, Leber, Drüsen des Verdauungstraktes, Hoden, Schweißdrüsen

Epid: ◊ Häufigkeit: 4-5/10.000, eine der häufigsten angeborenen Stoffwechselstörungen, ca. 200 Neugeborene/Jahr in Deutschland, ca. 8.000 Pat. insg., weltweit ca. 70.000 geschätzt.

◊ Ca. **4 % der Bevölkerung** sind (heterozygote) Träger des Gendefektes (und selbst nicht erkrankt).

Etlg: # Intestinale Verlaufsform: exokrine Pankreasinsuffizienz, verminderte Verdauungsenzyme ⇨ chronische Verdauungs- und Gedeihstörung

Pulmonale Verlaufsform: Bronchialobstruktion ⇨ Atelektasen, Emphysem, Infektionen

Meist sind beide Verlaufsformen kombiniert und im Verlauf unterschiedlich stark ausgeprägt

Klin: ⇒ Neugeborene: **Icterus prolongatus** (hochvisköse Galle), graublasses Hautkolorit, **Meteorismus** (aufgetriebenes Abdomen), evtl. Rektumprolaps, **Mekoniumileus** (kein Abgang des Mekoniums (= erster Stuhl) beim Neugeborenen durch zähklebrigen Stuhl im Bereich des terminalen Ileums)

⇒ <u>Säuglinge:</u> Maldigestion ⇨ **Gedeihstörung**, Dystrophie
⇒ Chron. rezidivierender, pertussiformer **Husten**, **Dyspnoe** und thorakale **Einziehungen** durch Obstruktion kleiner Atemwege, wiederholt Pneumonien
⇒ <u>Übersicht über mögliche Manifestationen:</u>

Organ	Symptome
Pankreas	**Exokrine Pankreasinsuffizienz** ⇨ Maldigestion, Organfibrose, später auch endokrine Insuffizienz mögl. ⇨ pathologische Glukosetoleranz, Diabetes mellitus
Leber	Fokale biliäre Fibrose, Gallenrückstau ⇨ **Leberzirrhose**, Pfortaderhochdruck, Ösophagusvarizen, Gerinnungsstörungen (Vit.-K-Mangel)
Galle	Zähe Gallenflüssigkeit, Gallepfropfsyndrom, Fettverdauungsstörung, Gallensteine, Mangel fettlöslicher Vitamine (E, D, K, A)
Darm	**Mekoniumileus** (oft Erstsymptom der Mukoviszidose), Meteorismus, Rektumprolaps, Invagination, distales intestinales Obstruktionssyndrom = Mekoniumileusäquivalent im späteren Verlauf (Sterkoralileus), voluminöse Diarrhoen (Steatorrhoe)
Lunge	Zäher Bronchialschleim, rezidivierende **Bronchopneumonien** (Keime: Pseudomonas, Haemophilus, Staphylokokken), Destruktion durch Entzündungen, Atelektasen, **Bronchiektasen**, Emphysem (Fassthorax), Lungenfibrose ⇨ Cor pulmonale
Schweißdrüsen	Natrium- und Chloridgehalt erhöht
Gonaden	Meist **Infertilität** bei Männern (Duct.deferens-Aplasie), reduzierte Fertilität b. Frauen
Nase	Polyposis nasi, chronische Pansinusitis
Finger/Zehen	Trommelschlägelfinger, Uhrglasnägel
Allgemein	**Wachstumsverzögerung**, Unterernährung

<u>Diag:</u>
1. Anamnese u. klinische Untersuchung: initial nur wenig charakteristische Symptome spätere Leitsymptome: Verdauungs- und Gedeihstörungen, chronisch-produktiver Husten
2. <u>Labor:</u> BB, CRP, Albumin, Chymotrypsin (↓),Vit. A, D u. E im Blut
   Elastase I im Stuhl (↓), 72-Std.-Stuhlfettbestimmung (↑)
   Pilocarpiniontophorese = **Schweißtest** zur Bestimmung des NaCl-Gehaltes (>60 mval/l gilt als beweisend, 40-60 mval/l wahrscheinlich. DD: auch erhöht bei Hypothyreose, NNR-Insuffizienz).
   Molekulargenetischer Nachweis möglich (es wird nach den 8 häufigsten Gendefekten gesucht, Cave: >2.000 Mutationen bekannt, daher kann es einen falsch negativen Befund geben, entscheidend ist die Klinik)
3. <u>Sonographie:</u> echoreiches Pankreas, Gallensteine, erweiterte Gallengänge, evtl. Leberzirrhose (Quantifizierung der Steifigkeit des Gewebes mit Ultraschallelastographie mögl.)
4. <u>Röntgen-Thorax:</u> Atelektasen, Überblähung, Verschattung bei Pneumonie

<u>Ther:</u>
- Eine ursächliche Behandlung ist <u>nicht</u> mögl. ⇨ symptomatische Behandlung
  - Behandlung möglichst in **spezialisierten Zentren**, **Ernährungsberatung**
  - Die Behandlung umfasst die Teilgebiete Ernährung/Verdauungsenzyme, Therapie pulmonaler Kompl., Physiotherapie und Rehabilitationen. Anfängliche Kontrollen in wöchentlichem Abstand (Säuglinge), später in 3-monatigem Rhythmus.
- <u>Ernährung:</u>
  - Hochkalorische **Vollkost** (130-150 % der normalen Kalorienzufuhr, z.B. Fresubin®, Bionin®
  - Substitution von **Verdauungsenzymen** (Pankreasenzyme) mit mikroverkapselten magensaftresistenten Enzympräparaten (als Anhalt ca. 10.000 I.E. Lipase/kgKG/Tag, z.B. Cotazym®, Kreon®, Panzytrat®) ⇨ fettreiche Ernährung somit möglich
  - Zufuhr fettlöslicher Vitamine: A, D, E, K
  - Ursodeoxycholsäure als Prophylaxe der biliären Zirrhose
- <u>Pulmonale Ther:</u>
  - Täglich mehrmalige **Inhalationen** mit NaCl-Lösung, N-Acetylcystein, Amilorid, Uridintriphosphat oder rekombinanter humaner DNase (Pulmozyme®)

- Bei Sekretstau: evtl. Mukolytika (z.B. Acetylcystein), bei Obstruktion ß2-Sympathikomimetika
- Bei Pneumonie: **Antibiose** initial mit Ceftazidim + Gentamicin, nach Antibiogramm gezielt, Expektorantien ohne relevante Wirkung, keine Antitussiva

  Langzeitbehandlung gegen Pseudomonas-Infektion mit 2 x tgl. Inhalation von Tobramycin (TOBI®, Vantobra®) od. Levofloxacin (Quinsair®), ggf. auch Antibiotikagabe zur Prophylaxe von weiteren Atemwegsentzündungen (z.B. Azithromycin 10 mg/kgKG, 3 x/Wo. gegeben, hat auch immunmodulatorischen Effekt)
- Prednisolon bei allergischer bronchopulmonaler Aspergillose
- Hormonale Kontrazeptiva vermindern das Risiko für pulmonale Exazerbationen.

• Physiotherapie:
- **Atemgymnastik**, Vibrationen, Klopfmassagen, Thoraxmobilisation

  „Huffing": forcierte Expirationstechnik ⇨ Schleim wird nach außen transportiert, „autogene Drainage": Autogenes Training hilft dem Pat. zur selbstständigen Sekretolyse.
- Trampolinspringen, Laufband, Ausdauersportarten, Muskeltraining

• Medikamente:
- Für Pat. mit homozygoter F508del-Mutationen im CFTR-Gen (haben 60 % d.F.) gibt es eine Kombination aus Ivacaftor + Lumacaftor (Orkambi®) od. bei heterozygoter Mutation + weitere Mutation Tezacaftor + Ivacaftor (Symkevi®) od. Tezacaftor + Ivacaftor + Elaxacaftor (Kaftrio®), wirken alle über d. Chloridkanal (Kosten: 175.000 EUR/J., ab 12 J.).
- Bei Pat. mit bestimmten Mutationen im CFTR-Gen, insb. G551D-Mutation (dies haben aber nur ca. 4 % d.F., muss zuvor per Genotypisierung bestimmt werden) ist Ivacaftor, Kalydeco™ (2 x 150 mg/Tag oral zusammen mit einer fettreichen Mahlzeit) zugelassen. Verbessert die Funktion der fehlerhaften Chloridkanäle ⇨ Verflüssigung des Mucus, Verbesserung der Pankreasfunktion (Kosten: 275.000 EUR/J., ab 3. Lj.).
- Therapie mit TNF-α-Inhibitor (Infliximab) in der Forschung, ebenso sind verschiedene gentherapeutische Ansätze in der Entwicklung.

• Operativ: Ind: Mekoniumileus, Lungenversagen
- Mekoniumileus: diagnostischer und therapeutischer Einlauf mit verdünntem Gastrografin, bei Persistenz Laparotomie und Resektion des betroffenen Ileumabschnitts
- Bei respiratorischer Insuffizienz Lungentransplantation als Ultima ratio, meist als Doppellungentransplantation

• Selbsthilfegruppen: Mukoviszidose e.V. – Bundesverband Cystische Fibrose, In den Dauen 6, 53117 Bonn, Tel.: 0228 98780-0, Fax: -77, www.muko.info

Prog: Mittlere Lebenserwartung heute **28 J.**, 50 % der Patienten versterben vor dem 18. Lj. Häufigste Todesursache sind **pulmonale Komplikationen** (90 % d.F.).

Kompl: * **Mekoniumileus**, Gefahr: Mekoniumperitonitis, Darmperforation
* Chronische **Ateminsuffizienz** ⇨ Cor pulmonale, Pneumothorax

Op: * Langstreckige Ileumresektion: Vit.-B12-Mangel mögl. ⇨ Substitution von Vit. B12
* Lungentransplantation: Transplantatversagen, Abstoßungsreaktion, Kompl. durch die notwendige Immunsuppression

Proph: ♥ Bei der **U2 / erweitertem Neugeborenenscreening** wird seit 2016 in Deutschland (Österreich u. Schweiz schon länger eingeführt) der IRT-Test (= immunreaktives Trypsin im Blut) durchgeführt ⇨ Ausschluss bzw. frühere Diagnose einer Mukoviszidose (bei erhöhter Konzentration erfolgt eine weitere Diagnostik mit Schweißtest und molekulargenetischer Untersuchung).

DD: – Lunge: obstruktive Bronchitis, Fremdkörperaspiration, Pertussis, alle chronischen Atemwegserkrankungen, primäre ziliäre Dyskinesie, KARTAGENER-Syndrom
- SHWACHMAN-DIAMOND-Syndrom: aut.-rez. erbliche exokrine Pankreasinsuffizienz
- Zöliakie (glutensensitive Enteropathie): Meteorismus, Steatorrhoe

VERDAUUNGSTRAKT

AKUTES ABDOMEN

Def: Akute Manifestation von Erkrankungen im Bauchraum, die einer sofortigen Diagnostik und Therapie bedürfen. Leitsymptome sind Bauchschmerzen, abdominelle Abwehrspannung, Übelkeit u. Erbrechen, eingeschränkter Allgemeinzustand bis zum Schock. ICD-10: R10.0

Ät: **Intraperitoneale Erkrankungen**

- **Entzündungen** mit und ohne Perforation (**Appendizitis**, Gastritis/Gastroenteritis, Magenulkus, Duodenalulkus, Morbus CROHN, Colitis ulcerosa, Adnexitis, Divertikulitis, Pankreatitis)
- **Perforation** eines Organs ⇨ Peritonitis = Entzündung der Bauchhöhle
- **Obstruktion** / **Stenose** eines Hohlorgans (von außen oder durch das Organ selbst) ⇨ Stase, Entzündung bis hin zum Ileus beim Darm, Koliken bei Ureter od. Gallengang
- **Ileus** = Störung der Darmpassage (**mechanisch**: Volvulus, Invagination, Briden, Tumorstenose oder **paralytisch**: Lähmung der Darmmotilität oder gemischt = zuerst längerer mechanischer Ileus, der dann paralytisch wird, sog. Kombinationsileus)
- **Gynäkologisch:** Endometriose, Ovarialzysten, Torsionsovar, Extrauteringravidität
- Vaskuläre Erkrankungen: Mesenterialinfarkt, Darmischämie, Aortenaneurysma, schwere Blutungen in den Bauchraum oder in den Gastrointestinaltrakt
- Abdominelle Verletzungen (stumpfes od. spitzes = penetrierendes Trauma)

Extraperitoneale Erkrankungen

- Thorax: **Pneumonie** (insb. basal), basale Pleuritis, Pneumothorax, Lungenembolie, Ösophagitis, Ösophagustumoren, Herzinfarkt (insb. Hinterwand)
- Retroperitoneum: **Nierenkolik,** Niereninfarkt
- Skelett: Frakturen (insb. Wirbelkörper), Nervenwurzelreizsyndrom (Wirbelsäule)
- Bauchwand: Hämatome (z.B. bei Antikoagulanzien-Therapie), Hernie
- Hämatologische Erkrankungen: Hämolytische Krisen, Porphyrie, Leukosen, Hämophilie
- Systemische Erkrankungen: Diabetes mellitus, Hyperlipidämie, ADDISON-Krankheit, Hyperparathyreoidismus, Urämie, Panarteriitis nodosa, systemischer Lupus erythematodes
- Neurologische Erkrankungen: Epilepsie, Psychosen, Neuralgien, Tabes dorsalis (Lues)
- Infektionen: Mononukleose, Herpes zoster, Malaria, Leptospirose, Meningitis, Trichinose, Morbus BORNHOLM (Coxsackie-Virus-Infektion), AIDS-assoziierte Erkrankungen
- Intoxikationen: alkoholische Hepatitis, Blei, Thallium, Arsen
- Reaktiv: bei Säuglingen/Kleinkindern insb. an Atemwegsinfektionen u. **Otitis media** denken.

NSAP (= non-specific abdominal pain): Abdominelle Beschwerden ohne Nachweis einer Ursache, in bis zu 30 % d.F., diese klingen i.d.R. innerhalb v. 48 Std. vollständig ab

Path: ♦ **Formen abdominaler Schmerzen:**

1. Somatischer Schmerz: Peritoneum parietale affiziert: starker, scharfer, stechender, brennender Schmerz, genau lokalisierbar!, kontinuierlich zunehmend, häufig mit Projektion in andere Körperregionen
2. Viszeraler Schmerz: von parenchymatösen Organen ausgehend: dumpf, weniger stark, kaum lokalisierbar. Von Hohlorganen ausgehend: heftig, wellenförmig, rhythmisch, krampfartig, bei Obstruktion ⇨ Kolik
3. Schmerzprojektion (HEAD-Zonen): Darm- u. Hautafferenzen vereinigen sich im Rückenmark und werden dort konvergierend verschaltet, so dass sich für das Gehirn ein viszeraler Schmerz auf das entsprechende Hautareal projizieren kann. Beispiele: subphrenischer Prozess ⇨ Schulter (KEHR-Zeichen: Schmerz in die linke Schulter ausstrahlend bei Milzruptur bei Kindern od. Tubenruptur bei Tubargravidität bei Frauen); Appendix ⇨ Nabel; Uretersteine ⇨ Leiste, Genitale.

- Viszero-viszerale Reflexe (Starke Reizung des Peritoneums) führen zum reflektorischen Stillstand d. Peristaltik ⇨ Darmparalyse ⇨ Ileus (auskultatorisch: Totenstille im Abdomen)
- <u>Lok:</u> Zur topischen Zuordnung von Symptomen zu möglichen Erkrankungen s. Übersicht:

⇨ **GENERELLE PERITONITIS** ⇦

Ileus (mechanisch/Briden, zirkulatorisch, paralytisch), **Megakolon**
Perforation (Magen, Duodenum, Appendix, Gallenblase, Dickdarm)
nekrotisierende Enterokolitis, abdominelles Kompartmentsyndrom
Mesenterialarterieninfarkt, Mesenterialvenenthrombose
Tumormetastasen, Peritonealkarzinose, Pankreasnekrose
Kollagenosen, Panarteriitis nodosa

RECHTER OBERBAUCH

Cholezystitis, Cholelithiasis
Choledocholithiasis
Papillenstenose
Stauungsleber, Pfortaderthrombose
Ulcus duodeni, Ulkusperforation
Nephrolithiasis, Niereninfarkt
akute Pyelitis / **Pyelonephritis**
atyp. **Appendizitis**, Divertikulitis
Pankreaskopftumor, Kolontumor
subphrenischer Abszess
basale Pleuritis, **Pneumonie**

EPIGASTRIUM

Hiatushernie
Ösophagitis
Verätzung
Ösophagusulkus
Ösophagustumor
Magenulkus
Magentumor
kardial: Herzfehler, Infarkt

LINKER OBERBAUCH

Milzinfarkt, Milzruptur
Magenulkus
Pankreatitis
Pankreasnekrose
kardial: Herzfehler, Infarkt
Aortenaneurysma
Nephrolithiasis, Niereninfarkt
akute Pyelitis / **Pyelonephritis**
subphrenischer Abszess
basale Pleuritis, **Pneumonie**

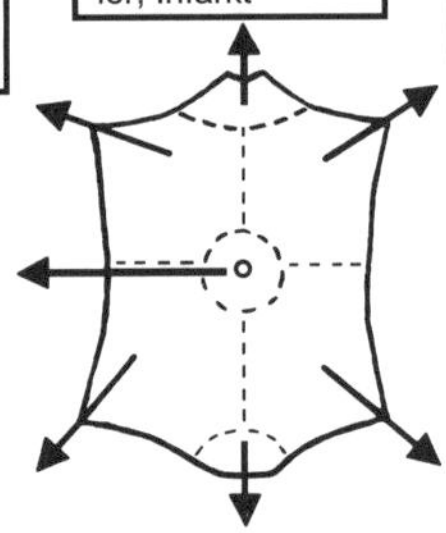

NABEL-REGION

Appendizitis
MECKEL-Divertikel
Volvulus, Malrotation
Nabelhernie
Pankreatitis, Pankreasnekrose
Aortenaneurysma

RECHTER UNTERBAUCH

Appendizitis,
perityphlitischer Abszess
Invagination
Ileitis (Morbus CROHN)
Kolontumor, Divertikulitis
Torsion des großen Netzes
Adnexitis, Ovarialzysten
Torsionsovar
Extrauteringravidität
Uretersteine
Leistenhernien, **Hodentorsion**

SUPRAPUBISCH

Zystitis
akuter Harnverhalt
neurologische Blasenstörungen
gynäkologische Erkrankungen
Gravidität
Appendizitis, Divertikulitis
Tumoren im Sigma, Rektum
Prostataerkrankungen
Epididymitis

LINKER UNTERBAUCH

Adnexitis, Ovarialzysten
Divertikulitis
Kolontumor
Torsion des großen Netzes
Colitis-Komplikationen
Torsionsovar
Extrauteringravidität
Uretersteine
Leistenhernien
Hodentorsion

⇨ **PSEUDOPERITONITIS** ⇦

Gastroenteritis (viral od. bakteriell), **Obstipation**
Nahrungsmittelunverträglichkeit, Zöliakie
Atemwegsinfekt, Otitis media, Mononukleose
Diabetisches Koma (Ketoazidose)
Hyperlipidämien, Hyperkalzämie, ADDISON-Krise
Urämie, Porphyrie, hämolytische Krise, Leukosen
Angina abdominalis (Angiopathie), Endometriose
abdominelle Migräne, Herpes zoster, Psychosen
Intoxikationen (Alkohol, Blei, Thallium, Arsen)
Sakroiliitis, Lumbago, radikuläre Symptome (Bandscheibenvorfall), Koxarthrose, Tabes dorsalis (Lues)
Trauma, **Kindesmisshandlung**

NSAP (= non-specific abdominal pain): abdominelle Beschwerden ohne Nachweis einer Ursache

Epid: ◊ Häufigkeit: **Durchfallerkrankungen/Gastroenteritis** sind der häufigste (vorübergehende und unkomplizierte) Grund für ein „akutes Abdomen" (250.000 gemeldete Fälle pro Jahr in Deutschland! + hohe Dunkelziffer), davon abzugrenzen sind **Appendizitis**, Ileus usw. und sonstige insb. systemische und gynäkologische Erkrankungen (s.u. Diag.).

◊ Alter und Geschlecht beachten: Häufigkeitsgipfel für **Appendizitis** sind ältere Schulkinder, bei jugendlichen **Mädchen** an eine **Gravidität** oder **gynäkologische Erkrankungen** (Ovarialzysten, Adnexitis) denken

Klin: ⇒ Akute **Bauchschmerzen**, umschrieben od. diffus (innerhalb von Stunden entstanden) und **Abwehrspannung** des Abdomens

⇒ **Übelkeit** und **Erbrechen** (durch eingeschränkte Motilität werden die Sekrete nicht propulsiv sondern retropulsiv geleitet, mit dem Schmerz als Trigger), **Durchfall** od. Obstipation

⇒ **Meteorismus** (geblähte Darmschlingen führen zum aufgetriebenen Bauch)

⇒ Störung des Allgemeinbefindens: **Fieber**, **Exsikkose**, Angst, oberflächliche Atmung (**Schonatmung** bei Peritonitis), Kaltschweißigkeit, **Tachykardie** bis hin zum Schock

⇒ Vermeidung v. Bewegungen bei Peritonitis (Erschütterungen führen zu Schmerzen durch Peritoneumreizung) ⇨ Schonhaltung: **angezogene Beine** (= entspannte Bauchdecke)

⇒ evtl. Foetor ex ore ⇨ V.a. endokrine, metabolische Erkrankungen

⇒ Folge od. Ursache eines akuten Abdomens kann auch eine **gastrointestinale Blutung** sein, zur topischen Zuordnung der Blutungsursachen siehe folgende Übersicht:

OBERE GASTROINTESTINALE BLUTUNG

Erosionen: **Gastritis,** Bulbus-duodeni-Erosionen, **Ösophagitis**
Ulkus: **Bulbus duodeni, Magen,** unterer Ösophagus, Jejunum
Trauma, **Verätzung**, **Fremdkörper**, Hämobilie
MALLORY-WEISS-Syndrom (Kardiaschleimhauteinriss)
Varizen: Ösophagus, Magenfundus
Magenkarzinom, Papillenkarzinom, Leber- od. Pankreastumoren
Chronische Pankreatitis mit Pseudozyste od. Pseudoaneurysma
Angiodysplasien (OSLER-Krankheit), aortoduodenale Fistel
Iatrogen: Endoskopie, Operation, Anastomosenulkus

EXTRA-INTESTINALE URSACHEN

Lungenembolie, Bronchiektasen,
Pneumonie, TBC, Bronchial-Ca
Lungenhämosiderosen
GOODPASTURE-Syndrom
HNO: Nasenbluten (z.B. bei OSLER-Krankheit)

Gynäkologische Blutungen

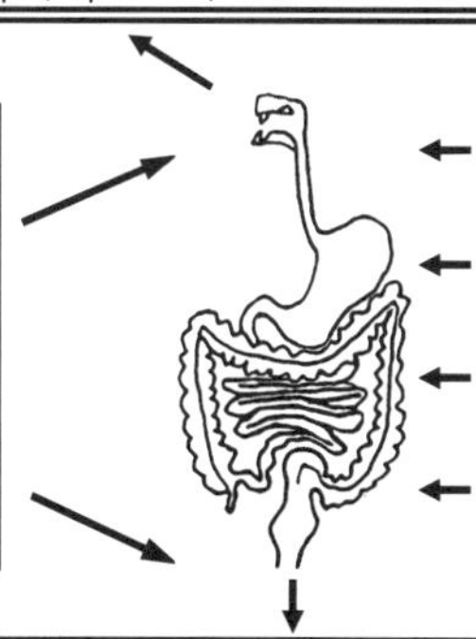

SYSTEMERKRANKUNGEN

Hämorrhagische Diathese
Thrombozytopenie
Vaskuläre Purpura
Hämophilie
Leukosen, Urämie
Leberzirrhose
Sepsis, DIC

Iatrogen: NSAR, Zytostatika, Antikoagulation

UNTERE GASTROINTESTINALE BLUTUNG UND DÜNNDARMBLUTUNG

Infektiös: **Gastroenteritis**, Salmonellen, Ruhr, Cholera, Tuberkulose
Ileus, Hernie, **Invagination**, MECKEL-Divertikel
Angiodysplasien, Hämangiom, aortointestinale Fistel, Hämorrhoiden
Colitis ulcerosa / Morbus CROHN, Divertikulose, Polyposis
Analfissuren, Proktitis, Ulcus recti, Rektumprolaps
Mesenterialgefäßverschluss, ischämische Kolitis
Nekrotisierende Enterokolitis
Kolon-, Sigma-, Rektum-, Anal-Tumoren, Karzinoid-Syndrom, Adenome
Intestinale Endometriose
Iatrogen: postoperative Nachblutungen, nach Endoskopie

Diag: Ziel muss die **Unterscheidung** zwischen (harmlosem) **gastrointestinalem Infekt** und einer **ernsten Erkrankung** sein (ist bei Neugeborenen/Säuglingen/Kleinkindern oft schwierig!):

1. **Anamnese** Beginn u. Dauer der Beschwerden, Ernährung u. Trinkverhalten?, Gewicht bestimmen bzw. Gewichtsverlust (wenn Vorgewicht bekannt ist), Häufigkeit v. Erbrechen u. Durchfall, letzter normaler Stuhlgang und Wasserlassen?, Schmerzcharakter (s.o.)

   Abdominelle Vorerkrankungen od. Voroperationen bekannt, bestehende Erkrankung von Seiten des Herzens (an Mesenterialinfarkt denken), systemische Erkrankungen (hämatologische, Diabetes, Neoplasien, Leukosen), Amenorrhoe (⇨ Extrauteringravidität?)

   Reiseanamnese? ⇨ dann auch an Cholera, Lamblien od. Amöben denken

   Medikamenteneinnahme?

2. **Klinische Untersuchung:**

   Inspektion: Allgemein- u. **Ernährungszustand** (hypotroph?), Bewusstsein u. Verhalten (unruhig?), Facies abdominalis (halonierte Augen), Blässe, Ikterus?, stehende Hautfalten als Zeichen einer Exsikkose, Narben (⇨ Vor-Laparotomien!), Vorwölbungen (z.B. der Flanken bei Pankreatitis od. bei retroperitonealem Prozess = GREY-TURNER-Zeichen)

   Blaufärbung um Nabel (= CULLEN-Phänomen, z.B. bei abdomineller Blutung, Extrauteringravidität, manchmal auch bei Pankreatitis), Bläschen (Herpes zoster), Venenzeichnung

   Bruchpforteninspektion (v.a. Nabel, Leiste, epigastrisch), Leistenlymphknoten

   Immer auch Mund, Nase u. Ohren (an Otitis media denken u. ausschließen) untersuchen

   Palpation: **Abwehrspannung** (reflektorische Kontraktion der Bauchmuskulatur bei Entzündung des Peritoneums), Druck-, Klopf-, Loslassschmerz, Meteorismus

   Resistenzen? (z.B. walzenförmiger Tumor bei Invagination, pulsierend bei Bauchaortenaneurysma)

   Perkussion: tympanitisch (⇨ Luft), gedämpft (⇨ Flüssigkeit, z.B. Aszites)

   Auskultation: metallisch klingende, hochgestellte, plätschernde **Darmgeräusche** ⇨ V.a. mechanischen Ileus (Hyperperistaltik an umschriebener Stelle gegen ein Hindernis)

   "Totenstille" ⇨ Darmparalyse bei Peritonitis / paralytischem Ileus

   Gefäßgeräusche? ⇨ Aortenaneurysma, Nierenarterienstenose

   Herz- (HT, Geräusche) u. Lungenbefund (Giemen, Brummen, Rasselgeräusche?)

   Rektale Untersuchung: Blutung, DOUGLAS-Schmerz, DOUGLAS-Vorwölbung (Eiter- oder Flüssigkeitsansammlung), Tumor?

   RR, Puls, Temperatur: rektal und axillar messen (Differenz normal 0,5 °C, größer z.B. bei Appendizitis)

3. **Labor:** Nachstehende Werte zur Ausschlussdiagnostik bestimmen (evtl. mehrfach bestimmen, da Enzymverschiebungen zu Beginn fehlen können)
   - Allgemein: kleines BB, BSG, BZ, Gerinnung, Elektrolyte, Harnbefund (Urinstix), ggf. BGA, weitere Labordiagnostik dann je nach Klinik und Verdacht
   - Leber: GOT/AST, GPT/ALT, GGT, AP, Bilirubin
   - Pankreas: Lipase, Amylase (Pankreas-Amylase)
   - Niere: harnpflichtige Substanzen (Kreatinin, Harnstoff, Harnsäure)
   - Extrauteringravidität: Schwangerschaftstest
   - Herz: bei V.a. Myokardinfarkt CK, CK-MB, LDH, Troponin T
   - ggf. Stuhlprobe ⇨ Erregernachweis
   - Präoperativ: Blutgruppe, Blutkonserven anfordern u. Kreuzprobe

4. **Sonographie** des Abdomens: Appendizitis, freie Flüssigkeit, Gallenblase, Niere, Pankreas, Kokardenform von Darmschlingen (= 2 Kreise ⇨ Invagination)

5. **Röntgen:** 1.) **Abdomenübersicht** im Stehen oder Linksseitenlage: Flüssigkeitsspiegel ⇨ Ileus; Verkalkungen ⇨ Steine; freie Luft unter dem Zwerchfell od. in den Gallengängen ⇨ Perforation eines Hohlorgans

   2.) **Thorax**: Pneumonie, Herzkontur, Pleuritis/Atelektasen?

   Weitere Untersuchungen, z.B. **CT-Abdomen** (wird heute bei Verfügbarkeit bereits primär statt der Abdomenübersichtsaufnahme eingesetzt), i.v.-Urographie, Magen-Darm-KE (mit wasserlöslichem Kontrastmittel!, Gastrografin®), bei Invagination Kolon-KE (diagnostisch und ggf. therapeutisch), präoperative Angiographie (⇨ bei V.a. Mesenterialinfarkt)

6. Endoskopie = Ösophagogastroduodenoskopie (ÖGD) ⇨ Magen-/Duodenalulkus, Gastritis, Refluxösophagitis, Papilleninspektion od. Rekto-/Koloskopie

7. EKG: zum Ausschluss einer kardialen Störung od. eines Herzinfarktes (Infarktzeichen: ST-Hebung u. R-Verlust, z.B. durch kardiale Gefäßmissbildung)
8. Diagnostische Laparoskopie, bzw. bei unklarem Befund ⇨ **explorative Laparotomie**

Ther: • Akut: bei V.a. akutes Abdomen od. schwerer Dehydratation (insb. bei Säuglingen, Kleinkindern): **stationäre Aufnahme**, Diagnostik u. Überwachung, Rehydrationsbehandlung primär parenteral (Ringer-Lactat-Lösung i.v.), Elektrolytgabe nach Bedarf
- Med: Antibiose nur bei bakteriellem Infekt (gezielt nach Antibiogramm). Bei Säuglingen mit schwerer Symptomatik od. blutigen Durchfällen ggf. ungezielte Sofortgabe eines Breitbandantibiotikums.
- Bei Bewusstseinsstörung: Seitenlagerung, evtl. Intubation u. Beatmung sowie Magensonde als Aspirationsschutz

• Operativ: Ind: akute Appendizitis, Ileus, Magen- oder Duodenal-Perforation, Atresien ⇨ Ther. s. einzelne Kapitel, bzw. Chirurgiebuch

Prog: Jedes akute Abdomen ist ein pädiatrischer **Notfall** und muss unbedingt diagnostisch abgeklärt werden!

DD: Bauchschmerzen, Durchfall, **Übelkeit** und **Erbrechen** gehören zu den Hauptsymptomen des Akuten Abdomens, können aber auch viele andere Ursachen haben: In der überwiegenden Zahl d.F. in der Kinderheilkunde ist es nur eine (harmlose) **Gastroenteritis** (s.o., Kap. Durchfallerkrankungen).

DD: Übelkeit u. Erbrechen

ZENTRAL
Commotio, **Hirndruck** (Enzephalitis, SHT, Blutung, Tumoren), **Migräne**
Otitis media, **Kinetose**
Schwindel, Morbus MENIÈRE
Psychosomatisch: Konversionsneurosen, **Anorexie**, Bulimie
Multifaktoriell: Schwangerschaft, Extrauteringravidität

INOKULIERTE NOXEN
Verdorbene Speisen (Enterotoxine)
Pilzintoxikation
Alkoholgenuss
Medikamente: Laxanzien, Diuretika, Morphine, Vasopressin, hormonale Kontrazeptiva, **Zytostatika**

ÖSOPHAGEAL
Ösophagusdivertikel
Hiatushernie
Neoplasien
Kardiospasmus
Achalasie
Refluxkrankheit

PANKREATOGEN
Pankreatitis
Pankreasnekrose
Pankreaszysten
Neoplasie

GASTROGEN
Gastroenteritis
Gastritis
Ulkuskrankheit
Neoplasma
Magen-Operation
Pylorusstenose
Sanduhrmagen
Neurogene Gastropathie

HEPATOGEN / BILIÄR
Hepatitis, Leberzirrhose
Coma hepaticum
Dyskinesie der Gallenwege
Cholelithiasis
Choledocholithiasis
Cholezystitis, Cholangitis
Papillenstein, Papillenstenose
Neoplasie der Gallenwege
Postcholezystektomiesyndrom

RENAL
Nephrolithiasis (Kolik)
Niereninsuffizienz

ENTERAL
Gastroenteritis
Ileus, Subileus
Appendizitis
Invagination, Volvulus
Ulcus duodeni
Colitis, Divertikulitis
Polyposis
Neoplasien, Karzinoid
Narbenstenosen
Kotstein, Bezoar
chronische Obstipation
Zöliakie
Askaridiasis
Hernien: epigastrische, Leisten-, Schenkel-, LITTRÉ-, Narbenhernie

PERITONITIS
Perforation (Magen, Duodenum, Appendix, Gallenblase, Tumoren, Tubenruptur, Uterusruptur, Milz-, Leberruptur)
Gynäkologisch/urologisch: Adnexitis, Parametritis, Pelveoperitonitis, DOUGLAS-Abszess, Perihepatitis, Hodentorsion
Metastasen von Tumoren, Peritonealkarzinose
Mesenterialarterieninfarkt, Mesenterialvenenthrombose
Systemerkrankungen: Panarteriitis nodosa, Lupus erythematodes
Primär bakteriell: Tuberkulose

PSEUDOPERITONITIS
Diabetisches Koma (Ketoazidose), Urämie, Hyperlipidämie
Hämolytische Krise, Porphyrie, Hyperkalzämie

ÖSOPHAGUSATRESIE

Def: Unterbrechung der Speiseröhre oder bindegewebiger Strang, in 90 % d.F. kombiniert mit einer ösophagotrachealen Fistel, ICD-10: Q39.-

Ät: Kongenitale Fehlbildung

Path:
- ♦ Differenzierungsstörung in der 4.-6. Gestationswoche (Trennung von Speiseröhre u. späterer Luftröhre aus embryonalem Vorderdarm)
- ♦ Häufig **kombiniert** (in über 40 % d.F.) mit Wirbelsäulen- (vertebral), gastrointestinalen (Duodenal- od. Analatresie), cardiovaskulären, tracheoesophageale, urologischen/renalen **Fehlbildungen** od. Extremitätenmissbildungen (limb). Bei 3 od. mehr Fehlbildungen wird dies VACTERL-Assoziation genannt, gehäuft bei Frühgeburtlichkeit (ca. 30 % d.F.).
- ♦ Lok: Meist **Ösophagusatresie Typ III B** (90 % d.F.) = ösophago-tracheale Fistel mit Verbindung von Trachea und Magen, der obere Ösophagusanteil endet blind.

Epid: Häufigkeit: ca. 3/10.000 Geburten

Etlg: Formen der Ösophagusatresie nach VOGT, 1922 (s. Abb.)
- # Typ I (selten) u. II (ca. 10 %): komplette Atresie des Ösophagus ohne Fistel
- # Typ III (80-90 % d.F.): **komplette Atresie des Ösophagus mit** verschiedenen **Fistel**möglichkeiten
- # H-Fistel (ca. 3 %): Fistel zwischen Ösophagus u. Trachea bei durchgängigem Ösophagus

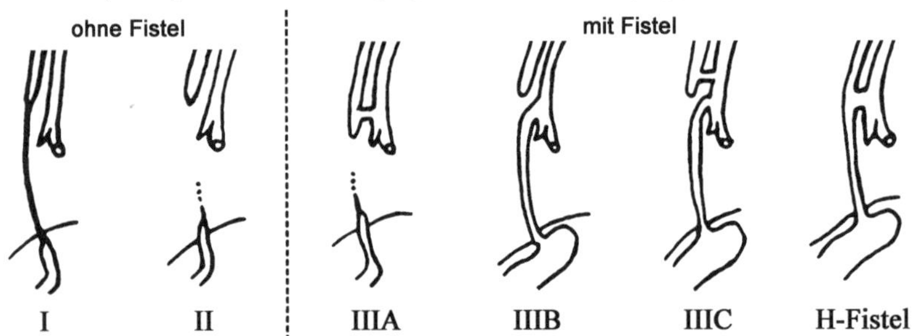

Klin:
- ⇒ Neugeborenes: **schaumig-blasiger Schleim vor dem Mund**, Hustenanfälle, Dyspnoe, vorgewölbtes Abdomen (durch Luftübertritt in den Magen bei gastro-trachealen Fisteln)
- ⇒ Mutter: Polyhydramnion (= vermehrtes Fruchtwasser [>2.000 ml], da der Fetus dieses nicht verschlucken kann) als Hinweis auf eine Ösophagusatresie

Diag:
1. Anamnese (in der pränatalen Sonographie Polyhydramnion) und klinische Untersuchung: **Sondierung des Ösophagus** ⇨ Magen nicht sondierbar (federnder Widersrtand)
2. Röntgen: Thorax/Abdomen in 2 Ebenen, Ösophago-/Bronchographie mit wasserlöslichem! Kontrastmittel
3. Endoskopie: insb. zur Erkennung einer H-Fistel

Ther:
- Präoperativ: Bis zur Op 30°-Oberkörperhochlagerung des Kindes, kontinuierliches Absaugen von Speichel mit einer Schlürfsonde (Replogle-Sonde), parenterale Ernährung, bei Atemstörungen evtl. Intubation. Op für 2. Lebenstag planen.
- Operativ: Ind: immer gegeben, Zugang: 4. ICR re. od. thorakoskopische Op
  - Typ III: möglichst spannungsfreie End-zu-End-Anastomose der beiden Ösophagussegmente und Verschluss der trachealen Fistel
  - Bei weit auseinanderliegenden Ösophagusenden (Typ I u. II): Anlage einer Magenfistel zur Ernährung. Magenhochzug od. Interposition eines Kolontransplantates od. Bougierung des oberen Blindsackes zur Ausdehnung und späteren End-zu-End-Anastomose
  - H-Fistel: Durchtrennung der Fistel und Verschluss des Defektes von Ösophagus und Trachea

- Postoperativ: Magensonde, dann oraler Nahrungsaufbau ab dem 10. postop. Tag
- Selbsthilfegruppen: KEKS e.V., Sommerrain 61, 70374 Stuttgart, Tel.: 0711 95378-86, Fax: -18, KEKS-Medizinteam Tel.: 0800 0310584, Internet: www.keks.org

<u>Prog:</u> Bei reifen Neugeborenen fast 100%ige Heilungschance, bei zusätzlichen Fehlbildungen, Lungenkomplikationen und Frühgeborenen liegt die Überlebensrate bei 40-90 %

<u>Kompl:</u>
- * **Aspirationspneumonie, Atelektasen**
- * Peptische Läsionen im Respirationstrakt durch Magensekret bei gastro-trachealer Fistel (Tracheomalazie)

<u>Op:</u>
- * Anastomoseninsuffizienz (Nahtinsuffizienz)
- * **Anastomosenstenose** ⇨ Bougierung
- * Gastroösophageale Refluxkrankheit (bei nicht spannungsfreien Anastomosen)
- * Ösophagotracheale Rezidivfistel

<u>DD:</u>
- Kongenitale Ösophagusstenose, Megaösophagus, Mekoniumileus
- Kardiaanomalien (insb. Kardiainsuffizienz ⇨ gastroösophagealer Reflux)
- Doppelter Aortenbogen mit Kompression des Ösophagus
- Achalasie

PYLORUSSTENOSE

<u>Syn:</u> Spastisch-hypertrophe Pylorusstenose, **Pylorushypertrophie**, Magenausgangsstenose des Säuglings, Magenpförtnerkrampf, ICD-10: Q40.0

<u>Anatomie:</u> Der Pylorus (Pförtner) ist der Schließer (M.sphincter pylori) des Magenausgangs und trennt diesen vom Duodenum ab.

<u>Path:</u>
- ♦ Spasmus und Hypertrophie der Ringmuskulatur des Pylorus sowie der pylorusnahen Magenanteile durch letztlich ungeklärte Entwicklungsstörung ⇨ Pyloruskanal verengt und verlängert und damit **funktionelle Ausgangsstenose** des Magens
- ♦ Durch die Stenose kommt es zum Erbrechen ⇨ enteraler Säureverlust ⇨ **metabolische Alkalose** (hypochlorämisch) ⇨ verminderte Ventilation als Kompensation

<u>Epid:</u> **M** >> w (4:1), Symptome meist ab **3. Lebenswoche** bis ca. 3.-4. Lebensmonat
Häufigkeit: 2-3 auf 1.000 Neugeborene, in den letzten Jahren abnehmende Tendenz
Erhöhtes Risiko bei Flaschenernährung, höheres Alter und Rauchen der Mutter.

<u>Klin:</u>
- ⇒ Symptome ab ca. 3. Lebenswoche: **Erbrechen im Strahl** od. Bogen (nach den Mahlzeiten = spastisches Erbrechen). Das Erbrochene riecht stark sauer und ist <u>nicht</u> gallig.
- ⇒ **Sichtbare Magenperistaltik** im Oberbauch nach dem Stillen
- ⇒ Greisenhaftes Aussehen und Stirnrunzeln der Säuglinge
- ⇒ Geringe Stuhlfrequenz (Hungerstuhl, Pseudoobstipation), verminderte Urinproduktion
- ⇒ Zunehmende **Dehydratation**, Gewichtsverlust, Dystrophie, Exsikkose
- ⇒ Verminderte Atmung zur Kompensation der metabolischen Alkalose
- ⇒ Atemstörungen, Bewusstseinseintrübung, Muskelhypotonie (= Coma pyloricum)

<u>Diag:</u>
1. Anamnese und klinische Untersuchung: **tastbarer Tumor** im Oberbauch ("Olive"), insb. nach dem Stillen, Dehydratation (verminderter Hautturgor, eingefallene Fontanelle)
2. Labor: **metabolische hypochlorämische Alkalose** (pH >7,45, HCO_3 >28 mmol/l u. kompensatorischer CO_2-Anstieg), erhöhter Hkt, Hypokaliämie
3. <u>Sonographie:</u> fehlende/verzögerte Nahrungspassage, pathologisch ist eine Schichtdicke der (echoarmen) Tunica muscularis >3 mm, Kokardenform der verdickten Ringmuskulatur, Gesamtlänge des Pylorus >14 mm
4. Bei unklarem Befund ggf. Röntgen mit KM-Gabe: verzögerter Übertritt in das Duodenum, feiner Pyloruskanal, Eindellung im Antrumbereich durch die Pylorushypertrophie

<u>Ther:</u>
- <u>Akut:</u> Flüssigkeits- u. Elektrolytsubstitution, Korrektur d. Säure-Basen-Haushaltes für Op

- Operativ: Ind: heute primär operative Ther., nach Stabilisierung des Säuglinges (Rehydrierung, Ausgleich der Alkalose und Elektrolytkorrektur)
  - **Pyloromyotomie** nach WEBER u. RAMSTEDT: extramuköse (= unter Schonung der darunter liegenden Schleimhaut) Durchtrennung der Pylorusmuskulatur, heute auch als laparoskopische Op
  - Postoperativ: Langsamer Nahrungsaufbau beginnend ab 6 Std. postop.

Prog: Die operativer Therapie hat eine **sehr gute** Prognose, Letalität: <1 ‰

Kompl: **Coma pyloricum** durch metabolische Alkalose, Verlust von Chlor- und Kaliumionen, Exsikkose ⇨ Atemstörung, Bewusstseinseintrübung, zerebrale Krämpfe, Muskelhypotonie

DD:
- Hiatushernie, Kardiainsuffizienz, ROVIRALTA-Syndrom (= Kombination von Pylorushypertrophie und Hiatushernie/Kardiainsuffizienz), gastroösophagealer Reflux
- Membranöse Antrum- und Pylorusstenose, funktioneller Pylorospasmus
- Duodenalatresie, Dünndarmstenose, Ileus, Malrotation, Invagination, Pankreas anulare
- AGS (adrenogenitales Syndrom): auch Erbrechen, zus. Genitalveränderungen, Elektrolytverschiebungen (Hyperkaliämie)
- Habituelles Erbrechen (Fütterungsfehler), Infektionen des MDT, intestinale Allergien, Nahrungsmittelunverträglichkeit, Stoffwechselstörungen, zerebrales oder reflektorisches Erbrechen (z.B. erhöhter Hirndruck, Sepsis), Intoxikation

DARMATRESIEN

Ät:
- Duodenalstenose: Atresie (= vollständiger angeborener Verschluss), Membranen, Pankreas anulare
- Lokale Schädigungen (z.B. nekrotisierende Enterokolitis) ⇨ Vernarbungen
- Invagination (s.u.), Volvulus (= Verdrehung, meist des Dünndarmes ⇨ Strangulationsileus), Thrombosen ⇨ durch Ischämie und Nekrose kann eine Dünndarmatresie entstehen

Epid:
◊ Duodenalatresie: 1/5.000 Geburten (gehäuft bei Trisomie 21)
◊ Dünndarmatresie: 1/7.000 Geburten
◊ Rektum-/Analatresie: 1/3.000 Geburten, m = w
◊ Häufig auch **Kombination mit urogenitalen Missbildungen** (bis 70 % d.F.)

Path: ♦ Die angeborenen Atresien können durch eine Membran (Mucosa/Submucosa) mit oder ohne zentraler Perforation, durch zwei Blindsäcke, die durch einen fibrösen Strang verbunden sind (kein Mesenterialdefekt) od. zwei komplett separierte Blindsäcke (V-förmiger Mesenterialdefekt) vorliegen, auch mehrere Atresien hintereinander mögl.

Etlg:
Duodenalatresie, ICD-10: Q41.0
Jejunoileale Atresie (= Dünndarmatresie), ICD-10: Q41.1
Kolonatresie, ICD-10: Q42.9
Rektum- und Analatresie ohne und **mit** Fisteln (zu Vulva/Vestibulum vaginae, Perineum, Vagina, Harntrakt), ICD-10: Q42.0 - Q42.3
Hoher anorektaler Verschluss: oberhalb der Puborektalschlinge (40 %) ⇨ Fisteln zu Blase oder Scheide (meist keine äußere Fistel sichtbar)
Tiefer anorektaler Verschluss: unterhalb der Puborektalschlinge (60 %) ⇨ Fisteln zum Damm oder Vestibulum

Klin: ⇒ Duodenalatresie: Polyhydramnion während der Schwangerschaft
Erbrechen: **gallig** ⇨ Stenose distal der Papilla duodeni maj. VATERI, nicht gallig ⇨ proximal der Papille
Geblähter Oberbauch bei gleichzeitig eingezogenem Unterbauch
Bei Pankreas anulare zusätzlich Ikterus, Pankreatitis mögl.

⇒ Dünndarmatresie: galliges Erbrechen, geblähtes Abdomen

⇒ Kolonatresie: galliges/mekoniumhaltiges Erbrechen, geblähtes Abdomen, kein Mekoniumabgang

⇒ Rektum-/Analatresie: kein Mekoniumabgang, Verschluss des Anus sichtbar od. Anus fehlt (Hautgrübchen), bei Fisteln Stuhlabgang aus Harnröhre, Vagina od. Raphe scroti

Diag: 1. Anamnese und klinische Untersuchung: anale Inspektion, rektale Untersuchung (wenn mögl.), Fistelsuche, Sondierung des Ösophagus

2. **Röntgen:** Abdomen und Thorax **in Kopfhängelage**

Duodenalatresie: **double bubble** (Doppelspiegel durch Darstellung v. Magen u. Duodenum, übriger Darm ist luftleer)

Ab Dünndarmatresie: Spiegel

Rektum-/Analatresie: Abdomen seitlich n. WANGENSTEEN in Kopftieflage, Kontrastdarstellung durch Punktion des Rektums (⇨ wie weit liegt das Rektum im Verhältnis zum M.puborectalis entfernt?), Fisteldarstellung (falls Fistel vorhanden)

3. Sonographie des Abdomens (ggf. bereits pränatale Darstellung mögl.)
4. Urologische und kardiale Untersuchung zum Ausschluss von Begleitfehlbildungen

Ther:
- Akut: Bei jedem Verschluss Legen einer Magensonde und kontinuierliche Absaugung zur Aspirationsprophylaxe, Ausgleich von Wasser- und Elektrolythaushalt
- Operativ: Ind: Jede **Atresie muss operativ** beseitigt werden.
  - Duodenalatresie: Duodeno-Duodenostomie (Seit-zu-Seit), bei Duodenalmembranen Duodenotomie und Exzision der Membran
  - Dünndarmatresie: Resektion des betroffenen Abschnittes und End-zu-End-Anastomose
  - Rektum-/Analatresie:
    - Bei Unreife oder zusätzlichen Fehlbildungen ⇨ zunächst Anus praeternaturalis, dann endgültige Op im Alter von 2-3 Mon.
    - Abdomino-perineale-Durchzugs-Op n. REHBEIN, abdomino-sacro-perinealer Durchzug bei den hohen Formen
    - Anoplastik bei den tiefen Formen. Postop. ist dann eine Langzeit-Bougierung des Neo-Anus für meist 1-2 J. erforderlich.
    - Stuhlregulation (möglichst täglicher weicher Stuhl, Obstipation vermeiden)

Prog: Gut, alle Atresieformen haben heute eine mindestens 95%ige Überlebensrate.
Anorektale Verschlüsse: bei tiefer Form in fast 100 % d.F. Kontinenzerhalt mögl., bei hoher Form in 50 % d.F.

Kompl:
* Aspiration von Erbrochenem ⇨ Aspirationspneumonie
* Rektum-/Analatresie ⇨ tiefer Ileus (wenn keine Fistel vorhanden ist)
* **Kombination** von Fehlbildungen der Wirbelsäule (**v**ertebral), Sakrum, Duodenal- od. **A**nalatresie, **c**ardiovaskulären, **t**racheo(o)**e**sophagealen (Ösophagusatresie), urologischen/**r**enalen (Cave: schwere Harnweginfektionen) od. Extremitätenmissbildungen (**l**imb). Liegen 3 oder mehr Fehlbildungen vor, wird dies VACTERL-Assoziation genannt.

Op:
* Rektum-/Analatresie: postoperative rekto-urethrale/vaginale Fisteln, Retraktion des Anus, Kontinenzverlust (Ther: evtl. später Grazilisplastik), Blasenentleerungsstörungen

DD:
- Ileus (bei Appendizitis, Adhäsionen, Briden, Mesenterialzyste, MECKEL-Divertikel, Invagination, Darmduplikatur, eingeklemmter Leistenhernie)
- Spastisch-hypertrophe Pylorusstenose
- Malrotation: falsche Darmpositionierung im Abdomen, meist ist der Dünndarm re. u. das Kolon li. positioniert. Gefahr des Volvulus. Ther: Umwandlung der Malrotation in eine Nonrotation = Op n. LADD mit Durchtrennung d. LADD-Bandes, welches das Duodenum einengt
- Volvulus (Darmverschlingung) ⇨ kann zur Nekrose des gesamten Dünndarmes führen
- Mekoniumileus od. Mekoniumpfropfsyndrom (s.o., Kap. Neonatologie)
- Megakolon = Morbus HIRSCHSPRUNG (s.u.), Mikrokolon
- Analstenose ⇨ Ther: Bougierung

INVAGINATION

Syn: Darmeinstülpung, engl. intussusception, ICD-10: K56.1

Ät:
- 90 % d.F. idiopathisch (funktionelle Störung?)
- Mögliche auslösende Ursachen: MECKEL-Divertikel, Darmpolypen, Darmduplikatur, Mukoviszidose, Hämatome (Purpura SCHÖNLEIN-HENOCH), vergrößerte mesenteriale Lk (Virusinfektion?), Adhäsionen, Tumoren
- Erhöhtes Risiko bei Rotavirus-Schluckimpfung bei älterem Säugling (1. Impfung >3-5 Mon.)

Path:
- ♦ **Einstülpung** eines Darmteiles in den folgenden kaudalen Darmteil ⇨ Abschnürung der Mesenterialgefäße mit Ödem, Stauungsblutung, Darmnekrose durch Ischämie
- ♦ Lok: am häufigsten **ileozäkale Invagination** (das terminale Ileum stülpt sich dabei in das Zäkum, s. Abb.), auch multiple Invaginationen mögl.

Epid: Prädisp.alter: 1.-2. Lj., 80 % zwischen **6.** und **12. Lebensmonat**
m > w (3:2)

Klin:
- ⇒ Peritonealer Schock: **akute kolikartige Schmerzen** und **Erbrechen aus voller Gesundheit**, verfallener Gesichtsausdruck, schweißbedeckte Haut, angezogene Beine (Schonhaltung)
- ⇒ Symptomfreies Intervall
- ⇒ **Mechanischer Ileus** u. rektaler Blutabgang, aufgetriebener Bauch, galliges Erbrechen

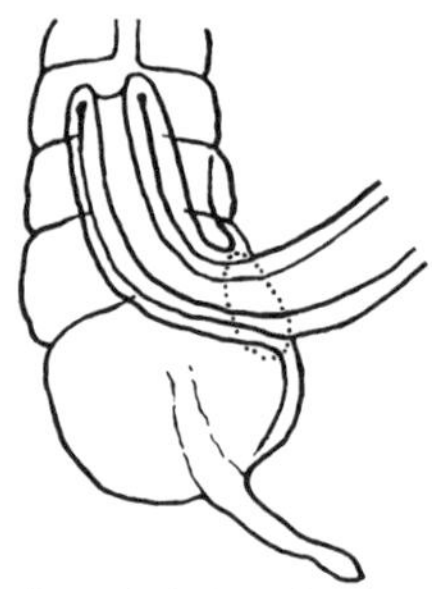

ileozäkale Invagination

Diag:
1. Anamnese und klinische Untersuchung:
   Palpation ⇨ tastbarer **walzenförmiger Tumor**
   Rektale digitale Untersuchung ⇨ **blutiger Schleim** am tastenden Finger
2. Sonographie: **Kokardenform** (Schießscheiben-Phänomen, target sign) des Darmanteils mit Invaginat = kleiner Ring in einem größeren Ring
3. Röntgen-Abdomen: Kolon-KE (mit Gastrografin) ⇨ Abbruch des Kontrastmittels

Ther:
- Konservativ: **Einlauf** mit NaCl-Lösung unter Ultraschallkontrolle oder Kolon-Kontrasteinlauf als therapeutische (und diagnostische) Maßnahme (durch den Einlauf schiebt sich die Invagination zurück)
- Operativ: Ind: bei Versagen der konservativen Therapie unverzügliche Op!
  - Operative Desinvagination (Reposition des prox. Darmabschnittes, HUTCHINSON-Handgriff)
  - Resektion und End-zu-End-Anastomose bei nicht reponierbarer Invagination oder bereits vorliegender Infarzierung/Darmnekrose
  - Bei rezidivierender Invagination Ileopexie (auch als laparoskopische Op)
  - Postoperativ: Flüssigkeits- und Elektrolytsubstitution

Prog: gut

Kompl:
- * Abschnürung der Mesenterialgefäße ⇨ Ischämie des betroffenen Darmabschnittes ⇨ Darmnekrose, Perforation, Peritonitis
- * Mechanischer Ileus

DD:
- Appendizitis und MECKEL-Divertikel (s.u.), akute Gastroenteritis, Toxikose, Enterokolitis
- Duplikaturen (ICD-10: Q43.4): Kurzstreckiges, embryonal entstandenes Doppellumen meist im Bereich des Dünndarms, können klinisch stumm sein.
  Kompl: Volvulus, Invagination, bei Perforation Peritonitis, Blind-loop-Syndrom mit Malabsorption; Ther: Resektion
- Tumoren, andere Ileusursachen
- Purpura SCHÖNLEIN-HENOCH

APPENDIZITIS

Syn: Entzündung des Wurmfortsatzes, ICD-10: K35.-, Volksmund: ***"Blinddarmentzündung"***

Ät:
- **Obstruktion** des Lumens des Wurmfortsatzes durch **Kotsteine, Abknickung** oder Narbenstränge und daraus folgende Entleerungsstörung
- **Intestinale Infekte** (lokale Resistenzminderung, Hyperplasie des lymphatischen Gewebes)
- Selten Fremdkörper (z.B. Kirschkern), Würmer (Askariden, Oxyuren), hämatogene Infekte
- Neurogene Appendikopathie (Nervenproliferationen od. Vermehrung endokriner Zellen, lässt sich insb. bei intraoperativ unauffälliger Appendix nachweisen)

Path:
- ♦ **Nicht destruktive Stadien:** ⇨ sind spontan **reversibel**, primär konservative Ther. mögl.
  - **Katarrhalisches** Stadium mit Rötung, Schwellung und Schmerz der Appendix, aber noch ohne Eiter (Appendizitis simplex) u. seropurulentes Stadium

  Destruktive Stadien:
  - **Ulzero-phlegmonöse** Appendizitis, empyematöse Appendizitis, **gangränöse** Appendizitis (nekrotisierend), **Perityphlitis** = Appendizitis mit/ohne freie/r Perforation mit Abkapselung und Begrenzung des entzündlichen Geschehens durch Peritonealverklebungen, mit Einschmelzung = perityphlitischer Abszess
  - Appendizitis mit **freier Perforation** und folgender diffuser **Peritonitis**; je jünger das Kind, desto größer die Perforationsgefahr!
- ♦ Lok: Appendixlage ist variabel ⇨ physiologisch am Ende des Zäkums (re. Unterbauch) Varietäten: retrozäkal, parazäkal, am Ileum fixiert, mit Zäkum-Hoch- (subhepatisch) od. -Tiefstand (im kleinen Becken), Situs inversus

Epid:
- ◊ Häufigstes 'Akutes Abdomen' (in 20-25 % d.F.)
- ◊ Prädisp.alter: **Schulkinder/Jugendliche** (6.-18. Lj.), m > w (1,35:1)
- ◊ Inzidenz: 120/100.000/Jahr, die Appendektomierate liegt aber etwa doppelt so hoch. In Deutschland werden pro Jahr ca. 100.000 Appendektomien durchgeführt.
- ◊ Lifetime Risk (= Risiko im Verlauf des Lebens eine Appendizitis zu bekommen) beträgt **7,5 %,** die Appendektomierate ist etwa doppelt so hoch (ca. 15 % d. Bevölkerung).

Klin:
- ⇒ Obstruktionszeichen: Periumbilikale und epigastrische Schmerzen, später sich verlagernde rechtsseitige Unterbauchschmerzen (**Schmerzwanderung** in wenigen Stunden)
- ⇒ **Inappetenz**, Übelkeit, Erbrechen, Stuhlverhalten
- ⇒ Fieber (subfebril, bzw. bis ca. 39 °C), Tachykardie, trockene belegte Zunge
- ⇒ Reflektorische, lokalisierte **Abwehrspannung** (im rechten Unterbauch), angezogenes re. Bein ⇨ eine Ausweitung der Abwehrspannung signalisiert eine beginnende Peritonitis!
- ⇒ Bei Perforation: **Akutes Abdomen** mit Schmerzausbreitung in der gesamten Bauchhöhle
- ⇒ **Cave:** atypische Schmerzlokalisation bei Schwangeren! (Kranialverlagerung des Zäkums)

Diag: 1. Anamnese (Übelkeit, Erbrechen, Fieber, Schmerzlokalisation und -charakter) und klinische Untersuchung: axillo-rektale Temperaturdifferenz: **>1 °C** (normal: 0,5 °C) Klopfschmerz bei schon kleinsten Erschütterungen, **Druckschmerz im re. Unterbauch**

SHERREN-Dreieck: Spina iliaca ant. sup. re. (Darmbeinstachel), Symphyse u. Nabel bilden ein Dreieck mit den wichtigsten Punkten:

- ⇨ **McBURNEY-Punkt** (etwa die Lage des Zäkums): 3-5 cm von der Spina iliaca ant. sup. weg auf der Linie zum Nabel (= MONRO-Linie)
- ⇨ **LANZ-Punkt:** Zwischen äußerem und mittlerem Drittel auf der horizontalen Linie zwischen beiden Spinae iliacae (etwa Lage der Appendix)
- ⇨ **Loslassschmerz/BLUMBERG-Zeichen:** Schmerzempfindung im Bereich der Appendix beim Loslassen der kontralateral eingedrückten Bauchdecke

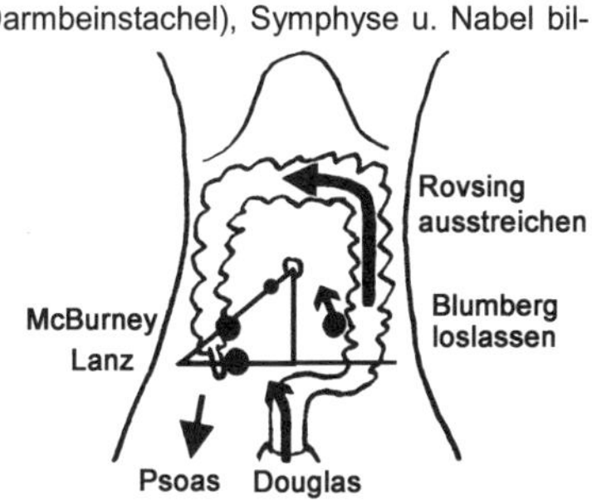

⇨ **ROVSING-Zeichen:** Dickdarm vom Sigma aus in Richtung Zäkum ausstreichen ⇨ Druckerhöhung dort und damit Schmerz im Bereich der Appendix
⇨ **DOUGLAS-Schmerz:** peritoneale Reizung durch rektale Palpation, insb. bei Lage im kleinen Becken
⇨ **Psoaszeichen:** Schmerzen im rechten Unterbauch bei Anheben des rechten Beines in der Hüfte gegen Widerstand (Reizung der Psoasfaszie), insb. bei retrozäkaler Lage
⇨ BALDWIN-Zeichen: Schmerzen in der Flanke bei Beugen des rechten Beines
⇨ COPE-Zeichen: Schmerzen bei Überstreckung des rechten Beines in Linksseitenlage
⇨ Obturator-Zeichen: Schmerzen bei Innenrotation des rechten Beines
⇨ SITKOWSKI-Zeichen: Schmerzen bei Lagerung in Linksseitenlage
⇨ CHAPMAN-Zeichen: Schmerzen beim Aufrichten des Oberkörpers
⇨ TEN-HORN-Zeichen: Schmerz bei Zug am Samenstrang

2. Labor: im BB **Leukozytose** um 15.000/µl (Cave: Leukozytensturz bei Peritonitis), CRP gering erhöht, selten auch Leukozyten u. Erythrozyten im Urinstix bzw. Harnsediment
3. **Sonographie** (mit 5-12 MHz Nahfeld-Schallkopf): mittlerweile bewährtes Diagnostikum mit guter Sensitivität und Spezifität, Zeichen einer Appendizitis: aufgehobene Peristaltik, eingeschränkte Komprimierbarkeit der Appendix, Durchmesser >6 mm, echoarme Wand >2 mm Dicke, echoarmes Lumen (Eiter), Kokarde, perizäkale Flüssigkeit, ggf. auch Nachweis eines Kotsteines (Appendikolith) mit dorsalem Schallschatten in der Appendix
   Als Anhalt: Ein gesunder Wurmfortsatz ist sonografisch nicht darstellbar.
4. Sonstige Bildgebung: Bei Schwangeren od. Kindern und unklarem Befund ggf. MRT.
5. Ggf. gynäkologisches Konsil bei Mädchen und insb. immer bei Schwangerschaft

➲ **Diagnostische Schwierigkeiten** bereiten oft **Kleinkinder**, Schwangere u. Greise!

Ther:
- Konservativ: Bei nicht-destruktivem Stadium mögl.: stationäre Behandlung mit Bettruhe, Nahrungskarenz, systemische Antibiose (2 Tage i.v., z.B. Ceftriaxon + Metronidazol, dann noch eine Woche oral, z.B. Amoxixillin/Clavulansäure), kurzfristige klinische Kontrollen!
- **Operativ:** Ind: Der Verdacht einer akuten Appendizitis rechtfertigt eine Op./Laparoskopie
  Appendektomie möglichst im Frühstadium (48 Std. seit Symptombeginn) oder im freien Intervall (6-8 Wo. nach einer akuten Perityphlitis)
  - Laparoskopische Appendektomie: Vorteil ist die damit gleichzeitig verbundene **diagnostische Laparoskopie** (z.B. bei präoperativ unklarem Befund od. atypischen Schmerzen), kleinere Narben (insb. bei Single-port-Op = nur ein einziger Zugang über den Bauchnabel mit spez. Instrumenten) u. kürzere Verweildauer. Nachteil: höhere Kosten (insb. durch das meist verwendete Klammernahtgerät zum Absetzen der Appendix). Relative K-Ind.: je nach Klinikum od. Erfahrung des Operateurs: Perforation, Kinder <5 J. und Schwangere ⇨ bei Kindern werden heute 75 % laparoskopisch durchgeführt.
  - Offene Op: Zugang mit Wechselschnitt, bei unklarer Lage oder unklarer Diagnose Pararektal- oder Mittelschnitt (bessere Übersicht und Erweiterbarkeit), Mobilisation der Appendix, **Skelettierung** der Appendix und Absetzen der Appendix an der Basis am Zäkum, Verschluss des Zäkum durch Versenkung des Stumpfes unter **Tabakbeutelnaht** (s. Abb.) und darüber **Z-Naht**, Aufsuchen eines mögl. MECKEL-Divertikels (ca. bis 1 m proximal des Zäkums) und ggf. Mitentfernung, bei Abszess Drainage, schichtweiser Wundverschluss, steriler Wundverband, bei peritonealer Eiterung oder Perforation Antibiotikagabe für 5-6 Tage (sonst nur perioperative Prophylaxe)

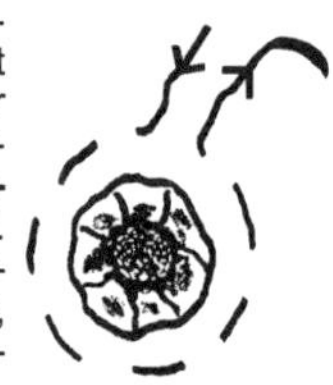

- Postoperativ: 1. postop. Tag noch Infusionstherapie, dann langsamer Kostaufbau (Tee, Zwieback, Haferschleim, passierte Kost ab 4. Tag), Hautfäden ex am 10. Tag

Prog: Eine unkomplizierte Appendizitis hat eine Letalität unter 0,03 %, mit Perforation und Peritonitis 1-3 %. In 4-30 % d.F. findet sich trotz klinischer Symptome intraoperativ eine unauffällige Appendix, die dennoch dann entfernt und histologisch untersucht werden sollte.

Kompl:
* **Perforation** (ca. 10 % d.F.) und **Peritonitis**, insb. bei Kleinkindern
* Perityphlitischer **Abszess**, DOUGLAS-Abszess, Leber-Abszesse, Darmparalyse, Ileus

Op:
* Frühileus n. 5-10 Tg. od. Spätileus (durch Verwachsungen = Briden, nach Jahren mögl.)
* Infektion, Fisteln (insb. bei Morbus CROHN, daher Op-Ind. dann eher zurückhaltend)

DD:
- **Gastroenteritis**, akuter Harnweginfekt, Obstipation
- 'Blinddarmreizung': Obstruktion beseitigt sich von selbst.
- Karzinoid der Appendix (meist Zufallsbefund bei einer Appendektomie, 0,5 % d.F.)
- Chronische (rezidivierende) Appendizitis: untypische intermittierende Beschwerden im rechten Unterbauch, Mukozele (selten): chronische Obstruktion, die progredient verläuft, sich aber nicht entzündet (= nicht akut gewordene Appendizitis)
- "**Pseudoappendizitis**" durch Lymphadenitis mesenterialis bei Infektion mit **Yersinia pseudotuberculosis** (Fieber bis 40 °C, BSG stark erhöht, klinisches Bild einer akuten Appendizitis mit Abwehrspannung usw., daher wird oft die Ind. für eine Op. gestellt. Es findet sich dann meist eine reizlose Appendix, dafür aber geschwollene mesenteriale Lymphknotenpakete und seröses Exsudat), Erregernachweis in Blut od. Stuhl mögl.
- Bronchiale Infekte und Pneumonien können bei Kindern infolge einer Schwellung retroperitonealer Lk ebenfalls zum Bild einer **Pseudoappendizitis** führen (BRENNEMAN-Syndrom)
- Bei peritonitischen Zeichen: alle DD des **Akuten Abdomens** (s.o.): insb. MECKEL-Divertikel, Ileus, **Invagination**, Volvulus, Nierenkolik, Ulkusperforation, Zöliakie
  Gynäkologisch: Ovarialzysten, Torsionsovar, Adnexitis, Menarche, Extrauteringravidität
  Jungen: Hodentorsion, Nebenhodenentzündung (Epididymitis)

MECKEL-DIVERTIKEL

Syn: Diverticulum ilei, engl. MECKEL's diverticulum, ICD-10: Q43.0

Anatomie: Der Dottergang (Ductus omphaloentericus, Duct. vitellinus) liegt zwischen Nabel und Ileum u. bildet sich normalerweise in der 6.-7. Fetalwoche vollständig zurück. Bei **unvollständiger Rückbildung** des Dottergangs sind verschiedene Fehlbildungen (s. Abb.) mögl.:

(1) Persistierende (angeborene), vollständige Dünndarm-Nabel-Fistel = Ductus omphaloentericus persistens
(2) Inkomplette **Nabelfistel** = persistierender distaler Teil
(3) Inkomplette Dünndarmfistel = persistierender proximaler Teil = **MECKEL-Divertikel**
(4) Dottergangzyste = persistierender intermediärer Anteil
(5) Intraabdomineller Bindegewebestrang = unvollständige narbige Atresie (Lig.terminale)

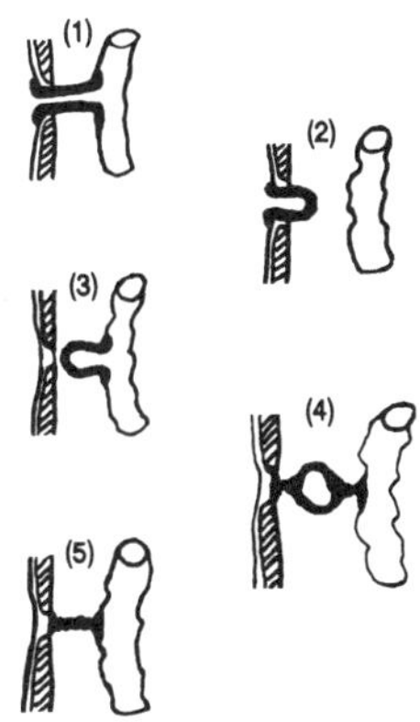

Path:
- MECKEL-Divertikel: **persistierende** blindsackartige Ausstülpung am Dünndarm, kann zusätzlich Magen-/Pankreasgewebeheterotopien beinhalten ⇨ Entwicklung von Ulzera, chronischen Blutungen, Darmobstruktionen und Entzündungsprozessen, Form: meist handschuhförmig (Abb. 3), gelegentlich auch als Strang bis zum Nabel ziehend (5)
- Lok: bei Kindern ca. 30-50 cm proximal der Ileozäkalklappe am **Ileum** gegenüber dem Mesenterialansatz zu finden, im Durchschnitt 2-10 cm lang (bis zu 30 cm mögl.)

Epid:
◊ Häufigkeit: Reste finden sich bei 1-2 % aller Menschen, m > w = 2:1
◊ Häufung bei Patienten mit DOWN-Syndrom (Trisomie 21)

Klin:
⇒ Normalerweise keine Symptome
⇒ Bei Entzündung: rechtsseitige od. paraumbilikale Bauchschmerzen, Übelkeit, Erbrechen, evtl. anorektale Blutung od. blutiger Stuhl = **Symptomatik einer akuten Appendizitis** (= Meckelitis) ⇨ bei unklarem intraoperativem Befund bei einer Appendektomie immer nach einem MECKEL-Divertikel suchen.

Diag: Anamnese und klinische Untersuchung wie bei akutem Abdomen/Appendizitis
Bei unklarer chronischer Darmblutung ggf. Szintigraphie

Ther: Operativ: Wird bei der Laparotomie ein MECKEL-Divertikel gefunden, wird dieses reseziert. Bei einer Appendizitis sollte das Ileum immer auf das Vorhandensein eines MECKEL-

Divertikels überprüft werden (dazu wird das Ileum von der Ileozäkalklappe aus auf einer Länge von ca. 1 m oralwärts überprüft).

Prog: Wie bei der Appendizitis ohne bereits eingetretene Komplikationen sehr gut

Kompl: * Magenschleimhaut- od. Pankreasgewebeheterotopie, Ulkus, Blutung, Entzündung, Perforationsperitonitis
* Bei bindegewebigen Septen Gefahr der Strangulation, Volvulus ⇨ Ileus
* Invagination des Divertikels in das Darmlumen ⇨ Ileus

DD: – **Appendizitis**, Invagination
– Persistierender Dottergang (= Dünndarm-Nabel-Fistel mit Verbindung nach außen, Abb. 1), Klin: evtl. sichtbare kleine Öffnung paraumbilikal (es kann auch nur eine diskrete entzündliche Effloreszenz ohne Lumen sichtbar sein), nässender Nabel, Schleim-/Darmabsonderungen, Diag: Fisteldarstellung mit Röntgen-Kontrastdarstellung,
Ther: Laparotomie, Exzision des Dottergangs in toto und Fistelverschluss
– Dünndarmdivertikel: sind selten, meist an der Mesenterialseite im oberen Jejunum gelegen, Kompl: Divertikulitis, Blutung, Perforation, Ileus, Fisteln- und Blindsackbildung, Malabsorptionssyndrom

MEGAKOLON / MORBUS HIRSCHSPRUNG

Syn: Megacolon congenitum, HIRSCHSPRUNG-Krankheit, ICD-10: Q43.1

Path: ♦ Morbus HIRSCHSPRUNG: kurze oder langstreckige, intestinale **Aganglionose** ⇨ funktionelle **Stenose** (**enges Segment**) durch Ruhehypertonus (fehlende Relaxation) u. ungeordnete Peristaltik ⇨ **proximale Dilatation** durch Kotaufstau (= Megakolon)
♦ Lok: Morbus HIRSCHSPRUNG: 85 % Rektum und Sigma, 15 % anorektal
Idiopathisches Megakolon: Stenosebereich direkt am Anus

Epid: ◊ Morbus HIRSCHSPRUNG: 2-5/10.000 Geburten, **m** >> w (= ca. 4:1), familiäres Vorkommen bekannt (aut.-dom., Chrom. 10q11.2 [Mutation im RET-Protoonkogen] u. aut.-rez. Chrom. 13q22 [Mutation im EDNRB-Gen] erblich, gehäuft auch bei DOWN-Syndrom od. MEN 2a) od. sporadisches Auftreten (80 % d.F.), Manifestation meist bereits im Neugeborenenalter
◊ Idiopathisches Megakolon: Kleinkindesalter

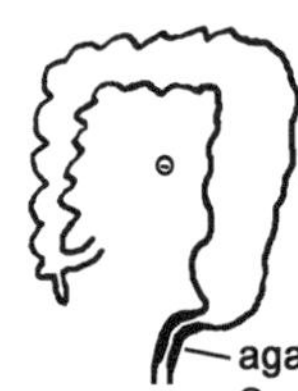

Etlg: # **Fehlen von Ganglienzellen**
- **Morbus HIRSCHSPRUNG** (angeborene Aganglionose)
- Neuronale Kolondysplasie

Megakolon mit Ganglienzellveränderungen
- CHAGAS-Krankheit (Trypanosomiasis): Ganglienzellverlust durch die Parasiten
- Degenerative Veränderungen

Megakolon ohne Ganglienzellveränderungen
- Sekundäres/**symptomatisches Megakolon** bei Rektumatresie, Stenosen, Analstrikturen, anorektalem Verschluss, angeborener Rotationsanomalie, Tumoren, zerebralen Schäden, neuromuskulären Schäden, Hypothyreose
- **Idiopathisches Megakolon** (Kollagenmangel der Darmmuskulatur), Kollagendysplasie (EHLERS-DANLOS-Syndrom), segmentale Kolondilatation

Klin: ⇒ Morbus HIRSCHSPRUNG: Chronische **Obstipation**, chronischer tiefer Ileus, Blähungen, ggf. sind die Symptome noch kompensiert während der Zeit des Stillens (weicher Stuhl).
Neugeborene: Mekoniumverhalt, Erbrechen, Auftreibung des Abdomens, sichtbare Peristaltik, kein Stuhl, „Bleistiftkot“ od. paradoxe Diarrhoe (explosionsartige Durchfälle durch bakterielle Zersetzung und Verflüssigung des Stuhles)

⇒ Idiopathisches Megakolon: Kleinkinder haben meist nur wenig Beschwerden, Obstipation mit unwillentlichem Stuhlabgang (Überlaufinkontinenz)

Diag: 1. Anamnese und klinische Untersuchung: lebhafte Darmgeräusche
Rektal-digital ⇨ Morbus HIRSCHSPRUNG: enger Analkanal, kein Stuhl enthalten
Idiopathisches Megakolon: mit Stuhl prall gefüllte Ampulla recti
2. Sonographie: Dilatation des prox. Segmentes durch den aufgestauten Stuhl (echoreich, ohne Schallschatten) und trichterförmiger Übergang in das distale enge Segment
3. Röntgen: Abdomen, **Kolon-KE** ⇨ **enges Segment** und trichterförmiger Übergang in den dilatierten Megakolonanteil
4. Koloskopie und Biopsie ⇨ Histologie ist für den Morbus HIRSCHSPRUNG beweisend (Ganglienzellen fehlen, **gesteigerte Acetylcholinesteraseaktivität** in d. Enzymhistochemie).
5. Elektromanometrie ⇨ fehlende propulsive Wellen im verengten Darmabschnitt und fehlende Internusrelaxation des analen Sphinkters

Ther:
- Konservativ: Therapieversuch mit Einläufen (Cave! Perforationsgefahr), Lactulose
  Bougierung akut (Ileus) u. evtl. auch Langzeitbougierung
- Operativ: Ind: Heilung nur durch Op mögl., endgültige Op im Alter v. 2-3 Mon.
  - Akut bei Ileus: Kolostomie (Anus praeternaturalis) zur Entlastung und später Resektion des aganglionären Segments (= zweizeitige Op)
  - Morbus HIRSCHSPRUNG: Resektion des aganglionären Darmabschnittes und tiefe kolorektale End-zu-End-Anastomose (REHBEIN-Op) oder Durchzugsoperation (= Durchzug des aganglionären Segments durch den Anus, transanale Mobilisation, ggf. auch mit laparoskopischer Hilfe, dann Absetzen des Segments und koloanale Anastomose)
  - Idiopathisches Megakolon: partielle Sphinktermyektomie (reduziert die Kontraktilität des M.sphincter ani int.)
  - postoperativ: regelmäßige Nachkontrollen

Prog: bei frühzeitiger Diagnose und Therapie im Allgemeinen gut, Op-Letalität: ca. 2 %

Kompl:
* Hämorrhagische, **nekrotisierende Enterokolitis**, **Darmperforation** durch Kotsteine, **Sepsis**, bakterielle Zersetzung des aufgestauten Stuhles ⇨ **profuse Durchfälle**
* Begleitmissbildungen der Harnorgane in 10-15 % d.F.

Op:
* Darmperforation bei Bougierung
* Anastomoseninsuffizienz, rezidivierender Subileus, Enterokolitiden, Striktur, Inkontinenz

DD:
- ZUELZER-WILSON-Syndrom: totale Aganglionose des gesamten Kolons od. d. ganzen Darms
- Angeborene neurointestinale Dysplasie (z.B. bei Neurofibromatose, Sympathikusaplasie)
- Neugeborene: Mekoniumileus, Mekoniumpropfsyndrom bei Mukoviszidose
- Frühgeborene: nekrotisierende Enterokolitis ⇨ sekundäre Aganglionose mögl.
- Anorektale Verschlüsse, Atresien, Malrotation
- Kongenitales Mikrokolon
- Toxisches Megakolon bei chron. entzündlicher Darmerkrankung (Morbus CROHN, Colitis ulcerosa)
- MEN-IIb- Syndrom (ebenfalls Mutation im RET-Protoonkogen)
- „Normale", chronische, funktionelle **Obstipation** (dann aber bei der rektal-digitalen Untersuchung Stuhl im Rektum tastbar u. normale anale Sphinkterdrücke, s.u.)

NEKROTISIERENDE ENTEROKOLITIS

Syn: NEC, Enterocolitis necroticans, ICD-10: P77

Ät: – Betroffen sind v.a. Frühgeborene (insb. **frühe Frühgeborene**) u. hypotrophe Neugeborene, die bereits Komplikationen entwickelt haben: Sauerstoff-Unterversorgung (**perinatale**

Asphyxie, z.B. durch Nabelschnurvorfall, Atemnotsyndrom, Anämie, Herzfehler), Volumenmangel, Hypoglykämie, Unterkühlung, Gerinnungsstörungen (Verbrauchskoagulopathie, Hyperviskositätssyndrome), extrem unreife Frühgeborene (<1.000 g)

- **Langzeitbeatmung** (frühe Frühgeborene)
- Komplikation bei **Mekoniumileus**, **Megakolon**, überschießende bakterielle Kolonisation des Darmes (v.a. E.coli, Klebsiella pneumoniae, Clostridien, multiresistente Keime), Rotavirus-, Enterovirus-Infektion
- Weitere Risikofaktoren (iatrogen): Nabelvenenkatheter, hyperosmolare parenterale Ernährung, Medikation (z.B. Theophyllin, Digoxin, Indometacin), Blutaustauschtransfusionen
- Mütterliche Risikofaktoren/Schwangerschaftsverlauf: EPH-Gestose, Schwangerschaftsdiabetes, Harnweginfekte, Lageanomalien, Mehrlingsgeburten, Präeklampsie/Eklampsie, Rhesus-Inkompatibilität, Sectio caesarea, vorzeitiger Blasensprung, **Drogeneinnahme** (Psychostimulanzien wie Kokain, Amphetamine, Ecstasy können in der Schwangerschaft beim Fetus zu Darmnekrosen führen)

Path:
- ♦ Eine generelle **Minderperfusion** od. lokale **Ischämie der Darmwand** führt zur besonderen Vulnerabilität der Darmschleimhaut für Infektionen und weitere Mikrozirkulationsstörungen ⇨ **Darmwandnekrose**, intramurale Blutungen u. Gasansammlungen (Pneumatosis intestinalis), Durchwanderungsperitonitis, Darmperforation mögl.
- ♦ Histologisch: Koagulationsnekrosen, pseudomembranöse Beläge auf nekrotisch ulzerierter Schleimhaut, Entzündungsreaktionen, Mikrothromben
- ♦ Lok: insb. Dünn- und Dickdarm (v.a. terminales Ileum, Colon ascendens)

Epid:
- ◊ Häufigkeit: 5-15 % der **frühen Frühgeborenen** (<1.500 g, je geringer das Geburtsgewicht, umso häufiger) betroffen, bei reifen Neugeborenen selten (0,1 %)
- ◊ Häufigste Ursache eines akuten Abdomens/gastrointestinalen Notfalls im **Neugeborenenalter** (Prädisp.alter: meist um 14.-21. Lebenstag)

Klin:
- ⇒ Verlauf von leichten gastrointestinalen Symptomen bis hin zu plötzlicher fulminanter Dekompensation mögl.
- ⇒ Allgemeinsymptome: Fieber, Trinkschwäche, Apathie, blassgraue Haut, Apnoe, Bradykardie, Azidose, Blutdruckabfall
- ⇒ Geblähter Bauch mit erweiterten Darmschlingen, galliges Erbrechen, schleimig-blutige Stühle, Bauchwanderythem, Bauchhautödem, Aszites

Diag:
1. Anamnese (Geburtsgewicht, Gestationsalter, Schwangerschaftskomplikationen) u. klinische Untersuchung: Druckdolenz, tastbare Resistenzen, fehlende Peristaltik
2. Labor: BB (Leukozytose), CRP erhöht (und im Verlauf ansteigend), BGA, Gerinnung, Blutkulturen, Stuhluntersuchung
3. Sonographie: verdickte Darmwände, Luftbläschen in der Darmwand und Pfortader (Pneumatosis hepatis), im Farbdoppler Beurteilung der Darmdurchblutung
4. Röntgen-Abdomenübersicht: dilatierte Darmschlingen, **Pneumatosis intestinalis** (verdoppelte Wandkontur durch Gas in d. Darmwand, in 60 % d.F.), **freie Luft** bei Perforation

Ther:
- Akut: Nahrungskarenz, Magensonde, Intensivüberwachung
  - Kreislaufstabilisierung (i.v.-Volumengabe), evtl. Plasmatransfusion, Katecholamine, Sedierung u. Analgesie, Intubation u. maschinelle Beatmung je nach Befund
  - I.v. Breitbandantibiose (z.B. Cephalosporin + Metronidazol) für 10 Tage
- Operativ: Ind: in ca. 60 % d.F. erforderlich, absolut bei **Perforation** (freie Luft), in Abhängigkeit vom Zustand des Kindes bei Gas in der Pfortader, Bauchwanderythem, fixierten dilatierten Darmschlingen auf seriellen Rö-Bildern
  - Akut: explorative Laparotomie u. proximal der Läsion Stomaanlage (Anus praeternaturalis), wenn der Darm eine nur geringe Nekrose aufweist
  - Resektion bei nekrotisiertem Darmanteil + End-zu-End- oder End-zu-Seit-Anastomose oder Resektion u. doppelläufiges Enterostoma (u. spätere Op zur Reanastomosierung)
  - Bei Inoperabilität (z.B. Frühgeborenes noch zu unreif für Op) Peritonealdrainage

Prog: Letalität: 15-30 % bei den frühen Frühgeborenen

Kompl: * **Darmperforation**, **Peritonitis**, **Sepsis**, septischer Schock, Verbrauchskoagulopathie, Azidose, Nierenversagen, Wund- und Pilzinfektionen, intraabdominelle Abszesse

Op: * **Kurzdarmsyndrom** (s.u.) nach ausgedehnter Resektion ⇨ Malabsorption, Entwicklungsverzögerung, Osteopathie, ggf. Notwendigkeit einer (teil-)parenteralen Ernährung

* Sekundäre **Darmstrikturen**, Anastomosenleck, Cholestase, Bridenileus, sekundäre Aganglionose des betroffenen Darmabschnittes, Pseudoobstruktion

DD: – Darmischämie od. Darmperforation aus anderer Ursache, angeborene Fehlbildungen im Magen-Darm-Trakt, Morbus HIRSCHSPRUNG, idiopathisches Megakolon, Invagination

– Mekoniumileus, Mekoniumpropfsyndrom (z.B. bei Mukoviszidose)

KURZDARMSYNDROM

Syn: Engl. short bowel syndrome, ICD-10: K91.2

Anatomie: Die physiologische Länge des Darmes beträgt in der 20. SSW 125 cm, in der 30. SSW 200 cm, bei termingerechter **Geburt 275 cm**, mit 1 J. 380 cm, mit 5 J. 450 cm und mit 10 J. 5 m, bei Erwachsenen 6-8 m. **¾ der Länge** nimmt dabei der Dünndarm ein.

Ät: – Pränatal: angeborener Kurzdarm (sehr selten), multiple **Dünndarmatresien**, intrauteriner Volvulus, Kurzdarm bei Gastroschisis, Malrotation

– Iatrogen: ausgedehnte **Dünndarmresektion** wegen einer **nekrotisierenden Enterokolitis** (s.o.), Mesenterialgefäßverschluss, Volvulus, Strangulationsileus, Morbus CROHN, maligne Tumoren (Dünndarmkarzinom, Karzinoid, Lymphom), Bestrahlungsenteropathie, bariatrische Chirurgie bei Adipositas permagna

Path: Kurzdarmsyndrom bei Restdünndarmlänge bei Säuglingen <75 cm (allgemein <25 % der normalen Dünndarmlänge) ⇨ **Malabsorption** u. Maldigestion v.a. von Fetten, fettlöslichen Vitaminen, Kohlenhydraten und Eiweißen, Gallensäureverlustsyndrom, Eisen-, Kalzium-, Magnesium-, Folsäure-, Vit.-B12-Mangel

Epid: Häufigkeit: 2-3/10.000 und 5/100 bei den **frühen Frühgeborenen** (<1.500 g)

Klin: ⇒ Schwer behandelbare **wässrige Diarrhoe** und **Steatorrhoe**

⇒ Flüssigkeits- und Elektrolytverluste, Gewichtsverlust, Gedeihstörung

Diag: 1. Anamnese (vorangegangene operative Resektionen) u. klinische Untersuchung

2. Labor: BB, BZ, Serumeiweiß, Entzündungszeichen, Bilirubin, Ferritin, Kalzium, Stuhlfettanalyse, D-Xylose-Test

3. Sonographie: Leber (Fettleber, Aszites?), Gallen-, Nierensteine

Ther: • Akut/postoperativ nach Dünndarmresektionen:

– **Parenterale Ernährung** mit individueller Flüssigkeits-, Elektrolyt-, Spurenelement-, Vitamin-Substitution über zentralvenösen Katheter

– **Überlappender Kostaufbau** (frühzeitig mit kleinen Mengen beginnen), H_2-Blocker (z.B. Cimetidin) od. Protonenpumpenhemmer, Ursodeoxycholsäure, Loperamid, Probiotika

– Bei Kompensation (die Adaptation dauert ja nach Restdünndarmlänge 1-2 Jahre) normale enterale Ernährung mit Mischkost, häufige kleine Mahlzeiten

• Operativ: Ind: fortbestehende resistente Malassimilation

– **Darmverlängerungsoperation**: Op n. BIANCHI: Bei dilatiertem Dünndarm wird längs eröffnet u. die zwei geformten parallelen Lumina abgesetzt u. hintereinandergeschaltet Serielle Transversoenteroplastik: Der dilatierte Dünndarm wird an vielen Stellen quer halb inzidiert und längs wieder vernäht (mit Klammernahtgerät)

– Ultima ratio: Dünndarmtransplantation (ggf. in Kombination mit einer Lebertransplantation), nur in wenigen spezialisierten Zentren mögl., sehr aufwändig, sehr strenge Immunsuppression erforderlich.

Prog: Letztlich abhängig von der verbliebenen Dünndarmlänge.

Kompl: * Anämie (megaloblastär, Vit.-B12-Mangel), Tetanie, Osteopathie (Kalziummangel), Hepatopathie mit Gerinnungsstörungen, hämorrhagische Diathese (Vit. K), Cholezystolithiasis, Nephrolithiasis (Hyperoxalurie), Laktatazidose, bakterielle Besiedlung des Restdarmes
* Katheterinfektion, Sepsis

Proph: ♥ Darmresektionen so sparsam wie nötig, wenn mögl. Erhalt der Ileozäkalklappe

DD: – Maldigestion: Störung der Vorverdauung im Magen, der Aufspaltung komplexer Kohlenhydrate durch Pankreasenzyme und der Emulgierung der Fette durch Galle
– Malabsorption (ICD-10: K90.9): Störung der Resorption von Nahrungsbestandteilen oder deren Abtransportes, z.B. durch Reduktion der Resorptionsfläche, Zöliakie

ZÖLIAKIE

Syn: Gluteninduzierte od. **glutensensitive Enteropathie**, intestinaler Infantilismus, Glutenunverträglichkeit, bei Erwachsenen **einheimische Sprue** genannt, HEUBNER-HERTER-Krankheit, engl. celiac disease, ICD-10: K90.0

Ät: – Genetische Disposition (assoziiert mit den HLA-Loci **HLA-DQ2** u. **DQ8**, aber nur ca. 2 % der Träger entwickeln eine klinische Zöliakie, sog. „Eisbergphänomen". 30 % der Bev. sind pos. für mind. eines d. Antigene), in 10 % d.F. **familiäres** Vorkommen (Vater od. Mutter erkrankt)
– Gehäuftes Auftreten bei Autoimmunerkrankungen, wie Diabetes mellitus Typ 1, HASHIMOTO-Thyreoiditis, Dermatitis herpetiformis (DUHRING-BROCQ), chronischer Autoimmunhepatitis, juveniler chronischer Arthritis
Prädisponierend auch: Trisomie 21 (DOWN-Syndrom), ULLRICH-TURNER-Syndrom (Monosomie 45,X0), selektiver IgA-Mangel, IgA-Nephropathie, WILLIAMS-BEUREN-Syndrom

Path: ♦ Überempfindlichkeit der **Dünndarmschleimhaut** gegen **Gliadin** (Proteinbestandteil des **Glutens**, das in vielen **Getreidearten**, wie Weizen, Dinkel, Gerste, Roggen, Grünkern, Kamut, Tritikale, Zweikorn (Emmer) u. Einkorn als "Klebereiweiß" enthalten ist)
♦ Die Tissue-Transglutaminase (tTG) in den Enterozyten spaltet das Gliadin und die entstehenden Peptide aktivieren zusammen mit o.g. HLA-Antigenen intestinale T-Zellen ⇨ erhöhte Produktion von Interferon-γ und TNF-α ⇨ **Entzündung** der Dünndarmschleimhaut, Zerstörung der Darmepithelzellen ⇨ **Zottenatrophie**, Kryptenverbreiterung, Bürstensaumverlust ⇨ **Malabsorption**

Epid: ◊ Prävalenz: **häufig**, ca. **1/100 Kinder** haben eine entsprechende Disposition (0,3-0,7 % in Deutschland, in Skandinavien 2-3 %), klinisch manifest bei ca. 1/1.000 Kindern
◊ **W** > m (2:1)
◊ Manifestationsgipfel: Säuglingsalter (½ -1. Lj.), Schulkinder und viertes Lebensjahrzehnt

Etlg: OSLO-Klassifikation (2012):
Klassische Zöliakie (Säuglingsalter): klinisch symptomatisch und Zeichen einer Malabsorption (chron. Durchfälle, Steatorrhoe, Gedeihstörung)
Zöliakie mit klinischen Symptomen aber ohne Malabsorptionssyndrom
Subklinische Zöliakie: keine Klinik, zöliakiespez. Ak und veränderte Laborwerte (z.B. erhöhte Transaminasen, Eisenmangel)
Silente (stumme) Zöliakie: keine Klinik, nur zöliakiespez. Ak

Klin: ⇒ Typisches Auftreten von Symptomen 2-4 Mon. nach Beginn der Zufütterung von Getreideprodukten: rezidivierende Bauchschmerzen, **Meteorismus** (geblähtes Abdomen), übelriechende Durchfälle als **Steatorrhoe** (weißliche Fettstühle) aber auch Obstipation mögl.,

Inappetenz, Erbrechen, **Gedeihstörung**, hypotone Muskulatur, Baby ist **misslaunig**, reizbar, müde

⇒ Unerkannt bei Fortbestehen: Mangelerscheinungen führen zu **Anämie** (Eisenmangel), Blutungen (Vit. K vermindert), Aphten im Mund, Dentitionsstörung, Osteopathie (Knochenschmerzen, Rachitis), trockene Haut, Neuropathie (psychomotorische Retardierung)

⇒ Eine subklinische/klinisch stumme (silente) Zöliakie kann in jedem Lebensalter später symptomatisch werden.

<u>Diag:</u> 1. Anamnese (Beginn der Beikost?) u. klinische Untersuchung

2. Labor: BB, Gerinnung, Transaminasen, Eisen, als Suchtest **tTG2-IgA-Antikörper** (= <u>t</u>issue <u>t</u>rans<u>g</u>lutaminase Typ 2, sehr spezifisch) u. Gesamt-IgA (um IgA-Mangel auszuschließen) bestimmen. Bei IgA-Mangel Gliadin-IgG- u. Endomysium-IgG- u. -A-Antikörper
   D-Xylose-Test zeigt Malabsorption (verminderte Urin-Xylosewerte nach Belastungstest).
3. <u>Histologie:</u> **Dünndarmbiopsie** (4-5 Biopsien aus dem Pars desc. u. 2 aus dem Bulbus des Duodenums mittels Gastroduodenoskopie): Zottenlänge im Verhältnis zu Krypten (nach der MARSH-OBERHUBER-Klassifikation, Grad 0-IIIA-C), Zellteilungsrate, Zahl der Entzündungszellen in der Schleimhaut, Bürstensaumbeurteilung in PAS-Färbung. Aber: Der histologische Schweregrad muss nicht mit der Klinik korrelieren.
4. Die Besserung der Symptome mit einer glutenfreier Diät bestätigt die Diagnose.

<u>Ther:</u>
- Strikte, **lebenslange glutenfreie** Ernährung
  - Diätische Schulung u. Ernährungsberatung der Eltern sowie später des Kindes
  - **Alternative Kohlenhydrate** sind Maismehl, Buchweizen, Amaranth, Soja, Reis, Hirse, Hafer, Quinoa, Kartoffeln. Glutenfreie Brote, Backwaren u. Nudeln sind heute überall erhältlich, sie haben als Zeichen eine durchgestrichene Ähre (wird durch die DZG vergeben, s. Abb.).
  - Bei seltenen Formen, die auf die Diät alleine nicht ansprechen, Glukokortikoide, ggf. auch Immunsuppression mit Azathioprin
  - In der Forschung sind eine Glutenimpfung, ein TG2-Inhibitor u. Biologika.
- Selbsthilfegruppen: Deutsche Zöliakie-Gesellschaft e.V. (DZG), Kupferstr. 36, 70565 Stuttgart, Tel.: 0711 459981-0, Fax: -50, Internet: www.dzg-online.de
  Österreich: Internet: www.zoeliakie.or.at/index.asp, Schweiz: www.zoeliakie.ch

<u>Prog:</u> Konsequente Diät führt zur Normalisierung von Klinik u. Schleimhautveränderungen innerhalb von 1-3 Mon., mit lebenslanger glutenfreier Ernährung sehr gute Prog.

<u>Kompl:</u>
* <u>Folgen einer Malabsorption:</u> Vitaminmangel, Eisenmangel, Hypoproteinämie, Hyperparathyreoidismus, pathologische Frakturen aufgrund von Osteoporose, verzögerte Menarche, Anorexie, verminderte Fertilität, Kleinwuchs
* Sekundärer Laktasemangel häufig (Ther: Milchprodukte reduzieren/vermeiden)
* Ig-A-Nephropathie
* Malignomrisiko erhöht (insb. intestinale T-Zell-Lymphome mit schlechter Prog.)
* Erhöhtes Risiko für andere Autoimmunerkrankungen
* Konsequente glutenfreie Diät ist sehr schwierig, selbst bei motivierten u. gut geschulten Patienten, da in vielen Nahrungsmitteln versteckt Gluten enthalten ist.

<u>Proph:</u>
♥ Protektiver Effekt: 6-monatiges Stillen, kontrollierte und allmähliche Einführung glutenhaltiger Nahrungszusätze in die Säuglingsnahrung ab 5.-7. Mon.

♥ Laboruntersuchung bei erstgradig Verwandten um eine silente Zöliakie auszuschließen.

<u>DD:</u>
- Nahrungsmittelallergien (Kuhmilchproteinintoleranz, Sojaproteinintoleranz, Weizenallergie), Avenin-Unverträglichkeit (ist in Hafer enthalten, viel seltener als die Gluten-Unverträglichkeit), Laktose- od. Fruktoseintoleranz, Fruktose- od. Sorbitmalabsorption, Histaminintoleranz, Nichtzöliakie-Glutensensitivität
- Infektionen des Darmtraktes (z.B. mit der Protozoe Giardia lamblia, macht eine Malabsorption), WHIPPLE-Krankheit (Tropheryma-whippelii-Infektion und zellulärer Immundefekt der Dünndarmschleimhaut), Morbus CROHN, Immundefekte
- Pankreatitis, Pankreasinsuffizienz, intestinale Enzymdefekte, Mukoviszidose

- Chronisch entzündliche Darmerkrankungen (Morbus CROHN, Autoimmunenteropathie)
- Reizdarmsyndrom

OBSTIPATION

Syn: Umgangssprachlich Verstopfung, Stuhlverstopfung, Retentio alvi, ICD-10: K59.0

Phys: Normale Stuhlfrequenz: schwankt physiologisch zw. 4-5x tgl. u. 1x alle 4 Tage (bei voll gestillten Säuglingen noch häufiger [8x tgl.] od. noch seltener [nur alle 7-14 Tage] mögl.)

Ät:
- **Funktionelle Obstipation** = wenn keine anderen Ursachen nachweisbar sind
- Gastrointestinale Ursache: chronisch **habituelle Obstipation** (zu wenig faserreiche Kost, mangelnde Bewegung), obstipierendes Reizdarmsyndrom
- **Ernährungsumstellung** (z.B. vom Stillen auf Breinahrung/Beikost, meist dann aber nur vorübergehende Obstipation), Kuhmilchunverträglichkeit, Zöliakie, Mukoviszidose
- **Psychische Belastungen**, Stress (z.B. Reaktion auf das Sauberwerden, neues Geschwisterkind, familiäre Spannungen, Kindergartenbesuch od. Einschulung), ADHS, Autismus
- Metabolische Störungen: **Dehydratation**, Hypokaliämie (Laxanzienabusus!), Hyperkalzämie, Hypothyreose, Diabetes insipidus, renale Azidose, Diabetes mellitus
- Gastrointestinale Obstruktion (organischer Befund): Analstenose, Analdystopie, Dickdarmpolypen, Darmtumoren, Divertikulitis, Rektozele, rektaler Abszess
- Anale/perianale Entzündungen, Analrhagaden, Fissuren, Perianalvenenthrombose, Hämorrhoiden ⇨ Schmerz bei der Defäkation (⇨ Angst, **Vermeidungsverhalten** = Unterdrückung des Stuhldrangs)
- Neuromuskuläre Ursache: **Morbus HIRSCHSPRUNG**, paradoxes Pressen, Anismus, infantile Zerebralparese, Dysrhaphiesyndrome (Spina bifida), Myotone Dystrophie, Myasthenia gravis, diabetische Neuropathie, Multiple Sklerose, Intelligenzminderung/Demenz
- Immobilisation, Bettlägerigkeit, Querschnittlähmung, Trauma
- Schwangerschaft
- Med: Opiate, Codein, Methylphenidat, Antidepressiva, Neuroleptika, Antikonvulsiva, Anticholinergika, Antacida, Narkotika, Chemotherapie

Path:
- ♦ Zu langsame Transitzeit (physiologisch: 1-4 Tage) oder anorektale Obstruktion
- ♦ Chronische Obstipation wird definiert als Vorliegen der Beschwerden >2 Monate.

Epid:
- ◊ Obstipation ist ein sehr häufiges Symptom (ca. 7-9 % aller Kinder).
- ◊ In **95 % d.F. funktionelle Obstipation** = kein relevanter organischer Befund

Klin:
- ⇒ <2 Stuhlentleerungen pro Woche (gem. den sog. ROM-IV-Kriterien)
- ⇒ Bauchschmerzen (wiederholt auftretend und kurz anhaltend), **Defäkationsschmerz** bei oft großkalibrigem und hartem Stuhl, starkes Pressen erforderlich
- ⇒ Blähungen, Übelkeit, Erbrechen, **aufgetriebenes Abdomen**
- ⇒ Gefühl einer unvollständigen Entleerung nach Defäkation
- ⇒ Gedeihstörung, Inappetenz, Abgeschlagenheit
- ⇒ Perianale Entzündungen, Analfissuren, Blutauflagerungen auf dem Stuhl
- ⇒ Unwillkürlicher Abgang mögl. (Überlaufinkontinenz großer Stuhlmassen, Enkopresis, Stuhlschmieren) ⇨ Spätsymptom
- ⇒ Enuresis (haben 1/3 der chron. obstipierten Kinder durch Verdrängung der Blase)

Diag:
1. Anamnese (Stuhlfrequenz, Stuhlbeschaffenheit, Medikamente?) u. klinische Untersuchung: Stuhlwalze im li. Unterbauch tastbar, perianale Stuhlverschmutzung od. Entzündungen, digitale rektale Untersuchung: Stuhlmassen im Rektum tastbar, weite Ampulle

2. Labor: BB, BZ, Elektrolyte, Kalzium (Hyperparathyreoidismus?), TSH u. fT4 (Hypothyreose?), Nierenwerte (Kreatinin)
3. Sonographie Abdomen: orientierend, Rektumweite, Harnblase
4. Weitere Untersuchungen, wie anorektale Manometrie, Transitzeitbestimmung, MRT Wirbelsäule, MRT-Kolonographie oder Rekto-/Koloskopie mit Rektumbiopsie sollen in Abhängigkeit vom Verdacht auf eine zugrundeliegende organische Erkrankung erfolgen.

Ther:
- Allgemein: **Ballaststoffreiche** Kost (Vollkornprodukte, Müsli, Früchte, Obstsäfte, Gemüse, getrocknete Pflaumen, Jogurt, bei Säuglingen Versuch mit 1-2 Wo. kuhmilcheiweißfreier Kost), **körperliche Aktivität**, ausreichende **Flüssigkeitszufuhr** (als Orientierung: gewichtsadaptiert je jünger um so höher, normaler Flüssigkeitsbedarf im 1. Lj. 150-130 ml/kgKG/Tag, Kleinkinder 120-100 ml/kgKG/Tag, Schulkinder 90-60 ml/kgKG/Tag, Jugendliche 50 ml/kgKG/Tag)
  - Toilettentraining (bei Kindern ab ca. 3 J. mögl.): regelmäßiger Toilettengang (für ca. 5 Min. nach den Hauptmahlzeiten ⇨ Nutzung des gastrokolischen Reflexes), bei Kleinkindern Abstützen der Füße und geeigneter Toilettensitz wichtig (Abflachen des anorektalen Winkels), freundliche Toilettenumgebung (z.B. Spielsachen, Vorlesen), Führen eines Stuhlprotokolles (z.B. Erfolgsbildchen einkleben)
  - Kolonmassage (z.B. einige Minuten morgens vor dem Aufstehen)
- Akut: Orale Laxanzien: **Polyethylenglykol** (Macrogol, Movicol®Junior): 1,5 g/kgKG/Tag und viel Flüssigkeit für 3-4 Tage (wirkt als osmotisches Laxanz), stimulierende Laxanzien [z.B. Bisacodyl, Dulcolax® Tbl. ab 2 J. od. Supp. ab 10 J.] nur zurückhaltend einsetzen
  - Rektal: bei Säuglingen Glycerol-Suppositorien (Glycilax®Kinder) od. Miniklistiere auf Sorbitol-Basis (z.B. Microlax®), bei Kindern ebenfalls Sorbit-Klysma (keine salinischen od. phosphathaltigen Erwachsenen-Klysmen verwenden!)
  - Ultima ratio: hoher Einlauf od. digitale Stuhlausräumung in Narkose
- Medikamentöse Prophylaxe bei chronischer Obstipation: Polyethylenglykol ca. 0,2-0,8 g/kgKG/Tag od. Lactulose-Sirup (1-2 g/kgKG/Tag) od. ggf. Sennesfrüchte/Flohsamen (ist stimulierend wirksam, daher nur 2. Wahl, Agiolax®)

Prog: Je früher die Therapie begonnen wird, desto besser die Erfolgsrate. Eine chronifizierte Obstipation im Kindesalter persistiert sonst meist auch in das Erwachsenenalter.

Kompl:
* Sigmavolvulus, Ileus
* Analfissuren, Perianalvenenthrombose durch starkes Pressen ⇨ verursachen Schmerzen bei der Defäkation, was wiederum die Obstipationsneigung verstärkt (Vermeidungsverhalten durch das Kind, Circulus vitiosus).
* Rezidivierende Harnweginfektionen, Harninkontinenz (bladder-bowel-dysfunction)

DD: Wichtigste Ausschlussdiagnose ist ein akuter **Ileus**.

DREIMONATSKOLIKEN

Syn: „**Schreibaby**", Trimenonkoliken, ICD-10: R10.4

Ät:
- Letztlich unklar, ggf. Unreife des Verdauungssystems, Schlafmangel
- Verstärkung durch zu große Trinkmengen, Verschlucken von zu viel Luft (Aerophagie)
- Beziehungsstörungen zwischen Mutter und Kind, junge Mutter, erstes Kind

Epid:
◊ Beginn ab der 2. Lebenswoche bis meist zum 3 Monat, sistiert dann von alleine
◊ Häufigkeit: 70-80 % aller Säuglinge haben in den ersten Lebensmonaten Blähungen, in 10-15 % d.F. auch krampfartige, heftige Bauchschmerzen.

Klin:
⇒ **Heftige Schreiattacken**, meist Nachmittags beginnend bis in die Nacht andauernd, kaum zu beruhigen, für mehrere Stunden dauernd, verstärkt nach dem Stillen
⇒ Baby krümmt sich, geblähtes Abdomen, Gesichtsfarbe von hochrot bis fahlweiß

⇒ Trotz subjektiven Missempfindens, insg. aber **gutes Gedeihen** des Kindes ⇨ dies ist auch das wichtigste Kriterium als DD zu organischen Erkrankungen.

<u>Diag:</u> 1. Ausführliche Anamnese mit der Mutter, klinische/neurologische Untersuchung
2. Labor: BB, CRP, Urinstix, Stuhluntersuchung
3. Sonographie: zum Ausschluss organischer Ursachen (Leber, Gallenblase, Darm, Harntrakt, große Gefäße)

<u>Ther:</u>
- Nach Ausschluss organischer Erkrankungen keine Therapie erforderlich, Aufklärung der Eltern über die Harmlosigkeit der Beschwerden, ausgeglichene Mutter-Kind-Beziehung, Beruhigung des Babys, Herumtragen, sanftes Massieren des Bauches, ruhiger u. geregelter Tagesablauf, rauchfreie Umgebung des Säuglings (betrifft auch den Vater!)
- Babyflasche mit Ventilationssystem vermindert das Luftschlucken (NUK Anti-Colic)
- An verschiedenen Kliniken gibt es sog. Schreiambulanzen mit Hilfsangeboten.
- <u>Med:</u> Simeticon (z.B. Velgastin®Blähungen Suspension, Sab simplex®)

<u>Prog:</u> Gut, in >95 % d.F. enden die Schreikoliken nach 3 Monaten von alleine.

<u>DD:</u>
- Normale Schreifrequenz: Säuglinge bis zum 4. Lebensmonat schreien 2-3 Std./Tag
- Organische Erkrankungen mit kolikartigen Schmerzen ausschließen: akutes Abdomen, Refluxösophagitis, Obstipation, Darminvagination, Nahrungsmittelallergie
- Nabelkoliken (periumbilikale Schmerzen) bei älteren Kindern

REIZDARMSYNDROM

<u>Syn:</u> **Funktionelle Bauchschmerzen**, chronisch rezidivierende Bauchschmerzen, somatoforme autonome Funktionsstörung ICD-10: oberer Verdauungstrakt F45.31, unterer F45.32

<u>Ät:</u>
- Veränderte Darmfunktion (durch/nach einer Gastroenteritis, veränderte Darmflora, psychosozialer Stress), genetische Prädisposition
- Viszerale Hypersensitivität mit verstärkter Wahrnehmung viszeraler Schmerzen und Stimuli
- Dysregulation der bidirektionalen Hirn-Darm-Achse
- Bei der kindlichen Schmerzverarbeitung spielen zwischenmenschliche Beziehungen eine sehr wichtige Rolle.

<u>Epid:</u> ◊ Altersgipfel: 8 - 10 Jahre, w > m
◊ <u>Häufigkeit:</u> sehr häufig, 70 % aller Kinder und Jugendlichen haben einmal funktionelle Bauchschmerzen, 10-20 % leiden an rezidivierenden Bauchschmerzen.

<u>Etlg:</u> # **Funktionelle Dyspepsie**: dyspeptische Schmerzen, Lokalisation im Epigastrium
Funktionelle periumbilikale **Bauchschmerzen**, Nabelkoliken
Funktionelle Obstipation (s.o.)
Colon irritabile (Reizdarmsyndrom, irritable bowel syndrome)

<u>Klin:</u> ⇒ Funktionelle Dyspepsie: rezidivierende Oberbauchschmerzen
⇒ Funktionelle Bauchschmerzen: plötzliches Auftreten, meist epigastrisch (Bauchnabel) und meist nicht länger als eine Stunde andauernd, oftmals abends, Begleitsymptome mögl. (z.B. Kopfschmerzen, Übelkeit, Blässe, Nausea, Schwindel, Müdigkeit), eher kein Zusammenhang mit Nahrungsaufnahme oder Defäkation
⇒ Reizdarmsyndrom: abdominelle Schmerzen, Wechsel der Stuhlfrequenz u. Stuhlkonsistenz, Schleimauflagerungen auf dem Stuhl, Blähungen, gesteigerter Stuhldrang, Erleichterung nach Defäkation

<u>Diag:</u> 1. Anamnese zusammen mit den Eltern u. klinische Untersuchung
2. Labor: BB, BSG/CRP, BZ, Leberwerte, Urinstix u. Stuhluntersuchung
3. Sonographie-Abdomen, ggf. Röntgen-Abdomen, oraler Laktose-Toleranz-Test

4. Bei dyspeptischen Schmerzen Gastroduodenoskopie zum Ausschluss organ. Störung

- Funktionelle Bauchschmerzen/Reizdarmsyndrom sind Ausschlussdiagnosen -

Ther:
- Wenn organische Erkrankungen ausgeschlossen sind ⇨ Beruhigung von Kind u. Eltern!, dass kein organischer Befund vorliegt, symptomatische Behandlung:
  - Allgemein: ballaststoffreiche Kost, Kamillen-, Melissen-, Fencheltee; ein altes Hausmittel ist es auch, eine warme Bettflasche auf den Bauch zu legen
  - Anis, Fenchel od. Kümmel bei Völlegefühl und Blähungen, pflanzliches motilitätsförderndes Mittel (diverse pflanzliche Auszüge, Iberogast®), vermehrt Ballaststoffe mit Flohsamenpräparaten (Plantago-ovata-Samenschalen, Mucofalk®)
  - Bei krampfartigen Schmerzen Spasmolytika (z.B. Mebeverin, Duspatal®)
- Bei chronischen Beschwerden bei älteren Kindern: psychologische Therapieansätze betreffend Wahrnehmung und Verhaltensänderung, Familientherapie, Psychotherapie, Erlernen von Entspannungstechniken, Hypnosetherapie und Biofeedback mögl.

Prog: Betroffene Kinder zeigen in Studien n. 5 J. mehr Bauchschmerzen, Funktionsstörungen und psychiatrische Symptome als vergleichbare Kontrollgruppen ⇨ Beschwerdepersistenz evtl. bis ins Erwachsenenalter.

DD:
- Akut: alle organischen Ursachen für ein **Akutes Abdomen** (s.o.)
- Gastroösophageale Refluxkrankheit, Hiatushernie, Achalasie, Gastritis, Ulkuskrankheit
- Chronische Obstipation (s.o.)
- Chronisch-entzündliche Darmerkrankungen (Morbus CROHN, Colitis ulcerosa)
- Primäre Immundefekte (Epitheldefekte, Phagozytendefekte, T-/B-Zell-Defekte, IL-10)
- Nahrungsmittelallergien, Laktose- od. Fruktoseintoleranz (sehr häufig zu finden), Histaminintoleranz
- Zöliakie (Glutenunverträglichkeit)
- Infektiöse Ursachen (Virushepatitis, Parasiten, Wurmeier)
- Meckel-Divertikel, postoperative Adhäsionen
- Abdominelle Migräne (anfallsartige paraumbilikale Bauchschmerzen, ggf. mit Kopfschmerz)

HEPATOPATHIEN

Angeborene Leberzysten (ICD-10: Q44.6)

Missbildung bei der Gallengangentwicklung (Retentionszysten, Gallenkanal findet keinen Anschluss), können multipel (dann auch andere Organe betroffen, insb. Niere) od. solitär vorkommen.

GILBERT-MEULENGRACHT-Syndrom (Icterus juvenilis intermittens, ICD-10: E80.4)

Ät: aut.-rez. erbliche (Chrom. 2q37) verminderte Aktivität der UDP-Glukuronyltransferase

Klin: v.a. **belastungsabhängiger Ikterus** (z.B. bei Nahrungskarenz, Infektionen), meist unspezifische Symptomatik (Übelkeit, Bauchschmerzen, Schwäche), unkonjugiertes Bilirubin erhöht bis max. 6 mg/dl, sonstige Leberwerte im Normbereich, i.d.R. keine Ther. erforderlich, sehr gute Prog.

CRIGLER-NAJJAR-Syndrom (ICD-10: E80.5)

Ät: sehr seltener, aut.-rez. erblicher (Chrom. 2q37) kompletter (Typ I) od. inkompletter (Typ II) Defekt der hepatischen UDP-Glukuronyltransferase

Klin: Ikterus durch unkonjugierte Hyperbilirubinämie, Bilirubinenzephalopathie (Kernikterus)

Ther: Phototherapie, Austauschtransfusionen, Tinprotoporphyrin, Cholestyramin, Calciumcarbonat, Phenobarbital bei Typ II, ggf. Lebertransplantation, der Typ I hat eine sehr schlechte Prog.

Exkretionsstörungen des konjugierten (direkten) Bilirubins (ICD-10: E80.5)

DUBIN-JOHNSON-Syndrom: aut.-rez. erbliche (Chrom 10q24) hepatobiliäre Ausscheidungsstörung für Bilirubin, w > m, Klin: erst im Jugendlichenalter od. bei Schwangerschaft geringer Ikterus

ROTOR-Syndrom: ebenfalls erbliche hepatobiliäre Ausscheidungsstörung

Ther: keine erforderlich, bei Mädchen keine hormonalen Kontrazeptiva, die Prog. ist sehr gut

α1-Antitrypsin-Mangel (Proteaseinhibitormangel, LAURELL-ERIKSSON-Syndr., ICD-10: E88.0)

Ät: aut.-rez. erbliche (Chrom. 14q32.1) chron. Lebererkrankung mit Defekt des Proteaseinhibitors α_1-Antitrypsin ⇨ Proteolyse von Gewebe durch Proteasen, Häufigkeit: homozygot 1/10.000

Klin: frühkindliche Cholestase mit Ikterus, direkte Hyperbilirubinämie, Hepatosplenomegalie, Pruritus, in 10-25 % d.F. **Leberzirrhose** bereits im Kindesalter, Gerinnungsstörungen, nephrotisches Syndrom und ab dem 20. Lj. Entwicklung eines chronisch-obstruktiven **Lungenemphysems** (nicht rauchen!), erhöhtes Risiko für ein Leberzellkarzinom

Ther: α_1-Antitrypsin-Infusion (Prolastin®, Respreeza®) bei Lungenfunktionsstörung, bei fortgeschrittener Erkrankung Leber- bzw. Lungentransplantation

Morbus WILSON (hepatolentikuläre Degeneration, ICD-10: E83.0)

Ät: aut.-rez. erbliche (Chrom. 13q14.3) Störung des **Kupferstoffwechsels** (verminderte biliäre Ausscheidung ⇨ vermehrte Speicherung in Leber, Gehirn, Kornea u. Nieren)

Klin: beim juvenilen Typ ab 7. Lj. symptomatisch mit Bauchschmerzen, Hepatitis-ähnliche Symptomatik, nach der Pubertät beginnende ZNS-Symptomatik mit Störung der Feinmotorik, **flapping tremor** (Asterixis), Dystonien, Dysphagie, Gedächtnisstörungen, **KAYSER-FLEISCHER-Kornealring**, bei Nierenbeteiligung Proteinurie, **Leberzirrhose**, Psychosen

Ther.: kupferarme Diät, Chelatbildner für die Cu-Ausscheidung (20-30 mg/kgKG/Tag Penicillamin, Metalcaptase® od. Trientine über internationale Apotheken), Zinkacetat (vermindert die Cu-Aufnahme, Wilzin®), bei Leberzirrhose od. akutem Leberversagen Lebertransplantation

REYE-Syndrom (ICD-10: G93.7)

Epid: seltene Erkrankung, meist zwischen 4. u. 9. Lj. auftretend

Ät: letztlich unklar, Gabe von Acetylsalicylsäure (ASS, Aspirin®) bei Infekten (insb. bei Varizellen)

Klin: Erbrechen, Fieber, Lethargie, Hypoglykämie, **Enzephalopathie** mit Hirnödem, Krampfanfälle, **fettige Leberdegeneration**, Koma

Ther: nur symptomatisch mögl., Behandlung des Hirnödems, ggf. Beatmung, Korrektur des Elektrolyt- u. Säure-Basen-Haushalts

Prog: sehr ernst, **letaler Verlauf** in 25-70 % d.F., bleibende neurologische Störungen

Autoimmunhepatitis (ICD-10: K75.4)

Epid: seltene (Prävalenz 3/100.000), akute od. **chronisch-entzündliche** Autoimmunkrankheit gegen **Hepatozyten**, **w** > m (3:1)

Ät: genetische Prädisp. (HLA-B8, -DR3, -DR4), Auslösung ggf. getriggert durch hepatotrope Viren

Klin: 1/3 d. Pat. haben keine Klinik (Zufallsbefund im Labor), Müdigkeit, Appetitlosigkeit, Gewichtsverlust, Ikterus, Pruritus, Palmarerythem ⇨ **Leberzirrhose**

Diag: GOT u. GPT erhöht, Nachweis von ANA (antinukleäre Antikörper) u. SMA (smooth muscle antibody) bei Typ1, LKM1 (liver-kidney-microsome-Ak) bei Typ 2 insb. bei Kindern, erhöhtes IgG, Diagnosesicherung durch Leberbiopsie (periportale „Mottenfraßnekrosen")

Ther.: langfristige Immunsuppression mit Prednisolon + Azathioprin, Lebertransplantation bei Zirrhose

Kompl: Assoziierte Autoimmunerkrankungen sind hämolytische Anämien, Polyarthritis, Autoimmunthyreoiditis, Colitis ulcerosa, Konjunktivitis.

DD: Virale Hepatitiden (Hep. A, B, C, E ⇨ müssen ausgeschlossen werden), **primäre biliäre Zirrhose** od. **primär sklerosierende Cholangitis** richten sich gegen Gallengangepithelzellen, aber auch Überlappungssyndrome mit der Autoimmunhepatitis mögl.

Fettleber (ICD-10: K76.0)

Epid: 1/3 der Kinder mit Adipositas haben eine Fettleber, m > w

Ät: Hauptrisikofaktor bei Kindern ist die **Adipositas** (= nicht alkoholische Fettlebererkrankung, engl. non-alcoholic fatty liver disease)

Path: zu Beginn nur Leberzellverfettung = Steatosis hepatis, später entzündliche Reaktionen (Steatohepatitis) mit Fibrose bis zur Zirrhose mögl.

Klin: Müdigkeit, Druckgefühl im rechten Oberbauch

Diag: familiäre Belastung?, Gewicht (BMI), Labor: **erhöhte Transaminasen** (GOT/AST, GPT/ALT), Sono-Abdomen

Ther.: **Gewichtsreduktion** mit Diät, Sport, Verhaltenstherapie usw. (s.o. Kap. Adipositas)

Prog: Mit der Gewichtsreduktion nimmt die Fettleber ab und Transaminasen normalisieren sich.

Kompl: Metabolisches Syndrom, Insulinresistenz bis zum Diabetes mellitus, Blutdruckerhöhung, später kardiovaskuläre Erkrankungen
Schwerwiegender Verlauf bei gleichzeitiger Hepatits-Infektion (insb. Hepatitis C) mögl.

DD erhöhte Transaminasen: idiopathisch, Infektionen (Hepatitis, insb. A u. E), Autoimmunhepatitis, Morbus Wilson, Cholestase/Gallensteine (γ-GT, AP, Bilirubin erhöht), Zöliakie, Hämochromatose, Hämolyse, Muskelerkrankungen/starke sportliche Belastung (CK erhöht), Trauma, Impfungen

KONGENITALE VERÄNDERUNGEN DER GALLENWEGE

Gallengangatresie (engl. biliary atresia, ICD-10: Q44.2)

Epid: Symptome meist 2-8 Wo. postpartal beginnend, Häufigkeit ca. 0,5/10.000, w > m

Path: meist extrahepatische Atresie ⇨ Rückstau der Gallenflüssigkeit führt zur Zerstörung der intrahepatischen Gallengänge, rasche Leberzellenschädigung mit Vernarbungen (**biliäre Zirrhose**)

Klin: progressiver Ikterus nach Geburt, dunkler Urin (Bilirubin), lehmfarbener **acholischer Stuhl** (= heller Kot), Gewichtsverlust
später auftretend: Pruritus, Gedeihstörung, Dystrophie, Vitaminmangel

Diag: Sonographie, hepatobiliäre Sequenzszintigraphie od./und Leberbiopsie zur Histologie, ERCP

Ther: KASAI-Operation (= Hepatoporto-Enterostomie), eine Y-ROUX-Schlinge wird auf die freigelegte Leberpforte genäht ⇨ Gallenflüssigkeit aus den intrahepatischen Gallengängen fließt direkt in den Darm. Unterstützend: Substitution fettlöslicher Vitamine sowie Ursodeoxycholsäure

Prog: Trotz Op benötigen drei von vier Patienten noch vor dem 20. Lj. eine Lebertransplantation.

Proph: Farbkarte zur Beurteilung des Stuhls im 1. Lebensmonat (wird in der Schweiz erprobt ⇨ bei zu hellem Stuhl wird eine weitere Diagnostik durchgeführt, Internet: www.basca.ch)

DD: Gallenganghypoplasie (angeborene Unterentwicklung der Gallenwege ⇨ Ikterus, Cholestase) und ALAGILLE-Syndrom (Gallenganghypoplasie + weitere Defekte, s.u.)

ALAGILLE-Syndrom (ICD-10: Q44.7)

Ät: spontanes od. aut.-dom. erbliches (Chrom. 20p12 od. 1p13) multiples Fehlbildungssyndrom, 0,25/10.000 Geburten

Klin: intrahepatische Gallenganghypoplasie mit mild ausgeprägter Cholestase u. Pruritus bis zu progressivem Leberversagen aufgrund biliärer Zirrhose, Defekte im kardiovaskulären System (Stenosen/Hypoplasien der Pulmonalarterie u. -klappe), Skelett (Rippen- u. Wirbelkörperanomalien), Gesichtsdysmorphien, Embryotoxon (Kornealring), Gedeihstörungen, Hypogonadismus, Kleinwuchs und mentale Retardierung

Ther: Phenobarbital 3-10 mg/kgKG/Tag bei Cholestase, bei starkem Pruritus Cholestyramin 4-8 g/Tag. Ernährung: Supplementierung mit mittelkettigen Triglyceriden, regelmäßige parenterale Gabe fettlöslicher Vitamine, ggf. Lebertransplantation

Kompl: hepatozelluläres Karzinom, Apoplexie, Schilddrüsenkarzinom

Gallengangzyste (Choledochuszyste, ICD-10: Q44.4)

Epid: Manifestationsalter 1.-10. Lj., w > m (4 : 1)

Klin: rezidivierender Ikterus, Schmerzen unter dem re. Rippenbogen

Diag: Sono, MRCP (Magnetresonanz-Cholangiopankreatikographie), ggf. ERCP (= endoskopische retrograde Choledochopankreatikographie)

Ther: Roux-Y-Hepatico-Jejunostomie

Caroli-Syndrom (ICD-10: Q44.5)

Ät: kongenitale (vermutlich aut.-rez.), **multiple zystische** Erweiterungen der **intrahepatischen Gallenwege** mit Stenosen, rezidivierende Cholangitis, Bildung von Gallengangkonkrementen

Klin: rezidivierender Ikterus, Schmerzen unter dem re. Rippenbogen, Koliken bei Konkrementen

Diag: Sono, MRCP, ggf. ERCP

Ther: Leberteilresektion bei unilobärem Befall, Lasertherapie der Stenosen, Lithotripsie bei Gallengangsteinen, evtl. Lebertransplantation bei diffusem Typ

Kompl: sekundäre biliäre Zirrhose (mit schlechter Prog.), Leberabszess, hohes Entartungsrisiko, gleichzeitig Pankreaszysten od. Zystennieren mögl. (polyzystische Nierendegeneration mögl.)

Cholangioadenomatose

Multiple Adenome des Gallengangssystems, obligate Präkanzerose

Progressive familiäre intrahepatische Cholestase (ICD-10: Q44.7)

Ät: aut.-rez. erblicher Transportdefekt für Gallenbestandteile in die Canaliculi der Leber, 3 Typen bekannt.

Klin: chronische Cholangitis, Pankreatitis, Pruritus

Diag: Leberbiopsie

Ther: Biliäre Ableitungsoperation, später Lebertransplantation

KONGENITALE VERÄNDERUNGEN DES PANKREAS

Pancreas anulare

Pankreas **umschließt** die Pars descendens des **Duodenums** und führt dort zur Stenose. Manifestation im Neugeborenen- oder später im Erwachsenenalter durch die Stenose (hoher Darmverschluss mit Erbrechen) oder durch rezidivierende Pankreatitis.

Diag: Sonographie, Magen-Darm-Passage, Gastroduodenoskopie, ggf. mit ERCP

Ther: Duodeno-Duodenostomie oder Duodeno-Jejunostomie, keine Durchtrennung des Pankreasringes wegen Fistelbildung

Pancreas divisum

Fehlende Verschmelzung der beiden pankreatischen Ganganteile (Ductus Wirsungi, ventraler Anteil u. Santorini, dorsaler Anteil der Pankreasanlage) ⇨ Rückstau und Pankreatitis möglich (der kleine Ductus Santorini der kranialen Pankreasanteile kann keine großen Sekretmengen über die kleine Minorpapille drainieren, s. Abb.), Normvariante bei ca. 5 % aller Menschen.

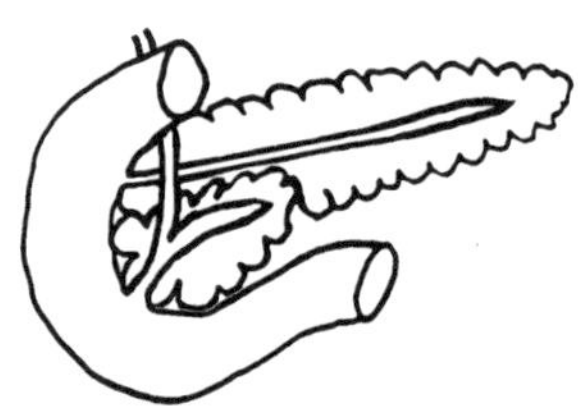

Pankreaszysten

Isoliert oder in Kombination mit Leber- u. Nierenzysten oder Kleinhirnzysten auftretend, sind angeboren sehr selten.

DD: Pankreaspseudozysten können sich nach einem stumpfen Bauchtrauma od. einer Pankreatitis ausbilden

Ektopisches Pankreas (Pancreas aberrans)

Dieser tritt bei 2 % der Menschen auf (in 90 % findet sich Pankreasgewebe im Magen, Duodenum, Jejunum od. in einem Meckel-Divertikel) ⇨ gelegentlich Ursache für epigastrische Beschwerden od. Blutungen

KINDERUROLOGIE

NIERENFEHLBILDUNGEN

Syn: Nierenanomalien, Nierenmissbildungen, engl. kidney malformations, renal anomalies, ICD-10: Q63.9

Ät: – Meist keine Ursache zu finden
– Selten hereditär (erbliche Chromosomenaberrationen) od. pränatale Infektionen

Epid: Nierenfehlbildungen sind die **häufigsten** Organfehlbildungen überhaupt (machen 35-40 % aller angeborenen Missbildungen aus), initial u. meist auch dauerhaft **klinisch stumm**.

Path: ♦ Entwicklungsgeschichtlich entwickelt sich aus dem Mesoderm der dorsalen Bauchwand der sog. **nephrogene Strang**, der sich mit dem mesonephrogenen Gang der seitlichen Bauchwand (**WOLFF-Gang**) verbindet. Daraus entwickelt sich die Urnierenanlage als ovales Gebilde beiderseits über die Mittellinie hinaus. Durch Regression der oberen Anteile verschwindet die Urniere bis zur 8. SSW und durch Weiterentwicklung der dorsalen Anteile entstehen später die Ductuli efferentes und Epididymis.
Ab der 5. SSW verbindet sich weiter kaudal **metanephrogenes Gewebe** (Nachniere) beiderseitig jeweils mit der **Ureterknospe** des Wolff-Ganges, aus der Ureter, Pyelon, Nierenkelche und die Sammelrohre entstehen. Durch die Sammelrohre wird das metanephrogene Gewebe zur Differenzierung induziert und es entstehen daraus die Tubuli und Glomeruli (Nephrone, pro Niere 1-1,5 Mio.). Ein Sammelrohr ist dann jeweils mit einem Tubulus und einem Glomerulus verbunden. Die Nephrogenese ist in der 35.-36. SSW abgeschlossen.
Durch Wachstum der Lumbosakralregion des Embryos wandern die Nieren aus dem Becken nach kranial und drehen sich von ventral nach medial (das Nierenbecken und der Nierenhilus gelangen dadurch nach medioventral), sie liegen dann **vollständig retroperitoneal** in Höhe $BWK_{11/12}$ - $LWK_{2/3}$ (die re. Niere steht dabei eine ½ Wirbelhöhe tiefer wegen der Leber).
♦ Funktionell: Die Produktion von Harn nehmen die Nieren ab ca. der 12. SSW auf, ab der 16. SSW tragen die Nieren bereits zum intrauterinen Fruchtwasser deutlich bei (bis 60 % der Menge des Fruchtwassers) ⇨ angeborene Funktionsstörungen der Nierenausscheidung führen zu Oligo- bzw. Anhydramnion (und damit zu weiteren Komplikationen).

Nierenaplasie (Nierenagenesie, Anephrie, ICD-10: einseitig Q60.0, beids. Q60.1)

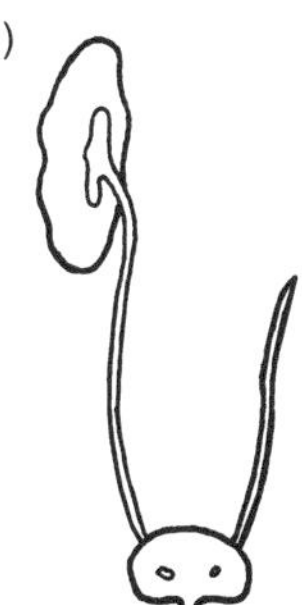

Path: Entwicklungsgeschichtlich trifft die Ureterknospe nicht den metanephrogenen Strang und somit erfolgt keine Induktion zur Nierenbildung.

Etlg: Komplettes Fehlen einer Niere, meist sind noch minimale Reste der Nierenanlage u. ein blind endender Ureter vorhanden (s. Abb.), ggf. weitere zusätzliche urogenitale Fehlbildungen. Bei der Nierenagenesie fehlt auch die Ureterknospe.
Selten Fehlen beider Nieren (dann in 40 % d.F. Totgeburt, 60 % sterben innerhalb von 6 Wochen), als POTTER-Sequenz wird die Kombination aus beidseitiger Nierenagenesie (⇨ Anhydramnie), Lungenhypoplasie, Gesichtsdysmorphien u. Skelettfehlbildungen bezeichnet, Prog: letal ⇨ bei intrauteriner Diagnose Indikation zum Schwangerschaftsabbruch.

Epid: einseitige Agenesie 1/500-1/2.000 Geburten

Diag: Wird heute oft bereits bei einer pränatalen Routinesonographie (20. od. 30. SSW) festgestellt oder später Zufallsbefund.

Prog: Bei einseitiger Aplasie/Agenesie **vollständige Kompensation** durch Hypertrophie der Gegenseite (renal counterbalance), deshalb meist **symptomlos** (Zufallsbefund). Keine Einschränkung bezüglich Lebensführung, Sport usw. erforderlich. Der Kompensationsmechanismus durch eine

Niere erfolgt auch bei Entfernung der Gegenniere (z.B. wegen eines Nierentumors). Daher ist auch die Lebendorganspende einer Niere medizinisch gut vertretbar.

Nierenhypoplasie (Zwergniere, ICD-10: Q60.5)

Einseitige, segmentäre od. beidseitige kleine, unterentwickelte, aber strukturell normale Niere mit weniger Nierenkelchen. Einseitige: Hypoplasie ist symptomlos (Kompensation durch Hypertrophie der Gegenseite), bei segmentärer: arterielle Hypertonie, bei beidseitiger Niereninsuffizienz mögl.

DD: sekundäre Hypoplasie durch rezidivierende Pyelonephritiden, vesikoureteraler Reflux, vaskuläre Ischämie, Nierenvenenthrombosen, dysplastischer Nierenanlage

Nierendysplasie (ICD-10: Q61.4)

In der Niere enthaltenes dysplastisches Gewebe, z.B. Knorpel, Muskelgewebe, primitive Nephrone od. häufiger **multiple Zysten** bei insg. stark reduziertem Parenchym. Die Dysplasie kann diffus, segmental, einseitig oder beidseitig vorkommen. Die beidseitige multizystische Nierendysplasie ist wegen des Oligo-/Anhydramnions meist letal, bei einseitiger Form kompensatorische Hypertrophie der Gegenseite.

Kompl: häufig zusätzlich Harnleiteranomalien (z.B. **gleichseitige Atresie des Ureters**, Nierenbeckenabgangstenose, vesikoureteraler Reflux, benigne zystische Hodendysplasie), erhöhtes Risiko für die Entstehung eines WILMS-Tumors

Solitärzyste/Nierenzyste (ICD-10: Q61.0)

Epid: **Einzelne** Nierenzysten kommen häufig vor (1:200) und sind meist **ohne** Krankheitswert.

Kompl: selten Einengung des Nierenbeckenkelchsystems od. Ureters, Zystenruptur mit Hämaturie.

Wichtigste DD (eher im Erwachsenenalter) ist die Tumorzyste, die durch ein zystisch zerfallendes Nierenzellkarzinom entstehen kann (verdächtig ist eine solide Raumforderung in der Zyste).

Zystennieren (polyzystische Nierenerkrankung, ICD-10: Q61.3)

Ät: aut.-rez. (selten, Häufigkeit: 0,5/10.000 Geburten, Mutationen auf Chrom. 1, 2, 3, 6, 9, 16 bekannt, **infantile Form** mit schlechter Prog., als medulllär-zystische Form Nephronophthise genannt) od. aut.-dom. (häufig, 1/1.000, Erwachsenenform, Chrom. 1, 3, 4, 9, 16,) erblich, molekulargenetische Diagnostik mögl.

Path: Entstehen durch fehlenden Anschluss der Sammelrohre an das metanephrogene Gewebe ⇨ blind endende Nierentubuli mit Ausbildung von **multiplen Zysten** (als DD zur solitären Nierenzyste), meist in **beiden** Nieren vorhanden.

Kompl: **polyzystische Nierendegeneration** (beim infantilen Typ bereits im Kindesalter, bei der Erwachsenenform meist jenseits des 50. Lj.) ⇨ **chronische Niereninsuffizienz**, arterielle Hypertonie, Nephrolithiasis (Nierensteine). Zusatzfehlbildungen mit Zysten in Leber, Gallengang, Milz od. Pankreas, zerebrale Aneurysmen od. Mitralklappeninsuffizienz/-prolaps mögl.

Ther: Frühzeitige medikamentöse Behandlung bei arterieller Hypertonie (Ziel <110/75 mmHg), bei der infantilen Form können die Nieren so groß werden („Bauchtumor"), dass sie wegen der Verdrängungssymptomatik reseziert werden müssen ⇨ Dialyse erforderlich, **Nierentransplantation**.

Selbsthilfegruppen: Familiäre Zystennieren e.V., Quittenweg 18, 90768 Fürth, Tel.: 0911 977960-18, Fax: -19, Internet: www.znshg.de

Markschwammniere (medulläre Zystenniere, ICD-10: Q61.5)

Angeborene, aber nicht erbliche zystische Fehlbildung mit Dilatation der Nierentubuli und Ausbildung kleiner, oft mit den Sammelrohren kommunizierenden Zysten, in 2/3 bds.

Kompl: 50 % der Patienten haben Kalziumrückresorptionsstörung und einen alkalischen Urin-pH ⇨ rezidivierende **Nephrolithiasis** (beginnend mit sog. RANDALL-Plaques in den Tubuli und Sammelrohren) mit Nierenkoliken und Harnweginfekten im Erwachsenenalter

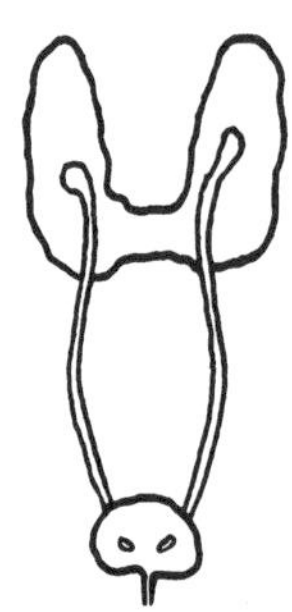

Verschmelzungsnieren (Fusionsanomalien, ICD-10: Q63.1)

- Kuchenniere: komplette Verwachsung der beiden Nieren in Beckenlage
- **Hufeisenniere**: häufigste Fusionsanomalie (2/1.000) ⇨ symmetrische, U-förmige, prävertebrale Verwachsung meist der beiden **unteren Nierenpole** (s. Abb.), mit Malrotation (Nierenbecken zeigen nach ventral), häufig mit anormaler Gefäßversorgung, gehäuft bei ULLRICH-TURNER-Syndrom (45,X0)

- Andere, nicht symmetrische Formen der Verschmelzungsniere sind z.B. S- od. L-förmige Nieren.

Doppelniere (akzessorische Niere, ICD-10: Q63.0)

Komplette doppelte Nierenanlage mit 2 Nierenbecken und 2 Ureteren (duplex oder fissus, s.u.), die Nierenanlagen können verschmelzen (bei weiterhin getrennten Ureteren) oder getrennt bleiben (= überzählige Niere). Die Doppelanlage ist bei normaler Nierenfunktion ohne Krankheitswert; ist ein Teil funktionslos, muss dieser aber reseziert werden.

Gekreuzte Nierendystopie

Beide Nieren liegen auf einer Seite bei jeweils korrekter Uretereinmündung re. u. li. in die Blase, in 80 % der Fälle sind die beiden Nierenanlagen dann auch miteinander asymmetrisch verschmolzen (s. Abb.).

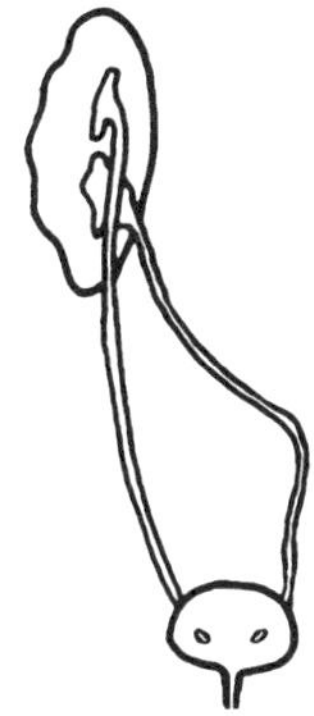

Rotations- und Lageanomalien (ICD-10: Q63.2)

Rotationsanomalien entstehen entwicklungsgeschichtlich durch die ausbleibende (od. übermäßige) Rotation der Nierenanlage von ventral nach medial. Lageanomalien entstehen durch die fehlende Aszension der Nierenanlage nach kranial beim Wachstum des Embryos. Die Nebennieren liegen dabei an normaler Stelle, da diese entwicklungsgeschichtlich nicht von der Nierenentwicklung abhängig sind. Einen Krankheitswert haben die Fehlbildungen nur dann, wenn sich dadurch eine Harntransportstörung od. Nierensteinbildung ergibt.

- **Malrotation:** Inkomplette embryonale Rotation der Nierenanlage. Die Nierenbecken und der Hilus stehen noch nach ventral, dies ist per se ohne Krankheitswert.
- **Nierenektopie:** unvollständiger Nierenaszensus, meist in Kombination mit einer Malrotation ⇨

  Beckenniere/Kreuzbeinniere (kaudal-dystope Niere, s. Abb.): Lage der normal entwickelten Niere im Bereich des Beckens (während der Entwicklung bis zur 9. SSW wandert die Niere aus dem "Becken" nach oben = Aszension). Bei Beckenniere erfolgt die Gefäßversorgung meist aus den Vasa iliaca. Häufigkeit: 1/1.000 Geburten, Kompl: ggf. zusätzlich Fehlanlage des Harnleiters, Nephrolithiasis

  Thorakalniere: Lage im Thorax (extrem selten)
- **Nephroptose:** Abnorme Beweglichkeit der Niere (Syn: Ren mobilis, Wanderniere) in Abhängigkeit von der Körperlage ⇨ pathologisch ≥3 Wirbelhöhen (darunter ist physiologisch). Die Nephroptose bleibt aber ohne Krankheitswert, wenn keine Abflussbehinderung besteht.

  Diag: Abdomenübersicht/Ausscheidungsurogramm im Liegen und im Stehen

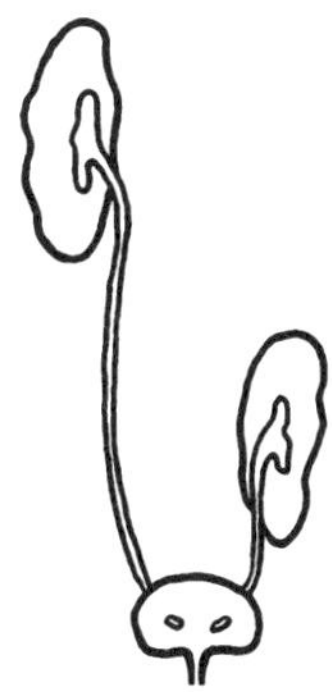

Nierenbuckel/Milzbuckel: kraniale Verdickung der li. Niere (bei 10 % d. Bevölkerung zu finden, ohne pathologische Bedeutung)

Hyperplastische BERTIN-Säulen: Parenchymausläufer, die in das Pyelon hineinragen (ohne pathologische Bedeutung)

Parenchymbrücke: durch Nierenparenchym geteiltes Pyelon

Nierenbeckenfehlbildungen:

- **Ampulläres Nierenbecken:** vergrößertes, kugelförmiges Pyelon (Normvariante ohne pathologische Bedeutung)
- **Kelchdivertikel / Hydrokalix:** sackartig aufgezweigte Ureterknospe, die mit dem Kelch in Verbindung steht (keine Zyste) / Stenose des Kelchhalses mit Aufweitung des Kelches
- **Megakalikose:** angeborene Aufweitung aller Nierenkelche durch Papillenfehlbildung (keine Obstruktion nachweisbar), mit erhöhter Anzahl von Nierenkelchen, meist bei Jungen
- **Nierenbeckenabgangstenose** (Syn: Ureterabgangstenose, s.u. Kap. Harnleiterfehlbildungen)

NIERENINSUFFIZIENZ

Syn: Akutes Nierenversagen, ICD-10: N17.9, chronische Nierenkrankheit N18.9

Ät: **Akute Niereninsuffizienz:** prärenale (70 %), renale od. postrenale (ist selten) Ursache

- Prärenal: intravasaler **Volumenmangel**, z.B. Blutung, Dehydratation (Gastroenteritis, Verbrennung), verminderter arterieller Blutdruck (⇨ Reduktion des intraglomerulären Drucks), perinatale **Asphyxie**, septischer **Schock**, Herzinsuffizienz, Trauma
- Renal: **akute Glomerulonephritis** (s.u.) od. interstitielle Nephritis, akute Tubulusnekrose, angeborene Veränderungen (Nierendysplasie, -hypoplasie), infektiös (akute Pyelonephritis, Virusinfektion, z.B. Hantavirus), **hämolytisch-urämisches Syndrom** (HUS, durch Shigatoxin-bildende E.coli, s.o., Kap. Escherichia coli), toxisch (Medikamente, Röntgenkontrastmittel, Schwermetalle, Lösungsmittel), Myolyse (Crush-Syndrom, Rhabdomyolyse, Myositis, Verbrennungskrankheit)
- Postrenal: Obstruktion/**Anomalien** des Harntrakts (z.B. Urethralklappen, Ureterozele, terminale Ureterstenose, Steine, Tumor, Hämatom), neurogene **Blasenentleerungsstörung**, Trauma der ableitenden Harnwege

Chronische Niereninsuffizienz:

- **Fehlbildungen** von Nieren und ableitenden Harnwegen (40 % d.F.)
- Progrediente **Glomerulopathien** (25 %, z.B. Glomerulonephritis, diabetische Nephropathie)
- Angeborene Nierenerkrankungen (20 %, z.B. polyzystische Nierenerkrankung)
- Systemische Erkrankungen (ca. 10 %)
- Unbekannt in ca. 5 % d.F.

Path:
- ♦ Prärenal: meist durch (arterielle) **Minderperfusion** verursacht ⇨ zirkulatorisch-ischämisches Nierenversagen, mit ausreichender Therapie (Volumengabe) reversibel
- ♦ Renal: direkte **Nierenparenchymschädigung** (prärenales und postrenales Nierenversagen führen ohne adäquate Ther. sekundär zu einer Parenchymschädigung)
- ♦ Postrenal: mechanische **Harnabflussbehinderung** beider Nieren bzw. einer Niere bei funktioneller oder angeborener Einzelniere (eine einseitige Obstruktion bei intakter Gegenniere wird funktionell kompensiert)
- ♦ Pathoanatomisch: im fortgeschrittenen, chronischen Stadium stark geschrumpfte Nieren mit weitgehender Parenchymzerstörung, narbige unebene Nierenoberfläche

Epid:
- ◊ Inzidenz: Akutes Nierenversagen selten (3/100.000 Kinder <16 Jahren), macht aber dennoch ca. 5 % aller Kinder auf pädiatrischen Intensivstationen (ohne Neonatologie) aus
- ◊ 0,5/100.000 Kinder <16 Jahre werden in Deutschland jährlich terminal niereninsuffizient.

Etlg:
- # Akute Niereninsuffizienz: Reduktion der Nierenfunktion um >50 % innerhalb weniger Stunden, bei Neugeborenen: Serum-Kreatinin >1,5 mg/dl mit Ansteigen um ≥0,3 mg/dl/Tag unabhängig von der Urinproduktion
- # Chronische Niereninsuffizienz: beidseitiger, irreversibler Untergang von Nierengewebe, die glomeruläre Filtrationsrate (GFR) unterschreitet 80 % der Altersnorm (s.u. Diag.), Anhaltswerte für normale GFR: Neugeborenes 55 ml/Min., Säuglinge 65-110 ml/Min., Kinder 120-145 ml/Min., jugendliche Mädchen 70-100 ml/Min., Jungen 95-140 ml/Min.

  Stadieneinteilung (nach National Kidney Foundation)

Schweregrad	GFR (ml/Min./ 1,73 m² KOF)	Nierenfunktion
Grad 1	>90	bestehende Nierenerkrankung bei normaler Funktion und normaler GFR
Grad 2	60 – 90	milde Funktionseinschränkung
Grad 3	30 – 60	moderate klinische und laborchemische Auffälligkeiten
Grad 4	15 – 30	ausgeprägte klinische Funktionseinschränkung u. pathologisches Labor
Grad 5 (terminale Niereninsuffizienz)	<15	chronisches Nierenversagen, Indikation zur Nierenersatztherapie (Dialyse/Transplantation)

Klin: ⇒ Urinausscheidung: Normurie, meist **Oligurie**, Anurie aber auch Polyurie (durch Isosthenurie = Unfähigkeit zur Urinkonzentrierung) mögl.

⇒ Dehydratation oder Hyperhydratation mit **Ödemen**, Aszites mögl.

⇒ Hypertonus, Kopfschmerzen, evtl. zerebrale Krämpfe, Übelkeit, Erbrechen

⇒ Arrhythmien (Hyperkaliämie) bis zum plötzlichen Herztod

⇒ Unbehandeltes Endstadium: urämisches Koma

⇒ Chronisch: **Müdigkeit**, Inappetenz, Kopfschmerzen, Gedächtnisstörungen, Übelkeit, Untergewicht, urämische Gastritis, **Blässe**, Hyperpigmentierungen, Juckreiz, Muskelkrämpfe, Einblutungen, **Wachstumsverzögerung**, verzögerte Pubertätsentwicklung

⇒ Retention harnpflichtiger Substanzen, Proteinurie, Wassereinlagerung, Ödeme, zunehmende Kreislaufbelastung, Störung des Elektrolythaushaltes (Hyperkaliämie)

⇒ Entwicklung einer renalen **Anämie** durch Störung der Erythropoetinsynthese

⇒ Vitamin-D-Stoffwechselstörung mit Hyperphosphatämie, Hypokalzämie, sekundärer Hyperparathyreoidismus (renale Rachitis) ⇨ **Osteopenie**, Knochendeformitäten, Kleinwuchs

Diag: 1. Anamnese (Prodromi, Vorerkrankungen, Auffälligkeiten bei der pränatalen Sonographie, Medikamenten- und Familienanamnese) und klinische Untersuchung
Oligurie: Urinausscheidung <300 ml/m^{2}KOF in 24 Std., Neugeborene <1 ml/kgKG/Std.
Anurie: vollständiger Stopp der Urinausscheidung (<1 ml/kgKG pro 24 Std.)
Polyurie: Urinausscheidung >2 ml/kgKG/Std.

2. Labor: BB, BZ, BGA, **Nierenretentionswerte** (Kreatinin, Harnstoff, Harnsäure), Elektrolyte, Gesamteiweiß u. -komplement, ANA, ggf. Blutausstrich (Fragmentozyten), Blutkultur
Urinuntersuchung: Urinstix, Erythrozyten, Hb, Myoglobin (Mikroskopie), Harnstoff, Kreatinin, Eiweiß, **Mikroalbuminurie**, Elektrolyte, IgG, Urinkultur
Norm: **Kreatinin** im Serum: bei Neugeborenen 0,5-0,9 mg/dl., Säuglinge 0,2-0,6 mg/dl, Kinder 0,4-0,9 mg/dl, Jugendliche 0,5-1,2 mg/dl (als Anhalt: Krea = Größe (cm) x 0,004)
Harnstoff: Säuglinge 10-20 mg/dl, Kinder 13-50 mg/dl, Erwachsene 17-43 mg/dl
Altersabhängige Berechnung der **glomeruläre Filtrationsrate** (GFR) nach SCHWARTZ:
GFR (ml/Min.) = Körpergröße (cm) x K / Serumkreatinin (mg/dl)
(Korrekturfaktor: Frühgeb.: 0,33, Säuglinge: 0,45; 1-13 J.: 0.55; >13 J.: w: 0,57, m: 0,7)

3. Sonographie: Nierenparenchym (Zysten, Tumoren, Hydronephrose), Suche nach Harnabflussbehinderung, Restharn
Farbkodierte Duplexsonographie zum Ausschluss eines Gefäßprozesses

4. Röntgen-Thorax: Herzgröße, Lungenödem (Überwässerung)?

5. Bei V.a. glomeruläre Erkrankung Nierenbiopsie und histologische Untersuchung

Ther: • Akute Niereninsuffizienz:
- Allgemein: Überwachung von Vitalparametern, Gewicht, Blut- u. Elektrolytwerten, Ther. d. Grunderkrankung soweit mögl., Anpassung von Medikamenten an die Nierenfunktion
- Prärenales Nierenversagen: Volumensubstitution
- Postrenales Nierenversagen: Ther. der Ursache (z.B. Stenose beseitigen)
- Diuretika (z.B. Furosemid, Lasix®) nur bei noch vorhandener Diurese + Volumengabe
- **Dialyse**: Ind. ist nicht kontrollierbare Ödembildung (Lungenödem) und Hypertonie, anhaltende Oligurie mit Überwässerung, Anurie >24 Std., therapierefraktäre Azidose, Hyperkaliämie, Hypo- od. Hypernatriämie, Hyperphosphatämie, urämische Symptome (Blutungen, persistierender Brechdurchfall, Perikarditis, therapieresistente Konvulsionen, Bewusstseinsstörung), Katabolismus trotz kalorienreicher Ernährung, ein dialysierbares Nephrotoxin
  Methoden: **Hämodialyse** mit einem extrakorporalen Hämofilter (semipermeable Membran) od. **Hämofiltration** mit einer Filtermembran (selten). Zentraler Gefäßzugang nötig, schnelle Entgiftung und Wasserclearance, aber: hohes extrakorporales Volumen, Antikoagulation erforderlich, Dysäquilibrium möglich, Aminosäureverlust (zusätzlicher Bedarf 2-3 g/kgKG/Tag), Phosphatmangel

• Chronische Niereninsuffizienz: Bilanzierung (Cave: auf beginnende Oligo-/Anurie achten)
- Proteinarme Diät (1-1,5 g/kgKG/Tag) kann Progression einer Nierenpathologie verzögern, kalorienreiche Ernährung (Oligosaccharide), ggf. phosphat- u. kaliumarme Diät

- Med: Blutdrucksenkung mit ACE-Hemmern od. AT_1-Rezeptorantagonisten
- Dialyse: als intermittierende **Hämodialyse** (3 x /Wo.) od. **Peritonealdialyse** (Peritoneum als „semipermeable Membran", über Katheter Dialyseflüssigkeit in die Bauchhöhle einbringen, verbleibt dort 4-8 Std. und wird dann getauscht, Vorteil: leicht durchzuführen, kein Gefäßzugang, keine Antikoagulation, kontinuierliche Entgiftung, Nachteil: geringere Effizienz, tägliche Anwendung, Peritonitisgefahr)
- Bei der dialysepflichtigen terminalen Niereninsuffizienz: **Nierentransplantation** + lebenslange Immunsuppression, Organisation der Kadavertransplantation in Deutschland durch die DSO in Neu-Isenburg (Internet: www.dso.de) und/oder Eurotransplant in Leiden/Niederlande (Internet: www.eurotransplant.org). Die besten Ergebnisse ergeben sich bei einer **Lebendspende** (von Verwandten).
- Anämiebehandlung: bei Hb-Werten <10 g/dl mit Erythropoetin (Epoetin, 25-50 IE/kgKG, 3x/Woche s.c.), Dosis langsam einschleichen, bei Eisenmangel Substitution von Fe^{2+}.
- Bei Wachstumsretardierung: Behandlung mit Wachstumshormon (Somatropin 0,05 mg/kgKG/Tag s.c., z.B. Genotropin®)
- Bei renaler Osteopenie: Gabe v. aktivem Vitamin D (Calcitriol, 0,25 µg/Tag, Rocaltrol®)

• Selbsthilfegruppe: Bundesverband Niere e.V., Essenheimer Str. 126, 55128 Mainz, Tel.: 06131 85152, Internet: www.bundesverband-niere.de
Verband Deutsche Nierenzentren e.V., Steinstr. 27, 40210 Düsseldorf, Tel.: 0211 179579-0, Fax: -60, Internet: www.dnev.de

Prog: Letalität beim akuten Nierenversagen abhängig von der zugrundeliegenden Ursache, bei schwerer Sepsis u. Multiorganversagen >40 %, bei HUS 1-3 %, eine Dialyse ist meist für 2-3 Wo. erforderlich, eine sekundäre Nierenatrophie ist aber auch nach Erholung der Nierenfunktion später noch möglich.
Die rechnerische Lebenserwartung eines terminal niereninsuffizienten Kindes ist trotz heute guter Dialyseverfahren nur ¼ so hoch wie nach einer Nierentransplantation. Eine schnelle Transplantation ist daher bei Kindern immer anzustreben (ca. 120 Fälle/J. in Deutschland).

Kompl:
* Schockniere: Tubulusnekrosen, Nierenödem
* Arterielle Hypertonie durch Aktivierung des Renin-Angiotensin-Aldosteron-Systems, ebenso des Sympathikus und durch die Hypervolämie ⇨ strikte Hypertonie-Behandlung (nierenprotektiv: ACE-Hemmer und AT1-Antagonisten)
* Hirnödem, zerebrale Krampfanfälle, Lungenödem
* Infekt- u. Blutungsneigung (Thrombozytopenie)
* Urämie: toxische Organschäden, Koma
* Metabolische Azidose: gestörte Säureausscheidung sowie Bikarbonatverluste
* Renaler Kleinwuchs: eingeschränkte Wirkung von IGF-1 (Endoorganresistenz)
* Dialyse: Shuntkomplikationen (Thrombose), Anämie, Hypertonie, Polyneuropathie, Hirnblutung (durch die Antikoagulation)
* Nierentransplantation: Abstoßungsreaktion, lebenslang notwendige Immunsuppression: Infektanfälligkeit, erhöhtes Malignomrisiko

DD:
- Oligo-/Anurie: akuter Harnverhalt (Blasenausgangsstein, Harnröhrenstenose usw.) ohne primäre Beeinträchtigung der Nierenfunktion
- Polyurie: Diabetes insipidus, erhöhter BZ bei Diabetes mellitus, Polydipsie

GLOMERULONEPHRITIS

Syn: Akutes nephritisches Syndrom, ICD-10: N00, chronisch nephritisches Syndrom ICD-10: N03

Ät:
- Postinfektiös: akute **Poststreptokokkennephritis** (2-4 Wochen nach einer Tonsillitis beginnend), hämolytisch-urämisches Syndrom (HUS durch Shigatoxin-bildende E.coli), Staphylokokken (MRSA), Hepatitis B u. C, Lues, Malaria, HIV
- Hereditäre Formen: **ALPORT-Syndrom** (progressive hereditäre Nephritis, X-chrom. od. aut.-rez. (Chrom. 2) vererbt), Komplement-Defekte (z.B. Faktor-H-Mangel, Chrom. 1)

- Idiopathisch: **IgA-Nephropathie** (BERGER-Nephritis), glomeruläre Minimalläsionen
- Bei Systemerkrankungen: Purpura SCHÖNLEIN-HENOCH, Panarteriitis nodosa, systemischer Lupus erythematodes, WEGENER-Granulomatose, GOODPASTURE-Syndrom

Path: **Autoantikörper** od. **Immunkomplexablagerungen** (z.B. durch bakterielle Antigene, IgA_1 im Mesangium) führen zu entzündlich-inflammatorischem Prozess der Nierenkörperchen ⇨ **Zellvermehrung** glomerulärer Mesangium- u. Epithelzellen, **Infiltration** v. Leukozyten und Makrophagen ⇨ Funktionsverlust der Glomeruli ⇨ progressive Niereninsuffizienz

Epid: ◊ Poststreptokokkennephritis: Prädisp.alter 4.-12. Lj., häufigste Ursache für ein akutes nephritisches Syndrom (bei uns aber nur noch selten vorkommend)

◊ Am häufigsten ist die IgA-Nephropathie: Inzidenz: 2-4/100.000/Jahr, **m** > w (= 2:1)

◊ ALPORT-Syndrom: Prävalenz 1,5/10.000, **m** > w (= 4:1), symptomatisch meist im Schulalter

Etlg: # **Akute Glomerulonephritis**: nephritisches Syndrom (meist Poststreptokokkennephritis)

Rapid-progressive (nekrotisierende) **Glomerulonephritis**: besonders schwer verlaufende intra-/extrakapilläre proliferative GN mit "Halbmondbildung" (bei jeder Ätiologie mögl.)

Oligo- od. asymptomatische Glomerulonephritis: nur Mikrohämaturie, ggf. geringe Proteinurie (glomeruläre Minimalläsionen, sog. Minimal-change-Glomerulopathie, s.u. DD), ggf. Zufallsbefund (pos. Urinstix ⇨ Mikrohämaturie)

Chronische Glomerulonephritis (meist bei Systemerkrankungen): mesangioproliferative GN, membranoproliferative GN, fokal-sklerosierende GN

Klin: ⇒ Akutes nephritisches Syndrom: **Hämaturie**, Proteinurie, Ödembildung (beginnend mit Lidödemen), **arterielle Hypertonie**, Nierenfunktionseinschränkung mit **Oligurie**, allgemeines Krankheitsgefühl, beidseits **schmerzhafte Nierenlager**, Appetitlosigkeit, Erbrechen, Kopfschmerzen, Blässe

⇒ Zusätzlich nephrotisches Syndrom mögl. (5-30 % d.F., s.u. DD): Ödeme, Aszites durch **Proteinurie** mit Hypalbuminämie, Hyperlipoproteinämie

⇒ Chronische Glomerulonephritis: Schleichende Erkrankung, arterielle Hypertonie, Endpunkt ist die terminale Niereninsuffizienz.

Diag:
1. Anamnese (Vorerkrankungen, bakterieller Infekt?) und klinische Untersuchung: Blutdruck, Lidödeme, Beinödeme, Aszites
2. Labor: Kreatinin u. Harnstoff im Serum erhöht, GFR vermindert, BSG erhöht
   Bestimmung von **Autoantikörpern** ANCA und Anti-ds-DNA-Ak, Komplement (Verminderung insb. v. C3), Antistreptolysintiter (ASL), ggf. Blutkulturen
   Urin: Mikrohämaturie immer (pos. Urinstix), häufig auch Makrohämaturie (= sichtbar roter Urin), renale Erythrozyturie (= dysmorphe, verformte Erythrozyten, sog. Akanthozyten), Erythrozytenzylinder, Proteinurie (>0,5 g/m²KOF/Tag im 24-Std.-Sammelurin)
   Molekulargenetische Untersuchung beim ALPORT-Syndrom mögl.
3. Sonographie: akut ggf. vergrößerte Nieren, chronisch eher verkleinert bis zur Schrumpfniere
4. Nierenbiopsie: bei unklarer Ursache und zur Prognosebestimmung indiziert

Ther:
- Diag. u. Ther. sollten in einem spezialisierten kindernephrologischen Zentrum erfolgen.
- **Behandlung der Grundkrankheit** (wenn mögl.), Bettruhe, körperliche Schonung, **Flüssigkeitsbilanzierung**, ggf. Furosemid zur Diurese, eiweiß- und natriumarme Diät, **antihypertensive Therapie** (ACE- Hemmer, AT1-Rezeptorantagonisten), kurzfristige Kontrollen der Nierenretentionswerte
  - Poststreptokokkennephritis: Antibiose mit 50.000 I.E./kgKG/Tag Penicillin V für 10 Tage
  - Rapid-progressive Glomerulonephritis: Glukokortikoide anfangs als Pulstherapie (3 Tage je 1 g Methylprednisolon i.v.), danach oral reduzieren, ggf. Zytostatika als Pulstherapie (500 mg/kgKG Cyclophosphamid i.v. 1x/Mon. für 6 Mon.) od. als orale Therapie (1–2 mg/kgKG/Tag, Dauertherapie für bis zu 2 Jahre)
- Dialysetherapie, in Einzelfällen auch Plasmapherese bei beginnender Urämie erforderlich
- Bei terminaler Niereninsuffizienz: Dialyse, Nierentransplantation (Kompl: Rezidiv der Glomerulonephritis beim Transplantat mögl.)

Prog: Poststreptokokkennephritis: gut, allgemeine Symptomatik meist für 1-2 Wo., Normalisierung der GFR und Sistieren von Hämaturie u. Proteinurie meist innerhalb von 2-12 Mon.

Bei rapid-progressiver Glomerulonephritis: eher schlecht, meist bleibt eine eingeschränkte Nierenfunktion oder es kommt zur terminalen Niereninsuffizienz.

Bei chronischer Glomerulonephritis ist der Verlauf von der Grunderkrankung abhängig.

Kompl:
* Arterielle Hypertonie ⇨ verschlechtert progredient die Nierenfunktion
* Anurie (= akute Niereninsuffizienz) entwickelt sich in 5-10 % d.F. mit akuter GN.
* Zerebrale Symptome: Bewusstseinsstörungen, Krampfanfälle, Enzephalopathie
* Herzinsuffizienz, Lungenödem
* ALPORT-Syndrom: Katarakt, Makulopathie, Vorwölbung der Augenlinse (Lenticonus), Innenohrschwerhörigkeit, oft schon bei Jugendlichen terminale Niereninsuffizienz

DD:
- Akutes Nierenversagen (z.B. durch Gefäßprozess, Schock usw., s.o.)
- Interstitielle Nephritis (Entzündung v. Tubuli u. Interstitium, Glomeruli kaum beteiligt): Proteinurie, Mikrohämaturie, Glukosurie, Isosthenurie (verminderte Urinkonzentrierung)
- Akuter Harnverhalt (z.B. durch Steine, Tumor, Hämatom usw., s.o.)
- Nephrotisches Syndrom: Eine **große Proteinurie** (>1,0 g/m²KOF/Tag) und **Hypalbuminämie** (<2,5 g/dl im Serum) kann bei vielen Erkrankungen vorkommen (s. Tabelle).
  Path: erhöhte glomeruläre Proteindurchlässigkeit
  Klin: **Ödeme** (bei Kindern insb. Lidödeme), Aszites bei großer Proteinurie mit **Hypalbuminämie**, sekundäre **Hyperlipoproteinämie** (Cholesterin u. Triglyceride ↑), m > w (= 2:1)
  Sonographie: vergrößerte Niere mit erhöhter Echogenität (sog. weiße Niere), Aszites
  Kompl: **Thrombosen** (durch die Hämokonzentration bei Ödemen/Aszites), Infektionen (durch die Immunsuppression), Lungenödem, chronisches Nierenversagen
  Ther: Behandlung der Grundkrankheit soweit mögl., Prednison 60 mg/m²KOF/Tag für 6 Wo., danach 40 mg/m²KOF/Tag jeden 2. Tag für 6 Wo., bei Steroidresistenz Ciclosporin A oder (Off-label-Anwendung) Mycophenolatmofetil od. Rituximab (CD20-Antikörper)

Ursachen	Erkrankungen
Glomerulopathie	- **Minimal-change-Glomerulopathie** (Lipoidnephrose), häufigste Form bei Kindern (90 % d.F.) ⇨ **idiopathisch, primär** - Alle anderen Formen einer **Glomerulonephritis** (s.o.)
Infektionen	- **Poststreptokokkennephritis** - HUS (hämolytisch-urämisches Syndrom) - Hepatitis B u. C, CMV, EBV, Hanta, Lues, Toxoplasmose, HIV - Malaria (Malarianephrose), Schistosomiasis, Lepra
Systemerkrankungen	- Systemischer Lupus erythematodes, Purpura SCHÖNLEIN-HENOCH, Polyarteriitis nodosa, TAKAYASU-Arteriitis - Diabetes mellitus (diabetische Glomerulosklerose), Amyloidose
Hereditär/genetisch	- **ALPORT-Syndrom** (X-chrom. od. aut.-rez. vererbt, Chrom. 2) - **Steroidresistente fokale Glomerulosklerose** (aut.-dom. u. aut.-rez. erblich, Chrom. 1, 11, 14, 19) - Kongenitales nephrotisches Syndrom, finnischer Typ (aut.-rez. erblich, Chrom. 19), extrem starke Proteinurie - GALLOWAY-Syndrom (aut.-rez. erblich) mit Mikrozephalie, Retardierung, Hiatushernie, fokal-segmentale Glomerulosklerose - DENYS-DRASH-Syndrom (spontane Neumutation) mit diffuser Mesangiosklerose, Wilms-Tumoren, Genitalfehlbildungen - Sichelzellenanämie (aut.-rez. erblich, Chrom. 11)
Kreislaufbedingt	- Nierenvenenthrombose, Herzinsuffizienz
Tumorassoziiert	- Non-HODGKIN-Lymphom, Leukämien, Plasmozytom - paraneoplastisch bei soliden Tumoren
Medikamenteninduziert	- NSAR, Gold, D-Penicillamin, Impfungen
Toxisch	- Drogenabusus (Heroin), Quecksilber

- Hämaturie: Mikrohämaturie (nicht sichtbar, Nachweis durch pos. Urinstix) od. Makrohämaturie (= sichtbar roter Urin) können bei vielen Erkrankungen vorkommen:

DD: Hämaturie

RENAL
Nephrolithiasis
Nierentumoren
Glomerulonephritis
Pyelitis
Zystennieren

SYSTEMISCH
Gerinnungsstörungen
hämatologische Erkrankungen (Sichelzellenanämie)
paroxysmale nächtliche Hämaturie
Autoimmunerkrankungen
Vaskulitis
hämorrhagisches Fieber (Hantavirus)

TRAUMATISCH
Nierentrauma
Blasentrauma
Jogger-Makrohämaturie (Joggen mit leerer Blase)

PROSTATA
Prostatitis
Prostatavarizen
Prostatahyperplasie
Prostatatumor
Bläschendrüsentumor

VASKULÄR
Nierenarterienembolie
Nierenvenenthrombose
Anomalien der Nierenvenen
Hämangiome

GYNÄKOLOGISCH
Vulvitis
Endometriose
urogenitale Fistel
Urogenitaltuberkulose

HARNWEGE
Harnweginfektionen
hämorrhagische Zystitis
Ureterstein, Blasenstein
Ureter-, Blasen-, Urethratumoren
Urogenitaltuberkulose, Bilharziose

IATROGEN
Katheterismus/Dauerkatheter
postoperativ
Beckenbestrahlung (Schrumpfblase)
Medikamente: Zytostatika, Antikoagulanzienüberdosierung

HARNLEITERFEHLBILDUNGEN

Syn: Ureteranomalien, engl. malformations of the ureter, ICD-10: Q62.8

Anatomie:
Jeweils ein Ureter pro Niere, diese liegen vollständig **retroperitoneal**. Abgang aus dem Nierenbecken in Höhe LWK 2/3, Verlauf paravertebral auf M.psoas major, an der seitlichen Beckenwand bis zum Blasenfundus (klinisch: renales, lumbales und vesikales Segment). Sie überkreuzen dabei die Vasa iliaca (re. A.iliaca ext., li. A.iliaca com.) und unterkreuzen den Duct. deferens/A.uterina u. münden jeweils in das **Ostium ureteris** der Harnblase (mit intramuralem Segment zur Verhinderung eines Refluxes aus der Blase in Richtung Nieren). Der Harntransport erfolgt mittels **peristaltischer Wellen**.

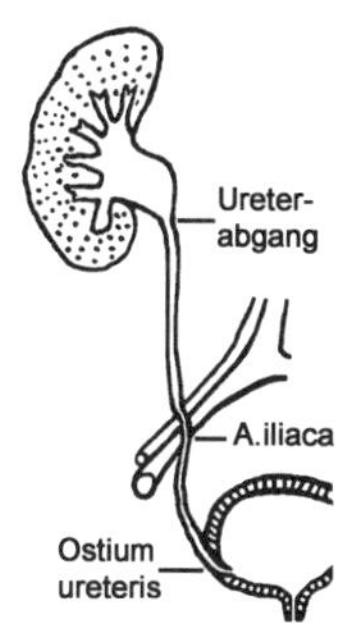

3 physiologische Engstellen (s. Abb.): am Abgang vom Nierenbecken („Ureterhals"), an der Überkreuzungsstelle der Iliakalgefäße und an der Einmündung in die Harnblase (intramuraler Verlauf des Ureters durch die Harnblasenwand, "Tunnel") ⇨ Prädilektionsstellen für das Hängenbleiben von Steinen

Entwicklungsgeschichtlich: Die Kloake trennt sich früh in einen vorderen Anteil = **Sinus urogenitalis** und einen dorsalen Anteil (Membrana analis). Der Urharngang (Allantois) ist eine Ausstülpung des Entoderms und reicht von der Nabelschnur bis in den Sinus urogenitalis. Dieser Urharngang obliteriert dann und es verbleibt ein bindegewebiger Strang (Urachus, Lig.umbilicale medianum). Aus dem Sinus urogenitalis entstehen die Harnblase und die Urethra (beim weiblichen Geschlecht aus den pelvinen Anteilen auch noch das Vestibulum vaginae).
Die re. u. li. **Ureterknospe** des WOLFF-Ganges wandern zusammen mit dem WOLFF-Hauptgang nach kaudal in den **Sinus urogenitalis**. Somit finden die (späteren) Ureteren Verbindung zur (späteren) Harnblase. Nach kranial verbinden sich die Ureterknospen mit dem **metanephrogenen Gewebe** (den späteren Nephronen der Nieren). Aus den Ureterknospen entstehen somit Ureter, Pyelon, Nierenkelche und die Sammelrohre. Funktionell verbinden sie die Nieren mit d. Harnblase.

Path:
- Verfehlen die Ureterknospen den Sinus urogenitalis, so kommt es zur **ektopen Harnleitermündung**. Verfehlen die Ureterknospen das metanephrogene Gewebe, kommt es nicht zur Induktion der Nierenbildung (s.o., Kap. Nierenfehlbildungen).
- Teilt sich eine Ureterknospe bevor sie auf das metanephrogene Gewebe trifft, so entstehen daraus zwei Ureteren mit doppeltem Nierenbecken-Kelch-System, aber nur einem Zusammenfluss in die Harnblase (Ureter fissus). Beim Ureter fissus kann dann Urin von einem Ureter in den anderen pendeln (ureteroureteraler Reflux, Jo-Jo-Phänomen).
- Bei **Doppelbildung** von Ureterknospen entstehen 2 Ureteren (Ureter duplex, selten auch 3fach = Ureter triplex) mit doppeltem Nierenbecken-Kelch-System und doppelter Mündung in die Harnblase. Die Ureteren kreuzen sich dabei (s. Abb.) und die obere Nierenanlage mündet kaudal in die Harnblase (MEYER-WEIGERT-Regel)

Nierenbeckenabgangstenose (Syn: subpelvine Harnleiterabgangstenose, **Ureterabgangstenose**, ureteropelvine Stenose, ICD-10: Q62.3, N13.5)
Ureterstenose unmittelbar beim Übergang vom Pyelon in den Ureter durch Ureterdysplasie od. zu hohen Ureterabgang ⇨ Störung der peristaltischen Harnableitung, sekundäre Dilatation des Nierenbeckenkelchsystems (Pyelektasie) und insg. Nierenvolumenvergößerung
Epid: Häufigkeit 1/1.000, **m** > w (= 3:1), in ca. 40 % d.F. bilateral
Klin: meist symptomlos, ggf. Flankenschmerz (v.a. nach hoher Flüssigkeitszufuhr)
Diag: balloniertes Megapyelon, Kompl: unbehandelt **Hydronephrose** (sog. Wassersackniere, durch die Druckschädigung der Niere), bei einseitiger Stenose ggf. kompensatorische Hypertrophie des Nierenparenchyms der Gegenseite

Ureteragenesie od. inkompletter (= blind endender) Ureter (bei beidseitiger Agenesie ist das Neugeborene nicht lebensfähig)

Ureterdoppelfehlbildungen (ICD-10: Q62.5):
- Ureter fissus: partiell doppelter Ureter = mit doppeltem Nierenbecken-Kelch-System aber gemeinsamer Mündung in die Blase
- Ureter duplex: komplett doppelter Ureter mit doppeltem Nierenbecken-Kelch-System und mit getrennter Mündung in die Blase (MEYER-WEIGERT-Regel: Die Harnleiter kreuzen im Verlauf, der kranial in der Blase mündende Ureter gehört zum unteren Nierenpol, der kaudal mündende zum oberen Pol). Der untere Nierenanteil mit hoher Harnblasenmündung zeigt häufig einen vesikoureteralen Reflux. Ein primärer Megaureter kommt beim oberen Nierenanteil vor.
  Ureter triplex: 3facher Ureter und 3faches Nierenbecken-Kelch-System mit getrennten Mündungen in die Blase

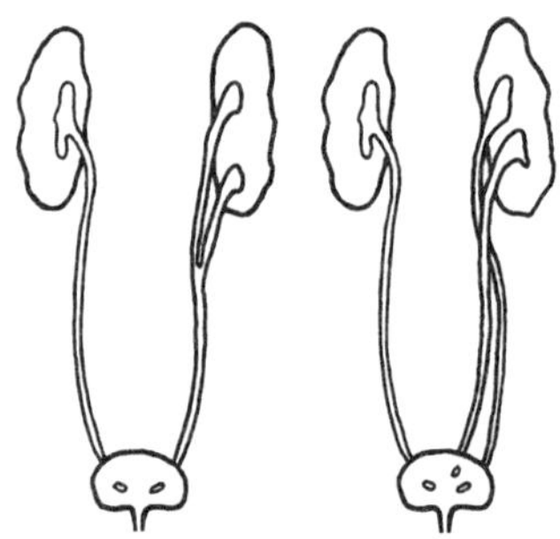
Ureter fissus Ureter duplex

Megaureter, primärer: s.u.

Ektope Uretermündung: Kommt insb. bei doppeltem Ureter vor (75 % d.F.), dabei trifft d. kraniale Ureter d. Sinus urogenitalis nicht mehr
Jungen: Mündung in den Duct.deferens, Samenblase, Duct.ejaculatorius, Blasenhals u. **Urethra** (insb. prostatischer Abschnitt) od. Rektum mögl. (s. Abb., schwarze Punkte)
Mädchen: Mündung in die Vagina (insb. **Vestibulum vaginae**), Urethra, Uterus (Collum od. Corpus uteri) od. Rektum mögl.
Die ektope Mündung kann zusätzlich stenosiert od. obliteriert sein ⇨ Megaureter und pathologisch veränderter oberer Nierenanteil.
Klin: bei Mündung distal des Sphinkter urethrae ext. ⇨ primäre Harninkontinenz; bei Mündung prox. des Sphinkter urethrae ext. besteht Kontinenz aber Reflux mit rezidivierenden Harnweginfekten.

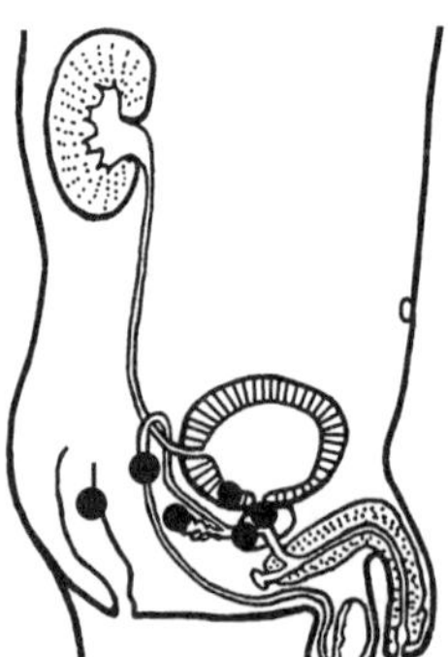

Lateralisierte Uretermündung: Die Ureteren münden zu weit lateral in die Harnblase ⇨ dadurch verkürzter Harnleiterverlauf in der Blasenwand mit unvollständiger Ventilfunktion ⇨ primärer vesikoureteraler Harnreflux (= von der Blase in den oberen Harntrakt, s.u.).

Ureterozele (Syn: Ureterzyste, Ureterphimose): Persistenz der fetalen Verschlussmembran, Vorwölbung der Zele in die Harnblase mit punktförmiger Mündungsstenose ⇨ Obstruktion und Dilatation des oberen Harntraktes (⇨ Megaureter, Megapyelon), meist ist die Ureterozele mit Doppelfehlbildung (oberer Nierenanteil) kombiniert.

Retrokavaler Ureter (engl. circumcaval ureter): Ein embryonales Geflecht aus sog. Kardinalvenen umgibt den Harnleiter. Die ventralen obliterieren dann und aus den dorsalen Kardinalvenen entsteht die V.cava inf. Im umgekehrten Fall ergibt sich ein retrokavaler Ureter ⇨ Harntransportstörung mit Stauungsniere durch Druck der V.cava auf den dorsal kreuzenden Ureter.

Diag:
1. Anamnese und klinische Untersuchung
2. Sonographie: Erweiterungen von Harnleiter od. Pyelon sind gut darstellbar, ggf. auch Magnetresonanz-Urographie (MRT-Urographie): Komplexe Fehlbildungen können gut dargestellt werden.
3. Entscheidend ist immer die Frage einer Harnabflussbehinderung ⇨ zur Klärung ist hierzu das Diagnostikum der Wahl die dynamische **Isotopennephrographie** (^{99m}Tc-MAG-3-Clearance).

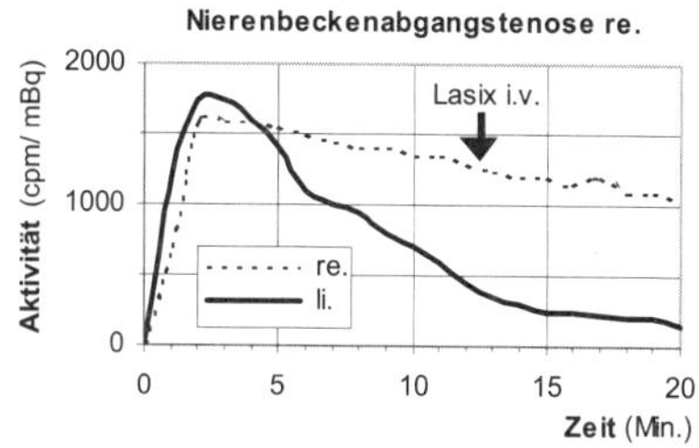

Beispiel (s. Abb.): relevante Nierenbeckenabgangstenose re. (keine Besserung des Abflusses auf Furosemid-Gabe, li. Normalbefund, Seitenverhältnis der Funktion ist kompensiert li./re. = 55/45 %)

Ther:
- Harnleiterfehlbildungen (z.B. Lageanomalien, Doppelfehlbildungen od. einseitige Agenesie), die keine relevante Harnabflussbehinderung erzeugen, bedürfen keiner Therapie.
- Bei akuter u. ausgeprägter Hydronephrose perkutane Nephrostomie zur Entlastung des Nierenbeckenkelchsystems
- Operativ: Ind: Harnleiterfehlbildungen, die zur relevanten Harnabflussbehinderung für den oberen Harntrakt führen, werden operativ korrigiert.
  - Bei Ureterabgangstenose mit kompensierter Nierenfunktion: **Nierenbeckenplastik** nach ANDERSON-HYNES (s. Abb.) mit Verkleinerung des Nierenbeckens und Neueinpflanzung des Ureters in das Nierenbecken (auch laparoskopisch mögl.)
  - Ureterozele: Entfernung der Zele und des zugehörigen Ureters (bei Doppelureter) und des oberen Nierenanteils (Heminephroureterektomie), ggf. antirefluxive Neuimplantation des Ureters des unteren Nierenanteils

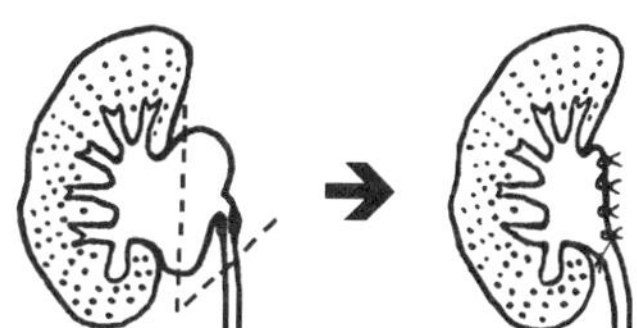
Nierenbeckenplastik

  - Bei irreversibler Schädigung einer Niere (Stauungsniere) durch eine Harnleiterfehlbildung (Ausscheidung <20 % der betroffenen Seite in der MAG-3-Clearance): **Nephrektomie** indiziert

DD:
- Ureterkinking (gewundener Ureterverlauf mit Abknickung), hoher Ureterabgang aus dem Nierenbecken
- Urolithiasis, Harnleitertumor
- Ureterstenose durch aberrierendes Gefäß
- Paraureterale Divertikel (HUTCH-Divertikel): entstehen durch Harnreflux bei zu weit lateral mündendem Ureter in die Harnblase (durch den verkürzten Harnleiterverlauf in der Blasenwand ergibt sich eine nur unvollständige Ventilfunktion)
- Urachusfistel, Urachussinus ⇨ nässender Nabel (s.u.)
- Funktionell: gestörte Peristaltik (Fehlen von Ganglienzellen, Fehlinnervation, muskuläre Defekte der Ureterwand)

MEGAURETER

Syn: Erweiterter Harnleiter, ICD-10: primärer (angeboren) = Q62.2, sekundärer = N28.8

Anatomie: Der Harntransport erfolgt von den Nierenkelchen – Nierenbecken – Harnleiter bis zur Harnblase durch **aktiven Transport**. Im kranialen Anteil des Nierenbecken-Kelch-Systems sitzt der Schrittmacher, der die Impulse für die nach kaudal peristaltischen Kontraktionen gibt. Es werden jeweils 2 Kontraktionen hintereinander ausgelöst, die einen Urinbolus von ca. 0,3 ml mit einer Geschwindigkeit von 3-4 cm/Sek. in die Harnblase transportieren. Bei starker Diurese kann es auch zum druckpassiven Harntransport (ohne die spindelförmigen Kontraktionen des Harnleiters) kommen.

Ät:
- Primärer (angeborener) Megaureter: entwicklungsgeschichtliche Differenzierungsstörung des mesenchymalen Gewebes der Ureterknospe ⇨ **pathologische Wandstruktur** des terminalen Uretersegmentes mit **aperistaltischem Uretersegment** (auf einigen cm fehlt die Längsmuskelschicht) führt zur proximalen Dilatation (evtl. mit gleichzeitigem Megapyelon) und Längenwachstum (⇨ Harnleitererweiterung und -schlängelung).
  od. (obstruktive) Ureterozele an der Uretermündung in die Harnblase
  od. Obstruktion des Ureters durch Überkreuzung des Harnleiters mit dem WOLFF-Gang
  od. **vesikoureteraler Reflux** (durch angeborene Uretermündungsdefekte, s.u.)
- Sekundärer (**obstruktiver**) Megaureter (= Hydroureter): **Abflusshindernis** (supravesikale Obstruktion) innerhalb des Ureters, z.B. Ureterstein, Ureterozele, Urogenitaltuberkulose, Harnleitertumoren
  od. **Kompression** des Ureters von außen, z.B. Harnleiterverletzung, (versehentliche) iatrogene Ureterligatur, retroperitoneale Fibrose, Tumoren (insb. gynäkologische), retroperitoneale Lymphknotenmetastasen ⇨ eher nur eine Niere betroffen
  od. sekundärer **vesikoureteraler Reflux** (bei Harnweginfektion, Blasenentleerungsstörung, neurogen, Verletzung der Uretermündung nach Steinextraktion)
  od. subvesikales Abflusshindernis (infravesikale Obstruktion), z.B. angeborene **Harnröhrenklappen** (meist bei Jungen), neurogene Blasendysfunktion, Tumoren der unteren Harnwege, Blasenhalssklerose, Prostatahyperplasie, Harnröhrenstrikturen, Harnröhrenstenose ⇨ beidseitiger Megaureter und Auswirkung auf beide Nieren (Hydronephrose)

Path: Wichtig für die Ther. u. Prog. ist die Unterscheidung zwischen **Dilatation** u. **Obstruktion**:
- Dilatation: primärer Megaureter **ohne wesentliche Druckerhöhung** (keine Obstruktion vorhanden) ⇨ zartes Nierenkelchsystem, keine od. geringgradige Einschränkung der Nierenfunktion und normale Blasenentleerung, keine Restharnbildung
- Obstruktion: führt durch die **permanente Druckerhöhung** und Stauung des oberen Harntraktes (führt zur Dilatation und Schlängelung des Ureters) mit Aufhebung des Harntransportes mittels Kontraktionswellen zur **Druckschädigung der Nieren** (Schädigung der Tubuli, Vasokonstriktion der präglomerulären Arterien ⇨ arterielle Minderperfusion der Nieren) ⇨ Endstadium ist die **Hydronephrose** (Syn: Wassersackniere) = irreversible Nierengewebezerstörung

Epid: Häufigkeit: angeborener Megaureter 3/10.000 Geburten, **m** > w

Klin:
- ⇒ Primärer Megaureter: macht meist **keine Beschwerden** und ist heute i.d.R. Zufallsbefund in der Sonographie (oft schon pränatal)
- ⇒ Sekundärer (obstruktiver) Megaureter: Harntransportstörung ⇨ durch den Rückstau in die Niere mit erhöhtem Druck kommt es zur Nierenparenchymzerstörung (Syn: Harnstauungsniere, Hydronephrose) u. Niereninsuffizienz.
- ⇒ Gefahr der aszendierenden Infektion ⇨ Pyelonephritis, Urosepsis
- ⇒ Steinbildung im Restharn des erweiterten Hohlsystems mögl.

Diag:
1. Anamnese und klinische Untersuchung
2. **Sonographie:** ein- od. beidseitig darstellbarer (= erweiterter) u. geschlängelter Harnleiter (ein normaler Harnleiter ist in der Sonographie nicht darstellbar), Pyelon- und Nierengröße bestimmen (bei Neugeborenen ist eine Pyelonbreite bis 5 mm normal), Ausdehnung des Nierenparenchyms, Form der Nierenkelche (zarte Nierenkelche bei kompensierter Harntransportstörung, verplumpte und dilatierte Kelche bei relevanter Stenose)
   Die Mehrzahl der Megaureteren werden heute bereits intrauterin bei der Schwangerschaftsvorsorgeuntersuchung (3. Sonographie in der 30. SSW) erkannt.
3. **Isotopennephrographie:** entscheidend für die Beurteilung der **Nierenfunktionseinschränkung** ⇨ MAG-3-Clearance zur seitengetrennten Bestimmung der Nierenfunktion

4. Röntgen: Miktionszystourethrographie: retrograde Darstellung der Harnblase über einen Katheter zum **Ausschluss eines vesikoureteralen Refluxes**
   Ausscheidungsurographie: Bei angeborener Störung heute nur noch vor Op indiziert, bei akuter Obstruktion gute Darstellbarkeit der Ursache
   Nierenbeckenkelchsystem: Bei Dilatation normale zarte Kelche, evtl. vergrößertes Nierenbecken
   Bei **Obstruktion** mit zunehmendem Schweregrad vergrößertes Nierenbecken und **verplumpte erweiterte Kelche**, Etlg. nach EMMET in 5 Grade, s. Abb.

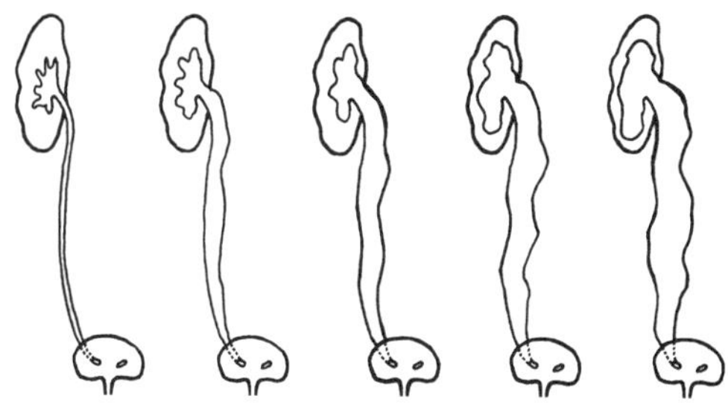

Ther: • Primärer Megaureter: bei kompensierter Nierenfunktion nur **regelmäßige Beobachtung** (Urinuntersuchung auf Infekte, Sonographie und Isotopennephrographie)
- Operativ:
  - Bei Verschlechterung der Nierenfunktion: Ureterozystostomie = antirefluxive Neueinpflanzung des Ureters in die Harnblase u. ggf. zirkuläre Verkleinerung des Megaureters, ggf. auch kurzfristige künstliche Harnableitung nach außen (perkutane Nephrostomie)
  - Akute Obstruktion: Behandlung der Ursache, z.B. Entfernung eines Harnleitersteines, operative Entfernung von Harnröhrenklappen
  - Bei irreversibler Schädigung einer Niere (Stauungsniere) durch eine Obstruktion (MAG-3-Clearance <20 % der betroffenen Seite): Nephrektomie

Prog: Gut, primäre vollständige Megaureteren maturieren mit dem Alter gerne zu nur noch segmental nachweisbaren Megaureteren und bedürfen keiner Therapie.

Kompl: * Beim primären Megaureter ist in 15 % d.F. zusätzlich ein vesikoureteraler Reflux zu finden, beim sekundären Megaureter in 50 % d.F. ⇨ Gefahr d. aszendierenden Infektion
* Urosepsis bei Harnweginfektion und gleichzeitig vorliegender Obstruktion ⇨ Ther: i.v. Antibiose, künstliche Harnableitung (perkutane Nephrostomie)

DD: - Megaureter-Megazystis-Syndrom: ätiologisch ungeklärtes Krankheitsbild mit Megaureteren, Golfloch-Ureterostien mit vesikoureteralem Reflux und stark vergrößerter, dünnwandiger Blase ohne Zeichen einer intravesikalen Abflussbehinderung, häufig zusätzlich Nierendysplasie ⇨ progrediente Niereninsuffizienz mögl.
- Prune-belly-Syndrom (prune-belly = engl. „Pflaumenbauch“, Syn: Bauchdeckenaplasie-Syndrom, ICD 10: Q79.4): Epid: seltenes Missbildungssyndrom, Häufigkeit: 0,2/10.000 Neugeborene, meist bei Jungen
  Klin: Trias aus **Bauchdeckenaplasie**/-hypoplasie (runzlige, faltige und schlaffe Bauchhaut durch Fehlen/Hypoplasie der Bauchwandmuskulatur), Dysplasie der ableitenden Harnwege (Megazystis, Reflux und **Megaureter** durch Fehlen der glatten Muskulatur, renale Parenchymdysplasien) und beidseitigem **Kryptorchismus** sowie Fehlen der Prostata (bei Jungen), ggf. auch Megalourethra und Corpus-spongiosum-Aplasie
  Kompl: ggf. zusätzliche Anomalien (Herz-/Gefäßfehler, Lungenhypoplasie, Gastroschisis, Malrotation mit Volvulus, Klumpfüße, kongenitale Hüftluxation, Polydaktylie, POTTER-Gesichtsdysmorphien) mit schlechter Prog. (in 1/3 d.F. Totgeburt od. letal in der Neugeborenenperiode)
  Ther: Korrektur des Kryptorchismus (obligat wegen Entartungsgefahr, trotzdem jedoch meist Infertilität wegen der fehlenden Prostata), weitere rekonstruktive Maßnahmen wie Bauchwandplastik, Blasenreduktion, Harnleiter-Reimplantation je nach Befund
- Ampulläres Nierenbecken (Normvariante ohne pathologische Bedeutung)
- Megakalikose: angeborene Aufweitung aller Nierenkelche durch Papillenfehlbildung (verplumptes Nierenkelchsystem, aber keine Obstruktion nachweisbar!), mit erhöhter Anzahl von Nierenkelchen, meist bei Jungen

VESIKOURETERALER REFLUX

Syn: Harnreflux, refluxiver Ureter, engl. vesicoureteric reflux, ICD-10: N13.7

Anatomie: Ein Reflux bei der Miktion aus der Harnblase zurück in die Ureteren wird durch den **tunnelartigen Verlauf** des terminalen Ureterendes in der Harnblasenwand (**intramuraler** Verlauf) verhindert ⇨ durch die Kontraktion der Harnblasenmuskulatur bei der Miktion wird der terminale Ureter mitkomprimiert (Ventilmechanismus).

Ät:
- Primärer vesikoureteraler Reflux durch angeborene **Uretermündungsdefekte** (spontan oder auch mit genetischer Disposition): kranialisierte und lateralisierte Uretermündung od. auch ektope Mündung im Blasenhalsbereich ⇨ zu kurzer Tunnel
- Sekundärer vesikoureteraler Reflux: bei **Harnweginfektion**, Blasenentleerungsstörung, neurogener Ursache, subvesikales Abflusshindernis (infravesikale Obstruktion, z.B. Urethralklappen, Harnröhrenstrikturen, Meatusstenose)
- Iatrogen: Verletzung der Uretermündung nach endoskopischer Steinextraktion

Path:
- ♦ Vesikoureteraler Reflux: passives Zurückfließen von Urin aus der Blase in den/die Ureter/en, je nach Ausprägung bis in das Nierenbeckenkelchsystem, insb. während der Miktion (durch die Detrusorkontraktion), evtl. auch antiperistaltische Ureterkontraktionen (in kaudokranialer Richtung) ⇨ Gefahr der aszendierenden Infektion u. Refluxnephropathie
- ♦ Ostium: Je weiter lateral die Uretermündung liegt, umso größer die Refluxgefahr, da der Durchtritt durch die Blasenwand dann mehr senkrecht verläuft und damit kein od. nur ein kurzer intramuraler Verlauf vorliegt (der Ventilmechanismus funktioniert dann nicht mehr)

Epid:
- ◊ Häufigkeit: **häufig**, ca. 0,5 % aller Kinder (bei Kindern mit rezidivierenden Harnweginfekten lässt sich ein Reflux in 1/3 d.F. nachweisen), **w** >> m (85 % Mädchen)
- ◊ Genetische Disposition: Geschwisterkinder von Kindern mit vesikoureteralem Reflux haben ein Risiko von 30 %. Hat ein od. beide Elternteile einen Reflux, beträgt das Risiko bis zu 70 % für die Kinder.

Etlg: n. PARKKULAINEN, 1966 und dem International Reflux Study Committee, 1981 (sichtbare Ausprägung in der retrograden Miktionszystourethrographie, s. auch Abb.)

Grad I:	Reflux nur im distalen Ureter, keine Dilatation
Grad II:	Reflux erreicht das Nierenbeckenkelchsystem, keine Dilatation
Grad III:	Reflux erreicht das Nierenbeckenkelchsystem, mäßige Ureterdilatation bzw. Schlängelung des Ureters, leichte Dilatation des Nierenbeckens
Grad IV:	Dilatation bzw. Schlängelung des Ureters, Dilatation des Nierenbeckens, Erweiterung und Verplumpung der Kelche
Grad V:	ausgeprägte Dilatation u. Schlängelung des Ureters, Kelchstruktur aufgehoben, Impression der Papillen nicht mehr sichtbar

Klin:
- ⇒ Ein primärer vesikoureteraler Reflux macht zuerst keine Beschwerden und ist oft ein **Zufallsbefund** (Megaureter, Megapyelon) in der Sonographie.
- ⇒ Rezidivierende, fieberhafte **Harnweginfekte** mit Gefahr der aszendierenden Infektion
- ⇒ Enuresis

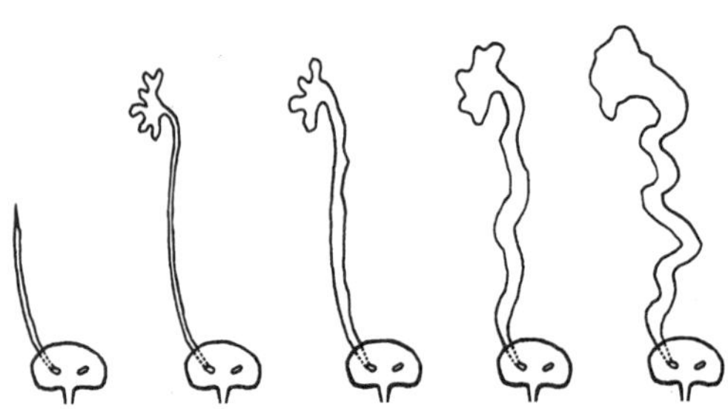

Diag: 1. Anamnese (Eltern oder Geschwisterkinder betroffen?) u. klinische Untersuchung

2. <u>Sonographie:</u> ein- od. beidseitig darstellbarer (= erweiterter) u. geschlängelter Harnleiter (ein normaler Harnleiter ist in der Sonographie <u>nicht</u> darstellbar), Form der Nierenkelche (zarte Nierenkelche bei kompensierter Harntransportstörung, verplumpte und dilatierte Kelche bei ausgeprägtem Reflux)
3. **<u>Miktionszystourethrographie:</u>** retrograde Darstellung der Harnblase über einen Katheter ⇨ spontaner Übergang des Kontrastmittels in die Ureteren?, Durchleuchtung während der Miktion ⇨ sichtbarer Reflux?
4. <u>Isotopennephrographie:</u> entscheidend für die Beurteilung der Nierenfunktionseinschränkung ⇨ ^{99m}Tc-MAG-3-Clearance zur seitengetrennten Bestimmung der Nierenfunktion, dabei auch Refluxnachweis mögl. (2-gipfeliger Aktivitätsverlauf über der betroffenen Niere), ggf. statische ^{99m}Tc-DMSA-Szintigraphie zum Ausschluss von Nierennarben
5. Harnstrahlmessung und Restharnbestimmung zur Differenzierung von Miktionsfehlverhalten
6. Ausscheidungsurographie: bei angeborener Störung heute nur noch vor Op indiziert
7. **<u>Zystoskopie:</u>** zur genauen Ostiumbeurteilung (Lokalisation und Form) erforderlich, ungünstige Form ist das Stadion- od. Golfloch-Ureterostium (spontane Maturation dann unwahrscheinlich ⇨ Op erforderlich)

<u>Ther:</u>
- <u>Konservativ:</u> Grad I u. II abwartende Verlaufsbeobachtung (Spontanheilungsrate bis 80 %, insb. im 1. Lj.), regelmäßige Kontrolle. Bei symptomatischem Reflux (z.B. rez. Infekte) niedrigdosierte Langzeitantibiose (zur Infektprophylaxe, zumindest im 1. Lj., bei Mädchen bis zum 5. Lj., z.B. mit Trimethoprim 2 mg/kgKG 1 x tgl. [Infectotrimet®Saft] od. 1 x tgl. 10 mg/kgKG Cefaclor Saft)
- Endoskopische Unterspritzung der Mündungsstelle des Ureters mit einem Dextranomer/ Hyaluronsäure-Kopolymer (Deflux®), Erfolgsrate ca. 80 %
- <u>Operativ:</u> Ind: rezidivierende Infekte, Schädigung der Nierenfunktion (Grad III-V), ungünstige Ostiumform
  - Antirefluxive Neueinpflanzung des Ureters in die Harnblase (**Ureterozystoneostomie**) in einen 3-5 cm langen von außen präparierten Kanal in der Harnblasenmuskulatur (= extravesikaler Zugang, LICH-GRÉGOIRE-Op) od. auch endoskopisch mit submuköser Tunnelung (= endovesikale POLITANO-LEADBETTER-Op.)
  - Postop. Harnleiterschienung für 2-4 Wo. und Antibiose für 6 Monate

<u>Prog:</u> Gut, ein angeborener Reflux kann sich bis zum ca. 10. Lj. (insb. im 1. Lj.) **spontan zurückbilden** (daher kann ohne rezidivierende Infekte auch unter regelmäßiger Kontrolle der Nierenfunktion zugewartet werden). Ein sekundärer vesikoureteraler Reflux sistiert bei Behandlung der Ursache. Die operative Behandlung hat eine Erfolgsrate von 95 %.

<u>Kompl:</u>
* Gefahr der **aszendierenden Harnweginfektion** ⇨ refluxinduzierte Pyelonephritis bis zur Urosepsis
* Bei persistierender od. rezidivierender Infektion **Refluxnephropathie** = progressive Nierenparenchymzerstörung mit Narbenbildung und segmentbetonter Schrumpfung der betroffenen Niere, arterielle Hypertonie, bei beidseitigem Prozess Gefahr der Niereninsuffizienz
* Evtl. **Steinbildung** im Restharn des erweiterten Hohlsystems

<u>Op:</u>
* Ureterstenose

<u>DD:</u>
- Primärer Megaureter (aperistaltisches Uretersegment, s.o.)
- Ureterozele (s.o.)

URACHUSFISTEL

<u>Syn:</u> Vesikoumbilikalfistel, Blasen-Nabel-Fistel, Urachuspersistenz, engl. vesicoumbilical fistula, ICD-10: Q64.4

<u>Anatomie:</u> Der **Urachus** oder **Allantoisgang** des Dottersackes verbindet den embryonalen Urharngang im Haftstiel mit dem Sinus urogenitalis. Während der weiteren Embryonalentwicklung obliteriert er zwischen der 12. und 20. SSW und bleibt rudimentär als Bindegewebsstrang (**Lig.umbilicale medianum**) an der inneren Bauchwand zwischen Blasendom und Bauchnabel erhalten.

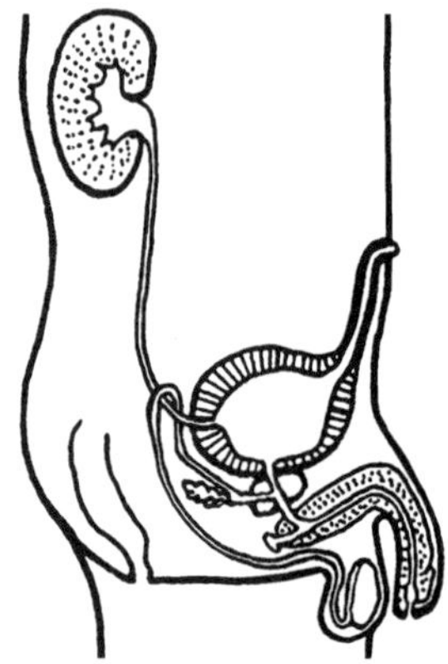

Ät: Embryonale Fehlbildung: ausbleibende Obliteration des Urachus

Etlg: # **Urachusfistel**: komplett offene Verbindung zwischen Blase u. Nabel durch den unverschlossenen Urachus (s. Abb.)
Urachuszyste: fehlende Obliteration im mittleren Urachusabschnitt, sezernierendes Epithel führt zur Zystenbildung
Urachussinus: persistierende umbilikale Urachusmündung
Urachusdivertikel: persistierender vesikaler Urachusursprung ⇨ divertikelartige Aussprossung am Blasendach, sog. Blasenscheiteldivertikel (DD s.u.: echtes Blasendivertikel, Pseudodivertikel)

Klin: ⇒ Bei komplett offenem Urachus (Urachusfistel) permanentes **umbilikales Nässen** mit Hautmazeration (persistierende Nabelentzündung im **Säuglingsalter**), rezidivierende Harnweginfekte
⇒ Urachussinus: evtl. Nabelsekretion, Nabelentzündung

Diag: 1. Anamnese und klinische Untersuchung: nässender Nabel?
2. Sonographie: Nachweis einer zystischen, abdominellen Raumforderung im Bereich der Bauchwand
3. Röntgen: umbilikale Fistelfüllung mit Kontrastmittel zur Darstellung des Ganges
4. Miktionszystourethrographie: bei Kontraktion der Blase ⇨ Urinübertritt in den Fistelkanal

Ther: • Operativ: Ind: bei Urachusfistel, -zyste u. -sinus immer gegeben wegen mögl. maligner Entartung
- Komplette Exzision des Fistelganges
- Bei bereits bestehendem od. V.a. Urachustumor: Exzision des Fistelganges einschließlich des Nabels und Nabelplastik
- Bei infizierter Urachuszyste: Resektion mit Blasenmanschette

Kompl: * Urachusfistel, Urachussinus: Infektion im Nabelbereich mit Gefahr der Fortleitung
* Urachuszyste: Infektion mit Abszessbildung ⇨ abdominelle Entzündungszeichen, spontane Perforation mit Peritonitis mögl.
* Gefahr der malignen Entartung

DD: – **Blasendivertikel:**
Echtes Divertikel: angeborene od. erworbene Ausstülpung aller Blasenwandschichten
Pseudodivertikel: idiopathisch od. durch infravesikales Abflusshindernis (⇨ erhöhter Druck in der Blase) entstehende Schleimhautausstülpung (ohne Tunica muscularis) durch eine Muskellücke des M.detrusor vesicae
Kompl: persistierende Infektion, Restharnbildung und Blasensteine im Divertikel, Hämaturie, Ureterobstruktion od. vesikoureteraler Reflux bei Divertikel nahe dem Ureterostium, Harnstauungsniere, Entwicklung eines Divertikelkarzinoms
Ther: bei Kompl. Resektion erforderlich
– **Blasenfistel** (zur Haut) od. als Urogenitalfistel zur Vagina od. Darmfistel (bei Fistel zum Darm Resektion erforderlich, da ständige Gefahr der Harnweginfektion durch Fäkalkeime)
– Epispadie, Blasenekstrophie

EPISPADIE / BLASENEKSTROPHIE

Syn: Epispadie: obere Harnröhrenspalte, Fissura urethrae superior, ICD-10: Q64.0
Blasenekstrophie: Spaltblase, engl. bladder exstrophy, ICD-10: Q64.1

Anatomie: Entwicklungsgeschichtlich schließt der **Genitalhöcker** den **Sinus urogenitalis** nach kranial zur vorderen Bauchwand hin ab. Bei fehlender Fusionierung des primär paarig angelegten Genitalhöckers persistiert dieser im unteren Abdomen, rupturiert schließlich und verhindert die Bildung der vorderen Blasen- und der Bauchwand. Der Unterbauch bleibt offen, die hintere Blasenwand tritt nach außen. Der Schluss von Blase (= **Blasenekstrophie**) und/od. Harnröhre (offene Urethra auf dem Dorsum penis = Epispadie) bleibt aus, auch das knöcherne Becken vereinigt sich nicht (die Symphyse klafft auseinander), die Genitalien sind fehlgebildet.

Ät:
- Angeborene Hemmungsfehlbildung, **familiäre Disposition** (Wiederholungsrisiko 0,5-3 %, damit 200-800fach erhöht gegenüber der Normalbevölkerung) ⇨ polygenetischer Erbgang?
- Hinweise für ein erhöhtes Risiko bei In-vitro-Fertilisation

Path: Fehlende Mesenchymeinsprossung in die kraniale **Kloakenmembran** in der 3. SSW verhindert die Fusionierung der Genitalhöcker ⇨ ausbleibende Bildung der vorderen Bauchwand (infraumbilikaler Mittelliniendefekt).

Etlg:
Epispadie: Mündung der Urethra auf der Glans od. dem **Corpus penis** in einer nach oben offene Rinne an der Oberseite des meist nach dorsal gekrümmten Penis, gespaltene Glans und getrennte Corpora cavernosa, meist fehlt auch der M.sphincter urethrae ext.

Blasenektopie: Blasenvorverlagerung unter die Bauchhaut (gespaltene Bauchdecke mit gespaltenem Schambein u. gespaltenen Mm.recti abdominis), jedoch ohne Defekt der Harnröhre

Blasenekstrophie: Die **offene Blasenplatte** ist Teil der Bauchwand, klaffende Symphyse, die Urethra ist eine Rinne, kein muskulärer Kontinenzapparat, m: mit Epispadie, w: Klitoris zweigeteilt, klaffende Labien, oft stenosierter Introitus vaginae

Kloakale Ekstrophie: Maximalform mit Kolon- und Rektumatresie, gespaltenem Zäkum zwischen der halbierten Blase = offene Blasenplatte und offene Darmmündung

Epid: Inzidenz: **alle selten**, Epispadie: 0,1/10.000 Geburten, **m** >> w (4:1)
Blasenekstrophie: 0,2-1/10.000 Geburten, **m** > w (2:1)
Kloakale Ekstrophie: sehr selten, 0,03/10.000 Geburten

Klin:
⇒ Epispadie: sichtbare **Mündung/Rinne dorsal auf dem Penis**, kurzer, breiter, nach oben verkrümmter Penis, Vorhaut als ventraler Hautlappen. Bei Fehlen des urethralen Sphinkters resultiert Inkontinenz. Wegen der Dorsalverkrümmung des Penis besteht häufig eine Impotentia coeundi (Unvermögen den Beischlaf auszuführen).
⇒ Blasenektopie: tief stehender u. lang gezogener Nabel
⇒ Blasenekstrophie: typisches Bild beim Neugeborenen mit **offener Blase** zw. Symphyse und Nabel, freie Mündung der Ureteren ⇨ ständiger Harnfluss, Infektgefährdung

Diag:
1. Anamnese und klinische Untersuchung: typisches klinisches Bild, Untersuchung des Skrotalfachs und des Leistenringes auf ausgebliebenen Descensus testis und offenen Processus vaginalis
2. Sonographie: ggf. bereits intrauterin diagnostizierbar, postpartale Beurteilung des oberen Harntraktes
3. Diagnostik des Verdauungstraktes auf ggf. vorliegende Kombinationsfehlbildung ⇨ Ausschluss einer kloakalen Ekstrophie

Ther:
- Operativ: Ind: Therapieplanung je nach Schweregrad der Spaltbildung
  - Epispadie: Harnröhrenverschluss und Bildung der Mündung auf der Glansspitze, Korrektur der Penisverkrümmung, bei Sphinkterbeteiligung auch Kontinenzplastik
  - Blasenekstrophie: bis zur Korrektur-Op. ggf. künstliche Harnableitung erforderlich

Rekonstruktions-Op des unteren Harntraktes (meist mehrzeitig) mit primärem Blasenverschluss (Blasenaufbauplastik) und sekundärem Eingriff zur Kontinenzsicherung (Harnröhren- sowie Sphinkterrekonstruktion), Rekonstruktion des äußeren Genitales
- Supravesikale Harnableitung bei nicht-rekonstruierbarer Harnblase: Sigma-Rektum-Pouch bei guter analer Kontinenz (Cave: permanente Harneinwirkung auf die Kolonschleimhaut erhöht das Entartungsrisiko ⇨ endoskopische Kontrollen) oder Ileum-/Colon-Conduit mit transkutaner Ableitung oder kontinenter Pouch (Ersatzblase) zum Selbstkatheterismus

• Selbsthilfegruppen: Selbsthilfegruppe Blasenekstrophie / Epispadie e.V., Schachtstr. 18, 01705 Freital, Tel.: 0351 646427-45, Fax: -44, www.blasenekstrophie.de

Prog: Bei anatomischer Korrektur der Blasenekstrophie gelingt die Kontinenzsicherung in 50-60 % d.F. Psychosoziale Unterstützung der Eltern erforderlich.

Kompl: * Blasenekstrophie: evtl. zusätzliche Fehlbildungen, z.B. Inguinalhernie, Retentio testis, anorektaler Defekt, spätere Entwicklung eines Harnblasenkarzinoms
* **Aszendierende Infektion** der oberen Harnwege und Nieren

Op: * Persistierende Inkontinenz (unmögliche oder fehlgeschlagene Rekonstruktion)

DD:
- Hypoplasie/Aplasie (rudimentäre Anlage) od. Agenesie (vollständiges Fehlen) der Harnblase (sehr selten)
- Doppel- od. Sanduhrblase (Vesica duplex od. Vesica partita), Harnröhrendoppelung
- Scheidewand in der Blase (vollkommen od. unvollkommen)
- Blasenfistel (zum Rektum od. Vagina/Uterus)

HYPOSPADIE

Syn: Untere Harnröhrenspalte, Fissura urethrae inferior, engl. hypospadia, ICD-10: Q54.9

Anatomie: Entwicklungsgeschichtlich verschmelzen die **Urethralfalten** ausgehend vom Sinus urogenitalis von der 9. bis zur 14. SSW von proximal nach distal zur Harnröhre. Bleibt die Verschmelzung an einer Stelle aus, so bleibt bei Jungen eine nach unten offene Rinne an der Unterseite des Penis und die Harnröhre mündet damit proximal der normalen orthotopen Stelle (= proximal der Fossa navicularis). Ein dystoper Meatus ist im gesamten Urethraverlauf möglich ⇨ von der Unterseite der Glans bis nach perineal.
Minimalvariante: Eine unvollständige Verwachsung der Vorhaut führt zur charakteristischen dorsalen Preputialschürze (Vorhaut liegt wie eine Schürze über der Glans).
Bei Hypospadie bei Mädchen mündet die Blase direkt in das Vestibulum vaginae (= fehlende Harnröhre) durch entwicklungsgeschichtliche Persistenz d. Sinus urogenitalis.

Ät: Angeborene **Hemmungsfehlbildung** mit ventraler Harnröhrenmündung

Epid: Inzidenz: **häufig**, 50/10.000 Geburten, überwiegend **Jungen** betroffen

Etlg: Nach der Lokalisation des Meatus externus urethrae (Übersicht s. Abb.):
Glanduläre Hypospadie (= an der Unterseite der Glans penis, mildeste Form)
Penile Hypospadie
Skrotale Hypospadie
Perineale Hypospadie

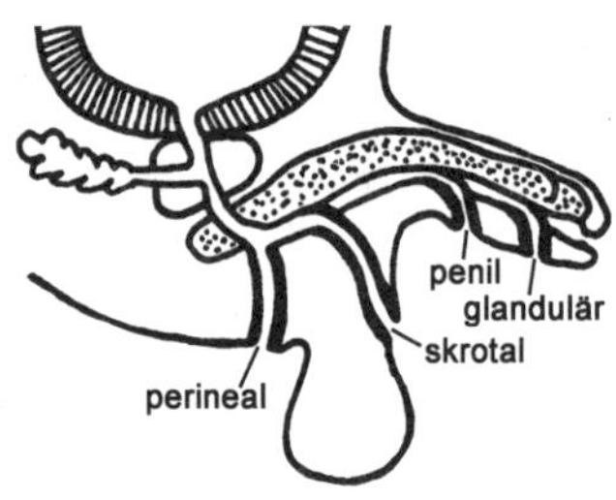

Klin: ⇒ Typisches klinisches Bild mit ektoper Harnröhrenmündung an d. **Unterseite** des Penis
⇒ Verkürzter Penisschaft
⇒ Häufig zusätzlich Einengung des Meatus externus urethrae, dorsale Vorhautschürze

⇒ Evtl. auch bindegewebige Verwachsung des Corpus spongiosum entlang der fehlenden Harnröhre (sog. Chorda) ⇨ Verkrümmung des Penis nach ventral (unten) bei der Erektion

⇒ Mädchen: Inkontinenz, Blase mündet in die Vagina

Diag: 1. Anamnese und klinische Untersuchung, Untersuchung des Skrotalfachs und des Leistenringes auf ausgebliebenen Descensus testis und offenen Processus vaginalis
2. Sonographie: Blasensonographie vor und nach Miktion ⇨ Restharnbildung?
3. Retrogrades Urethrogramm

Ther:
- Operativ: Ind: aus psychologischen Gründen **Frühkorrektur um das 1. Lj.** (9.-15. Mon.)
  - Es gibt weit über 100 verschiedene Op-Techniken, z.T. 2- oder 3-zeitige, je nach Ausprägungsgrad der Fehlbildung
  - Verlegung des Meatus urethrae externus an die Glansspitze durch plastische Rekonstruktion des fehlenden Harnröhrenanteils (BROWNE-Operation = Bildung einer Harnröhre durch einen versenkten Epithelstreifen)
  - Beseitigung der Verkrümmung des Penisschaftes (Exzision der bindegewebigen Verwachsungen)
  - Resektion der Vorhautschürze oder Rekonstruktion des Preputiums, ggf. Benutzen der gestielten Vorhaut zum plastischen Aufbau der Penisunterseite
  - Korrektur von Stenosen zur Sicherung eines kräftigen, ungespaltenen Harnstrahls
  - Mädchen: plastische Rekonstruktion einer Harnröhre
- Selbsthilfegruppe: Elternselbsthilfe Hypospadie, Viernheimer Weg 16, 69123 Heidelberg, Tel./Fax: 06221 834202

Prog: überwiegend gut, mit Gewährleistung einer normalen Miktion und Sexualfunktion

Kompl:
* z.T. ausgeprägte Meatusstenose mit gestörter Miktion und schwachem, sprühendem Harnstrahl
* Bei Erektion bei ausgeprägteren Formen ventrale Deviation des Penis durch rudimentäre Bindegewebsstränge (Chordae) und gespaltenes Corpus spongiosum, ggf. Impotentia coeundi (Unvermögen den Beischlaf auszuführen)

Op: * Fistelbildung, narbige Strikturen, kosmetische Defizite ⇨ evtl. plastische Sekundäreingriffe nötig

DD:
- Mündung des Enddarmes in den Urogenitaltrakt, persistierende Kloake (gemeinsamer Ausführungsgang für Urin und Stuhl), rektovesikale/-urethrale Fistel, Analatresie
- Eine Hypospadie entspricht je nach Ausprägung dem graduellen Übergang zum weiblichen Genitale. Bei gleichzeitigem Mikropenis od. ausgebliebenem Descensus testis sollte eine Geschlechtsbestimmung erfolgen, da auch eine **Intersex-Fehlbildung** oder ein Pseudohermaphroditismus femininus vorliegen kann.
- Paraspadie: seitliche Harnröhrenöffnung am Penis
- Harnröhrendoppelungen: Zusätzliche rudimentäre Harnröhre mit hypospader (od. epispader) Mündung, diese kann blind enden oder inkontinent mit der Harnblase verbunden sein.
- Penisfehlbildungen (s.u.)

HARNRÖHRENKLAPPEN

Syn: Urethralklappen, ICD-10: Q64.2

Anatomie: Entwicklungsgeschichtlich: unvollständig zurückgebildete Urogenitalmembran, die im Bereich zwischen Pars prostatica und Pars membranacea der Harnröhre persistiert ⇨ **hintere Harnröhrenklappen**
Harnröhrendivertikel in der Pars spongiosa als rudimentäre Duplikaturen der Harnröhre

⇨ **vordere Harnröhrenklappen** (reichen die Duplikaturen bis zur Harnblase, besteht Inkontinenz wegen des fehlenden Sphinkters)

__Ät:__ Unvollständige embryonale Rückbildung der Urogenitalmembran (hintere Harnröhrenklappen) od. embryonale Duplikaturen (vordere Harnröhrenklappen) in der Harnröhre

__Path:__ Bei der Miktion entfalten sich die segelartigen Klappen und wirken als **infravesikales Hindernis** ⇨ Dilatation der prostatischen Urethra („Schlüssellochphänomen") bereits intrauterin Ausbildung einer **hypertrophierten Balkenblase** (Syn: Trabekelblase). Die Stauung weitet sich dann im Verlauf auf den oberen Harntrakt aus, es kommt zur Ausbildung von beidseitigen **Megaureteren** und aufgeweiteten Nierenbecken (Megapyelon und verplumpte Nierenkelche) ⇨ gestörte Ausdifferenzierung der Nieren (aufgrund der Druckbelastung)

__Epid:__ Inzidenz: **seltene** Fehlbildung, hintere Harnröhrenklappen ca. 0,5/100.000 Geburten, überwiegend bei **Jungen** vorkommend

__Klin:__ ⇒ Bereits bei der Geburt bestehende **beidseitige obstruktive Nephropathie** durch vesikoureteralen Reflux, Gedeihstörung
⇒ Die Nierenfunktion ist abhängig von Zeitpunkt u. Schwere der Dysplasie durch die intrauterine Schädigung ⇨ keine Einschränkung bis chronische Niereninsuffizienz
⇒ Bei Minimalform im Kleinkindesalter: nur abgeschwächter Harnstrahl
⇒ Harnröhrendivertikel: Nachträufeln nach Miktion aus dem Divertikel (Pseudoinkontinenz)
⇒ Wiederholte, fieberhafte Harnweginfektionen

__Diag:__
1. Anamnese und klinische Untersuchung (schlechter/schwacher Harnstrahl)
2. __Sonographie:__ meist bereits intrauterin bei der Schwangerschaftsvorsorgeuntersuchung (Ultraschall in der (20. u.) 30. SSW) sichtbares Megapyelon, stets gefüllte Blase, Oligohydramnion. Postpartale Sonographie vor und nach Miktion (Restharnbestimmung), Verdickung der Blasenwand, Dilatation des Nierenbeckenkelchsystems, Nierendysplasie?
3. **Miktionszystourethrographie** über **suprapubischen** Katheter (bei der normalen retrograden Blasenfüllung mittels transurethralem Katheter würden die Klappen an die Harnröhrenwand gedrückt und wären somit nicht diagnostizierbar) ⇨ infravesikaler Kontrastmittelstopp durch die Harnröhrenklappen, dilatierte prostatische Urethra, Pseudodivertikel, trabekulierte Blasenwand, vesikoureteraler Reflux (in bis zu 50 % d.F.)

__Ther:__
- Unmittelbar postpartal Anlage eines **suprapubischen Katheters** zur Urinableitung, ggf. auch Nierenbeckenpunktion (Nephrostomie) und hohe Harnableitung erforderlich.
  Eine bereits pränatale Harnableitung (von der Blase in die Amnionhöhle) ist umstritten.
- __Operativ:__ Ind: nach Stabilisierung der Nierenfunktion noch im Neugeborenenalter
  - Bei (hinteren) Harnröhrenklappen: **transurethrale Resektion** (über Zystourethroskopie)
  - Bei Harnröhrendivertikeln: transurethrale Inzision
  - Bei konstantem vesikoureteralem Reflux: ggf. antibakterielle Langzeitprophylaxe od. Reimplantation der refluxiven Ureter je nach Befund (s.o.)

__Prog:__ Nach Entlastung/Op meist rasche Erholung der Nierenfunktion ohne bleibende Schäden, unerkannt benötigen ca. 40 % der Kinder im Kindes-/Jugendalter eine Dialyse.

__Kompl:__
* Ohne Entlastung: Blasenwandverdickung, Nierenfunktionseinschränkung (erhöhtes Serumkreatinin), Hydronephrose, Nierenzerstörung
* Harninkontinenz, rezidivierende Harnweginfekte, Infektion der Nebenhoden
* Eine ausbleibende Erholung der Nierenfunktion nach Klappenabtragung kann durch eine hypertrophiebedingte Mündungsstenose der Ureteren bedingt sein.

__Op:__ * Postoperative Urethrastenose

__DD:__
- Urethrastenose, Urethralpolyp, Meatusstenose (s.u.)
- Utrikuluszyste: zystische Aussackung des Utriculus prostaticus (MÜLLER-Gang-Residuum beim Mann). Eine große Zyste kann die Harnröhre verengen. Dringt dabei Urin in die Duct.ejaculatorii, resultieren rezidivierende Epididymitiden. Ther: Zystenresektion
- Harnblasenpolyp, Blasenstein

HARNRÖHRENSTENOSE

Syn: Urethrastenose, **Harnröhrenstriktur**, Harnröhrenverengung, Urethrastriktur, Strictura urethrae, engl. urethral stricture, ICD-10: N35.8
Meatusstenose, Meatusenge, engl. meatal stenosis, ICD-10: N35.9

Ät:
- Angeboren (10 % d.F.), in allen Abschnitten der Harnröhre mögl., insb. Harnröhrenklappen u. -divertikel bei Jungen (s.o.) und Meatusstenose (Ostium urethrae externum) bei Mädchen
- **Traumatisch** (Verletzung der Harnröhre bei Beckentrauma), postoperativ/**iatrogen** (gewaltsame Katheterisierung, **Dauerkatheter**, Entfernung von Fremdkörpern od. Tumoren, transurethrale Eingriffe) ⇨ Narbenbildung
- Nach **Infektionen** (**Urethritis**), unbehandelte Gonorrhoe, Lues, Condylomata acuminata (HPV-Infektion), Urogenitaltuberkulose, Balanitis xerotica obliterans
- **Idiopathisch**: In ca. 35 % d.F. findet sich keine erkennbare Ursache
- Mechanisch: Harnröhrenpolyp, Harnröhrendivertikel, Harnröhrenkarzinom, Druck von außen durch Descensus od. Prolaps genitalis bei Frauen
- Fibrotische Umwandlung der Urethra und des umliegenden Gewebes (Spongiofibrose)
- Lichen sclerosus penis (Craurosis penis, fakultative Präkanzerose)
- Hormonell: Schrumpfung des Meatus urethrae externus bei der Frau durch Östrogenmangel
- Iatrogen: Strahlentherapie (⇨ Urethrastriktur), als Kompl. nach Harninkontinenz-Op

Etlg:
Urethrastenose (meist bulbärer Teil der Harnröhre betroffen = Pars spongiosa)
Meatusstenose (Verengung der äußeren Harnröhrenöffnung)

Klin:
⇒ **Abgeschwächter** od. sistierender **Harnstrahl** (obstruktive Miktionsbeschwerden), bei Meatusstenose streuender oder geteilter Harnstrahl, terminales Nachträufeln ⇨ kommt eine weitere Störung hinzu, kann ein akuter Harnverhalt resultieren.
⇒ Dysurie, Pollakisurie, verlängerte Miktion
⇒ Rezidivierende Harnweginfekte bei Restharnbildung

Diag:
1. Anamnese und klinische Untersuchung: äußerer Aspekt des Meatus
2. Sonographie: Blase vor und nach Miktion (**Restharn**), verdickte Blasenwand durch Hochdruckmiktion
3. Uroflowmetrie: verminderter Fluss
4. Röntgen: retrograde Urethrographie und Miktionszystourethrographie: genaue Stenosenlokalisation, Länge der Stenose
5. Urethroskopie

Ther:
- Konservativ: bei unkomplizierter Stenose Bougierung
- Operativ:
  - Kurze Urethrastenose (<1,5 cm): endoskopische Urethrotomia interna (Schlitzung bei 12 Uhr unter Sicht mit einem kleinen Messer an der Spitze des Endoskopes)
  - Bei langstreckiger Urethrastenose (z.B. posttraumatisch, >2 cm): offene plastische Rekonstruktion der Urethra mit Hautlappen od. Mundschleimhauttransplantat in Onlaytechnik (ggf. auch zweizeitig)
  - Bei Meatusstenose: Meatotomie (erweiternde Inzision bei 6 Uhr)
  - Bei Rezidivstenose: immer offene Resektion des Stenosenbereichs, wenn mögl. End-zu-End-Anastomose (spannungsfrei), meist aber plastische Rekonstruktion erforderlich

Kompl:
* Infravesikales Abflusshindernis ⇨ vesikoureteraler Reflux, Detrusorhypertrophie bei länger bestehender Obstruktion, beidseitige obstruktive Nephropathie

Op:
* Urethrotomie: häufig Rezidiv durch Narbenbildung ⇨ Bougierung od. offene Op
* Nach plastischer Rekonstruktion Penisdeviation mögl.

DD:
- Megalourethra: seltene, sackartige Aufweitung der Urethra (ohne zugrundeliegende Obstruktion) aufgrund eines Defekts des Corpus spongiosum, ggf. kommt es zur sekundären

Stenosierung durch eine Abknickung. Immer auch weiterführende Diagnostik zum Ausschluss von Kombinationsfehlbildungen im weiteren Harntrakt durchführen.

- Blasenhalssklerose: Muskelfibrosierung im Blasenhals (überwiegend Männer betroffen), Ther: endoskopische Blasenhalsinzision
- Detrusor-Blasenhals-Dyssynergie: bei der Miktion (Detrusorkontraktion) gleichzeitige Kontraktion der Muskelfaserzüge im Blasenhals ⇨ funktionelle Obstruktion

ENURESIS

Syn: Einnässen, nichtorganische Harninkontinenz, ICD-10: F98.0

Def: Einnässen (unwillkürlicher Harnabgang) insb. in der Nacht (und ggf. am Tag) bei **Kindern >5. Lj.** (untypisch für das Entwicklungsalter)

Ät:
- Reifungsverzögerung der neurogenen Blasenkontrolle mit gestörtem Tag-Nacht-Rhythmus d. hypophysären ADH-Sekretion (fehlender nächtlicher Anstieg d. antidiuretischen Hormons)
- Psychosoziale Ursachen: Stresssituation (z.B. Geburt eines Geschwisterkindes, Scheidung, elterliche Vernachlässigung), Aufmerksamkeitsdefizit-Hyperaktivitäts-Syndrom (ADHS), Störung des Sozialverhaltens, Intelligenzdefekte, mentale Retardierung
- **Familiäre Häufung** (ein Elternteil betroffen: 40%iges Risiko für die Kinder, beide betroffen: 75 %) sowie aut.-dom. erblich (bekannte „Enuresis-Gene" auf Chrom. 8q, 12q, 13q u. 22q)

Epid:
◊ **Häufige Störung** im Kindesalter: im Alter von 5 J. nässt noch 1/3 der Kinder gelegentlich nachts ein, bei 7-jährigen noch ca. 10 %
◊ m > w (= 2:1)

Etlg:
Monosymptomatische **Enuresis nocturna** (nur nächtlich, sog. **Bettnässen**) od. Enuresis diurna et nocturna (auch tagsüber, seltener, Syn: nicht-monosymptomatische Enuresis)
Primäre Enuresis: Kind war noch nie trocken (75 % d.F.)
Sekundäre E.: erneutes Einnässen, nachdem das Kind bereits >6 Mon. kontinent war

Klin:
⇒ Primäre Enuresis: meist tiefer Schlaf mit schwerer Erweckbarkeit, häufiges Einnässen
⇒ Sekundäre Enuresis: erneutes Auftreten nach Kontinenzphase, häufig psychische Ursachen, Scham des Kindes

Diag:
1. Anamnese (Trinkmenge u. -gewohnheiten, Miktions- u. Stuhlverhalten, Drangsymptome, **Harnweginfekte**?), psychosoziale Anamnese (familiäre Belastungen?)
   Klinische Untersuchung: **Ausschluss** von Fehlbildungen am Urogenitaltrakt (s.u. DD), orientierende neurologische Untersuchung (Lumbosakralregion, Gangbild, Fußdeformitäten?), **Miktionstagebuch** für einige Tage führen lassen
   ⇨ **primär keine invasive Diagnostik durchführen** ⇦
2. Labor: Harnweginfektion ausschließen (Urinstix u. Urinsediment, ggf. Urinkultur), spezifisches Gewicht bestimmen (tags und 2 x nachts als Screening für ADH-Störung)
3. Sonographie: Ausschluss von Fehlbildungen des Harntraktes, Restharnbestimmung (pathologisch >20 ml), Blasenwanddicke (Norm: <2 mm Dicke bei leerer Blase)
4. Uroflowmetrie (Harnfluss): Ausschluss von Strikturen od. neurogener Entleerungsstörung
5. Ggf. psychologische Exploration bei V.a. Retardierung

Ther:
- Sind **organische Ursachen ausgeschlossen**, kann primär **abgewartet** werden.
- Allgemeine Maßnahmen (sog. Urotherapie): abends weniger trinken und tagsüber regelmäßig trinken und regelmäßiger Toilettengang (willkürliche Harnentleerung 4-6x/Tag)
  Verhaltenstherapie: Toiletten-Timing (Miktion nach der Uhr, am besten mit einer Alarmuhr), ggf. Konditionierung („Alarmtherapie" mit einer Klingelhose od. Klingelmatte nachts)
  Psychologisch: familienbezogene Intervention

- <u>Med:</u> Versuch mit ADH-Analogon (Desmopressin als Nasenspray, 2 Hübe abends od. als Schmelztablette [z.B. Minirin®, Nocutil®]), bei überaktiver Blase Parasympatholytika (Oxybutynin 5(-15) mg bei Kindern >5 J.)

<u>Prog:</u> **Gut**, hohe **spontane** Remissionsrate (bis zum 10 Lj. sind 90 % u. bis zum 15. Lj. sind 99 % der Kinder tags und nachts trocken).

<u>Kompl:</u> * Persistenz über das 18. Lj. hinaus wird adulte Enuresis genannt (ist sehr selten), dann Therapieversuch mit Imipramin mögl.
* Gleichzeitige Enkopresis: unwillkürlicher Stuhlgang

<u>DD:</u> - <u>Organische Ursachen für eine kindliche Harninkontinenz:</u> ektope Uretermündung (Doppelnierenanlage), Urachusfistel, Blasenekstrophie, Blasen-Scheiden-Fistel, Blasen-Zervix-Fistel, urethrovaginale Fistel, angeborenes Fehlen des Sphinkters, Sphinkterschwäche, Detrusorhyperaktivität (Dranginkontinenz)
- <u>Irritativ:</u> rezidivierende **Harnweginfektionen**, Blasensteine, Fremdkörper, Tumoren
- <u>Neurologisch:</u> mangelnde Blasenkontrolle aufgrund einer neurologischen Krankheit (**neurogene Blasenfunktionsstörung**, Detrusor-Sphinkter-Dyssynergie), z.B. Dysrhaphiesyndrome (z.B. Spina bifida), Tethered-spinal-cord-Syndrom (Verwachsungen der Wirbelsäule mit dem Filum terminale), epileptische Anfälle, Querschnittlähmung
- <u>Traumatisch:</u> Beckenbodentrauma mit Verletzung der Urethra, Sphinkteren od. Blase, Wirbelsäulentrauma (spinaler Schock)

⇨ **Alle DD sind <u>Ausschlussdiagnosen!</u>** (und müssen daher ausgeschlossen werden) ⇦

HARNWEGINFEKTION

<u>Syn:</u> Abkürzung: **HWI**, engl. infection of the urinary tract, ICD-10: N39.0

<u>Anatomie:</u> Niere und ableitende Harnwege sind primär steril. Eine physiologische Keimbesiedlung findest sich bei Jungen im Bereich von Preputium und erstem Drittel der Urethra, bei Mädchen im Vestibulum vaginae und der ersten Hälfte der Urethra.

<u>Ät:</u> - **Bakterielle Infektion**: in 85 % d.F. Enterobacteriaceae (insb. **Escherichia coli**, Klebsiellen, Proteus mirabilis) u. **Enterokokken**, weitere Erreger sind Staphylokokken, Mykoplasmen, Ureaplasmen, Pseudomonas aeruginosa, Hefen (Candida albicans) od. Viren
<u>Prädisp.</u> <u>für eine Infektion:</u> geringe Trinkmenge, urogenitale Fehlbildungen, **Harnwegobstruktion**, Harnentleerungsstörung, Restharn, neurogene Blasenentleerungsstörung, Urolithiasis, Geschlechtsverkehr ("Honeymoon-Zystitis"), übermäßiger Gebrauch von Intimpflegemitteln, Schwangerschaft, diabetische Zystopathie, vorangegangene Harnweginfekte, Immunsuppression
- Sexuell übertragbar: Chlamydia trachomatis, Neisseria gonorrhoeae (Gonorrhoe)
- <u>Iatrogen:</u> transurethraler **Harnblasenkatheter** (Harnweginfektionen machen 30-40 % der nosokomialen Infektionen aus!, davon 90 % durch Harnblasenkatheter bedingt)

<u>Path:</u> Meist **aszendierende Infektion** der Harnwege (aufgrund der kurzen Harnröhre sind Mädchen besonders disponiert, ebenso durch die Besiedlung der Vulva mit Darmkeimen), selten hämatogen (eher Infektionsweg bei Neugeborenen), lymphogen od. per continuitatem (aus dem Peritonealraum od. bei vesikovaginaler Fistel) oder deszendierend von den Nieren u. oberen ableitenden Harnwegen.

<u>Epid:</u> Häufige Infektion im Kindesalter

Alter	**Prävalenz**	**Verhältnis** (w:m)
neonatal	1%	1:2-3
Kleinkind	2-3 %	10:1
Schulkind	1-2 %	30:1

Etlg: # Untere Harnweginfektion (HWI im eigentlichen Sinne, unkomplizierter HWI):
Harnröhrenentzündung (Syn: **Urethritis**, ICD-10: N34.2)
Harnblasenentzündung (Syn: **Zystitis**, Cystitis, engl. bladder inflammation, ICD-10: N30.9)
Obere Harnweginfektion: Ureteritis, Pyelonephritis (komplizierter HWI)
Verlauf: unkompliziert (auch asymptomatische Bakteriurie mögl.) od. komplizierter HWI sowie akute, rezidivierende od. chronische HWI

Klin: ⇒ Neugeborene und Säuglinge: **unspezifische Symptome** (Erbrechen, Trinkunlust, Gewichtsverlust, Fieber, Oligurie) ⇨ also daran denken!, ggf. Icterus prolongatus bei Neugeborenen, Entwicklung eines septischen Krankheitsbildes mögl., saurer Windelgeruch
⇒ Kleinkinder/Schulkinder: **Brennen beim Wasserlassen**, Blasenentleerungsstörungen (**Pollakisurie**, Dysurie, Strangurie, Harninkontinenz, Enuresis, Harnträufeln), trüber/eitriger Ausfluss aus der Harnröhre (Urethralfluor), retropubische Bauchschmerzen, evtl. Schmerzen im Nierenlager, allgemeines Krankheitsgefühl und Fieber
Aber auch asymptomatische Harnweginfektion mögl.

Diag:
1. Anamnese und klinische Untersuchung: Urethralfluor, geröteter Meatus urethrae ext.
2. Labor: Harnuntersuchung mit **Mehrfachteststreifen** (sog. **Urinstix ⇨ Leukozyten +++, Nitrit +++**, evtl. auch Mikrohämaturie), Harnsediment (⇨ Leukozyturie), Keimzählung (⇨ signifikante Bakteriurie) od. **Urinkultur** mit Eintauchnährböden (z.B. Uricult®) zur Abschätzung der Keimzahl (⇨ signifikante Bakteriurie bei **≥10^5 Keime/ml**, Einzelkolonien können dann auf Nährböden übertragen und eine genaue Erreger- und Resistenzbestimmung durchgeführt werden), ggf. Erregernachweis mittels PCR bei schlecht kultivierbaren Erregern (z.B. Chlamydien, Mykoplasmen, Ureaplasmen)
   Bei septischem Krankheitsbild zusätzliches Anlegen von Blutkulturen, CRP, Leukozytose mit Linksverschiebung, erhöhtes Kreatinin als Zeichen der Nierenfunktionseinschränkung
   DD: insb. bei Kindern schwierige „sterile" Urinprobengewinnung (finden sich Mischkulturen ist dies ein Hinweis auf eine Kontamination bei der Urinsammlung)
3. Sonographie (bei Kindern mit HWI immer durchführen): zum Ausschluss einer Harnwegobstruktion, Bestimmung des Restharnes, Blasenwanddicke, Beurteilung der Niere (bei Pyelonephritis verdickte Nierenbeckenwand u. verwaschene Rinden-Mark-Grenze)
4. Miktionszystourethrographie: bei Kindern <1 J. nach Ther. im infektfreien Intervall zum Ausschluss eines Refluxes durchführen

Ther:
- Allgemein: Erhöhung der Trinkmenge, Füße und Unterleib warm halten, regelmäßige Blasenentleerung, bei V.a. Pyelonephritis od. Sepsis stationäre Behandlung
  Phytotherapie (pflanzliche Med.): Birkenblättertee (Harntee-Steiner®), Preiselbeersaft zur Harnansäuerung, Cranberries-Saft
- **Antibiose:** bei pos. Stixbefund Ther. mit **ungezielter Antibiotikagabe beginnen**, Therapieanpassung nach Identifikation von Erreger u. Resistenz (**gezielt nach Antibiogramm**)
  - Bei Neugeborenen u. Säuglingen bis zum 6. Mon: Ther. i.v. durchführen
    Bei unkompliziertem HWI 7-10 Tage: Cephalosporin der 3. Generation (z.B. Ceftazidim 100 mg/kgKG/Tag in 2-3 Einzeldosen i.v.), bei Säuglingen kann nach 2-4 Tagen auf eine orale Gabe umgestiegen werden (z.B. Cefixim 10 mg/kgKG/Tag in 2 ED p.os)
    Bei Komplikationen (Pyelonephritis, septisches Bild): breite antibiotische Behandlung i.v. mit Ampicillin (200 mg/kgKG/Tag in 3 ED i.v.) + ein Aminoglykosid (z.B. Gentamicin od. Tobramycin, 5 mg/kgKG/Tag 1 x i.v.), ausreichend lange Therapie (2 Wo.)!
  - Bei HWI von Kleinkindern/Kindern: orale Ther. 3-5 Tage mit Trimethoprim/Sulfamethoxazol-Sirup (5 mg/kgKG/Tag in 2 ED) od. Amoxicillin od. einem Cephalosporin (Cefixim), bei Mädchen ab 12 J. Fosfomycin als einmalige Gabe 3 g abends
  - Sonographische Kontrollen zum Ausschluss Pyelonephritis, Nierenabszess, Nierenparenchymschäden usw.
  - Bei rezidivierenden Harnweginfekten: weitere Abklärung (Ausschluss urogenitaler Fehlbildungen), ggf. Langzeit-Antibiose (z.B. mit Trimethoprim 2 mg/kgKG 1 x abends, Infectotrimet®) od. Stärkung des Immunsystems durch „Impfung" mit E-coli-Fragmenten (Uro-Vaxom®, 1 Kps./Tag für 3 Monate)

Prog: Bei erstmaligem HWI gut, es besteht aber eine hohe Rezidivgefahr.

Kompl:
* **Urosepsis** (besonders gefährdet dafür sind Säuglinge): von den Harnwegen ausgehende Infektion des Nierenparenchyms mit Bakteriämie (häufig E. coli) ⇨ hohes Fieber, Schüttelfrost, Blutdruckabfall, Oligo- bis Anurie, Bewusstseinseintrübung, Ateminsuffizienz, Verbrauchskoagulopathie (DIC) bis zum Multiorganversagen
* Bei vesikoureteralem Reflux: wiederholte **Pyelonephritis** mit Entstehung von **Nierenparenchymnarben** (Refluxnephropathie), renaler Hypertonie, Nierenabszess, Nephrolithiasis (Infektsteine, sog. Struvitsteine) mögl.
* Hämorrhagische Zystitis (mit Makrohämaturie), eitrige Zystitis, nekrotisierende Zystitis, bei chronischem Verlauf: Entwicklung einer entzündlichen Schrumpfblase
* Harnphlegmone, FOURNIER-Gangrän (nekrotisierende Fasziitis, meist durch Streptokokken mit Gefahr der Entwicklung eines septisch-toxischen Schocks) ⇨ Ther: radikale Nekrosektomie, hochdosierte kombinierte Antibiotikatherapie
* Urethritis: Harnröhrenverengung
* Mädchen: Vulvovaginitis, Adnexitis
* Jungen: Prostatitis, Infektion von Duct.deferens, Nebenhoden od. Corpus cavernosum Entzündung der Glans penis (Balanitis) + des Preputiums (= Balanoposthitis), Klin: Rötung, Schmerz, Schwellung der Glans. Ther: lokale Maßnahmen (antiseptische Umschläge, Kamillenbäder, antibakterielle Salben), bei Rezidiven Zirkumzision im Intervall

Proph:
♥ Ausreichende Trinkmenge, Meidung von Kälteexposition, schnelles Wechseln nasser Wäsche, Stillen vermindert das Risiko für HWI in den ersten 6 Lebensmonaten.
♥ Konsequente, aber nicht übertriebene Genitalhygiene, v.a. bei Mädchen entscheidend zur Vorbeugung weiterer Harnweginfektionen (z.B. nach dem Toilettengang Reinigung von "vorne nach hinten")
♥ Blasentraining bei funktioneller Blasenentleerungsstörung, regelmäßige Stuhlentleerung

DD:
- Allergische Urethritis und Zystitis
- Urogenitaltuberkulose, Blasentuberkulose
- Chronische interstitielle Zystitis: Infiltration der Blasenwand mit Mastzellen unklarer Genese, w > m (= 10:1), Klin: Harndrang, Nykturie, Pollakisurie (bis zu 100-mal/Tag), verminderte Blasenkapazität, urogenitale Schmerzen
- Malakoplakie (Syn: Malacoplacia vesicae urinariae): Schleimhautimmundefekt mit gestörten Makrophagen (Histo: enthalten MICHAELIS-GUTMANN-Körperchen), in der Harnblase finden sich granulomatöse gelbliche Plaques
- Bilharziose (Syn: Schistosomiasis, tropische Wurmerkrankung)
- **Urethralsyndrom** (Syn: Reizurethralsyndrom, **Reizblase**): Beschwerden wie bei einem Harnweginfekt jedoch ohne Erregernachweis, meist bei Frauen
- Iatrogen: mechanische (**Blasenkatheter**) od. chemische Reizung (Zytostatika) oder Strahlentherapie (radiogene Zystitis bei Tumoren im kleinen Becken) ⇨ Kompl: Blutungen

UROLITHIASIS

Syn: **Nephrolithiasis**, Nierensteine, Nierensteinkrankheit, **Harnsteinleiden**, Harnsteinkrankheit, **Ureterolithiasis**, Harnleiterstein, engl. kidney stones, urinary stones, ICD-10: N20.-

Def: Harnkonkrementbildung in den Nierentubuli, Nierenbecken oder den ableitenden Harnwegen

Ät:
- **Infekte** des Harntraktes (hemmen auch die Ureterperistaltik ⇨ Stase im Harntrakt ⇨ Kristalle haben Zeit für das Größerwerden): Magnesiumammoniumphosphat (sog. Struvitsteine, insb. bei Proteus-Infektion), Kalziumphosphat od. Karbonapatit
- **Hyperkalzämie** (z.B. durch renalen Kalziumverlust, vermehrte Kalziumresorption im Darm, primärer Hyperparathyreoidismus durch Nebenschilddrüsenadenom/-hyperplasie, Immobilisationsosteoporose oder **idiopathisch** = kein direkter Grund zu finden) ⇨ Kalziumphosphatsteine od. **Kalziumoxalatsteine** (häufigste Kinder-Steinart, überwiegend **idiopathisch**)
- **Abflussbehinderung od. angeborene Fehlbildung:** angeborene Markschwammniere (zystische Fehlbildung d. Sammelrohre), Kelchdivertikel, Kelchhalsstenose, Ureterabgangs-

stenose, Megaureter, Ureterozele, Blasendivertikel, neurogene Blasenentleerungsstörung, Urethradivertikel

- **Erblich** (hereditär): Cystinurie (aut.-rez., Chrom 2p16.3), Hyperoxalurie (aut.-rez., Oxalose), renale tubuläre Azidose (ständig alkalischer Harn durch H^+-Ionen-Sekretionsstörung der dist. Tubuli, aut.-dom., Chrom 17q21-q22 od. aut.-rez., Chrom 7q33-q34 ⇨ Kalziumphosphatsteine), Xanthinoxidasemangel (aut.-rez., Chrom 2p23-p22)
- **Hyperurikämie** (erhöhte Harnsäure bei **„Wohlstandskrankheit"**, insb. durch Fleischkonsum (Purinbasen) od. bei Leukosen, Tumorzerfall, massive Reduktionsdiät, Med: Urikosurika [Probenecid, Benzbromaron], Zytostatika) ⇨ Uratsteine bei saurem Harn (pH <5,5)
- Hyperoxalurie bei Kurzdarmsyndrom (Dünndarmresektion ⇨ zu wenig Oxalsäure-bindendes Kalzium im Darm und Kalzium bildet mit Oxalsäure normalerweise nicht resorbierbare Komplexe im Darm), Morbus CROHN, Colitis ulcerosa, Pankreatitis
- Schwangerschaft: vermehrt lithogene Substanzen im Urin
- Iatrogen: "Fremdkörper" (z.B. Dauerkatheter, Ureterschiene)
  Med: Indinavir-Steine bei HIV-Therapie, Silikatsteine bei Antazidaeinnahme, Sulfonamide
- Allgemeine Risikofaktoren: familiäre genetische Disposition, Alter (Kinder und Jugendliche), Geschlecht (m), schlechte Stoffwechsellage, zu geringe Flüssigkeitsaufnahme (Urinvolumen <1 l erhöht die Inzidenz), klimatische Bedingungen

Path:
- ♦ Kristallbildung durch **Überschreiten des Löslichkeitsproduktes** steinbildender Substanzen ⇨ Kristallwachstum und -aggregation führen dann zum Stein
- ♦ Nierensteinkolik: symptomatisch werden Nieren-/Harnleitersteine meist bei der **Steinwanderung** durch komplette oder partielle **Okklusion** der ableitenden Harnwege, aber auch im Nierenbeckenkelchsystem durch Okklusion eines Kelchhalses. Es kommt zu konsekutiven, krampfartigen **Harnleiterkontraktionen** und durch den erhöhten intraureteralen Druck zu **Dehnungsschmerzen** von Ureter und Nierenbeckenkelchsystem.

Epid: ◊ Prävalenz: Zunehmend auch bei Kindern (**Übergewicht!**), die Prävalenz hat sich in den letzten drei Jahrzehnten parallel zum zunehmenden Wohlstand verdreifacht.

Etlg:
Lok: **Nierenstein** = Konkremente in den Nierentubuli/-kelchen (Parenchymsteine, Papillensteine, Kelchsteine) od. Nierenbecken (Extremform: Ausgussstein od. Korallenstein = kann das gesamte Nierenbecken ausfüllen)
in den ableitenden Harnwegen = **Ureterstein** (Syn: Harnleiterstein)
selten **Blasensteine** oder Urethrasteine (<3 %)

Steinzusammensetzung: häufig auch **Mischsteine**
Oxalate - Kalziumsalze (häufigste, 70 % d.F.): Calciumoxalat-Monohydrat od. -Dihydrat (Whewellit- od. Weddellit-Steine), Calciumphosphat (Brushit-Steine)
Uratsteine (15 %): **Harnsäure** (Hyperurikosurie, Uricit-Steine)
Magnesiumammoniumphosphat (10 %): sog. **Infekt-** oder **Struvitsteine** (Ammoniumionen entstehen durch die bakterielle Urease aus Urinharnstoff), klassisch bei Proteus-mirabilis- od. Pseudomonas-, Klebsiellen-Infektion, w>>m, häufig bei Kindern
Cystin (1 %): Cystinurie durch angeborene renale Cystin-Reabsorptionsstörung
Xanthin (1 %): Xanthinurie, kann auch unter Allopurinoltherapie auftreten
⇨ Wichtig: die Art der Rezidivprophylaxe hängt ab von der Steinzusammensetzung ⇨ zur Diagnostik ist während des Harnabgangs das Sieben des Harns erforderlich. Anschließend Analyse der aufgefangenen Konkremente.

Klin:
- ⇒ **Bauchschmerzen:** je jünger das Kind um so eher „unspezifische" Beschwerden, „Nabelkoliken", **Flankenschmerz**, Übelkeit, Erbrechen, Obstipation, Fieber
- ⇒ **Nierensteinkolik**: starke, anfallsartig auftretende (= Kolik), wehen- od. krampfartige, stechende Schmerzen von Minuten bis zu Stunden dauernd durch massive Tonuserhöhung im Ureter. Bei Kindern sind typische Koliken eher selten.
- ⇒ **Dysurie: Harndrang** bei verminderter Harnmenge bis Harnverhalt, Pollakisurie (häufiges Entleeren kleiner Harnmengen), Enuresis
- ⇒ Hämaturie: als **Mikrohämaturie** od. Makrohämaturie (Makro- nur in 25 % d.F.) durch Ureterläsion (nicht bei komplettem Ureterverschluss)
- ⇒ Chronisches Nierensteinleiden (große Steine, (bis zum Nierenbeckenausgussstein), die nicht mehr wandern können): eher geringe, dauerhafte dumpfe Schmerzen in der Nieren-

region od. im Verlauf des Ureters

⇒ <u>Blasensteine:</u> Pollakisurie, intermittierender Harnfluss (Harnstottern, „**Stakkatomiktion**" bei Blasenhalsstein), Hämaturie, Schmerzen nach Blasenentleerung, Fremdkörpergefühl

<u>**Diag:**</u>
1. Anamnese (typische Klinik, familiäre Disposition?) und urologische Untersuchung
2. <u>Urin-Labor:</u> Urinsediment (Hämaturie, Leukozyturie, Bakteriurie), Bestimmung von Urin-pH (bei Uratsteinen saurer Urin, bei Infektsteinen alkalischer Urin), Urinkultur, **24-Std.-Sammelurin** und 2-Std.-Nüchternurin (Bestimmung von Kalzium, Oxalsäure, Harnsäure, Phosphat, Cystin ⇨ Cave: die gemessenen Werte sind manchmal zu gering, da wachsende Steine dem Urin steinbildende Substanzen entziehen), Urin-pH-Tagesprofil, ggf. Sammelurin unter bestimmten Diätbedingungen (z.B. Kalziumbelastungstest)

   Normwerte im Urin: Kalzium (<0,1 mmol/kgKG), Oxalsäure (<0,5 mmol/1,73m²KOF), Cystin (<10 J. <55 μmol/1,73m²KOF, >10 J. <200 μmol/1,73m²KOF)

   Blut: Parathormon bei V.a. Hyperparathyreoidismus, sonstige Blutuntersuchungen sind in der Regel nicht spezifisch und zeigen sich erst bei Komplikationen wie z.B. eine Leukozytose od. Anstieg der Retentionswerte.

   <u>Nach Steinabgang:</u> Analyse der **Steinzusammensetzung** durch Röntgendiffraktometrie, Polarisationsmikroskopie od. Infrarotspektroskopie in einem Speziallabor mögl. ⇨ Art u. Möglichkeit einer Rezidivprophylaxe hängt von der Steinzusammensetzung ab.

   40 % sind monomineralisch, 60 % der Steine sind Mischsteine, aber auch bei den Mischsteinen können i.d.R. zwei Hauptbestandteile gefunden werden:

   Ca-Oxalat-Steine: hantelförmige Kristalle — Ca-Phophat-Steine: hexagonale Kristalle
   Uratsteine: wetzsteinförmige Kristalle — Struvitsteine: orthorhombische Kristalle
   Cystinsteine: tafelförmig flache, sechseckige Kristalle
3. <u>Bildgebung:</u> **Sonographie:** echoreicher Bezirk (Steindurchmesser >2-3 mm) mit typischem **dorsalem Schallschatten** = hinter dem Stein (im Ureter sind Steine schlecht nachweisbar). Harnstauungsniere ⇨ aufgeweitetes Nierenbeckenkelchsystem mit Schallverstärkung hinter dem Nierenbecken.

   CT (nativ): höchste Genauigkeit bei der diagnostischen Abklärung des akuten Flankenschmerzes, mit Dual-Score-CT auch indirekte Steinanalyse mögl.
4. Zystoskopie bei Blasensteinen

<u>**Ther:**</u>
- <u>Akute Kolik:</u> **Infusionstherapie** mit analgetischer Medikation **Metamizol** [hat zusätzliche spasmolytische Eigenschaft, Novalgin®] od. Paracetamol. Opioide, z.B. Tramadol [Tramal®] nur geben, wenn NSAR keine ausreichende Wirkung haben. Eine Spasmolyse mit Butylscopolamin [Buscopan®] ist nur in sehr hohen Dosen wirksam und wird daher kaum noch angewendet.
- <u>Konservativ abwartend:</u> Bei Steinen mit einem **Durchmesser bis 4 mm** kommt es im Verlauf meist zum **spontanen Steinabgang** (je weiter der Stein bei der ersten Kolik schon tiefergetreten ist, umso wahrscheinlicher ist ein spontaner Abgang). Der Abgang kann aber bis zu 4 Wo. dauern (nach 1 Wo. sollte eine weitere Ther. angeboten werden).
- Urolitholyse: Steinauflösung innerhalb von 2-3 Mon. bei reinen Harnsäuresteinen (dürfen kein Kalzium enthalten) durch Harnalkalisierung (pH Zielwert 6,2-6,8) mit Alkalizitraten, z.B. Kalium-Natrium-Hydrogenzitrat (Uralyt-U®Granulat, Blanel®, Blemaren®N) mögl., bei Hyperurikämie zusätzlich Urikostatika (Allopurinol, Zyloric®), bei Indinavirsteinen durch Ansäuerung des Urins mit L-Methionin
- Bei infizierter Harnstauungsniere droht Urosepsis!, daher noch vor der Antibiose eine sofortige Druckentlastung durch perkutane Nephrostomie durchführen.
- <u>Stoßwellentherapie:</u> 90 % der nicht spontan abgehenden Steine sind damit behandelbar
  - **ESWL** (<u>e</u>xtrakorporale <u>S</u>toß<u>w</u>ellen<u>l</u>ithotripsie): es werden 500-2.500 fokussierte Stoßwellen von außen über ein Gelkissen appliziert (s. Abb.) ⇨ Stein zerfällt in kleine Konkremente, die dann spontan abgehen können, ggf. sind mehrfache Anwendungen erforderlich. Bei größeren Steinen kann der Steinfragmentabgang durch Einlage eines Ureterkatheters (sog. versenkter Splint) erleichtert werden. Es können Steine bis ca. 2 cm behandelt werden (ideal für Steine bis 10 mm im proximalen Harnleiter).

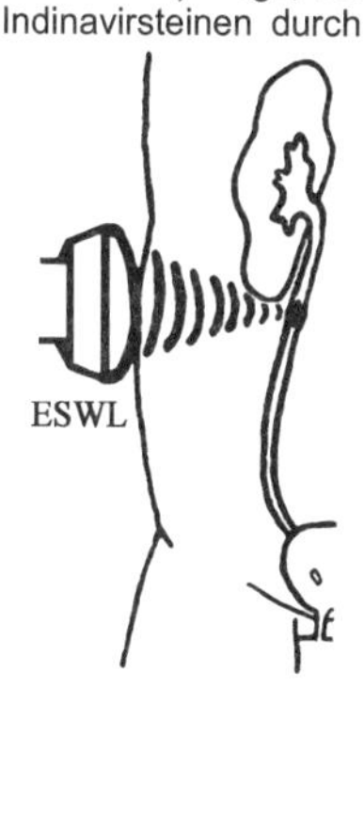

Kinder bis ca. 14 J. erhalten hierzu eine Anästhesie. Kontraindikationen: Schwangerschaft, Gerinnungsstörungen

- PCNL (percutane Nephrolitholapaxie): Anwendung von Stoßwellen über eine nephroskopisch eingeführte Sonde (kann bei Steinen im Nierenbecken versucht werden)
- Endoureterale Stoßwellenlithotripsie mittels speziellem Katheter (Ureterorenoskopie)
- Bei Blasensteinen Lithotripsie transurethral unter endoskopischer Kontrolle u. Entfernung der Steinfragmente mittels Zange

• Endourologische Therapie (in Verbindung mit einer Ureterorenoskopie bei Steinen >10 mm, insb. im mittleren u. unteren Harnleiterdrittel):
  - **Retrograde Schlingenextraktion**: Entfernung eines Uretersteins mittels einer Schlinge (z.B. ZEISS-Schlinge, DORMIA-Schlinge) über einen Katheter von der Blase aus (mittels Ureterorenoskopie).
    Größere Steine können über den Katheter auch zertrümmert werden (mittels elektrohydraulischen od. pneumatischen Stoßwellen od. Laserimpulsen)
  - **Perkutane Nephrolithotomie**: antegrade Steinextraktion durch perkutane, unter sonographischer Kontrolle angelegte Nephrostomie mit einem Endoskop (Nephroskop), Ind: zur Entfernung größerer Steine aus dem Nierenbecken oder Kelchsystem

• Operative Therapie: offene Steinchirurgie, heute nur noch sehr selten (<1 % d.F.)
  Ind: erfolglose minimal-invasive Verfahren (z.B. wegen dystoper Nierenlage), Nierenbecken- oder Kelchausgussstein bei stenosiertem Zugang (Nierenbeckenabgangstenose) ⇨ gleichzeitig operative Korrektur der Stenose erforderlich (wegen der Rezidivgefahr)
  - Ureterolithotomie, Pyelolithotomie, Nephrolithotomie je nach Lokalisation = operative Eröffnung der Struktur und Steinextraktion (bei der Harnblase wird der Eingriff Sectio alta od. Zystotomie genannt)
  - Bei irreversibler Zerstörung einer Niere durch Steinerkrankung ⇨ Nephrektomie

Prog: Etwa ¾ der Harnsteine gehen spontan (mit konservativer Ther.) ab. Die Rezidivwahrscheinlichkeit ist aber sehr hoch (50 % haben ein Rezidiv, 20 % mehrere) ⇨ Metaphylaxe wichtig.

Kompl:
* Bakterielle Infektion ⇨ Nierenbeckenentzündung mit nachfolgender, obstruktiver Pyelonephritis bis zur **Urosepsis**
* Hyperurikämie ⇨ Gichtanfälle der Gelenke (typischerweise am Großzehengrundgelenk = Podagra, Arthritis urica)
* Chronisches Nierensteinleiden: Hydronephrose (Harnstauungsniere mit Parenchymschwund durch Druckatrophie, insb. bei Nierenbecken- oder Kelchausgusssteinen) ⇨ Schrumpfniere, Niereninsuffizienz bis zum Funktionsverlust der betroffenen Niere
* ESWL: Schmerzen (Koliken durch Abgang der Steinfragmente in ¼ d.F.), Fieber, petechiale Blutungen, traumatische Nierenschädigung (renale od. perirenale Hämatome), Herzrhythmusstörungen während der Anwendung
* PCNL: Organverletzungen (z.B. Milz, Darm, Leber), Blutung, Extravasion, Infektion
* Endourolgische Therapieverfahren: Mukosaläsion, Perforation oder Ruptur des Ureters, Blutung aus einer AV-Fistel od. einem Pseudoanuerysma, selten kompletter Ureterabriss, Spät-Kompl. Harnleiterstriktur

Proph: Rezidivprophylaxe (**Metaphylaxe**): vermindert das Rezidivrisiko um 50 %

♥ Allgemeine Maßnahmen: **ausreichende Trinkmenge** (Kinder 1,5 l/m²KOF, der Harnfluss soll >2 l/Tag sein, spezifisches Gewicht <1,010 g/ml), Protein- u. Salzrestriktion, Gewichtsreduktion, körperliche Aktivität (Cave! - starkes Schwitzen durch Zufuhr von Flüssigkeit ausgleichen), ballaststoffreiche Kost, weniger Milchprodukte

Spezifische Metaphylaxe (je nach Steintyp):

♥ Bei Kalziumoxalatsteinen: leichte Alkalisierung des Harns (mit Alkalizitraten, z.B. Natriumbicarbonat 6-12 g/Tag), Vermeiden oxalsäurehaltiger Nahrungsmittel (Spinat, Rhabarber, Schokolade, Kakao, Nüsse, schwarzer Tee), keine übermäßige Zufuhr von Ascorbinsäure (Vit. C), ggf. Thiaziddiuretika (Hydrochlorothiazid, Esidrix®)

♥ Bei Kalziumphosphatsteinen: Reduktion des Eiweiß- und Zitrusfrüchtekonsums, ggf. Thiaziddiuretika, Harnansäuerung (pH <6,2) mit L-Methionin (Acimethin®) oder Ammoniumchlorid (Extin®N). Bei allen Kalzium-haltigen Steinen einen Hyperparathyreoidismus ausschließen ⇨ bei Nachweis entsprechende Ther. (s. Chirurgiebuch)

- ♥ Bei Uratsteinen: Alkalisierung des Harns (Ziel: pH 6,4-6,8) mit Natriumhydrogencarbonat od. Alkalizitratpräparaten (6-12 g/Tag), purinarme Kost (Obst, Gemüse, Getreide), kein Alkohol, ggf. medikamentöse Harnsäuresenkung mit Urikostatika (Allopurinol, Zyloric®)
- ♥ Bei Magnesiumammoniumphosphatsteinen (Infektsteine): Harnansäuerung (pH <6,2) mit L-Methionin (Acimethin®), akut: Antibiose bei jedem Harnweginfekt und bei rezidivierenden Infekten, ggf. Langzeitantibiose zur Prophylaxe
- ♥ Bei Cystinsteinen: hohe Flüssigkeitszufuhr (mind. 3 l/Tag), methionin- und cystinarme Kost, Alkalisierung des Harns (Ziel: pH 7,5-8,5 mit Kalium-Natrium-Hydrogenzitrat, Uralyt-U®Granulat), ggf. auch 3-5 g/Tag Vit. C (Überführt Cystin ins besser lösliche Cystein), bei Therapieresistenz Tiopronin (Captimer®, spaltet das Cystin)
- ♥ Bei Xanthinsteinen: >3 l/Tag, Harnalkalisierung, purinarme Kost, kein Koffein
- ♥ Bei Indinavirsteinen: vermehrte Flüssigkeitszufuhr, insb. zu Beginn der Med.-Einnahme

<u>DD:</u>
- Kolik (s. Übersicht): **Akutes Abdomen**, z.B. Appendizitis, Ulkusperforation, Gallensteinkolik, Pankreatitis usw. ⇨ jede Kolik kann wie ein akutes Abdomen imponieren und jedes akute Abdomen kann kolikartige Schmerzen verursachen.
- DD der Hämaturie s.o., Kap. Glomerulonephritis
- Andere Nierenerkrankungen, Nierenfehlbildungen, Tumoren, Nierenarterienverschluss/ -thrombose (Niereninfarkt)

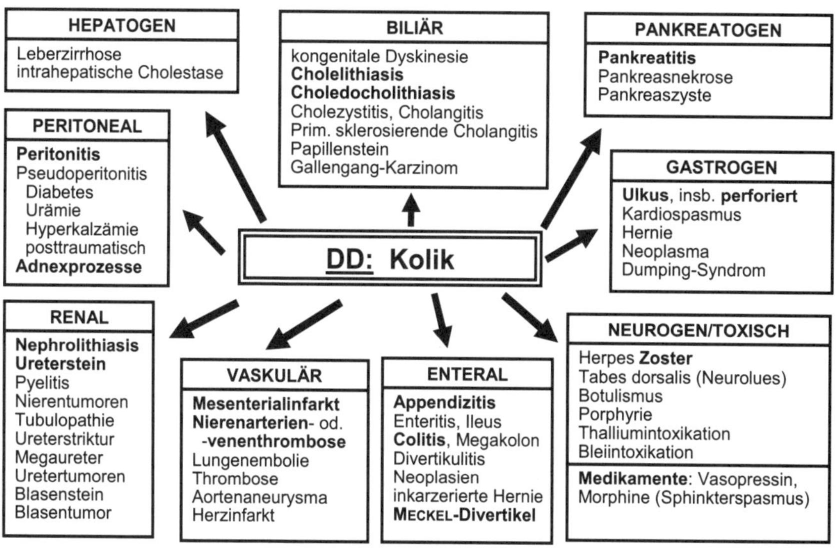

PENISFEHLBILDUNGEN

<u>Etlg:</u>
Penisaplasie (angeborener fehlender Penis, ICD-10: Q55.5), Penishypoplasie (rudimentäre Penisanlage, Mikropenis, ICD-10: Q55.6)
Penismissbildungen, Penisverkrümmung (Penisdeviation, Peniskurvatur), ICD-10: Q55.6

<u>Ät:</u>
- Aplasie/Hypoplasie: während der Embryonalentwicklung ausgebliebene oder nur rudimentäre Ausbildung des männlichen Gliedes
- Mikropenis: angeboren od. hormonell bedingt (hypogonadotroper Hypogonadismus, Androgenrezeptordefekt)

- Penisdeviation: Rudimentäre Bindegewebsstränge (Chordae) bedingen eine Abknickung des Penis, häufig vergesellschaftet mit einer Hypo-/Paraspadie (s.o.), auch durch unterschiedliches Längenwachstum der beiden Corpora cavernosa mögl.

Klin: ⇒ Penisaplasie: völlig fehlender Penis
⇒ **Mikropenis**: Penislänge beim Säugling <2 cm, beim Mann <4 cm
⇒ Floppy Penis: nur rudimentär angelegte Corpus spongiosum u. Corpora cavernosa
⇒ Penisdeviation: meist **ventrale** (nach unten) oder laterale Abweichung oder Torsion (Drehung entlang der Penisachse) des **erigierten Penis** (im erschlafften Zustand meist unauffälliger Penis) ⇨ psychisches Problem od. auch bei ausgeprägtem Befund erschwerter (erhebliche Kohabitationsschmerzen) oder nicht möglicher Geschlechtsverkehr (Impotentia coeundi)
Penoskrotale Schwimmhaut (Syn: Palmure): Ansatz der Skrotalhaut an den vorderen ventralen Abschnitten des Penis, Behinderung bei der Erektion
⇒ Penile Duplikatur (sehr selten): von duplizierter Glans bis kompletter Dopplung mögl.
⇒ Ektoper Penis: Lageanomalie des Penis, dieser entspringt nahe des Anus.

Diag:
1. Anamnese und klinische Untersuchung: typischer klinischer Aspekt
2. Sonographie: Ausschluss weiterer Missbildungen des Harntraktes
3. Chromosomenanalyse: Geschlechtsdiagnostik

Ther:
- Operativ:
  - Plastische Penisverlängerung, Korrektur einer Hypospadie
  - Implantation einer Penisprothese
  - Penisdeviation/Palmure: Durchtrennung d. Chordae/Schwimmhaut zur Penisaufrichtung
  - Kosmetische Korrektur bei Schwellkörperlängendifferenz durch Raffung der Tunica albuginea auf der Gegenseite

Kompl: * Gleichzeitige Missbildung der penilen Urethra
Op: * Penisverkrümmung durch postoperative Narbenbildung

DD:
- Fehlmündungen der Urethra (Hypospadie u. Epispadie, s.o.)
- Partielle testikuläre Feminisierung (Syn: REIFENSTEIN-Syndrom, inkomplette Androgenrezeptorresistenz): intersexuelles Genitale mit Hypospadie, kleine atrophe Hoden, Gynäkomastie, spärliche Sekundärbehaarung
- Hermaphroditismus = echter Zwitter: die äußeren Genitale und sekundären Geschlechtsmerkmale können zwischen rein männlich, rein weiblich und gemischt (Ovotestis) ausgeprägt sein.
- Penisdoppelung mit Harnröhren- und Harnblasendoppelung (sehr selten)
- Priapismus: Dauererektion des Penis, im Kindesalter extrem selten (z.B. bei Sichelzellenanämie)
- Penisverkrümmung: Induratio penis plastica (Fibrosierungen und Verkalkungen der Tunica albuginea der Schwellkörper, bei älteren Männern vorkommend)

PHIMOSE

Syn: Verengung der Vorhaut, engl. phimosis, ICD-10: N47

Anatomie: Die Verengung der Vorhaut (**Preputium**) des Penis ist **bis zum 3. Lj.** durch Verklebung der Glans penis mit der Vorhaut **physiologisch**. Nach Abschluss des 1. Lj. ist eine Retraktion der Vorhaut hinter den Sulcus coronarius der Glans penis erst bei 50 % der Jungen möglich, nach Abschluss des 2. Lebensjahres bei 80 %. Bis zum Eintritt der Pubertät ist die Vorhaut normalerweise vollständig gelöst.

Etlg: # Vollständige Phimose: Vorhaut lässt sich bei erschlafftem Penis nicht über die Glans zurückziehen, meist längerstreckige Stenose. Zur verengten Vorhaut können zusätzlich Adhäsionen des inneren Vorhautblattes mit dem Epithel der Glans oder dem Frenulum oder ein Frenulum breve bestehen.

Unvollständige Phimose: bei Erektion Schwierigkeiten beim Zurückziehen der Vorhaut

Frenulum breve preputii : Verkürzung des Vorhautbändchens

Ät: – **Angeborene Verengung** (primäre/kongenitale Phimose)

– Erworbene Verengung (sekundäre Phimose): **entzündlich** (Balanitis, Balanoposthitis), **Lichen sclerosus** et atrophicus (Syn: Craurosis penis ⇨ autoimmunologisch IgG-vermittelte Verhärtung/Verengung der Vorhaut und weißliche Verfärbung der Glans (Balanitis xerotica obliterans) und des inneren Vorhautblatts, Verdickung/Schrumpfung des Frenulums sowie Meatusstenose mögl.), **Vernarbungen** der Vorhaut durch verfrühte/gewaltsame Retraktionsversuche im Kleinkindesalter

Epid: Prävalenz: 5-8 % bei den 6-7jährigen und noch ca. 1 % bei den 16- bis 18-jährigen Jungen

Klin: ⇒ Bei Kindern meist **asymptomatisch**

⇒ **Ballonierendes Preputium** bei der Miktion, im Extremfall Harnobstruktion und rezidivierende Harnweginfektion bei Abflussbehinderung, schmerzhaftes Wasserlassen

⇒ Rezidivierende **Balanitis/Balanoposthitis** (Entzündung von Glans penis und der inneren Vorhaut) ⇨ Verwachsungen zwischen Glans und innerem Vorhautblatt

⇒ Smegmaretention, Rötung, kleine Einrisse, verdicktes Preputium

⇒ Frenulum breve: behinderte Verschieblichkeit der Vorhaut durch ein verkürztes Vorhautbändchen ⇨ nur partielle Retrahierbarkeit des Preputiums, bei Erektion/Kohabitation schmerzhafte Einrisse und konsekutive Vernarbungen

Diag: Anamnese und klinische Untersuchung: Kann die Vorhaut nicht oder nur teilweise zurückgezogen werden od. zeigt sich beim Zurückstreifen über die Glans penis ein Schnürring (= Paraphimose) nach dem 2. Lj., so ist von einem korrekturbedürftigen Missverhältnis zwischen Vorhautweite und dem Durchmesser der Glans penis auszugehen. Weitere diagnostische Maßnahmen sind i.d.R. nicht erforderlich.

Ther:
- Bei unkomplizierter Phimose (keine Infekte, ungehinderter Urinabfluss) bis zum 3. Lj. **abwarten** (keine gewaltsamen Manipulationen oder Dehnungen).
- Med: Östrogen- (Estriol, Ovestin®) od. Cortison-haltige Salben (Clobetasol, Dermoxin® od. Mometason, Monovo®) 2 x tgl. für 4-8 Wo. unter die Vorhaut reiben, vorsichtiges Lösen und Aufdehnen nach Gewebeauflockerung durch die Salben, Erfolgsrate bis zu 80 %.
- Operativ: Ind: nach Abschluss des 2. Lj., bei Kompl. (rezidivierende Infekte, Harnobstruktion) unabhängig vom Alter des Jungen
  - Radikale **Zirkumzision** = zirkuläre Entfernung beider Vorhautblätter
    OP-Technik: bei Kindern stets in Vollnarkose, ggf. Lösung von Verwachsungen zwischen der Vorhaut und Glans penis, dorsale Inzision der Vorhaut und zirkuläre Umschneidung beider Vorhautblätter in Höhe des Sulcus coronarius (1), Ligatur der A.frenularis und Durchtrennung des Vorhautbändchens, Verbindung des inneren und äußeren Preputialblattes mit Einzelknopfnähten (2), s. Abb.

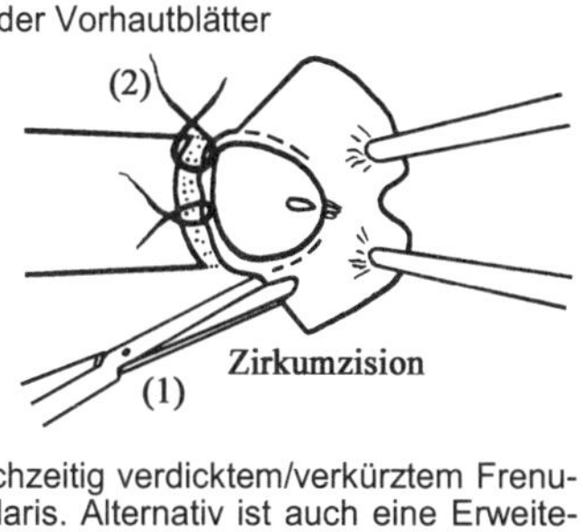

Zirkumzision

  - Plastische Zirkumzisionen: Lösen von Adhäsionen, dann wird etwa 1/3 der Vorhaut entfernt (= vorhauterhaltend) und wieder vernäht, bei gleichzeitig verdicktem/verkürztem Frenulum preputii Frenulotomie mit Ligatur der A.frenularis. Alternativ ist auch eine Erweiterungsplastik mögl. (Längsinzision der Vorhaut u. jeweils wieder quer vernähen ⇨ Erweiterung der Vorhautzirkumferenz ohne dass Vorhautgewebe entfernt wird)
  - Bei Frenulum breve: **Frenulotomie** ⇨ Ligatur d. A.frenularis u. Frenulumdurchtrennung
  - Bei Meatusstenose (Lichen sclerosus): zusätzlich Meatotomie
  - Postoperativ: Lidocain-Salbenverband (Instillagel®) für einige Tg. zur Schmerzlinderung

Prog: **Gut**, selten Op-Komplikationen, verbesserte Hygiene (keine Smegmaretention)
Anmerkung: Die sog. „Beschneidung“ wird häufig aus religiösen Gründen bei Juden (am 8. Lebenstag, Brit Mila) od. im Islam (meist mit 7-10 J., hitân) durchgeführt. Wird die Op (ohne medizinische Indikation) von einem Arzt durchgeführt, ist dies aus juristischer Sicht nicht unproblematisch (Körperverletzung n. § 223 StGB), gem. § 1631d BGB ist die Einwilligung in Deutschland jetzt aber zulässig (Gesetz v. 12/2012); dies wird von der Politik und der Ärzteschaft immer wieder diskutiert (u. kein Arzt ist verpflichtet den Eingriff durchzuführen).

Kompl:
* Zusätzliche urogenitale Missbildungen (keine Zirkumzision bei Hypospadie, da die Vorhaut zur plastischen Korrektur verwendet werden kann)
* Eine Phimose mit chronischer Balanitis und Retention von Smegma ist ein Risikofaktor für das Entstehen eines Peniskarzinoms.

Op:
* Nachblutung, Infektion, Wundrandnekrose, Rezidivphimose (insb. beim Belassen einer zu langen Restvorhaut), ungünstige Vernarbung, Meatusstenose ⇨ Korrektur-Op
* Traumatisierung des Kindes bei der rituellen Beschneidungen (ohne Narkose!)

Proph:
♥ Beschnittene Männer haben eine etwas geringere Inzidenz für ein Peniskarzinom (Phimose und Smegma sind Risikofaktoren für ein Peniskarzinom). Eine routinemäßige „prophylaktische“ Zirkumzision (ohne Vorliegen einer Phimose) ist aber nicht indiziert.
♥ Beschnittene Männer haben ein geringeres HIV-Infektionsrisiko (Risikoreduktion um 50 %, da die dünne Vorhaut viele Zielzellen [$CD4^+$-T-Lymphozyten, LANGERHANS-Zellen] für das HI-Virus enthält).

DD:
- **Paraphimose** (sog. Spanischer Kragen): Einklemmung der zu engen Vorhaut nach dem Zurückziehen hinter dem Eichelkranz (Corona glandis, Schnürring) ⇨ ödematöse Schwellung von Preputium und Glans penis mögl. (der proximale Penis ist unauffällig), Durchblutungsstörung bis zur Nekrose der Glans penis u. Vorhautgangrän (**urologischer Notfall!**) durch den gestauten venösen Abfluss, Spätfolge Narbenschrumpfung
  Ther: in Vollnarkose od. Lokalanästhesie als Penisblock, Auspressen der Eichel, manuelle Reposition, bei Versagen der manuellen Reposition dorsale Längsinzision des Vorhautkragens, nach Abschwellung einige Tage später dann Zirkumzision
- Entzündung der Glans penis (Balanitis) + des Preputiums (= Balanoposthitis), Klin: Rötung, Schmerz, Schwellung der Glans, Verklebungen. Ther: lokale Maßnahmen (antiseptische Umschläge, Kamillenbäder, antibakterielle Salben), bei Rezidiven Zirkumzision im Intervall

HYMENALATRESIE

Syn: Hymen occlusivus, Hymen imperforatus, Atresia hymenalis, ICD-10: Q52.3

Path: Die Vulva und der untere Abschnitt der Vagina gehen aus dem Sinus urogenitalis der embryonalen Kloake (aus einem Teil der Allantois) hervor ⇨ **embryonale Hemmungsfehlbildung** führt zu fehlender Hymenalöffnung (persistierende Membran, die normalerweise um den normalen Geburtstermin eine zentrale Öffnung bekommt).

Epid: Häufigkeit einer Fehlbildung der Genitalien bei Mädchen insg. 20/10.000 Geburten

Klin:
⇒ Bei Neugeborenen fehlender vaginaler Fluor (wird oft aber nicht bemerkt)
⇒ Ab der ersten Menarche (= erste Menstruationsblutung) fließt das Blut nicht nach außen ab = **Kryptomenorrhoe** ⇨ abdominelle monatliche Schmerzen (= Molimina menstrualis), über Monate zunehmende abdominelle Raumforderung

Diag:
1. Anamnese und klinische Untersuchung: vorgewölbter Hymen, gelbliche oder dunkle Verfärbung (durchschimmerndes Sekret oder altes Blut)
2. Sonographie: blutgefüllte Vagina (**Hämatokolpos**), evtl. auch Blut im Uterus (**Hämatometra**) und in den Tuben (**Hämatosalpinx**)

Ther:
- Frühgeborene haben eine noch physiologische Atresie, die sich im Verlauf meist spontan zurückbildet.

- Operativ: Teilexzision des Hymens, Entfernung des alten Blutes aus der Vagina

Kompl: * Akutes Abdomen bei extremer Blutansammlung mögl.
* Kombination mit Fehlbildungen der ableitenden Harnwege (z.B. Hypo-, Epispadie, Blasenekstrophie, Ureterdoppelfehlbildungen, Megaureter, Urethralklappen, Meatus-urethrae-externus-Stenose) od. Nieren (Nierenagenesie, Nierenverschmelzung, dystope Niere) od. des Uterus (Uterushypoplasie, Uterus septus, Uterus bicornis, Uterus duplex)

DD: – Verklebung der kleinen Schamlippen (**Labiensynechie**): ist keine angeborene Fehlbildung, sondern bedingt durch Östrogenmangel des Kleinkindes, Kompl: rezidiv. Vulvovaginitiden, Harnweginfekte, Ther: Östrogen-haltige Salbe einige Wochen auftragen (z.B. Ovestin®)
– Doppelte Hymenalöffnung (Hymen bifenstratus): Die 2 kleinen Öffnungen können zu gleichen Beschwerden wie bei der Atresie führen ⇨ Inzision der Verbindung.
– Vaginalaplasie (angelegte aber nicht entwickelte Vagina), ab der Menarche Amenorrhoe u. Kryptomenorrhoe (zurückgehaltenes Blut im Uterus), Ther: Ausbildung einer künstlichen Scheide
– Septierte Vagina (zweigeteilte Vagina), Ther: Resektion des Septums
– MAYER-V.ROKITANSKY-KÜSTER-HAUSER-Syndrom (kombinierte Aplasie von Uterus und Vagina), Epid: 2/10.000 Mädchen, Ther: Ausbildung einer künstlichen Scheide, Infertilität bleibt
– Testikuläre Feminisierung (blind endende Vagina, fehlende Scham- u. Axillabehaarung)
– Rituelle Genitalverstümmelungen (engl. female genital cutting): Hauptsächlich in **Afrika** (auch heute noch!) vorkommend. Bei Mädchen im Alter **von 4-8 J.** wird die Spitze der Klitoris (Sunna Circumcision) „beschnitten" od. vollständig die Klitoris (pharaonische Zirkumzision) und die kleinen/großen Schamlippen entfernt. Die verbleibende Haut/Gewebe werden dann „vernäht" (sog. Infibulation, z.B. mit Dornen aneinandergeheftet) od. mit „Klebstoff" aus Kautschuk und Eigelb verklebt und die Beine für 2-3 Wo zusammengebunden, sodass sich Narbengewebe bildet und nur noch eine kleine Öffnung für Urin u. Menstruationsblut verbleibt. In der Hochzeitsnacht wird die Vagina dann durch den Ehemann gewaltsam mit einem Dolch wieder „eröffnet".

  Kompl: Narben, Fisteln, Urethra-, Analstenosen, Retention von Menstruationsblut (Hämatokolpos), sexuelle Störungen, Fertilitätsstörung, Geburtskomplikationen, Keloidbildung, psychische Traumatisierung, Infektionsgefahr u.a. für HIV

  Ebenso wird in manchen Kulturen von Mädchen/jungen Frauen eine chirurgische Adaptation eines vermeintlich zerrissenen Hymen durchgeführt, damit dieses der „keuschen" Frau dann in der Hochzeitsnacht „entjungfert" werden kann.

LAGEANOMALIEN DES HODENS

Syn: Maldescensus testis, **Kryptorchismus**, Hodendystopie, **Hodenhochstand**, Hodenretention, engl. undescended testis, retained testicle, ICD-10: Q53.9

Anatomie: Entwicklungsgeschichtlich wandert die Hodenanlage ab der 5.-8. Embryonalwoche bis zum 10. Embryonalmonat geführt vom Gubernaculum testis (kaudaler Teil des Keimdrüsenbandes) von kranial retroperitoneal durch den Inguinalkanal in das Skrotum. Ursachen der Wanderung sind das schnellere Wachstum der unteren Körperhälfte und das Anti-MÜLLER-Hormon (abdominelle Wanderung) sowie die Androgene (Leistenkanal-Wanderung) ⇨ bei **termingerechter Geburt ist der Hoden im Skrotum** tastbar = ist gleichzeitig ein **Reifezeichen** für ein termingerechtes Neugeborenes.

Ät: – Frühgeburt (<37. SSW)
– Mechanische Behinderung der Deszension in das Skrotum
– Chromosomenaberration: KLINEFELTER-Syndrom (47,XXY od. 48,XXXY)
– Testikuläre Feminisierung (46,XY): Hairless-woman-Syndrom durch Androgenrezeptordefekt (bei normaler Testosteronkonzentration)

- XY-Gonadendysgenesie-Syndrome (46,XY): Testosteronsynthesestörungen durch verschiedene Enzymdefekte (Fehlen/Verminderung der Desmolase, Hydroxylase, Dehydrogenase od. Hydroxysteroidoxidoreduktase) od. LEYDIG-Zell-Dysplasie ⇨ Testosteronmangel
- PRADER-WILLI-Syndrom (Deletion auf Chrom. 15 ⇨ Gonadotropinmangel)
- Pseudohermaphroditismus masculinus internus (46,XY): 5α-Reduktasemangel ⇨ gestörte Konversion von Testosteron zu 5-Dihydrotestosteron (5-DHT ist für die äußerliche Virilisierung und Entwicklung von Prostata, Penis und Skrotum erforderlich)
- Verminderte LH-Sekretion

Path: Bei dystoper Hodenlage kommt es zur Verminderung der Samenkanälchen und LEYDIG-Zellen durch die erhöhte Temperatur bei intraabdomineller Lage (3-4 °C mehr als im Skrotum) ⇨ Störung der Spermatogenese, Infertilität, erhöhtes Risiko für maligne Entartung. Hodenparenchymschäden lassen sich histologisch bereits nach dem 1. Lj. nachweisen.

Epid: ◊ Prävalenz: Ein **Maldescensus testis** kommt bei 3 % der männlichen, zeitgerecht geborenen Neugeborenen vor (damit häufigste genitale Fehlbildung bei Jungen).
Bei frühgeborenen Jungen (<37. SSW) in 30 % d.F. (bei <900 g zu 100 %)

◊ Durch spontane Deszension in das Skrotum verbleibt bis zum 6. Lebensmonat noch bei **1-2 %** aller Jungen ein Hodenhochstand ⇨ **dieser bedarf dann einer Therapie**.

Etlg: # Hodenretention:
- Bauchhoden: Hoden im Bauchraum = Retentio testis abdominalis
- **Leistenhoden** (Retentio testis inguinalis, häufigste Form, 2/3 d.F.) = Lage im Inguinalkanal
Präskrotale Lage (bereits aus dem äußeren Leistenring ausgetreten) des Hodens
Gleithoden (engl. sliding testicle): durch zu kurzen Funiculus spermaticus oder hypertrophe Fasern des M.cremaster liegt der Hoden nicht ganz im Skrotum, aber bereits außerhalb des äußeren Leistenrings. Manuell lässt sich der Hoden in das Skrotum verlagern, schnellt nach dem Loslassen aber wieder zurück.

Hodenektopie = Lage des Hodens außerhalb des normalen Wanderungsweges: epifaszial-inguinale (= subkutan in der Leiste, häufigste Form), femorale oder penodorsale Lage des Hodens

Klin: ⇒ Leistenhoden: im Leistenkanal palpabel, lässt sich manuell nicht ins Skrotum schieben

Diag:
1. Anamnese und klinische Untersuchung: Palpation des Skrotums u. der Leistenregion beim Neugeborenen im Liegen, beim Kind im Liegen oder Stehen
2. Sonographie: Ein Leistenhoden kann sonographisch gut nachgewiesen werden.
3. Labor: bei beidseits nicht tastbarem Hoden ⇨ diagnostische hCG-Stimulation zum Nachweis von Testosteron-produzierendem Hodengewebe (DD: Anorchie, dann nach hCG-Stimulation kein Testosteronanstieg nachweisbar)
4. MRT: zur intraabdominellen Lokalisation mögl. (aber tiefe Sedierung erforderlich), daher ggf. besser gleich eine diagnostisch-therapeutische **Laparoskopie** durchführen

Ther:
- Säugling: Ein Spontandeszensus kann beim Leistenhoden bis zum **6. Lebensmonat abgewartet** werden. Dann Behandlung beginnen, da es sonst zur irreversiblen Schädigung des Keimepithels kommen kann.
- Konservativ: Nach dem 6. Lebensmonat bei Hodenretention (nicht bei Hodenektopie wirksam) kann eine **Hormontherapie** versucht werden ⇨ GnRH als Nasenspray (Gonadorelin 3 x 400 µg/Tag, Kryptocur®) für 4 Wo. ⇨ führt in 20 % d.F. zum Deszensus u. verbessert die spätere Fertilität.
- Operativ: Ind: Hodenektopie, gleichzeitige Leistenhernie, vorhandener Kryptorchismus trotz Hormontherapie ⇨ Op vor Abschluss des **1. Lj.** durchführen!
  - Bei Leisten- und Gleithoden: über einen inguinalen Zugang **Orchidofunikulolyse** (= Freipräparieren des Hodens und der Vasa spermatica/Duct.deferens), **spannungsfrei** Verlagerung des Hodens in das Skrotum und **Orchidopexie** (Einbettung und Befestigung d. Hodens in einer präparierten subkutanen „Hodentasche“ im Skrotum), Begleitpathologien (Processus vaginalis od. Inguinalhernie) werden in gleicher Sitzung operiert
  - Bei Bauchhoden: Op n. FOWLER-STEPHENS (zweizeitige Op: laparoskopisch u. später

offen-chirurgisch) 1. laparoskopische Suche des Hodens, Ligatur und Durchtrennung der Vasa spermatica (A./V.testicularis), die Gefäße von Duct.deferens und Nebenhoden werden dadurch stimuliert und versorgen dann den Hoden. 2. Im Alter von 18 Mon. konventionelle Verlagerung des Hodens in das Skrotum. Ist dies nicht mögl., mikrochirurgische Autotransplantation (= Entfernung des abdominellen Hodens und Implantation in das Skrotum, Anastomose der Hodengefäße mit den Vasa epigastrica)

- Findet sich in der Laparoskopie nur eine rudimentäre Hodenanlage, so wird diese wegen der malignen Entartungstendenz entfernt.

Prog: Die Hoden können in den ersten Lebensmonaten noch spontan deszendieren.
Die Behandlung des Pat. sollte bis zum **ersten Geburtstag abgeschlossen sein**, damit kann in 90 % d.F. die Fertilität erhalten werden.

Kompl:
* Bei beidseitigem (nicht behandeltem) Kryptorchismus in 80 % **Infertilität** (bei einseitigem Hodenhochstand Infertilität auch noch in 40 % d.F.)
* Erhöhtes Risiko der **malignen Entartung** ⇨ Hodenkarzinom (20fach bei einseitigem Kryptorchismus, 40fach bei beidseitigem; auch nach erfolgreicher Op bleibt das Risiko noch erhöht)
* Bei Hodendystopie in 50 % d.F. gleichzeitig Leistenhernie und weitere Anomalien, wie fehlender Anschluss der Nebenhoden od. Samenwege

Op: * Hodenatrophie, Infektionen, Rezidiv

DD:
- **Pendelhoden** (Syn: Wanderhoden, engl. retractile testis): in Ruhe stehen die Hoden normal im Skrotum. Bei ausgelöstem Kremasterreflex (Kältereiz, Sex) kommt es durch Kontraktion des M.cremaster zur Retraktion der Hoden vor den äußeren Leistenring. ⇨ Normvariante, keine Ther. erforderlich, Kontrolle bis zur Pubertät wegen mögl. bleibendem Ascensus
- Prune-belly-Syndrom (Bauchdeckenaplasie-Syndrom): Missbildungssyndrom mit Trias aus beidseitigem Kryptorchismus, Bauchmuskelaplasie, dysplastischen ableitenden Harnwegen (s.o., Kap. Megaureter)
- Primäre **Anorchie** (= fehlende Hoden) od. Hodenhypoplasie bei normalem 46XY-Karyotyp und normalen äußeren Genitalien ⇨ persistierende primäre Infertilität, Ther: Testosterongabe zur Einleitung der Pubertät und dann dauerhaft (die Infertilität bleibt aber bestehen)

HODENTORSION

Syn: Hoden- u. Samenstrangdrehung, **akutes Skrotum**, engl. testicular torsion, ICD-10: N44.0

Path: Abnorme Mobilität des Hodens innerhalb der Tunica vaginalis testis (intravaginale Form, 90% d.F.) oder insuffiziente Fixierung des Hodens durch das Gubernaculum testis und nicht obliterierten Processus vaginalis (extravaginale Form mit Torquierung in Höhe des äußeren Leistenrings). Durch Rotation von Hoden und Samenstrang kommt es zur Kompression des venösen Plexus pampiniformis ⇨ **hämorrhagischer Hodeninfarkt** mit sekundärem Stopp der Perfusion durch die A.testicularis (oder bei ausgeprägter Torquierung sofortiger Verschluss der A.testicularis).

Ät:
- Fehlendes Bändchen, das den Hoden im Hodensack fixiert
- Auslöser können starke Drehbewegungen (auch im Schlaf in der Traumphase), eine Hydrozele, Trauma od. auch der Zug des M.cremaster sein, der spiralige Muskelfaserzüge hat

Epid:
◊ Inzidenz: 25/100.000/Jahr
◊ Prädisp.alter: fast überwiegend im **Säuglings**- (meist extravaginale Form, sogar bereits pränatal/beim Neugeborenen mögl., dann meist starke Schädigung) und **Jugendalter** (15.-20. Lj., meist intravaginale Form)

Klin: ⇒ Plötzlich einsetzender, **heftigster Hodenschmerz** mit Ausstrahlung in die Inguinalregion und den Unterbauch („**akuter Hoden**", „**akutes Skrotum**"), Skrotalödem, Rötung

⇒ Vegetative Begleitsymptomatik, Übelkeit und Erbrechen, selten Schocksymptome
⇒ Evtl. peritoneale Reizung bei körperlicher Betätigung mit Drehbewegung

Diag: 1. Anamnese (vorangegangene Beschwerden, z.B. Leistenhernie, Skrotalschwellung?) und klinische Untersuchung: wegen Rotation des Samenstranges besteht i.d.R. ein einseitiger **Hodenhochstand** (BRUNZEL-Zeichen), Druckempfindlichkeit des verdrehten Hodens, fehlender Kremasterreflex, Skrotalschwellung und -rötung
Negatives PREHN-Zeichen: Schmerzverstärkung oder -persistenz bei Hodenhochlagerung (unsicher im Säuglings- und Kleinkindesalter)
2. Sonographie (immer beide Seiten): Ausschluss einer Hydrozele od. Hydatidentorsion, farbkodierte Duplexsonographie zur Darstellung der Hodenperfusion über die A.testicularis (ist manchmal auch unsicher, da initial oder bei geringer Torsion die arterielle Perfusion noch besteht), fehlender venöser Rückstrom
3. MRT: zuverlässige Diagnose mögl. (wenn vorhanden, jedoch teuer)

Ther:
- Akut: **Urologischer Notfall!** Versuch der manuellen Retorquierung (li. Hoden im Uhrzeigersinn, re. Hoden gegen den Uhrzeigersinn = jeweils nach lateral), jedoch anschließend immer operative Revision und Orchidopexie (auch des kontralateralen Hodens)
- Operativ: Ind: Kann eine Torsion nicht sicher ausgeschlossen werden, dann immer Freilegung des Hodens. **OP innerhalb von 6 Std.**, sonst irreversible Nekrose!
  - Eröffnung des Skrotums, Detorsion des torquierten Hodens, **Orchidopexie** (= Befestigung mittels Naht am tiefsten Punkt des Skrotums) des betroffenen Hodens und auch des kontralateralen Hodens (als Prophylaxe)
  - Bei Nekrose: Orchiektomie des betroffenen Hodens und kontralaterale Orchidopexie

Prog: Bei Op innerhalb v. 6 Std. gut, nach 12 Std. irreversible Nekrose bereits in 80 % d.F.!

Kompl:
* Verschleppte Hodentorsion (>6 Std.) ⇨ irreversible Nekrose des Hodengewebes
* Erhöhtes Risiko für Hodentorsion d. kontralateralen Hodens zu einem späteren Zeitpunkt

DD: **Akutes Skrotum:**

- Torsion: **Hodentorsion**
  Hydatidentorsion (Syn: MORGAGNI-Hydatide, Appendix testis): Torsion des Rests des MÜLLER-Gangs = ein gestieltes mit Wasser gefülltes Bläschen am oberen Pol des Hodens, meist im Kindesalter, Klin: wie bei der Hodentorsion, Ther: Hydatidenentfernung
- Entzündung: **Epididymitis**, Orchitis, Hodenabszess
- Trauma: stumpfes Skrotal-/Hodentrauma, Hämatom, Hämatozele (traumatische Hodenruptur), Ther: Ausräumung des Hämatoms und Wiederverschluss der Tunica albuginea
- Akute Hydrozele ("Wasserbruch", prall gefülltes Skrotum)
- Insektenstich (allergische Reaktion)
- Idiopathisches angioneurotisches Ödem (idiopathisches Skrotalödem)
- Skrotalphlegmone (bakterielle Infektion), FOURNIER-Gangrän, Skrotalemphysem
- Hodeninfarkt (Verschluss der A.testicularis)
- Thrombose des Plexus pampiniformis, Varikozelenthrombose, hämatologische Erkrankungen (Purpura SCHÖNLEIN-HENOCH, Lymphome, Leukämie)
- **Leistenhernie**, insb. inkarzerierte Skrotalhernie
- Hodentumoren (i.d.R. schmerzlos, ggf. symptomatisch bei Einblutung)
- Schmerzausstrahlung vom Bauchraum: Appendizitis, Nabelkoliken, Nephrolithiasis

SKROTUMVERLETZUNG / HODENTRAUMA

Syn: ICD-10: S39.9

<u>Ät:</u> – Stumpfes Trauma: Quetschung, Schlag
- Tierbiss, Stich- od. Schussverletzung
- Ablederung der Skrotalhaut (selten)

<u>Path:</u> Durch die starke Tunica albuginea kommt es nur selten zu Hodenrupturen, sondern es bildet sich ein subkapsuläres Hämatom mit starken Schmerzen.

<u>Klin:</u> ⇒ Vernichtungsschmerz, **skrotales Hämatom**
⇒ Hodenluxation: traumat. Verlagerung des/der Hoden in den Leisten- od. Dammbereich

<u>Diag:</u>
1. Anamnese (Unfallmechanismus?) und urologische Untersuchung: Hämatom, Abgrenzbarkeit von Hoden und Nebenhoden, auf einseitigen Hodenhochstand achten ⇨ kann Hinweis für eine traumatisch bedingte Hodentorsion sein
2. Sonographie: skrotale Flüssigkeitsansammlung, Hämatom im Hoden

<u>Ther:</u>
- Ziel ist der Erhalt von Hodengewebe (auch nur geringe Anteile reichen aus, um die endokrine Funktion des Hodens zu erhalten)
- Leichtes Trauma: Hochlagerung, Kühlung, Analgetika
- <u>Operativ:</u> Ind: bei Torsion, großem Hämatom
  - Frühzeitige Freilegung des Hodens, Entlastung eines Hämatoms, Naht der Tunica albuginea
  - Bei Torsion Retorquierung des Hodens und Orchidopexie
  - Bei Zerquetschung eines Hodens Orchiektomie
- Aus kosmetischen Gründen kann bei Hodenverlust später ein hodenförmiges Silikonimplantat (Hodenprothese) in das im Skrotum implantiert werden.
- Bei beidseitigem Hodenverlust ggf. Hormonsubstitution (Testosteron) erforderlich.

<u>Kompl:</u>
* Hodentorsion
* FOURNIER-Gangrän (Syn: Gangraena acuta genitalium): nekrotisierende Fasziitis des Skrotums durch Streptokokken, bakterielle Mischinfektion und Gas-bildende Anaerobier (und bei geschwächter Immunlage), Kompl: Ausbreitung vom Skrotum auf Penis, Perineum und Unterbauch, Gefahr der Entwicklung eines septisch-toxischen Schocks mit hoher Letalität (bis 40 %), Ther: radikale Nekrosektomie, hochdosierte kombinierte Antibiotikatherapie, sekundäre Wundheilung

VARIKOZELE

<u>Syn:</u> „Krampfaderbruch", Varicocele testis, engl. varicocele, ICD-10: I86.1

<u>Anatomie:</u> Die Varikozele kommt **meist links** vor, da die linke **V.testicularis** rechtwinklig in die V.renalis einmündet (die re. V.testicularis mündet tiefer und spitzwinklig in die V.cava inf.) ⇨ ungünstige li. Einstrombahn, langer freier Verlauf im retroperitonealen Raum, keine Muskelpumpe und erhöhter hydrostatischer Druck ⇨ Dilatation des Plexus pampiniformis (s. Abb., li. Hoden v. lateral)

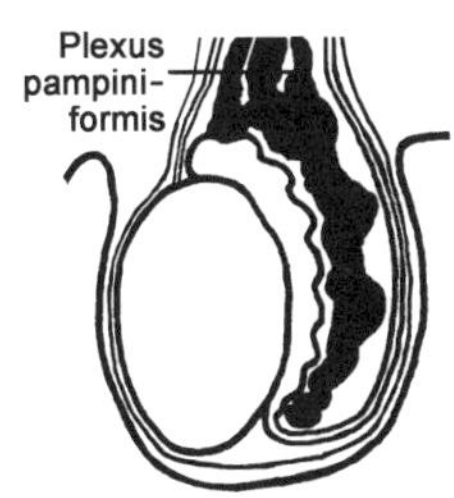

<u>Ät:</u> – <u>Idiopathische Varikozele:</u>
· Insuffizienz od. Fehlen von Venenklappen
· **Angeborene** Gefäßwandschwäche
· Kollateralen zwischen Plexus pampiniformis und d. V.saphena magna od. V.iliaca
- <u>Sekundäre/symptomatische Varikozelen:</u> „Abflussstauung" durch Kompression der V.testicularis durch einen retroperitonealen **Tumor** (WILMS-Tumor bzw. Nierenzellkarzinom, retroperitoneale Lymphome, retroperitoneale Fibrose) od. Tumorthrombus in der V.cava/V.renalis

Path: ♦ Verlangsamter venöser Rückfluss ⇨ lokale Hyperthermie, Hypoxie und Perfusionsstörung im Hoden ⇨ Verschlechterung der Spermienqualität bis zur Infertilität
♦ Lok: **80-90 % d.F. links**, bis 15 % beidseits, ca. 5 % rechts

Epid: ◊ Prädisp.alter: 14.-25. Lj. (= **nach der Pubertät**, im Kindesalter selten und im höheren Alter kommen eher symptomatische Varikozelen vor ⇨ weitere Diagnostik erforderlich)
◊ Prävalenz: bis 20 % der männlichen Bevölkerung betroffen, bei ca. 1/3 der von Infertilität betroffenen Männern vorliegend

Etlg: Schweregrad der Varikozele nach WHO

Grad I:	Variköse Erweiterung des Plexus pampiniformis beim Pressen palpierbar, Venen <1 cm
Grad II:	Palpatorisch ohne intraabdominelle Druckerhöhung zu diagnostizieren, Venen 1-2 cm
Grad III:	Sichtbare Varikozele, Venen >2 cm

Klin: ⇒ Im Stehen schweres, volles Skrotum
⇒ Lokale **wurmartige Schwellung** - bei Grad III durch die Skrotalhaut sichtbare Varizen
⇒ Kleiner Hoden auf der betroffenen Seite durch Hemmung des Hodenwachstums in der Pubertät ⇨ Spermatogenesestörung bis zur Azoospermie
⇒ Männliche **Infertilität** (häufigster diagnostizierter Befund in der Infertilitätssprechstunde!)

Diag:
1. Anamnese und urologische Untersuchung: bei vielen Varikozelen typischer äußerer Aspekt („ein Sack voller Regenwürmer"), Palpation im Stehen u. im Liegen (entleert sich die Varikozele im Liegen nicht, besteht Verdacht auf eine Kompression der V.testicularis)
2. Sonographie: Dopplersonographische Darstellung der Gefäße, Flussumkehr (Rückstrom) bei Valsalva-Manöver (Bauchpresse)
3. Bei geplanter Sklerosierung Phlebographie (über den liegenden Venenkatheter erfolgt dann auch die Sklerosierung) zur Dokumentation des regelrechten retroperitonealen Verlaufs der V.testicularis (bei Kontrastmittelübertritt in die art. Strombahn od. Mündung der V.testicularis in Beckenvenen ⇨ keine Sklerosierung mögl.)

Ther:
- Konservativ/interventionell: Freipräparation des Samenstranges und Kanülierung der V.testicularis, dann Phlebographie und Verödung (**Sklerosierung**) mit Polidocanol (Aethoxysklerol®) bei kleinen Varikozelen (Grad I)
- Operativ: Ind: Schmerzen, Oligozoospermie / Oligo-Astheno-Teratozoospermie-Syndrom ⇨ pathologisches Spermiogramm, während der Pubertät im Größenwachstum zurückbleibender Hoden
  - Pararektal-, Inguinal- od. Lumbalschnitt ⇨ (supra-)inguinale oder retroperitoneale Unterbindung/Resektion der V.testicularis (Op n. PALOMO)
  - Im Kindesalter laparoskopische Venenresektion

Prog: Gut, durch Op auch Verbesserung der Spermaqualität.

Kompl: * Infertilität
Op: * Hydrozele, Varikozelenrezidiv
* Selten Hodenatrophie

Proph: ♥ Im Jugendalter sollten alle jungen Männer eine Genitaluntersuchung erhalten.

DD:
- Hydrozele, Spermatozele, Hämatozele
- Inguinalhernie
- Hodentumoren

HODEN-/NEBENHODENENTZÜNDUNG

Syn: Hodenentzündung: **Orchitis**, Didymitis, ICD-10: N45.0
Nebenhodenentzündung: **Epididymitis**, ICD-10: N45.9

Ät:
- Orchitis:
  Mitreaktion bei Allgemeininfektionen (postpubertär am häufigsten bei Parotitis epidemica = **Mumpsorchitis**, bei Mononukleose (EPSTEIN-BARR-Virus), Coxsackie-Virus-Infekt, Varizellen, lymphozytärer Choriomeningitis, MARBURG-Viruskrankheit, Salmonellose, Bruzellose), urogenitale Infektion (Gonorrhoe, Lues, Urogenitaltuberkulose, Filarien),
  aszendierende Infektion durch Übergreifen einer Epididymitis (= **Epididymoorchitis**),
  nach Trauma,
  Immunorchitis (Antikörperbildung gegen Spermien u. Hodengewebe),
  granulomatöse Orchitis (meist alte Männer betroffen)
- Epididymitis:
  Aszendierende Infektion ausgehend von einer Prostatitis od. Urethritis über den Duct.deferens (z.B. Chlamydien od. Gonorrhoe bei sexuell aktiven jungen Männern oder E. coli, Staphylokokken od. Filarien bei alten Männern begünstigt durch Harnwegobstruktion od. bei Dauerkatheter),
  selten hämatogene Infektion (z.B. Pneumokokken, Meningokokken), Urogenitaltuberkulose,
  traumatisch (mit Hämatom),
  "chemische" Epididymitis bei Reflux von Harn in den Duct.deferens bis in den Nebenhoden (z.B. bei ektoper Mündung des Duct.deferens od. insuffizientem Verschluss am Colliculus seminalis),
  nach operativer Prostataresektion (deshalb wird oft gleichzeitig eine prophylaktische Vasektomie bei Prostata-Op durchgeführt).

Klin:
⇒ Orchitis: plötzlich einsetzende Schmerzen mit Ausstrahlung in die Leistenregion u. Rücken, Schwellung des Hodens, hohes Fieber, Rötung der Skrotalhaut
Mumpsorchitis: Hodensymptomatik beginnt 3-4 Tg. nach der Parotitis (Speicheldrüsenentzündung durch das Mumps-Virus) und ist in 10 % d.F. beidseitig

⇒ Epididymitis: akute starke Schmerzen im Skrotalfach, Ausstrahlung in die Leistenregion und Unterbauch, Schwellung des Nebenhodens u. Rötung des Skrotums, Zeichen einer Harnweginfektion, evtl. Fieber
chronisch: schmerzlose od. auch schmerzhafte Schwellung des Nebenhodens

Diag:
1. Anamnese (Urethritis, Ausfluss?) und urologische Untersuchung: bei akuter Epididymitis ist der Nebenhoden geschwollen, im Verlauf dann aber nicht mehr vom Hoden abgrenzbar, positives PREHN-Zeichen (beim Anheben des Skrotums **Abnahme** der Schmerzen bei Epididymitis, DD: Zunahme der Schmerzen bei akuter Hodentorsion = PREHN-negativ), Fluktuation bei Abszess
2. Sonographie (transskrotal): zum Ausschluss eines Abszesses
3. Labor: Leukozytose, bei V.a. Mumpsorchitis Nachweis von IgM gegen Mumps-Virus
4. Kann eine Hodentorsion (wichtigste DD) aufgrund der klinischen Symptomatik nicht sicher ausgeschlossen werden, so ist eine Freilegung des Hodens indiziert

Ther:
- Mumpsorchitis Bettruhe, Antiphlogistika, bei Erwachsenen auch Gabe von α-Interferon und Glukokortikoiden
- Epididymitis od. Epididymoorchitis: akut Antibiotika (Kinder: Cephalosporin 3.Gen, z.B. Ceftazidim; Jugendliche Levofloxacin od. Ofloxacin), Antiphlogistika, Hochlagerung und lokale Kühlung des Skrotums, Bettruhe, evtl. Infiltration des Samenstrangs mit einem Lokalanästhetikum
  bei chronischer Epididymitis Antibiotika über längere Zeit bzw. Antituberkulotika od. auch Epididymektomie
- Operativ:
  - Akute Abszesse werden inzidiert und drainiert
  - Eine beidseitige Verschlussazoospermie bei Epididymitis kann eine spätere mikro-

chirurgische Epididymovasostomie erforderlich machen
- Bei granulomatöser Orchitis: Entfernung des betroffenen Hodens

Kompl:
* Orchitis: auch bei nur subklinischem Verlauf od. Mitreaktion kann sich die Spermienqualität vermindern. Bei entzündlicher Zerstörung von Hodengewebe (Defektheilung) = Hodenatrophie, Hodenfibrose ⇨ bei beidseitigem Befall **Sterilität** und Hypogonadismus (Ther: Androgensubstitution) mögl.
* Periorchitis: Begleitentzündung der Tunica vaginalis testis
* Epididymitis: Abszedierung, Fistelbildung, Übergang in eine **chronische Epididymitis** mit bindegewebigem Umbau, Spermatozele, Spermatogenesestörung (Begleitorchitis) bis zur Sterilität (bei beidseitigem Befall ⇨ **Verschlussazoospermie** durch entzündliche Obliteration der Samenwege)
* Funikulitis (Syn: Deferentitis): Mitentzündung des Duct.deferens
* FOURNIER-Gangrän: nekrotisierende Fasziitis des Skrotums bei geschwächter Immunlage, Gefahr der Entwicklung eines septisch-toxischen Schocks mit hoher Letalität

Proph: ♥ Aktive Impfung gegen Mumps im Kleinkindesalter (heute zusammen mit Masern, Röteln u. Varizellen, 1. Impfung im 12.-15. Lebensmonat getrennt MMR + V, die 2. dann als MMRV-Kombinationsimpfung bis zum Ende des 2. Lj., Priorix-Tetra®)

DD:
- Akutes Skrotum: **Hodentorsion**, Hydatidentorsion, akute Hydrozele
- Traumatische Spermatozele
- Filariose: Lymphangitis und Lymphstauung durch die in den Lymphbahnen sitzenden Nematoden (Wuchereria bancrofti) ⇨ Elephantiasis des Skrotums und der unteren Extremität, Ther: Diethylcarbamazin od. Ivermectin und Glukokortikoide
- Hodentumoren
- Nebenhodentumoren

LEISTENHERNIE

Syn: Inguinalhernie, **Hernia inguinalis**, "Leistenbruch", ICD-10: K40.9

Anatomie: Verlauf des Leistenkanals:

Von dorsal lateral kranial nach ventral kaudal medial, Anfang: **innerer Leistenring** (Anulus inguinalis internus/profundus), ca. 1 cm oberhalb der Mitte des Leistenbandes,
Ende: äußerer Leistenring (Anulus inguinalis externus/superficialis): oberhalb des Tuberculum pubicum

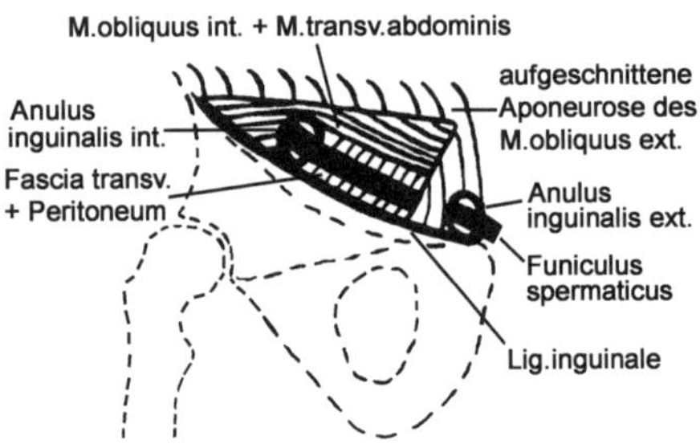

Wände des Leistenkanals:
Ventral: Aponeurose des M.obliquus externus
Dorsal: Fascia transv., Peritoneum parietale
Kranial: Unterrand des M.obliquus internus u. des M.transversus abdominis
Kaudal: Lig.inguinale (= POUPARTI-Band)

Inhalt: **Bei Jungen:**
- Ductus deferens
- A.testicularis, A.ductus deferentis, A.musculi cremasteris
- Plexus pampiniformis (venöses Abflussgeflecht)
- Fascia spermatica interna (= Ausstülpung der Fascia transversalis)
- M.cremaster (kaudale Internusfasern)
- Fascia spermatica externa (= Ausstülpung der Externusaponeurose)
- R. genitalis des N.genitofemoralis, Plexus testicularis (sympathisch)

Bei Mädchen: Lig.rotundum (Lig.teres uteri), IMLACH-Fettpfropf

<u>Ät:</u> – Inkompletter fetaler Bauchwandschluss
– Erhöhter intraabdomineller Druck, z.B. durch Husten, Niesen, Pressen (chron. Obstipation), Aszites (Lebererkrankungen, portale Hypertension), intraabdominelle Tumoren
– Begünstigend sind: **Frühgeburtlichkeit**, Fehlbildungen der Harn- und Geschlechtsorgane, wie z.B. Hodenhochstand oder Blasenekstrophie, Bindegewebsschwäche, angeborene Hydrozele

<u>Epid:</u> ◊ **Häufigste Hernienform** (75 %) des Menschen. 65 % sind indirekte, 20 % direkte Hernien und in ca. 15 % d.F. liegt eine kombinierte Hernie vor. Beidseitige Hernien in 15 % d.F. re. > li. (verzögerter Deszensus des re. Hodens u. späterer Verschluss des Proc.vaginalis)
◊ <u>Prävalenz:</u> 1-2 %, bei **Frühgeborenen** bis 25 %, **m** >> w (bei Kindern 9:1, sonst 8:1)
In Deutschland 20.000 Operationen/Jahr bei Kindern <14 J.
◊ <u>Prädisp.alter:</u> **1. Lj.**, insb. bei Frühgeborenen (u. 55.-75. Lj.)

<u>Etlg:</u>

<u>Indirekte (laterale) Leistenhernie:</u> Verläuft aus dem **inneren Leistenring** (Anulus inguinalis profundus, liegt lateral der Vasa epigastrica) durch den Leistenkanal zum äußeren Leistenring (Anulus inguinalis superficialis). Der Bruchsack ist von Kremasterfasern umgeben und kann bis zum Skrotum reichen. Entsteht durch ausbleibende Obliteration (Verklebung) des **Processus vaginalis** peritonei nach dem Descensus testis (= kongenital, **angeboren**) oder durch Erweiterung des inneren Leistenringes u. Vorstülpung von Peritoneum in den Leistenkanal (= **erworben**), eher **Kinder** und Frauen.

<u>Direkte (mediale) Leistenhernie:</u> Die Durchtrittsstelle liegt medial der Vasa epigastrica (Fossa inguinalis medialis, HESSELBACH-Dreieck), der Bruchsack durchsetzt **die Bauchdecke** (Fascia transversalis) **senkrecht auf direktem Weg** u. verläuft zum äußeren Leistenring (keine Beziehung zum Inneren des Samenstrangs), **erworben**, meist (ältere) Männer.

indirekter Leistenbruch

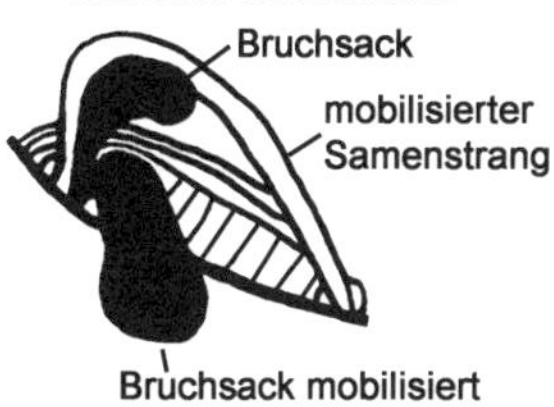

direkter Leistenbruch

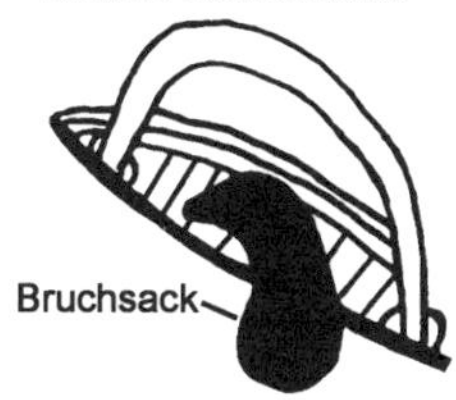

<u>Klin:</u> ⇒ Neugeborene/Säuglinge: meist schmerzlose Schwellung (sichtbar und tastbar) in der Leistengegend, oftmals **zufällige Entdeckung** beim Wickeln oder Baden, Schwellung der Leiste beim Schreien und Rückbildung in Ruhe
⇒ Ältere Kinder: **Schmerzen in der Leiste** (Ausmaß der Beschwerden korreliert aber nicht mit der Größe der Hernie), Schwellung bei körperlicher Belastung, Pressen od. Husten
⇒ Bei Einklemmung: starke Bauchschmerzen (Kind zieht die Beine an, schreit, weint), Erbrechen (schnell und reflektorisch bedingt od. im Intervall bei Darmverschluss)

<u>Diag:</u>
1. Anamnese und klinische Untersuchung: Inspektion: Vorwölbung in der Leistenregion
2. Palpation: digitale Austastung des Leistenkanals (Hustenanprall) nur bei größeren Jungen möglich, bei kleinen Kindern äußere Palpation von Asymmetrien
   Tastbarer Austritt des Bruchsackes am äußeren Leistenring (= Hernia completa)
   Bruchsack bis ins Skrotum tastbar (= Hernia scrotalis)
3. Sonographie: Darstellung der Bruchpforte bzw. des Bruchsacks, farbkodierte Duplexsonographie zur Lokalisation und Darstellung der epigastrischen Gefäße

<u>Ther:</u>
- <u>Operativ:</u> Ind: Ist mit der Diagnosestellung wegen Gefahr der Inkarzeration immer gegeben (**keine Spontanheilung**!). Bei kleiner asymptomatischer Hernie elektive Op innerhalb von 4 Wo., bei großer Hernie mit reponierbarem Bruchinhalt operativer Verschluss innerhalb von 24-48 Std. (Abschwellung des Ödems), bei akuter Inkarzeration Notfall-Op

- Anästhesie: bei kleinen Kindern in **Vollnarkose**, bei älteren ggf. auch in Spinalanästhesie und als tageschirurgischer Eingriff mögl.
- Op (ist deutlich verschieden zur Op des Erwachsenen, da i.d.R. keine Schwäche von Faszie oder Muskulatur vorliegt): kleiner Leistenschnitt, hohe **Abtragung des Bruchsacks und Verschluss am inneren Leistenring** (Op n. FERGUSON, ob der Leistenkanal dabei eröffnet wird od. nicht, ist weniger bedeutsam). Bei weitem inneren Leistenring Fixierung des Musculus obliquus internus an der Basis d. Leistenbandes (Naht n. GROB). Bei Mädchen: Bruchsack wird mit adhärentem Lig.rotundum präpariert u. nach Durchtrennung des Ligaments transmuskulär unter dem Musculus obliquus int. fixiert (Op n. FERGUSON/BASTIANELLI) ⇨ Ligament hat wieder guten Halt an der Bauchdecke.
- Bei älteren Kindern Verstärkungsmethode n. SHOULDICE ("Canadian repair"): nach Abtragung und Verschluss des Bruchsacks Spaltung und **Doppelung** der Fascia transversalis mit fortlaufender Naht + Naht des M.obliquus int. u. des M.transversus an das Leistenband oder n. BASSINI: Naht des M.obliquus internus und des M.transversus abdominis unter dem Samenstrang durch an die Innenfläche des Leistenbandes, der Samenstrang wird dann mit der Externusaponeurose gedeckt.
- Für Säuglinge/Kinder auch **laparoskopisches Verfahren** mögl., dabei wird der offene Proc.vaginalis von innen (= abdominell) mit einer nicht-resorbierbaren Z-Naht verschlossen (Vorteile der Methode sind umstritten u. bisher höhere Rezidivrate).
- Verstärkungsmethoden der dorsalen Leistenkanalwand mit Implantation von Netzen werden bei Kindern nicht durchgeführt (die Netze wachsen nicht mit).

• Postoperativ: **Mobilisation noch am Op-Tag**, Fäden ex am 10. Tag (od. resorbierbare Fäden u. Wundkleber). Kein Sport, keine schweren Lasten für 10 Wochen.

Prog: mit Op **gut**, Rezidivrate 1-4 % bei Kindern

Kompl: * Im Bruchsack können Darm, Netzanteile, bei Mädchen auch ein Ovar enthalten sein ⇨ **Inkarzerationsgefahr**, Koteinklemmung, Bruchentzündung (Inflammatio herniae) mögl.

Op: * Postoperativer **Harnverhalt, Hämatom, Serom, Wundinfektion**
* Verletzung oder **Einengung** der Vasa spermatica (meist zu stark verengter innerer Leistenring) ⇨ Hodenschwellung durch Abflussbehinderung, im Extremfall ischämische Orchitis mit **Hodenatrophie** od. -nekrose ⇨ Ther: frühzeitige Revision
* Hodenhochstand
* Durchtrennung des Ductus deferens ⇨ Ther: Adaptation über Catgut-Schiene
* Darm-, Blasenläsion od. weibliche Adnexverletzung (insb. bei Gleithernie des Ovars bei Mädchen) mit Peritonitis
* Verletzung inguinaler Nerven ⇨ Sensibilitätsstörungen, inguinale Schmerzen
* Verletzung/Einengung der A./V.femoralis, V.iliaca ext. mit Thrombose oder Embolie
* **Rezidiv** und Rerezidiv nach einer Rezidiv-Op

DD:
- **Leistenlymphome**: neoplastisch, entzündlich ⇨ Suche nach Fokus, z.B. Fußmykose
- Funikulozele, Hydrozele, **Hodenhochstand**
- **Adduktorensehnen-Zerrung**: Druckschmerz am Ursprung der Adduktorensehnen am Os pubis, insb. bei Sportlern (z.B. Grätschbewegung beim **Fußball**!)
- Weichteiltumoren: Lipome, Malignome (Sarkom), Metastasen
- Schenkelhernie, Senkungsabszess (urogenitale Infektionen, Morbus CROHN)
- Varikosis der V.saphena magna, Aneurysma v. Becken-/Beinarterien
- Hernia scrotalis ⇨ DD: Hydrozele, Varikozele, Lipome, Hodentumoren

KINDERONKOLOGIE

TUMOREN IM KINDESALTER

Ät: – Idiopathisch = keine direkte Ursache zu finden
– Endogene Faktoren: chromosomale Erkrankungen, Immundefekte, Fehlbildungen
– Exogene Faktoren: chemische Kanzerogene, onkogene Viren, Medikamente, Strahlung

Path: ♦ 1/3 der Tumoren im Neugeborenen- und Kindesalter sind embryonalen Ursprungs
♦ *(Karzinome sind im Gegensatz zu Erwachsenen eine Rarität)*

Epid: ◊ Inzidenz: **selten**, alle malignen Erkrankungen im Kindesalter (bis zum 15. Lj.) zusammen 14/100.000 Kinder/Jahr (⇨ **2.200 Neuerkrankungen/Jahr** in Deutschland), die kumulative Inzidenz (von 0-15 J. zusammengefasst) beträgt **0,2 % aller Kinder**. Trotzdem auch heute noch **zweithäufigste Todesursache** bei Kindern nach der Neugeborenenperiode.
◊ Insg. etwas mehr Jungen als Mädchen betroffen (m > w = 1,2:1)
◊ Statistische Zentrale für Deutschland: Deutsches Kinderkrebsregister am IMBEI, Universitätsmedizin der Johannes-Gutenberg-Universität, Obere Zahlbacher Str. 69, 55131 Mainz, Tel.: 06131 17-3252, Internet: www.kinderkrebsregister.de

Etlg: Verteilung der Tumoren: (Daten des Deutschen Kinderkrebsregisters, 2019)
30 % **Leukämien** (insb. **akute** Formen = **ALL**, AML)
24 % **ZNS-Tumoren**, häufige Hirntumoren beim Kind: Medulloblastom (embryonal), Astrozytom, Ependymom, Kraniopharyngeom
15 % **Maligne Lymphome** (HODGKIN-Lymphome und Non-HODGKIN-Lymphome)
6 % **Weichteiltumoren** (z.B. Rhabdomyosarkom, Fibrosarkom, Synovialsarkom usw.)
6 % **Neuroblastom** (Tumoren des sympathischen Nervensystems)
5 % **Nephroblastom** = WILMS-Tumor (Niere)
5 % **Knochentumoren** (insb. Osteosarkom u. EWING-Sarkom)
4 % Keimzelltumoren
2 % Retinoblastome (embryonal, spontan od. aut.-rez. erblich)
Rest (3,5 %): Histiozytosen, Hepatoblastom, Pankreatoblastom, epitheliale Tumoren (= Karzinome, 3 % ⇨ beim Erwachsenen ist dies die häufigste Tumorentität)

Klin: Früh-/Warnsymptome maligner Erkrankungen im Kindesalter:
⇒ Normozytäre Anämie ⇨ Blässe u. Abgeschlagenheit, Thrombozytopenie ⇨ Petechien als Hinweis auf eine Leukämie od. Knochenmarkmetastasen
⇒ Kopfschmerzen und Erbrechen (insb. nüchtern) ⇨ Hirntumoren
⇒ Lokale Schwellung und Schmerzen >4 Wo. an den Knochen ⇨ Knochentumoren
⇒ Lokale Weichteilschwellung >6 Wo. ⇨ Sarkome
⇒ Untypische Symptome >6 Wo., keine Besserung auf Therapien ⇨ DD einer malignen Erkrankung ausschließen

Prog: Die **Heilungschancen** maligner Erkrankungen sind im Kindesalter heute **sehr gut** (je nach Tumor 30- bis 95%ige Heilungswahrscheinlichkeit).
In der westlichen Welt gibt es durch Therapiefortschritte mittlerweile **82 %** Langzeitüberlebende (= überleben mindestens 15 Jahre nach Erkrankung, Kinderkrebsregister 2018).
Die 5-JÜR aller Tumoren bei Kindern u. Jugendlichen bis 15 J. liegt bei 83 % (RKI, 2010).
80-90 % sind bei uns in **Therapieoptimierungsstudien** eingeschlossen und werden in **kinderonkologischen Zentren** betreut.
Selbsthilfegruppen: Deutsche Kinderkrebsstiftung e.V., Adenauerallee 134, 53113 Bonn, Tel.: 0228 68846-0, Fax: -44, Internet: www.kinderkrebsstiftung.de

Studien-Portal bei Kinderkrebsinfo der Charité, Berlin, Internet: www.kinderkrebsinfo.de
Internetseiten für Kinder: www.onko-kids.de
Weitere Informationen: www.nachsorge-ist-vorsorge.de, www.pancare.eu

Kompl: * Risiko durch die Chemo- u./od. Radiotherapie: für spätere **Sekundärneoplasien** und bei genetischer Disposition zu Mehrfachmalignomen liegt nach 35 Jahren bei 8,2 % und damit 6-7fach höher als in der Allgemeinbevölkerung (Daten Dt. Kinderkrebsregister, 1980-2014), am höchsten bei der Ther. einer ALL (s.u.). Nach Chemotherapie sind dies insb. Leukämien (AML, myelodysplastische Syndrome), nach Radiatio sekundäre Zweittumoren.

* Weitere Spätfolgen: **Kardiomyopathie** (insb. Anthrazykline), Herzklappenfehler, Lungenfunktionsstörungen, Nierenfunktionsstörungen,
Hörminderung (Platinpräparate), Kleinwuchs u. hypergonadotroper Hypogonadismus (Schädelbestrahlung),
Schilddrüsenfunktionsstörungen (Hypothyreose, Tyrosinkinase-Inhibitoren),
Polyneuropathie,
metabolisches Syndrom,
Osteoporose,
Fatigue-Syndrom, PTBS (posttraumatische Belastungsstörung), Depression, Insomnie und **neurokognitive Beeinträchtigungen**
⇨ daher sollten die Kinder nach erfolgreich abgeschlossener, onkologischer Therapie eine Langzeitnachbeobachtung erhalten (derzeit sind dies ca. 30.000 Kinder/Erwachsene in Deutschland). Die 10-Jahresmortalität ist durch die Spätfolgen ca. 3fach erhöht gegenüber der Normalbevölkerung.
2/3 der Betroffenen haben oder entwickeln innerhalb von 30 Jahren Spätfolgen (CCS-Studie in den USA).
Allgemeine Altersphänomene (wie z.B. das Ergrauen der Haare usw.) treten im Verlauf des Lebens 5-10 Jahre früher ein.

* **Herabgesetzte Fertilität** (für Frau und Mann) in 25-35 % d.F. (u. damit um ein Vielfaches höher als in der Allgemeinbevölkerung) durch ovarielle Insuffizienz oder Azoospermie. Je nach Tumor u. geplanter Therapie können/sollten vorab Eizellen / Ovarialgewebe bzw. Spermien / Hodengewebe kryokonserviert werden (weitere Informationen im Internet bei: www.fertiprotekt.de). Bei einer späteren Schwangerschaft wurde kein erhöhtes Risiko für Fehlbildungen bei den Nachkommen beobachtet.

Schmerztherapie

Ind:
- **Palliative** Schmerztherapie bei **finaler Tumorerkrankung**, Tumorrezidiv, **Knochenmetastasen**, pathologischer Fraktur, Tumornekrose an den Schleimhäuten (Ulzeration)
- Nervenkompression durch den Tumor
- Viszerale Tumorinfiltration/Metastasen (⇨ intestinale Obstruktion) oder Weichteilinfiltration
- Hirnödem, Leberkapselschmerz, Aszites, Lymphödem, venöse Ödeme
- Phantomschmerz nach Extremitätenamputation, SUDECK-Syndrom
- Iatrogen: vor/bei/nach diagnostischen od. therapeutischen Eingriffen, Op-Narben, Nervenläsionen, Postthorakotomiesyndrom, postoperative Kontrakturen, Strahlenfibrose (Plexusfibrose, Osteoradionekrose, Mukositis, Neuropathie), Tumorembolisation, Chemotherapie

Diag:
1. Anamnese (Grunderkrankung, Krankheitsstadium, Begleiterkrankungen), **Schmerztagebuch** führen lassen (Schmerzdauer, Intensität [KUSS-Skala von 1-10, s.o., Kap. Klinische Untersuchung], Lokalisation u. Ausstrahlung, beeinflussende Faktoren, Begleitbeschwerden)
2. Klinische Untersuchung: neurologische Ausfälle, DMS
3. Je nach Form und Lokalisation der Schmerzen erforderliche spezifische Diagnostik durchführen (z.B. zur Klärung Tumorrezidiv, Metastasierung usw.)

Allgemein:
- Mit der Schmerztherapie **frühzeitig beginnen**! Chronische Schmerzen führen zur Ausbildung eines sog. „Schmerzgedächtnisses“ und diese sind dann therapeutisch schwerer zu beeinflussen.
- Behandlung gem. dem Stufenschema (s.u., Tab.)

- Bei Dauerschmerzen **regelmäßige Medikation** (Einnahmeplan für das Kind erstellen), keine Einnahmepause oder Verordnung „nur bei Bedarf" (außer für Zusatzmedikation zum Abfangen von extremen Schmerzspitzen)
- Ausreichend **hohe Dosierung** (keine Scheu vor hohen Dosen, Maximaldosis ausschöpfen bevor eine Kombinationstherapie begonnen wird), **langwirksame** Präparate (Retardpräparate) und orale, rektale od. transdermale Applikation bevorzugen
- **Psychoonkologische Betreuung** des Kindes und der Eltern (Rooming-in mit den Eltern, menschliche Zuwendung, Krisenintervention, Gesprächstherapie)

Stufenschema gem. WHO zur Behandlung von chronischen Tumorschmerzen

Stufe 1	normale Analgetika			
Stufe 2	normale Analgetika	schwache Opioide		
Stufe 3	(±)		starke Opioide	
Stufe 4	(±)	(±)		invasive Schmerztherapie

Stufe:
1. **Normale Analgetika** (Nichtopioidanalgetika): rektal od. oral appliziert
2. Stufe 1 **+ schwache Opioide**: oral od. rektal appliziert
3. **Starke Opioide** ± Stufe 1: oral, rektal od. transdermal appliziert
4. Invasive Schmerztherapie: **intravenös, intramuskulär, subkutan, epidural, intrathekal** appliziert oder regionale Schmerzblockade

Präp.:
- Normale Analgetika / NSAR (in Klammern Beispiele für Handelsnamen und übliche gewichtsadaptierte Dosierung/Tag [in eckiger Klammer max. Tagesdosis]):
  - **Paracetamol** ist das Mittel der Wahl für alle Schmerzarten und zur Fiebersenkung bei Kindern (ben-u-ron®, 3-4 x 10-15 mg/kgKG [75 mg/kgKG]) als Suppositorium od. oral
  - **Ibuprofen** (nicht <3 Monate geben, Nurofen®, 3 x 5-10 mg/kgKG [40 mg/kgKG]), gut bei Gelenk-, Hals-, Ohren-, Kopfschmerzen und zur Fiebersenkung
  - Metamizol (nicht <3 Mon. geben, Novaminsulfon®, Novalgin®, 4 x 8-16 mg/kgKG [75 mg/kgKG]), gut bei Bauchschmerzen, seltene NW: Agranulozytose, Anaphylaxie
  - Diclofenac (Voltaren®, 3 x 12,5-50 mg, für Jugendliche ab 14 J. zugelassen)
  - Anmerkung: Acetylsalicylsäure (ASS, Aspirin®) sollte bei Kindern eher nicht gegeben werden, wegen der potenziellen NW des REYE-Syndroms. Die selektiven COX-2-Inhibitoren (Ind. bei Arthrose od. Arthritis): Celecoxib od. Etoricoxib sind erst ab 18/16 J. zugelassen.
- Schwache Opioide: **Tramadol** (Tramal®, 3 x 1-2 mg/kgKG [8 mg/kgKG]), Nalbuphin (Nalpain®, i.v. od. i.m., 4 x 0,05-0,3 mg/kgKG [1,8 mg/kgKG])
- Starke Opioide (unterliegen der BtMVV, erfordern ein BtM-Rezept u. bei Kindern besondere Erfahrung im Umgang, z.B. Sauerstoffsättigung in den ersten 48 Std. überwachen):
  - Morphin (oral, erst >12 J. einsetzen, MST®, 4 x 0,1-0,3 mg/kgKG [2 mg/kgKG])
  - I.v., i.m. od. s.c. Opiatanalgesie: **Morphin** (MSI®-Ampullen, i.v. 10-30 µg/kgKG als Dauerinfusion/Std. od. als Boli, i.m. u. s.c. 50-200 µg/kgKG [wird titriert nach Wirkung, daher keine Maximaldosisangabe])
  - **Piritramid** (Dipidolor®, i.v. 20-40 µg/kgKG [0,4 mg/kgKG]) zur Behandlung von Schmerzspitzen; längere Applikation auch mittels s.c. Katheter und Pumpe mögl.
- Zusätzliche Medikamente (Adjuvantien):
  - **Antiemetika** (Metoclopramid, MCP® od. Dimenhydrinat, Vomex A®) bei Übelkeit/Erbrechen. Bei Chemotherapie stark wirksame, wie Ondansetron [Zofran®, 0,1 mg/kgKG], ggf. + Dexamethason, ggf. + Aprepitant [Emend®] od. Fosaprepitant i.v. [Ivemend®].
  - Quellstoffe od. Laxanzien (osmotisch wirksames Macrogol, Movicol®Junior oder stimulierend wirksames Bisacodyl, Dulcolax®) bei Obstipation
  - Spasmolytika (Butylscopolamin, Buscopan®; Metamizol wirkt auch spasmolytisch) bei kolikartigen Schmerzen
  - Antikonvulsiva: Pregabalin (Lyrica®), Gabapentin (Neurontin®) od. Carbamazepin (Tegretal®) bei neuropathischen Schmerzen/Phantomschmerzen
  - Glukokortikoide bei entzündlichem Prozess, Hirnödem, Rückenmarkkompression
  - Magenschutz: H_2-Blocker (z.B. Cimetidin od. Ranitidin) od. Sucralfat (Ulcogant®)

- Lokale Schmerztherapie bei Kindern: Aufkleben eines großflächigen Lidocain-/Prilocain-Hautpflasters („**Zauberpflaster**", EMLA®) über dem betroffenen Dermatom (z.B. 60 Min. vor Punktionen), alternativ auch zum Einreiben (EMLA®Creme)
- Neugeborene: orale Gabe von 2 ml einer **Glukose-20%ige**-Lösung ist analgetisch wirksam, z.B. vor diagnostischen Eingriffen od. Impfungen geben
- Für kurze Eingriffe (z.B. in der Traumatologie od. Verbrennungsmedizin): 50%iges **Lachgas**/Sauerstoffgemisch (N_2O + O_2, LIVOPAN®) über eine Maske (Kind atmet selbst)

  Zur Sedierung kann Midazolam (Dormicum®) eingesetzt werden.
- Unterstützende Maßnahmen: Krankengymnastik, physikalische Therapie, Lymphdrainage, TENS (transkutane elektrische Nervenstimulation)
- Invasive Schmerztherapie (wird meist vom Anästhesist/**Schmerztherapeut** durchgeführt):
  - Epidurale od. intrathekale Opiatanalgesie mit Morphin über einen Katheter
  - Regionale Schmerzblockaden: Plexus coeliacus und Interkostalblockade als chemische Neurolyse (5%iges Phenol), Intrapleuralblockade mit Bupivacain (Carbostesin® 0,5%ig)
- Operativ: Ind: finale Erkrankung und Versagen aller anderen analgetischen Methoden
  - DREZ-Läsion (dorsal root entry zone): Koagulation od. Chemoneurolyse (mit Phenol-Glyzerin) der afferenten Schmerzbahn im Bereich der Hinterwurzel am Rückenmark od. auch operative Durchtrennung der Hinterwurzelnerven (Rhizotomie) mögl.
  - Chordotomie: offene operative Durchtrennung od. perkutane Thermoläsion/Radiofrequenzablation des Tractus spinothalamicus im Rückenmark in Höhe C1/C2
  - Intrathekale Neurolysen, Thermokoagulation des Ganglion trigeminale GASSERI
- Radiatio: punktuelle Bestrahlung bei Knochenmetastasen
- Weitere Informationen für Ärzte u. Patienten: www.deutsches-kinderschmerzzentrum.de

Kompl:
* Nichtopioidanalgetika: Magenschmerzen, Gastritis, Ulcus ventriculi, Ulkusperforation
* Opioide: Limitierend in der Dosissteigerung ist die **Obstipation**, daneben Miktionsstörungen mit Harnverhalt, Übelkeit, Erbrechen, Trinkschwäche, **Sedation**, Verminderung des Reaktionsvermögens, Schwindel, Miosis, **Atemdepression** (Antidot bei Intoxikation: Naloxon). Das mögliche Abhängigkeitspotential spielt bei der Behandlung chronischer Tumorschmerzen keine Rolle.

LEUKÄMIEN

Syn: Leukämie = „weißes Blut" n. Virchow (1845), alter Begriff auch Leukose, ICD-10: C95.90

Ät:
- Letztlich **meist unklar**
- Genetische Disposition, die zu Mutationen in der lymphatischen Zellreihe führt: **Translokationen**, z.B. t(12;21) ist die Häufigste mit ca. 30 % d.F. (u. guter Prog.), t(9;22) = PHILADELPHIA-Chromosom od. t(1;19) oder mehrfache Translokationen (MLL-Gen, 11q23-Aberration, ungünstige Prog., insb. Kinder <1 Jahr), fehlende oder überzählige Chromosomen od. Chromosomenabschnitte, z.B. DOWN-Syndrom (20fach höheres Risiko für eine Leukämie bei Trisomie 21!)

  Risikofaktoren: Ionisierende Strahlung (z.B. CT), chemische Mutagene (Benzol), Pestizide, Zytostatika ⇨ diese Risikofaktoren sind für Kinder alle eher selten anzunehmen, sodass meist eine **Spontanmutation** angenommen werden kann.
- Infektiös: HTLV-1-Virus ursächlich für T-Zell-Leukämie (insb. in Japan, in Europa äußerst selten), Infektionen (Kindergarten!) und Impfungen haben eher einen protektiven Effekt
- **Hereditär**: bei FANCONI-Anämie (aut.-rez. od. X-chrom. erbliche Panzytopenie mit Defekt von DNA-Reparaturgenen), Ataxia teleangiectatica (aut.-rez. erblicher Defekt des DNA-Reparatursystems, bis 1.000fach höheres Risiko für eine Leukämie)

Path: Klonale ungehemmte **Proliferation** maligner transformierter Lymphoblasten (Lymphozyten) od. Myeloblasten (Granulozyten, Monozyten, Erythrozyten) u. funktionsuntüchtiger Vorstufen **im Knochenmark** und den lymphatischen Organen ⇨ **Verdrängung** normaler blutbildender Zellen (führt zu Anämie, Thrombozytopenie und Leukozytopenie), Ausschwemmung von **Blasten in Blutbahn** ⇨ Zellen reichern sich in lymphatischen Organen an, Infiltration und Vergrößerung der Lk, Milz, Leber, Hoden, Meningen u. Thymus

<u>**Epid:**</u>
◊ Leukämien sind die **häufigste Tumorentität** im Kindesalter, m > w (= 1,2:1)
◊ <u>Inzidenz:</u> 5/100.000/Jahr bis zum 15. Lj., damit ca. 600 Fälle/Jahr in Deutschland (zum Vergleich: es erkranken ca. 11.500 Erwachsene/Jahr in Deutschland, insb. an CLL/AML)
◊ Kinder: überwiegend **akute Leukämien (ALL)** (Erwachsene meist chronische od. AML)
◊ Prädisp.alter: Häufigkeitsgipfel bei der ALL ca. **2.-5. Lj.**

<u>**Etlg:**</u>
LL (ALL, <u>a</u>kute <u>l</u>ymphatische <u>L</u>eukämie), **83 % aller Leukämien bei Kindern**, ICD-10: C91.0, 80 % sind B-Zell-Lymphome (B-LL) od. kombiniert, 20 % T-Zell-Lymphome (T-LL)
AML (akute myeloische Leukämie), 15 % d.F., ICD-10: C92.0
CLL (chronische lymphatische Leukämie, gehört zu den niedrigmalignen Non-HODGKIN-Lymphomen), sehr selten (<1 %), ICD-10: C91.1
CML (chronische myeloische Leukämie), selten (2 %), ICD-10: C92.1
CMML (chronische myelomonozytäre Leukämie), ICD-10: C93.1 und myelodysplastische Syndrome (mit Panzytopenie, ICD-10: D46.9) sind im Kindesalter extrem selten

<u>**Klin:**</u>
⇒ **Schleichender Beginn** (bei akuter Form über Tage, bei chronischer über Monate) mit **Abgeschlagenheit**, verminderter Belastbarkeit, **Blässe**, Appetitlosigkeit, Bauchschmerzen, Erbrechen, Gewichtsabnahme, Fieber, Nachtschweiß
⇒ Je nach Verdrängung der Zellreihen treten auf: **Anämie** mit reduziertem AZ u. Leistungsminderung, Thrombozytopenie mit Blutungsneigung (Petechien, **Nasenbluten**), relative Leukozytopenie (z.B. durch die Granulozytopenie bei der ALL) mit **Infektneigung**
⇒ <u>Sonstige Symptome:</u> **Knochenschmerzen** (oft Erstsymptom, „Kind will nicht mehr laufen"), Hepatomegalie, Splenomegalie, Lymphknotenschwellung (bei chronischen Verlaufsformen ausgeprägter), Hirndruckzeichen, Sehstörungen, Kopfschmerzen u. Krampfanfälle (bei Meningeosis leucaemica), Atemnot (bei Mediastinaltumor), Tränendrüsenschwellung mit Protrusio bulbi (MIKULICZ-Zeichen), Gingivahyperplasie, Hodenschwellung

<u>**Diag:**</u>
1. Anamnese u. klinische Untersuchung: Lk?, Organgrößen, Auskultation, neurologischer Status, Blutungszeichen
2. Labor: Diff-BB mit Beurteilung der Blastenmorphologie, im Blutausstrich: Blastennachweis, Harnsäure u. LDH meist erhöht. Cave: Ausschwemmung von Tumorzellen in das periphere Blut kann anfänglich noch nicht vorhanden sein (aleukämischer Verlauf) ⇨ ein <u>normales BB schließt eine akute Leukämie (ALL, AML) nicht aus!</u>
   Zusätzlich: Gerinnung, Nierenretentionswerte, Leberwerte, Blutgruppe bestimmen
3. **Knochenmarkpunktion** (bei Säuglingen am Tibiakopf, ab Kleinkindalter am Beckenkamm): bei ALL Nachweis von >25 % (AML >20 %) der pathologischen Blastenpopulation im KM (Morphologie, Zellgröße, Kernform, etc.). Bestimmung der verschiedenen Subtypen dann durch Immunphänotypisierung und molekulargenetische Differenzierung.
4. Lumbalpunktion: Beurteilung ZNS-Befall? (prognostisch u. therapeutisch wichtig)
5. Sonographie: Organgrößen, Ausschluss Nieren-, Hoden- oder Lk-Befall
6. Weitere Bildgebung: Röntgen-Thorax: Thymusschwellung?, mediastinale Verbreiterung durch Lk?, ggf. Thorax-/Abdomen-CT bei unklarem Befund, MRT-Schädel

<u>**Ther:**</u>
- Diag. u. Ther. in einem spezialisierten pädiatrisch-onkologischem Zentrum durchführen
- <u>Akut/symptomatisch:</u> viel Flüssigkeit, Allopurinol (10-20 mg/kg/Tag, Zyloric®) zur Verminderung der Bildung von Uraten/Harnsäurekristallen durch den erhöhten Zellverfall, bei Hb <7-8 g/dl Ery.-Konzentrate, bei Thrombozyten <10-20.000/µl Thrombozytenkonzentrat, ggf. Antibiose bei Fieber (nach Blutkultur-Abnahme), Schmerztherapie
- <u>Chemotherapie:</u> bei akuter Leukämie in 4 Phasen/Intervallen (die Auswahl der Chemotherapie erfolgt im Tumorboard in einem spezialisierten Zentrum):
  - Remissionserzeugende **Induktionstherapie** (Abtöten von möglichst vielen Leukämiezellen, Dauer: ca. 4 Wo.) mit einer Kombinationschemotherapie + Glukokortikoid je nach Typ, nach der Induktion sollten im KM keine Blasten mehr nachweisbar sein.
  - Extrakompartimenttherapie = intrathekale und/oder hochdosierte Chemotherapie (z.B. Methotrexat) od. Schädelbestrahlung um **ZNS-Mitbeteiligung** zu unterbinden (2 Mon.)

- Reinduktionstherapie zum Abtöten restlicher Leukämiezellen (2 Mon.)
- **Erhaltungstherapie** zur Aufrechterhaltung der Remission (meist Methotrexat 20 mg/m²KOF 1x/Wo. + 6-Mercaptopurin 50 mg/m²KOF/Tag p.os)

Dauer: alle 4 Phasen zusammen bis insg. 2 J. Therapie ab Diagnose

Med: Für alle Gruppen u. Subgruppen von Leukämien gibt es mittlerweile spezielle Protokolle mit verschiedenen Zytostatikakombinationen u. Dosierungen abhängig vom Alter. Auch Antikörpertherapien werden eingesetzt, z.B. Blinatumomab od. Inotuzumab-Ozogamicin bei der ALL.

- KM-Transplantation: ist indiziert bei **Rezidiv** (insb. bei T-Zell-ALL) od. Non-Respondern.
- Gentherapie: gibt es seit 2018, dabei werden umprogrammierte, zuvor entnommene körpereigene T-Zellen, die dann einen chimären Antigenrezeptor gegen CD19 produzieren (sog. **CAR-T-Zellen**) reinfundiert. Diese zerstören dann die CD19-pos.-Krebszellen. Ind: Rerezidiv bei B-Zell-ALL (Tisagenlecleucel, Kymriah®, Kosten: 320.000 EUR), Kompl: akut Zytokinsturm, zentral neurotoxisch
- Psychosoziale Betreuung von Kind u. Eltern
- Informationen: Stiftung Leukämie, Med.Klinik II Uni Frankfurt, Tel.: 069 6301-6365, Fax: -7463, Internet: www.kompetenznetz-leukaemie.de sowie bei www.leukaemie-online.de
  Selbsthilfegruppen: bei Deutsche Leukämie- & Lymphom-Hilfe e.V., Thomas-Mann-Str. 40, 53111 Bonn, Tel.: 0228 33889-200, Fax: -222, www.leukaemie-hilfe.de
  Leitlinie/Literatur bei www.awmf.org (ALL bzw. AML im Kindesalter, Nr. 025-014 v. 2016)

Prog: Eine LL ist heute in ca. **90 % d.F. heilbar**! (mindestens 15 J. Langzeitüberleben), 5-JÜR >90 %, bei AML in 70 % 15 J. Langzeitüberleben. Langzeitfolgen sind aber häufig (s.u.).
Prognostisch günstig sind: Alter (<5 J., je jünger, desto besser), initial geringe Leukozytenzahl im Blut (<25.000/μl), kein ZNS-Befall, schnelles Therapieansprechen (Prednison-Response n. 1 Wo., komplette Remission im KM n. 4 Wo.), kein Rezidiv (od. wenn, spätes)

Kompl:
* Infektionen, Sepsis
* Große Lymphknotenschwellungen ⇨ Atembeschwerden, Ileus, Niereninsuffizienz
* Chronische Leukämien können akut exazerbrieren (sog. **Blastenkrise**, Blastenschub)
* Zytostatika-NW: Pat. haben lange Aplasiephasen und sind hochgradig **infektionsgefährdet**, (⇨ BB, Leukozytenzahl 1x/Wo. kontrollieren, Hygiene!, bei Knochenmarkdepression Isolation erforderlich), allgemein **Haarausfall** (⇨ ggf. Perücke verschreiben), **Übelkeit** und Erbrechen (⇨ Antiemetika, z.B. Ondansetron [Zofran®] od. Granisetron [Kevatril®], + Glukokortikoide als Begleitmedikation), **Gewichtsabnahme**, Osteonekrosen, **Kardiomyopathie** (Peri-, Myokarditis, Rhythmusstörungen)
  Tumorlysesyndrom ⇨ Nierenversagen durch den Zellzerfall, Ther: Rasburicase, Dialyse
  Cave: Impfschutz geht verloren ⇨ **neu Impfen** 3-6 Mon. nach Abschluss der Therapie.
* Langzeitfolgen: Nach der Behandlung einer ALL liegt das Krebsrisiko für **Zweitmalignome** nach 15 J. bei 4 % und nach 30 J. bei 10 % und ist damit 13,5fach **höher** als bei der Allgemeinbevölkerung. Eine **verminderte Fertilität** entwickelt sich bei ca. 25 % d. Pat. (vor Ther. daher ggf. Kryokonservierung von Ei-/Samenzellen durchführen, ist in Deutschland auch eine Kassenleistung)

DD:
- Infektionen (Zytomegalie, Mononukleose)
- Rheumatische Erkrankungen (bei Knochenschmerzen), Coxitis fugax, Osteomyelitis
- Hämatologische Erkrankung (aplastische Anämie, Alloimmunthrombozytopenie)
- Knochenmarkbefall (Knochenschmerzen) bei Lymphomen, Lymphosarkom, Neuroblastom oder soliden Malignomen, z.B. EWING-Sarkom, Rhabdomyosarkom

LYMPHOME

Etlg:
Non-HODGKIN-Lymphome (60 % d.F.), ICD-10: C85.9
HODGKIN-Lymphome (Syn: maligne Lymphogranulomatose, 40 % d.F.), ICD-10: C81.9

Ät: – Letztlich **meist unklar**, familiäre Häufung mögl., **chromosomale Translokationen**
– Immundefekte: WISKOTT-ALDRICH-Syndrom, Ataxia teleangiectatica (LOUIS-BAR-Syndrom)
– Infektionen: HIV, EPSTEIN-BARR-Virus (insb. bei BURKITT-Lymphom), HHV-8, Hepatitis C
– Weiterer Risikofaktor: immunsuppressive Therapie

Path: ♦ Non-HODGKIN-Lymphome: Bei Kindern und Jugendlichen meist **hochmaligne** Proliferation von B- od. T-Lymphozyten ausgehend vom **Lymphsystem** (Lymphknoten od. Thymus), frühe Metastasierung mit Infiltration von ZNS, Organen und Knochenmark (der Übergang zu den Leukämien ist damit fließend); die wichtigsten Subtypen sind:

BURKITT-Lymphom (insb. in Zentralafrika vorkommend): ausgereifte B-Zellen, Translokation Chrom. 8 (c-myc-Onkogen), bei >25 % Blasten im KM entspricht dies einer B-Zell-ALL

Lymphoblastisches Lymphom: unreife T-Zellen, insb. mediastinaler Befall

Anaplastische (großzellige) Lymphome: sind selten

♦ HODGKIN-Lymphome: meist ausgehend von einem Lk ⇨ Ausbreitung per continuitatem, große **Lymphknotenkonglomerate** (meist zervikal beginnend, sich dann nach mediastinal usw. ausbreitend), zytogenetisch sind klonale B-Zellen ursächlich.

Epid: ◊ Non-HODGKIN-Lymphome: bei Kindern bis 15 J. dritthäufigste bösartige Erkrankung, Inzidenz: selten, 0,8/100.000/Jahr, **m** > w (= 3:1)

◊ HODGKIN-Lymphome: Inzidenz: selten, 0,7/100.000/Jahr bis 15 J., m > w (= 3:2), Prädisp.alter: 15-30 J. u. später 45-60 J.

Klin: ⇒ Non-HODGKIN-Lymphome: meist zervikale (**schmerzlose**) **Lymphknotenschwellung**, Abgeschlagenheit, Gewichtsabnahme, Hepatosplenomegalie

⇒ Bei Mediastinalbefall (T-Zell-Lymphom): Notfall mit Dyspnoe u. Stridor mögl., Atelektasen, Pleuraerguss, Perikarderguss, V.-cava-superior-Kompression

⇒ Bei Befall des GI-Systems (meist B-Zell-Lymphom): Bild eines Akutes Abdomens, meist Ileozäkalregion betroffen (DD: Appendizitis), Ileus, Invagination mögl.

⇒ Bei ZNS-Befall: Parästhesien, Lähmungen, usw.

⇒ HODGKIN-Lymphome: Leitsymptom ist die nichtschmerzhafte (meist zervikale) **Lymphknotenschwellung** ohne Entzündungszeichen

⇒ Allgemeinsymptome (sog. **B-Symptome**): unklarer Gewichtsverlust (>10 % in 6 Mon.), unklares Fieber und/oder Nachtschweiß

⇒ Dyspnoe, Husten, Einflussstauung bei Mediastinalbefall od. Kompression v. Trachea od. Bronchien

⇒ Abdominelle Schmerzen bei seltenerem infradiaphragmalem Befall (Milz, Leber)

⇒ Paraneoplastische Syndrome: nephrotisches Syndrom oder Immunthrombozytopenie

Diag:
1. Anamnese (bei Non-HODGKIN-Lymphomen ist ein sich sehr schnell verschlechternder AZ des Kindes typisch, bei HODGKIN-Lymphomen schleichender Verlauf) und klinische Untersuchung: alle Lk-Gebiete untersuchen
2. Labor: Bei Non-HODGKIN-Lymphomen kann das Blutbild völlig normal sein! Harnsäure und LDH erhöht, evtl. Lymphoblasten im Ausstrich
   bei HODGKIN-Lymphom evtl. Leukozytose, Lymphopenie, oftmals normochrome, normozytäre Anämie, evtl. Eosinophilie, BSG erhöht, LDH erhöht
3. Sonographie: Abdomen, Hals, Axilla, Mediastinum ⇨ Raumforderungen, Lk-Stationen?
   Weitere Bildgebung: Röntgen-Thorax: Mediastinalverbreiterung?, **MRT**/CT von Hals, Nasennebenhöhlen, Thorax u. Abdomen
   Skelettszintigraphie od. PET-CT zur Metastasensuche
4. KM-Punktion: Ausschluss KM-Befall (>5 % Blasten) bzw. Abgrenzung zur ALL
5. Biopsie: Lk od. Primärtumor zur Histologie, Zytochemie, Immunologie u. molekulargenetische Untersuchung. Bei HODGKIN-Lymphomen Nachweis der charakteristischen Tumorzellen (einkernige HODGKIN- und mehrkernige STERNBERG-REED-Zellen)

Ther: • Diagnostik u. Therapie immer in einem spezialisierten pädiatrisch-onkologischem **Zentrum** durchführen!

- Non-HODGKIN-Lymphome:
  - Chemotherapie: bei lymphoblastischen Lymphomen wie bei ALL (s.o.)
  - ZNS: (ohne Befall): systemische Hochdosis-Methotrexat-Therapie + intrathekale Applikation, bei ZNS-Befall: zusätzlich ZNS-Bestrahlung
  - Operativ: wenn mögl. vollständige Resektion von befallenen Lk (keine Teilresektionen)
  - Allgemeine Strahlentherapie: nur bei Rezidiven und palliativ indiziert
  - KM-Transplantation: bei Rezidiv od. schlechtem Ansprechen der Chemotherapie
- HODGKIN-Lymphome:
  - Chemotherapiekombinationen: 2 Zyklen OEPA: Oncovin (= Vincristin), Etoposid, Prednisolon u. Adriamycin. Bei fortgeschrittenem Stadium danach zusätzlich noch 2-4 Zyklen COPDAC: Cyclophosphamid, Oncovin, Prednisolon, Dacarbazin
  - Strahlentherapie: bei vollständigem Ansprechen von 2 Zyklen Chemotherapie keine Bestrahlung, sonst Bestrahlung der betroffenen Lymphknotenstationen mit 10-20 Gy (bei Mädchen u. notwendiger Bestrahlung eines iliakalen Befalls zuvor Ovariopexie = Höherhängen der Ovarien zum Fertilitätserhalt)
- Informationen u. Selbsthilfegruppen s.o., Kap. Leukämien. Leitlinie und Literatur bei www.awmf.org (Non-HODGKIN-Lymphome im Kindesalter, Nr. 025-013 v. 5/2017)

Prog: Non-HODGKIN-Lymphome: rezidivfreies Überleben in ca. 80 % d.F. = Heilung
HODGKIN-Lymphome: sehr gut; 5 JÜR ca. 95%, aber Rezidive auch noch nach >5 J. mögl.

Kompl:
- ∗ Kompressionen von Nachbarorganen, ossärer Befall, Infektionen (Herpes zoster!)
- ∗ Zytostatika-NW (s.o., Kap. Leukämie)
- ∗ NW der Strahlentherapie: Lungenfibrose, Keimzellenschädigung, Hypothyreose, später **sekundäre Zweittumoren** (im Bestrahlungsfeld, insb. Mammakarzinom ⇨ das Risiko liegt 30 Jahre nach der Bestrahlung bei 30%!), Pubertas praecox und vermindertes Längenwachstum durch vorzeitigen Epiphysenfugenschluss (bei Schädelbestrahlung)

DD:
- ALL, CLL (wenn KM-Befall beim Lymphom)
- **Lymphadenopathie** (Lk-Schwellung): lokale (im Zuflussgebiet der Lymphknoten) oder generalisierte (reaktive) **Entzündung/Infektion**, wie bei **Mononukleose** (PFEIFFER-Drüsenfieber ⇨ Halslymphknotenschwellung), **Röteln** (⇨ nuchal/retroaurikuläre Lk), HIV, **Tuberkulose,** Toxoplasmose, Brucellose, Yersinien (⇨ mesenterial), Candida, Sarkoidose, syst. Lupus erythematodes, primärer benigner Lymphknotentumor (CASTLEMAN-Tumor), **Metastase** eines Tumors aus dem Zuflussgebiet der Lymphknoten (z.B. Neuroblastom ⇨ Mediastinum, Kopf-/HNO-Tumor ⇨ Hals-Lk, Extremität ⇨ inguinal/axillär usw.)

HIRNTUMOREN

Syn: Intrakranielle Tumoren, ZNS-Tumoren, engl. brain tumours, *bösartige Neubildung der Meningen und des Gehirns,* ICD-10: je nach Typ u. Lok. C70 - C72.9

Ät: Genaue Ätiologie letztlich unklar, diskutiert werden u.a.
- Spontane Neubildung, onkogene Viren, Karzinogene, ionisierende Strahlung
- Embryonale Fehlbildungen, familiäre, genetische (hereditär) und hormonale Faktoren

Epid:
- ◊ **Zweithäufigste Tumorentität** (nach den Leukämien) bei Kindern (1/4 aller Malignome)
- ◊ Inzidenz: 2-4/100.000/Jahr bei Kindern bis 15 J., ca. **450 Neuerkrankungen/Jahr** in Dtl.

Path: Histologisches Grading (Einteilung bezüglich der Malignität nach KERNOHAN u. WHO, 2007)

G1 - gut differenziert (I) | G3 - schlecht differenziert (III)
G2 - mäßig differenziert (II) | G4 - undifferenziert (IV)

Etlg: **Nach der entwicklungsgeschichtlichen Herkunft**

- # Neuroepitheliale Tumoren (ca. 80 % d.F., auch als **Gliome** zusammengefasst): **Astrozytome**, **Glioblastome**, Oligodendrogliome, **Medulloblastome**, Neurinome, Gangliozytome und -blastome, Spongioblastome, **Ependymome**, **Plexustumoren**, Pinealome
- # Mesodermale Tumoren (ca. 1 %): Meningeome, Sarkome, Angioblastome
- # Ektodermale Tumoren (ca. 10 %): **Kraniopharyngeome**, Hypophysentumoren
- # Keimzelltumoren (ca. 3-5 %, s.u. DD): Dysgerminome, Dermoide, Teratome, Hamartome
- # Intrazerebrale Metastasen: **Lymphome** u. **Leukämien**, Sarkome. Alle anderen kommen nur sehr selten bei Kindern vor: Nierenzellkarzinom, malignes Melanom, Bronchialkarzinom, Mammakarzinom, Prostatakarzinom, Karzinome des Magen-Darm-Traktes

Anatomische Etlg. in Beziehung zur Lage zum Tentorium cerebelli (= bildet eine Trennlinie zwischen Großhirn und Hirnstamm mit Kleinhirn):

- ⩓ Supratentoriell (45 % d.F. bei Kindern) ⇨ Klin: häufig Herdsymptome
- ⩔ Infratentoriell (55 % d.F.) ⇨ Störung der Liquorpassage, Kleinhirnfunktionsstörungen

Klin: **Frühsymptome einer intrakraniellen Raumforderung** ⇨ immer Diagnostik durchführen!

- ⇒ Neu aufgetretene, ungewohnte **Kopfschmerzen**, morgendliches Nüchternerbrechen (Übelkeit bessert sich oft im Tagesverlauf od. kann auch fehlen)
- ⇒ Neu aufgetretene **epileptische Anfälle** (besonders jenseits des Kindesalters)
- ⇒ **Wesensänderung, Verhaltensauffälligkeiten**, Ermüdbarkeit, Konzentrationsstörungen, Antriebslosigkeit, Dysphorie
- ⇒ Neurologische Herdsymptome: Hemiparesen, Sensibilitätsstörungen, Sehstörungen, Sprachstörungen, Geruchsstörungen, Apraxie

Alarmsymptome von Hirntumoren

- ♦ Störungen des Bewusstseins
- ♦ Doppelbilder (Hirnstamm-Affektion), Hirnnervenausfälle
- ♦ Atem- und Kreislaufregulationsstörungen (Medulla oblongata)
- ♦ Stauungspapille (Hirndruck), abnormes Kopfwachstum (Makrozephalie)
- ♦ Positives BABINSKI-Zeichen (Affektion der Meningen)

Allgemeine klinische Symptome der Hirntumoren in Abhängigkeit von der Lokalisation

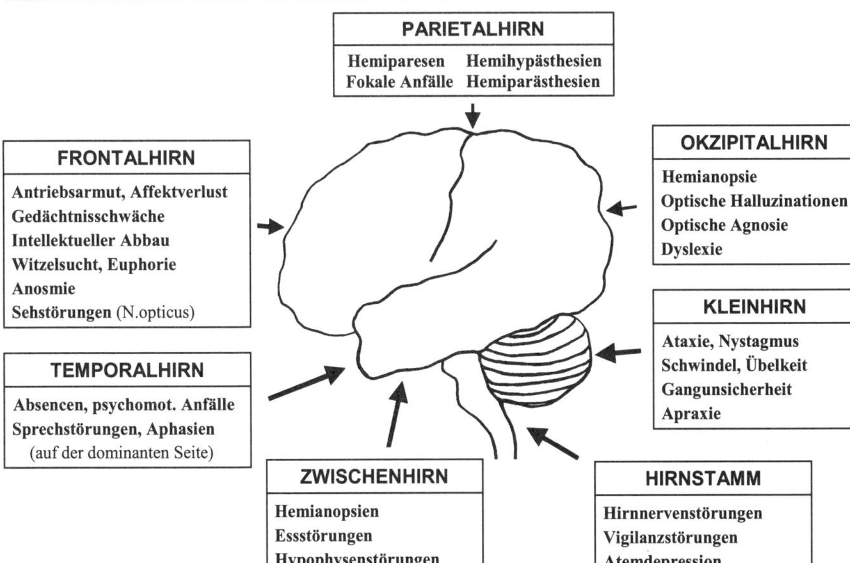

Die **"Klinische Malignität"** (= intrakranielle Komplikationen unabhängig von der Dignität des Hirntumors) wird bestimmt durch folgende Auswirkungen:

- ➲ Primäre Raumforderung + **weitere Raumforderung** (insb. durch das perifokale Ödem)
- ➲ **Massenverschiebungen** und Herniationen (s. Abb.) ⇨ **Einklemmungssymptome** bis hin zur Dezerebration
- ➲ Direkte oder indirekte Beeinträchtigung der **Durchblutung** ⇨ Apoplexie mögl., Hirnmassenblutung durch Gefäßarrosion im Tumorgebiet („apoplektisches Gliom")
- ➲ Beeinträchtigung der **Liquorzirkulation** (Hydrozephalus) ⇨ **Hirndruck erhöht**
- ➲ Direkte oder indirekte Beeinträchtigung der **vitalen Zentren** im Hypothalamus und Hirnstamm (insb. bei den infratentoriellen Tumoren)
- ➲ Vorschädigungen (z.B. Gefäßanomalien, TIA, Infarkte)

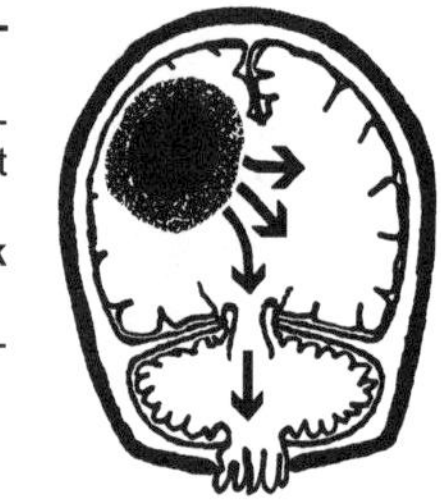

Diag:
1. Anamnese (u. Fremdanamnese, z.B. Anfälle, Wesensänderung) und klinische Untersuchung: Reflexstatus, neurologische Defizite, Augenhintergrund spiegeln (Stauungspapille als Hirndruck-Zeichen?), Hörvermögen
2. Bildgebung: Sonographie bei noch offener Fontanelle mögl. (Säuglingsalter)
   MRT (u. ggf. CCT) T1-, T2-gewichtet u. FLAIR-Sequenz (fluid attenuated inversion recovery), ab 1. Lj. mit KM (Gadolinium) von Schädel u. Rückenmark ⇨ Raumforderung, perifokales Ödem, Verkalkungen (CCT), ggf. Angiographie bei Gefäßmissbildungen
3. Stereotaktische **Biopsie** (nach vorheriger exakter Ausmessung im CT od. PET-CT) mit Zielgerät über ein kleines Bohrloch ⇨ Histologie (bei sehr großen, primär inoperablen Tumoren indiziert, um die Diagnose zu sichern)

Ther:
- Operativ: wenn immer mögl. zumindest subtotale oder besser **totale Tumorexstirpation**: Kraniotomie und makro- oder **mikrochirurgische Op**, neuerdings auch endoskopisch (mit speziellen Miniendoskopen und Spezialinstrumenten/Laser, z.B. für Op am Ventrikelsystem bei Okklusivhydrozephalus) mögl. Perioperative Antibiotikaprophylaxe mit einem Cephalosporin.
  - Bei nur subtotal resezierten Tumoren Grading III od. IV lokale Chemotherapie durch Einlage von BCNU (1,3-bis(chlorethyl)-1-nitrosourea, Carmustine) in das Tumorbett
  - Postoperativ: Intensivtherapie für meist 1-2 Tage, MRT-Kontrolle 2 Tage postop.
  - Liquordrainage bei Hydrozephalus und Gefahr der Einklemmung
- Konservativ/Nachbehandlung nach Op:
  - **Radiatio** (50-55 Gy) bei inoperablen Tumoren, postoperativ je nach Typ
  - Je nach Typ auch zusätzliche **Chemotherapie** (Die meisten Kinder werden heute im Rahmen von Studien an spezialisierten kinderonkologischen Zentren behandelt.)
- Symptomatische Ther:
  - Med: Glukokortikoide zur Behandlung des Hirnödems/Hirndruck (initial 1mg/kgKG/Tag für 3-5 Tg., dann reduzieren, Dexamethason, Fortecortin®) und Oberkörperhochlagerung
  - Wurden präoperativ Antiepileptika wegen zerebraler Anfälle gegeben, sollten diese postoperativ noch ein ½ Jahr weiter gegeben und dann ausgeschlichen werden.
  - Schmerztherapie bei Tumorschmerzen mit normalen Analgetika + Opiate (z.B. Morphinsulfat, MST®) nach einem festen Stufen- und Zeitplan (s.o., Kap. Schmerztherapie)
- Allgemeine Verhaltensregeln nach Hirntumoren-Op: längere Ruhephasen, ausreichend Schlaf, Cave: Zentral wirksame Medikamente haben meist einen verstärkten Effekt!
- Selbsthilfegruppen: Deutsche Hirntumorhilfe e.V., Karl-Heine-Str. 27, 04229 Leipzig, Tel.: 0341 59093-96, Fax: -97, Internet: www.hirntumorhilfe.de

  Leitlinie u. Literatur bei www.awmf.org (Stichwort: ZNS-Tumoren im Kindes- u. Jugendalter, Nr. 025-022 v. 9/2016)

Kompl:
- ∗ **Erhöhter Hirndruck** ⇨ rasche klinische Verschlechterung des Patienten
- ∗ **Einblutung** in das Tumorgebiet ("apoplektisches Gliom") mit akuter klinischer Verschlechterung des Zustandes des Patienten

* <u>NW der Ganzhirnbestrahlung:</u> Wachstumsverzögerung durch vermindertes STH (Ther: Wachstumshormongabe), Pubertas praecox und vermindertes Längenwachstum durch vorzeitigen Epiphysenfugenschluss, Hypothyreose (vermindertes TSH), psychomentale Retardierung mit neurokognitiven Einschränkungen (Gedächtnis, Konzentration, usw.)

<u>DD:</u>
- **<u>Keimzelltumoren</u>** (Missbildungstumoren): **Dysgerminome, Teratome, Dermoide** (typisch im Kindesalter, Lok: parapontin, parapituitär, Oberkiefer-Augen-Schlusslinie), **Hamartome** (fehlerhaftes embryonales Gewebe ohne Proliferationstendenz),
  Ther: Totalexstirpation ⇨ Prog. ist im Allgemeinen gut.
- Chordome und Chondrosarkome der Schädelbasis
- **Arachnoidalzysten,** enthalten Liquor-ähnliche Flüssigkeit.
  Lok: Zisternen, SYLVII-Furche (= Sulcus lat.), Großhirnkonvexität
  CCT: Raumforderung niedriger Dichte (oft Zufallsbefund)
  Ther: Nur bei Symptomatik erforderlich ⇨ Marsupialisation (Zysteneinnähung) oder Ableitung über einen Shunt in das Peritoneum
- **Kolloidzysten** (meist im III. Ventrikel ⇨ können das Foramen interventriculare MONROI verschließen ⇨ Verschlusshydrozephalus mit Dilatation der Seitenventrikel,
  Ther: bei Größe >2 cm Zugang auf der nicht-dominanten Hirnseite und Exstirpation)
- Septum-pellucidum-Zyste (Syn: Cavum septi pellucidi, sog. „V. Ventrikel"): Erweiterung des Septum pellucidum zwischen den Vorderhörnern, evtl. mit Fortsetzung nach okzipital als Cavum vergae, hat keine pathologische Bedeutung.
- <u>Entzündlich:</u> Enzephalitis, Hirnabszesse, Tuberkulome, Granulome (Sarkoidose), Gummata, parasitäre Zysten (z.B. Hydatidenzysten, Zystizerkose)
- <u>Vaskulär:</u> zerebrovaskuläre Insuffizienz, intrakranielle Blutungen, intrazerebrale Hämatome, chron. subdurales Hämatom, angeborene Gefäßmissbildungen, Angiome, Kavernome, Sinusvenenthrombose
- LI-FRAUMENI-Syndrom: familiäres Krebssyndrom mit TP53-Gendefekt (Tumorsuppressorgen, aut.-dom. erblich, Chrom. $17_{p13.1}$) ⇨ Risiko für Hirntumoren, Mammakarzinom, Sarkome, Leukämien

<u>Astrozytome u. Glioblastom</u>

<u>Path:</u>
- Tumoren ausgehend von den Neurogliazellen = **Gliome**. Astrozyten sind die größten Gliazellen und bilden das Stützwerk des Nervengewebes. ICD-10: C71.9
- <u>Dignität:</u> G I (pilozytisches Astrozytom) u. G II sind niedrig maligne Gliome = **Astrozytom** ⇨ langsames Wachstum, G II in der Randzone gelegentlich infiltrierend wachsend
  G III = malignes/anaplastisches Astrozytom ⇨ schnelles Wachstum, perifokales Ödem
  G IV = hochgradig malignes Gliom (Syn: **Glioblastoma multiforme,** entdifferenziertes Glioblastom) ⇨ rasches **infiltratives** Wachstum, Bildung von **neuen Gefäßen** und arteriovenösen Anastomosen, starke Neigung zu **perifokalem Hirnödem** ⇨ schnelle Entwicklung von Hirndruck und Massenverschiebungen
- <u>Histo:</u> Astrozytome haben Gliazellen mit bläschenförmigen Kernen, je nach Malignität buntes Bild aber mit weniger Zellen und Mitosen/Atypien als das Glioblastom
  Glioblastom: vielgestaltiges Bild mit Zellpolymorphie, mehrkernigen Riesenzellen, Nekrosen, Blutungen und zystischen Tumorzerfallshöhlen (**Leopardfellstruktur** der Schnitte)
- <u>Lok:</u> **Marklager** von Frontalhirn und Temporallappen bevorzugt, **Hirnstammgliom**, Ponsgliom, seltener Parietal- od. Okzipitallappen, **Optikusgliom** (Spongioblastome), Kleinhirnastrozytom
- In ca. 10 % d.F. Phakomatose (insb. tuberöse Sklerose, Neurofibromatose) als Primärerkrankung (aut.-dom. erblich od. Neumutation)

<u>Epid:</u>
◊ <u>Prädisp.alter:</u> im Kindesalter 5.-10. Lj. (insg. Gipfel um 40. Lj.), m > w (= 1,2:1)
◊ Astrozytome machen 50 % der Hirntumoren bei Kindern aus

<u>Klin:</u>
⇒ Bei den niedrig malignen Astrozytomen Beschwerdeentwicklung über **langen Zeitraum** (Monate) mögl., z.B. Kopfschmerzen, Nüchternerbrechen, psychische Alterationen, Entwicklungsverzögerung
⇒ **Krampfanfälle**, insb. fokale Epilepsie, z.B. JACKSON-Anfälle

⇒ Später: neurologische **Herdsymptome**, z.B. Hemiparese, Hemianopsie, Hirnnervenparesen, Sprachstörungen (Aphasie), Ataxie, Nystagmus mögl.

Diag:
1. Anamnese und klinische, neurologische Untersuchung (s.o.)
2. Bildgebung: Im **MRT** (mit KM Gadolinium) oft Zone verminderter Dichte, mit dem Grad der Entdifferenzierung nimmt die Kontrastmittelanreicherung zu, zystische Strukturen mögl., Kalzifizierungen kommen gelegentlich vor (im CCT sichtbar).
   In der ^{1}H-MR-Spektroskopie ist eine Differenzierung der Dignität mögl.
   Bei unklarem Befund kann in Zentren eine FET-PET durchgeführt werden (weist den Aminosäurestoffwechsel nach, der im Tumorgewebe im Vergleich zum Gehirn erhöht ist).
   Im frühen Stadium niedrig maligner Astrozytome kann der radiologische Nachweis noch negativ sein!
3. Bei sehr kleinen Raumforderungen ohne Kontrastmittel-Enhancement in der Bildgebung ggf. Biopsie und Verlaufskontrollen

Ther:
- Operativ: Ind: grundsätzlich indiziert, oft aber wegen der intrazerebralen Lokalisation an wichtigen Stellen (neurofunktionell relevante Verbindungen) nicht mögl.
  - Versuch der **Resektion im Gesunden**, wenn dies neuroanatomisch ohne großen Funktionsverlust möglich ist (sonst max. mögl. Tumorenukleation)
  - Liquordrainage bei Liquorzirkulationsstörungen
  - Radiatio postoperativ (54 Gy in 1,8 Gy-Fraktionen) bei nicht kompletter Tumorresektion
- Konservativ: Wenn keine Op mögl. ist, Chemotherapie (z.B. Carboplatin + Vincristin) bei Kindern <8 J. (um den Beginn der Bestrahlung hinauszuzögern), bei >8 J. primär Bestrahlung. Glukokortikoide (Dexamethason, Fortecortin®) bei Hirndruck u. perioperativ, Antikonvulsiva bei Krampfanfällen.
- Leitlinie u. Literatur bei www.awmf.org (Stichwort: Gliome niedrigen Malignitätsgrades im Kindes- u. Jugendalter u. Hochgradig maligne Gliome und Ponsgliome)

Prog: Astrozytome: 5-JÜR bei G I **85-100 %**, G II ca. 50 %, G III ca. 20 %, bei den niedrigmalignen Astrozytomen auch Dauerheilung mögl., Kinder insg. günstiger als Erwachsene.
Glioblastome: **extrem schlechte** Prognose (insb. auch bei ungünstiger Lage, wie die Hirnstamm- u. Ponsgliome, Überlebenszeit mit Ther ca. 1 J.), 5-JÜR **0-3 %**

Kompl:
* Astrozytom: Übergang (maligne Entartung) in ein Glioblastom mögl.
* Gliomatosis cerebri: diffuses anaplastisches Astrozytom/Gliom im gesamten Gehirn ausgebreitet = plurifokale Herde unterschiedlicher Malignität
* Glioblastom: rasche Entwicklung einer Hirndrucksymptomatik mögl., Einblutung ins Gliom ("Apoplektisches Gliom") mit zusätzlicher akuter Verschlechterung der Symptomatik
* **Rezidiv** noch nach Jahrzehnten mögl. und Phänomen der **malignen Progression** = Rezidive haben häufig eine höhere Malignität als der Primärtumor.

Op:
* Bleibende neurologische Defizite, je nach Resektion wichtiger Strukturen
* Selbst bei radikal entfernten Glioblastomen kommt es fast ausnahmslos zum **Rezidiv**.

DD:
- Oligodendrogliome stellen sich im Röntgenbild gleich dar
- Andere intrakranielle Tumoren, Hirnmetastasen anderer Tumoren, Lymphome, Leukämie
- Hirnabszess

Medulloblastom

Path:
- **Embryonale Geschwulst** (entdifferenziertes Gliom), gehört zu den PNET = primitive neuroektodermale Tumoren des ZNS. ICD-10: C71.6
- Dignität: **hoch maligne** (G IV), infiltrierend wachsend, frühe Metastasierung über den Liquor cerebrospinalis (⇨ Abtropfmetastasen in den Spinalkanal), 1/3 d.F. haben bei Diagnose bereits Metastasen, Mutationen an Chrom. 6q, 9q od. 10q
- Histo: kleine runde u. ovale Zellen mit sehr schmalem Zytoplasmasaum, zell- und **mitosenreiche** Pseudorosetten ohne Blutgefäß in der Mitte
- Lok: **infratentorieller** Tumor der **hinteren Schädelgrube**, vom unteren Teil des Vermis cerebelli = **Kleinhirnwurm** ausgehend (90 % d.F.) ⇨ früh Okklusivhydrozephalus

Epid: ◊ Prädisp.alter: **Kindesalter** 1.-9. Lj., **m** > w (= 1,6:1)
◊ Macht bei Kindern und Jugendlichen ca. 20 % aller Hirntumoren aus (80 Fälle/J. in Dtl.)

Klin: ⇒ Kurze Anamnese mit **schneller Symptomentwicklung** aufgrund früher Liquorstauung ⇨ Übelkeit, (Nüchtern-)**Erbrechen**, **Kopfschmerzen**
⇒ **Ataxie** durch zerebellare Funktionseinschränkung, Nystagmus, Dysmetrie
⇒ Nackensteifigkeit als Zeichen einer beginnenden Einklemmung, Rückenschmerzen
⇒ Hirnnervenausfälle, z.B. Doppelbilder
⇒ Vergrößerter kindlicher Schädel (Makrozephalus), Schiefhals

Diag: 1. Anamnese (kurz: Wochen - Monate) und klinische Untersuchung: **Stauungspapille**?
2. Bildgebung: Schädelübersicht zeigt Vergrößerung mit klaffenden Nähten.
MRT ⇨ in der Mittellinie des Kleinhirnes gelegene, leicht hyperintense Raumforderung, deutliches Kontrastmittelenhancement hinter dem IV. Ventrikel, Hydrocephalus internus, evtl. Tumorabsiedlungen in den Liquorräumen (MRT des Spinalkanals)
ggf. präop. Angiographie über die A.vertebralis
3. Neurologisches Konsil mit Liquorpunktion: Nachweis von Tumorzellen?

Ther: • Operativ: Ind: grundsätzlich gegeben, insb. bei akutem Verschlusshydrozephalus
- Versuch der radikalen Tumorexstirpation (über suboccipitale Kraniotomie)
- Bei Hydrozephalus: Entlastung durch Liquordrainage
• Zusätzlich: fraktionierte Radiatio für alle Kinder >4 J. (gesamter Liquorraum inkl. spinal mit 26-36 Gy, hintere Schädelgrube bis 55 Gy) u. systemische Polychemotherapie (Cisplatin, CCNU u. Vincristin), bei Kindern <3 J. nur Chemotherapie (ggf. auch intraventrikulär mit Methotrexat), da die Radiatio das unreife Gehirn sonst schädigt.
• Leitlinie bei www.awmf.org (Stichwort: Medulloblastom, Nr. 025-009 v. 4/2018)

Prog: Mit maximaler Therapie heute ca. 65%ige 5-JÜR

Kompl: * Vom Kleinhirnwurm ausgehend in Kleinhirnhemisphären, Hirnstamm und Medulla oblongata infiltrierend wachsend
* **Hydrocephalus** internus occlusus ⇨ Einklemmungsgefahr der Medulla oblongata
* Metastasierung über den Liquor cerebrospinalis (Abtropfmetastasen) ⇨ Seitenventrikel oder Spinalkanal (⇨ Rückenmarks-/Kaudasymptome mögl.)

Op: * Vorübergehende und bleibende neurologische Defizite, Hörstörungen, Konzentrationsstörungen, Posterior-Fossa-Syndrom: Ataxie, Hemiparese, Mutismus

DD: – Kleinhirnastrozytome (Spongioblastom des Kleinhirnes, pilozytisches Astrozytom)
– Allgemeine DD eines Hydrozephalus occlusus, z.B. DANDY-WALKER-Syndrom

Ependymom

Path: ♦ Tumor vom Ependym (einschichtiges Epithel) d. Ventrikelraumes od. Spinalkanales ausgehend. ICD-10: D43.2 (benigne, Subependymom) u. C71.9 (maligne), spinal C72.0
♦ Dignität: von G I-IV mögl., **Abtropfmetastasen** über den Liquorweg häufig
♦ Histo: girlandenförmige Tumorzellanordnung, perivaskuläre Pseudorosetten, typische tumorzellfreie Bezirke, makroskopisch: blumenkohlartige Oberfläche
♦ Lok: im Ventrikelsystem wachsend ⇨ bevorzugt im Seiten-, III.- od. **IV. Ventrikel**, selten auch im Spinalkanal (insb. Filum terminale), selten auch außerhalb der Ventrikel mögl.
♦ ¼ d. Pat. haben Chromosomenaberrationen (Chrom. 22, 1, 11q, 6q) od. eine Neurofibromatose, eine Mitverursachung durch das SV40-Virus wird ebenfalls diskutiert.

Epid: ◊ Prädisp.alter: **Kindesalter** 5.-15. Lj., m > w (1,2:1), Inzidenz 0,3/100.00/Jahr
◊ Macht bei Kindern und Jugendlichen ca. 10 % aller Hirntumoren aus

Klin: ⇒ Liquorzirkulationsstörung früh ⇨ **Hirndrucksymptomatik**, Kopfschmerzen, Übelkeit u. (Nüchtern-)Erbrechen
⇒ Zwangshaltung des Kopfes, Nackensteifigkeit, Schiefhals, Ataxie, Muskelhypotonien

Diag: 1. Anamnese und klinische Untersuchung
2. **MRT** zeigt leicht hyperintensen Tumor von der Ventrikelwand ausgehend mit Zysten und (im CCT) Verkalkungen
3. Neurologisches Konsil mit Liquorpunktion: Tumorzellen im Liquor?

Ther:
- Operativ: **radikale Exstirpation** und ab G II postoperative Radiatio (mit 54-60 Gy), bei Kindern <3 J. Chemotherapie (um den Beginn der Bestrahlung hinauszuzögern)
- Bei Hydrozephalus Anlage eines Shunts
- Leitlinie u. Literatur bei www.awmf.org (Stichwort: Ependymome, Nr. 025-025 v. 4/2018)

Prog: Frühe Metastasierung über den Liquorweg ⇨ häufig Rezidive, 5-JÜR 25-75 %

Kompl: Hydrozephalus occlusus

DD:
- Ependymkolloidzysten (embryonale Fehlbildung im Bereich des III. Ventrikels, insb. in der Nähe des Foramen interventriculare MONROI, daher auch MONRO-Zyste genannt)
- Subependymale Blutung (insb. intrauterin) ohne od. mit Ventrikeleinbruch
- Plexuspapillome

Plexuspapillom

Syn: Choroidepitheliom, ICD-10: D33.0 (I.-III.), D33.1 (IV. Ventrikel)

Path:
- Dignität: **gutartiger**, langsam wachsender Tumor ausgehend von Zellen des Plexus choroidei (produzieren den Liquor), makroskopisch: blumenkohlartige Oberfläche
- Lok: Papillom im IV., Seiten- od. III. Ventrikel
- Liquorzirkulationsstörung ⇨ **intermittierender Hydrocephalus occlusus** durch Verlegung der Liquorabflusswege (Aperturae MAGENDII u. LUSCHKAE u. Zisternen) bei bestimmten Kopfhaltungen) od. Liquor-Überproduktion (Hypersekretion) ⇨ Hirndrucksymptomatik

Epid: Prädisp.alter: fast ausschließlich im **Kindesalter**, sehr seltener Tumor

Klin:
⇒ Anfallsweise Kopfschmerzen mit Übelkeit und Erbrechen
⇒ Atem- und Kreislaufstörungen, Urinabgang, Ataxie, Myoklonien, Paresen der kaudalen Hirnnerven

Diag: 1. Anamnese und klinische Untersuchung
2. Röntgen: **MRT/CCT** ⇨ hyperintense Raumforderung im Ventrikelsystem, Verkalkungen mögl., Erweiterung der Ventrikelräume
3. Neurologisches Konsil mit Liquorpunktion: starke Eiweißvermehrung

Ther: Operativ: Exstirpation über einen okzipitalen Zugang

Prog: **gut** bei kompletter Entfernung

DD:
- Ependymkolloidzysten (embryonale Fehlbildung im Bereich des III. Ventrikels, insb. in der Nähe des Foramen interventriculare MONROI, daher auch MONRO-Zyste genannt)
- Ependymome

Kraniopharyngeom

Syn: ERDHEIM-Tumor, SCHMINKE-Tumor, RATHKE-Taschen-Tumor, ICD-10: D44.4

Ät:
- Missbildungstumor
- Virusgenese mit EPSTEIN-BARR-Virus-Infektion

Path:
- Dignität: G I (**benigne**), Kalkeinlagerungen und Zysten (cholesterinreiche Flüssigkeit) häufig, feste Kapsel, langsames Wachstum, gehört zu den Missbildungstumoren (**embryonales Gewebe** = dysontogenetischer Tumor von Resten des **Duct.craniopharyngeus** = RATHKE-Tasche mit epithelartigen Zellen)

- Histo: zystische Schnittfläche mit Mikroverkalkungen
- Lok: geht vom **Rachendach** aus und liegt intra- oder supraselär (s. Abb.), oder selten in beiden Gebieten = sanduhrförmiger Sellatumor

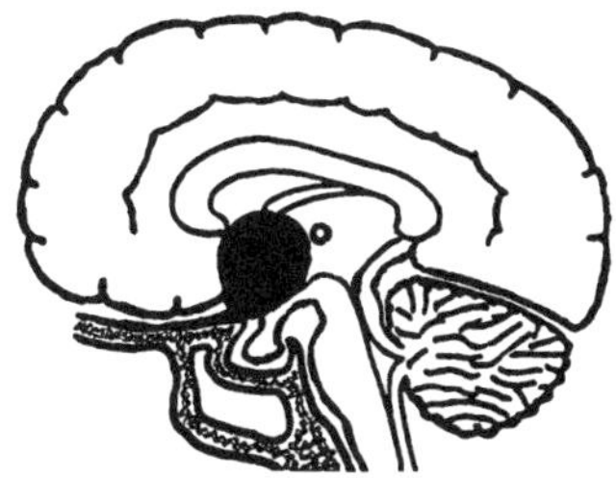

Epid: Prädisp.alter: 5.-25. Lj. (u. 60.-70. Lj.), m > w (= 3:2), Inzidenz: 0,2/100.000/Jahr

Klin: ⇒ **Kopfschmerzen**, insb. in der Stirnregion, Übelkeit
⇒ **Sehstörungen mit Gesichtsfeldausfällen:** Skotome, Quadrantenanopsie, Chiasmasyndrom ⇨ bitemporale Hemianopsie bis zur beidseitigen Optikusatrophie
⇒ Hypophysenkompression ⇨ Vorderlappeninsuffizienz: **verzögertes Wachstum** (STH-Mangel), ausbleibende Pubertät u bei Mädchen: Amenorrhoe (FSH-/LH-Mangel), Hypothyreose (TSH-Mangel), Hypokortisolismus (ACTH)
Neurohypophyse ⇨ **Diabetes insipidus** (ADH-Mangel)
⇒ Hypothalamuskompression (BABINSKI-FRÖHLICH-Syndrom ⇨ Adipositas, Hypogenitalismus, Pubertas tarda, Minderwuchs, Sehstörungen)
⇒ Verschlusshydrozephalus (internus) bei Kompression des Foramen MONROI (Übelkeit, Stauungspapille), ggf. vergrößerter Schädel mit klaffenden Schädelnähten

Diag:
1. Anamnese und klinische Untersuchung: Stauungspapille, Gesichtsfeldausfälle?
2. Bildgebung: Rö-Schädel zeigt **aufgeweitete Sella** mit fleckigen intra-/suprasellären Kalkeinlagerungen
   MRT/CCT: solider/zystischer Tumor mit **Verkalkungen** (im CT) und KM-Enhancement
3. Labor: AFP- u. β-HCG-Bestimmung im Liquor/Serum (DD:Ausschluss Keimzelltumor)
4. Augen-Konsil: Perimetrie

Ther:
- Operativ: transkranieller frontotemporaler od. transsphenoidaler Zugang, Totalexstirpation
  - Bei nicht vollständiger Entfernung ggf. Nachbestrahlung (Gesamtdosis 53 Gy)
- Bei hormonellen Ausfällen (vorübergehende od. ggf. lebenslange) Substitution
- Selbsthilfegruppen: Kraniopharyngeom-Gruppe Deutsche Kinderkrebsstiftung, Adenauerallee 134, 53113 Bonn, Tel.: 0228 68846-0, Internet: www.kraniopharyngeom.de

Prog: gut bei Totalexstirpation, 5-JÜR bei Kindern heute 90-95 %

Kompl: Op: hypothalamische Essstörung ⇨ **Adipositas** (½ d.F.), je nach Resektionsausmaß weitere ophthalmologische, neuropsychiatrische od. endokrine Störungen mögl.

DD:
- Keimzelltumoren: Dysgerminome, Teratome, Dermoide, Hamartome, Ther: ebenfalls Totalexstirpation, Prog. ist im Allgemeinen gut.
- Hypophysentumoren, Meningeome ⇨ im Kindesalter extrem selten

RETINOBLASTOM

Syn: Glioma retinae, Neuroblastoma retinae, ICD-10: C69.2

Ät: Sporadisch (90 % d.F.) od. hereditär (aut.-dom. erblich, Gendefekt des Retinoblastom-1-(RB1)-Tumorsuppressorgens, Chrom. 13q, dann meist beidseitiger Befall)

Path:
- **Maligner Tumor der Netzhaut** (ähnlich einem Medulloblastom od. Neuroblastom), neuroektodermal-**embryonalen** Ursprungs
- Lok: Die Retina kann uni- od. multifokal in einem Auge betroffen sein, Tumor einseitig (70 % d.F.) od. in beiden Augen mögl., Wachstum endophytisch in den Glaskörper od. exophytisch in die Aderhaut od. selten auch darüber hinaus bis in die Augenhöhle mögl.

♦ Metastasierung direkt in Nervus opticus, Meningen, subarachnoidalen Liquorraum oder hämatogen in Knochenmark, Knochen od. Leber sowie Lymphknoten mögl.

Epid: ◊ Häufigkeit: **sehr selten**, insg. 0,5/10.000 Neugeboren/Säuglinge betroffen, macht 2 % der malignen Tumoren im Kindes- und Jugendalter aus, 40-60 Fälle/Jahr in Deutschland

◊ Prädisp.alter: **0-3. Lj.**, bis max. Kleinkindalter (danach kaum mehr vorkommend), bei familiärem Vorkommen meist bereits im 1. Lebensjahr

Klin: ⇒ **Leukokorie** ("Katzenauge", graugelblicher statt roter Reflex in der Pupille bei Fotoaufnahme mit Blitz!) od. fehlender (roter) Licchtreflex der Pupille

⇒ Neu aufgetretenes **Schielen** (Strabismus), schmerzhafte, entzündliche Rötung

⇒ Visuseinschränkung bis Erblindung (Amaurose)

Diag:
1. Anamnese und klinische/augenärztliche Untersuchung: indirekte Ophthalmoskopie (beweisend), bei Neugeborenen/Säuglingen in Narkose, immer beide Augen untersuchen Ausmaß des Befundes wird nach dem REES-ELLSWORTH-Staging (Grad I-V) klassifiziert.
2. Bildgebung: Sonographie des Auges u. **MRT** des Schädels: Ausdehnung des Tumors (Nervus opticus befallen?, Ausschluss eines Befalls der Glandula pinealis), Metastasensuche in Liquor, Knochenmark, Knochen
3. Histologie: rundliche, kleine basophile Zellen mit Rosettenbildung
4. Molekulargenetische Untersuchung bei hereditärer Form mögl. (Familienangehörige)

Ther:
- Operativ: Ind: einseitiges Retinoblastom, Einbruch in den Nervus opticus
  - **Enukleation**: Entfernung des Auges + mind. 1 cm des Sehnervs
  - Bei bilateralem Befall wird das Visus-schlechtere od. stärker betroffene Auge entfernt, dann Chemotherapie
  - Einlage eine Platzhalters, 2 Wo. postoperativ dann Anpassung eines Glasauges
- Im Frühstadium: **Laserkoagulation** od. Kryokoagulation der betroffenen Anteile
- Chemotherapie: Ind: beidseitiger Befall od. Metastasierung. Meist mit Vincristin, Etoposid u. Carboplatin (ggf. plus Cyclophosphamid) od. Melphalan i.a. in die A.ophthalmica
- Strahlentherapie: ggf. bei beidseitigem Befall als lokale Brachytherapie (^{106}Ruthenium)

Prog: Ohne Ther. schlecht, mit Ther. **sehr gut**, 5-JÜR heute 95-97 %, im Frühstadium 100%ige Heilungschance, beidseitige Tumoren haben eine ca. 50%ige 5-JÜR.

Kompl:
* Bei Einwachsen in vordere Augenabschnitte Sekundärglaukom, Pseudohypopyon mögl.
* Bei Vorliegen einer Keimbahnmutation hohes Risiko für spätere weitere Malignome (bis 50 % mit entsprechender Letalität): insb. Osteo-, EWING-Sarkom, Weichteilsarkome

DD:
- Retinom (spontan rückgebildetes Retinoblastom, Zufallsbefund), Retinozytom, Pseudogliom, Hamartom, Hämangioblastom, chorioretinale Kolobome
- USHER-Syndrom: aut.-rez. erbliche Retinopathia pigmentosa + Innenohrschwerhörigkeit
- Leukokorie: Retrolentale Fibroplasie, Katarakt (Linsentrübung), Netzhautablösung (Ablatio retinae), COATS-Krankheit (angeborene Anomalie der Netzhautgefäße), markhaltige Nervenfasern, hohe Myopie, organisierte Glaskörperblutung, Endophthalmitis durch Nematoden (Toxocara)

NEUROBLASTOM

Syn: Sympathoblastom, Sympathikoblastom, engl. neuroblastoma, ICD-10: C47.9

Path: ♦ **Maligner Tumor** embryonalen Ursprungs ausgehend von Sympathikusganglienzellen (**Grenzstrang** od. Paraganglien) oder sympathischen Neuroblasten des **Nebennierenmarkes**. Die Paraganglien kommen embryonal im gesamten Bauch- u. Beckenraum vor und bilden sich physiologisch ab dem 2. Lj. zurück. Die Tumoren sezernieren oft Katecholamine.

- Lok: **Nebennieren**, Halsbereich, Brustkorb, **abdominal-paravertebral** (60 % d.F.) vom **Retroperitonealraum** ausgehend, Becken
- Metastasierung: **frühzeitig** in Leber (Typ PEPPER), Knochenmark u. Knochen (Typ HUTCHINSON), Lymphknoten od. Haut (Typ SMITH)
  Bei Diagnosestellung haben bereits 50 % der Betroffenen Metastasen (= Stadium IV)!
- 20 % aller Neuroblastome entstehen aus einer **Keimbahnmutation** mit aut.-dom. Vererbung (Chrom. 1p36) u. Assoziationen mit anderen Erkrankungen beschrieben (V.RECKLINGHAUSEN-Krankheit, BECKWITH-WIEDEMANN-Syndrom)

Epid: ◊ Vierthäufigste Tumorentität im Kindesalter
◊ Prädisp.alter: **1.-4. Lj.** (90 % d.F. bis zum 6. Lj.), m = w
◊ Inzidenz: 1,6/100.000 Kinder/Jahr bis zum 15. Lj., 130-180 Fälle pro Jahr in Deutschland

Etlg: # Internationale Stadieneinteilung des Neuroblastoms (INSS, 1993, modifiziert nach der ursprünglichen Einteilung von EVANS, 1971): Ausbreitung des Tumorbefalles

Stad. I:	Tumor auf Struktur des Ursprungs beschränkt, komplette Entfernung
Stad. IIa:	Unilateraler Tumor, keine Lk-Metastasen, inkomplette Entfernung
Stad. IIb:	Unilateraler Tumor, ipsilaterale Lk-Metastasen, inkomplette Entfernung
Stad. III:	Tumor überschreitet Mittellinie mit oder ohne kontra- od. bilaterale Lk-Metastasen, nicht resektabel
Stad. IV:	Fernmetastasen (entfernte Lk, Knochen, Knochenmark, Leber usw.)
Stad. IV-S:	Tumor Stad. I od. II im 1. Lj., aber Metastasen in Haut, Leber (Pepper-Syndrom) und/oder Knochenmark, aber nicht im Knochen (S = sine Knochen)

Histologische Klassifizierung (des International Neuroblastoma Pathology Committee, 1999, basierend auf der SHIMADA-Klassifikation, 1984)
- Neuroblastome: wenig SCHWANN-Zellen, differenzierte (⇨ gute Prog. wenn Kind <5 J.) od. undifferenzierte (⇨ schlechte Prog.) Ganglienzellen
- Ganglioneuroblastome: viele SCHWANN-Zellen (>50 %) ⇨ gute Prog.
- Ganglioneurome: überwiegend Schwann-Zellen, gut differenziert ⇨ gute Prog.
- Noduläres Ganglioneuroblastom (selten) ⇨ eher schlechte Prog.

Klin: ⇒ Allgemein: Schwächegefühl, Inappetenz, Gewichtsverlust, Erbrechen, Durchfall oder Obstipation
⇒ Bei abdominalem Tumor: tastbarer, höckeriger, derber **Bauchtumor**
⇒ Weichteilschwellungen, Knochenschwellungen, Fieber, Anämie, **Knochenschmerzen**, Hepatomegalie, Harnabflussbehinderung ⇨ Zeichen einer Metastasierung
Haut: multiple subkutane bläuliche Knoten
⇒ Evtl. Blutdruckkrisen (Hormonproduktion), Flush-Symptomatik
⇒ Bei zervikalem Tumor: HORNER-Syndrom (Ptosis, Miosis, Enophthalmus) od. Rekurrensparese mögl.
⇒ Bei thorakalem/zervikalem Tumor: Tracheal- oder Bronchuskompression, respiratorische Symptome wie Dyspnoe oder Dysphagie oder obere Einflussstauung mögl.
⇒ Bei paravertebralen Tumoren vom Grenzstrang ausgehend: selten Querschnittsymptomatik (bei Einwachsen in den Wirbelkanal über die Foramina intervertebralia = sog. Sanduhrtumor), Rückenschmerzen, Stuhl- u. Harnretention
⇒ Bei retroorbitaler Metastasierung: Exophthalmus, periorbitale Hämatome ("Brillenhämatom", Ekchymosen), Lidödem
⇒ Opsomyoklonisches Syndrom (Syn: „dancing eye syndrome", KINSBOURNE-Syndrom, paraneoplastisch bedingt) mit kurzen, schnellen u. unregelmäßigen Augenbewegungen, zerebellarer Ataxie, Myoklonien, psychomotorischer Entwicklungsverzögerung

Diag: 1. Anamnese und klinische Untersuchung: anfangs nur unspezifische Symptomatik, manchmal auch nur Zufallsbefund (z.B. bei Sono-Abdomen aus anderem Grund)
2. Labor: evtl. Anämie, im 24-Std.-**Urin** erhöhte Metabolitenwerte der **Katecholamine** (Vanillinmandelsäure und Homovanillinsäure)
Als Tumormarker zur Verlaufsbestimmung: **NSE** (neuronspezifische Enolase) im Serum, LDH-Erhöhung, Ferritinerhöhung, Katecholamine im Serum

3. Bildgebung: **Sonographie** von Abdomen und Hals, Rö-Thorax (charakteristische feine schollige Verkalkungen in Höhe der 10./11. Rippe)
   MRT der betroffenen Region u. bei Tumornachweis auch MRT-Schädel
   ^{123}I-MIBG-SPECT zur Metastasensuche (Anreicherung im betroffenen Gebiet), bei Knochenbefall auch ^{99m}Tc-Skelettszintigraphie
4. **Knochenmarkpunktion** (an mehreren Stellen ⇨ Metastasen, Tumorzellnester?)
5. Tumorbiopsie u. Histologie (Differenzierungsgrad des Tumorgewebes, Mitosis-Karyorrhexis-Index, typische rosettenartige Tumorzellnester im Knochenmarkausstrich) u. Molekulargenetik (eine **N-myc-Protoonkogen**-Amplifikation zeigt schlechte Prog. an)

Ther:
- Diag. u. Ther. in einem spezialisierten pädiatrisch-onkologischem **Zentrum** durchführen
- Operativ: Ind: Versuch der Resektion des Haupttumors ist in allen Stadien indiziert.
  - Stad. I: Tumorexstirpation
  - Stad. II: Tumorexstirpation bzw. -biopsie (wenn nicht risikolos zu entfernen) + Chemotherapie (z.B. Kombinationen mit Doxorubicin, Vincristin, Cyclophosphamid)
  - Stad. III und IV: präoperative Chemotherapie (ggf. + Dinutuximab) + Radiatio (40 Gy), dann Tumorexstirpation/-biopsie + Chemotherapie über 1½ Jahre (meist 4 Blöcke)
    Stad. IV (jenseits des 1. Lj.): evtl. zusätzlich auch supraletale Radiochemotherapie und anschließende Knochenmarktransplantation (autologe Stammzellen)
    Bei erneutem Rezidiv nach max. Therapie kann der monoklonale Ak Dinutuximab (Unituxin®) + Interleukin-2 + Isotretinoin (führt zur Ausdifferenzierung verbliebener Tumorzellen) + GM-CSF (stimuliert Granulozyten + Makrophagen) gegeben werden.
- Leitlinie u. Literatur bei www.awmf.org (Stichwort: Neuroblastom, Nr. 025-008 v. 8/2011)

Prog: Insg. **schlecht**, da Diagnosestellung meist erst spät (50 % sind bereits im Stad. IV bei Diagnosestellung), im Säuglingsalter (Stad. IV-S) insg. günstiger als im Kleinkindesalter. Im Stadium IV-S werden darüber hinaus **spontane Remissionen** beobachtet (daher ist in diesem Stadium eine abwartende Haltung mit Kontrollen möglich).
5-JÜR aller Neuroblastome **79 %** (bei N-myc-Amplifikation nur halb so gut), Stad. I-II u. IV-S ca. 90%ige Heilungsrate, Stad. IV nur 10-20%ige Heilungsrate (5-JÜR 30-40 %)

Kompl:
- Mediastinale Tumoren ⇨ respiratorische Insuffizienz
- Querschnittsymptomatik bei Einwachsen in den Wirbelkanal
- Zerebellare Enzephalopathie
- Nierenarterienverletzung bei Op

Proph: Das in Studien getestete Neuroblastom-Screening mit einem Filterpapierteststreifen für Harn auf Katecholamine (wurde mit der U6 im 10.-14. Lebensmonat von den Kinderärzten ausgegeben und dann auf Vanillinmandel- und Homovanillinsäure untersucht) hat keinen bzw. einen negativen Früherkennungserfolg (zu häufig "Überdiagnosen" und Todesfälle durch die dann begonnene (unnötige) Therapie) gebracht und wird daher seit 2002 nicht mehr durchgeführt.

DD:
- WILMS-Tumor (Nephroblastom), Hepatoblastom, Lymphome
- Benignes Ganglioneurom
- Nebennierenadenom, Nebennierenblutung
- Rhabdomyosarkom, Leiomyom, Schwannom, malignes Schwannom
- Tuberkulose, rheumatisches Fieber

WILMS-TUMOR

Syn: **Nephroblastom**, embryonales Adenomyosarkom der Niere, ICD-10: C64

Path:
- Embryonales Adenosarkom (**maligner Mischtumor**) mit rhabdomyoblastischen und heteroblastischen und auch verschieden differenzierten Anteilen von **Nierengewebe**
- Dignität: je nach Differenzierung von niedrig, intermediär bis hoch maligne

- Histologie: Tumor zeigt blastemale, epitheliale und stromale Anteile, ist aus myxoidem Stroma aufgebaut; Blastemen zeigen rosettenartige Zellanordnung.
- Lok: meist **einseitig**, beidseitiger Befall in 5-10 % d.F.
- Metastasen: hämatogen in **Lunge** (früh), Leber, Gehirn, Knochen
- Spontane od. erbliche Mutation (Mutation im WILMS-Tumor-Gen (WT-1), aut.-dom., Chrom. 11p13 od. 11p15.5), auch **Kombination mit angeborenen Missbildungen** mögl. (**Aniridie**, Hemihypertrophie, Viszeromegalie, EMG-Syndrom [= Exomphalos-Makroglossie-Gigantismus-Syndrom = WIEDEMANN-BECKWITH-Syndrom], Neurofibromatose, Anomalien der Geschlechtsorgane und Harnwege (WAGR-Syndrom: Wilms-Tumor, Aniridie, Gonadoblastom, urogenitale Fehlbildung, psychomotorische Retardierung)

Epid: ◊ Inzidenz: insg. **selten**, 1/100.000 Kinder/Jahr bis zum 15. Lj., ca. 100 Erkrankungsfälle/Jahr in Deutschland
◊ Häufigster Nierentumor im Kindesalter, 6-8 % aller Tumoren im Kindesalter
◊ Prädisp.alter: **2.-5. Lj.** (nach dem 10. Lj. sehr selten), m = w

Etlg: SIOP-Klassifikation (International Society of Paediatric Oncology, 2001) in Anlehnung an die NWTS-Studie (National Wilms Tumor Study der USA)

Stad. I	Tumor auf eine Niere beschränkt, intakte Kapsel
Stad. II	Tumor überschreitet die Nierenkapsel, infiltriert in Fettgewebe oder Blutgefäße, Tumor ist aber chirurgisch vollständig entfernbar (Pseudokapsel)
Stad. III	Peritoneale Metastasierung, Tumor ist wegen Befall lebenswichtiger Organe nicht mehr komplett resektabel
Stad. IV	Hämatogene Fernmetastasen (Lunge, Leber, Knochen, Gehirn usw.)
Stad. V	Beidseitiger Nierenbefall (simultan od. metachron)

Klin: ⇒ **Sichtbare abdominelle Schwellung** (meist ohne Beschwerden)
⇒ Evtl. abdominale Schmerzen, Hämaturie (**Makrohämaturie**), Obstipation, Durchfall, Erbrechen, Hypertonie, Harnweginfekte, Gewichtsabnahme, Fieber, Blässe, Paraplegie

Diag:
1. Anamnese und klinische Untersuchung: halbseitig lokalisierter Bauchtumor, sehr schnelles Wachstum (innerhalb von Wochen), die Mittellinie meist nicht überschreitend
   Cave: Vorsichtige Palpation wegen **Rupturgefahr!**, keine Biopsie!
2. Labor: Mikrohämaturie (20 % d.F.)
3. Sonographie: solider Tumor oder Zysten?, Abgrenzung von den Nachbarorganen, Kontrolle der Gegenseite inkl. farbkodierte Duplexsonographie der Nierengefäße
4. Bildgebung: **MRT**-Abdomen (Tumorausdehnung, Metastasensuche), evtl. auch Kavographie, Rö-/CT-Thorax bei V.a. Lungenmetastasen
   Ggf. Skelettszintigraphie bei V.a. Skelettmetastasen

Ther:
- Diag. u. Ther. in einem spezialisierten pädiatrisch-onkologischem Zentrum durchführen
- Heute kombinierte konservativ-operative Ther.:
  - Stad. I: präoperative (sog. neoadjuvante, tumorreduzierende) Chemotherapie (Vincristin + Actinomycin D), dann Nephrektomie + postoperative (adjuvante) Chemotherapie für 4 Wo. (postop. Chemo erst ab intermediärer Malignität)
  - Stad. II: präop. Chemotherapie, dann Nephrektomie + Radiatio + Chemotherapie
  - Stad. III-V: präoperative tumorreduzierende Chemotherapie (Vincristin + Actinomycin D + Adriamycin)+ Radiatio (zur Erreichung der Operabilität, sog. Down-Staging), dann Nephrektomie + postoperative Radiatio + Chemotherapie für 40 Wo. (ggf. zusätzlich mit Carboplatin, Etoposid, Ifosfamid)

– Op-Prinzip: transabdomineller Zugang (Mittelschnitt), **Nephrektomie**, intraabdominelle Metastasenentfernung, Entfernung paraaortaler und parakavaler Lymphknoten
Bei bilateralem Nephroblastom (Stad. V) wird der größere Nierentumor durch Nephrektomie entfernt, die andere Niere wird organerhaltend operiert (Tumorenukleierung).

Prog: Over-all-Prognose **gut**, **75 % Heilungsrate** (Stad. I 100 %!, Stad. II 80-90 %, Stad. III-IV 50-60 %), 5-JÜR aller Nephroblastome **85 %**

Kompl: * V.cava-Tumorthrombus (über die Nierenvene in 5 % d.F.)
* Rezidiv (meist innerhalb der ersten 2 J.)
* DENYS-DRASH-Syndrom (spontane Neumutation ebenfalls am WT1-Gen): diffuse Mesangiosklerose mit nephrotischem Syndrom, Genitalfehlbildungen und WILMS-Tumor
* NW Chemotherapie: Übelkeit, Erbrechen, Enteritiden, Haarausfall, Schleimhautulzera, Infektanfälligkeit durch Knochenmarkdepression
* NW Radiatio: Beckendeformitäten, WS-Skoliose, Lungenfibrose, Myokardschäden

Op: * Cave: Tumorruptur (u. abdominelle Aussaat bei der Op)

DD: – Gutartige Nierentumoren: Fibrome, Angiomyolipom, mesoblastisches Nephrom
– Maligne Raumforderungen: hellzelliges Nierenkarzinom, **Neuroblastom**, Lymphome, **embryonales Rhabdomyosarkom**, **Klarzellsarkom**, **Rhabdoidtumor**, Hepatoblastom, Gonadentumoren, Teratom, Metastasen anderer Tumoren
– Andere Nierenerkrankungen: **Hydronephrose**, polyzystische Nierendysplasie, Zyste, Nierenabszess, Nierenvenenthrombose, Hämatom, Nebennierenblutung, tuberöse Sklerose

HEPATOBLASTOM

Syn: Embryonaler Mischtumor der Leber, ICD-10: C22.2

Ät: – Meist unklar
– Erhöhte Inzidenz bei Familien mit adenomatöser Polyposis coli (Keimbahnmutation im APC-Gen), Trisomie 2, 8, 20
– Assoziation mit anderen Erkrankungen: WIEDEMANN-BECKWITH-Syndrom, Nephroblastom
– Erhöhtes Risiko: unreife/frühe Frühgeborene, niedriges Geburtsgewicht, assistierte Reproduktion

Path: ♦ Histo: **embryonaler** Tumor aus epithelialen und mesenchymalen Zellen
♦ Lok: vor allem im rechten Leberlappen, gelegentlich auch multifokal vorkommend
♦ Metastasen: regionale Lymphknoten, hämatogene Metastasen erst sehr spät (Lunge, Knochen, Gehirn)

Epid: ◊ Inzidenz: insg. **sehr selten**, 1,6/1.000.000 Kinder/Jahr (mit zunehmender Tendenz in den letzten Jahren), ca. 20 Fälle pro Jahr in Deutschland
◊ Prädisp.alter: **1. Lj.** (nach dem 4. Lj. kaum noch vorkommend), m > w (ca. 2:1)
◊ Häufigster primärer Tumor der Leber im Kindesalter

Etlg: Stadieneinteilung (postoperatives Ergebnis):

Stad. I	Komplette Resektion (**R**0)
Stad. II	Mikroskopisch nachweisbarer Resttumor (**R**1)
Stad. III	Großer Resttumor (**R**2), Lk befallen
Stad. IV	Fernmetastasen

Klin: ⇒ Schwellung des Abdomens
⇒ Gewichtsverlust, Abgeschlagenheit
⇒ Diarrhoe, Erbrechen, ggf. Ikterus

Diag: 1. Anamnese und klinische Untersuchung: palpabler Tumor im rechten Oberbauch
2. Sonographie/MRT: Ausbreitung des Tumors, Metastasensuche, pathologische Gefäße
3. Labor: Tumormarker: **α_1-Fetoprotein** (in 80-90 % d.F. erhöht, wichtig für Verlauf und Rezidivdiagnostik) und erhöhtes ß-HCG (20 % d.F.), Transaminasen, Bilirubin, LDH, Ferritin, Thrombozytenzahl (Thrombozytose)

4. **Biopsie** (offen) ⇨ zur histologische Sicherung
5. Staging: CT/MRT der Lungen, FDG-PET, Skelettszintigraphie

Ther:
- Behandlung in einem kinderonkologischen Zentrum durchführen.
- Präoperativ: zur Tumorverkleinerung Chemotherapie mit 4 Zyklen Cisplatin alle 2 Wo., bei ausgedehntem Tumor/Metastasen mit Cisplatin + Doxorubicin (alle 3 Wo.)
- Operativ: Ind: Ziel ist die komplette Tumorresektion (**R**0)
  - Je nach Befall: atypische Resektion, Lebersegmentresektion od. Hemihepatektomie
  - Bei ausgedehntem Tumor ohne Metastasen ist auch eine Lebertransplantation mögl.
- Postoperative Chemotherapie

Prog: Bei nahezu vollständiger Resektion gut (Stadium I-II), Gesamtheilungsrate 90-70 %; in den Horchrisikostadien (III-IV) 5-JUR: 52-38 %

Kompl:
* Selten eine Pubertas praecox (durch Störung der Hormonhomöostase)
* Rezidiv ⇨ Tumornachsorge mit α-Fetoprotein-Bestimmung und Sono Abdomen

DD:
- **Benigne Lebertumoren:** Hämangiom, Leberhämangiomatose, Leberzelladenom, FNH = fokal noduläre Hyperplasie, kongenitale Leberzysten
- Hepatozelluläres Karzinom: von den Leberzellen ausgehend, bei Kindern extrem selten (im Erwachsenenalter mit chron. Hepatitis-Infektion assoziiert), Prog. ungünstiger als beim Hepatoblastom
- Rhabdomyosarkom der Gallengänge
- Lymphome, Metastasen anderer Primärtumoren in der Leber
- Echinokokkus-Infektion

HODENTUMOREN

Syn: Engl. testicular tumours, ICD-10: benigne D40.1, maligne C62.9

Ät:
- Häufig unbekannt
- Vererbt (X-chromosomal von der Mutter, Gen TGCT1, 50faches Risiko)
- Risikofaktoren: **Kryptorchismus** (Hodenhochstand = Maldescensus testis, 4- bis 32fach höheres Risiko als bei normotopem Hoden, erhöhtes Risiko auch noch nach reparativer Orchidopexie), Mumpsorchitis, endokrinologische Faktoren (Überschuss an Östrogenen während der Embryonalzeit), kalorienreiche Ernährung im Kindesalter, Hodentrauma,
  starker mütterlicher Nikotinkonsum vor/während der Schwangerschaft,
  Hodentumor bei erstgradig Verwandten,
  erhöhtes Risiko bei sog. testikulärem Dysgenesie-Syndrom (Differenzierungsstörung von Keimzellen ⇨ testikuläre intratubuläre Dysgenesie) durch verschiedenen angeborenen Chromosomenaberrationen od. Gendefekten, z.B. Intersexualsyndrome (Gonadendysgenesie 45X0/46XY, Androgenresistenz), Aberrationen des Chrom. 12

Path:
- Dignität: 95 % der Tumoren sind **maligne**, maligne Vorstufe ist die TIN (testikuläre intraepitheliale Neoplasie mit einer fast 100%igen Entartungswahrscheinlichkeit)
- Benigne Tumoren: Teratom, Fibrom, Rhabdomyom, Adenom
- Maligne Tumoren (WHO-Einteilung):
  - Germinative Hodentumoren (= von den **Keimzellen** ausgehend, 95 % d.F.):
    - **Seminome** (50 % d.F., entspricht bei der Frau dem ovariellen Dysgerminom)
    - „Nichtseminome“: **Teratokarzinome**, **embryonale Karzinome** (Orchioblastom), **Chorionkarzinom** (= Chorionepitheliom), Mischtumoren mit Anteilen eines Seminoms
    - Bei den germinativen Hodentumoren kommen häufig auch Mischformen vor.
  - Gonadale Stromatumoren (= nicht germinative Hodentumoren, 4 % d.F., meist nur nied-

rig maligne): LEYDIG-Zelltumor, SERTOLI-Zelltumor, Granulosazelltumor (seltener östrogenbildender Sex-cord-Tumor)

– Metastasen anderer Tumoren im Hoden (1 %): am ehesten malignes Lymphom

- Metastasierung: fast ausschließlich **lymphogen** in die regionären parakavalen u. paraaortalen, retroperitonealen Lymphknoten. Eine Metastasierung in inguinale oder Becken-Lk ist nur nach vorausgegangenen inguinalen Operationen zu erwarten. Ausnahme: Chorionkarzinome metastasieren frühzeitig hämatogen (Lunge, Gehirn).

Epid: ◊ Häufigster maligner Tumoren bei jüngeren Männern (vor den Leukämien und den HODGKIN-Lymphomen), insg. aber nur ca. 1-2 % aller Malignome des Mannes

◊ Inzidenz: 10/100.000 Männer/Jahr, ca. 4.000 Neuerkrankungen/Jahr in Deutschland bei insg. geringer Mortalität (etwa 180-200 Pat./Jahr sterben in Deutschland daran)

◊ Prädisp.alter: Karzinom des **jungen Mannes (15.-45. Lj.**, Zeit der maximalen sexuellen Aktivität), **Teratokarzinom** häufigster Hodentumor **im Kindesalter** (insg. aber selten)

Etlg: # TNM-Klassifikation: (T wird erst nach Histologie angegeben ⇨ daher pT; zusätzlich gibt es beim Hodenkarzinom eine S-Kategorie = Serumtumormarker, AFP, HCG, LDH ⇨ zur Klassifikation wird der niedrigste gemessene Wert nach Orchiektomie genommen)

pT_{is}:	intratubulärer Keimzelltumor (Carcinoma in situ)
pT_1:	Tumor auf Hoden/Nebenhoden begrenzt, ohne Blut-/Lymphgefäßinvasion (Tunica vaginalis intakt)
pT_2:	Tumor auf Hoden/Nebenhoden begrenzt, mit Blut-/Lymphgefäßinvasion (Tunica vaginalis befallen)
pT_3:	Tumor infiltriert den Samenstrang (ohne oder mit Blut-/Lymphgefäßinvasion)
pT_4:	Tumor infiltriert das Skrotum (ohne oder mit Blut-/Lymphgefäßinvasion)
N_1:	solitäre od. multiple regionäre Lk, max. 2 cm in größter Ausdehnung, max. 5 Lk befallen
N_2:	multiple regionäre Lk (>5) od. Lymphknotenkonglomerat 2-5 cm in größter Ausdehnung od. extranodale Tumorausbreitung
N_3:	Lymphknotenkonglomerat >5 cm in größter Ausdehnung
M_{1a}:	nichtregionäre Lk- od. Lungenmetastasen
M_{1b}:	andere Fernmetastasen
S_0:	alle Serumtumormarker in der Norm (AFP <6 ng/ml, HCG <5 mI.E./ml, LDH <65 I.E./l)
S_1:	Serumtumormarker erhöht, Werte von AFP <1.000 ng/ml u. HCG <5.000 mI.E./ml u. LDH <1,5 x Normwert nicht überschritten
S_2:	Serumtumormarker AFP 1.000-10.000 ng/ml od. HCG 5.000-50.000 mI.E./ml od. LDH 1,5-10 x Normwert
S_3:	Serumtumormarker AFP >10.000 ng/ml od. HCG >50.000 mI.E./ml od. LDH >10 x Normwert

Stadiengruppierung: I: $T_1N_0M_0S_0$ bis $T_4N_0M_0S_3$ II: alle $N_{1-3}M_0S_{0-1}$ III: $N_{1-3}M_0S_{2-3}$, alle M_1

Lugano-Klassifikation/nach CAVALLI, 1980 (berücksichtigt therapeutische Konsequenzen):

- Stadium I: Tumor auf den Hoden beschränkt, keine Metastasen
  Das Stadium I wird heute noch zusätzlich unterschieden in
  - Low-risk: Tumor <4 cm, keine Rete-testis-Invasion
  - High-risk: Tumor >4 cm od. Rete-testis-Invasion
- Stadium II: Lymphknotenmetastasen unterhalb des Zwerchfells, retroperitoneal
  IIA: solitäre Lymphknoten oder max. 5 Lk <2 cm
  IIB: multiple Lk oder Lk >2 cm bis max. 5 cm
  IIC: „Bulky disease“: Lk >5 cm, Lymphadenektomie aber mögl.
  IID: palpable abdominelle od. fixierte inguinale Lk, makroskopischer Resttumor nach Lymphadenektomie
- Stadium III: Lk-Metastasen oberhalb des Zwerchfells od. Fernmetastasen

Übersicht über Tumortyp und Histologie:

Typ	Histologie	Tumormarker	Strahlen-sensibilität	Prog.
Seminome	Einheitliche Struktur, große rundliche Zellen mit hellem, glykogenreichem Zytoplasma (PAS-positiv), Kapselbildung mit zarter fibröser Septierung, häufig mit Lymphozyteninfiltraten	Cave: AFP normal, β-HCG nur selten erhöht PLAP (plazentare alkalische Phosphatase)	gut radiosensibel	gut
Nichtseminome				
Teratokarzinom	Unregelmäßige Struktur mit Beteiligung aller Keimblätter; reife Formen zeigen eine bunte Gewebemischung aus Haut, Hautanhangsdrüsen, Darm- od. Bronchialschleimhaut, Knorpel, Knochen, Muskulatur	AFP, β-HCG und PLAP erhöht	nicht radiosensibel	schlecht
Embryonale Karzinome	Rundlich, weich, mit blutigen Suffusionen auf der Schnittfläche; sehr polymorphe Tumorzellen (Zytokeratin positiv); wenig differenzierte drüsenähnliche, teils papilläre Strukturen	AFP, β-HCG und PLAP erhöht	wenig radiosensibel	mäßig
Chorionkarzinom	Mehrkernige Riesenzellen (Synzytiotrophoblasten)	isoliert β-HCG erhöht		sehr schlecht
Stromatumoren (vom Stroma des Hodens ausgehend, selten)				
LEYDIG-Zelltumor	Makroskopisch braun bis braungelb; große eosinophile Zellen	Androgene		
SERTOLI-Zelltumor	Gut ausdifferenzierte tubuläre Strukturen	Östrogene		

Klin: ⇒ **Schmerzlose, einseitige Hodenvergrößerung**

⇒ Schweregefühl im Skrotum, gelegentlich lokale Schmerzen

⇒ Begleithydrozele („symptomatische Hydrozele") um den Tumor

⇒ Bei hormonproduzierenden Tumoren wie Chorionkarzinom und LEYDIG-Zelltumor evtl. Gynäkomastie (durch Östrogen) od. Pubertas praecox (durch Androgene im präpubertären Alter) und Infertilität

⇒ Bei Metastasierung mit Ureterobstruktion: Zeichen einer Harnstauung, Flankenschmerz

⇒ Spätstadium: allgemeine Tumor-Symptome wie Gewichtsverlust, Leistungsminderung, Schwäche, Dyspnoe (pulmonale Metastasen), Kachexie

Diag:
1. Anamnese (Zeitraum der Hodenvergrößerung) und urologische Untersuchung: im Seitenvergleich: **palpatorisch** harter, höckrig vergrößerter Hoden, ggf. Druckschmerzhaftigkeit, Vergrößerung von Leistenlymphknoten (inguinale Voroperationen?) od. supraklavikuläre Lk, Verschiebbarkeit der Skrotalhaut (verbackener Hoden-Skrotum-Tumor bei **T**4)
   negative Diaphanoskopie (= Durchleuchtung mit starker Lichtquelle): solider Tumor
2. **Sonographie**: solider Tumor im Hodengewebe (meist echoärmer als das übrige Hodengewebe od. gemischt echoarm/echoreich), Mikrokalzifikationen ("Sternenhimmelbild")
3. Tumormarker: im Serum werden **AFP** (Alphafetoprotein), **ß-HCG** (humanes Chorion-Gonadotropin), **LDH** (Laktatdehydrogenase) u. **HPLAP** (humane plazentare alkalische Phosphatase) bestimmt, beim Chorionkarzinom auch Choriongonadotropin im Urin
   ⇨ für alle Tumormarker gilt: Bestimmung vor Entfernung des Tumors bzw. sofort nach Orchiektomie und dann als **Nachsorgeparameter** im Verlauf (ein postop. Abfall zeigt den Therapieerfolg an, ein fehlender Abfall od. späterer Anstieg Tumorwachstum/Metastasierung).
   Labor: präop. FSH, LH u. Testosteron bestimmen.
4. Staging/Metastasenausschluss: **CT-** od. MRT-**Abdomen/Retroperitoneum**, CT-Thorax (Ausschluss von Lungenmetastasen) u. Sono-Abdomen sowie bei Nachweis von Metastasen auch CT/MRT-Schädel und Skelettszintigraphie

5. Ausscheidungsurogramm, Kavographie, MRT od. PET bei besonderer Fragestellungen (Harnstauung, Verdrängung, Tumorarrosion, Residualtumor)

Cave: Keine transskrotalen Biopsien bei V.a. einen Hodentumor (Gefahr der Metastasierung) ⇨ **immer inguinale Hodenfreilegung**

Ther:
- **Vor** der Therapie müssen alle Pat./Eltern über die späteren Fertilitätsstörungen u. Testosteronmangel **beraten** werden. Meist wird dann Sperma für einen späteren Kinderwunsch kryokonserviert (nach Op/Radiatio/Chemotherapie kann die Spermienproduktion ausbleiben; üblicherweise normalisiert sich das Spermiogramm nach 1-2 J.)
- Operativ: Ind: jeder solide Tumor mit Malignitätsverdacht
  - **Orchiektomie** (Syn: Semikastration, Ablatio testis) = Entfernung des betroffenen Hodens mit dem zugehörigem Samenstranggebilde über einen **inguinalen Zugang** (Abklemmen der Samenstranggefäße intraoperativ zur Vorbeugung der Tumorzellverschleppung) ⇨ Histologie und ggf. immunhistochemische Untersuchung
  - Bei vorangegangenen skrotalen Eingriffen od. Stadium **T**4 wird noch die betroffene Skrotumseite entfernt (Hemiskrotektomie)
  - Bei einem Carcinoma in situ reicht eine Tumorexzision aus, eine Tumorexzision ist auch bei Tumoren <2 cm bei einem Einzelhoden vertretbar (dann postop. Radiatio mit 20 Gy erforderlich)
  - 2fache Probeexzision aus dem kontralateralen Hoden zur histologischen Untersuchung (bei allen Pat. <30 J.)
  - Die abdominelle Lymphadenektomie der retroperitonealen Lk bei allen Nichtseminomen wird nicht mehr routinemäßig durchgeführt, sondern nur noch in bestimmten Situationen (als Residualtumorresektion nach Chemotherapie)
- Weitere Maßnahmen nach der Op sind abhängig vom Tumortyp, Stadium u. individueller Risikokonstellation (Beratung/Behandlung in einem spezialisierten Zentrum):
  - Seminome: Stadium I low-risk nur weitere Beobachtung, ab I high-risk postop. Chemotherapie mit 1 Zyklus Carboplatin (AUC7) oder Nachbestrahlung der retroperitonealen Metastasierungsstationen (20 Gy). Bei höheren Stadien Bestrahlung (IIA mit 30 Gy, IIB mit 36 Gy) od. Polychemotherapie (z.B. 3 Zyklen PEB-Schema = Cisplatin + Etoposid + Bleomycin), ab IIC Polychemotherapie (4 Zyklen PEB alle 21 Tage)
  - Nichtseminome: postop. **Polychemotherapie** (PEB-Schema od. PEI- = mit Ifosfamid) mit 1-4 Zyklen je nach Stadium. Bei ausgeprägtem Primärbefund (primär inoperable Metastasierung) auch neoadjuvante (= präop.) Chemotherapie zur Tumormassenreduktion mögl. und Op dann 4 Wo. später.
  - Bei Nachweis einer testikulären intraepithelialen Neoplasie (TIN) in der kontralateralen Hodenbiopsie Bestrahlung des verbliebenen Hodens mit 20 Gy
  - Bei Therapieresistenz od. Rezidiv kann eine **hochdosierte** Chemotherapie (Cisplatin + Etoposid, 3 Zyklen) eingesetzt werden. Bei Hirnmetastasen Radiatio des ZNS.
- Weitere Informationen für Pat. und Ärzte und zu laufenden Studien: Arbeitsgruppe Hodentumoren, Internet: www.hodenkrebs.de

Prog: 5-JÜR aller Hodenkarzinome heute **sehr gut** mit **93 %**, Seminome Stad. I 99 %, Stad. II 85-95 %, Stad. III 40-60%ige 5-JÜR;
Chorion- und Teratokarzinome insg. schlechter.

Kompl:
- ∗ Rezidivrisiko 3-20 % (meist in den retroperitonealen Lk-Stationen und der Lunge)
- ∗ 2-6 % der Patienten entwickeln innerhalb von 15 J. einen **Zweittumor der Gegenseite**
- ∗ Burned-out-Tumor: Zerstörung bzw. Regression von primärem Tumorgewebe im Hoden infolge reaktiver Entzündung (Vorkommen z.B. beim Seminom), es wird dann nur die Metastasierung gefunden
- ∗ Growing-Teratoma-Syndrom unter Chemotherapie: Tumorwachstum (meist retroperitoneal) trotz Chemotherapie und Abfall der Tumormarker, dann handelt es sich um ein gleichzeitiges Teratom neben dem Hodenkarzinom ⇨ Ther: operative Resektion
- ∗ NW der Chemotherapie: Übelkeit, Erbrechen, Stomatitis und andere gastrointestinale Symptomatik, Haarausfall, Raynaud-Syndrom, Leukopenie, Nephrotoxizität, Lungenfibrose, Thromboembolien, Apoplexie, Myokardinfarkt, Verschlechterung der Spermaqua-

lität des verbliebenen Hodens, Hypogonadismus (Testosteronmangel), Ototoxizität

* NW der Strahlentherapie: Infertilität, Kardiotoxizität (ungeklärte Ursache), spätere Entwicklung eines anderen Malignoms (gastrointestinal od. urogenital)

Op: * Lymphadenektomie: Ejakulationsstörungen in bis zu 20 % d.F.
* Bei zusätzlicher Radiatio der Gegenseite tritt in 25-50 % d.F. ein substitutionspflichtiger Testosteronmangel auf, Sterilität bei nahezu 100 % d.F.

Proph: ♥ Bei Vorliegen eines malignen Hodentumors auf einer Seite ist das Risiko für die Entwicklung eines Tumors auf der **Gegenseite** signifikant erhöht ⇨ gleichzeitige Probebiopsie der Gegenseite!, regelmäßige **Nachsorgeuntersuchungen** (im 1.-2. Jahr alle 3 Mon., dann bis zum 5. J. alle 6 Mon. mit klinischer Untersuchung, Tumormarkern und Sono-Abdomen u. des kontralateralen Hodens, weitere Untersuchungen wie CT/MRT nur bei V.a. Progression)

♥ Jungen mit Kryptorchismus sollten im 1. Lj. operiert werden ⇨ Verlagerung des Hodens in den Hodensack, aber auch dann besteht noch ein erhöhtes Karzinomrisiko.

DD: – Epididymitis, Orchitis: Rötung, Schmerzen, Fieber, Zeichen eines Harnweginfektes
- Hydrozele, Hämatozele, Spermatozele: leichte Abgrenzbarkeit durch positive Diaphanoskopie und durch gute Darstellbarkeit in der Sonographie
- Skrotalhernie
- Hodentorsion: **akuter**, hochschmerzhafter Beginn
- Ein **extragonadaler Keimzelltumor** (durch embryonales versprengtes Gewebe) ist anzunehmen, wenn Tumoren im Retroperitoneum od. Mediastinum als „Hodentumor-Metastasen" nachweisbar sind, aber gar kein Hodentumor gefunden werden kann
- Primäre Non-HODGKIN-Lymphome des Hodens: Ther: inguinale Orchiektomie und Chemotherapie nach dem CHOP-Schema
- Nebenhodentumoren od. Tumoren des Duct.deferens: sehr selten, meist benigne (Adenomatoidtumoren, sind mesenchymale Tumoren des WOLFF-Gang), wenn maligne dann Rhabdomyosarkom, Leiomyosarkom, Fibrosarkom, Liposarkom od. malignes Histiozytom.
  Klin: derbe tastbare, inguinale od. skrotale Raumforderung, Ther: operative Entfernung
  Kompl: Rhabdomyosarkome zeigen frühe lymphogene Metastasierung, Leiomyosarkome metastasieren früh hämatogen (Lunge)

TUBERÖSE SKLEROSE

Syn: Tuberöse Sklerose Komplex (TSC), Epiloia, BOURNEVILLE-PRINGLE-Syndrom, ICD-10: Q85.1, D30.9

Ät: – **Aut.-dom.** erblich (bekannte Mutationen im Gen TSC1 auf Chrom. 9q34 u. TSC2 auf Chrom. 16p13.3, dies sind Tumorsuppressorgene)
- Sporadisches Auftreten und Neumutationen (häufigste Ursache, 50-80 % d.F.)

Path: ♦ Gehört zu den Phakomatosen ⇨ **Multiorganerkrankung**, bei d. unterschiedliche Organe betroffen sein können. Bei ca. 60% der Betroffenen ist das Nierenparenchym mitbeteiligt.
♦ Allgemein: **multiple Hamartome** (**gutartige** Mischtumoren mit verstärkter Zellteilungstendenz und gestörter Differenzierung)
♦ Niere: zystische Nierenveränderungen, Angiomyolipome (nur histologisch von malignen Nierentumoren zu unterscheiden)
♦ ZNS: Sklerosen in der Hirnrinde, periventrikuläre Tumoren, Netzhauttumoren

Epid: ◊ Häufigkeit: 1,5/10.000 Neugeborenen, für Deutschland ca. 12.000 Betroffene geschätzt

Klin: ⇒ Hautveränderungen: multiple **Angiofibrome**, Adenoma sebaceum = schmetterlingsförmig im Mittelgesicht und subungual (= KOENEN-Tumoren), Hypopigmentierungen (white spots)

⇒ Niere: ggf. Flankenschmerzen

⇒ Herz: Rhabdomyome ⇨ Rhythmusstörungen mögl.

⇒ ZNS: **Krampfanfälle** (typisch sind **BNS**-Krämpfe = Blitz-Nick-Salaam-Anfälle, s.u.), Astrozytome (insb. paraventrikulär/subependymal und verkalkend), Hamartome der Retina, kortikale Dysplasien ⇨ **mentale Retardierung**

⇒ Lungenzysten, Knochenzysten

Diag:
1. Anamnese (Familienanamnese?) und klinische Untersuchung: white-spots an der Haut
2. Sonographie: bei Nierenbeteiligung stark echogene Raumforderung der Nieren, ggf. MRT
3. EKG, Echokardiographie bei Herzbeschwerden
4. EEG, MRT-Schädel, Augenhintergrunduntersuchung bei ZNS-Symptomen
5. Labor: molekulargenetischer Nachweis einer TSC-Gen-Mutation mögl.

Ther:
- Nur **symptomatische** Behandlung mögl.
  - Antikonvulsiva (Vigabatrin, Clobazam) u. Glukokortikoide bei Krampfanfällen (s.u., Kap. Anfallskrankheiten), zusätzlich kann Cannabidiol bei Therapieresistenz eingesetzt werden (25 mg/kgKG/Tag, Epidyolex®)
  - Bei subependymatösen Riesenzellastrozytomen des ZNS, renalen Angiomyolipomen od. therapierefraktärer Epilepsie mTOR-Inhibitor **Everolimus** (Votubia®)
- Operativ: Ind: bei unklarem Tumorwachstum >4 cm Größe in der Niere
  - Interventionell: selektive Embolisierung mögl.; Op: Nierenteilresektion
  - Bei ZNS-Tumoren mit neurologischen Defekten: Teil-/Resektion soweit mögl.
- Selbsthilfegruppen: Tuberöse Sklerose Deutschland e.V., Walkmühlstr. 1, 65195 Wiesbaden, Tel.: 0611 469-2707, Fax: -2708, Internet: www.tsdev.org

Prog: 90 % der Pat. haben im Verlauf Krampfanfälle, wichtigster Prognosefaktor für das Langzeitüberleben ist die Nierenbeteiligung.

Kompl:
* Platzen v. abnormen arteriellen Gefäßen (WUNDERLICH-Syndrom ⇨ akutes Abdomen), Risiko meist ab 2. Lebensjahrzehnt bei Befall der Nieren

* Maligne Entartung mögl.

DD:
- Andere Nierentumoren, Zystenniere
- **Andere Phakomatosen:**
  - **Neurofibromatose v.RECKLINGHAUSEN**, (aut.-dom. erblich, Chrom. $17_{q11.2}$, 22_{q12} od. Neumutation, Häufigkeit: 3/10.000): multiple Neurinome (Schwannome, insb. Akustikusneurinom), multiple Café-au-lait-Flecken an der Haut, kleine Hautflecken (Freckling) inguinal od. axillär, Hirntumoren (insb. Astrozytome), Optikusgliom, Irishamartome (LISCH-Knötchen), Tibiadysplasie, Skoliose, mentale Retardierung, maligne Entartung mögl.
  - **v.HIPPEL-LINDAU-Syndrom** (aut.-dom., Chrom. 3_{p26}): zerebellare und retinale Hämangioblastome ⇨ Ataxie, Nystagmus, später Hirndruckentwicklung, Glaukom, Erblindung mögl., Nieren-, Leber- und Pankreaszysten, Phäochromozytom, Nierenzellkarzinom
  - **STURGE-WEBER-KRABBE-Syndrom**: Enzephalofaziale Angiomatose mit Naevus flammeus im Gesicht (meist V_1 u./od. V_2-Gebiet) und ipsilateral Hämangiome der Meningen und reaktive Hirnatrophie mit intrakraniellen Verkalkungen, fokale Epilepsie, mentale Retardierung, Glaukom
  - Multiple Glomustumoren (aut.-dom. erblich, Chrom. 1) an Haut und inneren Organen
  - Basalzell-Naevus-Syndrom (GORLIN-GOLTZ-Syndrom, aut.-dom., Chrom. 9_{q22}): multiple Basaliome, Keratosen an Hand und Füßen, Gehirnveränderungen, Skelettanomalien
  - Neurokutane Melanose: multiple Nävuszellnävi (od. Riesennaevus) an Haut, Meningen und Gehirn, Hydrocephalus occlusus mögl.
  - Pseudoxanthoma elasticum (GRÖNBLAD-STRANDBERG-Syndrom): wenig elastische Papeln an Gelenken und Hals sowie Altersdegeneration an der Aderhaut des Auges und arteriellen Gefäßen
  - PEUTZ-JEGHERS-Syndrom (aut.-dom.): intestinale Polyposis, periorale Pigmentnävi
  - KASABACH-MERRITT-Syndrom: Riesenhämangiome an Haut und inneren Organen, Thrombozytopenie

- Ataxia teleangiectatica (LOUIS-BAR-Syndrom aut.-rez. erblich, Chrom. 11q23): Kleinhirnatrophie, kutane und retinale Teleangiektasien
- LEOPARD-Syndrom (aut.-dom.): Lentigines, Erregungsleitungsstörungen am Herz, okulärer Hypertelorismus (vergrößerter Augenabstand), Pulmonalstenose, abnorme Genitalien (z.B. Hypospadie), Retardierung des Wachstums, deafness = Taubheit
- Incontinentia pigmenti (BLOCH-SULZBERGER-Krankheit, X-chrom.-dom.): Pigmentierungen der Haut, Optikusatrophie, psychomotorische Retardierung, Epilepsie
- OSLER-RENDU-WEBER-Krankheit (aut.-dom.): Teleangiektasien an Schleimhäuten, Gesicht und inneren Organen ⇨ rezidivierende Blutungen

WEICHTEILTUMOREN

Syn: Weichgewebetumoren, ICD-10: maligne C49.9

Ät: Maligne Weichteiltumoren: I.d.R. keine Ursache feststellbar, mögl. Ursachen können ionisierende Strahlung, chemische Noxen (Dioxin), chronische Entzündungen, Mutationen von Tumorsuppressorgenen (p53, RB, INK4A/B, Cyclin D1) od. Chromosomentranslokation sein.

Etlg: # Maligne Weichteiltumoren (**Weichteilsarkome**, engl. soft tissue sarcoma):

- **Rhabdomyosarkom**: embryonales, alveoläres (am Körperstamm od. Extremitäten mit schlechterer Prog.) u. pleomorphes
- Extraossäres EWING-Sarkom (immer G4)
- Neuroblastom (s.o.), primitiver neuroektodermaler Tumor (PNET, immer G4), malignes Schwannom (= maligner peripherer Nervenscheidentumor), malignes Paragangliom (z.B. Glomus-caroticum-Tumor)
- Malignes Synovialom (Synovialsarkom)
- Fibrosarkom, fibromyxoides Sarkom
- Pleomorphes Sarkom (Syn: malignes fibröses Histiozytom, Tumor ohne Zellliniendifferenzierung)
- Leiomyosarkom
- Liposarkom (atypisch lipomatöser Tumor), Spindelzell-Liposarkom, Lipoblastom
- Malignes Hämangioperizytom, Angiosarkom
- Malignes Mesenchymom
- Mesotheliom

Histologisches Grading: Maligne Weichteiltumoren werden nur noch in niedrig- (low-grade = **G**1-2) u. hochmaligne (high-grade = **G**3-4) Tumoren eingeteilt.

Path:
- Häufigster Weichteiltumor im Kindesalter ist das **hochmaligne Rhabdomyosarkom** (in über der ½ d.F.), neigt zu Lokalrezidiven und früher hämatogener Metastasierung
- Lok: Unterschieden werden periphere Weichteiltumoren (**Extremitäten** u. Hüfte, Rumpf, Hals und Kopf) u. zentrale Weichteiltumoren (**Retroperitoneum**, Mediastinum, Abdomen). **Rhabdomyosarkom**: tritt ubiquitär auf, häufig Kopf, Hals, Blase, Prostata od. paratestikuläres Bindegewebe befallen, 1/3 hat bei Diag. bereits Metastasen
- TNM-Klassifikation: T_1 = Tumor <5 cm (T_{1a} = oberflächlich, T_{1b} = tief = unterhalb der oberflächlichen Faszie od. im Becken, retroperitoneal od. mediastinal gelegen)
  T_2 = Tumor **>5 cm** in größter Ausdehnung (T_{2a} = oberflächlich, T_{2b} = tief)
  N_1 = regionäre Lk-Metastasen, M_1 = Fernmetastasen

  Stadiengruppierung: I: $T_{1\text{-}2b}N_0M_0$ niedriggradig (G_1-G_2) II: $T_{1\text{-}2a}N_0M_0$ hochgradig (G_3-G_4)
  III: $T_{2b}N_0M_0$ hochgradig, alle N_1M_0 IV: alle M_1
- Metastasierung: lokal in Haut, Knochen und (eher selten) in regionäre Lymphknoten
  Fernmetastasen insb. in die **Lungen**, seltener in Leber, Skelett, Gehirn

Epid: ◊ Häufigkeit: insg. **selten**, 1/100.000 Kinder/Jahr bis zum 15. Lj., ca. 100 Erkrankungsfälle/Jahr in Deutschland (Erwachsene ca. 2.500 Fälle/Jahr)

◊ Prädisp.alter: Das **Rhabdomyosarkom** hat zwei Altersgipfel: 1.-5. Lj. (insb. Kopf, Hals) u. 15.-19. Lj. (insb. im Urogenitaltrakt), m > w (1,2:1).

Klin: ⇒ Allgemein: Müdigkeit, subfebrile Temperaturen, Leistungsverlust, Gewichtsabnahme

⇒ Sicht- od. tastbare **Schwellung**, evtl. lokale Schmerzen (ca. 1/3 d.F.), schmerzhafte Bewegungseinschränkung

⇒ Rhabdomyosarkom: bei Befall in der Orbita: Exophthalmus, neu aufgetretenes Schielen (Strabismus), Lidschwellung

Bei Befall der Nase: verstopfte Nase, langandauernder Schnupfen, Nasenbluten

Bei Befall von Blase/Prostata: Dysurie, Hämaturie, Harnverhalt, Zystitis

Diag:
1. Anamnese und klinische Untersuchung (tastbarer Tumor?)
2. **Sonographie** (solider Tumor, DD: zystische Veränderungen)
3. Röntgen: ossäre Destruktionen, Knochentumor?, evtl. lokale Weichteilaufnahme in Mammographietechnik zum Nachweis von Verkalkungen
4. **MRT** mit KM (genaue Beurteilung der Tumorausdehnung/Infiltration, maligne Tumoren zeigen meist eine Kontrastmittelaufnahme), ggf. Angio-MRT, ggf. auch CT bei knöchernem Prozess/Verkalkungen
5. Spiral-CT des Thorax zum Staging (Metastasierung?), ggf. PET-CT u./od. Skelettszintigramm zur Metastasensuche, ggf. auch Knochenmarkbiopsie
6. **Inzisionsbiopsie** (meist offen) und **histologische Untersuchung** (mit immunhistologischen u. molekular-genetischen Methoden zur genauen Differenzierung des Tumortyps ⇨ Zuordnung des Tumors zu einer Zelllinie u. Malignitätsgraduierung)

   Oberflächliche (subkutane, epifasziale) Tumoren <5 cm werden primär direkt entfernt als sog. Exzisionsbiopsie (mit einem knappen Sicherheitsabstand) u. histologische Untersuchung ⇨ bei malignem Befund muss dann ausgedehnt nachreseziert werden.

Ther:
- Diag. u. Ther. in einem spezialisierten pädiatrisch-onkologischem **Zentrum** durchführen.
- Chemotherapie: Bei Histiozytom, Lipo-, Leio-, Rhabdomyosarkom, EWING-Sarkom und undifferenzierten Weichteilsarkomen präop. (= **neoadjuvant**, zur Verkleinerung des Tumorvolumens = **Down-Staging**) u. adjuvant (= postop.) einsetzbar (z.B. Kombination v. Vincristin + Actinomycin D + Ifosfamid, bei Hochrisiko zusätzlich Adriamycin).
- Strahlentherapie: Palliativ bei Inoperabilität (75 Gy) oder als präop. (neoadjuvant zur Tumorverkleinerung) od. postop. Radiatio (50-60 Gy, wenn keine R0-Kompartimentresektion mögl. war).
- Operativ: Ind: stets gegeben (K-Ind: Fernmetastasen ⇨ dann Chemotherapie)
  - **Radikale Tumorentfernung** (weit im Gesunden = 2-3 cm Sicherheitsabstand rundum, sog. „**no touch**"-Exzision [= „der Operateur soll den Tumor bei der Op nicht sehen"])
  - Bei ausgedehntem Befund **Kompartimentresektion** (= En-bloc-Entnahme von Muskelgruppe + Faszie der betroffenen Region) mit anschließender plastischer Weichteilrekonstruktion (z.B. Verschiebeplastiken, Muskelhautverpflanzungen [myokutane Lappenplastiken], funktionelle Sehnenverpflanzungen, Spalthauttransplantation usw.)
  - Wurde zuvor eine Biopsie durchgeführt, muss der Bereich um den Biopsiekanal komplett mitentfernt werden.
  - Eine Lymphknotendissektion ist nur bei gesicherter Lk-Metastasierung indiziert.
  - Eine Amputation ist heute nur noch Ultima ratio (Amputationen können durch Down-Staging der Tumoren mittels neoadjuvanter [= präoperativer] Chemotherapie und/oder Radiatio meist vermieden werden).

Prog: Maligne Weichteiltumoren: In 95 % d.F. ist heute ein Extremitätenerhalt möglich.
5-JÜR: 85 % bei Low-grade-, 60 % bei High-grade-Tumoren
Insg. hohe Rezidivrate (lokale Exzision 20-30 %, Kompartimentresektion 5-20 %)
Weichteilsarkome am Stamm haben insg. eine schlechtere Prog.

Kompl: * **Tumorrezidiv** bei den malignen Weichteiltumoren häufig ⇨ Nachsorge wichtig (in den ersten 2 Jahren alle 3 Mon., dann 5 J. alle 6 Mon. Kontrolluntersuchungen durchführen)

Op: * Wundheilungsstörungen, Hämatom, Serom
* Lappennekrose nach Rekonstruktion

DD: Cave: "Schwellungen", die länger als 4 Wo. bestehen, sollten immer einer Diagnostik zugeführt werden (auch wenn z.B. ein vorhergehendes Trauma angegeben wird).

- **Benigne Weichteiltumoren** (ca. 97 % aller Weichteiltumoren): **Lipom, Fibrom**, Leiomyom, Rhabdomyom, Hämangiom, Lymphangiom, Neurofibrom, Schwannom, Mesenchymom ⇨ eine maligne Entartung gutartiger Weichteiltumoren ist extrem selten mögl.
- "Tumorartige" nicht-neoplastische Läsionen: Atherome, Lipomatosen, Fibromatosen, noduläre Fasziitis, proliferative Myositis, ossifizierende Pseudotumoren, Myositis ossificans, tumoröse Kalzinose (TEUTSCHLÄNDER-Krankheit), Ganglion, Sehnenscheidenhygrom
- Keloid, Xanthom, Desmoid, Hamartom
- Serom, Hämatom, Zysten, Fremdkörpergranulom
- Neurofibromatose v.RECKLINGHAUSEN (multiple Neurofibrome mit typischem klinischem Bild, aut.-dom. erblich, Chrom. 17_{q11}, 22_{q12} od. Neumutation) ⇨ vermehrt Nervenscheidentumoren
- Infektiös: Lymphadenitis, Abszess, Bartonella-Granulom (Katzenkratzkrankheit), Toxoplasmose
- Andere maligne Tumoren: Leukämie, Lymphome, WILMS-Tumor, Knochentumoren, Metastasen solider Tumoren im Weichteilgewebe
- **Keimzelltumoren:** gonadal od. extragonadal (versprengtes embryonales Gewebe) mögl., sind sehr selten (Inzidenz: 0,3/100.000/Jahr), machen 3 % der Tumoren im Kindesalter aus
  - Embryonale Karzinome
  - Dottersacktumoren (hochmaligne, insb. in Testis od. Ovar, Tumormarker: α-Fetoprotein)
  - Chorionkarzinom (hochmaligne, insb. im Ovar u. Mediastinum, Tumormarker: ß-HCG)
  - Seminome (insb. Hoden), Dysgerminome (insb. Ovar u. ZNS, meist Jugendlichenalter)
  - **Teratome** (Lok: bei Neugeborenen insb. am Steißbein, sonst auch Retroperitoneum, Mediastinum, ZNS, Gonaden; meist **benigne**, können maligne entarten), Teratokarzinom (Hoden)
  - **Dermoide** (typisch im Kindesalter, **benigne**, Lok: parapontin, parapituitär, Oberkiefer-Augen-Schlusslinie, meist als Dermoidzyste mit differenziertem Gewebe, z.B. Haare, Zähne, Knochen), Epidermoidzyste (enthält Hornlamellen)
  - Hamartome (fehlerhaftes embryonales Gewebe ohne Proliferationstendenz)

KNOCHENTUMOREN

Path:
- Primäre Knochentumoren (Skeletttumoren): Ausgangsgewebe können der Knorpel, Knochen, Knochenmark, Periost oder Bindegewebe sein.
- TNM-Klassifikation: **T_1** Tumor <8 cm
  T_2 Tumor >8 cm
  T_3 diskontinuierliche Ausbreitung im primär befallenen Knochen
  N_1 regionäre Lk-Metastasen (entsprechend der Lage des Primärtumors)
  M_1 Fernmetastasen (**M_{1a}** Lunge, **M_{1b}** andere Fernmetastasen)
  Stadiengruppierung: I: $T_{1\text{-}2}N_0M_0$ niedriggradig (G_1-G_2) II: $T_{1\text{-}2}N_0M_0$ hochgradig (G_3-G_4)
  III: $T_3N_0M_0$ IV: alle N_1, alle M_1
- Etlg. der Knochentumoren/Knochenveränderungen nach ihrer bevorzugten Lokalisation: (Epiphyse = gelenknah; Metaphyse = Übergang; Diaphyse = langer Knochenschaft)

Epiphyse	Chondroblastom, Riesenzelltumor (nach Schluss der Epiphysenfuge)
Metaphyse	Osteosarkom, Chondrosarkom, Fibrosarkom, nichtossifizierendes Fibrom, Riesenzelltumor (vor Schluss der Epiphysenfuge), Knochenzysten
Diaphyse	Plasmozytom, EWING-Sarkom, Retikulosarkom

- Metastasierung von malignen Knochentumoren:
  Osteosarkome metastasieren früh, insb. in die Lunge.
  EWING-Sarkom: Lunge, Lk, übriges Skelett

Epid: ◊ 20 % der Knochentumoren im Kindesalter sind maligne
◊ Inzidenz: Maligne primäre Knochentumoren sind **sehr selten**, 1/100.000/Jahr.
◊ Prädisp.alter: Benigne Knochentumoren u. tumorähnliche Knochenveränderungen sowie das Osteosarkom und das EWING-Sarkom kommen insb. zw. 10. u. 30. Lj. vor.

Etlg: # **Benigne Knochentumoren** (Einzelheiten s.u., Kap. Kinderorthopädie):
- **Osteochondrom** (Syn: kartilaginäre Exostose, Lok: Metaphyse v. Femur u. Humerus)
- **Osteoidosteom** (Femur, Tibia, relativ klein, in der Kortikalis gelegen), benignes Osteoblastom (Wirbelkörper, untere Extremität)
- Enchondrom (durch versprengte Knorpelzellen, Lok: Phalangen)
- Chondroblastom (Syn: CODMAN-Tumor, Lok: Epiphyse von Femur u. Humerus)
- Osteom (insb. Nasennebenhöhlen), Chordom (Schädelbasis od. Wirbelsäule)
- Hämangiom (Schädel, Wirbelkörper)
- Chondromyxoidfibrom (Tibia u. Femur)

Tumorähnliche Knochenveränderungen (meist benigne, s.u., Kap. Kinderorthopädie):
- **Nicht-ossifizierendes Knochenfibrom** (Metaphyse der unteren Extremität, exzentrisch, weintraubenartige Formation)
- **Solitäre / juvenile Knochenzyste** (proximaler Humerus, Femur u. proximale Tibia)
- Aneurysmatische Knochenzyste (lange Röhrenknochen, Wirbelkörper)
- Langerhans-Zellhistiozytose (früher Histiocytosis X genannt): eosinophiles Granulom (5.-10. Lj., osteolytische Herde insb. in der Schädelkalotte), HAND-SCHÜLLER-CHRISTIAN-Krankheit (Zellhistiozytose u. zusätzlich Exophthalmus u. Diabetes insipidus)
- Fibröse Dysplasie (Femur, Tibia)
- Hyperparathyreoidismus (sog. "Brauner Tumor", Wirbelkörper, Rippen u. Becken)

Maligne Knochentumoren, ICD-10: C40.- [Extremitäten] - C41.- [sonstige Knochen]
- **Osteosarkom** (Metaphyse langer Röhrenknochen, häufigster maligner Knochentumor im Kindesalter)
- **EWING-Sarkom** (untere Extremität, Becken, insb. bei Kindern und Jugendlichen, histologisch immer G_4 = hochmaligne, chromosomale Translokation 11/22 od. 21/22)
- Chondrosarkom (proximaler Humerus, Femur, Tibia sowie Rippen, Becken u. Scapula)
- Fibrosarkom (Femur u. Tibia)
- Plasmozytom (Wirbelkörper, Rippen, Schädel u. Becken)
- Riesenzelltumor (Syn: Osteoklastom, semimaligne, Epiphyse langer Röhrenknochen, Lungenmetastasen mögl.)
- Malignes fibröses Histiozytom des Knochens
- Malignes Non-HODGKIN-Lymphom, Retikulumzellsarkom (alle Knochen mögl.)

Knochenmetastasen anderer Primärtumoren (= sekundäre maligne Knochentumoren, diese können osteolytisch = mit Knochenabbau od. osteoplastisch = mit -neubildung sein): Insb. bei **Leukämien** u. **Lymphomen** (Knochenmark), WILMS-Tumor, Neuroblastom u. den Karzinomen (eher bei Erwachsenen) , in 3-10 % d.F. findet sich kein Primärtumor.

Klin: ⇒ Benigne Knochentumoren sind meist asymptomatisch (Zufallsbefund im Röntgen).
⇒ Leitsymptom maligner Knochentumoren: **Knochenschmerzen**
⇒ **Tastbarer Tumor**, Schwellung, evtl. **pathologische Fraktur** (= Fraktur nach Bagatelltrauma, in 10-25 % d.F. der malignen Knochentumoren, meist Femur od. Humerus)
⇒ Bei Lok. in Schädel od. Wirbeln ⇨ evtl. neurologische Ausfälle
⇒ Bei gelenknaher Lok. Gelenkerguss mögl.
⇒ Evtl. schubartiges Fieber (EWING-Sarkom)
⇒ Osteom: rhinologische oder ophthalmologische Beschwerden

Diag: 1. Anamnese (anderer Primärtumor bekannt = Knochenmetastase?) und klinische Untersuchung (Lokalbefund, Schwellung, Bewegungseinschränkung, DMS)
2. Bildgebung: **Konventionelle Röntgenaufnahme** der betroffene Region in mindestens 2

Ebenen, evtl. zusätzlich konventionelle Tomographie
⇨ Zeichen für maligne Tumoren sind (s. Abb.): umschriebene Transparenzerhöhung (Osteolyse), Sklerosierungssaum, Spiculae (feine Knochenzacken), Kortikalisunterbrechung, zwiebelschalenartige Struktur mit CODMAN-Dreieck (dreieckiger Periostsporn am Rand), beim Plasmozytom: Mottenfraßbild in der Schädelübersicht.
Bei V.a. malignen Tumor dann **CT** (Knochendestruktion?) u. **MRT** (Weichteilinfiltration, intramedulläre Ausbreitung im Knochenmark, Tumorbefall des Spinalkanales?), ggf. auch Angiographie (pathologische Gefäße, Möglichkeit der präoperativen Embolisation bei stark vaskularisierten Tumoren)

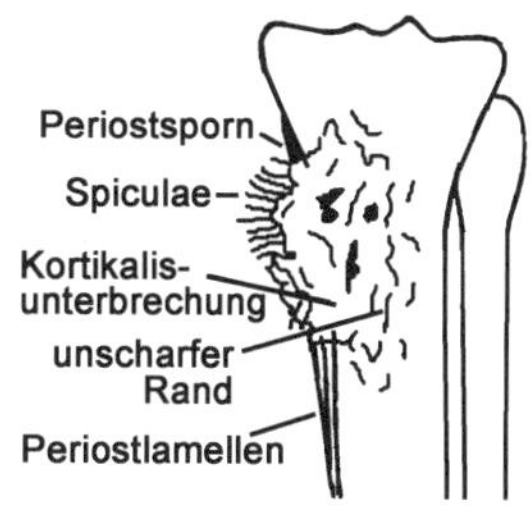

3. Szintigraphie: Vermehrte oder verminderte Anreicherung ⇨ immer mit dem entsprechenden Röntgenbefund vergleichen. Zur Knochenmetastasensuche ist heute alternativ auch Ganzkörper-MRT mit KM (guter Einblick in das Knochenmark) od. PET-CT mögl.
4. Labor: evtl. Erhöhung der alkalischen Phosphatase und der BSG, evtl. Anämie
   BENCE-JONES-Protein im Urin beim Plasmozytom
5. **Biopsie:** Als **offene Inzisionsbiopsie** (direkter Zugang im Bereich der mögl. späteren Op, da die Biopsie zu einer potenziellen Verschleppung von Krebszellen führt!) und **histologische Untersuchung** (für die malignen Knochentumoren erfolgt das Grading nur noch zweistufig in niedrig- [low-grade, G1-G2] oder hochmaligne [high-grade, G3-G4]).

Ther:
- Diag. (insb. auch die Biopsie) und Therapieplanung sollten in einem **spezialisierten Zentrum** interdisziplinär (Tumorkonferenz) erfolgen.
- Radiatio: EWING-Sarkom, Plasmozytom gut strahlensensibel, palliativ bei Osteosarkom, palliativ schmerzlindernd und rekalzifizierend bei Knochenmetastasen (insg. 20-40 Gy, 2 Gy/Tag), Radiofrequenzablation über eine im Tumor platzierte Sonde bei Osteoidosteom, Ossifikationsförderung bei aneurysmatischer Knochenzyste
- Chemotherapie: Präoperativ (**neoadjuvant**) zur Tumorverkleinerung (**Down-Staging**) beim High-grade-Osteosarkom und EWING-Sarkom und postoperativ. Verschiedene Kombinationen u. Studienprotokolle mögl., gängige Med. sind Cisplatin, Methotrexat, Adriamycin, Bleomycin, Cyclophosphamid, Dactinomycin, Citrovorum Faktur, Vincristin. Eine Chemotherapie ist auch beim Plasmozytom gut einsetzbar.
- Operativ: Ind: Jeder unklare Befund sollte abgeklärt werden ⇨ operative Biopsie.
  - Benigne Knochentumoren ⇨ lokale Ausräumung (Kürettage)
  - Maligne Knochentumoren ⇨ **Resektion im Gesunden** (prox. u. distal 3-5 cm Sicherheitsabstand) und Osteosynthese/Einlage einer Spongiosaplastik oder **Rekonstruktion**
  - Ultima ratio: Extremitätenamputation od. Exartikulation (durch das Down-Staging muss dies heute insg. seltener durchgeführt werden).

Prog: Benigne Knochentumoren und tumorähnliche Knochenveränderungen haben eine sehr gute Prognose (100%ige 5-JÜR).
Maligne Knochentumoren: Mit Chemotherapie und Operation haben diese heute bei Kindern eine 50- bis 70%ige Heilungsrate. 5-JÜR aller malignen Knochentumoren ca. **60 %**.

Kompl:
* **Pathologische Fraktur** (in 10-25 % d.F. der malignen Knochentumoren)
* Sehr selten maligne Entartung benigner Knochentumoren mögl.
* Plasmozytom: Paraproteinämie, Nierenfunktionsstörung, Amyloidose

Op:
* Ggf. aufwändige **Defektrekonstruktionen** nach Tumorresektion erforderlich (z.B. Beckenteilersatz, „Fibula pro Humero", Tumorprothesenimplantation z.B. Kniegelenk-Endoprothesen, Umstellungsoperation, z.B. gedrehter Unterschenkel als Oberschenkel ⇨ das Fußgelenk wird zum "Kniegelenk" und damit gute Gelenk-Prothese mögl.)

DD:
- **Osteomyelitis** (kurze Anamnese <2 Wo., metaphysäre Lage, ggf. Focus (z.B. Tonsillitis), CRP erhöht), Osteitis, Knochenabszess, Knochentuberkulose, Myositis ossificans
- Osteochondrosis dissecans (mechanische Ursache mit subchondralen Knochendefekten)
- Knochenmetastasen anderer Primärtumoren: meist erstes Zeichen einer diffusen Organmetastasierung; Lok: insb. **Wirbelkörper** (2/3 d.F., insb. BWS + LWS, pathologische Frakturen

jedoch selten), Os sacrum, Beckenknochen, Rippen, Sternum, Femur, Humerus, Tibia, Schädel, häufig auch multipel vorkommend
Ther: Bei pathologischen Frakturen Metastasenresektion (wenn möglich) + stabilisierende langstreckige Osteosyntheseverfahren oder Tumorprothesenimplantation und postoperative Radiatio. Bei multiplen Metastasen ist eine Lokaltherapie meist nicht mehr mögl. ⇨ Radiatio zur Schmerzreduktion und ggf. Chemotherapie je nach zugrundeliegendem Primärtumor.
Med: Bisphosphonate (Zoledronat, Zometa® od. Clodronat, Ostac®) hemmen die Knochenresorption und wirken auch schmerzlindernd.
Prog: sehr schlecht, im Durchschnitt nur 3- bis 20-monatige Überlebenszeit

Osteosarkom

Ät: Meist unklar, selten auch bei hereditären Keimbahnmutationen (z.B. Retinoblastom, LI-FRAUMENI-Syndrom) od. chronischen Skeletterkrankungen (z.B. Osteodystrophia deformans)

Path: Meist anaplastischer, schnell wachsender Tumor hoher Malignität (**high-grade**, auch gut differenziert = low-grade mit geringem Metastasierungspotential vorkommend), bildet sog. Tumorosteoid (unreifes Knochengewebe ohne Kalkeinlagerung), das aggressiv umliegendes, gesundes Knochengewebe zerstört u. aus dem Knochen ausbricht (Periostabhebungen = sog. CODMAN-Dreieck).
Lok: meist **Metaphysen langer Röhrenknochen** (gelenknah, in 50 % d.F. am dist. Femur, prox. Tibia, Humerus), Becken
Metastasierung: **frühzeitig** (10-20 % haben bei Diag. bereits Metastasen), hämatogen (v.a. **Lunge** 2/3 d.F., Skelett)

Etlg: Zentrales (medulläres) Osteosarkom: klassisch osteoblastisch (80 %), chondroblastisch, fibroblastisch, teleangiektatisch, kleinzellig u. (selten) Low-grade-Osteosarkom
Oberflächliches (peripheres) Osteosarkom: parossal, periostal und high-grade

Epid: Häufigster primärer, hochmaligner Knochentumor im Kindesalter, ICD-10: C40
Inzidenz 0,3/100.000/Jahr (40 Kinder/J. in Dtl.), Altersgipfel: 12.-20. Lj., **m** > w (= 1,4:1)

Klin: **Lokale Schmerzen**, anfangs wenig, dann zunehmend, auch belastungsunabhängig, lokale Schwellung und Bewegungseinschränkung im benachbarten Gelenk (oft **Knie**!), pathologische Fraktur mögl., Allgemeinsymptome meist erst bei Metastasierung

Diag: Bildgebung: im Nativröntgenbild unscharf begrenzte **Osteolyse**, Periostabhebung, ausstrahlende Verkalkungen (Spiculae), MRT/CT: Ausdehnung gut beurteilbar
Biopsie (offene Inzisionsbiopsie) zur histologischen Typisierung
Staging-Untersuchungen: CT-Thorax u. -Abdomen (Metastasensuche), 3-Phasen-Knochenszintigraphie, ggf. SPECT od. PET-CT ⇨ intensive Mehranreicherung

Ther: Heute multimodale Therapie aus präoperativer (neoadjuvanter) Chemotherapie mit Cisplatin, Adriamycin und Methotrexat, dann vollständige Entfernung des Primärtumors mit weiten Resektionsgrenzen (3 cm Sicherheitsabstand und evtl. bestehende Metastasen, Rekonstruktionen je nach Resektion) und anschließend adjuvante Chemotherapie (Kombinationschemotherapie je nach Ansprechen der präop. Chemo, ggf. zusätzlich Ifosfamid, Etoposid od. Mifamurtid, Mepact®)
Bei inoperablen Herden Bestrahlung (insg. aber schlechte Strahlensensibilität)

Prog: 5-JÜR aller Osteosarkome 70 %, bei Chemotherapieresistenz <50 %, bei Lungenmetastasen schlechte Prog., 30%ige Rezidivrate od. Metastasierung, insb. in den ersten 2 J., **Nachsorge** für mind. 10 J. nötig (mit regelmäßiger Rö-Thorax-Kontrolle)

Kompl: Chemotherapie: hohe Toxizität (Blutbild-, Elektrolyt- u. Nierenwerte kontrollieren, Audiogramm wegen Hörverlust, Herz-Echo) u. erhöhtes Risiko für spätere Zweitmalignome

DD: Insb. Osteomyelitis, andere benigne od. maligne Knochentumoren, Knochenzyste

Ewing-Sarkom

Syn: EWING-Tumor, ASKIN-Tumor, engl: Ewing´s sarcoma, ICD-10: C40

Ät: Meist unklar, selten auch bei Skelettanomalien (familiär bedingte) od. hereditärer Keimbahnmutation (z.B. Retinoblastom), Tumorzellen der Ewing-Sarkome tragen in 95 % d.F.

eine Veränderung auf Chrom. 22 (chromosomale Translokation 11/22, 21/22 od. 7/22).

Path: **Hoch maligner** Knochentumor (sog. Rundzellsarkom), histologisch immer G4 = high-grade
Primär Ausbreitung im Markraum ohne Einbruch in die Kortikalis, infiltriert HAVERS-Kanäle, hebt dann Periost ab, reaktive mehrschichtige Periostverkalkungen, später Ausbildung einer ausgeprägten Weichteilkomponente.

Lok: v.a. **Becken**, **Thoraxskelett**, **Femur**, Wirbelkörper, Tibia, Humerus u. als extraossäres EWING-Sarkom im Weichteilgewebe (auch immer G4)

Metastasierung: **frühzeitig** hämatogen (insb. **Lunge**), Weichteilgewebe

Etlg: Sog. EWING-Sarkom-Familie: unterschieden werden klassisches EWING-Sarkom, primitiver neuroektodermaler Tumor (pPNET, makroskopisch nicht unterscheidbar, mikroskopisch neurogene Differenzierung), ASKIN-Tumor der Brustwand, Weichteil-EWING-Tumor

Epid: Inzidenz: 0,2-0,3/100.000/Jahr (ca. 40 Kinder u. Jugendliche/J. in Dtl.)
Prädisp.alter: 10.-15. Lj., m > w (= 1,5:1)

Klin: **Lokale Schmerzen**, lokale **Schwellung**, lokale Entzündungszeichen

Bewegungseinschränkung (häufigste DD: Sportverletzung), Funktionseinschränkungen bis zur Lähmung mögl., pathologische Fraktur (ohne Unfallereignis)

Fortgeschritten: Fieber, Abgeschlagenheit, Gewichtsverlust, Blässe, Nachtschweiß

Diag: Bildgebung: im Nativröntgenbild initial unscharf begrenzte Osteolyse im Markraum, im späteren Stadium „Zwiebelschalenmuster“ (verkalkte Periostlamellen), CODMAN-Dreiecke (Periostabhebungen) im Weichteilbereich

MRT: Verfahren der Wahl zur lokalen Diagnostik, Beurteilung von Tumorausdehnung, Weichteilkomponente, Nachbarstrukturen, lokalen Lk-Metastasen

Labor: BSG, CRP u. LDH oft erhöht, Eisen u. Gesamteiweiß erniedrigt

Biopsie (offene Inzisionsbiopsie) zur histologischen Typisierung, Nachweis des typischen p30/32-MIC2-Antigens mit monoklonalen Antikörpern, ggf. NSE, S-100, Synaptophysin

Staging-Untersuchungen: CT-Thorax u. -Abdomen, 3-Phasen-Skelettszintigraphie

Ther: Heute multimodale Therapie aus präoperativer (neoadjuvanter) Chemotherapie mit Doxorubicin, Ifosfamid, Vincristin u. Etoposid, ggf. + präoperative Bestrahlung, dann vollständige Entfernung des Primärtumors mit **weiten Resektionsgrenzen** (5 cm Sicherheitsabstand, Rekonstruktionen je nach Resektion) und anschließend adjuvante Chemotherapie, ggf. + postoperative Bestrahlung (EWING-Sarkome sind gut strahlensensibel).

Bei Rezidiv wird in Studien auch eine Hochdosischemotherapie u. Stammzelltransplantation versucht.

Prog: 5-JÜR aller EWING-Sarkome 70 % (ohne Chemotherapie 10 %), bei Metastasierung 25 %
Rezidivwahrscheinlichkeit 30-40 %, insb. in den ersten 2 J. ⇨ engmaschige Nachsorge

Kompl: Chemotherapie: hohe Toxizität und erhöhtes Risiko für spätere Zweitmalignome

DD: Insb. Osteomyelitis, andere benigne od. maligne Knochentumoren, Knochenzyste

KINDERTRAUMATOLOGIE

Faustregeln zum Abschätzen des **Alters** (wichtig auch für Medikamentendosierungen usw.):

Säugling ohne Zähne	<6-8 Monate
Verschluss große Fontanelle	>16-18 Monate
Kind mit Windeln	bis 3 Jahre
Milchgebiss vollständig	>2-3 Jahre
Kindergartenkind	4-6 Jahre
Radfahren	>5-6 Jahre
Beginnende Zahnlücken	6-8 Jahre
2. Gebiss vollständig	>12 Jahre

Faustformel für das **Gewicht** anhand des Alters:
bis 9 Jahre: (Alter in Jahren x 2) + 9 = Gewicht [kg]
über 9 Jahre: Alter x 3 = Gewicht [kg]

POLYTRAUMA

Syn: Mehrfachverletzung, ICD-10: T06.8

Def: Gleichzeitige Verletzung von mindestens 2 Körperregionen oder Organsystemen, wobei wenigstens eine Verletzung oder die Kombination mehrerer lebensbedrohlich ist.

Ät:
- Säuglinge/Kleinkinder: Unfälle im **häuslichen Bereich**
- Sturz aus großer Höhe (bei Säuglingen genügt dafür schon der "Wickeltisch" od. Hochstuhl)
- Kinder/Jugendliche: insb. **Verkehrsunfälle** als **Fußgänger**, **Fahrradunfall**, **Insasse** im PKW (seat belt injuries), Unfälle beim Sport, ab dem Jugendlichenalter auch Suizidversuche

Path:
- ♦ Schwere der Verletzung wird bestimmt durch: **Schädel-Hirn-Verletzung**, **Thoraxtrauma,** stumpfes Bauchtrauma, innere Blutungen.
- ♦ Besonderheiten im Kindesalter:
  Schädel-Hirn-Trauma (SHT): schnelle **Hirnödembildung**, diffuse Hirnschwellung
  Thoraxtrauma: meist keine Rippenfrakturen (knorpeliger Thorax, hohe Elastizität des kindlichen Thorax), aber besonders schwere **Lungenkontusionen**,
  seltener Wirbelfrakturen (aber häufiger **neurologische Schädigung** am Rückenmark, dies liegt am relativ großen Kopf und Überbiegbarkeit der Wirbelsäule, fehlenden Abstützreflexen, schwacher Hals-/Nackenmuskulatur), seltener Beckenfrakturen,
  Abdominaltrauma: **Oberbauch-Organschäden** durch überproportional große Organe und relativ dünne Bauchdecke, meist Niere u. Milz betroffen
  Großer Blutverlust bei Abscherverletzungen der Haut mögl.
  Blutverluste: werden bis 25 % besser toleriert als bei Erwachsenen, dann aber plötzliche Dekompensation mit **hypovolämischem Schock** (das Gesamtblutvolumen ist viel geringer als bei Erwachsenen, ca. 70-80 ml/kgKG) ⇨ beim Säugling ist ein Blutverlust von 150 ml, beim Kleinkind 250 ml und beim Kind sind 500 ml schon extrem kritisch mit Gefahr einer **plötzlichen Dekompensation!**
- ♦ Verletzungskrankheit: systemische Reaktion auf das Polytrauma (ähnlich dem Postaggressionssyndrom), Oxygenierungsstörung, hämodynamische Störungen (insb. der Mikrozirkulation und Gerinnung), endokrinologische Reaktionen (insb. Katecholamin-Anstieg) ⇨ Schock, Multiorganversagen, Immundefektsyndrom, Verbrauchskoagulopathie, Blutungen, Hypovolämie, Kompartment-, Crush-Syndrom

Epid: ◊ Traumatologische Notfälle sind die **Todesursache Nr. 1 für Kinder >1. Lj.**, der häufigste Grund ist das SHT. Die Letalität bei PKW-Unfällen ist 3fach höher als bei Erwachsenen.

◊ Prädisp.alter: Die Häufigkeit nimmt mit dem Alter stetig zu, Gipfel insb. **7.-15. Lj.**, mehr Knaben betroffen, **m** > w (= 2-3:1), ca. 1.000 Todesfälle/Jahr in Deutschland

Diag:
1. Anamnese (Unfallhergang) und klinische Untersuchung: Prellmarken, sichtbare Hämatome, Blutungen? ⇨ akut am Unfallort u. Schockraum: schnelle Entscheidung, welche Notfallmaßnahmen durchgeführt werden müssen, weitere Diagnostik erst nach Stabilisierung (Kreislaufsituation, Gerinnung) des Kindes
2. Labor: **Blutgruppe und Kreuzprobe!** (Blutkonserven anfordern), Blutbild (Hb, Hkt), Blutgasanalyse, Elektrolyte, Gerinnungsstatus, Nierenretentionswerte
3. Sono-Abdomen: intraabdominelle Blutungen (freie Flüssigkeit?), Organrupturen
4. Röntgen: Einzelaufnahmen von HWS, BWS/LWS, Becken, Schädel, Thorax, Abdomenübersicht, Extremitäten od. retrograde Urethrographie je nach klinischem Befund. Bei bewusstlosem/intubiertem Kind od. neurologisch eingeschränkter Beurteilbarkeit wird heute direkt ein **Spiral-CT** durchgehend v. Schädel bis Becken durchgeführt.

Ther:
- Akut (Unfallort): Verhaltensregeln gegenüber Kindern: "KASPERLE"-Konzept n. KARUTZ

  K ontakt aufnehmen, auch Körperkontakt (Hand halten, auf den Arm nehmen)
  A blenkung (Verletzungen abdecken, Geschichten erzählen)
  S ituation erklären (**nicht lügen!**)
  P ersonen einbeziehen (Eltern, Geschwister usw. herbeiholen)
  E ntscheidungsfreiheit lassen (soweit mögl. bei Hilfeleistung keinen Zwang ausüben)
  R uhe bewahren
  L ieblingstier (Teddybär)
  E rnst nehmen (nicht bagatellisieren, normal sprechen)

  Sicherstellung der Vitalfunktionen, bei Kreislaufstillstand **Reanimation** beginnen (5 x initiale Beatmung, dann Herzdruck/Beatmung bei Kindern **15:2**, Laienhelfer 30:2), Sauerstoffgabe (100 % FiO_2), Vermeidung von Auskühlung, **Frühintubation** und kontrollierte Beatmung (Tubusgröße nach der „Kleinfingerregel", bzw. gem. Tabelle, s. auch Kap. Neugeborenenreanimation). **Schockbehandlung**: Großer venöser Zugang, Vollelektrolytlösung initial 20 ml/kgKG. Gelingt der i.v.-Zugang nicht innerhalb von 1-3 Min., dann **intraossärer Zugang** (prox. Tibia)! Adrenalin zur Reanimation 0,01 mg/kgKG in 1:10 NaCl. Eine gute Übersicht/Hilfe zu Med., Tuben, Normwerten bezogen auf die Größe des Kindes (zum Anlegen an das Kind) gibt das Notfalllineal PädNFL (www.notfalllineal.de).

Altersklasse	Gewicht	Tubusgröße ID (mm)
Baby	5-10 kg	3,5-4,0
Kleinkind	10-20 kg	4,0-5,5
Schulkind	20-40 kg	5,5-7,0

  Entlastung eines Spannungspneumothorax, Kompression starker äußerer Blutungen, Ruhigstellung von Frakturen, Schmerzbehandlung, Ankündigung und **schneller Transport** (Rettungshubschrauber) in eine **spezialisierte Klinik** (mit Kinderchirurgie), bei vitaler Bedrohung ggf. auch zuerst in die nächste verfügbare Klinik
- Intensivtherapie (in der Klinik/Schockraum): rechtzeitige Substitution von Blut (ausreichend viele Konserven von der Blutbank anfordern und kreuzen lassen!, bei vitalbedrohlicher Blutung ggf. auch ungekreuzte, blutgruppengleiche Konserven od. "0-negativ" infundieren), Flüssigkeitssubstitution (Grundbedarf 40-70 ml/Std.), Azidoseausgleich mit Natriumbicarbonat (BE x 1/3 x kgKG, davon die Hälfte), Bilanzierung der Ein- und Ausfuhr, Überwachung der Gerinnung (ggf. Substitution von AT III u. FFP = fresh-frozen-plasma, später Antikoagulation wenn keine K-Ind. durch die Verletzungen gegeben sind), Normothermie einhalten, Tetanusimpfung (Tdap, z.B. Boostrix®)
- Operativ: Stufenplan modifiziert nach SCHWEIBERER et al. (1987)
  - **1. Phase:** unaufschiebliche **Notoperationen** (vitale Indikation = Sofort-Op), z.B.: Thoraxdrainage, Entlastungspunktion bei Herzbeuteltamponade, Laparotomie bei intraabdomineller Organruptur od. Massenblutung, Kraniotomie bei epiduraler (arterieller) Blutung, Rückenmarkentlastung bei drohendem Querschnitt, Beckenzwinge oder Fixateur ext. bei instabiler Beckenringfraktur (Gefahr großen Blutverlustes), Fixateur ex-

terne bei vital gefährdeten Extremitäten (III.- bis IV.-gradig offene Frakturen)
- 2. Phase: primär definitive chirurgische Versorgung schwerer Verletzungen (noch am 1. Tag = Früh-Op), z.B.: Schädelimpressionsfrakturen, anhaltende thorakale Blutung, Verletzungen der ableitenden Harnwege, Magen- oder Darmverletzung, Augenverletzungen, offene Extremitätenfrakturen (II.- bis III.-gradig offene Frakturen)
- 3. Phase: primär definitive chirurgische Versorgung leichterer Verletzungen (nach intensivmedizinischer Stabilisierung des Kindes = Spät-Op), z.B. Osteosynthese von einfachen Becken- und Extremitätenfrakturen, Gesichtsschädelfrakturen, plastische Operationen

- Bei absehbarer Langzeitbeatmung frühzeitige Tracheotomie
- Frühzeitige intensive krankengymnastische Betreuung

Prog: Letalität zwischen 5 und 40 % (prognostisch entscheidend ist die Schwere des SHT)

Kompl:
* Schocklunge, Ateminsuffizienz, Schockniere, Herz-Kreislauf-Versagen, **Multiorganversagen**
* Infektionen (Pneumonie, Pleuritis, Peritonitis), Sepsis mit hoher Letalität
* Thrombosen, Lungenembolie durch die meist längere Immobilisation und wegen der häufigen Kontraindikationen für eine prophylaktische Antikoagulation, z.B. SHT
* Zerebrale und/oder spinale Funktionsstörungen
* Massentransfusion: Infektionsrisiko (HIV, Hepatitis, bakterielle Kontamination), hämolytische Reaktionen, posttransfusionelle Purpura, transfusionsassoziiertes Lungenversagen, Graft-versus-Host-Reaktion

SCHÄDEL-HIRN-TRAUMA

Syn: **SHT**, SHV = Schädel-Hirn-Verletzung, engl. head injury, traumatic brain injury, intrakranielle Verletzung, ICD-10: S06.-

Ät:
- **Stumpfe Gewalt** (Sturz, Schlag, Anprall) ⇨ geschlossenes SHT: **Verkehrsunfälle**, **Stürze** aus größerer Höhe (häuslicher Unfall, z.B. Wickeltisch, Hochbett!, vom Arm eines Erwachsenen, Treppe, Spielplatz-/Sportgeräte) und insb. **Sportunfälle** (z.B. Fahrradunfall ohne Helm, Kopfkontakt beim Fußball, Eishockey ...), Kindesmisshandlung (Schütteltrauma, s.u.)
- **Perforierende Verletzung** (Pfählungs-, Schussverletzung, extremer Aufprall) = offenes SHT

Etlg:
Allgemein: **Geschlossenes SHT** (keine Eröffnung des Schädels, Dura intakt)
Offenes SHT ⇨ Mitverletzung der **Dura** mater (= Verbindung zw. Gehirn u. Außenwelt) - **Jede offene Gehirnverletzung ist a priori als infiziert anzusehen!**

Hirntrauma:
- Schädelprellung: Trauma ohne Gehirnfunktionsstörung
- **Commotio** cerebri: **Gehirnerschütterung** (engl. concussion, ist ohne bzw. mit nur minimalen Veränderungen ⇨ evtl. geringgradige Gliaproliferationen), ICD-10: S06.0
- **Contusio** cerebri: Hirnprellung (immer mit pathoanatomisch fassbaren Gewebeschädigungen = sog. *Rindenprellungsherden*), ICD-10: S06.3-
- **Compressio** cerebri: Hirnquetschung, Hirnkompression durch Hämatome oder umschriebene Ödeme, ICD-10: S06.2-

Frakturen des Schädels: **Schädelkalottenfraktur, Schädelbasisfraktur** (insb. der Frontobasis), Frakturformen: lineare (Berstfraktur), sternförmige und **Impressionsfrakturen**

Path:
♦ Contusio cerebri: Beschleunigungs-, Rotations- od. Verzögerungstrauma führt zu **Rindenprellungsherden** (meist frontal, temporal und occipital) ⇨ Parenchymnekrosen, **Glianarbe**. Daneben kommt es zu Rupturen kleiner Gefäße ⇨ kleine Einblutungen (sog. Rhexisblutungen) u. traumatische Ödeme ⇨ Zirkulationsstörungen, Hypoxie mit **sekundären** Gewebsschäden.
Frakturen: Berstfrakturen der Schädelkalotte (Gewalteinwirkung von der Seite), Impressions- (lokale, spitze Gewalteinwirkung, Schussverletzung), Gesichtsschädelfrakturen

- Schädelbasisfrakturen (engl. basal skull fracture): ICD-10: S02.1
  - Frontobasale Frakturen ⇨ Eröffnung v. Sinus frontalis, ethmoidalis, sphenoidalis mögl.
  - Laterobasale Frakturen ⇨ Fraktur im Bereich des Felsenbeins (quer, schräg od. längs)

Epid: ◊ Inzidenz: **Sehr hoch**, geschätzt 580/100.000/Jahr bei Kindern u. Jugendlichen bis 15 J., kumuliert ca. 110.000 Fälle/Jahr in Dtld., >95 % davon sind nur leichte SHT, **m** > w

◊ Bei Kindern u. bis zum Erwachsenenalter von 45 J. häufigste Todesursache in Dtl.

◊ 25-30 % der Pat. mit einem schweren SHT haben ein **Polytrauma** (s.o., z.B. mit Lungenkontusion, intraabdomineller Blutung und Organverletzungen, Frakturen).

Klin: ⇒ **Cave:** In bis zu der ½ d.F. sind äußerlich keine Verletzungen zu erkennen! Je jünger das Kind, um so unspezifischer sind die Symptome.

⇒ Schädelprellung: Kopfschmerzen, evtl. Schwindel od. Übelkeit, keine Bewusstseinsstörung, keine neurologischen Symptome

⇒ Commotio cerebri: **kurze Bewusstlosigkeit** (für Sekunden bis max. 1 Std.) und posttraumatische = **anterograde Amnesie** (Zeit während und nach dem Unfall, die Erinnerungslücke kann mehrere Stunden umfassen, evtl. auch eine Zeit kurz vor dem Unfall = kurze retrograde Amnesie), Übelkeit, **Erbrechen**, Kopfschmerzen, Schwindel, Nystagmus, Doppelbilder, Hörstörung

⇒ Contusio cerebri: **Bewusstlosigkeit** >1 Std. (bis zu Tagen), amnestischer Dämmerzustand (>24 Std.), **neurologische Ausfälle** je nach Lokalisation der Anprallherde (epileptische Anfälle, Atem- und Kreislaufstörungen, traumatische Anosmie, Paresen, Augenmotilitätsstörungen, Hypophyseninsuffizienz) bis hin zum Koma

⇒ Schädelkalottenfrakturen: evtl. tastbarer Frakturspalt, Impression

⇒ Schädelbasisfrakturen: Brillen- od. Monokelhämatom, retroaurikuläre Blutungen, **Liquorrhoe** aus Nase (frontobasale Frakturen) od. Ohr (laterobasale Frakturen), Hämatotympanon, Ausfall v. Hirnnerven (z.B. Anosmie, Augenmotilitätsstörungen)

⇒ Tentorielle Einklemmung: Bewusstseinstrübung bis Koma, Pupillenerweiterung, fehlende Lichtreaktion, Pyramidenbahnzeichen, Strecksynergismen, CHEYNE-STOKES-Atmung

⇒ Zur Einschätzung des Schweregrades eines SHT gibt es die **GLASGOW Coma Scale** für Kinder (**PGCS** = pediatric GCS, modifiziert nach VERNET, 2004)

Pkt.	<1 Jahr	>1 Jahr	>5 Jahre
	Augenöffnen		
4	spontan	spontan	spontan
3	auf Schreien	auf Anruf	auf Anruf
2	auf Schmerzreiz	auf Schmerzreiz	auf Schmerzreiz
1	fehlend	fehlend	fehlend
	Beste motorische Antwort		
6	Spontanbewegungen	führt Befehle aus	befolgt Aufforderungen
5	gezielte Abwehr	gezielte Abwehr	gezielte Abwehr
4	Zurückziehen auf Schmerz	Zurückziehen auf Schmerz	Zurückziehen auf Schmerz
3	Flexion auf Schmerz	Flexion auf Schmerz	Flexion auf Schmerz
2	Extension auf Schmerz	Extension auf Schmerz	Extension auf Schmerz
1	fehlend	fehlend	fehlend
	Beste verbale Antwort		
5	Plappern, Brabbeln	verständliche Worte	orientiert
4	Schreien, kann beruhigt werden	unverständliche Worte	verwirrt
3	Schreien, kann nicht beruhigt werden	andauerndes Weinen, kann nicht beruhigt werden	unzusammenhängende Worte
2	Stöhnen	Stöhnen	unverständlich
1	keine	keine	keine

Gesamtpunktzahl der 3 Gruppen = höchster Score („normal“) 15, tiefster Score 3 Punkte

- **Leichtes SHT (I. Grades, als Anhalt: Bewusstlosigkeit bis 15 Min.): 13-15 Punkte**
- **Mittelschweres SHT (II. Grades, Bewusstlosigkeit bis 1 Std.): 9-12 Punkte**
- **Schweres SHT (III. Grades, Bewusstlosigkeit >1 Std.): 3-8 Punkte**

Diag: 1. Anamnese (Unfallhergang, Absturzhöhe usw.), Eigenanamnese soweit möglich und Fremdanamnese (Eltern, Unfallbeteiligte), Dauer der Amnesie, Vorerkrankungen?
Klinische Untersuchung: sichtbare äußere Verletzungen, "BAP" = **Bewusstsein, Atmung, Puls**, Neurostatus mit Pupillenreaktion (beidseitige Mydriasis ohne Lichtreaktion zeigt ernste Prog. an), Reflexe, neurologische Ausfälle, Reaktion auf Schmerzreiz
2. Bildgebung: CT-Schädel ersetzt heute die Rö-Schädelübersicht (bessere Aussagekraft). Bei Säuglingen/Kleinkindern ist auch eine Schädelsonographie mögl. in 2 Ebenen
CCT: bei **Bewusstlosigkeit** od. V.a. intrakranielle Raumforderung CCT (nativ) durchführen ⇨ Nachweis von Kontusionsherden (hypodense Läsionen), intrakraniellen Blutungen, Hämatomen, Hirnödem, intrakranieller Luft (⇨ Duraverletzung = offenes SHT!), bei V.a. Schädelbasisfraktur koronares Dünnschicht-CCT in Knochenfenstertechnik; zur Verlaufsbeobachtung bei Bewusstlosigkeit später auch MRT (je mehr Kontusionsherde, umso schlechter die Prog., insb. bei Hirnstammläsion)
3. Liquorpunktion (Cave: bei Hirndruck ⇨ Gefahr der Einklemmung): bei Kontusion evtl. blutiger od. xanthochromer Liquor
Liquornachweis durch ß-Transferrin-Bestimmung (z.B. bei Sekretion aus der Nase)
MRT od. Liquorszintigraphie zum Nachweis und Lokalisation einer Liquorfistel
4. ggf. Hirndruckmessung mittels Ventrikelkatheter od. epiduraler Drucksonde bei Hirndruck
5. EEG: Allgemeinveränderung, ggf. Herdbefund, insg. aber sehr unspezifisch
6. SEP (sensibel evozierte Potentiale): als „Prognoseuntersuchung" ⇨ ein bds. Ausfall der kortikalen Medianus-SEP zeigt mit hoher Wahrscheinlichkeit einen tödlichen Verlauf an.

Ther:
- **Akut:** Sicherung der vitalen Funktionen an der Unfallstelle, ggf. **frühzeitige Intubation** (Merksatz: GCS kleiner acht – der Tubus lacht ...), kontrollierte **Beatmung** und Schockbehandlung (großen Zugang legen und Volumengabe, Sauerstoffsättigung überwachen)
  Minimierung zerebraler Sekundärschäden durch:
  ➲ **Oberkörperhochlagerung** (bis 30°), nicht bei protrahiertem Schock
  ➲ Anlage einer **Halskrawatte** (Stiff-neck-Orthese, z.B. Tricodur®Vertebrace) bei jedem bewusstlosen Kind
  ➲ Blutdruck sollte Normalwerte nicht unterschreiten, Normothermie einhalten
  ➲ Analgosedierung (z.B. mit Benzodiazepin, Midazolam [Dormicum®] + Fentanyl)
  ➲ Anlage eines sterilen Verbandes bei offenen blutenden Schädel-Hirn-Verletzungen
  ➲ Fremdkörper präklinisch in situ in der Wunde belassen
  Primärtransport in die nächste geeignete Klinik mit Intensivstation, CCT u. Neurochirurgie (bei polytraumatisiertem Pat. ggf. zuerst in ein Akutkrankenhaus zur Stabilisierung)
- **Konservativ:**
  – Commotio cerebri: **Stationäre Überwachung des Kindes für 24-48 Std.**, Bettruhe für wenige Tage, symptomatisch bei Kopfschmerzen Paracetamol (ben-u-ron®) od. Metamizol (Novalgin®, kein ASS!), bei Übelkeit od. Erbrechen Metoclopramid (MCP®)
  – Bewusstlose Pat.: Kontrollierte Beatmung (ggf. milde Hyperventilation zur Hirndruckprophylaxe, Zielwert: 30-35 mmHg pCO_2), Hirndruckmessung, bei Hirndruck Osmotherapie mit Mannitolinfusion, parenterale Ernährung, Elektrolyte- u. Flüssigkeitssubstitution, gute Blutdruckverhältnisse, Krankengymnastik gegen Gelenkkontrakturen
  – Frakturen: Lineare Frakturen und Schädelbasisfrakturen ohne Dislokation bedürfen meist keiner Therapie (lediglich stationäre Beobachtung wegen mögl. meningealer Hämatombildung), otogene Liquorrhoe bei Felsenbeinlängsfraktur konservativ (Antibiotikaschutz).
- **Operativ:** Ind: **Nach Stabilisierung der vitalen Funktionen** bei offener Fraktur od. intrakranieller Blutung/Hämatom mit Verdrängung
  – Kopfschwartenverletzung: primärer Wundverschluss
  – Großes intrakranielles Hämatom: Notfallkraniotomie zur Entlastung über eine temporoparietale, möglichst große Trepanation innerhalb von **2 Std.** (hierzu werden mehrerer Löcher gebohrt und dazwischen der Knochen durchgefräßt, der Knochendeckel wird entnommen und der knöcherne Defekt bleibt bestehen = osteoklastische Trepanation)

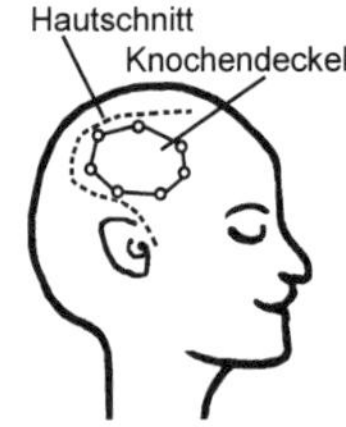

Notfalltrepanation

- Offene Impressionsfrakturen ⇨ Entfernung stark verschmutzter Fragmente, Deckung des Defektes, systemische Antibiose
- Impressionsfrakturen (geschlossen) ⇨ Hebung der Impression
- Schädelbasisfrakturen: Op-Ind. bei Beteiligung v. Hirnnerven od. frontobasaler Liquorfistel ⇨ Duraverschluss der Liquorfistel, ggf. Débridement der Nasennebenhöhlen u. systemischer Antibiotikaschutz

• **Rehabilitationsbehandlung** über Wochen bis Monate, möglichst **früh** beginnen mit mobilisierender Krankengymnastik, physikalischer Therapie, Ergotherapie (Wiedererlangung posttraumatisch gestörten Fähigkeiten), logopädischer Behandlung (Sprachtherapie)

• Selbsthilfegruppen: Schädel-Hirnpatienten in Not e.V., Bayreuther Str. 33, 92224 Amberg, Tel.: 09621 636-66, Fax: -63, Internet: www.schaedel-hirnpatienten.de
Bundesverband Kinderneurologie-Hilfe e.V., Coerdestr. 60, 48147 Münster, Tel.: 0251 297848, Internet: www.kinderneurologiehilfe.de

Prog: Leichtes SHT: Hat eine **sehr gute** Prog., die Symptome sistieren meist in 1-2 Wochen, es bleiben meist auch keine Schäden zurück.
Schweres SHT: Kinder u. Jugendliche haben insg. eine bessere Prognose als Erwachsene. Die Letalität beim schweren SHT im Kindesalter bis 15 J. beträgt 14 % und es bleiben später ca. 20 % der Betroffenen behindert/arbeitsunfähig.
Je länger die Bewusstlosigkeit, umso schlechter die Überlebensprognose, weiterer pathoanatomisch ungünstiger Prognoseparameter ist die Verletzung des Hirnstammes.

Kompl:
* Postkommotionelle Beschwerden (Post-Concussion-Syndrome): oft noch über Wochen (bis Jahre) mit Kopfschmerzen, Schwindel, Konzentrationsstörungen, Gedächtnisstörungen, Reizbarkeit, Ermüdbarkeit (neurasthenisch-depressives Syndrom, Fatigue), Schlafstörungen, Lichtempfindlichkeit, Alkoholintoleranz
* Postkontusionelle Beschwerden: wie bei den postkommotionellen Beschwerden, jedoch intensiver und länger anhaltend, zusätzlich oft neurologische Defizite (z.B. aphasische Störungen, Paresen, Seh-, insb. Fusionsstörungen, Riechstörungen, epileptische Anfälle, Dystonien), posttraumatische Enzephalopathie mit hirnorganischem Psychosyndrom (HOPS, traumatische Psychose), Delir
* Bei Verletzung meningealer Gefäße (Kalottenfraktur) ⇨ **epidurales Hämatom**
* Hirnkontusion oder abgerissene Hirnvenen ⇨ akutes **Subduralhämatom**, als Spätkomplikation auch das **chronische subdurale Hämatom** (nach einem längeren symptomfreien Intervall), Sinusvenenthrombose
* Sekundäre Entwicklung eines **Hirnödems** (ab ca. 12 Std. bis zum 3. Tag)
* **Dissektion** der A.carotis int. oder A.vertebralis durch das Trauma mit der Gefahr einer späteren Thrombusembolisation und ischämischem Insult
* Impressionsfraktur, Rindenprellungsherde ⇨ epileptogener Fokus (traumatische Frühanfälle mit erhöhtem Risiko für eine **posttraumatische Spätepilepsie**)
* Okzipitale Impressionsfrakturen ⇨ Verletzung des Sinus sagittalis sup.
* Blow-out-Fraktur: Sprengung des Orbitabodens ⇨ Einklemmung von Augenmuskeln
* Zahnluxation, Frontzahntrauma (Ther: Replantation innerhalb von 5-10 Min.!, alternativ Aufbewahren der Zähne in einer Zahnrettungsbox, zur Not auch in H-Milch ⇨ Zahnarzt)
* Schädelbasisfrakturen: Karotis-Kavernosus-Fistel (⇨ arteriovenöse Verbindung zwischen A.carotis int. und Sinus cavernosus) mit pulssynchronem Ohrgeräusch, Chemosis (= Ödem) der Konjunktiven, Exophthalmus, Affektion der HN III-VI
* Posttraumatischer Hydrozephalus, Hygrome
* Entwicklung einer **Hypophyseninsuffizienz** (auch verzögert noch nach Jahren mögl.)
* Liquorfistel: frontobasale (Verbindung zum Nasen-Rachen-Raum) oder laterobasale (Verbindung zum Mittelohr) Liquorfistel ⇨ Gefahr der aufsteigenden Infektion mit Meningitis, Meningoenzephalitis, Hirnabszess
* Offenes SHT:
  - **Pneumenzephalon** = Eintritt von Luft + Keimen bei offenem SHT
  - Eitrige **Meningitis**, subdurales Empyem, Pyocephalus internus (Eiter im Ventrikelsystem ⇨ Okklusivhydrozephalus), Enzephalitis, Hirnabszess (Frühabszess in unmittelbarer Folge des SHT), Mark-/Hirnphlegmone
  - Spätabszesse und Meningitis (noch nach mehr als 10 Jahren) durch Eitererreger in der Nähe von z.B. Knochensplittern, Geschossfragmenten etc.
  - Duranarbe ⇨ **posttraumatische Epilepsie** (Manifestation in den ersten 2 Jahren

nach Trauma), lokaler Hydrocephalus e vacuo und Durchblutungsstörungen

* Dezerebrationssyndrom (Syn: **apallisches Syndrom**, Syndrom reaktionsloser Wachheit, engl. persistent vegetative state) = neurofunktionelle Entkoppelung des geschädigten Großhirns vom intakten Hirnstamm, geht meist aus einem längeren Koma hervor.

  Ät: **SHT** (Unfall), **akute Hypoxie**, Reanimation, ausgedehnte Hirnblutung, Hirnkompression bei Hirndruck, Verschlusshydrozephalus od. tentorieller Herniation

  Klin: Apallisches Syndrom = **Koma** mit **„offenen Augen"** aber ohne Blickkontakt, keine Fixierung von Objekten (Coma vigile, Wachkoma), Beuge- oder Streckhaltung der Arme, Streckstellung der Beine, evtl. orale Automatismen, pathologische/frühkindliche (primitive) Reflexe, Störung von Atmung, Temperatur- und Kreislaufregulation, Infektanfälligkeit. Dieser Zustand kann jahrelang andauern.

  Ther: Intensivtherapie, dann spezialisierte Langzeitpflegeeinrichtungen

  Prog: insg. schlecht (Rückbildung innerhalb von 12 Mon. mit meist erheblichen Defekten mögl., danach eher unwahrscheinlich), durchschnittliche Überlebenszeit 2-5 J., Tod durch Komplikationen wie Thrombosen od. pulmonale Infekte

* Locked-in-Syndrom (durch Hirnstammkontusion, Ponsblutung): Tetraparese, Hirnnervenlähmung, nur noch **vertikale Augenbewegung** und Blinzeln/Lidschluss bei voll erhaltenem! Bewusstsein mögl. (Großhirn ist intakt), sehr schlechte Prog.

* Koma: Einteilung der World Federation of Neurosurgical Societies
  BRÜSSELER-Klassifizierung

Koma I	**Bewusstloser Patient, normale Reaktion auf Schmerz**, Pupillenmotorik o.B., Augenmotorik erhalten, evtl. Anisokorie, Atmung intakt
Koma II	Bewusstloser Patient mit Paresen od. verlangsamter unkoordinierter Reaktion auf Schmerz, Pupillenmotorik intakt od. Anisokorie, Augenmotorik erhalten, Atmung intakt
Koma III	**Bewusstloser Patient mit Streckkrämpfen**, Pupillenmotorik intakt od. Anisokorie, evtl. mit Störungen der Augenmotorik, Atmung intakt
Koma IV	Bewusstloser Patient mit **initial beidseitig weiten Pupillen**, noch erhaltene Spontanatmung, Hypotonie u. **Reaktionslosigkeit auf Schmerzreize** aller Extremitäten, keine Augenmotorik
Hirntod	Keine Hirnstammreflexe (keine Spontanatmung, etc.), weite / lichtstarre Pupillen bds., keine Augenmotorik, spinale Reflexe können erhalten sein

DD: Für ein komatöses Kind, das ohne sicheren Anhalt für ein SHT gefunden wird:

- Vigilanzstörung durch internistische Erkrankungen: vasovagale (orthostatische) **Synkope**, Herz-Kreislauf-Insuffizienz, **Hypoglykämie**, Coma diabeticum (Ketoazidose)
- **Intoxikationen** (Alkohol, Medikamente, Chemikalien), **Hitzekollaps**, Hypothermie
- Spontane intrakranielle Blutung, Epilepsie, Meningitis
- Akinetischer Mutismus durch Schädigung des Frontalhirns
- Schütteltrauma (s.u., Kap. Kindesmisshandlung)

KINDLICHE FRAKTUREN

Epid: ◊ Häufigkeit: Bis Abschluss des Wachstumsalters haben **30-45 % aller Kinder** eine Fraktur.

◊ Lok: meist **obere Extremität** betroffen (75 % d.F.), am häufigsten dist. Unterarm, dist. Oberarm mit Ellenbogengelenk, Unterarmschaft

◊ Prädisp.alter: 4.-12. Lj., **Jungen** doppelt so häufig wie Mädchen!

Etlg: # **Ätiologische Fraktureinteilung:**

- Traumatische Fraktur (ICD-10: T14.2): **Sturz** (**Treppe**, **Trendsportarten**, wie Skateboards, Inliners, Snowboards, Trampolin usw.), Aufprall, Stoß, Schlag, Geschoss
- Ermüdungsfraktur: schleichende Fraktur durch Überbelastung = sog. Stressfraktur, Marschfraktur, meist ohne Fragmentdislokation, Ther: konservativ mit Entlastung

- Pathologische Fraktur (= Fraktur ohne adäquates Trauma): bei Knochenzyste, primären Knochentumoren, Tumormetastasen (meist osteolytisch), hochgradiger Osteoporose

\# **Formen von Frakturen:**

- **Komplette Frakturen**: vollständige Durchtrennung des Knochens
- **Inkomplette Frakturen** (ohne komplette Kontinuitätsdurchtrennung) typisch bei Kindern
  - Fissuren (Haarriss)
  - Subperiostale Infraktion (Stauchungsbruch, Wulstfraktur, „buckle-fracture"): Knochenkompression, Periost bleibt erhalten.
  - **Grünholzfraktur**: Kortikalis bricht einseitig auf der Zugseite komplett, auf der Kompressionsseite nicht od. partiell ⇨ Achsenknick (die „unvollendete Fraktur").
  - **Biegefraktur** („bowing-fracture", fixierte Biegung mit plastischer Verformung des Knochens, Kortikalis u. Periost sind aber rundum intakt)
  - Epiphysenfugenverletzung (s.u.)
- **Geschlossene Frakturen**: ohne offenen Weichteildefekt bis zur Fraktur
  Einteilung des Weichteilschadens n. TSCHERNE u. OESTERN (1982):

G 0	Unbedeutende Weichteilverletzung
G 1	Oberflächliche Schürfung oder Kontusion durch Fragmentdruck von innen
G 2	Tiefe kontaminierte Schürfung, Muskelkontusion, drohendes Kompartmentsyndrom
G 3	Ausgedehnte Hautkontusion, Zerstörung der Muskulatur, subkutanes Décollement, Hauptgefäßverletzung oder dekompensiertes Kompartmentsyndrom

- **Offene Frakturen** n. TSCHERNE u. OESTERN (1982), im engl. Sprachraum wird eine ähnliche Etlg. nach GUSTILO u. ANDERSON (1976, 1984, Stad. I-IIIA-C) verwendet:

O 1	Durchspießung eines spitzen Knochenfragments durch die Haut **von innen** (⇨ punktförmige Verletzung)
O 2	Ausgedehnte Weichteilverletzung u. Gewebekontusion über dem Frakturgebiet
O 3	Ausgedehnte Weichteilzerstörung (tiefere Strukturen, wie Muskel, Gefäß, Nerven) mit **freiliegender** Fraktur
O 4	**Subtotale Amputation** (Extremität hängt nur noch an einer Weichteilbrücke)

- Nicht dislozierte und dislozierte Frakturen, Trümmerfraktur (>6 Fragmente), Defektfraktur
  Dislocatio:
  - ♦ ad axim: mit Achsenknick 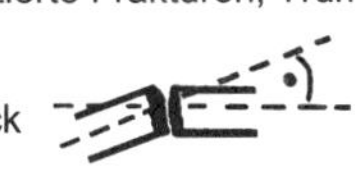
  - ♦ ad latus: seitliche Fragmentverschiebung 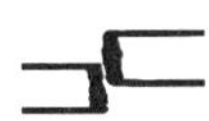
  - ♦ ad peripheriam: Drehfehler durch Rotation der Fragmente 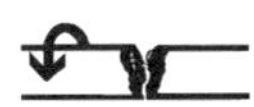
  - ♦ ad longitudinem: cum contractione = Verkürzung 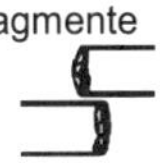
    cum distractione = Verlängerung 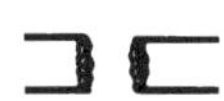

\# **Einteilung der Frakturen nach der Lokalisation:** Epiphysenfraktur (s.u.)

- Schaftfraktur 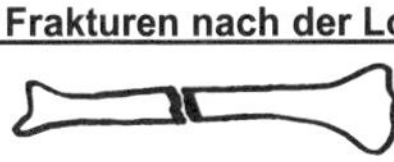
- Gelenkfraktur (mit Beteiligung der Gelenkfläche) 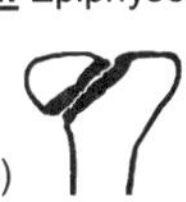
- Etagenfraktur (mehrere Frakturen eines Knochens) 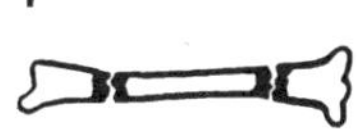

Diag:
1. Anamnese (Unfallhergang: Anprall, Sturz aus großer Höhe, Hochgeschwindigkeitsverletzung?) und körperliche Untersuchung (Begleitverletzungen, Weichteilschäden), immer **DMS**-Kontrolle (**Durchblutung, Motorik, Sensibilität**) der entsprechenden Region
2. Röntgen: in **2 Ebenen** (Rö. der Gegenseite ist obsolet!), selten ggf. auch MRT/CT
3. Sonographie: in der Kindertraumatologie zur Frakturdiagnostik zunehmend eingesetzt

Klin: **SICHERE FRAKTURZEICHEN**

⇒ Abnorme Beweglichkeit
⇒ Groteske Fehlstellung, sichtbare freie Knochenenden (offene Fraktur)
⇒ Krepitation (Knochenknirschen bei Bewegung, meist schmerzhaft), **Prüfung obsolet!**
⇒ Röntgenologischer Nachweis

UNSICHERE FRAKTURZEICHEN
- Schmerz, Kompressionsschmerz, Schwellung, Hämatom
- Gelegentlich Sensibilitäts- und Durchblutungsstörungen
- Functio laesa (gestörte Funktionsfähigkeit der betroffenen Extremität durch Schonhaltung)

Ther:

- Prinzip: **Anatomische Reposition + Fixation + Ruhigstellung**
  Allgemein: Frakturen im Kindesalter heilen deutlich **schneller** als bei Erwachsenen. Je jünger, umso kürzer die Heilungszeit. Fehlstellungen ad axim, ad latus und ad longitudinem werden in Abhängigkeit von der Frakturlokalisation und dem Alter größtenteils **ausgeglichen**, Rotationsfehler bleiben hingegen meist bestehen (daher keine Rotationsfehlstellungen bei Reposition belassen). Ist eine Narkose notwendig, sollte immer ein definitives Ergebnis erzielt werden, ggf. mit halbgeschlossenen Osteosyntheseverfahren wie KIRSCHNER-Draht-Spickung od. Fixateur externe.
- **Konservativ** (Gips-Ruhigstellung, Schienung, Schlinge, stützende Verbände):
  - Immer sofortige Versorgung anstreben, suffiziente **Analgesie!**
  - Manuelle Reposition u. Gipsverbände erreichen bei Kindern häufig ein gutes Ergebnis, bei stabilen u. achsengerecht stehenden Frakturen Methode der Wahl (je nach Region u. Alter Toleranz von 10-20° Fehlstellung, da hohes Wachstumskorrekturpotential).
  - Gips/Kunststoff/Schienung: Adäquate Fixation u. **Ruhigstellung** der Fraktur in **Funktionsstellung** der benachbarten Gelenke. Bei frischem Trauma **immer gespaltener Gips**! oder Gipsschiene für ca. 7 Tage wegen mögl. Schwellungen, Polsterung vorstehender Knochenteile, Hochlagerung. 7. Tag Rö.-Kontrolle, dann zirkulärer Gips.
    Cave: Bei Beschwerden im Gips ⇨ **immer sofortige Kontrolle**! Regelmäßige **DMS**-Kontrolle (Durchblutung, Motorik, Sensibilität an der Extremität)! Cave: Druck-, Kompressionsschäden, Stauung, Ödembildung mögl.
- **Operativ:** Ind: Frakturdislokation, Instabilität. Op möglichst innerhalb von 6-8 Std.
  Reposition + Adaptation (ggf. mit Kompression des Frakturspaltes) **+ Fixation**
  Erreichbare Stabilität: lagerungsstabil < **übungsstabil < belastungsstabil**; angestrebt wird heute immer zumindest die Übungsstabilität.
  Fixationsmöglichkeiten: **Intra-** (Marknägel) oder **extramedulläre Kraftträger** (Spickdrähte, Schrauben, Zuggurtung, Fixateur ext. oder Platten (diese im Kindesalter eher selten))
  Perioperative Antibiotikaprophylaxe: bei offenen (infizierten) Frakturen od. ausgedehntem Weichteilschaden (z.B. Cefuroxim)
  - Spickdraht-Fixation: (Syn: KIRSCHNER-Draht-Spickung) Der **Bohrdraht** wird direkt in den Knochen eingebohrt zur Fixation der Fragmente gegeneinander. Ind: insb. bei Epiphysenfugenverletzungen, abgekippte Radius- u. Mittelhandfrakturen, Ellenbogenfrakturen. Durchführung: Darstellung d. Fraktur, Reposition u. Spickung, als
    - offene Spickung (offene Op., offene Darstellung der Frakturzone u. Reposition) od.
    - perkutane Spickung (geschlossenes Verfahren, Einbringen der Bohrdrähte durch die Haut unter Bildwandlerkontrolle)

    ⇨ erreichbare Stabilität: bis Übungsstabilität, Gips/Schiene zur Ruhigstellung
  - Schrauben: als Kortikalis- oder Spongiosaschraube (je nach Lokalisation und Knochenbeschaffenheit) als Zugschraube (solitär) zur Fixation und **Kompression** zweier Fragmente aneinander (mit Gewindebohrung nur im dist. Fragment) od. bei Platten
  - Zuggurtung: an Spickdrähten und/oder Schrauben unter Spannung angebrachte Drahtschlinge = Zerklage (zur Kompensation von Zugkräften durch Muskelsehnenansätze an dem Fragment, wandelt Zug- in Druckkräfte), Ind: dislozierte Patellafraktur
  - Nägel: Elastisch-stabile **intramedulläre Nagelung** (ESIN, Vorteil: meist **belastungsstabile** Osteosynthese), meist werden dazu 2(-3) sog. PREVOT-Marknägel über eine

kleine frakturferne Inzision in den Markraum vorgeschoben/eingeschlagen (Vorteil: kein zusätzliches (Op-)Trauma an der Frakturstelle, s. Abb.), ggf. mit Endkappen fixiert. Die Mikrobewegungen bei (elastischen) Nägeln sind vorteilhaft für die Frakturheilung.

- Fixateur externe (s. Abb.): insb. bei **offenen Frakturen** mit Weichteildefekten, septischer Patient
  Vorteil: keine zusätzliche Traumatisierung an der Frakturstelle durch Fixierung fernab proximal und distal der Frakturstelle, jederzeit Möglichkeit der Frakturkorrektur
  Nachteil: Einschränkung der Muskelbeweglichkeit an den Schrauben/Pins (insb. bei den bilateralen Fixateuren), Kompl: Bohrlochosteitis (pin-tract infection)
  Fixateur interne: Prinzip wie beim Fixateur ext., Fixateur liegt aber **im** Körper. Ind: Wirbelsäulenfrakturen, zur Korrektur extremer Skoliose
- Plattenosteosynthese (winkelstabile Platten) bei Kindern nur selten (und nur bei schon fast abgeschlossenem Wachstum, z.B. gelenknahe Frakturen bei Adoleszenten)

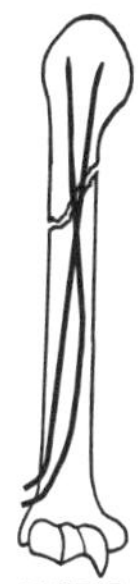

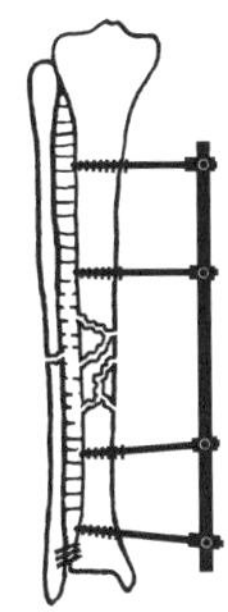

- Knochentransplantation: Autologe (aus dem Beckenkamm) oder homologe "Auffütterung" (Spongiosaplastik) im Bereich der Fraktur möglich, z.B. bei Defektfrakturen. Nach ausgedehnter Resektion (z.B. bei Knochentumoren) ist ggf. auch eine Transplantation ganzer autologer Knochen (z.B. Fibula od. Klavikula) als Ersatz erforderlich.
- Knochensegmenttransport = Kallusdistraktion n. ILIZAROV, Ind: große Defektfrakturen od. Beinlängendifferenz an OS od. US (>3 cm); ein vitales (abgetrenntes) Knochensegment wird über einen Verriegelungsnagel mit einem Transport-Fixateur-externe um 1 mm/Tag weitertransportiert, dahinter bildet sich Kallus, der sich im weiteren Verlauf in einen neuen tragfähigen Ersatzknochen umwandelt, bis zu 20 cm können damit überbrückt werden.

Nachbehandlung: Spontanmobilisation bei Schmerzfreiheit, Röntgen-Kontrolle am 1. Tag und nach 3-4 Wo., bei Kindern u. Jugendlichen immer **Metallentfernung** nach radiologisch dokumentierter Durchbauung (3 Monate, Spickdrähte meist bereits nach 2-3 Wo.)

Prog: Bei Kindern in aller Regel **sehr gut**. Komplikationen wie Gelenkversteifung, Pseudarthrose od. SUDECK-Dystrophie sind im Kindesalter alle sehr selten.
Wachstumsstörungen nach Frakturen: bis zum 10. Lj. vermehrt Verlängerungen, >10. Lj. eher Verkürzungen der betroffenen Extremität möglich.

Kompl:
* **Wundinfektion** (geschlossene Frakturen 1-3 %, offene 5-10 %), **Osteomyelitis** (s.u.)
* **Weichteilschaden** bei offenen und geschlossenen Frakturen: Haut- u. Weichteilverletzung bis -nekrose, Muskel- u. Sehnenverletzungen, **neurovaskuläre Verletzungen**
* Crush-Syndrom (bei großen Weichteilverletzungen Rhabdomyolyse ⇨ Crush-Niere)
* Frakturkrankheit: durch Ruhigstellung und Gefäß-/Band-/Muskelschäden bedingte Schwellungsneigung, Gelenkversteifung, Schmerzen, Muskelatrophien u. Kontrakturen
* Kompartmentsyndrom, SUDECK-Syndrom (im Kindesalter selten)
* Fehlwachstum (bis zum 10. Lj. vermehrt Verlängerungen, nach dem 10. Lj. eher Verkürzungen), Fehlstellung, insb. bei **Verletzung der Epiphysenfuge** Wachstumsschub oder Fusion mit resultierender Fehlstellung mögl. (s.u.)
* **Überschießende Kallusbildung**
* **Verzögerte Bruchheilung** (engl. delayed union, wenn nach mehr als 4 Monaten der Bruch noch nicht verheilt ist), z.B. durch Infektion, großen Weichteilschaden, instabile Osteosynthese, mangelnde Ruhigstellung
* Refraktur (Fraktur im vorherigen Bruchbereich) bei nicht vollständiger Konsolidierung
* Pseudarthrosenbildung (wenn nach >6 Monaten der Bruch noch nicht verheilt ist), Lok: bevorzugt untere Extremität. Ther: operative Revision, Knochentransplantation (autologe Spongiosa) od. Kallusdistraktion
* **Sekundäre posttraumatische Arthrose**: insb. bei Frakturen mit Gelenkbeteiligung (Stufe im Gelenk) oder starker Fehlstellung
* Metallimplantatbruch durch Ermüdung, Frühbelastung und/oder Fehlbelastung (z.B. Nichtbeachtung biomechanischer Prinzipien)
* Zusätzliche Verletzung innerer Organe, Polytrauma

EPIPHYSENFUGENVERLETZUNG

Syn: Epiphysenfugenlösung, Epiphyseolyse, Epiphysenfraktur, ICD-10: M93.9

Ät: Direkte oder indirekte Gewalteinwirkung, aseptische Knochennekrose, Osteomyelitis

Anatomie: Die **Wachstumsfuge** aller Röhrenknochen ist zwischen Epiphyse und Metaphyse lokalisiert. In ihr findet bis zur Adoleszenz das Längenwachstum durch proliferierenden Knorpel und schließlich die Verknöcherung (**enchondrale Ossifikation**) statt. Sie ist eine Schwachstelle gegenüber Scherkräften. Die Apophysen liegen peripher und sind die Ansatzstellen für die Muskelsehnen.

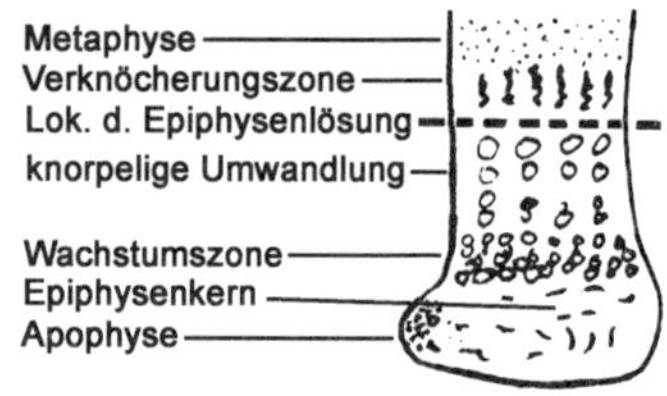

Etlg: # Verlauf der die Epiphysenfugenlösung begleitenden Fraktur in Bezug auf die Epi- u. Metaphyse (AITKEN, 1935; SALTER und HARRIS, 1963)

AITKEN 0	= SALTER I:	Epiphyseolyse ohne Begleitfraktur
AITKEN I	= SALTER II:	Partielle Epiphyseolyse mit Begleitfraktur gegen d. Metaphyse = Aussprengung eines metaphysären Fragments
AITKEN II	= SALTER III:	Partielle Epiphyseolyse mit Begleitfraktur gegen die Epiphyse = Epiphysenfugenfraktur
AITKEN III	= SALTER IV:	Fraktur durch Epi- und Metaphyse
AITKEN IV	= SALTER V:	Axiale Stauchung der Epiphysenfuge = Crush-Verletzung

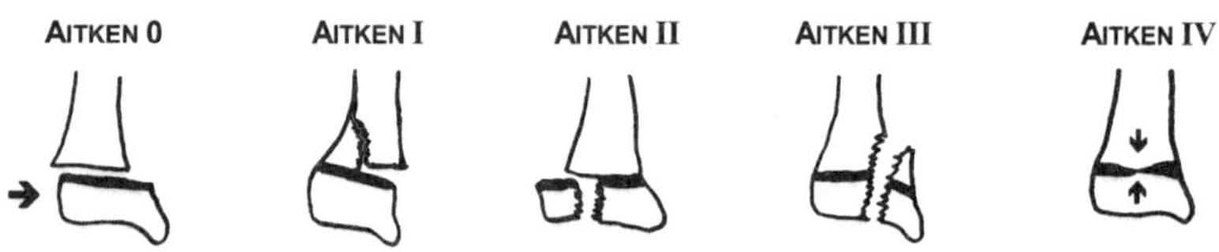

Apophysenverletzungen: meist als Ausrissfraktur (z.B. Epikondylenausriss, Abriss der Tuberositas tibiae, Trochanter major od. minor)

Sonderform: Übergangsfraktur beim Heranwachsenden (meist dist. Tibia), wenn die Epiphysenfuge bereits teilweise verknöchert ist ⇨ Fraktur in Richtung auf die Gelenkfläche

Path:
- ♦ Epiphysenfugenlösung durch Schermechanismus (AITKEN 0) ⇨ keine Zerstörung der Wachstumszone (Stratum germinativum), Prog: gut
- ♦ AITKEN I durch Schermechanismus und zusätzliche Biegung/Torsion, Prog: gut
- ♦ AITKEN II u. III durch Scher- und Stauchungsmechanismus ⇨ abgesprengtes Fragment: Wachstumszone mitbetroffen + Gelenkbeteiligung ⇨ operative Revision unumgänglich
- ♦ AITKEN IV durch Stauchungsmechanismus ⇨ Quetschung der Wachstumszone mit irreversibler Zerstörung ⇨ Prog: Wachstumsstörungen, Fehlstellungen
- ♦ Apophysenausriss durch Zugtrauma ⇨ meist knöcherner Muskelsehnenausriss, die Apophyse ist nicht am Längenwachstum beteiligt ⇨ Prog: gut

Klin: ⇒ Oft wenig klinische Symptome ⇨ Gefahr einer falschen Diagnosestellung!
⇒ Evtl. Ruhe- und Bewegungsschmerz, Schwellung, Hämatom

Diag:
1. Anamnese und klinische Untersuchung
2. Röntgen: Wegen der noch unvollständigen Ossifikation ist die Beurteilung schwierig. Epiphysenstauchungen (AITKEN IV) sind kaum zu erkennen. Die radiologische Beurteilung kann auch durch die Knochenreifung erschwert sein (Auftreten bestimmter Knochenkerne im jeweiligen Alter; zu Ossifikationszentren s.o., Kap. Wachstumsstörungen).
3. Ggf. **MRT** nach 2 Wochen bei unklarem V.a. Crush-Verletzung

<u>Ther:</u>
- <u>Konservativ:</u> AITKEN 0 und I ohne wesentliche Dislokation: Gipsruhigstellung
- <u>Operativ:</u> Ind: AITKEN 0 und I bei starker Dislokation oder Weichteilinterposition, AITKEN-II- und AITKEN-III-Frakturen und Apophysenausriss
  - Reposition, Spickdrahtosteosynthese und Ruhigstellung im Gips
  - Bei Apophysenausriss ggf. auch kleine Zugschraube
- AITKEN IV: keine kausale Therapie möglich, Ruhigstellung und Entlastung für 6 Wochen ⇨ insg. schlechte Prognose, häufig später Wachstumsverzögerung

<u>Kompl:</u>
* **Wachstumsstörung** (insb. AITKEN II, III) ⇨ Fehlwachstum durch halbseitig intakte Epiphysenfuge u. halbseitig defekte Wachstumsfuge, Früh-Arthrose durch Fehlstellung
* Wachstumshemmung (insb. AITKEN IV), aber auch überschießendes Wachstum mögl.
* <u>Epiphyseolyse:</u> Bei starker Dislokation (gefährdet sind insb. Femurkopf und Radiusköpfchen) ⇨ Zerstörung der Gefäßversorgung ⇨ aseptische Knochennekrose (z.B. Osteochondrose, Epiphyseolysis capitis femoris usw., s.u., Kap. Kinderorthopädie)

VERBRENNUNGEN

<u>Syn:</u> **Combustio**, Brandverletzungen, ICD-10: allgemein T30.0 (je nach betroffener Region: T20.- Kopf/Hals, T21.- Rumpf, T22.- Schulter/Arm, T23.- Hand, T24.- Hüfte/Bein, T25.- Fuß, T26.- Auge, T27.- Kehlkopf/Trachea/Lunge, T28.- Mund/Ösophagus/innere Organe, T29.- mehrere Körperregionen), zusätzlich Fläche kodieren T31.0-! bis T31.9-! (Angabe von .0 = <10 % bis .9 = >90 % Körperoberfläche)
Inhalationstrauma, Rauchvergiftung, Rauchintoxikation, ICD-10: T59.9

<u>Ät:</u>
- **Heiße Flüssigkeiten** (Verbrühung, 80 % d.F. im Kindesalter, m > w), Dämpfe od. Gase
- Feste heiße Körper (Herdplatte, Grill, Bügeleisen usw.)
- **Brände**: Flammeneinwirkung, brennende Kleidung, Explosionen
- Mechanische Reibung ⇨ Hitzeentwicklung, Strahlen (**Sonne!**, Solarium, Röntgenstrahlen)
- **Strom**einwirkung, Hochspannungstrauma (Starkstromverletzung, Blitzschlag)
- Chemische „Verbrennung": Säure- od. Laugenverätzung (z.B. Löschkalk)
- Kindesmisshandlung: Zigarette, handschuhförmige Verletzung, Abdruck von Gegenständen

<u>Path:</u>
- Die Verbrennungen werden in 4 Schädigungsgrade eingeteilt:

Schädigungsgrad	Symptomatik	Intensität der Schädigung
1. Grades (= Combustio erythematosa)	**Rötung**, Schmerz Schwellung	Oberste Epidermis, z.B. Sonnenbrand, Restitutio ad integrum
2. Grades (= Combustio bullosa)	Rötung, Schmerz **Blasen** (subepidermal)	Epidermis und Teile des Coriums (s.u.)
3. Grades: (= Combustio escharotica)	**Nekrosen** graue, weiße oder schwarze lederartige Haut, Analgesie	Epidermis, Corium u. Subcutis vollkommen zerstört, keine Spontanheilung
4. Grades:	Verkohlung	Weitere tiefere Schichten betroffen (Muskulatur, Knochen)

Die Verbrennungen **2. Grades** werden noch unterschieden in:

2 a = oberflächlich 2. Grades (Epidermis und obere Anteile des Coriums betroffen), typische Brandblase, Schmerz vorhanden ⇨ konservative Ther., Restitutio ad integrum

2 b = tief 2. Grades (hier sind die tiefen Schichten des Coriums mitbetroffen), Hypalgesie im Nadelstichtest ⇨ operative Abtragung erforderlich, Abheilung mit Narbenbildung

- <u>Einschätzung des Ausmaßes der Verbrennung:</u> Für Erwachsene gibt es die **NEUNERREGEL** (n. WALLACE, s. Abb., die %-Angaben für die Körperoberfläche (**KOF**) gelten jeweils für Vorder- und Rückseite zusammen). Säuglinge u. Kinder haben abweichend dazu einen **überproportional großen Kopf**. (s. Abb.).
  Zusammengefasst werden die Verbrennungsflächen 3./4. Grades, Verbrennungen 2. Grades zählen zur Berechnung der Gesamtverbrennungsfläche nur zur Hälfte.

Als Anhalt zur Abschätzung der Verbrennungsfläche kann auch die Handfläche des Pat. dienen, pro Handfläche ist 1 % KOF anzusetzen.

Körperteil	**0 - 1 Jahr**	**Kleinkind**	**Schulkind**	Erwachsene
Kopf u. Hals	**21 %**	**18 %**	**15 %**	9 %
Rumpf	30 %	32 %	32 %	36 %
beide Arme	18 %	18 %	18 %	18 % (2x9)
Hand	1 %	1 %	1 %	(2 x 1 %)
Genitalregion	0-1 %	0-1 %	1 %	1 %
beide OS	14 %	15 %	16 %	18 % (2x9)
beide US + Fuß	14 %	15 %	16 %	18 % (2x9)

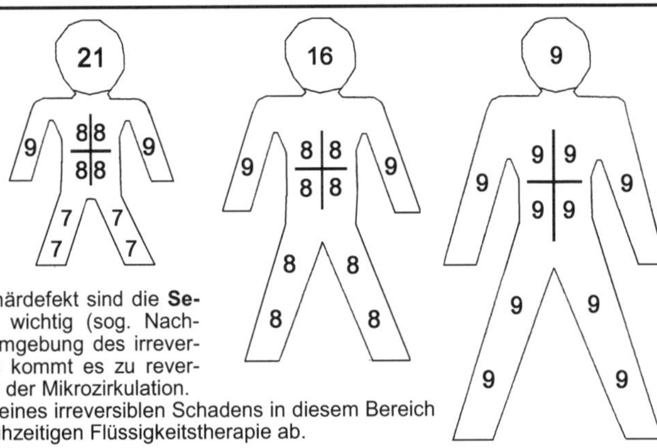

- Neben dem Primärdefekt sind die **Sekundärläsionen** wichtig (sog. Nachbrand): In der Umgebung des irreversiblen Schadens kommt es zu reversiblen Störungen der Mikrozirkulation. Die Ausbreitung eines irreversiblen Schadens in diesem Bereich hängt von der frühzeitigen Flüssigkeitstherapie ab.
- <u>**Verbrennungskrankheit**</u> = verschiedene Regulationsstörungen von Organen und Organsystemen neben der lokalen Schädigung durch die Wärmeeinwirkung.

  Schockgefahr und Gefahr der Verbrennungskrankheit besteht bei einer verbrannten KOF von: **>8 % beim Kleinkind**, **>10 % beim Kind** und >15 % beim Erwachsenen.

  <u>Primäre Phase:</u> **Schock** (1.-3. Tag) durch **direkte Schädigung der Kapillaren** (Verbrennung im Bereich des Interstitiums) ⇨ **erhöhte Permeabilität** (kapilläres Leck) ⇨ **Volumenverlust** und Entstehung eines Ödems ⇨ Mikrozirkulationsstörungen, Erniedrigung des HMV, metabolische Azidose, Eiweißverlust, generalisiertes Ödem ⇨ Circulus vitiosus ⇨ Volumenmangelschock, daher ist der primäre Wasser- u. Eiweißersatz am ersten Tag so extrem wichtig! Das Kapillarleck bildet sich innerhalb von 24 Std. spontan zurück.
  Zusätzlich: Beeinträchtigung der Abwehrlage (Gefahr der Sepsis), Toxinanfall infolge der Hitzekoagulation des Gewebes u. Belastung innerer Organe, katabole Stoffwechsellage

  <u>Sekundäre Phase:</u> Rückresorption des Ödems (2-3 Wochen)

<u>**Epid:**</u> ◊ <u>Unfallursache:</u> bei Kindern fast immer im **häuslichen Bereich**
◊ <u>Prädisp.alter:</u> Kinder zwischen 2. u. 4. Lj. („**Entdeckungsalter**"), **m** > w
◊ In Deutschland ca. 6.000 Kinder/Jahr betroffen, es gibt ca. 174 Verbrennungsbetten an 36 Kliniken, davon 46 spezielle Verbrennungsbetten für Kinder (Vermittlungsstelle s.u.).

<u>**Klin:**</u> Abhängig vom Stadium der Verbrennung:
⇒ 1. Grades: **Erythem**, schmerzhaft
⇒ 2. Grades, *oberflächlich*: Erythem + **Blasenbildung**, stark schmerzhaft, starke Blutungsneigung auf Berührung, Hautanhangsgebilde intakt
⇒ 2. Grd., *tief*: Erythem + Blasenbildung, teilw. zerrissen, **Schmerzempfindung nimmt ab!**
⇒ 3. Grades: Verkohlte Haut, **Schmerzlosigkeit**
⇒ 4. Grades: Verkohlte Muskulatur, Faszien, Fettgewebe, Knochen

<u>**Diag:**</u> 1. Anamnese (Unfallhergang) und klinische Untersuchung (Pat. immer komplett entkleiden und untersuchen). **Nadelstichprobe:** Ab Verbrennungen Grad 2 b besteht Analgesie.

Die Überprüfung sollte regelmäßig wiederholt werden, da die Klinik der Verbrennung zu Beginn täuschen kann.

2. Labor: Hb, Hkt, Gesamteiweiß, KOD
3. Laryngobronchoskopie und Trachealsekretgewinnung (Bakteriologie) zur Sicherung der Diagnose eines Inhalationstraumas
4. Probeentnahme aus der verbrannten Haut zur exakten Bestimmung der Verbrennungstiefe (wichtig auch für die Op-Planung), regelmäßige Wundabstriche und bakteriologische Untersuchung in der Intensivphase

Ther:

- **Akut:** Retten aus der Gefahrenzone (Abschalten des Stroms bei Hochspannungstrauma!), lokal kühlen, Sicherung der vitalen Funktionen, Abschätzung der Schädigungsausdehnung (Transport in eine Spezialklinik notwendig?, s.u.), mindestens ein großvolumiger, peripher-venöser Zugang (od. intraossärer Zugang, prox. Tibia), im Einzelnen:
  - **Lokaltherapie:** Bei kleiner Verbrennungsfläche **sofortiges Kühlen mit lauwarmem Wasser** (20 °C) zur Schmerzbekämpfung und Prophylaxe/Reduktion des Ödems direkt nach dem Ereignis (bei Verbrühung Kleidung entfernen, eingebrannte Kleidung belassen) für 10 Min. Cave: Bei großer Verbrennungsfläche bei Kindern nicht kühlen, da die Gefahr einer Auskühlung dann zu groß ist! Bei Verätzungen an Haut od. Auge Chelatkomplexbildner Diphoterine®-Spüllösung. Zum Transport sterile **Abdeckung der Brandwunden** mit Metalline-Folien, Cave: Akut keine Anwendung von Salben!
  - **Volumensubstitution**: obligat bei Verbrennungen >8 % KOF bei Kindern, initial mit Ringer-Laktat i.v. beginnen (initial 10 ml/kgKG/Std., dann gem. Formel, s.u.)
  - **Schmerzbehandlung**: z.B. Ketamin S, Ketanest® 0,125-0,5 mg/kgKG i.v. + evtl. Sedierung mit Diazepam (Valium®)
  - Bei V.a. **Inhalationstrauma** (Verbrennungen im Gesicht, Rauchspuren im Mund- oder Rachenraum, Schwelbrand von Kunststoffen, Reiz- od. Giftgasintoxikation): Sauerstoffgabe, bei respiratorischer Insuffizienz **frühzeitige Intubation** (nasal) u. Beatmung
  - **Transport** in eine auf Verbrennungen spezialisierte Klinik sollte erfolgen bei:
    1. Säuglingen u. Kindern <10. Lj. mit dermalen (= 2. Grades) Verbrennungen >10 % od. >5 % subdermalen (= 3. Grades) Verbrennungen
    2. Jugendlichen bei Verbrennungen >20 % 2. Grades oder >10 % 3. Grades
    3. Verbrennungen mit Beteiligung von Gesicht/Hals, Hand, Fuß, Gelenken od. Ano-/Genitalregion (Merke die 3 "G": Gesicht, Gelenk, Genital)
    4. Patienten mit einem Inhalationstrauma
    5. Verletzungen durch Hochspannung, Blitzschlag

    Zentrale Vermittlungsstelle von Betten für Schwerbrandverletzte in Deutschland:
    20097 Hamburg, Beim Strohhause 31, Tel.: **040 42851-4950**, Fax: -4269

- **Erstversorgung in der Klinik:**
  Anlage eines großen venösen Zuganges / **ZVK**, Urinkatheter, Analgesie (Morphin i.v.) od. Analgosedierung (Fentanyl, Fentanyl® + Midazolam, Dormicum®), evtl. Intubation und Beatmung, falls nicht schon primär erfolgt (insb. beim Inhalationstrauma, evtl. nasale Umintubation), Bronchiallavage bei inhaliertem Fremdkörper, Reinigung des Pat. im Duschbad, Enthaarung der Verbrennungsareale, **Tetanusprophylaxe** (aktiv und passiv) nicht vergessen! Steriles Bett, aseptische personelle Betreuung, semi-sterile isolierte Intensivbox, Raumtemperatur 30-32 °C und 60-95 % Luftfeuchtigkeit

  Flüssigkeitsersatz entsprechend dem Ausmaß der verbrannten Körperoberfläche über ZVK nach einer abgewandelten PARKLAND-Formel nach BAXTER für Kinder. Grundbedarf: Säuglinge 150, Kleinkinder 100, Schulkinder 80 ml/kgKG/Tag + **Zusatzbedarf**:

  4 ml Ringer-Laktat-Lösung x % verbrannte KOF x kgKG

  Die berechnete Menge gilt für 24 Std. (50 % in den ersten 8 Std.), ab 2. Tag Zusatzbedarf dann bereits reduzieren (auf 1 ml/kgKG x % verbrannte KOF) .

  Urinausscheidung sollte **0,5-1 ml/kgKG/Std.** betragen (Ausfuhrkontrolle! über suprapubischen od. transurethralen Katheter).

  Evtl. zickzackförmige Entlastungsschnitte der Haut = **Escharotomie** (evtl. auch der Oberflächenfaszie) bei zirkulären Verbrennungen (dies ist wegen der Gefahr von Zirkulationsstörung, Nervenschädigung und Kompartmentsyndroms im Haut-/Faszienkompartiment od. der Atembehinderung am Thorax erforderlich).

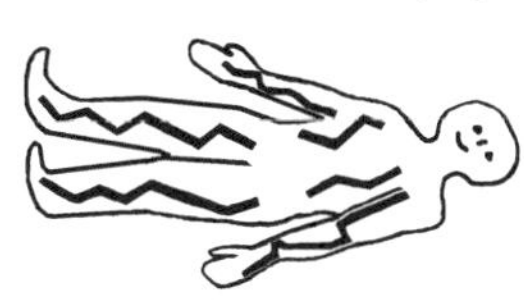

Im weiteren Verlauf: Substitution nach Bedarf von Humanalbumin (bei Gesamteiweiß <2,5 g/dl bei großen Verbrennungsflächen, Humanalbumin 5%ig), Flüssigkeit u. Elektrolyte, Kalorien, ggf. Blutkonserven, ZVD-Monitoring, Ausgleich des Säure-Basen-Haushaltes nach individuellem Bedarf, Thromboseprophylaxe. Möglichst frühzeitig wieder mit der enteralen Ernährung beginnen (ggf. per Duodenalsonde), Prophylaxe von Stressulzera im Magen/Duodenum durch H_2-Blocker (z.B. Cimetidin od. Ranitidin). Bei passagerer Niereninsuffizienz: Hämodialyse

Ist eine Langzeitbeatmung erforderlich, sollte ein Tracheostoma angelegt werden.

- **Oberflächenbehandlung der Brandwunden:**
  - Verbrennungen 1. Grades und oberflächlich 2. Grades heilen meist ohne Probleme aus und bedürfen keiner besonders aufwändigen Therapie. Frühzeitig werden die **Blasen eröffnet**. Zur Lokalbehandlung gibt es dann 2 Methoden:
    - Offene Behandlung (z.B. bei kleiner Brandblase): **trockene Wundverhältnisse** werden angestrebt und/oder zusätzliche Verschorfung durch die **Gerbungsmethode** (Aufbringen von 5%iger Tannin-Lösung) od. Tupfungen mit Povidon-Iod [Betaisodona®, Mercuchrom®]
    - Geschlossene Behandlung (bei größerer Fläche od. an den Gelenken): Applikation v. antimikrobieller Salbe (z.B. Sulfadiazin-Silber, Flammazine®Creme) auf die Wundfläche und Gazeverband (täglicher Verbandswechsel erforderlich) od. Polylactid-Folie auflegen (kann bis zur Abheilung verbleiben, z.B. Suprathel®)
- **Operativ:** Ind: ab 2.gradig tiefen Brandwunden nach Stabilisierung des Verletzten
  - Grundsätzlich ist eine möglichst **frühzeitige** (1.-2. Tag) **Nekrosektomie** und **Eigenhauttransplantation** anzustreben ⇨ bei tief 2.-gradig: tangentiale Abtragung,

    Bei 3.-gradigen Verbrennungen: komplette **Abtragung aller Nekrosen** (ggf. bis zur Muskelfaszie = epifaszial und ggf. auch tiefer je nach Ausdehnung).
  - Transplantation: Deckung mit Eigenhaut als **Spalthauttransplantat** (sog. THIERSCH-Transplantat, insb. im Gesicht, Händen und an den Gelenken zur Prophylaxe späterer Kontrakturen). Die Spalthaut wird an nicht verbrannten, in etwa entsprechenden Körperstellen mit dem Reese-Dermatom entnommen.

    Bei unklaren od. sehr großen Wundverhältnissen temporäre Deckung mit synthetischen, Xeno- oder Allo-Hautersatzprodukten (z.B. Transcyte®, Integra®, Schweinehaut od. Spenderhaut von Verstorbenen) bis sich ggf. ein gesunder Wundgrund gebildet hat.

    Große Flächen (Rumpf, Extremitäten) werden mit Spalthaut gedeckt, die zu einem **Gittertransplantat** (= **Mesh graft**, ca. 3- bis 9fach größere Flächendeckung mögl.) verarbeitet wird (nicht im Gesicht und an den Händen, dort nur Vollhauttransplantat).

    Zuchthaut: Wird bei extrem großen Verbrennungen benötigt und aus eigener Haut innerhalb von 3 Wo. im Labor angezüchtet (bis 7.500 cm² können so gewonnen werden). Die sog. Sheets werden dann als Epidermisersatz transplantiert.

    Bei tiefer Verkohlung od. Stromverletzung ist (wegen der tiefen Gewebeschädigung periossärer Muskeln) ggf. gestielte od. freie Lappenplastik erforderlich.
- Frühzeitige Krankengymnastik zur Verhinderung von Narben-/Gelenkkontrakturen, insb. an den Händen, ggf. mit Analgesie
- **Psychologische Betreuung** des brandverletzten Kindes und der Eltern (Verarbeitung des Unfallschocks, des Schmerzerlebnisses, der entstellenden Narben, Selbstwertkrisen)
- Selbsthilfegruppen: Paulinchen - Initiative für brandverletzte Kinder - e.V., Segeberger Chaussee 35, 22850 Norderstedt, Tel.: 0800 0112123, Internet: www.paulinchen.de

Prog: Verbrennungen 1. Grades u. 2. Grades (oberflächliche) heilen meist ohne Narbe innerhalb von ca. 14 Tagen ab, evtl. können Hypo- od. Hyperpigmentationen verbleiben.

Die kritische / letale Verbrennungsfläche liegt heute bei Kindern bei ca. 60-80 % der Körperoberfläche (bei Erwachsenen je nach Alter bei 30-70 %), bei Kindern heilen die Verbrennungen besser als bei Erwachsenen, sie sind in der akuten Phase der Verbrennungskrankheit durch die Flüssigkeitsverschiebungen aber vital stärker gefährdet!

Inhalationstraumen haben eine sehr hohe Letalität (bis 60 %).

Kompl: * **Verbrennungskrankheit:** Schock, akutes Nierenversagen/passagere Niereninsuffizienz, Verbrennungslunge, DIC, Multiorganversagen, Pneumonie, Stressblutungen aus Magen-/Duodenalulzera während der Intensivphase, reflektorischer Ileus, Cholezystitis, Perikarditis, Pankreatitis, immunologische Störungen

* **Inhalationstrauma:** CO-Intoxikation, alveoläres Lungenödem, nekrotisierende Bronchitis, Atelektasen, Blutungen, steigender Lungenarteriendruck
* **Hochspannungstrauma/Blitzschlag:** Herzrhythmusstörungen (VES, Kammerflimmern), Nierenversagen (Crush-Niere wg. Myoglobinurie durch tiefe Muskelnekrosen ⇨ nicht von einer kleinen Stromeintrittsmarke täuschen lassen! ⇨ frühzeitige Escharotomie u. Nekrosektomien durchführen) ⇨ hohe Diurese, osmotische Diuretika, Dopamin
* **Wundinfektion:** 75 % der Todesfälle resultieren aus Infektionen durch protrahierte **Sepsis**. Nach Ablauf von 3 Tagen sind Verbrennungswunden als infiziert anzusehen (wiederholt Abstriche machen). Sepsis typischerweise 5-7 Tage nach dem Verbrennungstrauma. Ther: bei Entzündungszeichen sofortige Antibiose nach Antibiogramm
* Katabolie durch Reparationsvorgänge, Einschwemmung der Pyrotoxine aus der Haut bei Wiedereinsetzen der Zirkulation im Verbrennungsgebiet (ab ca. 3. Tag)
* Kinder und Verbrühungen: Neigung zur **Keloid-Bildung** bei entsprechender genetischer Disposition, Ther: Kompressionsbehandlung
* Spätkomplikation (Intervall von ca. 30 J.): Entwicklung eines Narbenkarzinoms

Op: * Hypertrophe Narben, Wulstnarben mit Spannungsgefühl, Bewegungseinbußen, Licht- und Hitzeempfindlichkeit, Juckreiz
Ther: Druckbehandlung nach JOBST durch spez. angefertigte **Trikotagen** od. Silikonauflagen, die einen Druck auf die vernarbende Region ausüben (für ca. 1 Jahr), Einreibung 2 x tgl. mit fettenden Salben, keine Sonnenlichtexposition, keine mechanische Beanspruchung. Korrekturoperationen: Ind. sehr zurückhaltend stellen, da neue Narben entstehen können, frühestens 1 J. nach dem Trauma ⇨ Dermabrasion (z.B. bei Mesh-Gitter-Narben), Laserung bei Pigmentstörungen, Verschiebeplastiken bei Kontrakturen

Proph: Vorsichtsmaßnahmen im Kleinkindesalter:
♥ Tassen od. Geschirr mit heißen Speisen od. Getränken in Tischmitte abstellen, keine herunterhängenden Tischdecken
♥ Nichts Heißes essen oder trinken während das Kind auf dem Schoß sitzt
♥ Topf- u. Pfannengriffe nach hinten drehen, besser noch Herd mit einem Gitter sichern
♥ Erwärmte Nahrungsmittel aus Mikrowelle umrühren, evtl. erst selbst probieren
♥ Kind nie allein mit/bei offenem Feuer lassen, Streichhölzer/Feuerzeuge wegschließen
♥ Kinder beim Baden beaufsichtigen (Warmwasserhahn!), Wasser nicht wärmer als 37° C
♥ In Wärmflaschen keine Flüssigkeiten über 50° C einfüllen
♥ Elektrische Geräte komplett abschalten, Bügeleisen, Kabel und Steckdosen sichern
♥ Rauchwarnmelder in allen Schlafzimmern, Feuerlöscher u. Löschdecke bereithalten.

DD: Verbrennungsähnliche Symptome an der Haut durch: **Säuren**, **Laugen**, toxische Genese (LYELL-Syndrom, Streptokokkentoxine), chemische Kampfstoffe (Lost)

HITZENOTFÄLLE

Syn: Hitzeschäden, engl. heat injuries, heat illness, ICD-10: T67.9

Ät: – **Insolation** (Sonnenbestrahlung) od. hohe Temperaturen (z.B. **Sauna**) + falsches Verhalten (z.B. ungeeignete Kleidung mit **Wärmestau**, kein Sonnenschutz)
– Prädisp.: Herz-Kreislauf-Belastung (**anstrengende Tätigkeit**, **Dehydratation**, Adipositas), Hautveränderungen (keltischer Hauttyp, zystische Fibrose, Lupus erythematodes), Medikamente (Diuretika [dehydrierend], Betablocker [neg. inotrop], Sympathomimetika [verhindern kutane Vasodilatation], Anticholinergika [unterdrücken das Schwitzen]), Koffein, Alkohol

Path: Kutane Vasodilatation + Schwitzen zur Kühlung ⇨ Dehydratation, Elektrolytverlust, Belastung von Herz u. Kreislauf (Herzminutenvolumen ↑), zerebrale Minderperfusion

Etlg: # **Sonnenbrand** (Syn: Dermatitis solaris): entspricht einer Verbrennung der Haut 1. Grades (Rötung, makulo-papulöses Exanthem, evtl. auch mit Blasenbildung = 2. Grades)
Hitzeerschöpfung (Syn: Hitzestauung, Hitzekollaps, Hitzesynkope): Variante der orthostatischen Synkope durch Flüssigkeits- und Elektrolytverlust mit Verwirrtheit, Schwindel, Übelkeit u. Erbrechen, Myalgien, Bewusstseinsverlust bis zum hypovolämischen Schock

Sonnenstich (Syn: Insolation, Ictus solis): Hirnhautirritation durch Hitzeeinwirkung am Kopf (Körpertemperatur normal) mit starken Kopfschmerzen, Übelkeit und Erbrechen, auch Nackensteifigkeit, zerebrale Krampfanfälle bis Koma mögl.
Hitzekrämpfe: unwillkürliche muskuläre Spasmen (v.a. Waden, Oberschenkel u. Schultermuskulatur) durch Flüssigkeits- und Elektrolytmangel
Hitzschlag: ist die schwerste Form des Hitzenotfalls mit Versagen der Thermoregulation. Temperatur zentral >41°C (Hyperthermiesyndrom), stark verminderte bzw. aufgehobene Schweißbildung, starke Beeinträchtigung der ZNS-Funktionen, Krampfanfälle, Koma, direkte irreversible Zellschädigung, multiples Organversagen

Diag: 1. Anamnese (Dauer des Aufenthaltes?) und klinische Untersuchung: rektale Temperaturmessung (Körperkerntemperatur?)
2. Labor: BZ messen (Ausschluss Hypoglykämie)

Ther: • Konservativ: Kühlen (Schatten aufsuchen, Kleidung öffnen, evtl. feuchte Tücher auf Stirn, Nacken, Achselhöhle, Leiste), zu trinken geben
- Stabilisierung/Wiederherstellung der Vitalfunktionen, Schocklage bei Kreislaufversagen sonst eher Kopf erhöht, ggf. Sauerstoffgabe 4-6 l/Min.
- **Rehydratation** initial mit NaCl-0,9%-Infusion (20 ml/kgKG)
- Bei Krampfanfällen Benzodiazepin (z.B. Desitin® rectal tube 5 oder 10 mg)

Prog: bei rechtzeitig eingeleiteten Maßnahmen gut

Proph: ♥ Ausreichend trinken, Kopfbedeckung, angemessene Kleidung (hellfarben, weiß), direkte Sonneneinstrahlung meiden, Sonnenschutzcreme benutzen
♥ Kleinkinder sollten keine Sauna besuchen, ältere Kinder nur mit Aufsicht.

DD: – Hypo- oder Hyperglykämie, Meningitis, Subarachnoidalblutung, Sonnenallergie
– Drug fever (medikamenteninduzierte Hyperthermie, z.B. Antikonvulsiva), Drogen (Ecstasy)

UNTERKÜHLUNG / ERFRIERUNG

Syn: Unterkühlung: Hypothermie, ICD-10: T68; Erfrierung: Congelatio, ICD-10: T33.- bis T35.-

Def: Unterkühlung ist ein Absinken der Körperkerntemperatur unter 35 °C.
Erfrierung ist ein lokaler Kälteschaden ohne Abkühlung des Körperkernes.

Ät:
- Untertemperatur bei Kollaps, Hypothyreose, Kachexie, Medikamenten (z.B. Barbiturate)
- Hypothermie durch Trauma: **Kälteexposition** (z.B. Ertrinken)
- Neu-/Frühgeborene mit noch unreifer Temperaturregulation, schweres Schädel-Hirn-Trauma mit Zerstörung des Temperaturregelzentrums
- Künstliche (iatrogene) Hypothermie: bei Herzoperationen, Transplantationen
- Erfrierung: Nasserfrierung (Einwirkung v. Kälte u. Feuchtigkeit), Wind
  Momenterfrierung (z.B. durch flüssige Luft od. Kohlensäureschnee)

Klin: ⇒ Hypothermie: (angegeben ist die Körperkerntemperatur)
<36 °C Leichte Hypothermie: Kältegefühl, Kältezittern
<35 °C Psychische Alteration mit Verwirrtheit, Desorientierung (Erregungsstadium)
<33 °C Beginnender Rigor, Apathie (Erschöpfungsstadium)
<30 °C Bewusstseinsverlust, Pupillenerweiterung, beginnende Lebensgefahr
<28 °C Kreislaufversagen durch Kammerflimmern od. Asystolie
<27 °C Muskelerschlaffung
<18 °C Isoelektrisches EEG

⇒ Erfrierungen: Lok: insb. Akren (Zehen, Finger, Ohren, Nase)
I. Grades: Blässe der Haut, Sensibilitätsstörungen, später Erythem (Hyperämie) nach Wiedererwärmung, leichte Schmerzen, Juckreiz
II. Grades: Blasenbildung mit blutig-serösem Inhalt, Haut schmerzhaft

III. Grades: Hautnekrosen, Mumifikation von Akren (z.B. Zehen) od. Blutblasen mit darunterliegenden nassen Nekrosen

Diag: 1. Anamnese (Schädigungshergang, Drogen?) u. klinische Untersuchung: rektale Temp.
2. EKG: Hypothermie: J-Welle im EKG (zusätzlich Ausschlag im absteigenden Teil der R-Zacke), Verlängerung der Überleitungszeit, Herzrhythmusstörungen, terminal Kammerflimmern od. Asystolie
3. Labor bei Hypothermie: Azidose, verminderte O_2-Sättigung, Hyperglykämie, CK ↑↑

Ther:
- Leichte Unterkühlung: passive Wiedererwärmung (warmer Raum, Entfernung nasser Kleidung, Wolldecken, heiße Getränke)
  Starke Unterkühlung: aktive Wiedererwärmung mit Applikation warmer Infusionslösungen (z.B. Glukose 5%ig mit 40 °C = aktive Erwärmung des Körperkernes) und warmem Bad (= aktive Erwärmung der Körperoberfläche, Cave: Gefahr von Azidose und Blutdruckabfalls durch den Einstrom des Blutes in die Peripherie ⇨ Intensivüberwachung u. Therapie je nach Symptomatik). Muss ein unterkühlter Pat. reanimiert werden, so ist die Reanimation fortzusetzen bis der Pat. eine normale Körperkerntemperatur erreicht hat (erst dann darf bei Misserfolg abgebrochen werden).
- Erfrierungen I. und II. Grades: Heilen spontan ab ⇨ I. Grades ohne Residuen, II. Grades evtl. mit Narbenbildung nach Ausbildung des Schorfes am Boden der Blase.
  Erfrierungen III. Grades: Alleinige Demarkation oder operative Nekrosektomie (bei Mumifikationen von Zehen, Fingern ⇨ Amputation) und evtl. Defektheilung/Spalthauttransplantate wie in der Verbrennungschirurgie (s.o.)
  Tetanusprophylaxe (aktiv + passiv) nicht vergessen (schwere Tetanusinfektion mögl.)

Kompl: * Hypothermie: Herzrhythmusstörungen, Kreislaufversagen
* Erfrierungen: Wundinfektion, Sepsis

DD: Frostbeulen (Perniones): **chronische** Frostschädigung mit teigig lividen, rundlichen Schwellungen, insb. an Finger und Zehen, ICD-10: T69.1

FREMDKÖRPERINGESTION UND VERGIFTUNGEN

Syn: Fremdkörperingestion, ICD-10: T18.9, Verätzungen, ICD-10: T28.6
Vergiftung: Intoxikation, ICD-10: T65.9 (T36-65, je nach Stoff)

Anatomie: Anatomische Engen für Fremdkörper sind der obere Ösophagussphinkter (Übergang vom Hypopharynx), der untere Ösophagussphinkter/Kardia und die Ileozäkalklappe.

Ät:
- Fremdkörper: Typisch ist das Verschlucken von Münzen, LEGO®-Steinen, Knopfzellenbatterien od. Zigarettenstummeln (Aschenbecher!), bei Älteren: Fischgräten, Hühnchenknochen
- Vergiftung: Meist **orale Aufnahme** (90 % d.F.), Inhalation (insb. CO durch Rauchgase), seltener Aufnahme über Haut od. Schleimhäute, typische Stoffe im Kleinkindesalter sind:
  - **Haushaltsstoffe** (40 % d.F.): Lampenöl, Essigreiniger (Säure), WC-/Abfluss-Reiniger (Lauge), Spülmittel u. Waschmittel (Tenside), Kosmetika, Parfüm und sonst. Chemikalien
  - **Medikamente** (30 %)
  - Pflanzen/Pflanzenteile und Giftpilze (zusammen 15 %)
  - Genussmittel (insb. Alkohol) u. Drogen (10 %), CO (Shisha-Rauchen!)
- Jugendliche: Alkoholintoxikation (**„Komasaufen"!**), Drogenkonsum, Suizidversuch
- Schlangenbisse, giftige Spinnen, Insektenstiche, Skorpione usw.

Epid:
◊ Prädisp.alter: insb. im **Kleinkindesalter** (ab ca. 9. Mon. beginnt die *"Hand-Augen-Mund-Exploration"* von Gegenständen, orale Phase), Altersgipfel: **1.-5. Lj.** (max. 1.-2. Lj.)
◊ Häufigkeit: in Deutschland bei den Giftinformationszentralen ca. 230.000 Anfragen/Jahr, ca. 20.000 stationäre Aufnahmen/J. (85 % davon <4 J.), davon 2.000 schwere Vergiftungen und ca. 10 Todesfälle/Jahr
◊ Pflanzen: europ. **Eibe** (Taxus, am häufigsten), Lebensbaum (Thuja), Eisenhut, Engelstrompete, Herbstzeitlose, Wunderbaum (Ricinus), Tollkirsche, Kirschlorbeer, Stechapfel

Giftpilze: grüner Knollenblätterpilz, Fliegenpilz, Lorchel, Helvella, Pantherpilz

Klin: ⇒ Bei Verschlucken kleiner Fremdkörper od. einer Zigarettenkippe meist keine Beschwerden
⇒ Erbrechen, Bauchschmerzen, Durchfall mögl.
⇒ Vergiftungen: Tachy- od. Bradykardie, Arrhythmie, Hypotonie, Kopfschmerzen, Schwindel, Sehstörungen (Miosis, Mydriasis), Krampfanfälle, Halluzinationen
⇒ Verätzung (Säuren od. Laugen): bei Ösophagus-/Magenverletzungen: Schleimhautirritation, Hypersalivation, Flüssigkeits-/Blutverlust, starke Schmerzen
bei Atemwegverätzung: Ödembildung, Schwellungen, Stridor, Schocklunge, Atemlähmung, Schock mögl.
bei Hautverätzung: Rötung u. Blasenbildung, Auge: Hornhauttrübung bis zur Erblindung

Diag:
1. Anamnese bzw. Fremdanamnese (Noxe bekannt?, Art der Inkorporation?, Welche Menge?, Wann eingenommen?, Erbrechen?) und klinische Untersuchung (Kontamination von Haut od. Augen?), Inspektion von Mund-Rachen-Raum, RR, Puls, Pupillenreaktion, Bewusstseinslage, SaO_2, **Asservierung** des eingenommenen Stoffes (wenn vorhanden, z.B. Pflanzenteile, Medikamentenpackung, Erbrochenes)
2. Notfall-Labor: Blutbild, BZ, Elektrolyte, ggf. BGA und eine Blutprobe asservieren
3. Bildgebung: Röntgen-Abdomen/Sonographie bei V.a. Fremdkörperingestion
   Thorax: Aspirationszeichen?, Abdomen: Perforationszeichen?
4. Endoskopie: bei V.a. auf Fremdkörperingestion ⇨ im Zweifel endoskopieren

Ther:
- Grundsätzlich gilt: **Rettung aus Gefahrenstelle** (z.B. bei Kohlenmonoxid, Rauchgase)
  Bei Inokulationen **kein Erbrechen auslösen!,** bei Verätzung Wasser trinken (Verdünnungseffekt), bei äußerlicher Kontamination Abspülen der Substanz mit Wasser.
  Bei unklarer Gefährdungslage Anruf beim Giftnotruf (s.u.).
  - Bei unauffälligem Kind: Tee, Wasser, Saft trinken lassen, ggf. Gabe v. **Aktivkohle** 0,5-1 g/kgKG (Universalantidot durch Adsorption von Giftstoffen und damit Verhinderung der Resorption; Cave: Erbrechen, Aspiration), im Zweifel immer Kinderambulanz aufsuchen
  - Bei bewusstseinsgestörtem Kind: Notarzt verständigen, Vitalfunktionen sichern u. stabilisieren, Antidot-Gabe od. weitere spezifische Maßnahmen in Absprache mit Giftnotrufzentrum, Transport in die nächste Kinderklinik, Mitnahme des eingenommenen Stoffes.
- **Giftnotruf:** Information bei akuter Vergiftung über die **bundeseinheitliche Rufnummer: 19240**, als Tel.-Vorwahl die Stadt mit der nächsten zuständigen Zentrale (derzeit 7 in Deutschland): Berlin [030], Bonn [0228], Erfurt [0361], Freiburg [0761], Göttingen [0551], Mainz [06131], München [089] und als App des BfR (Bundesinstitut für Risikobewertung)
  Informationen im Internet: www.gizbonn.de (z.B. mit Bildern zu Pilzen, Schlangen, usw.)
  Österreich: Vergiftungsinformationszentrale, Wien, Tel.: +43 1 4064343
  Schweiz: Toxikologisches Informationszentrum, Zürich, Tel.: 145 od. +41 44 2515151
- Klinik: **Intensivüberwachung**, weitere Maßnahmen wie Magenspülung, forcierte Diurese, Plasmaadsorption, Dialyse od. Antidotgabe nur nach genauer Indikationsstellung
  - Fremdkörper: Notfall-Ösophagogastroduodenoskopie bei kompletter Ösophagusverlegung, spitzen Gegenständen, Batterien, mehreren Magnete ⇨ Bergung d. Fremdkörper
  - Bei Ingestion von Säuren oder Laugen: Analgesie, Glukokortikoide (z.B. Prednison 1-3 mg/kgKG/Tag i.v., Decortin®), ggf. Antibiose, H_2-Blocker (z.B. Cimetidin), Ernährung parenteral oder via PEG/Magensonde u. ggf. Ösophagogastroskopie nach ca. 24 Std.
  - Bei Verätzungen an Haut od. Auge: Chelatkomplexbildner Diphoterine®-Spüllösung
  - Spezifische Antidote:

Toxin	**Antidot**
Paracetamol	N-Acetylcystein (Fluimucil®)
Morphine, Opiat-Drogen	Naloxon (Narcanti®)
Benzodiazepine	Flumazenil (Anexate®)
Organophosphate (E605, Sarin) grüner Knollenblätterpilz	Atropin + Obidoxim Atropin + Silibinin
Atropin (Tollkirsche, Pantherpilz)	Physostigmin
Tenside (Spülmittel)	Simeticon (Lefax®Pump-Liquid)
Schwermetalle	Chelatbildner (D-Penicillamin, DMPS)
Methanol, Glykol	Fomepizol + Dialyse
Schlangen-/Insektengifte	spezifische Antiseren
CO-Intoxikation	100%ige O_2-Beatmung

Prog: Die meisten Vergiftungen verlaufen blande, schwere od. letale Verläufe nur in <1 % d.F.

Proph:
- Säuglinge/Kleinkinder nicht unbeaufsichtigt lassen.
- Im Haushalt Reinigungsmittel, Medikamente, Aschenbecher usw. **wegschließen!**

DD:
- Stoffwechselentgleisung, ZNS-Infektion, Trauma, Kindesmisshandlung
- Pica: Essen von Gegenständen (bei psychiatrischer Störung od. geistiger Behinderung vorkommend), Trichophagie (Essen von Haaren), Koprophagie (Essen von Stuhl)

FREMDKÖRPERASPIRATION

Syn: Fremdkörper-Inhalation, engl.: foreign body aspiration, ICD-10: T17.9

Path:
- Versehentliche Inhalation eines Fremdkörpers aus dem Mund in das Atemwegsystem durch plötzliche **tiefe Inspiration** vor/nach Schreien, Lachen, Husten
- In 2/3 d.F. findet sich der Fremdkörper im **rechten Hauptbronchus**.

Epid:
- ◊ Prädisp.alter: am häufigsten **1.-5. Lj.** (Säuglinge/Kleinkinder untersuchen Dinge gerne mit dem Mund), Kinder beim Trampolinspringen
- ◊ Meist **Nahrungsmittel** (80 % d.F., z.B. Erdnuss, Pistazie, Apfelstückchen, Karotten, Wurststück, Kaugummi) od. Kleinteile (z.B. LEGO®-Stein, Cent-Münze, Stiftkappen, Nägel), Babypuder, Zahn (nach Frontzahntrauma)
- ◊ Prädisp.: **Jungen** (2:1), türkische Kinder, Kinder mit neurologischen Grunderkrankungen

Klin:
- ⇒ **Plötzliches** Würgen, Keuchen und/oder Husten, **Hustenattacken**, Erbrechen
- ⇒ Kleinkinder umgreifen evtl. den Hals mit den Händen, Unruhe, können nicht sprechen.
- ⇒ **Stridor** (ziehendes inspiratorisches Nebengeräusch) bei laryngealer Lage
- ⇒ Giemen, Brummen, Pfeifen, exspiratorischer Stridor bei tracheobronchialer Lage
- ⇒ Evtl. Ventilmechanismus mit Überblähung der Lunge, zunehmende Dyspnoe, Zyanose
- ⇒ Sich verschlechternder Bewusstseinszustand

Diag:
1. Anamnese (insb. **Fremdanamnese** durch die Eltern od. Begleitperson, Unfallhergang?) u. klinische Untersuchung: in der Auskultation abgeschwächtes seitendifferentes Atemgeräusch od. kaum hörbarer Lufteintritt i.d. Lunge u. biphasischer Stridor bei zentralem Sitz des FK, Giemen, Brummen, Stridor je nach Lage
2. Röntgen-Thorax: röntgendichtes Material (z.B. Münze) direkt sichtbar, sonst indirekte Zeichen wie Überblähung, evtl. Mediastinalverlagerung, ggf. Atelektase
3. **Bronchoskopie:** Untersuchung und gleichzeitige Ther.

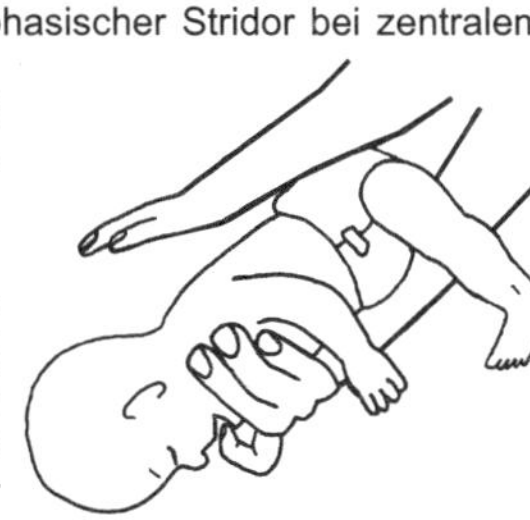

Ther:
- Akut: Kind bei adäquatem Hustenreiz Husten lassen. Bei asphyktischem/bewusstlosem Kind Durchführung von Bergungsmanövern: bei Säuglingen 5 Schläge zwischen die Schulterblätter in Kopftieflage (s. Abb.), bei älteren Kindern 5 Schläge auf den Rücken, dann HEIMLICH-Manöver (abdomineller Druck in Richtung Zwerchfell).
  Bei verschließendem Fremdkörper im Larynx od. Laryngospasmus ggf. Notfallkoniotomie, bei verschließender trachealer Lage Vorschieben des Fremdkörpers durch Intubation in einen Hauptbronchus (dadurch wird der andere frei), dann Beatmung und später bronchoskopische Bergung.
- In der Klinik: Bergung des Fremdkörpers mittels Zange unter Sicht (Larynx) od. **endoskopische Bergung** (mit einer Fasszange über das starre Bronchoskop in Narkose und Intensivüberwachung. Wenn mögl. abwarten bis das Kind nüchtern ist), bei Puderaspiration Absaugung der sichtbaren gequollenen Puderbestandteile

Kompl:
- Bewusstlosigkeit, **Erstickungstod** (Bolustod)
- Kleine Fremdkörper (initial unbemerkt) ⇨ rezidivierende Infektionen, Pneumonie
- Cave: Laryngospasmus, vagotone Reaktion bei Manipulation mögl. ⇨ Herzstillstand!

Prog: Letalität liegt bei ca. 1 %, höchstes Risiko bei Kindern <1 J.

Proph:
- ♥ Kindern <3 J. sollten keine Nüsse angeboten werden und keine verschluckbaren Spielzeuge benutzen (diese sind heute gekennzeichnet mit: ∅ **<3 J.**).
- ♥ Beim Trampolinspringen nichts essen od. Kaugummi kauen.

DD:
- Verschlucken eines Fremdkörpers (**Ingestion**, s.o.) ⇨ Steckenbleiben am Epiglottis-Ösophagus-Übergang (oberer Ösophagussphinkter) od. evtl. auch im terminalen Ileum
- Magensaftaspiration ⇨ Bronchospasmus, Dyspnoe, Pneumonie
- Akuter Asthmaanfall, Epiglottitis, allergisches Larynxödem, Krupphusten, Pertussis

ERTRINKUNGSUNFALL

Syn: Ertrinken, engl: drowning accident, ICD-10: T75.1

Path:
- ♦ Primäres Ertrinken: Untertauchen, Aspiration des Wassers mit resultierender Hypoxie, Hyperkapnie und Azidose ⇨ Koma, Tod
- ♦ Sekundäres Ertrinken: verzögert eintretender Tod nach **Beinaheertrinken** durch Hyponatriämie und Hypervolämie (im Süßwasser ⇨ Kammerflimmern mögl.) od. Hypovolämie (im Salzwasser ⇨ Entstehung eines Lungenödems nach 24-36 Std. mögl.) ⇨ Kind nach Ertrinkungsunfall immer in eine Klinik einweisen und überwachen!
- ♦ Zusätzliche mögl. Kompl: Aspirationspneumonie, Wasserintoxikation, zerebrale Hypoxie, **Hypothermie** (Unterkühlung bei Kindern sehr viel schneller als bei Erwachsenen, die Hypothermie hat aber auch positive Effekte, wie längere Toleranzzeit für Sauerstoffmangel, geringere Flimmerneigung des Herzens, bradykarde Kreislaufzentralisation, sog. frühkindlicher „Tauchreflex“), reflektorischer **Laryngospasmus** und Atemlähmung (“trockenes Ertrinken“, kein Wasser in den Lungen)

Epid:
- ◊ Häufigkeit: Zweithäufigste Todesursache im Kindesalter in Deutschland (nach den Verkehrsunfällen), insb. Kleinkinder und Jugendliche sind gefährdet (ca. 60 Tote/Jahr).
- ◊ Am häufigsten in Swimmingpools, Baggerseen, Meer, Teichen und Badewanne!
- ◊ Prädisp.: unbeaufsichtigte Momente!, **m** > w

Diag:
1. Anamnese u. klinische Untersuchung: rektale Temperaturmessung
2. Röntgen: charakteristische Verschattungen bei Aspirationspneumonie
3. Entnahme einer Wasserprobe zur mikrobiolog. Untersuchung bei stehenden Gewässern

Ther:
- **Rettung** aus dem Wasser, Absaugen, **kardio-pulmonale Reanimation** sofort beginnen, Intubation und weitere Beatmung bei fortdauernder Atemnot
  - Vermeiden eines hypoxischen Hirnödems durch Normoventilation, ausgeglichene Flüssigkeitsbilanz, Verhinderung von Hyperglykämie, Senkung des zerebralen Energiebedarfs durch Sedierung, Intensivtherapie, ggf. Surfactant-Substitution, Hochfrequenzoszillationsbeatmung, extrakorporale Membranoxygenierung (ECMO)
  - Bei V.a. Aspirationspneumonie Antibiose (z.B. Cefotaxim 100 mg/kgKG/Tag, Claforan®)
  - Auch bei sofortiger Rettung und unkompliziertem Verlauf Kind immer für mind. 24 Std. stationär überwachen!
- Bei zusätzlicher Hypothermie:
  - Immer Reanimation beginnen (Kälteeinwirkung kann „sichere“ Todeszeichen vortäuschen = Scheintod, *“No one is dead, until warm and dead“*), Kind mit Metallfolie abdecken, warme Decken, vorgewärmte Infusionslösungen
  - Wiedererwärmung aus schwerer Hypothermie (<28°C) an einer Herz-Lungen-Maschine

Prog: Schwer vorhersagbar, entscheidend ist v.a. Dauer und Intensität der Hypoxämie.

Kompl:
- ∗ Mykotische Hirnabszesse (z.B. Pseudoallescheria boydii aus stehenden Gewässern)
- ∗ Sprung in seichtes Wasser ⇨ Verletzung des Rückenmarks (Querschnittlähmung)
- ∗ Wiedererwärmungsschock: körpereigene Thermoregulation setzt ab ca. 30°C wieder ein ⇨ periphere Gefäßweitstellung, Schocksymptomatik (Ther: Volumenzufuhr!), Kammerflimmern (Intensivüberwachung)

Proph: ♥ Kleinkinder in der Nähe von Planschbecken, Badegewässern, Badewanne, Brunnen usw. **immer beaufsichtigen**, **Absperrung** von Gartenteichen, Schwimmbecken usw.!
♥ Frühzeitiger Schwimmunterricht im Kindesalter, Schwimmhilfen

DD: – Auch an andere Auslösung des Ertrinkens denken (Krampfanfall, Synkope, Hypoglykämie).

KINDESMISSHANDLUNG

Syn: Kindeswohlgefährdung, Störung durch Kindesmisshandlung, engl. battered child syndrome, child maltreatment, non-accidential injury, ICD-10: T74.1, (Untersuchung Z04.5)

Ät: – Kindesmisshandlung: **multiple** Schlagverletzungen, Hämatome, untypische Frakturen, Würgemale, punktförmige (Zigarette ausdrücken) od. umschriebene Verbrennungen (Bügeleisen), Verbrühungen (handschuhförmig durch Eintauchen = Immersionsspiegel), Ersticken
– **Schütteltrauma** (engl. shaken baby/infant syndrome, abusive head trauma) ⇨ der relativ schwere kindliche Kopf (ohne/wenig Stabilisierung der Halsmuskulatur) schlägt hin und her
– Körperliche u./od. seelische **Vernachlässigung** („passive" Kindesmisshandlung) durch die Eltern / die Pflegeperson, z.B. verhungern lassen
– Sexueller Missbrauch/Gewalt (häufiger bei **w** > m)

Epid: ◊ Inzidenz: Offiziell ca. 4.400 Anzeigen/Jahr in Deutschland wegen Kindesmisshandlung (die **Dunkelziffer** ist vermutlich um ein Vielfaches höher), gem. einer Umfrage aus 2010 (HÄUSER W. et al.) beträgt die Häufigkeit für schwere Misshandlung in Kindheit/Jugend 2,7 %, für sexuellen Missbrauch 1,9 % u. für Vernachlässigung 10,8 % in Deutschland.
◊ Prädisp.alter: Schütteltrauma im Säuglingsalter (2-6 Mon.), Misshandlung u. Vernachlässigung insb. in den **ersten 3 Lj.**, sexueller Missbrauch im Schulkindesalter.

Klin: ⇒ Kindesmisshandlung: **neue u. ältere Hämatome** und Verletzungen gleichzeitig, für Kinder **untypische Verteilung** von Hämatomen (z.B. multipel an Armen, am Gesäß, Rücken, auf dem Kopf, Ohren, Augen, Mund), Doppelstriemen (bei Stockschlägen), **Griffspuren** am Oberarm od. dorsolaterale Rippenfrakturen, Würge- od. Strangulationsmale, mehrzeitige (= unterschiedlichen Alters) Frakturen
⇒ Schütteltrauma: schwere intrakranielle Verletzungen durch diffuse **ZNS-Einblutungen**, Subduralblutung, Hirnödem, **Netzhautblutungen** u. Glaskörpereinblutungen im Auge
⇒ Cave: schwere Verletzungen (z.B. SHT od. Subduralblutung durch Schütteltrauma, stumpfes Bauchtrauma) sind auch ohne äußere, sichtbare Zeichen mögl.!
⇒ Psychomotorische Retardierung, apathisches od. ängstliches Kind, Gedeihstörung

Diag: 1. Anamnese (Schilderung eines „unwahrscheinlichen" Unfallhergangs, Bagatellisierung, **verzögerte** Vorstellung) und klinische Untersuchung: alle Verletzungen dokumentieren
2. Bildgebung: neben **frischer Fraktur auch ältere** verheilte Frakturen sichtbar, überkreuzende Frakturlinien, im MRT Subduralblutungen (ggf. unterschiedlichen Alters!)

Ther: • Bei V.a. Kindesmisshandlung Kind immer erst einmal **stationär aufnehmen**
– Konsiliarische Beteiligung eines erfahrenen Rechtsmediziners, Kinderschutzgruppe
– Eine **Meldung** an Jugendamt/Polizei ist bei V.a. Kindesmisshandlung/Missbrauch zulässig (gem. § 34 StGB, rechtfertigender Notstand nach entsprechender Rechtsgüterabwägung: Schweigepflichtverletzung versus vitale Gefährdung des Kindes und gem. Bundeskinderschutzgesetz v. 2012 (BKiSchG) ist eine Meldebefugnis gegeben.)
– Jugendamt/Familiengericht entscheidet dann über Unterbringung außerhalb der Familie
• Hilfeportal: Tel: 0800 2255530, Internet: www.hilfeportal-missbrauch.de und die medizinische Kinderschutzhotline für med. Fachpersonal, Tel.: **0800 1921000**

Kompl: ∗ Schütteltrauma: Kontusionen, Subduralhämatom, zerebrale Anfälle, zentrale Apnoe durch Hyperextension der Medulla oblongata mit schlechter Prognose (Letalität 25 %, bei 80 % der überlebenden Kinder bleiben teils schwere neurologische Schäden)
∗ Im Erwachsenenalter vermehrt seelische Störungen, niedrigere Bildung, Arbeitslosigkeit

DD: – Normales Trauma (= akzidentelle Verletzung)
– Plötzlicher Kindstod (SIDS, s.o. Kap. Neonatologie) ⇨ Obduktion schließt Misshandlung aus

KINDERORTHOPÄDIE

Bewegungsmaße im Kindesalter
Die klinische Bestimmung der Bewegungsmaße erfolgt nach der **NEUTRAL-NULL-METHODE** (engl. neutral position method). 0° entspricht dabei einer normalen Ausgangslage im Gelenk.

Pathologische Veränderungen der Bewegungsmaße:
Ist z.B. wegen Kontrakturen ein physiologisches Bewegungsmaß nicht möglich, so steht 0° am Anfang, bzw. am Ende der Zahlenreihe, Beispiele: Streckhemmung im Ellenbogengelenk bei 20° ⇨ 0-20-150°, unbewegliche Kontraktur im Ellenbogengelenk bei 40° ⇨ 0-40-40°.

Bei Kindern sind **erhebliche Abweichungen** (vermehrte Beweglichkeit) ohne Krankheitswert mögl. ⇨ Wichtig: Bewegungsmaße immer im **Seitenvergleich** bestimmen, **Verlaufskontrolle**!

HWS	Inklination (Flexion): Kinn erreicht das Sternum (KSA: 0cm) Reklination (Extension): Gesicht erreicht in etwa die Horizontale Rotation (links-rechts): 80-0-80° Seitwärtsneigung: 45-0-45°
BWS + LWS (im Sitzen)	Ante-/Retroflexion: 90-0-30° Rotation (links-rechts): 40-0-40° Seitwärtsneigung: 40-0-40°
Schultergelenk	Abduktion mit fixiertem Schulterblatt: 90° Ab-(= Elevation)/Adduktion: 190-0-45° Ante-/Retroversion: 180-0-40° Innen-/Außenrotation: 70-0-90°
Ellenbogengelenk	Extension/Flexion: 10 bis 20(= Überstreckung)-0-150° Unterarm Pro-/Supination: >90-0->90°
Handgelenk	Dorsalextension/Palmarflexion: 90-0-90° Radial-/Ulnarabduktion: 25-0-40°
Daumengelenke	Im Sattelgelenk Ab-/Adduktion: 40-0-30° Ext./Flexion im Grundgelenk: 0-0-50° Ext./Flexion d. Interphal.gelenks: 30-0-90°
Fingergelenke	im MCP,PIP,DIP Ext./Flex. jeweils: 0-0-90°, im MCP Hyperextension bis 45° MCP Ab-/Adduktion je: 30-0-0°
Hüftgelenk	Hyperextension/Flexion in Rücken- oder Seitenlage: 30-0-150° bei maximaler Beugung erreicht der Oberschenkel das Abdomen Ab-/Adduktion: 60-0-30° (Abduktion bei Neugeborenen bis 90°) Innen-/Außenrotation: 60-0-90° (bei Kleinkindern)
Kniegelenk	Hyperextension(Überstreckbarkeit)/Flexion: 10-0-140° bei maximaler Flexion erreicht die Ferse das Gesäß Innen-/Außenrotation: 10-0-40° (bei gebeugtem Knie)
Sprunggelenk (OSG + USG)	Dorsalextension/Plantarflexion: 30-0-70° Pronation/Supination: 40-0-40°
Großzehengelenke	Metatarso-phal.gelenk-Extension/Flexion: 45-0-70° Ab-/Adduktion: 0-0-15° Interphalangealgelenk: 10-0-90°
Zehengelenke	Extension/Flexion gesamt: 20-0-80°

KNOCHENENTWICKLUNGSSTÖRUNGEN

Syn: Ossifikationsstörungen, engl. ossification disorders

Anatomie: Die Knochenbildung (Osteogenese) erfolgt beim Fetus durch:

Desmale Ossifikation = direkte Umwandlung des embryonalen Mesenchyms (Bindegewebe) in Knochen, typisch für die Schädelknochen u. Clavicula

Perichondrale Ossifikation = Knochenbildung um die Knorpelbälkchen der künftigen Röhrenknochen

Enchondrale Ossifikation = Längenwachstum vom Fetus **bis zur Adoleszenz** ausgehend vom epiphysären Knochenkern durch proliferierenden Knorpel, der dann zur Metaphyse hin verknöchert (sog. Wachstumsfuge), typisch für alle Röhrenknochen, Hand- und Fußskelett

Das maximale Knochenwachstum erfolgt von Geburt **bis zum 5. Lj.** u. in der **Pubertät**. Deformitäten können sich in den schnellen Wachstumsphasen verschlechtern, aber auch spontan korrigieren.

Ät:
- Endogene Faktoren: **angeborene Fehlbildungen** (Dysostosen, Dysmelien), **familiäre Disposition**, angeborene Skelettdysplasien (**genetische Störungen** der Knorpel-/Knochenentwicklung = Osteochondrodysplasien, z.B. Osteogenesis imperfecta, Achondroplasie, Osteopetrose), Störungen des **Hormonhaushaltes** (z.B. Kleinwüchsigkeit bei Hypophyseninsuffizienz, Akromegalie), **Durchblutungsstörungen** (aseptische Knochennekrose), neuromuskuläre Störungen, gestörter Vitaminmetabolismus (Rachitis), Niereninsuffizienz (renale Osteopathie, Ostitis fibrosa)
- Exogene Faktoren: **Trauma** der Wachstumsfuge, **Infektionen** (Infektionskrankheiten in der Schwangerschaft, Osteomyelitis), Röntgenstrahlen, radioaktive Strahlung, fehlbildungsfördernde Medikamente od. Chemikalien, Mangel- od. Fehlernährung der Mutter, ungünstige intrauterine Lage des Embryo/Fetus, negative Auswirkungen durch Körpergewicht (Adipositas, aber auch Fehl- od. Unterernährung), einseitige körperliche Aktivität

Path:
- ♦ Anlagestörungen können generalisierte Skelettanomalien sein od. einzelne Extremitäten betreffen (z.B. Reduktionsdefekte od. Polydaktylien, Verwachsungen oder ossäre Verbindungen).
- ♦ Wachstumsstörungen können generalisiert (Minder-, Hochwuchs) od. lokalisiert (Hypoplasie, Hyperplasie, Fehlwachstum einzelner Knochen) vorkommen.

Diag:
1. Anamnese u. klinische Untersuchung: äußerer Aspekt, Bewegungsmaße prüfen
2. Sonographie: Größere Fehlbildungen werden heute meist bereits bei der **pränatalen Sonographie** entdeckt (insb. bei der Ultraschallfeindiagnostik in der 20.-22. SSW).
3. Röntgen: li. Hand mit dist. Radius a.p. zur Knochenalterbestimmung; betroffene Knochen

DYSMELIEN

Syn: Reduktionsdefekte ICD-10: Q73.8, Polydaktylie ICD-10: Q69.9, Syndaktylie ICD-10: Q70.9

Ät:
- Meist angeborene, **spontane Fehlbildung**
- Infektionskrankheiten der Mutter, Röntgenstrahlen, radioaktive Strahlung, fehlbildungsfördernde Medikamente (am bekanntesten die **Thalidomid**-Embryopathie [Contergan®-Syndrom, ICD-10: Q86.80], ein nicht mehr erhältliches Schlafmittel, das in den Jahren 1958-63 eingesetzt wurde; wird heute wieder bei multiplem Myelom und in der 3. Welt als Lepra-Mittel eingesetzt) und Chemikalien, Mangel- und Fehlernährung der Mutter
- Ungünstige Lage des Embryo/Fetus im Uterus
- Genetisch (ROBERTS-Syndrom, aut.-rez. erblich, Chrom. 8)
- Familiäre Disposition

Path: ♦ Dysmelien sind **angeborene** lokale, ossäre Entwicklungsstörungen (Dysostosen) der Extremitäten. Besondere Empfindlichkeit in der **4.-7. Embryonalwoche**.

♦ Mögliche Fehlbildungen: Anlagestörungen (Reduktionsdefekte, Hypoplasie), Differenzierungsstörungen (Störung bei der Trennung von Geweben ⇨ Verwachsung = Syndaktylie oder ossäre Verbindung = Synostose), Duplikationen (Polydaktylie), Hypertrophien (Makrodaktylie einzelner Extremitätenanteile od. generalisiert als PROTEUS-Syndrom), generalisierte Skelettanomalien

Epid: Häufigkeit: 2-10/10.000 Geburten

Etlg: # Reduktionsdefekte (s. Abb.): Fehlen eines vollständigen Gliedes (transversaler Defekt, z.B. ganzer Arm, **Amelie**), Hände oder Füße sitzen direkt an der Schulter bzw. Hüfte (**Phokomelie**), nur (ein) Extremitätenstumpf vorhanden (**Peromelie**), verkürzte oder fehlende einzelne Knochen verursachen Fehlstellung der Gliedmaßen (**Ektromelie**), Fehlen von Fingern oder Zehen bzw. weiteren Teilen der Hände u. Füße.

Spalthand bzw. -fuß (Ektrodaktylie, longitudinaler Defekt) mit oder ohne Fehlen eines/mehrerer Finger

Polydaktylie (Überschussfehlbildung): vermehrte Anzahl von Fingern oder Zehen (z.B. zusätzlicher Zeh = 6 Zehen an einem od. beiden Füßen)

Syndaktylie (Verwachsungen): zusammengewachsene Finger oder Zehen

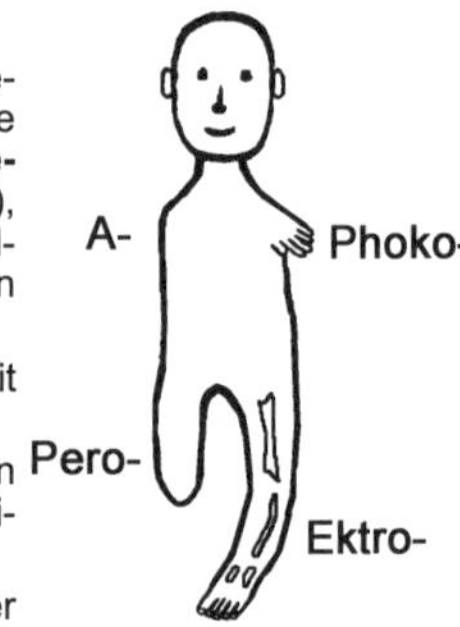

Klin: Es gibt unzählige Fehlbildungen u. Fehlbildungssyndrome, typische Beispiele sind:

⇒ Kompletter Verlust einer od. meist beider distalen Extremitäten ab einer bestimmten Höhe (Finger bis Oberarm), ggf. mit Erhalt der Hand direkt an der Schulter (Phokomelie, typisch beim Thalidomid-Syndrom) od. nur Erhalt von Fingerkuppenresten (Symbrachydaktylie)

⇒ Fehlen eines Röhrenknochens an der Extremität (Ektromelie): führt zur Achsenfehlstellung, Bewegungseinschränkung, z.B. ulnare/radiale Klumphand

⇒ Zentraler Defekt: Verlust 2.-4. Finger ⇨ Spalthand (lobster-claw-hand)

⇒ Polydaktylie, Ulnar- und Radialduplikation

⇒ Syndaktylie (in 50 % d.F. Mittel- und Ringfinger verwachsen), radio-ulnare Synostose

⇒ Daumenhypoplasie (gering bis Aplasie)

⇒ Deviation eines Fingers (Klinodaktylie)

⇒ Flexionskontraktur im PIP-Gelenk (Kamptodaktylie)

Diag: 1. Anamnese und klinische Untersuchung: Die Fehlbildungen werden meist bei der U1 od. U2 diagnostiziert od. bereits in der **pränatalen Sonographie** entdeckt.

2. Röntgen: betroffene Region in 2 Ebenen (Vergleich mit speziellen Dysplasieatlanten)

3. weitere Diagnostik je nach V.a. auf weitere Fehlbildungen, z.B. Echokardiographie

Ther: • Allgemein: Auf eine Operation kann oftmals verzichtet werden, nötig jedoch bei Auftreten von Beschwerden (ungünstige Belastung, Verschleißerscheinungen, Stand-/Gangprobleme, schmerzhafte Druckstellen) oder auch aus ästhetischen Gründen.

- Bei Reduktionsdefekten Versorgung mit Prothesen (z.B. myoelektrische UA-Hand-Prothese mit Greiffunktion)

• Operativ: Ind: ab 12. Lebensmonat

- Bei fixierten Synostosen: Trennung, ggf. Osteotomie und Derotation
- Bei fehlenden einzelnen Röhrenknochen ggf. Umstellungsosteotomien zur Korrektur (z.B. Fibula-pro-Tibia-Op)
- Resektion überschüssiger Finger aus funktionellen od. ästhetischen Gründen

Kompl: * **Kombination** mit weiteren Fehlbildungen mögl. (z.B. Herzfehler) ⇨ Diagnostik

* Schnürringkomplexe: bindegewebige einengende Bänder, z.B. am Unterschenkel ⇨ Durchblutungsstörungen, Ther: operative Durchtrennung

* Fehlhaltungen durch einseitige statische Belastung, z.B. Skoliose

DD: – Dysostosen mit Schädel- und Gesichtsbeteiligung (z.B. Akrozephalosyndaktylie, APERT-Syndrom), Dysostosen mit hauptsächlich axialem Befall (z.B. KLIPPEL-FEIL-Syndrom, s.u.)
- Generalisierte Skelettanomalien: Osteogenesis imperfecta, Achondroplasie, Arthrogryposis
- Rhizomelia chondrodysplastica: aut.-rez. erbliche Störung der zellulären Peroxisomen, Klin: verkürzte Extremitäten, Gedeihstörung, psychomotorische Retardierung
- Kongenitale Tumoren: Hämangiome, benigne u. maligne Knochentumoren

OSTEOGENESIS IMPERFECTA

Syn: **Glasknochenkrankheit**, Fragilitas osseum hereditaria, engl. brittle bone disease, ICD-10: Q78.0

Ät: Spontanmutation od. aut.-dom. erblich (aut.-rez. Erbgang ist auch beschrieben) ⇨ Punktmutation in der Erbinformation (Chrom. 7 od. 17) für **Kollagen Typ I** (COL1A1/2)

Path: Angeborene Skelettdysplasie mit **generalisierter** Entwicklungsstörung des Knorpel-/Knochengewebes (Osteochondrodysplasie): **Kollagenbildungsstörung** (90% der Knochenmatrix besteht aus Kollagen Typ I) und Osteoblasteninsuffizienz ⇨ **verminderte Knochendichte** mit deutlich erhöhter Knochenbrüchigkeit.

Epid: Häufigkeit: selten, 0,5/10.000 in Deutschland, ca. 4.000 Pat. in Deutschland

Etlg: Einteilung nach Erbgang und Schweregrad, modifiziert n. SILLENCE (1979):
Typ 1: aut.-dom. erblich, mildeste Form, Beginn 1.-10. Lj., geringe Knochenbrüchigkeit (ehemals Typ LOBSTEIN od. tarda genannt), nahezu normale Form der Röhrenknochen, bläuliche Skleren, Hörstörungen, Typ 1A: normale Zähne, Typ 1B: zusätzlich mit Zahnbildungsstörung (Dentinogenesis imperfecta, CAPDEPONT-Syndrom)
Typ 2: Spontanmutation od. aut.-rez. od. aut.-dom. erblich, schwerste meist schon früh letale Form (od. schon bei Geburt aufgrund unterentwickelter Lungenfunktion, Rippen u. Röhrenknochen ohne Kortikalis), hohe Frakturanfälligkeit (z.B. Schädelfraktur mit intrakraniellen Blutungen bei Geburt, bereits intrauterin multiple Frakturen) u. Deformierungen
Typ 3: Meist Spontanmutation od. aut.-dom./aut.-rez. erblich, schwere Verlaufsform (ehemals VROLIK-Syndrom), höchste Neigung zu Frakturen u. Deformierungen, anfangs blaue, später weiße Skleren, Kleinwuchs, evtl. Dentitionsstörungen, Hörstörungen, Erwachsenenalter wird erreicht.
Typ 4: aut.-dom. erblich, leichte Verlaufsform, weiße Skleren, erhöhte Knochenbrüchigkeit aber nur geringe Deformitäten, Typ 4A: normale Zähne, Typ 4B: mit Zahnbildungsstörung
Heute noch Typ 5 (aut.-dom., Chrom. 11) u. Typ 6 bis Typ 11 (aut.-rez.) bekannt.

Klin: ⇒ Deutlich **erhöhte Knochenbrüchigkeit**, multiple (pathologische = ohne adäquates Trauma) Frakturen ⇨ **skelettale Deformierungen** (Verbiegungen u. Verkürzung der Röhrenknochen, Fischwirbeldeformität, Skoliose und Kyphose der Wirbelsäule, hypermobile Gelenke, Kautschuk-Kopf (weicher Schädel, weite Fontanellen u. Nähte, basiläre Impression), dreiecksförmiges Gesicht mit prominenter Stirn, kleeblattförmiges Becken aufgrund einer Protrusio acetabuli, Knick-Senk-Füße), insg. **Kleinwuchs**
⇒ **Blaue Skleren**, dünne Haut, **Schwerhörigkeit** (Otosklerose)
⇒ Schwache Muskulatur, Herzklappenfehlbildungen und -insuffizienz, Verminderung der Atemkraft, starkes Schwitzen, Neigung zu Leistenbrüchen, Kurzsichtigkeit

Diag:
1. Anamnese (Familienanamnese, vorhergehende Frakturen) u. klinische Untersuchung
2. Sonographie: pränatale Untersuchung (Skelettscoring, Frakturen, Deformitäten?)
3. Röntgen: **milchglasartige Kortikalis**, insg. dünner Knochen, ggf. auch CT/MRT, zusätzliche Schaltknochen am Schädel, Skoliose der WS, beim Zahnfilm: transparentes Dentin
4. Knochendichtemessung mittels DXA oder auch quantitativer CT-Messung (QCT)
5. Genanalyse (über 2.000 verschiedene COL1A1/2-Mutationen bekannt)

Ther: • Keine kausale Behandlung möglich.

- Konservativ: Physiotherapie und **Bisphosphonaten** (z.B. Neridronat alle 3 Monate i.v., 0-12 Mon. 1, ab 13. Mon. 2 mg/kgKG), ggf. Orthesen, Knochenbrüche vermeiden
- Operativ: Ind: Frakturversorgung, schwere Skoliose (Op.-Verfahren s.u. dort)
  - BAILEY-Nagelung (Teleskop-Marknagel, passt sich weiterem Wachstum an)
  - PREVOT-Nagelung (einfachere Implantation, wächst jedoch nicht mit dem Knochen mit)
- Selbsthilfegruppen: Dt. Gesellschaft für Osteogenesis imperfecta Betroffene e.V., Pf. 111908, 20419 Hamburg, Tel.: 040 69087-200, Internet: www.oi-gesellschaft.de

Prog: Je später die Frakturneigung beginnt, umso günstigere Prog. Mit der Pubertät sistieren die Knochenbrüche meist od. treten seltener auf. Kinder, die mit 10 Mon. selbstständig das Sitzen erlernen, werden wahrscheinlich auch gehen können.

DD: – Spondyloepiphysäre Dysplasie: sehr seltene aut.-dom. erbliche Typ-II-Kollagenbildungsstörung mit Kleinwüchsigkeit, kurzem Hals, fassförmigem Thorax, Klumpfüßen

ACHONDROPLASIE

Syn: Chondrodysplasie, Chondrodystrophie, Chondrodystrophia fetalis, ICD-10: Q77 .4

Ät: – Meist **Neumutation** (80 % d.F., Wahrscheinlichkeit insb. mit dem Alter des Vaters korreliert) des Fibroblastenwachstumsfaktor-Rezeptor-Gens 3 (FGFR3)
– Aut.-dom. erblich (ca. 20 % d.F., Chrom. 4)

Path: Angeborene Skelettdysplasie mit Störung der Knorpelproliferation der Wachstumsfuge (Osteochondrodysplasie) insb. der Röhrenknochen ⇨ **enchondrale Ossifikation** gestört.

Epid: Häufigkeit: selten, ca. 0,5/10.000 Geburten, weltweit etwa 250.000 Pat.

Klin: ⇒ **Dysproportionierter Minderwuchs** (kurze plumpe Extremitäten = Mikromelie, bei relativ normalem Rumpf) ⇨ Kleinwuchs mit Endgröße im Erwachsenenalter von ca. 125-135 cm
⇒ Großer Schädel mit vorspringender Stirn (**Makrozephalie**, „Balkonstirn"), **Sattelnase** u. insg. kleinem Mittelgesicht
⇒ Achsenfehlstellung der Beine (Wachstum der Fibula > Tibia ⇨ Crura vara = **"O"-Stellung**), verstärkte lumbo-sakrale **Lordose**, kurzer Hals, Wirbelkanalstenose durch verkürzte Pedikel od. verkleinertes Foramen magnum mögl., verengtes Becken, plumpe Anatomie von Hand und Fuß
⇒ Intelligenz normal

Diag: 1. Anamnese (Familienanamnese?) u. klinische Untersuchung
2. Röntgen: dichte Kortikalis, Metaphysen verbreitert, Horizontalstellung der Hüftpfanne, Wirbelkörper engen den Spinalkanal ein.
3. Labor: DNA-Analyse zum Nachweis des Gendefekts

Ther:
- Orthopädische u. physiotherapeutische Maßnahmen
- Med: neu ist Vosoritid (15 µg/kgKG, s.c., Voxzogo®), inhibiert den FGFR3-Signalweg
  Eine Wachstumshormontherapie wird in Studien untersucht.
- Operativ: Ind: Tibia vara, kurze Extremitäten, Spinalkanalstenose
  - Bei Beinfehlstellungen: Tibiakopfosteotomie
  - Beinverlängerung durch Verlängerungsosteotomie (max. 8cm/Op) od. Kallusdistraktion (bis zu 20 cm Verlängerung mögl., s.o., Kap. kindliche Frakturen)
  - Laminektomie bei Wirbelkanalstenose

Prog: Normale Lebenserwartung

Kompl: * Spinalkanalstenose ⇨ neurologische Defizite
* Schmaler Thorax ⇨ Atemstörungen

OSTEOPETROSE

Syn: **Marmorknochenkrankheit**, Hyperostosis diffusa generalisata congenita, ICD-10: Q78.2

Ät: – Aut.-rez. erbliche Formen (infantil maligne Osteopetrose - Chrom. 11, 16, Osteopetrose mit renal tubulärer Azidose - Chrom. 8)
– Aut.-dom. erbliche Formen (Typ 1, Typ 2 = ALBERS-SCHÖNBERG-Krankheit), Chrom. 16

Path: ♦ Angeborene Skelettdysplasie mit Unterfunktion der Osteo**klasten** (sind für den Knochenabbau zuständig) ⇨ **vermehrte Knochendichte**, aber Störung der Mikroarchitektur und dadurch Verminderung der mechanischen Stabilität trotz deutlicher Vermehrung der Knochenmasse, daher schwer heilende Frakturen mögl.
♦ Verdrängung des Knochenmarks durch die metaphysäre Ausdehnung (**Osteosklerose**)

Epid: ◊ Häufigkeit: sehr selten, maligne Form 0,05/10.000 Geburten

Klin: ⇒ Aut.-rez., schwere Form: Beginn bereits im Säuglingsalter, **Panzytopenie** durch Knochenmarkverdrängung, vermehrte Knochenbrüchigkeit, Minderwuchs durch verkürzte Röhrenknochen, Hirnnervenschädigung, Tetanie durch Hypokalzämie
⇒ Aut.-dom. Form: milderer Verlauf, meist erst in der Adoleszenz symptomatisch, Vergrößerung des Unterkiefers, Sandwich-Wirbel, Skoliose, Knochenschmerzen, spontane Frakturen, Hirnnervenschädigung mögl.

Diag: 1. Anamnese (Familienanamnese?) u. klinische Untersuchung
2. Röntgen: **hohe Knochendichte** mit diaphysären transparenten Streifen ("Marmorknochen"), eingeengter od. fehlender Markraum, Sandwich-Wirbel
3. Labor: **Hypokalzämie**

Ther: • Keine kausale Therapie mögl., symptomatisch ggf. Glukokortikoide
• Frühzeitige Stammzelltransplantation bei aut.-rez. Form (Differenzierung neuer Osteoklasten aus hämatopoetischen Stammzellen mögl.), Zentrum in Deutschland ist Ulm.

Kompl: * Infantile Form: **Hepatosplenomegalie** (durch die kompensatorische extramedulläre Blutbildung), verminderte Immunabwehr, Kompression von Hirnnerven durch Schädelbasisvergröberung (Fazialisparese, Erblindung, Schwerhörigkeit), Krampfanfälle

Prog: Bei frühkindlicher Manifestation (aut.-rez. Form) eingeschränkte Lebenserwartung, bei der späten Manifestationsform gut, Krankheitszeichen können völlig fehlen.

DD: – CAFFEY-SILVERMAN-Syndrom (Hyperostosis corticalis infantilis): aut.-dom. erbliche (Chrom. 17) subperiostale Knochenverdickungen an Röhrenknochen, Mandibula u. Rippen möglich
– CAMURATI-ENGELMANN-Syndrom: aut.-dom. erbliche (Chrom. 19) progrediente diaphysäre Osteosklerose u. Hyperostosen mit Muskelschwäche, Gangstörung, Hirnnervenschädigung

DYSOSTOSIS CLEIDOCRANIALIS

Syn: Dysplasia cleidocranialis, osteodentale Dysplasie, kleidokraniale Dysplasie, SCHEUTHAUER-MARIE-SAINTON-Syndrom, ICD-10: Q74.0

Ät: **Aut.-dom. erblich** (Chrom. 6 u. 8), selten auch aut.-rez.

Path: Systemische Skeletterkrankung mit Störung der **desmalen Ossifikation**, daher insb. **Schädel** u. **Klavikula** betroffen.

Klin: ⇒ Partielle oder komplette Aplasie der Schlüsselbeine mit abnormer Beweglichkeit des Schultergürtels (Kinder können Schultern vor der Brust zusammenführen, "**Schulteropposition**"), kleine Schulterblätter

⇒ Verminderte Kalzifikation der Schädeldecke, **offene Fontanellen** u. **Schädelnähte**, großer Gehirnschädel, prominente Stirn, vergrößerter Augenabstand (Hypertelorismus), kleines Mittelgesicht, dentale Anomalien (überzählige Zähne), Entwicklungsstörungen an Kiefern, Extremitäten, Wirbelkörpern, Thorax (Trichterbrust) u. Becken mögl.

Diag: 1. Anamnese (Familienanamnese?) u. klinische sowie zahnärztliche Untersuchung
2. Sonographie: pränatal Hypoplasie/Aplasie der Klavikula erkennbar
3. Röntgen: Schädelübersicht (verzögerte Verknöcherung der Schädelnähte, Hyperdontie), Schultergürtel (Fehlen der Klavikula)

Ther: Symptomatisch, z.B. kieferorthopädische Korrektur

Prog: Sehr gut, normale Intelligenz

KRANIOSYNOSTOSEN

Syn: Stenozephalie, Kraniostenose, Schädeldysostose, Dyszephalie, ICD-10: Q75.0

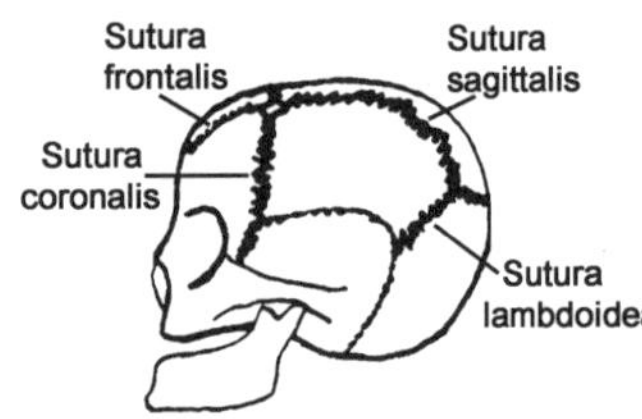

Anatomie: Schädelnähte (s. Abb.): (Zwei) **Os frontale** getrennt durch Sutura frontalis, verknöchert bereits im 2. Lj. = ein Os frontale. Zwischen Os frontale u. **Os parietale** die Sutura coronalis.
Zwei **Ossa parietalia** getrennt durch Sutura sagittalis. **Os occipitale** abgegrenzt durch die Sutura lambdoidea.
Fontanellen: große anteriore (Fonticulus ant., Stirnfontanelle, verknöchert im **10.-18. Lebensmonat**) und kleine posteriore (Fonticulus post., Hinterhauptsfontanelle, verknöchert bereits in den ersten 3 Monaten postpartal)

Ät: Unbekannt, in 20 % d.F. mit unterschiedlichen genetischen Syndromen assoziiert (s.u. DD)

Path: ♦ **Vorzeitige pathologische Verknöcherung** von Schädelnähten ⇨ **kompensatorisches Wachstum** noch offener Nähte ⇨ **Deformität** d. Schädels (**Dyskranie**)
♦ Physiologischer Schluss der Schädelnähte vom 2. (Sutura frontalis) bis zum 40. Lj. (zuletzt die Sutura lambdoidea)

Epid: ◊ Häufigkeit: 6/10.000 Lebendgeburten
◊ Lok: am häufigsten die **Sutura sagittalis** (1/2 d.F.) u. coronalis (1/4 d.F.) betroffen, meist schon bei Geburt vorhanden

Etlg: Bei **vorzeitiger Verknöcherung** können unterschieden werden:
Sutura sagittalis (Pfeilnaht) synostosiert ⇨ langer schmaler **Kahnschädel** (Langschädel, **Skaphozephalus**), häufigste Form
Sutura coronalis (Kranznaht) beidseitig synostosiert ⇨ kurzer **Breitschädel** (Brachyzephalus) od. beide Suturae lambdoideae ⇨ Breitschädel (Pachyzephalus)
Einseitig synostosierte Sutura coronalis ⇨ asymmetr. **Schiefschädel** (Plagiozephalus)
Sutura frontalis (Stirnnaht) synostosiert ⇨ **Kiel-/Dreiecksschädel** (Sphenozephalus, Trigonozephalus)
Sutura sagittalis, coronalis u. lambdoidea synostosiert ⇨ **Turmschädel**, Spitzschädel (Akrozephalus, Turrizephalus, Pyrgozephalus, Oxyzephalus, s. Abb.)
Synostosierung aller Nähte (Pansynostosis) ⇨ **Kleeblattschädel**, abnorm kleiner Schädel, erhöhter intrakranieller Druck, meist auch Gesichtsdeformitäten (s.u. DD)
Synostosierung der drei Schädelbasisknochen ⇨ Tribasilarsynostose, mangelnde Gehirnentwicklung

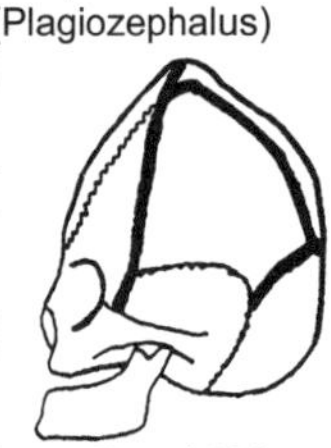
Turmschädel

<u>Diag:</u> 1. Anamnese und klinische Untersuchung: Schädelform als Hinweis auf die betroffene Naht, Knochenleiste über der verknöcherten Naht tastbar
2. <u>Röntgen:</u> Schädelübersicht

<u>Ther:</u>
- Diag. u. Ther. sollten in einem spezialisierten kinderneurochirurgischen Zentrum erfolgen.
- <u>Operativ:</u> **Wiedereröffnung** der vorzeitig verknöcherten Schädelnähte im 4.-7. Lebensmonat, heute meist als volumenvermehrender Eingriff durch zusätzliche Osteotomie, sog. **fronto-orbitales Advancement**. Dazu wird eine große Knochenschuppe entnommen und mehrfach geteilt, die Knochenteile werden dann replatziert und mit resorbierbaren Platten u. Schrauben fixiert. Die entstehenden Lücken dazwischen verschließen sich von alleine durch Reossifikation von der Dura mater aus.

<u>Prog:</u> Bei rechtzeitiger operativer Therapie gut

<u>Kompl:</u>
* **Hirndruckentwicklung**, Liquorzirkulationsstörung, Verminderung der zerebralen Durchblutung, Schädigung des N.opticus, epileptische Anfälle
* **Teilleistungsschwächen** bis zur geistigen Retardierung mögl.

<u>DD:</u>
- Dysostosis craniofacialis (CROUZON-Syndrom, aut.-dom. erblich, Chrom. 10 od. Spontanmutation): Kleeblatt-/Turmschädel durch Synostosierung von Sutura sagittalis u. coronalis sowie zusätzlich Gesichtsdeformitäten: veränderte Mandibula, Oberkieferdysplasie, Exophthalmus, verbreiterter Augenabstand, Nasenverkrümmung, im Röntgen Wolken- od. Wabenschädel, Kompl: erhöhter Hirndruck, Hydrozephalus, Optikusatrophie, Epilepsie
- Kraniosynostosen + Polydaktylien od. Syndaktylien = zusätzliche Verwachsungen von Fingern od. Zehen (APERT-Syndrom, CHOTZEN-, NOACK-, PFEIFFER- und CARPENTER-Syndrom = erbliche Akrozephalopolysyndaktylie-Syndrome)
- Dolichozephalus (hoher schmaler Langschädel, hoher Gaumen) bei kongenitaler Myopathie
- Dysostosis cleidocranialis (s.o.) = lange offene Schädelnähte ⇨ großer Gehirnschädel
- **Makrozephalie** (idiopathisch, familiär, subdurale Hygrome, Marmorknochenkrankheit, Neurofibromatose) u. **Megalenzephalie** (frühkindlicher Hirnschaden mit Gehirnvergrößerung bei Thesaurismosen [= Stoffwechselerkrankungen mit Ablagerungen], z.B. Mukopolysaccharidosen, ZELLWEGER-Syndrom = aut.-rez. erbliches zerebro-hepato-renales Syndrom)
- Lagebedingter Plagiozephalus od. Brachyzephalus (insb. occipital bei Säuglingen durch ständiges Liegen auf dem Rücken), Ther: wechselseitige Lagerung, Lagerungskissen

KLIPPEL-FEIL-SYNDROM

<u>Syn:</u> Kongenitale Halswirbelsynostose, Kurzhalssyndrom, FEIL-Krankheit, ICD-10: Q76.1

<u>Ät:</u>
- Unklar, kann familiär auftreten
- Kombination mit Entwicklungsstörungen des ZNS mögl., z.B. Syringomyelie

<u>Path:</u> Dysostose mit vorwiegend axialem Befall (Störung der Segmentierung der zervikalen Somiten während der Embryonalentwicklung in der 3. bis 8. SSW) ⇨ **Wirbelkörperverschmelzungen** in der Hals- u. oberen Brustwirbelsäule

<u>Epid:</u> Häufigkeit: 0,2/10.000 Geburten, w > m

<u>Klin:</u>
⇒ Abnorm **kurzer Hals** (tiefer Haaransatz im Nacken), **Bewegungseinschränkung** der Halswirbelsäule, zervikale (knöcherne) Skoliose mit Schiefhals möglich
⇒ Migräneartige Kopfschmerzen, radikuläre Parästhesien/Schmerzen, Sensibilitätsausfälle der oberen Extremitäten, Schwindel/Synkopen

<u>Diag:</u> 1. Anamnese (Familienanamnese?) u. klinische Untersuchung: Beweglichkeit der HWS (normal: Inklination: Kinn erreicht das Sternum (KSA: 0 cm), Reklination: Gesicht erreicht in etwa die Horizontale, Rotation (links-rechts): 80-0-80°, Seitwärtsneigung: 45-0-45°)
2. <u>Bildgebung:</u> Röntgen-HWS in 2 Ebenen: **Blockwirbel**, CT: Kompression von Nervenwurzeln oder Rückenmark
3. Sonographie: Untersuchung v. Herz u. Harnorganen (Ausschluss v. Begleitfehlbildungen)

Ther: • Bei keinen/geringen Symptomen keine Therapie erforderlich
- Konservativ: bei Skoliose Wachstumslenkung durch Orthesen
  analgetische Behandlung der Nacken-/Kopfschmerzen
- Operativ: Ind: bei ausgeprägter Bewegungseinschränkung u. neurologischen Ausfällen
  - Palliative Maßnahme: doppelseitige, partielle Resektion der obersten Rippen zur Verbesserung der Halsbeweglichkeit
  - Bei Myelonkompression: Laminektomie im Bereich des Blockwirbels, Erweiterung des Foramen occipitale magnum durch Teilresektion der Squama occipitalis

Prog: gut, ggf. Komplikationen durch nicht erkannte Begleitfehlbildungen

Kompl:
- * Weitere knöcherne Fehlbildungen (Skoliose, Torticollis, Kyphose, Atlasassimilation od. basiläre Impression, Rippenanomalien, Syndaktylien) in 60 % d.F.
- * Zusätzlich dysrhaphische Störung mögl. = fehlender Wirbelkörper-Bogenschluss (1/3 d.F.) ⇨ Spina bifida cervicalis mögl.
- * Schulterblatthochstand (sog. SPRENGEL-Deformität)
- * Organische Fehlbildungen (30 % d.F.): Schwerhörigkeit/Taubheit, Zahnanlagestörungen, Gaumenspalte, angeborene Herzfehler, Fehlbildungen der Nieren u. Harntraktes
- * Hypermobilität der angrenzenden WS-Segmente kann zu Instabilität, Spondylolyse und Spondylarthrose führen (keine Kontaktsportarten, wie Boxen usw. betreiben).
- * neurologisch: Reizung von Nervenwurzeln, Kompression des Rückenmarks, inkomplette Querschnittlähmung, Hirnstammsymptomatik, Hydrozephalus

DD:
- Muskulärer Schiefhals (Caput obstipum), s.u.
- Torticollis spasmodicus / spasticus (zervikale Dystonie, spastischer Schiefhals)
- Skoliose

ARTHROGRYPOSIS MULTIPLEX CONGENITA

Syn: Angeborene Arthromyodysplasie, GUÉRIN-STERN-Syndrom, ICD-10: Q74.3

Ät:
- **Aut.-dom.** erblich (Chrom. 9, 11, Arthrogryposis distalis Typ 1-3)
- Pränatale Infektionen, Drogen- od. Medikamentenabusus (empfindliche Phase: 8.-11. Schwangerschaftswoche)
- Fetale Myasthenia gravis (entsteht, wenn eine Schwangere mit Myasthenia auch Ak gegen fetale ACh-Rezeptoren hat, meist intrauteriner Fruchttod), bei Überleben Arthrogryposis multiplex congenita mit kraniofazialen Fehlbildungen, Muskelhypotonie u. resp. Insuffizienz
- Maligne kongenitale Muskeldystrophie (aut.-rez. erblich)
- Spinale Muskelatrophie mit Arthrogryposis multiplex congenita (X-chrom. erblich)
- Eingeschränkter intrauteriner Bewegungsraum (z.B. fehlendes Fruchtwasser)

Path:
- ♦ Beschreibendes Fehlbildungssyndrom mit **angeborener Gelenksteife** mit od. durch Störung der **Skelettmuskulatur** (myogen od. neurogen) und der **Gelenkweichteile** (Sehnen, Bindegewebe, Gelenkkapseln), keine sensiblen Störungen
- ♦ Lok: betrifft einzelne Gelenke, bei ausgedehnter Form auch mehrere/alle Gelenke (Bild einer „hölzernen Puppe"), ggf. auch Kombination mit Organ- und Gehirnbeteiligung

Epid: Häufigkeit: 3/10.000 Geburten

Etlg:
- # Arthrogryposis distalis Typ 1: nur Extremitäten betroffen (insb. Hand- u. Fußgelenke, seltener auch Ellenbogen- u. Kniegelenke), keine weiteren Fehlbildungen, normale geistige Entwicklung
- # Typ 2: wie Typ 1 + Fehlbildungen verschiedener Organe (z.B. Urogenitaltrakt, Wirbelsäule, Gesicht, Flügelfelle), normale geistige Entwicklung

Typ 3 (z.B. GORDON-Syndrom): wie Typ 1 + ausgeprägte Fehlbildungen der Wirbelsäule und des ZNS mit z.T. schwersten Fehlbildungen, Gaumenspalte, Klumpfuß, Kleinwüchsigkeit, geistige Behinderung. Es sind fast 50 verschiedene Syndrome beschrieben.

Klin: ⇒ **Gelenkkontrakturen** schon bei Geburt, Unterentwicklung betroffener Muskeln und Sehnen, bei fixierter Extension verstrichene Gelenkkontur
⇒ Häufigste Fehlbildungen: Schultergelenk mit reduzierter Beweglichkeit, Ellenbogengelenk steif in Beuge- oder Streckstellung, Handgelenk mit ulnarer Deviation, Finger verbogen und/oder versteift, Daumen häufig in fixierter Oppositionsstellung
Deformitäten u. Luxation des Hüftgelenks, Beugekontrakturen des Kniegelenkes
⇒ Oftmals **Klumpfüße** (stiff-stiff, s.u.) od. andere Deformitäten (Spitzfuß, Talus verticalis)
⇒ Wirbelsäule: Skoliose od. Kyphose mögl.
⇒ Frakturen unter der Geburt mögl. (durch die fixierte Extremitätenstellung)

Diag:
1. Anamnese (Familienanamnese) u. klinische Untersuchung: Bewegungsmaße, Muskelstatus, weitere Fehlbildungen?
2. Sonographie: pränatal bereits Fehlstellungen erkennbar, mangelnde Kindsbewegungen
3. Röntgen: betroffenes Gelenk in 2 Ebenen

Ther:
- Konservativ: frühzeitig Physio- u. Ergotherapie, passives Durchbewegen, Anregung der Muskelaktivität (n. VOJTA, BOBATH)
  - Vorübergehend redressierende Verbände od. Gipsversorgung
  - Orthopädische Hilfsmittel: stabilisierende Schienen und Schuhe
- Operativ: Ind: starke Behinderung (fixierte ungünstige Kontrakturen)
  - Korrektur der Fehlstellungen soweit mögl. und für eine günstige Funktion nötig (z.B. um Gehfähigkeit zu erreichen), Verbesserung der Gelenkfunktion
- Selbsthilfegruppen: Interessengemeinschaft Arthrogryposis e.V., In der Lohe 14, 52399 Merzenich, Tel.: 02421 2024-24, Fax: -25, Internet: www.arthrogryposis.de

OSTEOMYELITIS

Syn: Knochenmarkentzündung, Osteitis, Knocheninfektion, ICD-10: M86.-

Ät:
- Endogene/hämatogene Osteomyelitis (primäre): **hämatogene septische Streuung** bakt. Herde (Staphylokokken, Pseudomonas, Proteus, Kingella kingae u. andere Hospitalkeime), z.B. bei Furunkeln, Phlegmonen, Abszessen, Tonsillitis, Otitis, Panaritien, Pyodermien, Akne
  Bei Neugeborenen/Säuglingen durch Nabelschnurinfektion, Impetigo, Pneumonie
- Exogene Osteomyelitis: **posttraumatische** Osteomyelitis (offene Frakturen, direkte Penetration, per continuitatem, Cave: avitale Fragmente, schlechte Durchblutung, ausgedehnte Weichteilkontusion, Fremdkörper), **iatrogen** (post operationem nach Osteosynthese)

Path:
- Verlauf: akute Entzündung und/oder chronische Form (>6 Wochen)
- Prädisp.: schlechte Abwehrlage (Neoplasma, Zytostase, Immunsuppression), Systemerkrankungen (Diabetes mellitus, Arteriosklerose), Nikotin, Alkohol
- Keimspektrum: **Staphylococcus aureus** und epidermidis in 90 % d.F.
- Lok: altersabhängige Art der **Ausbreitung**: Bei Säuglingen Prädilektion der Epiphyse mit häufiger Gelenkbeteiligung (durch die perforierenden Gefäßäste), bei Kleinkindern gefäßlose Epiphysenfuge, diese wirkt als Barriere gegen eine Osteomyelitis-Ausbreitung, im Adoleszentenalter kann die Infektion ins Gelenk wieder durchbrechen (Epiphysenfuge geschlossen, daher keine Barriere mehr).
- Knochennekrosen im Bereich der Kortikalis durch die Entzündung und Verlegung der Aa.nutriciae können zur Absprengung von Knochenteilen führen = Sequester ⇨ dieser wird vom Organismus mit neugebildetem Knochen umgeben = 'Totenlade'.

Epid: ◊ Prädisp.alter: endogene Osteomyelitis häufig bei Kindern und Jugendlichen (1.-16. Lj.), im Erwachsenenalter sehr selten (dort ist sie überwiegend posttraumatisch bedingt)

◊ Häufigkeit: ca. 2/10.000 Kindern <13 Jahren

Klin: ⇒ Akute Osteomyelitis: hohes Fieber, Schüttelfrost, Leukozytose und Linksverschiebung
⇒ Lokaler Schmerz und Druckschmerzhaftigkeit, Rötung, begleitende teigige Weichteilschwellung der betroffenen Extremität, regionale Lk-Schwellung
⇒ Lokale Fistelung und relativ wenige Allgemeinbeschwerden bei chronischer Osteomyelitis

Diag:
1. Anamnese (Unfall?) und klinische Untersuchung
2. Labor: BSG und CRP erhöht, Leukozytose und Linksverschiebung
   Blutkulturen im Fieberschub abnehmen (aerob und anaerob)
3. Röntgen: im akuten Stadium unauffällig oder Aufhellung im Bereich der Spongiosa, später Destruktionen, auch der Kortikalis und periostale Reaktion (Verdickung, periostale Auflagerungen), Sequesterbildung (⇨ evtl. konventionelle Tomographie, CT)
4. **MRT** (frühe Diag. mögl.), Skelettszintigraphie in Drei-Phasen-Technik (= Radionukleidangiographie sofort, Frühaufnahme und Spätaufnahmen ⇨ Radionukleidanreicherung im Entzündungsherd), Leukozytenszintigraphie
5. Intraoperativer Abstrich bzw. lokale Knochenpunktion zur Keim- u. Resistenzbestimmung

Ther:
- Konservativ: bei Verdacht **sofortiger Therapiebeginn**, Ruhigstellung der Extremität, Bettruhe, hochdosierte Breitbandantibiose (**i.v.**, primär mit einem Cephalosporin, z.B. Cefuroxim 3x50 mg/kgKG/Tag beginnen (ab 4. Lj. auch Flucloxacillin), nach Erreger- u. Resistenzbestimmung dann umstellen auf gezielte Antibiose für mehrere Wochen)
  Sanierung des septischen Streuherdes bei endogener Osteomyelitis
- Operativ: Ind: Abszess, Sequester, Osteomyelitis bei offener Fraktur
  - Op-Prinzip: Abszessausräumung, Sequesterektomie, Débridement der Weichteilwunde, Abstrichentnahme (⇨ Antibiogramm + Histologie), dann Einlage einer **Drainage** und **Spülung**, bei Hohlräumen **Einlage von Antibiotika** (Gentamicin-haltige PMMA-Knochenzementkugeln als Antibiotikakette (Septopal®) oder Kollagenschwämme, Sulmycin®-Implant E), **systemische Antibiose**
  - Bei offenen Frakturen: Stabilisierung der Fraktur mit einem frakturfernen Fixateur
    Osteomyelitis bei liegendem Osteosynthesematerial: bei Instabilität der Fraktur Entfernung des Osteosynthesematerials (stabiles kann primär belassen werden), radikale Nekrosektomie u. Fixation mittels eines anderen Osteosyntheseverfahrens (meist mit einem Fixateur externe), Spülung, Einlage von PMMA-Ketten, systemische Antibiose
  - Nach Sanierung des Infektes: Defektauffüllung mit Spongiosaplastik (vom Beckenkamm) und/oder Knochenspanverpflanzung

Prog: Günstig bei früher Diagnose und konsequenter Behandlung

Kompl:
* Markphlegmone, osteolytische Destruktionen, Spontanfrakturen, Weichteilabszess
* Übergang der akuten Form in eine **chronische Osteomyelitis** (>6 Wo.) mit chronischer Eiterung und Fistelung in 10-30 % d.F., evtl. Ausbildung einer Amyloidose
* Bei Säuglingen und Kindern Gefahr des Übergriffs der metaphysären Entzündung auf die Epiphyse und auf benachbarte Gelenke ⇨ Gelenkempyem, Gelenkdestruktion, Gelenkfehlstellung, Fehlwachstum
* Bei Frakturen ⇨ **Defektheilungen** und Infektpseudarthrosenbildung mögl.

DD: Die Differentialdiagnose ist insb. schwierig bei V.a. eine chronische endogene Osteomyelitis:
- **Weichteilinfektion**, **Frakturen** (insb. inkomplette Frakturen, z.B. Fissuren, subperiostale Infraktion, Grünholzfraktur, s.o., Kap. Kindliche Frakturen)
- **Arthritis** (z.B. bakteriell, reaktiv bei viralen Infekten od. rheumatisch), Säuglingskoxitis
- Knochenzysten (z.B. juvenile Knochenzyste, s.u.)
- **Knochentumoren** (Osteoidosteom, eosinophiles Granulom, Osteosarkom, EWING-Sarkom, Metastasen, usw.)
- **Aseptische Knochennekrosen** (z.B. PERTHES-Krankheit des Hüftkopfes, OSGOOD-SCHLATTER-Krankheit der Tibiaapophyse, traumatische Osteochondrosis dissecans)
- BRODIE-Abszess: bei wenig virulenten Keimen und guter Abwehrlage des Organismus Abkapselung des septischen Herdes, Kinder bevorzugt, Ther: operative Sanierung

- Osteomyelitis sicca (GARRÉ-Krankheit): sklerosierender, entzündlicher Prozess meist im Kieferbereich od. den langen Röhrenknochen durch wenig virulente Keime, vermehrte reaktive Knochenneubildung (aufgetriebener, radiologisch sehr dichter Knochen)
- Chronisch rezidivierende multifokale Osteomyelitis/Plasmazellenosteomyelitis: Kinder und Jugendliche, w > m (2:1) betroffen, ohne Erregernachweis (familiäres Auftreten mögl.), Ther: NSAR, ggf. + Glukokortikoide, Prog: gut (80 % heilen spontan bis Ende der Pubertät)
- Osteomyelitis tuberculosa (insb. Wirbelkörper, Femur), Spina ventosa (Syn: Winddorn = Auftreibung der Finger oder Zehendiaphyse), Ther: Tuberkulostatika
- Osteomyelitis luetica/syphilitica (bei Neugeborenenlues, insb. an der Medialseite der Tibia) Ther: Behandlung der Lues mit Penicillin
- Osteodystrophia fibrosa cystica generalisata bei Hyperparathyreoidismus mit Ausbildung multipler Knochenzysten in den langen Röhrenknochen
- Fibröse Dysplasie (JAFFÉ-LICHTENSTEIN-Syndrom): Ersatz des Knochenmarks durch Bindegewebe im 5.-15. Lj. in Schüben mit Kompakta-Atrophie und Pseudozysten

WIRBELSÄULENERKRANKUNGEN

<u>Anatomie:</u> Die Wirbelsäule ist bei Geburt einbogig kyphotisch (C-Form).

Ab dem Krabbelalter beginnende Halswirbelsäulenlordose durch das ständige Kopfheben.

Im 2. Lj. zusätzlich Lendenlordose durch den aufrechten Gang, damit hat die Wirbelsäule dann ihre physiologischen Krümmungen erreicht: Lendenlordose, Brustkyphose (bis 40° physiologisch) u. Halslordose.

<u>Etlg:</u> # <u>Haltungsfehler (Haltungsschwäche)</u>: beruhen auf **muskulärer Insuffizienz**

<u>Haltungsschäden:</u> beruhen auf strukturellen Veränderungen des Skeletts

- **Skoliose** (Seitkrümmung): Schiefhaltung der LWS od. BWS, z.B. infolge von Beinlängendifferenz u. Beckenschiefstand, **Schiefhals**
- **Rundrücken** (pathologische **Kyphose**): vermehrte Rundung d. gesamten Wirbelsäule, insb. im thorakalen Abschnitt
- Hohlkreuz: lumbale Hyperlordose
- Hohlrunder Rücken: vermehrte Brustkyphose und vermehrte Lendenlordose
- Flachrücken (ist selten): verminderte Krümmung der LWS, BWS und HWS

<u>Wirbelkörperdefekte</u>

- Wirbelgleiten (Spondylolyse u. **Spondylolisthesis**)
- **Morbus SCHEUERMANN**

<u>Diag:</u> 1. Anamnese: familiäre Fehlstellungen bekannt?

2. Klinische, orthopädische Untersuchung:
   - Äußerer Aspekt im Stehen, Beinlänge, Beckenschiefstand?
   - **Vorbeugetest** (ADAMS-Test): skoliotische Wirbelsäulenfehlbildungen sind am besten am vornüber geneigten Kind zu erkennen ⇨ Skoliose führt beim Vorbeugen zur Torsion
   - **Armvorhaltetest** (Haltungstest n. MATTHIAS): Kind hält Arme in aufrechter Stellung waagrecht vor den Rumpf, kann diese Position >30 s gehalten werden, ist das Kind „haltungsgesund". Wenn innerhalb von 30 s die Schultern nach hinten fallen und der Rücken ins Hohlkreuz geht und das Becken vorkippt, liegt eine Haltungsschwäche vor.
   - **Vorschiebeversuch**: Abgrenzung einer noch ausgleichbaren Wirbelsäulenfehlhaltung von Wirbelsäulenfehlform: Das Kind setzt sich auf die Fersen, die Hände werden flach auf den Boden gelegt und damit die Wirbelsäule durchgedrückt. Bleibt die Rundung bestehen, wird diese als fixiert und als erster Hinweis auf eine Fehlform gedeutet.
3. Bildgebung: knöchern Röntgen Wirbelsäule in 2 Ebenen, bei neurologischer Fragestellung MRT

SKOLIOSE

Syn: ICD-10: M41.99, angeboren Q67.5

Ät:
- **Idiopathisch** (85% der Fälle), selten genetisch (aut.-dom. erblich)
- Statisch: Beinlängendifferenz mit **Beckenschiefstand**
- Neuropathisch: infantile Zerebralparese, FRIEDREICH-Ataxie, Myelomeningozele, entzündlich (z.B. Poliomyelitis), Torsionsdystonie, neuromuskuläre Erkrankungen, bei Neurofibromatose
- Myopathisch: muskuläre Dysbalancen bei frühem pubertären Wachstumsschub, Bindegewebsveränderungen (z.B. bei EHLERS-DANLOS-Syndrom, sog. „Schlangenmenschen")
- Osteopathisch: Fehlbildung der Wirbelkörperanlage (z.B. Osteogenesis imperfecta, Hemivertebra), asymmetrisches knöchernes Wachstum (z.B. Morbus SCHEUERMANN, s.u.), verminderte Knochendichte, Stoffwechselstörungen (z.B. Rachitis)
- Traumatisch, metastatisch (pathologische WK-Fraktur), entzündlich (Spondylitis)

Path:
- ♦ **Seitliche** Verbiegung der Wirbelsäule **>10°** COBB-Winkel (s.u.) mit Wirbelrotation im Krümmungsbereich (Torsion), die nicht mehr durch die Muskulatur begradigt werden kann ⇨ **fixierte strukturelle Wachstumsdeformität**
- ♦ Beinlängendifferenzen bis 1 cm führen i.d.R. nicht zu einer Skoliose.

Epid:
◊ Prävalenz: 0,5-5 %, **w**>>m (= 4:1, für schwere Skoliosen sogar 7:1)
◊ Prädisp.alter: Die meisten Skoliosen bilden bzw. verschlechtern sich in der **Pubertät**.

Klin:
⇒ Entwicklung eines Rippenbuckels und Lendenwulstes
⇒ Meist keine od. nur geringe Schmerzsymptomatik (und es besteht keine Korrelation zwischen Schwere der Skoliose u. Schmerzen)

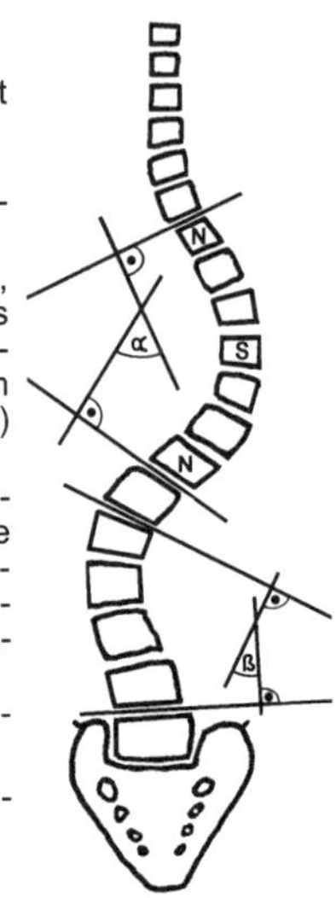

Diag:
1. Anamnese: Alter bei Erstdiagnose, Rückenschmerzen, Wachstumsgeschwindigkeit, Wachstumsabschluss, familiäre Belastung?
   Klinische, orthopädische Untersuchung: Inspektion, Schulterstand, Lot (C7 – Rima ani), Beckenschiefstand, Beinlängendifferenz, als Funktionsuntersuchung der **Vorbeugetest** (ADAMS-Test: bei Skoliose kommt es zur Wirbelsäulentorsion, diese führt zu sichtbarem Rippenbuckel od. Lendenwulst auf der Außenseite (Konvexität) der Krümmung)
2. Röntgen: In der frontalen Wirbelsäulenganzaufnahme Ausmessung der Krümmung (**COBB-Winkel**, s. Abb.), dazu obere u. untere Endwirbel der Krümmung (N = neutral) u. Apexwirbel (S = Scheitelwirbel) bestimmen, Haupt- und Nebenkrümmungen u. Krümmungsmuster festlegen. In der seitlichen Aufnahme Rotationswinkel des Apexwirbels bestimmen.
   Abb.-Bsp.: mittelschwere BWS-Skoliose mit 55° (α) u. LWS-Skoliose mit 30° (ß), Stadium: KING II, COBB 2
3. MRT: bei V.a. intraspinale Pathologie (Syringomyelie, Tethered-cord-Syndrom, Spina bifida, Spinalwurzelirritation usw.)
4. Lungenfunktionstest: bei sehr schwerer Form eingeschränkt

Etlg:
\# Nach dem Alter: infantile Skoliose (Early-Onset-Skoliose): Entstehung bis zum 3. Lj., fast immer thorakal lokalisiert, ungünstige Prognose
Juvenile Skoliose: Entstehung zwischen 4. bis 10. Lj.
Adoleszentenskoliose (90 % d.F.): Alter 10.-18. Lj., meist thorakal u. rechtskonvex

\# Morphologische Klassifikation nach KING (1983):

KING I: S-förmig-thorakolumbale Krümmung (Hauptkrümmung lumbal, Nebenkr. thorakal)
KING II: S-förmig-thorakolumbale Krümmung (thorakal > lumbal)
KING III: Thorakale Krümmung, minimale lumbale Nebenkrümmung
KING IV: Langstreckig thorakale Krümmung (C-förmig)
KING V: Doppelte thorakale Krümmung

Schweregrad bestimmt nach dem Skoliosewinkel n. COBB im Röntgenbild
Grad 1: <40° COBB-Skoliosewinkel = leichte Skoliose
Grad 2: 40-60° COBB-Skoliosewinkel = mittelschwere Skoliose
Grad 3: 60-80° COBB-Skoliosewinkel = schwere Skoliose
Grad 4: >80° COBB-Skoliosewinkel = sehr schwere Skoliose

Rotationswinkel nach NASH u. MOE (Rotation des apikalen Wirbelkörpers):
Grad 1: ca. 5° Rotation Grad 3: ca. 30° Rotation
Grad 2: ca. 15° Rotation Grad 4: ca. 40° Rotation

Ther:
- Konservativ: COBB-Winkel 10°-20° u. mind. 1 Jahr verbleibendes Wachstum (Wachstumsreserve): **Physiotherapie** (nach SCHROTH od. VOJTA) u. >20° zusätzlich **Korsett-Therapie** (z.B. CHÊNEAU-, BOSTON-, MILWAUKEE-, CAT-CAM-Korsett), wichtig: optimale Passform, gute Compliance = Tragezeit **>22 Std./Tag**.
  Es gibt daneben unzählige „alternativ"-medizinische Ansätze ohne Wirksamkeitsnachweis.
- Operativ: Ind: ausgeschöpfte konservative Möglichkeiten, COBB-Winkel >40°
  ⇨ Ziel: weitmöglichste Aufrichtung der Verkrümmung und **Halten der Korrektur** bis zum Wachstumsabschluss (zumindest ein COBB-Winkel <40° sollte gehalten werden), postoperativ engmaschige klinische u. radiologische Kontrollen
  - Derotations-**Spondylodese** n. ZIELKE: von ventral werden elastische Stäbe eingebracht
  - Dorsale Skolioseaufrichtung: Stabsysteme (auch von außen expandierbare, Magnetically-controlled Growing Rods) werden von Pedikelschrauben gehalten (Distraktionsspondylodese n. COTREL-DUBOUSSET) od. segmentale Drahtanschlingungen n. LUQUE
  - Dorso-ventrale Fusion: bei schweren Fällen (>90° n. COBB) Kombination von ventralen und dorsalen Stabsystemen (= Fixateur interne)
  - Bei infantiler Skoliose: Implantation von extendierbaren Spreizern zwischen den Rippen auf der Konkavseite (bereits bestehende Rippenfusionen werden zuvor gelöst)
- Selbsthilfegruppen: Bundesverband Skoliose-Selbsthilfe e.V., Siegburger Str. 1a, 51491 Overath, Internet: www.bundesverband-skoliose.de u. bei www.skoliose-info-forum.de

Prog: Je früher das Auftreten, umso ungünstiger die Prognose (wegen der großen Wachstumsreserve), kritische Zeit für eine **Progression ist die Pubertät** mit dem Wachstumsschub.
Mit den operativen Verfahren ist in 50-60 % der Fälle eine gute Korrektur möglich.

Kompl:
* Sehr schwere Skoliose (>80°): **Lungenfunktionseinschränkung** mögl. (Vitalkapazität↓) ⇨ kardiopulmonale Belastung, Cor pulmonale, insg. höhere Invalidität u. Mortalität
* Nicht korrigierte Skoliosen (od. Restskoliose >40°) können sich im Laufe des Lebens um 0,5-1°/Jahr (durch Wirbelkörperumbau, Bandscheibendegeneration) verschlechtern
* Konservativ: Druckstellen u. Hautaffektionen bei Korsett-Therapie

Op:
* Übliche operative Risiken (Materialbruch, Infekt, Pseudarthrosen), bei COBB-Winkel >60° steigendes Operationsrisiko, abnehmende Korrekturerfolge
* Neurologisches Risiko (insb. Querschnittlähmung): <100° COBB-Winkel ca. 0,6%, >100° Cobb-Winkel bis 10 %

Proph:
- ♥ Frühzeitiges Erkennen bei den U-Kinderfrüherkennungsuntersuchungen
- ♥ Bei Vorliegen einer Skoliose keine Stauchungsbelastung in Längsachse (z.B. keine Sprungsportarten, kein Fallschirmspringen, kein Bungee Jumping od. Achterbahn)

DD: Säuglingsskoliose: dauernde gleiche Rückenschräglage ⇨ C-förmige, großbogige Skoliose, Ther: Eltern über wechselnde Lage aufklären, ggf. Physiotherapie, i.d.R. spontane Remission

SCHIEFHALS

Syn: **Torticollis**, Caput obstipum

Ät: – Muskulär: einseitige **Verkürzung des M.sternocleidomastoideus** (ICD-10: Q68.0), insb. bei **Geburtsverletzung** (Hämatom im M.sternocleidomastoideus, insb. bei Beckenendlagekindern, ICD-10: P15.2), in 1/3 d.F. mit Klumpfuß od. Hüftdysplasie vergesellschaftet

- Knöchern (= Skoliose der HWS): **Wirbelsäulenfehlbildungen**, wie z.B. Halbwirbel, Wirbelverschmelzungen, Atlasassimilation (ICD-10: M43.6), KLIPPEL-FEIL-Syndrom (s.o.), basiläre Impression, HWS-Frakturen, Knochentumoren (Osteoidosteom, Osteoblastom)
- Neurologisch: Torticollis spasmodicus (zervikale Dystonie, ICD-10: Q24.3), nach Schädel-Hirn-Trauma, Syringomyelie, vaskuläre Erkrankungen, intrakranielle Raumforderung, Enzephalitis
- Funktionell: KiSS-Syndrom (Kopfgelenk-induzierte Symmetriestörung) durch Blockaden der der kleinen Wirbelgelenke (z.B. Sportverletzung)
- Infektiös: GRISEL-Syndrom = lymphogen fortgeleitete Rachenentzündung mit seitlicher Dislokation des Atlas (nach Ausheilung der Infektion reversibel), Spondylodiszitis
- Narbig: nach Verbrennungen od. Verbrühungen
- Okulär: Schiefhalten des Kopfes bei N.trochlearis-Lähmung zum Ausgleich v. Doppelbildern
- Med.-NW: Neuroleptika (tardive Dyskinesien)

Epid: Muskulärer Schiefhals ist die häufigste Form des Torticollis im Säuglingsalter, bereits nach 3 Monaten kommt es zu bleibenden strukturellen Muskelveränderungen ⇨ frühe Ther.

Etlg: Formen: **rotatorischer Torticollis** (Verdrehung + Seitkrümmung der HWS, führt im fortgeschrittenen Stadium zur Verziehung der Gesichtsachse, sog. Gesichtsskoliose)
Laterocollis (seitlich zur Schulter hin abkippend)
Anterocollis (gegen den Thorax gebeugt = Inklination)
Retrocollis (nach hinten überstreckt = Reklination)

Klin: ⇒ Verdrehung und Seitkrümmung der HWS: Kopf zur kranken Seite des Muskels geneigt und zur Gegenseite rotiert, z.T. „Kopfnickerhämatom“ durch Muskeleinriss
⇒ M.sternocleidomastoideus strangartig verhärtet und hypertrophiert

Diag: 1. Anamnese (Geburtsmodus) u. klinische Untersuchung: Tastbefund, Bewegungsmaße
2. Röntgen: Ausschluss einer knöchernen Wirbelsäulenfehlbildung

Ther:
- Konservativ: bei angeborenem muskulärem Schiefhals **Physiotherapie** (n. VOJTA)
  Schiefhals durch knöcherne HWS-Skoliose: weiche Halsorthese
  Bei zervikaler Dystonie Injektion von Botulinumtoxin in Muskulatur/umliegendes Gewebe (z.B. Botox® od. Neurobloc®, Wirkung hält ca. 3-5 Monate an u. kann wiederholt werden)
- Operativ: Ind: bei erfolgloser konservativer Therapie bis zum Ende des 1. Lj.
  - Tenotomie des M. sternocleidomastoideus, danach Kopfruhigstellung für 4-6 Wochen in Halsorthese (Cave: richtige Kopfstellung, bei Überkorrektur Schädigung des Plexus cervicalis mögl.)
- Selbsthilfegruppen: Bundesverband Torticollis e.V., Eckernkamp 39, 59077 Hamm, Tel.: 02389 5369-88, Fax: -89, Internet: www.bvts.de

DD:
- Familiäres Myoklonus-Dystonie-Syndrom (aut.-dom. vererbt, Chrom. 7): Kombination von tonischen Muskelkontraktionen und Zuckungen
- Sekundäre Dystonien (Begleitsymptom anderer neurologischer Erkrankungen): Morbus WILSON, Gangliosidosen und andere Stoffwechsel-/Speicherkrankheiten
- Tic-Störungen, psychogener Schiefhals, psychogene Dystonie

KYPHOSE

Syn: **Rundrücken** (gr. kyphos = krumm), Hyperkyphose, ICD-10: M40.24

Ät:
- Zu frühe Belastung der Wirbelknochen in der Kindheit (z.B. zu frühes Sitzen), schwache aufrichtende Muskulatur
- Meist als Folge eines **Morbus SCHEUERMANN** auftretend (s.u.) = **juvenile Kyphose**
- Fehlbildungen: Blockwirbel, Halbwirbel, Spondylolisthesis, Osteogenesis imperfecta

- Osteopathisch: verminderte Knochendichte (= osteoporotische Degeneration, sog. "Witwenbuckel" im Senium), Stoffwechselstörungen (z.B. **Rachitis**)
- Traumatisch (Wirbelkörperfraktur, „Bruchbuckel"), metastatisch (pathologische WK-Fraktur)
- Entzündlich (Spondylitis), tuberkulöse Spondylitis (POTT-Buckel)

Etlg: # Physiologische Brustkyphose: bis 40°
Arkuäre Kyphose: bogenförmig, viele Wirbelsegmente betreffend, bei Kindern i.d.R. haltungsbedingt od. osteoporotisch beim alten Menschen
Anguläre Kyphose: winkelförmig (sog. **Gibbus**), betrifft nur 1-2 Segmente, meist traumatisch, entzündlich oder tumorbedingt (Plasmozytom, Knochenmetastasen)

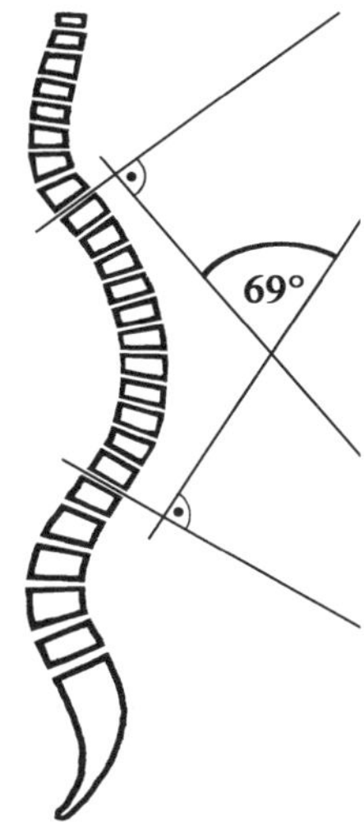

Klin: ⇒ Starke **Rundung der BWS**, ggf. ausgleichende fixierte Hyperlordose der LWS
⇒ Bewegungseinschränkung und Schmerzen

Diag: 1. Anamnese u. klinische Untersuchung
2. Röntgen: Wirbelsäule in 2 Ebenen (Ausschluss Blockwirbel, Frakturen, M. Scheuermann), Messung des Kyphosewinkels (n. COBB wie bei der Skoliose) in der Seitaufnahme
Abb.-Bsp.: schwere arkuäre Kyphose, 69°

Ther: Behandlung ab Krümmungswinkel >40° indiziert
- Konservativ: nur während der Wachstumsphase sinnvoll, mit Physiotherapie, Orthesenversorgung zur Aufrichtung und Wachstumslenkung
- Operativ: Ind: konservative Therapie nicht ausreichend
  - Dorsale/ventrale Aufrichtungsverfahren
  - Intensive Nachbehandlung u. Kontrollen

Prog: Gut, leichte Bewegungseinschränkung bleibt aber meist bestehen.

MORBUS SCHEUERMANN

Syn: SCHEUERMANN-Krankheit, **Adoleszentenkyphose**, juvenile Osteochondrose, Osteochondrosis deformans juvenilis dorsi, Kyphosis juvenilis deformans, ICD-10: M42.09

Ät: - Letztlich **unklar**, ggf. aut.-dom. erbliche Störung der enchondralen Ossifikation
- Missverhältnis zwischen Belastung und Belastbarkeit, schwache Rückenmuskulatur
- Endokrine Faktoren, Fehlernährung

Path: ♦ **Wachstumsstörung** der knorpeligen Grund- und Deckplatten der Wirbelkörper (Osteochondrodysplasie) u. der ventralen Vorderkante ⇨ Verknöcherungsstörung mit **Keilwirbelbildung**, entstehende Defekte (sog. **SCHMORL-Knötchen**) werden von Bandscheibenmaterial ausgefüllt ⇨ Verschmälerung des Bandscheibenraumes, zunehmende **Kyphosierung** (= Rundrücken bei Befall der BWS, beim selteneren Befall nur der LWS entsteht ein Flachrücken), eingeschränkte Beweglichkeit
♦ Lok: Etlg. n. VAN TULDER (1997), Typ I: klassische **thorakale** Form
Typ II: atypische lumbale Form (selten, hat eine schlechtere Prog.)

Epid: ◊ Häufigkeit: 1-8 % der Bevölkerung betroffen, häufigste Wirbelsäulenerkrankung bei Jugendlichen
◊ Prädisp.alter: Beginn 8.-12. Lj., Progredienz zwischen 12. u. 16. Lj., **m**>>w (= 5:1)

Klin: ⇒ Meist **hyperkyphotische** Deformität der BWS (adoleszenter Rundrücken) u. ggf. kompensatorische Hyperlordose der LWS, auch eine zusätzliche Skoliose ist mögl.
⇒ Rückenschmerzen im Frühstadium selten, im Verlauf dann zunehmend (florides Stadium)

u. belastungsabhängig (Es besteht aber keine direkte Korrelation zwischen Schwere der Kyphose u. Ausmaß der Schmerzen.)
⇒ Muskuläre Dysbalancen mit **eingeschränkter Beweglichkeit**

Diag: 1. Anamnese u. klinische Untersuchung: Vermessung der Flexion n. SCHOBER (LWS) u. OTT (BWS ⇨ vermindert), Vorschiebeversuch, Lot (von C7 zur Rima ani), Rotationsfähigkeit der Wirbelsäule
2. Röntgen: Ganzwirbelsäulenaufnahme in 2 Ebenen ⇨ Verschmälerung der Zwischenwirbelräume, Unruhe in Grund- u. Deckplatten, **SCHMORL-Knötchen**, Ossifikationsstörungen der ventralen Wirbelkörperkante, **keilförmige** Deformierung d. Wirbelkörper (Keilung >5°), **Kyphose** >50° u. Skoliose (Winkel-Ausmessung nach COBB)
3. MRT: Beurteilung von Frühformen, gute Darstellbarkeit der SCHMORL-Knötchen

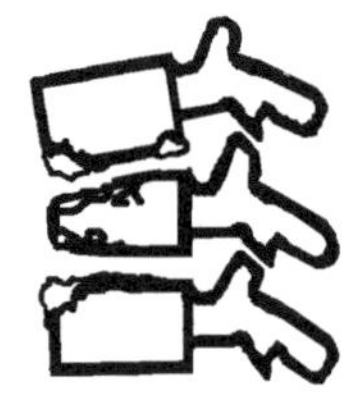

Ther: • Konservativ: Allgemein: aufrecht sitzen, günstige Sportarten: Schwimmen
- **Physiotherapie** (Kräftigung der Rücken- und Bauchmuskulatur)
- Korsett-Behandlung (ab Kyphose >50° indiziert, für mehrere Jahre bis zum Wachstumsabschluss zur ventralen Entlastung der Wirbelkörper)
- Med: Bei Schmerzen NSAR (z.B. Diclofenac 3 x 12,5-25 mg)

• Operativ: Ind: nach Wachstumsabschluss, Kyphose >75°, therapieresistente Schmerzen
- Dorsale Spondylodese mit Pedikelschrauben, hochthorakal ggf. mit Haken
- Bei ausgeprägtem Befund zusätzlich ventrale Lösung zur Aufhebung der Kyphose

Prog: Gut, nach Wachstumsabschluss keine weitere Progression. Bei Kyphosewinkel >75° kann es im Erwachsenenalter zu sekundärer Verschlechterung der Wirbelsäulenstatik kommen.

Kompl: * Thorakale Bandscheibenvorfälle mit neurologischen Ausfällen, Beeinträchtigungen der kardiopulmonalen Leistungsfähigkeit bei Kyphose >100° ⇨ Op. indiziert
* Osteochondrose (= Degenerationen) im Erwachsenenalter durch die Fehlstatik
* Konservativ: Druckstellen u. Hautaffektionen bei Korsett-Therapie

Op: * Zugangsbedingte, implantatassoziierte und korrekturbedingte Komplikationen

DD: - Haltungsschwäche, kongenitale Kyphose (Wirbelkörperfehlbildungen), Osteochondrodystrophien (z.B. Osteogenesis imperfecta), Rachitis, Morbus BECHTEREW (Erwachsene)
- Traumatisch: multiple Kompressionsfrakturen

SPONDYLOLYSE U. SPONDYLOLISTHESIS

Syn: Spondylolyse = **Spaltbildung** des Wirbelbogens, ICD-10: M43.09
Spondylolisthesis = Spaltbildung + **Wirbelgleiten**, ICD-10: M43.1

Ät: - Genetische Faktoren (häufiger bei den dysplastischen Formen)
- Rezidivierende **Mikrotraumen** (Stress- od. Ermüdungsfraktur v.a. beim **Sport**, z.B. Kunstturner, Schmetterlingsschwimmen, Speerwerfern)
- Verstärkte lumbale Lordose (z.B. kompensatorisch beim Morbus Scheuermann)
- Neuromuskuläre Erkrankungen (infantile Zerebralparese, Spina bifida)

Path: ♦ Gefügestörung od. **knöcherner Defekt** der Pars interarticularis (Spondylolyse) der Wirbelgelenke ⇨ bei beidseitigem Defekt kann der kraniale Wirbelkörper auf dem kaudal gelegenen nach ventral gleiten (Spondylolisthesis, s. Abb.)
♦ Lok: lumbosakraler Übergang, in 80-90 % d.F. bei **L5**, gefolgt von L4

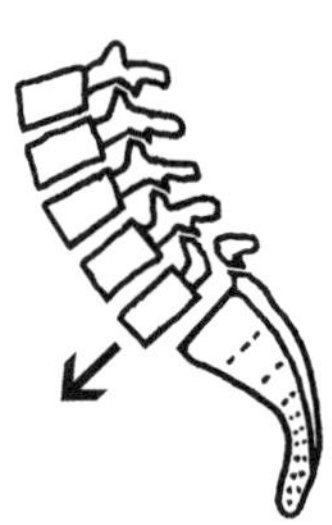

Epid: ◊ Prävalenz: Spondylolyse **sehr häufig**, **4-6 %** aller Kinder, **m** > w (2:1)
◊ Prädisp.alter: 7.-10. Lj.

Etlg: Unterteilung in isthmische u. dysplastische Spondylolyse:
Isthmisch: Defekt der Pars interarticularis (meist traumatisch), 80 % d.F.
Dysplastisch: Gefügestörung des lumbosakralen Übergangs (z.B. durch verlängerten Wirbelbogen LWK5, Trapezform des LWK5), 20 % d.F.

Klin: ⇒ Häufig **keine Beschwerden** (Zufallsbefund)
⇒ Tieflumbale ausstrahlende Schmerzen, ggf. Bewegungseinschränkung
⇒ Hyperlordose der LWS, Sakrum steht steil
⇒ Bei einseitigem Defekt auch Skoliose mögl.

Diag: 1. Anamnese (sportliche Belastung?) u. klinische Untersuchung: Hyperlordose der LWS?, Skoliose? Stufen-/Dellenbildung in der Dornfortsatzreihe? Sprungschanzenphänomen?, neurologische Defizite, Druck- u. Rüttelschmerz am betroffenen Segment

2. **Röntgen:** a.p., seitl. und 45°-Schrägaufnahmen machen: Spondylolyse in **Schrägaufnahme** ("Hündchenfigur") sichtbar, Spondylolisthesis in der **Seitaufnahme** zu erkennen (gedachte Linie an den Wirbelköperhinterkanten macht einen Sprung), der Schweregrad der Spondylolisthesis wird modifiziert n. MEYERDING (1932) eingeteilt:

Grad I:	Gleitstrecke 0-25% des Wirbelkörpers
Grad II:	Gleitstrecke bis zu 50% des Wirbelkörpers
Grad III:	Gleitstrecke bis zu 75% des Wirbelkörpers
Grad IV:	Gleitstrecke bis zu 100% des Wirbelkörpers
Grad V:	Spondyloptose = völliges Abrutschen

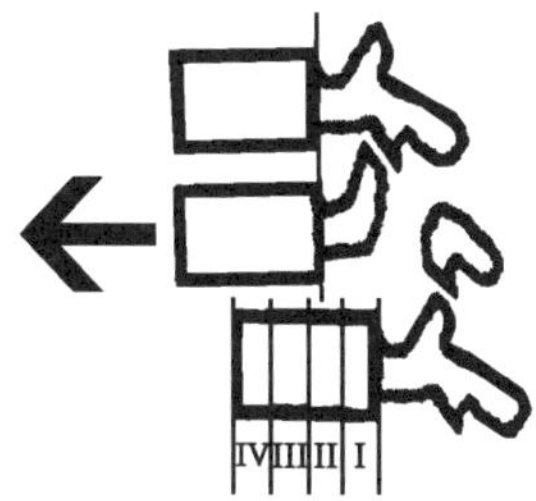

Abb.-Bsp.: Spondylolisthesis L4-L5, Gleitstrecke 40 %, Winkel 3°, MEYERDING Grad II

Im CT Defekt der Pars interarticularis darstellbar (inkomplettes Ringzeichen)

3. MRT bei neurologischen Defiziten (Beurteilung von Spinalkanal u. Nervenkompression)
4. Knochenszintigrafie: zeigt ggf. Mehranreicherung bei akuten Beschwerden

Ther:
- Bei Spondylolyse primär keine Behandlung erforderlich.
- Konservativ: prinzipiell Therapiebeginn konservativ (fast alle Pat. sind <18 J.)
  - Sportpause, Krankengymnastik zur Entlordosierung und Stabilisation der Rumpfmuskulatur (auch Bauchmuskulatur trainieren), Detonisierung der Muskulatur mit Wärmeanwendung, Massagen, Rückenschule
  - Med: NSAR (z.B. Ibuprofen 3 x 7-10 mg/kgKG, Nurofen® od. bei Jugendlichen Diclofenac 3 x 12,5-25 mg)
  - Bei ausgeprägter akuter Symptomatik: Ruhigstellung mit einem Korsett für 6-12 Wo.
- Operativ: Ind: trotz kons. Ther persistierende Schmerzen, neurologisches Defizit
  - Verschiedene Methoden mögl.: Verschraubung des Defekts in der Pars interarticularis, Zuggurtungsosteosynthese, Hakenschraube n. MORSCHER
  - Ab MEYERDING Grad III Reposition u. intersegmentale Fusion (= Spondylodese)
  - Bei Spondyloptose: Reposition u. kombinierte ventrodorsale Operation (Fixateur int.)

Prog: Erhöhtes Risiko für weiteres Abgleiten im Kindesalter: bereits höhergradiger Abrutsch, Abrutschwinkel >10°, abgerundete Deckplatte des Sakrums/kaudalen Wirbels

Kompl: * Die Spondyloptose kann ein Geburtshindernis bei schwangeren Frauen sein.
Op: * Bei Reposition Nervenverletzung mögl.

DD:
- **Spondylose** (Spondylosis deformans) = degenerative Erkrankung des Wirbelkörpers mit Osteosklerose, Verschmälerung des Zwischenwirbelraums, Osteophyten
- **Spondylarthrose** = degenerative Erkrankung der kleinen Wirbelgelenke
- **Spondylarthritis** = Entzündung der Wirbelsäule (oft rheumatisch od. reaktiv)

TRICHTERBRUST

Syn: Pectus excavatum, engl. funnel chest, ICD-10: Q67.6

Ät: – Letztlich **unklar**, in 1/3 d.F. familiäres Auftreten (aut.-dom. erblich)
- Bei MARFAN-Syndrom, EHLERS-DANLOS-Syndrom, Dysostosis cleidocranialis, fetalem Alkoholsyndrom
- Iatrogen: nach Op einer angeborenen Zwerchfellhernie

Path:
- Angeborene fehlerhafte Entwicklung des Brustkorbes u. Rippenknorpels ⇨ trichterförmige Einsenkung des Brustbeins und der benachbarten Rippenanteile
- Lok: Maximum des Einsinkens meist **im unteren Drittel** des Sternums

Epid:
◊ Häufigkeit: ca. 25/10.000, **m** > w (= 3-5:1)
◊ Prädisp.alter: einige bereits bei Geburt vorhanden od. innerhalb der ersten Lebensjahre entstehend, meist Verstärkung beim Wachstum **während der Pubertät**

Klin:
⇒ Allgemein: **keine Schmerzen** und **keine Beeinträchtigung** der Leistungsfähigkeit
⇒ Meist Brustdeformität + Kyphose der BWS, nach vorne stehende Schultern, schlaffe Bauchdecke, leptosomer Habitus
⇒ Seltener: nur isolierte lokale Brustbeinfehlbildung bei sonst normalem Habitus
⇒ Bei extremer Trichterbrust: Einschränkungen v. Herz-/Lungenfunktion, Refluxösophagitis
⇒ Hoher **psychologischer Leidensdruck**

Diag:
1. Anamnese (Familienanamnese?) und klinische Untersuchung: typischer Lokalbefund (symmetrisch eingesunken od. asymmetrisch = gesamter Thorax verzogen)
2. Röntgen: Wirbelsäule in 2 Ebenen (Ausschluss anderer Krankheitsbilder), ggf. MRT/CT
3. Ggf. EKG u. Lungenfunktionstest bei extremer Trichterbrust

Ther:
- Primär ist **keine Ther.** erforderlich, meist gewünscht wegen psychischen Leidensdrucks.
- Konservativ: Physiotherapie zur Verbesserung der Körperhaltung, in Studien wird eine Saugglocke getestet (wird über mehrere Jahre täglich für 1 Std. angelegt).
- Operativ: Ind: psychische und körperliche Beeinträchtigung, kosmetische Gründe
  - Op. ab 10. Lj. mögl. bzw. gegen Ende des Wachstumsschubs, heute meist als **minimalinvasive Op.** n. Nuss (MIRPE = minimal invasive repair of pectus excavatum), dazu wird ein großer **U-förmiger Bügel** unter thorakoskopischer Sicht in den Thorax unter dem Sternum hindurch eingeschoben und dann in Position gedreht ⇨ dieser hebt den Thorax an. Der Bügel wird für 2-3 J. belassen.

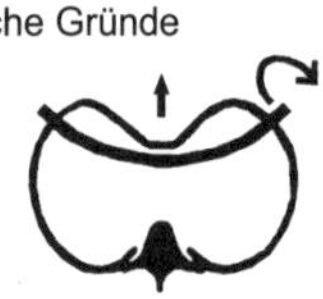

  - Das offene Verfahren ist eine sehr große Op mit offener Osteotomie des Sternums, Teilresektion der Rippenknorpel ⇨ indirekte Anhebung der Brustwand.
- Informationen im Internet bei www.trichterbrustinfo.de (private Internetseite)

Prog: Gut, nach Op in 5 % d.F. Rezidiv der Fehlbildung mögl.

DD: – Skoliose ⇨ asymmetrische Rotation der Thoraxwand u. des Brustbeins
- POLAND-Syndrom: Aplasie v. M.pectoralis, Rippen, Sternumanteilen, Syndaktylien
- Kielbrust (Syn: Pectus carinatum, Hühnerbrust ⇨ Vorwölbung des Sternums nach außen)

JUVENILE OSTEOCHONDROSEN OBERE EXTREMITÄT

Syn: **Aseptische Knochennekrose**, Osteochondronekrose an der oberen Extremität

Ät: – Letztlich unklar, konstitutionelle Faktoren, lokale Durchblutungsstörung
- Traumatisierung (akute Kompression oder repetitive Mikrotraumen)

– Prädisp.: Glukokortikoide, Kollagenosen

Path:
- Lok: **umschriebene Osteonekrose**, insb. an den **Epiphysen** od. Apophysen der langen Röhrenknochen vorkommend
- PANNER-Krankheit (ICD-10: M92.0): Osteochondrose am Capitulum humeri
- HEGEMANN-Syndrom (ICD-10: M92.1): Osteochondrose am Caput radii
- BURNS-Krankheit (ICD-10: M92.1): Osteochondrose der distalen Ulna-Epiphyse
- KIENBÖCK-Krankheit (ICD-10: M92.2): Osteochondrose des Os lunatum (Lunatummalazie)
- DIETRICH-Krankheit (ICD-10: M92.2): Osteochondrose der Ossa metacarpalia

Epid:
◊ Altersgipfel: 5.-10. Lj.
◊ Osteochondrosen an der oberen Extremität sind insg. sehr selten (meist untere Extr., s.u.)

Etlg:
Stadium I: Subchondral betonte Sklerose des Knochens
Stadium II: Fragmentation der gelenkflächennahen Binnenstrukturen
Stadium III: Ossäre Destruktion mit Osteolyse der Epiphyse
Stadium IV: Regeneration der Epiphyse

Klin:
⇒ Meist nur **geringe Symptome**, evtl. Bewegungseinschränkung (v.a. Streckdefizit), lokaler Druckschmerz über dem betroffenen Knochen
⇒ Bei Gelenkbeteiligung (= Osteochondrosis dissecans): Schwellung mit Ergussbildung, rezidivierende **Einklemmungserscheinungen im Ellenbogengelenk** bei freiem Gelenkkörper (sog. „Gelenkmaus") mögl.

Diag:
1. Anamnese (Trauma?) u. klinische Untersuchung: Bewegungsmaße, DMS
2. Röntgen: subchondrale Verdichtung bis zur Fragmentation und Nekrose, Aufweitung des jeweiligen Gelenkspaltes, ggf. freier Gelenkkörper sichtbar, ggf. CT od. MRT

Ther:
- Konservativ: allgemein Belastungsreduktion
  - Ggf. mehrwöchige Orthesenbehandlung zur Entlastung
  - Physiotherapie: aktive Bewegungsübungen
- Operativ: Ind: größere Nekroseareale
  - Retrograde Anbohrung zur ossären Ausheilung bei intakter Knorpeloberfläche
  - Bei größerem Nekroseareal Spongiosatransplantation
  - Bei Beteiligung der Gelenkfläche autologe Knochen-Knorpel-Transplantate (OATS)
  - Bei freiem Gelenkkörper: arthroskopische Entfernung

Prog: gut

DD:
- Epiphysenfugenverletzung (s.o., Kap. Kindertraumatologie)
- Akute Knochenfraktur
- Knochentumor (benigne od. maligne)

HÜFTERKRANKUNGEN

Anatomie: Bei Kleinkindern **Antetorsion des Schenkelhalses** bis 30° typisch (Neugeborene bis 50°) ⇨ „einwärts schauende" Kniegelenke, zueinander gewandte Patellae und Großzehen (sog. „kneeing in" und „toeing in"), Rückgang der Antetorsion physiologischerweise um das 6. Lj. auf 10-15°. Bei bleibender Antetorsion spricht man von einer sog. Coxa antetorta, diese kann zu einer sekundären Koxarthrose im Erwachsenenalter führen.

Der **<u>C</u>ollum-<u>C</u>aput-<u>D</u>iaphysen-Winkel** (CCD, s. Abb.) ist bei Neugeborenen u. Säuglingen steil bis 143° und verringert sich im Verlauf des Wachstums bis zum Erwachsenenalter auf 125-130°.

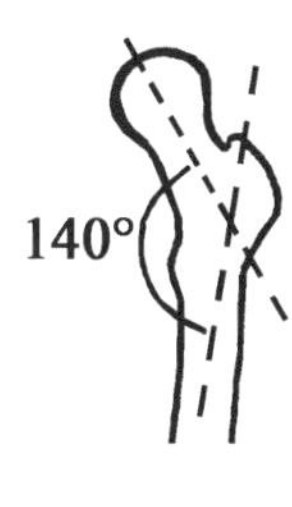

Etlg: # Hüftdysplasie: angeborene od. seltener erworbene **Entwicklungsstörung** der Hüftpfanne
Epiphyseolysis capitis femoris: **Epiphysenlösung** des Hüftkopfes
PERTHES-CALVÉ-LEGG-Krankheit: **aseptische Knochennekrose** d. kindlichen Hüftkopfes
Säuglingskoxitis (bakterielle **Infektion** des Hüftgelenkes durch hämatogene Streuung)
Coxitis fugax: reaktive **Arthritis** des Hüftgelenkes

HÜFTDYSPLASIE

Syn: Dysplasia coxae congenita, engl. congenital dysplasia of the hip, ICD-10: Q65.8

Ät:
- Meist unbekannt, familiär gehäuftes Auftreten, allgemeine Gelenkhypermobilität durch hormonelle od. konstitutionelle Faktoren, bei Arthrogryposis multiplex congenita
- Risikofaktoren: **Erstgeborene**, **Mädchen**, Oligohydramnion, **Beckenendlage**, Zwillinge, Metatarsus varus, Klumpfuß, Schiefhals, Chromosomenaberrationen (z.B. Trisomie 21) Pucken od. eng. swaddling = Wickeltechnik, bei der der gesamte Säugling in Streckstellung fest eingebunden wird (insb. in Japan, Australien u. bei Indianern verbreitet).

Path: **Angeborene** oder selten erworbene **Entwicklungsstörung der Hüftpfanne** (zu **steiles** und zu **kurzes Acetabulum**, das den Hüftkopf ungenügend überdacht, s. Abb.), oft zusätzlich Dysplasie des Schenkelhalses (Coxa valga et antetorta = X-Stellung und nach vorne rotiert). In der Folge der Dysplasie kann es zur Dislokation (Subluxation oder völlige Luxation) des Hüftkopfes aus der Pfanne kommen (s. Abb.).

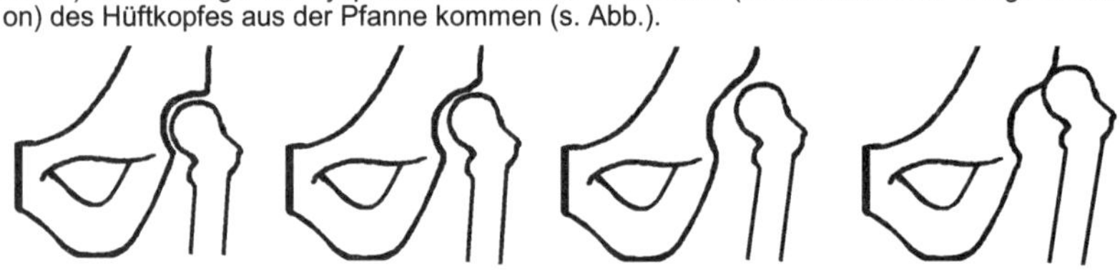

normal | Dysplasie | Subluxation | Luxation

Epid:
◊ Häufigkeit: Hüftdysplasie **sehr häufig**, 1-5 % aller Neugeborenen, **w** >> m (= 6:1)
◊ 20-30% aller Neugeborenen haben noch unreife Hüftgelenke (Typ IIa) bei Geburt, diese reifen i.d.R. aber ohne Behandlung in den ersten 3 Lebensmonaten aus.
◊ Komplette Hüftluxation bereits bei Geburt 10/10.000, li. > re., in 40 % bds.

Klin:
⇒ Stumme Dysplasie: Asymmetrie der Beinhaltung, Bewegungseinschränkung (Abduktionshemmung)
⇒ Bei luxiertem Hüftgelenk: Beinlängendifferenz, Faltenasymmetrie (Oberschenkel / Glutealregion, nicht bei beidseitiger Pathologie), Kontraktur, Dislokation

Diag:
1. Anamnese (familiäre Disposition, Geschwisterkinder betroffen?)
   Klinische Untersuchung: beide Hüft- u. Kniegelenk jeweils in 90° Flexion halten, bei leicht adduzierter Hüfte und leichtem Druck nach dorsal ⇨ Sub-/Luxation des Hüftkopfes über den hinteren Pfannenrand (BARLOW-Zeichen, s. Abb.); dann Abduktion unter leichtem Zug (Druck) nach ventral ⇨ Reposition und „Klicken" (ORTOLANI-Einrenkungsphänomen), wenn luxierbar und reponierbar sind beide Zeichen positiv (= pathologisch).

   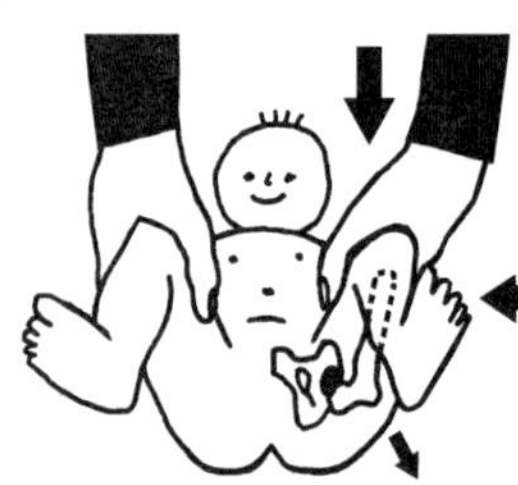

   Weitere klinische Zeichen: Abduktionshemmung (normal sind 80-90°), asymmetrische Oberschenkelhautfalten (mehr Falten auf der luxierten Seite), GALEAZZI-Zeichen: Verkürzung des Femurs bei 90° gebeugtem Hüft- u. Kniegelenk
2. **Sonographie** der Hüfte: wird heute oft schon bei der U2 vorgenommen, verpflichtend in der **U3** (3-8. Lebenswoche), **Einteilung n. GRAF** (Typ I-IV, s.u.)

Vermessen wird der sog. **Pfannendachwinkel** [= α-**Winkel** zwischen Verlängerung des Os ilium und der Tangente am knöchernen Pfannendach, pathologisch ist ein Winkel **<50°**] und der Knorpeldachwinkel [= ß-Winkel zwischen Verlängerung des Os ilium und der Tangente am knorpeligen Labrum acetabulare]

Abb.-Bsp.: Sono li. Hüfte, α-Winkel 61°, ß-Winkel 68°, Normalbefund, Typ Ib

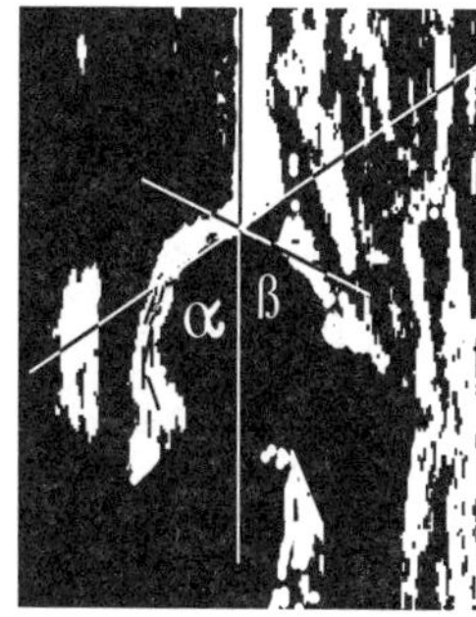

3. Weitere Bildgebung: Im Röntgen sind ab dem 3. Lebensmonat verschiedene Hilfslinien, Parallelogramme u. Winkel als Dysplasienachweis bestimmbar (Pfannendachwinkel nach HILGENREINER, MÉNARD-SHENTON-Linie, Parallelogramm n. KOPITZ, u.a.)

   Ggf. Arthrographie: damit sind auch die knorpeligen Grenzen des Hüftkopfes im Gelenk sichtbar.

   MRT: selten erforderlich (ggf. in Narkose), z.B. zur Kontrolle der Reposition im Gips

Hüftsonographie-Einteilung, modifiziert n. GRAF (1986)

Typ u. Häufigkeit	**Beschreibung**	**Bedeutung**	**Therapie**
Typ I (70-80 %) Typ Ia / Typ Ib	normal entwickelte Hüfte, α-Winkel >60°, β-Winkel <55° / >55°	Normalbefund, ungestörtes Wachstum ist zu erwarten	keine
Typ IIa (20-30 %) Typ IIb	bis 3. Lebensmonat physiologische Verzögerung, α-Winkel 50-59°, β-Winkel >55° α-Winkel <60° nach 3.LM	Verknöcherungsverzögerung des Pfannendaches, normales Wachstum möglich, jedoch nicht sicher	sonographische Kontrollen in 6-wöchigem Intervall, breites Wickeln ist förderlich, ggf. Spreizhose
Typ IIg (1-1,5 %) (g = gefährdet) (wird teilweise auch als IIc angegeben)	**g**efährdete Hüfte, stabil od. instabil, α-Winkel 43-49°, β-Winkel 70-77°	erheblicher Ossifikationsrückstand, häufig instabile Hüftkopfzentrierung, großes Risiko für Verschlechterung od. Luxation	sofortige Behandlung in konsequenter Sitz-Hock-Stellung (100° Flex., 50° Abduktion), stabile Retention notwendig
Typ D (<1 %) (D = dezentriert) (IId)	Hüfte beginnt zu **d**ezentrieren, α-Winkel 43-49°, β-Winkel >77°	Hüftkopf in spontaner Stellung dezentriert	sofortige Reposition und stabile Spreizbehandlung
Typ III (ca. 0,5 %)	nach oben verlagerter knorpeliger Erker, α-Winkel <43°, β-Winkel >77°	Hüftkopf in spontaner Stellung nach kranial luxiert (IIIa), Schädigung des Pfannendaches mögl. (IIIb)	sofortige schonende Reposition kurz nach der Geburt, dann FETTWEIS-Gips
Typ IV (sehr selten)	vollständige Luxation, α-Winkel <43°, β-Winkel >77°	Hüftkopf in spontaner Stellung nach kaudal luxiert (knorpeliger Erker nach kaudal verdrängt)	stationäre Behandlung, oftmals operative Reposition notwendig

Ther:
- Konservativ: Ziel: Zentrierung des Hüftkopfes in der Pfanne ⇨ Pfanne reift dann nach.
  - **Ausreifungsbehandlung** in **Abduktionsstellung** ⇨ frühzeitige und angepasste Therapie führt meist zur Ausheilung (**breite Wickelung**, Hocken im Tragetuch od. ggf. Spreizhose) beim Typ IIa
  - Ab Typ IIg stabile Retention (= Fixierung) mit Spreizschienen (z.B. TÜBINGER-Schiene, s. Abb.), Kondylenspreizschiene od. Bandagen (PAVLIK-Bandage, Hüftbeugeabduktionsbandage in 60° Abduktion u. 100° Flexion = **Sitzhockorthese**), Mindesttherapiedauer 3 Mon. (24 Std./Tag), i.d.R. bis zum 12. Lebensmonat, bei Instabilität FETTWEIS-Gips (= Sitzhockgips)
  - Ist bereits eine Dezentrierung (Subluxation, Typ D) od. Luxation (Typ III) eingetreten, wird zuvor **schonend!** (Cave: Hüftkopf-

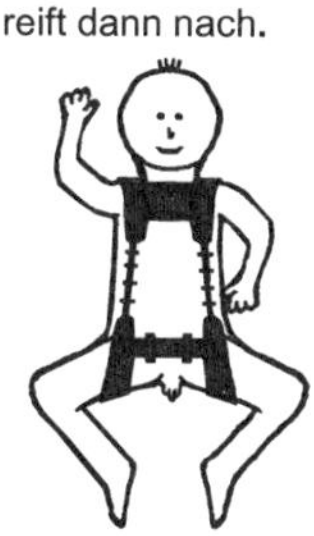

nekrose) reponiert, dann FETTWEIS-Gips für 4 Wo., dann Schiene

- Operativ: Ind: abhängig von Alter und Schwere der Dysplasie
  - Offene Reposition (im 1. Lj., wenn die geschlossene Reposition fehlgeschlagen ist, z.B. durch Impingement am Labrum) ⇨ tiefe Zentrierung des Kopfes in der Pfanne, post-op. FETTWEIS-Gips für 6 Wo., dann Kondylenspreizschiene
  - Acetabulumplastik/Osteotomie nach PEMBERTON: 2.-12. Lj., bei entrundeter und flacher Pfanne, Herunterbiegen des Pfannendaches mit Keileinbringung (Knochenspan)
  - SALTER-Osteotomie: 3.-8. Lj., Os ilium wird durchtrennt und Acetabulum nach ventral/ lateral geschwenkt und mit K-Drähten fixiert ⇨ bessere Überdachung des Kopfes

    Dreifachosteotomie nach TÖNNIS: ab 8. Lj., bei Fehlstellung des Pfannendaches ⇨ Schwenkung nach Durchtrennung von Os ischii, Os pubis und ilium, Fixierung mit Schrauben/K-Drähten ⇨ bessere Überdachung des Kopfes

    Periacetabuläre Osteotomie nach GANZ: ab 15. Lj., Osteotomie durch Os ilium u. ischii und Osteosynthese ⇨ bessere Überdachung des Kopfes
  - CHIARI-Osteotomie: nur in Ausnahmefällen (sog. „Salvage"-OP), Vergrößerung des Pfannenvolumens durch Acetabulumverschiebung nach medial
- Selbsthilfegruppen u. Infos im Internet: www.hueftdysplasie-tipps.de (private Seite)

Prog: Gut, in 80 % d.F. Ausheilung mit konservativer Ther. mögl.

Kompl: * **Hüftkopfnekrose** (je größer die Abduktion u. Flexion, umso höher das Risiko): PAVLIK-Bandage >15 %, FETTWEIS-Gips 5 %, Tübinger-Schiene <5 %, offene Op 20 %
* Schienen/Bandage/Gips: zu ausgeprägte Hüftbeugung kann inferiore Luxation od. eine Femoralisparese hervorrufen (120° Flexion max. für 1-2 Wo. nicht überschreiten)
* Sekundärdysplasie, Rezidiv im pubertären Wachstumsschub (Pubertätsdysplasie)
* Ohne Ther. **Sekundärkoxarthrosen** bereits im jungen Erwachsenenalter mögl.

Op: * Verletzung des N. ischiadicus, Pseudarthrosen, „Anti-CHIARI-Effekt": Verletzung der Wachstumsfuge des Pfannenkerns ⇨ Pfannenkern-Minderwuchs

Proph: ♥ Tragen des Kindes vor dem Bauch, auf dem Rücken/Seite mit **abgespreizten Beinen**
♥ **Screening** für alle Kinder in der U3 (4.-6. Wo., je früher, umso besser)

EPIPHYSEOLYSIS CAPITIS FEMORIS

Syn: Jugendliche Hüftkopflösung, **Hüftkopfabrutsch**, engl. adolescent coxa vara, ICD-10: M93.0

Ät:
- Idiopathisch, familiäre Prädisposition, traumatische Überlastung (Sprungsportarten)
- Hormonstörung während der präpubertären Wachstumsphase mit Überwiegen von Somatropin (STH) gegenüber Sexualhormonen (Androgenmangel, z.B. FRÖHLICH-Syndrom = Dystrophia adiposogenitalis od. eunuchoider Hochwuchs, Hypogonadismus, Therapie mit Wachstumshormonen) ⇨ durch vermehrtes Wachstum kann es zu einer Lockerung der aktiven Epiphysenfuge kommen.
- Betroffene Kinder haben oft eine **Adipositas**, eine aseptische Knochennekrose od. Morbus SCHEUERMANN, vielfach sind auch X-Beine assoziiert, afroamerikanische Kinder häufiger

Path: ♦ Epiphysenlösung des Hüftkopfes mit Dislokation des Schenkelhalses nach kranial, lateral und ventral (der Femurkopf ist durch das Lig.capitis femoris in der Pfanne relativ gut fixiert)
♦ Lok: in 20 % d.F. bereits initial beidseitig, im Verlauf bei bis zu 50 % beidseitig

Epid: ◊ Inzidenz: 3/100.000/Jahr, **m** > w (= 2-3:1)
◊ Prädisp.alter: 10.-16. Lj. (präpubertäre Wachstumsphase u. **Pubertät**)

Etlg: # Verlauf: drohend (imminens/incipiens), **akute** Epiphyseolyse (acuta, Cave: orthopädischer Notfall!, 10-15 % d.F.), **chronisch**/schleichend (lenta, 75 % d.F.)

Schweregrad (Ausmaß des Abrutschens der Epiphyse, Abrutschwinkel)
Grad I: geringgradiges Abrutschen bis 30°
Grad II: mäßiggradiges Abrutschen von 30-60°
Grad III: hochgradiges Abrutschen >60°

Klin: ⇒ Akut: Kurze Anamnesedauer (wenige Tage), nach Belastung bei Sport/Trauma oder auch schon bei alltäglichen Belastungen, z.B. beim Herunterspringen einer Treppe, plötzlich **intensive Schmerzen**, zunehmendes **Hinken bis nicht gehfähig**, Scherensymptom (Oberschenkel steht in Außenrotation, so dass bei Kniebeugung als Entlastung die Unterschenkel gekreuzt werden), Innenrotation der Hüfte nicht mögl., **Beinverkürzung** (= hochgradiges bis völliges Abrutschen)

⇒ Chronisch: Schleichender Beginn mit leichten ziehenden, über Wochen bis Monate bestehenden Beschwerden in der Hüfte, den Oberschenkeln u. in die Knie ausstrahlend, Kind ist aber stets gehfähig, kann sich akut verschlechtern (acute on chronic slip).

Diag: 1. Anamnese u. klinische Untersuchung: schmerzhaft **eingeschränkte Innenrotation**, Adduktionskontraktur, positives DREHMANN-Zeichen (bei passiver Hüftbeugung in Rückenlage ⇨ Ausweichen der Hüfte in Außenrotations- und Abduktionsstellung)
2. Röntgen: in der Beckenübersicht a.p. **KLEIN-Linie**: Linie entlang dem Schenkelhals lateral schneidet nicht mehr den Hüftkopf (s. Abb.), BLOOMBERG-Zeichen: Pseudo-Sklerosierung der Epiphysenfuge durch Abrutschen der Kalotte, breiter Spalt
+ axiale Aufnahme in LAUENSTEIN-Technik (in Flexion und Abduktion): Darstellung des relativ nach dorsal u. kaudal dislozierten Hüftkopfes (Bestimmung des Abrutschwinkels n. SOUTHWICK)
3. Ggf. MRT zur Diagnosesicherung, Sonographie bei Erguss

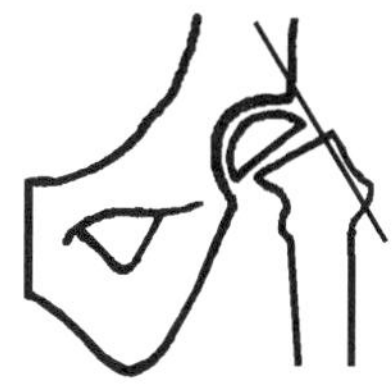

Ther: • Akut: sofortige **Entlastung** des Gelenkes und sofortige Diagnostik
• Operativ: Ind: **jede** Epiphysenlösung (ggf. auch gesunde Gegenseite sichern)
- Akut: sofortige, schonende Reposition und Hüftkopfverschraubung (heute minimalinvasiv mit kanülierten Gleitschrauben, s. Abb.) oder perkutane KIRSCHNER-Draht-Spickung (bei sehr jungen Pat.)
- Chronisch: keine Reposition sondern direkt In-situ-Verschraubung (= Abrutsch wird fixiert). Falls nach 1-2 J. noch eine Abrutschung (>50°, Grad II) oder eingeschränkte Hüftbeugung und Außenrotationskontraktur besteht ⇨ Korrekturosteotomie (IMHÄUSER-Op = intertrochantäre Flexions-, Rotations- und Valgisierungsosteotomie)

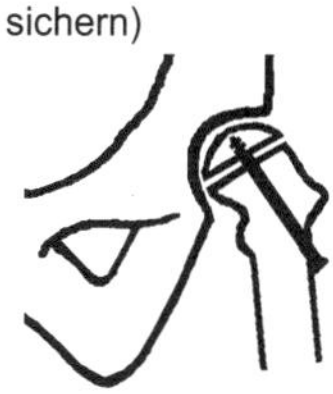

Prog: Gut, entscheidend ist die rechtzeitige Diagnosestellung und Therapie einer Dislokation. Meist wird die nichtbetroffene Gegenseite gleich auch verschraubt (1/4 der Kinder entwickeln ohne Ther. im Verlauf ebenfalls einen Abrutsch der Gegenseite).

Kompl: * Avaskuläre **Hüftkopfnekrose** (6-8 % d.F.), Chondrolyse des Gelenkknorpels
* Beinlängendifferenz (betroffene Seite ggf. 2-4 cm kürzer)
* Entwicklung von **Sekundärkoxarthrosen** bereits im jungen Erwachsenenalter mögl.

Op: * Materialbruch, Herauswandern der KIRSCHNER-Drähte beim weiteren Wachstum

DD: - **PERTHES-Krankheit** (aseptische Hüftkopfnekrose, s.u.)
- Hüftgelenkdysplasie und sekundäre Veränderungen (Arthrose)
- Coxitis, rheumatoide Arthritis, Knochentumoren
- Koxarthrose (im Kindesalter noch extrem selten) ⇨ Gelenkspalt verkleinert!
- Hüftgelenkinstabilität bei Kindern mit Trisomie 21 (DOWN-Syndrom)
- Kniepathologien (bei Schmerzen in den Knien aber immer auch an die Hüfte denken!)

COXITIS FUGAX

Syn: „**Hüftschnupfen**“, Coxalgia fugax, Koxitis simplex/serosa, transiente Koxitis, transitorische Synovitis des Hüftgelenks, engl. observation hip, ICD-10: M12.85

<u>Ät:</u> **Reaktive Arthritis** auf virale Infektionen, z.B. Atemwegsinfekt, Gastroenteritis

<u>Epid:</u> ◊ <u>Prädisp.alter:</u> 4.-10. Lj., **m** > w (= 4:1), meist im Frühjahr od. Herbst auftretend
◊ <u>Inzidenz:</u> 80/100.000/Jahr, **häufigste Hüfterkrankung im Kindesalter**

<u>Klin:</u> ⇒ Plötzlich auftretendes, meist **hinkendes** Gangbild, starke **Hüft-** od. **Leistenschmerzen** und oft ausstrahlende Schmerzen in das Kniegelenk, sehr selten beidseitig (5 % d.F.)
⇒ Kein Fieber od. subfebrile Temp., insg. wenig eingeschränktes Allgemeinbefinden

<u>Diag:</u>
1. Anamnese (vorausgegangener Infekt?) u. klinische Untersuchung: Schonungshinken, Schonhaltung in Außenrotation u. leichter Abduktion, Kind sperrt sich gegen die Innenrotation, positives Viererzeichen (Beine bilden eine 4 - beim Überschlagen des Beines im Liegen über dem Knie verminderte Abduktion des betroffenen Beines, normal: Kinder erreichen mit dem Knie des übergeschlagenen Beines fast die Unterlage)
2. Labor: BB (Leukozyten meist normal, allenfalls gering erhöht), CRP/BSG normal
3. Sonographie: **Gelenkerguss** und abgehobene Kapsel mögl.
4. Röntgen-Beckenübersicht: zum Ausschluss der wichtigsten DD PERTHES-Krankheit u. Epiphyseolysis nur erforderlich, wenn die Beschwerden >1-2 Wo. persistieren.
5. Punktion: bei V.a. bakterielle (eitrige) Coxitis Hüftpunktion ⇨ Erreger u. Resistenz

<u>Ther:</u>
- <u>Konservativ/ambulant:</u> körperliche Schonung für 3-5 Tage (ggf. Bettruhe, ältere Kinder: Entlastung mit Gehstützen), Verlaufskontrolle nach 3 Wo. mit Sonographie
  - Med: niedrig dosierte **NSAR** (z.B. 3 x 5 mg/kgKG Ibuprofen, Nurofen®)
  - Bei ausgeprägtem Erguss Gelenkpunktion zur Entlastung u. Diagnostik

<u>Prog:</u> **Sehr gut**, spontane Heilung innerhalb von 1-2 Wo. und keine bleibenden Schäden

<u>DD:</u>
- <u>Infektiöse bakterielle Koxitis/Säuglingskoxitis:</u> Entzündung des Hüftgelenks, bakteriell-**septisches Geschehen** mit **hämatogener Aussaat** (typisch bei Säuglingen) od. auch iatrogen nach Punktion od. postoperativ mögl. Die bakterielle Koxitis ist ein orthopädischer Notfall!, meist hohes Fieber (Leukozytose, CRP ↑) und eingeschränktes Allgemeinbefinden. Ther: sofort Punktion u. Spülung (arthroskopisch od. offen mit Débridement und Drainage), initial Breitspektrumantibiose i.v. (dann gezielt n. Antibiogramm), Ruhigstellung d. Gelenkes
- **PERTHES-Krankheit** (s.u.), Epiphyseolysis capitis femoris (s.o.)
- Juvenile rheumatoide Arthritis (s.u., Kap. Rheumatologie), Lyme-Arthritis (Borreliose)

UNTERE EXTREMITÄT

<u>Path:</u>
- <u>Kniegelenk:</u> vorwiegend Beinachsenfehler u. Verletzungen der Wachstumszonen
  Säuglinge und junge Kleinkinder zeigen oftmals eine Flexionshaltung im Kniegelenk. Im 1. Lj. lassen sich die Kniegelenke meist nicht vollständig strecken, die volle Streckung bzw. auch geringe Überstreckbarkeit (Genu recurvatum, v.a. bei älteren Kleinkindern und jungen Schulkindern) stellt sich im Verlauf spontan ein. Bei Geburt u. im Säuglingsalter Genu varum (O-Beine), im Verlauf des Kleinkindesalters dann Genu valgum (X-Beine), spontaner Ausgleich dann im Verlauf bis zum Adoleszentenalter.
- <u>Oberes Sprunggelenk (OSG)</u>: Eine vermehrte Valgusstellung bis 10° kann bis zum Schulalter physiologisch sein.
- <u>Fuß:</u> Angeborene oder erworbene Deformitäten, sind idiopathisch od. Folge von Lähmungen od. Systemerkrankungen. 50 % der endgültigen Fußlänge ist normalerweise schon mit 1½ J. erreicht ⇨ Notwendigkeit der Frühbehandlung bei angeborener Fehlstellung.

<u>Etlg:</u>
Beinachsenfehlstellung, Beinlängendifferenz
Kniegelenkserkrankungen, patellare Instabilität (habituelle od. traumatische Patellaluxat.)
Aseptische Knochennekrosen (Osteochondrosen)
Fußdeformitäten wie Klumpfuß, Plattfuß, Sichelfuß usw.

BEINACHSENFEHLSTELLUNG

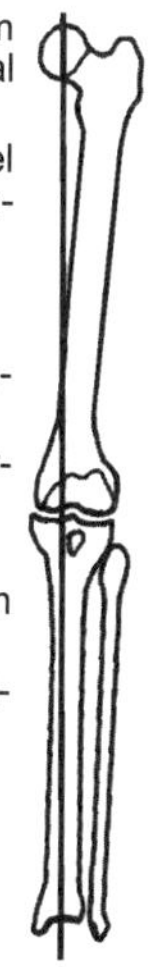

Anatomie: MIKULICZ-Linie ist die Belastungsachse, die von der Mitte des Hüftkopfes zum Zentrum des Sprunggelenks geht (Norm: schneidet beim Kind 3-10 mm medial der Mitte des Kniegelenkes, s. Abb., li. Bein von vorne).

Entwicklung: bei **Geburt Genu varum** (O-Bein-Stellung, seitlicher Kniewinkel 5-25°, intrauterin lagebedingt), bis zur Einschulung **Genu valgum** (X-Bein-Stellung, -5 bis -10°), im jugendlichen Alter dann normale Beinachse

Ät:
- **Idiopathisch**
- **Posttraumatisch** (Frakturen, Epiphysenfugenverletzungen), Epiphyseolysis, Kniegelenkluxation, aseptische Knochennekrose, Bandlockerung, Osteomyelitis
- **Beinlängendifferenz** (meist einseitige Beinverkürzung ⇨ Beckenschiefstand, Verschiebung der Beinachsen), Hüftdysplasie, Coxa valga antetorta
- **Femur**- od. **Tibiadeformität**, Hypo-/Aplasie eines Knochens (z.B. fehlende Tibia)
- Kompensatorisch bei Fußdeformitäten (z.B. Klumpfuß), chronische Fehlbelastung im Leistungssport (z.B. O-Beine bei Fußballern im Wachstumsalter)
- Neurologische Erkrankungen (z.B. N.femoralis-Lähmung, Zerebralparese), Kontrakturen

Etlg:
Genu varum (**O-Bein**-Stellung)
Genu valgum (**X-Bein**-Stellung)
Genu recurvatum (Überstreckbarkeit = Hyperextension, normal ist bis 10°)

Klin: Zunehmende Achsabweichung u. Deformität, sonst meist keine Beschwerden

Diag:
1. Anamnese u. klinische Untersuchung: Gangbild, Bewegungsmaße, Funktionseinschränkung?, Kniegelenkstabilität
2. Bildgebung: Röntgen im Stand zur Achsbestimmung, ggf. Rotations-MRT

Ther:
- Konservativ: nächtliche Lagerung in einer Schale (zur Wachstumslenkung)
- Operativ: Ind: Läsionen der Wachstumsfugen, erheblicher Beinachsenfehler
  - Epiphyseodese, Verkürzungs- od. Verlängerungsosteotomie oder Kallusdistraktion bei einseitiger Beinverkürzung (Fixateur od. Marknagel, s. Orthopädiebuch)
  - Einseitige Epiphyseodese od. Korrekturosteotomie zum Winkelausgleich (zu- od. aufklappend, s. Orthopädiebuch)

Kompl: * Später Entwicklung von **Sekundärarthrosen** durch Fehlbelastung mögl.

KONGENITALE KNIEGELENKLUXATION

Syn: Subluxatio genu congenita, engl. congenital dislocation of the knee, ICD-10: Q68.2

Ät:
- Unklar (sporadisches Auftreten), z.T. familiäre Häufung
- Oft **weitere Fehlbildungen**/Syndrome (dann meist auch beidseitiger Befund): Hüftdysplasie, Klumpfüße, LARSEN-JOHANSSON-Krankheit (Ossifikationsstörung der distalen Apophyse der Patella), Arthrogryposis multiplex congenita, spondyloepiphysäre Dysplasie, MARFAN-Syndrom, EHLERS-DANLOS-Syndrom, Trisomie 21, Myelomeningozele, infantile Zerebralparese od. 49,XXXXY-Variante des KLINEFELTER-Syndroms

Path: Vermutlich intrauterine Fibrose des M.quadriceps ⇨ Quadriceps-Kontraktur bei Geburt ⇨ Verschiebung der Tibia zum Femur nach ventral mit Hyperextension des Kniegelenks

Epid: Häufigkeit: 0,2/10.000 Lebendgeburten, w > m

Etlg: Stadieneinteilung modifiziert n. LEVEUF u. PAIS (1946):

Grad I: hyperextendiertes Knie (15-20°), Beugehemmung des Knies zw. 45° u. 90°
Grad II: subluxiertes Knie, instabil, >20° hyperextendierbar
Grad III: luxiertes Knie, kein Kontakt zw. Femurkondylen u. Tibiaplateau, häufigster Typ

Klin: ⇒ Überstrecktes Kniegelenk
⇒ Verkürzung des M.quadriceps, häufig auch Patella lateralisiert

Diag: 1. Anamnese u. klinische Untersuchung: bei Geburt hyperextendiertes Knie, deutlich eingeschränkte aktive und passive Flexion, Femurkondylen in der Fossa poplitea tastbar
2. Sonographie: Fehlstellung ggf. bereits pränatal nachweisbar, postpartal: Kreuzbänder vorhanden?, Ausmaß der Dislokation
3. Röntgen a.p. und seitlich in Extension u. Flexion: Tibia gegen Femur nach ventral subluxiert od. disloziert, Inklination des Tibiaplateaus nach hinten

Ther: • Konservativ: bei Typ III direkt nach Geburt Extensionsbehandlung zur Reposition des Kniegelenkes, später **redressierende Gipsverbände** zur Quadriceps-Dehnung und zunehmenden Flexion des Kniegelenkes (Cave: Epiphysenlösung bei zu schneller Flexion!)
• Operativ: Ind: erfolglose konservative Behandlung, hochgradige Pathologie
– Perkutane Quadricepssehnenverlängerung zw. 1. und 2. Lebensmonat od. Mini-open-Tenotomie des M.quadriceps zw. 1. u. 6. Lebensmonat, V-Y-Quadricepssehnen-Plastik
– Falls es mit den Weichteiltechniken nicht möglich ist das Knie zu reponieren und eine Flexion von 90° zu erreichen, kann eine Femurverkürzungsosteotomie erfolgen od. mit einem gelenkübergreifenden verstellbaren Fixateur externe korrigiert werden.

Prog: Sehr gut, in 90 % d.F. reicht die konservative Ther. aus.

DD: – Genu recurvatum (überstrecktes Knie, im Rö. aber normale Stellung der Gelenkflächen, keine od. nur geringe Beugehemmung, z.B. 15-0-100°)
– Kongenitale Kreuzbandaplasie, hypoplastische Patella

PATELLARE INSTABILITÄT

Syn: Habituelle Patella(sub)luxation ICD-10: M22.9, traumatische Patellaluxation ICD-10: S83.0

Ät: – Anatomische Fehlbildungen: **Genu valgum** (X-Stellung), Genu recurvatum, Patella alta (= Patellahochstand), **angeborene patellare Dysplasie**/Hypoplasie (meist beidseitig), abgeflachter lateraler Femurkondylus, vermehrte femorale Innenrotation oder Antetorsion, vermehrte tibiale Außenrotation
– Erworben: traumatische Fehlstellung, Wachstumsstörungen durch Trauma, Osteomyelitis, Tumor od. echtes extremes Trauma (grobe Gewalt, dann meist kombiniert mit Knochen-, Knorpel-, Muskel- und/oder Bandverletzungen, z.B. Riss des med. Retinaculums)
– Funktionell: **Bandlaxität**, Insuffizienz des Bandapparates, konstitutionelle Bindegewebsschwäche, Hypotrophie des M.vastus medialis, Lähmungen

Path: ♦ Lok: Typisch ist die mediale Instabilität mit (Sub-)Luxation der Patella nach lateral.
♦ **Habituell** = Luxation spontan od. durch Bagatelltrauma bei **angeborener Fehlbildung** (Eine traumatische Luxation ohne Prädisposition ist bei Kindern sehr selten.)

Epid: ◊ Häufigkeit: 3/10.000 im Kindes-/Jugendalter
◊ Chronisch-habituell bei Kindern wesentlich häufiger, **w** >> m (= 4:1)
◊ Erstluxation meist ab 10 Lj. (je früher, umso häufiger rezidivierende Luxationen)

Klin: ⇒ Diffuse, peripatellare Schmerzen (v.a. beim Treppensteigen, langen Sitzen)
⇒ Plötzliches Wegknicken („giving way“) im betroffenen Kniegelenk
⇒ Blockaden, Unsicherheit v.a. beim Sport, Ergussbildung mögl.

Diag: 1. Anamnese (positive Familienanamnese?) und klinische Untersuchung: tastbare, nach **lateral** luxierte Kniescheibe (mediale Instabilität), Rotationsfehler, Q-Winkel (Maß der X-Stellung im Kniegelenk, gemessen v. d. Spina iliaca sup. ant. zur Mitte Patella und von der Tuberositas tibiae zur Mitte Patella, patholog. >20°)

2. Bildgebung: Rö.-Knie a.p. u. seitl. zum Ausschluss knöcherner Begleitverletzungen
Nach Reposition: Rö.-Patella axial zum Ausschluss von Knorpel-/Knochenschäden
CT: Torsionsfehlstellungen, Bestimmung der Tuberositas-Gleitrinnen-Distanz
MRT: Beurteilung von Weichteilen (v.a. der seitlichen Retinacula) und Gelenkknorpel

Ther:
- Konservativ: bei Subluxation Kühlung, Hochlagerung, Kompression, ggf. Ruhigstellung (Schiene in Streckstellung)
  - Bei Luxation Reposition in Überstreckung des Kniegelenkes ⇨ funktionelle Behandlung mit Patellaluxationsbandage, Schiene in Streckstellung, Taping (Zügelung nach medial)
  - Bei allen Formen Physiotherapie mit **Muskelaufbautraining** insb. des M.vastus med. des M.quadriceps, der Glutealmuskulatur u. der Hüftaußenrotatoren, Aufdehnen verkürzter Muskelgruppen (z.B. Tractus iliotibialis, M.quadriceps), propriozeptives Training
- Operativ: Ind: rezidivierende Luxationen, viele verschiedene Op-Methoden mögl.
  - Laterales Release: Z-förmige Verlängerung des lateralen Retinaculum (heute meist arthroskopisch), Raffnähte des medialen Retinaculum und proximale Rekonstruktion
  - Op nach ALI KROGIUS: Annähen eines gestielten Streifens des Lig.patellae von med. nach lateral ⇨ der laterale Wulst verhindert die Luxation
  - Op nach LANZ: Verpflanzung der Sehnenansatzes des M.gracilis an die mediale Seite der Patella ⇨ Zug nach medial
  - Op nach GOLDTHWAIT: Verlagerung und Fixation der lat. Patellasehnenhälfte nach med.
  - Op nach MAYO-VIERNSTEIN: med. Raffung und Umsetzung der med. Muskelansätze
  - Nach Wachstumsabschluss (Adoleszenz) Op n. ELMSLIE-TRILLAT mögl.: Verlagerung der Tuberositas tibiae nach medial
  - Bei starkem Genu valgum: femorale Korrekturosteotomie
  - Bei echtem Trauma: Naht gerissener Bänder, mediale Raffung, Osteosynthese usw.

Prog: Gute konservative u. operative Ergebnisse mit Reluxationsraten von <10 %

Kompl: Retropatellarer **Knorpelschaden** und später Arthrose im femoropatellaren Gleitlager bei rezidivierenden Luxationen

DD:
- Hypermobile Patella, Ther: KG, Muskelaufbautraining
- Angeborene Patella bipartita od. tripartita
- Kniegelenkluxation
- Trauma: Patellafraktur, Quadrizepssehnenruptur, Abrissfraktur der Tuberositas tibiae (= Streckapparatverletzung), Kniegelenkbandruptur (Kreuzbänder, Seitenbänder)

JUVENILE OSTEOCHONDROSEN UNTERE EXTREMITÄT

Syn: **Aseptische Knochennekrose**, Osteochondronekrose an der unteren Extremität

Ät:
- **Unklar**, genetische/konstitutionelle Faktoren (familiäre Häufung)
- Lokale intraossäre **Durchblutungsstörung**
- **Traumatisierung** (akute Kompression oder repetitive Mikrotraumen)
- Prädisp.: längerdauernde Glukokortikoid-Medikation, Kollagenosen

Path: Lok: **umschriebene Osteonekrose**, insb. an den **Epiphysen** od. **Apophysen** der langen Röhrenknochen u. enchondral verknöchernden Hand-/Fußwurzelknochen vorkommend

Etlg: # PERTHES-CALVÉ-LEGG-Krankheit des Hüftkopfes
Osteochondrosis dissecans der Femurkondyle

Schlatter-Osgood-Krankheit der Tuberositas tibiae
Blount-Krankheit der mediale Tibiaepiphyse
Köhler-I-Krankheit des Os naviculare pedis
Köhler-II-Krankheit der Metatarsalköpfchen II-IV

Epid: ◊ Prädisp.alter: **5.-10. Lj.**, deutlich mehr **Jungen** betroffen
◊ Osteochondrosen an der oberen Extremität sind insg. sehr selten (meist untere Extrem.)

Perthes-Calvé-Legg-Krankheit

Syn: Morbus Perthes, juvenile/idiopathische **Hüftkopfnekrose**, Osteochondropathia deformans coxae juvenilis, Malum coxae juvenilis, engl. Legg-Calvé-Perthes' disease, ICD-10: M91.1

Ät:
- Letztlich unklar, ggf. **Durchblutungsstörung** des Femurkopfes, evtl. vorliegende Gefäßfehlbildung (A. circumflexa media), gestörter venöser Abfluss, Gerinnungsstörung
- Repetitive **Mikrotraumen** des Hüftkopfes (Frakturen des fragilen Spongiosagerüstes), Druckerhöhung im Gelenkspalt und Femurkopf bei max. Innen- und Außenrotation
- Genetische Faktoren (multifaktorielle Vererbung) ⇨ familiäre Häufung (bis 35faches Risiko)
- Einfluss durch Ernährung (vermehrt in sozial schwachen Schichten)?, Med.: Glukokortikoide

Path:
- ♦ **Aseptische Knochennekrose** des kindlichen Hüftkopfes im Bereich der Epiphyse mit Störung der enchondralen Ossifikation
- ♦ Typischer Verlauf in Stadien (n. Waldenström, s. Abb.):
  Initialstadium: Reizzustand mit Lateralisierung des Hüftkopfes, Retardierung der Kopfentwicklung, Knorpelödem, radiologisch „Gelenkspalt-Verbreiterung", (1-3 Wo.)
  Kondensationsstadium: reparative Vorgänge, Umbau osteonekrotischer Areale, typische subchondrale Frakturen, Hüftkopfkern verdichtet sich, (6-12 Mon.)
  Fragmentationsstadium: Defekte im Gerüst des Hüftkopfkernes, Deformierungen, erste neue Blutgefäße wachsen wieder ein (18-24 Mon.)
  Reparations- u. **Ausheilungsstadium**: Ersatz nekrotischer Areale durch vitalen Knochen

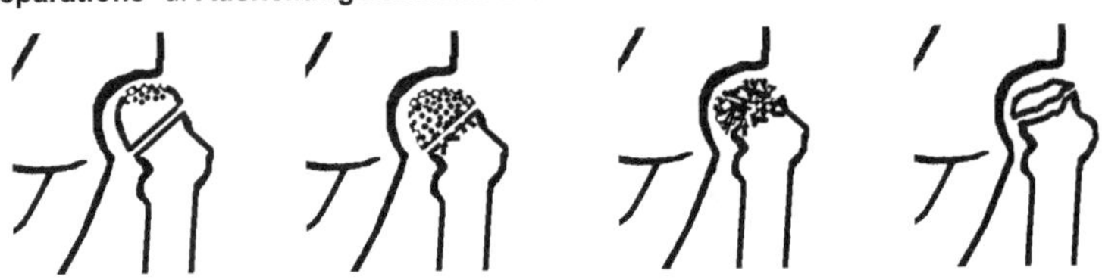

Initial — **Kondensation** — **Fragmentation** — **Reparation**

Epid: ◊ Häufigkeit: Prävalenz ca. 7/10.000 in Deutschland, häufigste aseptische Knochennekrose
◊ Prädisp.alter: 4.-8. Lj., **m** > w (= **4**:1), in 10-15 % d.F. beidseitig

Klin: ⇒ Kleine Kinder: initial meist unspezifisch mit schmerzfreiem **Hinken**, Lauffaulheit
⇒ **Schmerzen** in der Leiste od. projiziert im Oberschenkel od. auch Knie mögl.

Diag:
1. Anamnese (familiäres Vorkommen, Hüftdysplasie, DD: Infekt?) und klinische Untersuchung: **eingeschränkte Beweglichkeit** im Hüftgelenk in allen Ebenen, positives Viererzeichen (Abduktionshemmung, s.o., Kap. Coxitis), Beinlängendifferenz möglich (Adduktionskontraktur oder bei Epiphysenkollaps)
2. Bildgebung: Rö.-Hüfte in 2 Ebenen ⇨ Zeichen („head at risk") sind Kopfentrundung und -abflachung, laterale Verkalkungen am Hüftkopf, Zystenbildung, Osteopenie, subchondrale Sklerose, Verbreiterung des Gelenkspaltes (durch Knorpelödem), Kopffragmentation und -arthrose, Subluxation nach lateral. MRT gut insb. im Frühstadium (STIR-Sequenzen), ggf. auch Knochenszintigraphie bei unklarem Befund
   Sonographie: Ergussnachweis im Hüftgelenk, Hüftkopfform, Stellung Hüftkopf zum Pfannenrand, zur Verlaufskontrolle
3. Labor zur Differentialdiagnostik: BSG, CRP u. Blutbild meist völlig unauffällig

Radiologische Klassifikation modifiziert n. CATTERALL (1971), Ausdehnung des Befalls:

Gruppe 1:	Nur anterolateraler Quadrant (25 % des Kopfes) betroffen
Gruppe 2:	Vorderes Drittel bis 50 % des Femurkopfes betroffen, Segment kollabiert
Gruppe 3:	75 % des Femurkopfes betroffen, nur dorsaler Anteil intakt, Metaphyse mitbetroffen
Gruppe 4:	Gesamter Femurkopf mit Epiphyse betroffen, ausgedehnte Metaphysenbeteiligung, pilzförmige Verbreiterung des Kopfes

Ther:
- Eine kausale Ther. ist nicht möglich und der zeitliche Ablauf ist **nicht** beeinflussbar!
- Konservativ: Ziel ist die **Entlastung** des geschwächten Hüftkopfes.
  - Funktionelle **Physiotherapie** (krankengymnastische Mobilisation), ggf. zeitweise Gehstützen, Laufrad oder Rollstuhl zur Entlastung, regelmäßige Röntgenkontrollen
  - Nur **gelenkschonender Sport** (Schwimmen, Fahrradfahren), kein Springen/Hüpfen, keine Kontaktsportarten und insg. körperliche Belastung reduzieren („Schritte sparen").
  - Med: in der Akutphase Schmerzmedikation (NSAR, z.B. Ibuprofen) u. Muskelrelaxanzien, ein vasodilatatives Prostacyclin-Analogon (Iloprost 2 ng/kgKG/Min. für 6 Std. i.v. an 3 aufeinenderfolgenden Tagen, Ilomedin®) in der Frühphase wird erprobt.
  - Entlastungsorthesen (früher für Jahre verordnet, z.B. THOMAS-Schiene, PETRY Cast, Mainzer-Schiene usw.) werden nicht mehr empfohlen, da die Entlastung des Hüftgelenks letztlich nur gering ist und die Anwendung zu muskulären Atrophien führt.
- Operativ: Ind: ab Gruppe 3 ⇨ Vorbeugung von Deformitäten durch Zentrierung d. Kopfes
  - Femurseitige Op: intertrochantere Varisations-**Umstellungsosteotomie** ⇨ Verringerung des CCD-Winkels führt zur **Zentrierung** u. besseren Überdachung (sog. **Containment**therapie) des Hüftkopfes in der Pfanne
  - Beckenseitige Op: Beckenosteotomie (n. SALTER), Pfannenschwenkosteotomie
  - Postoperativ: frühfunktionelle Bewegungstherapie, ggf. kann auch Immobilisierung im Becken-Bein-Gips für 6 Wo. erforderlich sein.
- Selbsthilfegruppen: Deutsche Morbus Perthes Initiative, Hubertusstr. 39, 41836 Hückelhoven Millich, Tel.: 02433 4474646, Internet: www.morbus-perthes.de

Prog: Primär gut, günstig ist: junges Kind (<4 J.) u. gute Stellung des Kopfes in der Pfanne
Ungünstig: >4,5 J., Übergewicht, höhergradige Bewegungseinschränkung, weibliches Geschlecht, Lateralisation des Hüftkopfes, ausgedehnte Kopfnekrose (CATTERALL 3-4), Subluxation, Beteiligung der Metaphyse, Horizontalstellung der Epiphyse

Kompl: * Bei verbleibender Deformität ⇨ später **Koxarthrose** des Hüftgelenks. Über einen Zeitraum von 50 J. benötigen ca. 50 % der Betroffenen später einen Hüftgelenkersatz.
Op: * Knochenheilungsprobleme, Beinlängenverkürzung, Bewegungseinschränkung (Abduktionshemmung, Hinge-Abduktions-Phänomen), Unter- od. Überkorrektur, Arthrose

DD:
- **Coxitis fugax** („Hüftschnupfen", heilt spontan innerhalb von 1-2 Wo. ohne Schäden aus)
- Septische Hüftkopfnekrose, Osteomyelitis: direkte oder indirekte (hämatogene) Infektion
- Epiphyseolysis capitis femoris (= Hüftkopfabrutsch)
- Dysplasie des Femurkopfes (MEYER-Dysplasie) mit verzögerter epiphysärer Ossifikation
- Nekrose nach/bei angeborener od. traumatischer Hüftgelenkluxation
- Juvenile idiopathische Arthritis (rheumatoide Arthritis), reaktive Arthritis
- Knochentumoren (z.B. Chondroblastom, EWING-Sarkom, Metastasen, Leukämie)
- Koxarthrose (im Kindesalter extrem selten) ⇨ Gelenkspalt verkleinert!

Osteochondrosis dissecans der Femurkondyle

Syn: Subchondrale Osteonekrose, ICD-10: M93.2

Ät:
- Letztlich unklar, ggf. **Durchblutungsstörung** der Femurkondylen
- **Wiederholte Mikrotraumatisierung** d. lasttragenden Kondylenbereichs
- Genetische Faktoren

Path: ♦ Subchondrale **aseptische Knochennekrose** eines umschriebenen Gelenkflächenbereiches ⇨ Osteolyse, Demarkierung u. Sklerosierung, das geschädigte Knorpel-Knochenareal kann sich ggf. als Dissekat aus der Gelenkoberfläche lösen ⇨ Defektstelle („Mausbett") u. freier Gelenkkörper („Gelenkmaus", Corpus liberum).

- Lok: ¾ d.F. am **medialen Femurkondylus**, 16% lateraler Femurkondylus, 6% Patella, 1% laterale Tibia, 1/10 d.F. beidseitig. Abb.-Bsp.: li. Knie (Patella entfernt), Stad. II der med. Femurkondyle.

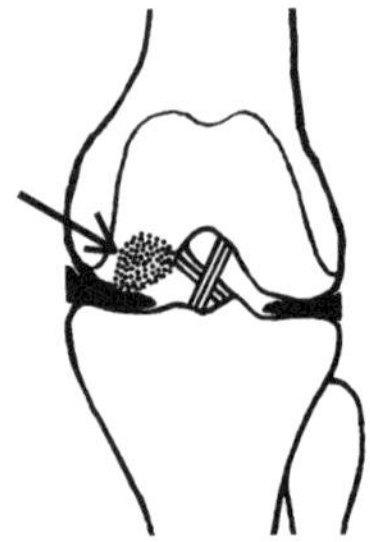

Epid: ◊ Inzidenz: 30-60/100.000/Jahr, **m** > w (= 2:1)
◊ Prädisp.alter: **10-20.** Lj.

Klin: ⇒ Oft asymptomatisch (z.B. Zufallsbefund beim Röntgen nach einem Trauma) od. nur unspezifische Symptome
⇒ **Belastungsabhängige Schmerzen**, v.a. bei sportlicher Aktivität
⇒ Blockaden im Gelenk mögl., einschießende Schmerzen, Gelenkerguss (⇨ klinische Zeichen für einen freien Gelenkkörper)

Diag: 1. Anamnese (Familienanamnese?) und klinische Untersuchung: Schwellung (Gelenkerguss?), Gangbild (Schonhinken?), Bewegungsmaße (Blockierung?)
2. Bildgebung: Rö.-Knie in 2 Ebenen (Läsion als Aufhellung od. Defekt ab Stad. II sichtbar)
Stadieneinteilung modifiziert n. BRUNS (1997):

I.	Schlummerstadium: beginnende subchondrale Osteonekrose, intakter Knorpel
II.	Deutliche Demarkation u. Sklerosierung des Defektes
III.	Dissekat in situ
IV.	Freier Gelenkkörper, leere Defektstelle (Krater)

MRT: genaue Größe der Läsion, stabil/instabil (unterbrochene Knorpelschicht?), besonders sensitiv bereits im Stadium I
3. Ggf. Arthroskopie: Beurteilung des Knorpels, freier Gelenkkörper (wird dann entfernt)

Ther: • Konservativ: Stadium I-II bei noch offener Wachstumsfuge: Sportverbot, **Entlastung** (Gehstützen, selten auch Oberschenkelgipstutor für 6 Wochen) und Physiotherapie
• Operativ: Ind: Läsion >1,5 cm^2, instabile Läsion, nach Verschluss der Wachstumsfuge
– Stadium II: **Anbohrung** n. PRIDIE des Defektes mit einem 1,8 mm K-Draht (retro- oder anterograd) ⇨ Knochen- und Gefäßeinsprossung durch Bohrkanal (= **Revitalisierung**)
– Bei Dissekat in situ: **Schraubenfixierung** (meist resorbierbare) od. Klebung eines ausreichend großen Knochen-Knorpelstücks, ggf. mit autologer Spongiosaunterfütterung
– Bei Knorpeldefekt (Stadium IV): offene Op, Mikrofrakturierung des Bereiches, Knorpeltransplantation (autologe Chondrozyten-Implantation) od. Mosaikplastik (Transplantation eines aus weniger belasteten Arealen entnommenen **Knorpel-Knochenzylinders**)

Prog: Gut, insb. bei noch offener Wachstumsfuge (junger Pat.), Größe <1,5 cm^2, stabile Läsion im MRT, geringe sportliche Aktivität vor Auftreten der Krankheit
In d. Adoleszenz (geschlossene Wachstumsfuge) langsamere Heilung, eher Op erforderlich.

Kompl: * Verbleibende Deformität in der Gelenkfläche ⇨ später **Gonarthrose** mögl.

DD: – Lokalisierte Ossifikationsstörungen können im Kindesalter an den Epiphysen als Normvarianten vorkommen, osteochondrale Fraktur, Knochentumoren.
– Meniskusschaden
– Wachstumsschmerz, rheumatoide Arthritis

Blount-Krankheit

Syn: Morbus BLOUNT, Tibia vara infantum, Osteochondrosis deformans tibiae, BLOUNT-BARBER-Syndrom, ERLACHER-BLOUNT-Syndrom, ICD-10: M92.5

Ät: – Letztlich unklar, lokale Vaskularisationsstörungen werden diskutiert
– Überlastung, Adipositas, genetische Faktoren

Path: ♦ Osteochondrose der proximalen, **medialen Wachstumsfuge** der **Tibia** ⇨ Varusfehlstellung (O-Bein-Stellung) und Innenrotation, ggf. vorzeitiger Wachstumsfugenverschluss
♦ Jedes Genu varum (**O-Bein-Stellung**) nach dem 2. Lj. ist pathologisch.

Epid: ◊ Prädisp.alter: bis zum 3 Lj. (infantile Form, in 80 % d.F. beidseitig), 4.-10. Lj. (juvenile Form, 50 % beidseitig), seltener adoleszente Form (>10. Lj.)

Klin: ⇒ Verbiegung der Tibia mit O-Bein-Fehlstellung
⇒ Bei einseitigem Befall deutliche Beinverkürzung der betroffenen Seite

Diag: 1. Anamnese (Familienanamnese?) u. klinische Untersuchung: Gangbild
2. Röntgen: Knie a.p. bds. im Stehen: medialer Defekt ⇨ varische Tibiaachse, ggf. CT/MRT
6-stufige Klassifikation n. LANGENSKIÖLD (1952, Abb.-Bsp.: li. Tibia)

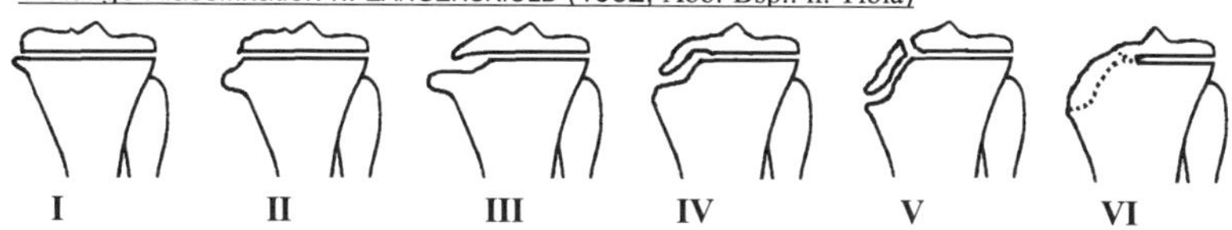

Ther: • Konservativ: in milderen Stadien I u. II und infantiler Form (bis 3. Lj.) abwartende Haltung mit korrigierenden Schienen
• Operativ: Ind: Stadium III-VI
 - Valgisierende Tibiaosteotomie (mit Überkorrektur um ca. 5°) um 4. Lj.
 - Bei späteren Formen evtl. mehrdimensionale Korrektur und Kallusdistraktion zur Verlängerung

Kompl: * Op: Rezidiv der Varusfehlstellung od. persistierende Störungen der Wachstumsfuge
* Später Entwicklung von **Sekundärarthrosen** durch die intraartikuläre Deformität mögl.

DD: – Posttraumatische Veränderungen, Vitamin-D-Mangel (Rachitis)
– Osteomyelitis, gelenknahe Knorpel- od. Knochentumoren

Schlatter-Osgood-Krankheit

Syn: Morbus OSGOOD-SCHLATTER, Osteochondrosis deformans juvenilis der Tuberositas tibiae, Apophysitis tibialis adolescentium, engl. rugby knee, ICD-10: M92.5

Ät: – **Überlastung** oder trainingsbedingte Mikroverletzungen (Leistungssport), **Übergewicht**, veränderte Hebelarme im Wachstumsalter mit verstärktem Zug an der Tibiaapophyse, Patella alta (= hochsitzende Patella ⇨ vermehrter Zug durch veränderte Hebelwirkung)
– Lokale Durchblutungsstörungen

Epid: ◊ Prädisp.alter: **10.-15. Lj.** (präpubertärer u. pubertärer Wachstumsschub)
◊ **m** >> w (= 10:1), in 25 % d.F. beidseitig

Path: **Aseptische Knochennekrose** der Apophyse der Tibia (Tuberositas tibiae = Insertion der Patellasehne an der Tibiakante) ⇨ Herauslösen u. Absterben von Knochenfragmenten

Klin: ⇒ Vorderer belastungsabhängiger Knieschmerz, lokale Druckdolenz der prox. Tibia
⇒ Ggf. Schwellung u. Überwärmung der Tuberositas
⇒ Verminderte Dehnfähigkeit der M.quadriceps-Muskelgruppe

Diag: 1. Anamnese u. klinische Untersuchung: Druckschmerz über der Tuberositas tibiae, Schmerzverstärkung bei Kniestreckung gegen Widerstand
2. Röntgen: Auflockerung, Fragmentation od. Verdichtung der Tibiaapophyse mögl.
3. Sonographie: fokale echoarme Verdichtung distal, Abhebung des Apophysenkerns, mobile Ossikel (ansatznahe Verkalkungen)

Ther: • Konservativ: **Schonung**, Sportverbot für einige Zeit (u. Trainingsfehler beheben), Physiotherapie (Dehnung, Kräftigung), Stoßwellentherapie
• Akut: Kühlung, NSAR (z.B. Ibuprofen), ggf. Schienung für einige Tage

Prog: Gut, ggf. verbleibende Prominenz prätibial (falls diese funktionell störend ist, kann diese nach Wachstumsabschluss entfernt werden)

DD:
- LARSEN-JOHANSSON-Krankheit (Ossifikationsstörung der distalen Apophyse der Patella, Klin: schmerzhafte Entzündungsreaktion am Patellasehnenansatz, meist durch sportliche Überlastung, ebenfalls insb. bei männlichen Jugendlichen)
- BÜDINGER-LUDLOFF-LÄWEN-Syndrom (aseptische Knochennekrose am unteren Patellapol)

Köhler-I-Krankheit

Syn: Morbus KÖHLER-ALBAU, ICD-10: M92.6

Ät:
- Rezidivierende Druckbelastung mit Minderdurchblutung des Knochenkerns
- Fußfehlstellungen (Knicksenkfuß, Medialisierung des Os naviculare pedis), Bandlaxität
- Genetische Faktoren, hormonelle Einflüsse (hypophysär, thyroidal, thymal)

Path: Juvenile **aseptische Knochennekrose** des **Os naviculare pedis** (Kahnbein)

Epid: Prädisp.alter: 3.-8. Lj., **m** > w (= 4:1), in 20-30 % d.F. beidseitiges Auftreten

Klin:
⇒ **Belastungsschmerz** mit typischer Schonhaltung u. Abrollen über den lateralen Fußrand
⇒ Druckdolenz im **Mittelfußbereich** u. ggf. Schwellung über dem Os naviculare

Diag:
1. Anamnese u. klinische Untersuchung
2. Röntgen: Verdichtung (Sklerose) und Abnahme der Knochendicke (Demineralisierung), abgeflachte Form, Fragmentierung und Wiederaufbau des Knochens
3. MRT: Ergussbildung in den benachbarten Gelenken

Ther:
- Konservativ: meist selbstlimitierender Verlauf, daher gute Prog.
  - Bei starken Beschwerden ggf. mehrwöchige Ruhigstellung, Sportkarenz, NSAR
  - Dann fußgewölbestützende Einlagen mit Supinationskeil, hartes Schuhwerk
- Operativ: Ind: bei Inkongruenz der Gelenkflächen mit Ausbildung einer Arthrose
  - Arthrodese der beteiligten Gelenkflächen

DD:
- Fraktur od. Stressfraktur (Überlastung) des Os naviculare, Knochentumor, Osteomyelitis
- Fußwurzelknochensynostose (Coalitio talonaviculare)
- SEVER-Krankheit: aseptische Knochennekrose des Calcaneus

Köhler-II-Krankheit

Syn: FREIBERG-KÖHLER-Krankheit, Morbus FREIBERG-KÖHLER, ICD-10: M92.7

Ät:
- Genetische Disposition (familiäre Häufung)
- Rezidivierende Druckbelastung, Spreizfuß-Fehlstellung

Epid: Prädisp.alter: 10.-18. Lj., **w** > m (= 3:1), beidseitiges Auftreten

Path: Vorübergehende **aseptische Knochennekrose** der dist. **Metatarsaleköpfchen II** (III, IV)

Klin:
⇒ Allmählich zunehmender, meist belastungsabhängiger Vorfußschmerz, Druckdolenz des betroffenen Zehengelenkes mit Bewegungseinschränkung, diffuse Schwellung
⇒ Ausweichbewegungen zur Vermeidung des Bodenkontaktes beim Abrollen
⇒ Spätstadium: Zehenkontrakturen

Diag:
1. Anamnese (Familienanamnese?) u. klinische Untersuchung
2. Röntgen: Verlauf in 4 Stadien: Initialstadium (ohne radiologische Zeichen), Kondensationsstadium (Verdichtung der Knochensubstanz am Köpfchen), Fragmentationsstadium (Zerfall des Köpfchens), Reparationsstadium (Verplumpung des Köpfchens und Sekundärarthrose)

Ther:
- Konservativ: Druckentlastung mittels **Einlagen** (retrokapitale Pelotte, Weichbettung des Köpfchens), Schonung u. NSAR bei Schmerzen
- Operativ: Ind: gelenknahe ossäre Verplumpung, Osteophyten nach Reparationsstadium
  - Resektion der überschüssigen Knochenanteile (Cheilotomie / Debasierung)
  - Dorsalextendierende Osteotomie des Köpfchens um den nichtbetroffenen plantaren Kopfanteil in die Belastungszone zu drehen.

Prog: Bewegungseinschränkungen können verbleiben.

FUßERKRANKUNGEN

Ät:
- Angeborene Fußdeformitäten, ICD-10: Q66.9
- Erworbene Fußdeformitäten (= nach der Geburt entstehend, z.B. bei neurologischen Erkrankungen, traumatisch usw.), ICD-10: M21.97

Etlg:
Syndaktylien, Polydaktylien (s.o., Kap. Dysmelien)
Klumpfuß (angeboren od. später entstehend, s.u.)
Fußfehlstellungen (s.u.): Knicksenkfuß, Knickfuß, Plattfuß, Spreizfuß, Hohlfuß, Sichelfuß, Talus verticalis (Tintenlöscherfuß)
Coalitio (= Verwachsungen) von Fußwurzel- od. Metatarsalknochen
Hammerzehen (krallenförmige Deformation einer od. mehrerer Zehen): angeboren od. bei neuromuskulären Erkrankungen
Hallux valgus: Abspreizung des Os metatarsale I nach med. (sieht aus wie eine Exostose, ist aber keine) und Abknickung der Großzehe im Großzehengrundgelenk, meist Frauen im Erwachsenenalter bei statischer Fehlbelastung (spitzes Schuhwerk u. hohe Absätze)

KLUMPFUß

Syn: **Pes equinovarus** (et supinatus adductus congenitus/excavatus), engl. clubfoot, ICD-10: angeboren Q66.0, später erworbener Klumpfuß M21.57

Ät:
- Angeboren: **idiopathisch**, multifaktorielle Vererbung (familiäre Häufung)
- Lähmung der Unterschenkelmuskulatur (paralytisch, z.B. durch Neuralrohrfehlbildungen), Folsäure-Antagonisten (z.B. Aminopterin od. Methotrexat in der 4.-12. SSW)
- Ungünstige intrauterine Lage des Fetus (Zwangshaltung), Fruchtwassermangel (POTTER-Sequenz durch fetale Nierenfunktionsstörung)
- Häufig vergesellschaftet mit kongenitaler Hüftdysplasie
- Arthrogryposis multiplex congenita (s.o.)
- Exogene Faktoren: Rauchen, Umweltfaktoren, Amniozentese
- Sekundär, postnatal erworben: bei **neuromuskulären Erkrankungen**, wie Spina bifida, infantile Zerebralparese, neurogene Muskelatrophie (CHARCOT-MARIE-TOOTH), Poliomyelitis Verletzungen/posttraumatisch: periphere Nervenlähmung (z.B. N.peroneus-Läsion), Talus-Kalkaneus-Fraktur, Kompartmentsyndrom, Narbenkontrakturen

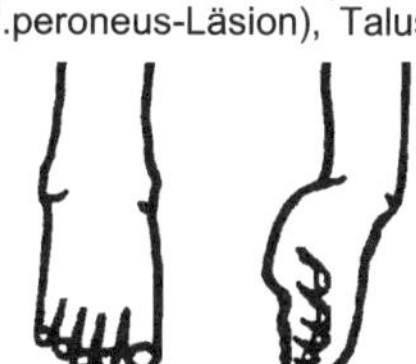

normal Klumpfuß

Path: Angeborene Kombination verschiedener Deformitäten am Fuß:
- Ossär: Spitzfuß (Pes **equinus**), Rückfuß**varus** mit **Supinationsstellung** und **Adduktion** des Vorfußes (Pes adductus, Sichelfuß, s. Abb.), Hohlfuß (Pes excavatus), Fehlrotation des Talus, varische Kalkaneusorientierung
- Muskulär: Wadenatrophie kombiniert mit Verkürzung und Fibrose des M. triceps surae (mit Achillessehnenverkürzung) und M.tibialis post. („key muscle") bewirkt Spitzfußstellung, Supination und Innenrotation mit Luxationsstellung im Talonavikulargelenk; die Peroneal-

muskulatur ist elongiert und funktionell abgeschwächt, außerdem Verkürzung des medialen Bandapparates (Lig.deltoideum) des Sprunggelenkes.

Epid: ◊ Häufigkeit: 7-10/10.000 Geburten, damit häufigste angeborene Fehlbildung der Extremitäten, **m** > w (= 2-3 : 1)
◊ In 50 % d.F. beidseitiges Auftreten

Klin: ⇒ Spitzfuß (Plantarflexion im OSG), Rückfußsupination ⇨ Vorfußsupination u. Adduktion
⇒ dorsale Hautfalte über der Ferse, medioplantare Hautfalte (Hohlfuß)
⇒ Schwächung d. Wadenmuskulatur und Verkürzung insb. des M. tibialis posterior

Diag: 1. Anamnese (Familienanamnese?) u. klinische Untersuchung: Fußform, schmale Wade, leeres Fersenkissen (Kalkaneus-Hochstand), Beurteilung der **Rigidität** (soft/stiff), Beurteilung des Nervenstatus (spontane Bewegungen?)
2. Röntgen-Fuß in 2 Ebenen: knöcherne Defekte?, Talocalcanearwinkel a.p. <20°, seitl. <35° (bis Parallelstellung möglich); Talus-Metatarsale-I-Winkel >20°
Sonographie: zur Verlaufskontrolle, ggf. Videoganganalyse

Etlg: Klassifikation in Abhängigkeit d. Redressionsfähigkeit v. Vor- u. Rückfuß n. DIMÉGLIO (1995)
Typ 1 soft-soft – passiv gut korrigierbar (ca. 20 % d.F.)
Typ 2 soft-stiff – Spitzfußstellung, gut korrigierbar (1/3)
Typ 3 stiff-soft – Vorfußdeformität, nur zum Teil korrigierbar (1/3)
Typ 4 stiff-stiff – rigide Kontraktur in allen Gelenken, ausgeprägte Spitzfußstellung, schwer korrigierbar (10 %)

Ther:
- Konservativ: So **früh wie möglich** beginnen, konsequente Durchführung notwendig!
  - **Seriengipse**: Redressierende Unter-/Oberschenkelgipse in maximal möglicher und steigernder Pronation und Abduktion für 6-12 Wo. (anfangs Gipswechsel alle 1-3 Tage, dann alle 1-2 Wo.). Bei der Technik nach PONSETI wird diese dann kombiniert mit einer perkutanen Achillessehnendurchtrennung, diese wächst dann von alleine verlängert wieder zusammen (und korrigiert damit zuletzt die Spitzfußstellung).
    Anschließend **Schienenbehandlung** zur Rezidivprophylaxe (z.B. beidseitige DENIS-BROWNE-Schiene od. einseitige Fußabduktionsschiene in den ersten 3 Mon. 23 Std./Tag, dann nur noch in der Nacht bis zum 4. Lj.), korrigierende Einlagen
  - Physiotherapie: manuelle Technik und Dehnungsübungen, Taping
  - Botulinumtoxin-Injektionen in die Muskulatur (bislang wenig Erfahrungen), Ziel: vorübergehende Schwächung d. Plantarflexoren u. Supinatoren zur Unterstützung der Redressionsbehandlung und Vermeidung einer Op
- Operativ: Ind: konservativ nicht korrigierbarer Klumpfuß ⇨ Op im 3. Lebensmonat
  - Bei Spitzfuß: offene Z-förmige Achillessehnenverlängerung (= **Achillotenotomie**)
  - Bei Rückfußvarus: Kapsulotomie des USG u. OSG, Reposition des Talus
  - Postoperativ Gips für 6 Wo. u. Oberschenkelschiene für 6 Mon.
  - Ggf. später notwendige Korrekturen, z.B. bei Rezidiv: subtalare Osteotomie, Kuboidosteotomie od. Tripleosteotomie, Tibialis-ant.-Sehnentransfer, Korrekturarthrodese
- Für Eltern und Betroffene gibt es zahllose Infoseiten und Foren usw. im Internet, z.B. www.klumpfuesse.de, www.klumpfüsse.de, www.klumpfuss.at, www.klumpfuss.ch

Prog: Gut, bei frühzeitiger Ther. können heute **90 % d.F. konservativ** therapiert werden. Günstig sind weiche Deformitäten (z.B. durch intrauterine Zwangshaltung) ⇨ gute konservative Redression mögl. Je rigider, umso eher ist eine Op erforderlich.
Op: 75 % der Füße können mit einer einmaligen Operation ausreichend korrigiert werden, beim Rest sind diverse Folgeoperationen nötig (Osteotomien, Sehnentransfers, Arthrodese).
Wiederholungsrisiko: Bei erneuter Schwangerschaft ist das Risiko 20- bis 30fach höher als in der Normalbevölkerung.

Kompl:
* Bleibende Restfehlstellung ⇨ verzögertes Laufenlernen, pathologisches Gangbild, Rezidivfehlstellung im Kindes-/Jugendalter
* Später Arthrose der betroffenen Fußgelenke (aber auch Hüft- u. Kniegelenk durch kompensatorischen Ausgleich der Fehlstellung ⇨ Fehlbelastungen)

KNICKSENKFUẞ

Syn: Knickplattfuß, Pes planovalgus, Plattfuß, Pes valgus, X-Fuß, ICD-10: M21.4

Ät: Bandlaxität, Muskelschwäche, Übergewicht, Genua valga oder vara

Path:
- ♦ Erst im 5.-7. Lj. bildet sich die normale Fußform aus. Der Knicksenkfuß ist eine meistens harmlose (im Kleinkindes- und Kindesalter teilweise physiologische) Fußfehlstellung mit verstärktem **Rückfußvalgus** (= Knickfuß) und **abgeflachtem medialem Längs-Fußgewölbe** (= Senk-/Plattfuß, Abb.-Bsp.: li. Fuß von medial gesehen), oft auch Vorfußabduktion.
- ♦ Fehlrotation zwischen Rück- und Vorfuß durch erhöhte Bandlaxität

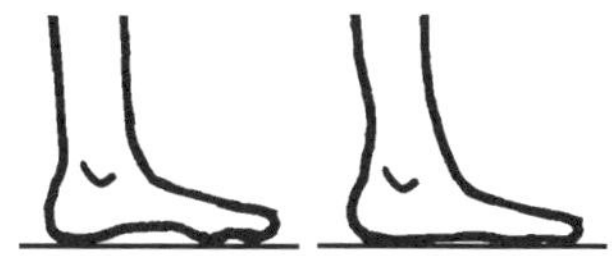

Etlg:
- # Flexibler Knicksenkfuß
- # Rigider Knicksenkfuß (sehr selten): angeborener Talus verticalis (s. DD), Fußwurzelknochensynostose (Coalitio talonaviculare ⇨ dann auch eingeschränkte Pro-/Supination)

Klin:
- ⇒ Meist **keine Beschwerden**
- ⇒ Ggf. belastungsabhängige Schmerzen im Fußgewölbe

Diag:
1. Anamnese u. **klinische Untersuchung:** Fußbeurteilung im Gehen, Stehen u. Liegen
   Zehenspitzenstand: möglich oder fehlende Valguskorrektur (X-Stellung) u. fehlende Korrektur der Abflachung des medialen Fußgewölbes beim rigiden Knicksenkfuß
   Pathologischer Fersenvalguswinkel (X-Stellung n. medial): normal ist Kleinkind bis 20°, im Schulalter bis 10°, beim Erwachsenen max. 5°.
   Abb.-Bsp.: li. Fuß v. hinten, Fersenvalguswinkel 16°
   Trittspur: **abgeflachtes Längsgewölbe** (s. Abb.)
2. Röntgen: nur selten notwendig, Talocalcanearwinkel (hat große Schwankungsbreite)

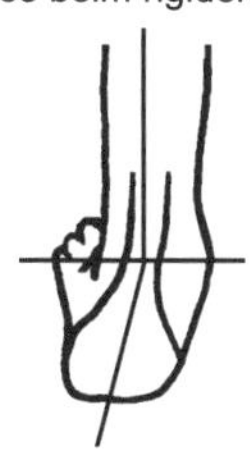

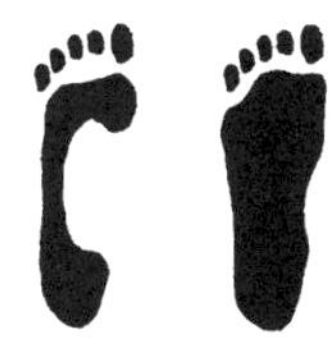

Ther:
- • Konservativ: **barfuß laufen** (Stärkung der Fußmuskulatur), Spitzfußgang üben (⇨ M.tibialis), Dehnung der Wadenmuskulatur, Physiotherapie
  - Einlagen (ganzsohlig Fersen fassend, Rückfuß varisierend) sind nur selten sinnvoll: indiziert bei zunehmender Instabilität im Talonaviculargelenk, einseitiger Zehenspitzenstand nicht möglich od. anhaltenden Beschwerden
- • Operativ: Ind: Schweregrad, bisheriger Verlauf, Schmerzen, Alter, Talus verticalis
  - Rückverlagerung des M. tibialis ant. (Op n. NIEDERECKER), Reposition des Talus und Fixierung des Talonaviculargelenkes (TACHDJIAN), Talus-Reposition und Verblockung mit Calcaneus (GRICE-GREEN), Calcaneus-Verlängerungsosteotomie, T-Arthrodese

Prog: **Sehr gut**, weiterführende Therapie erst bei Persistenz und Beschwerden, oftmals überbehandelt! Eltern aufklären und beruhigen.

Kompl: * Häufig gleichzeitig Spreizfuß (= Abflachung und Verbreiterung des Quergewölbes im Bereich des Vorfußes = **Senkspreizfuß** = Pes transversoplanus)

Proph: ♥ Kräftigung der Fußmuskulatur durch **Barfußlaufen** und auf Naturboden

DD:
- – Physiologischer Knicksenkfuß im Kleinkindesalter, ausgeprägtes Sohlenfettpolster
- – Achillessehnenverkürzung
- – Talus verticalis: sehr seltene angeborene Steilstellung des Talus mit Fersenhochstand und Luxation im Talonaviculargelenk ⇨ angeborener Plattfuß, konvex nach unten gebogene

Fußsohle (sog. Tintenlöscherfuß), Ther: meist Op erforderlich, Reposition im Talonavikulargelenk, Achillessehnenverlängerung, muskuläre Umstellungen, lange Nachbehandlung
- Coalitio (= Verschmelzung von Knochenkernen) talonaviculare oder der Tarsalknochen

SICHELFUß

Syn: Pes adductus, Metatarsus varus, ICD-10: angeboren Q66.2, erworben M21.17

Ät:
- Verstärkte Aktivität des M.abductor hallucis oder M. tibialis ant.
- Ungünstige intrauterine Lage des Fetus (Zwangshaltung)
- Neugeborene/Säuglinge: Bauchlagerung mit in Vorfußadduktion liegenden Füßen
- Selten aut.-rez. erblich

Path:
- ♦ Fehlstellung des Fußes mit **Adduktionsstellung** des Mittelfußes und der Zehen, bei normaler Fersenstellung (DD: beim Klumpfuß auch Ferse betroffen)
- ♦ Flexibel od. rigide mögl., meist beidseitig, m > w

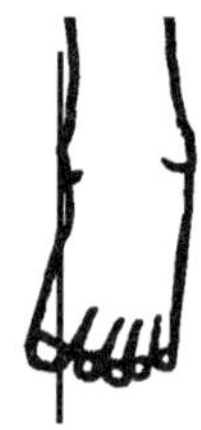

Etlg: Maß der Vorfußadduktion anhand einer Linie an die entlastete mediale Ferse gelegt, n. MUBARAK (normal: Linie verläuft medial des 1. Strahls)
Grad 1: Linie kreuzt die 1. Phalanx (Abb.-Bsp. li. Fuß, Grad 1)
Grad 2: Linie kreuzt die 2. Phalanx
Grad 3: Linie kreuzt die 3. Phalanx

Klin:
- ⇒ Einwärts gedrehte Fußspitze ab dem Mittelfuß und eine oder mehrere nach innen verlagerte Zehen, oftmals auch Hallux varus (angeborene Form)
- ⇒ Sonstige Beweglichkeit meist uneingeschränkt, kaum schmerzhaft

Diag:
1. Anamnese und klinische Untersuchung: typische Fußstellung
2. Röntgen: (selten erforderlich) Talocalcanearwinkel a.p. >25°

Ther:
- Konservativ: **meist keine** Therapie nötig (milde flexible Form)
  - Bei lockerem Sichelfuß: Dehnungsmassage, Bandagen oder spezielle Antivarusschuhe
  - Falls fixierte Rigidität (über den 3. Lebensmonat hinaus) ⇨ Redressionsgipse
- Operativ: Ind: frühestens ab dem 12. Monat (meist im Schulalter)
  - Release der M.abductor-hallucis-Sehne
  - Ggf. Osteotomie Metatarsale I-V (laterale Säule verkürzen, mediale verlängern)

Prog: Spontane Korrektur d. meisten Sichelfüße bis zum Schulalter, nur 5 % bedürfen einer Ther.

Kompl: * Entwicklung eines juvenilen Hallux valgus (Os metatarsale I nach med. verschoben und Abknickung der Großzehe im Großzehengrundgelenk zur Kleinzehenseite hin)

BENIGNE KNOCHENTUMOREN

Epid:
- ◊ Bei Kindern insg. häufigeres Auftreten im Vergleich zu Erwachsenen
- ◊ Verteilung: **80 %** aller Knochentumoren im Kindesalter sind benigne, es sind mehr als 100 verschiedene Entitäten bekannt (Klassifikation nach WHO, 2002).
- ◊ Prädisp.alter: Benigne Knochentumoren u. tumorähnliche Knochenveränderungen kommen insb. zw. **10. u. 30. Lj.** vor, die häufigsten kindlichen sind fett markiert (s. Etlg.).
- ◊ Insg. sind mehr **Jungen** betroffen (1,4-2:1).
- ◊ Lok: Die häufigsten Lok. sind die untere Extremität (**lange Röhrenknochen**).

<u>Etlg:</u> # **<u>Benigne Knochentumoren</u>** (in Klammern bevorzugte Lok., nach Häufigkeit geordnet):
- **Osteochondrom** (Syn: kartilaginäre Exostose, Lok: Metaphyse v. Femur u. Humerus), auch multipel vorkommend (aut.-dom. erblich): verknöchernde Knorpelwucherungen
- **Osteoidosteom** (Femur, Tibia, relativ klein, in der Kortikalis gelegen), benignes Osteoblastom (Wirbelkörper, untere Extremität)
- Enchondrom (Syn: Chondrom, durch versprengte Knorpelzellen, Lok: Phalangen, Prädisp.alter: 20.-40. Lj.; selten aut.-dom. erblich, dann im Säuglingsalter beginnend als generalisierte Enchondromatose)
- **Chondroblastom** (Syn: CODMAN-Tumor, Lok: Epiphyse von Femur u. Humerus)
- Osteom (insb. Nasennebenhöhlen), Chordom (Schädelbasis od. Wirbelsäule)
- Hämangiom (Schädel, Wirbelkörper)
- Chondromyxoidfibrom (Tibia u. Femur)

<u>Tumorähnliche Knochenveränderungen</u> (tumorlike lesions, meist benigne):
- **Nicht-ossifizierendes Knochenfibrom** (Metaphyse der unteren Extremität, exzentrisch, weintraubenartige Formation) ⇨ nach Abschluss des Wachstums meist Spontanheilung
- **Solitäre / juvenile Knochenzyste** (proximaler Humerus, Femur od. proximale Tibia) ⇨ pathologische Fraktur mögl., spontane Ausheilung meist bis zum 20. Lj.
- **Aneurysmatische Knochenzyste** (lange Röhrenknochen, Wirbelkörper)
- Fibröse Dysplasie (Femur, Tibia)
- Langerhans-Zellhistiozytose (früher Histiocytosis X genannt): eosinophiles Granulom (5.-10. Lj., osteolytische Herde insb. in der Schädelkalotte), HAND-SCHÜLLER-CHRISTIAN-Krankheit (Zellhistiozytose u. zusätzlich Exophthalmus u. Diabetes insipidus)

Hyperparathyreoidismus (sog. "Brauner Tumor", Wirbelkörper, Rippen u. Becken)

<u>Klin:</u> ⇒ Meist asymptomatisch (Zufallsbefund, z.B. bei Röntgen nach Trauma)
⇒ Bei allen **Knochenschmerzen** ⇨ immer auch an Knochentumor denken
⇒ Lokale Schwellung, bei Gelenkbeteiligung auch Gelenkerguss mögl.
⇒ Pathologische Fraktur (bei benignen Tumoren eher selten)

<u>Diag:</u> 1. Anamnese (Art u. Dauer der Beschwerden, Familienanamnese?) und klinische Untersuchung: Lokalbefund, Lk-Stationen?
2. Röntgen: betroffene Extremität in 2 Ebenen ⇨ bei auffälligem Befund CT / MRT, typische radiologische Zeichen und typische Lage im Verhältnis zur Wachstumszone (Epiphyse/Metaphyse, Abb.-Bsp.: li. prox. Tibia)

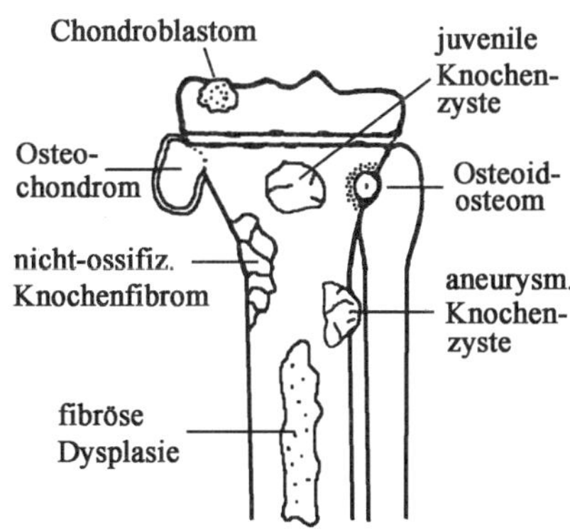

<u>DD:</u> – Maligne Knochentumoren (s.o., Kap. Kinderonkologie) od. Knochenmetastasen anderer Primärtumoren
– Osteomyelitis (insb. chronische), Osteitis, Knochenabszess, Knochentuberkulose, Myositis ossificans
– Muskuläre Schmerzen (Sportverletzungen, Überlastung)
– **Wachstumsschmerzen** (haben 1/3 aller Kinder, meist nachts, insb. 3.-12 Lj.)

<u>Osteochondrom</u>

<u>Syn:</u> **Kartilaginäre Exostose**, Ekchondrom, ICD-10: D16.9, angeboren Q78.6

<u>Ät:</u> Spontan od. familiär vorkommend (aut.-dom. erblich, Chrom. 8q23-q24.1, dann multipel)

<u>Path:</u> **Benigne** Störung der enchondralen Ossifikation an den Enden **langer Röhrenknochen** ⇨ **blumenkohlartiger** Auswuchs an der Knochenoberfläche mit oberflächlicher **Knorpelkappe** (von der Wachstumsfuge ausgehend), ossärer Anteil gestielt (pedikulär) oder breitbasig

(sessil), wandert mit dem Knochenwachstum diaphysenwärts.
Lok: insb. **kniegelenksnah**, distaler Femur, proximale Tibia, proximaler Humerus, distaler Radius, distale Tibia, Fibula, selten auch Ossa metacarpalia od. metatarsalia, flache Knochen (Scapula, Sternum, Os ilium, Schädel)
Histo: proliferierende, säulenartig angeordnete Chondrozyten, darunter Matrixverknöcherung, teilweise persistierender verkalkter Knorpel

Epid: **Häufigster gutartiger Knochentumor** (40 % d.F.), Häufigkeit 0,2/10.000, **m** > w (1,8:1)
Prädisp.alter: ab 5. Lj. vorkommend, Altersgipfel **10.-20. Lj.**

Klin: Meist asymptomatisch (Zufallsbefund), ggf. tastbare Schwellung
Evtl. Schmerz od. Funktionsbeeinträchtigung bei Irritation von Sehnen (Bursitis), Muskeln, Nerven (z.B. Fallfuß) od. Gefäßen (Thrombose, arterieller Verschluss)
Kann das Knochenwachstum hemmen ⇨ Verkürzung od. Verkrümmung mögl.

Diag: Röntgen: pilzartige Exostose mit breitbasigem Stiel, gut abgrenzbar, nahe der Wachstumsfuge lokalisiert (Abb. s.o.), im CT/MRT auch Darstellung der Knorpelkappe mögl. (0,5-1 cm dick, DD: beim Chondrosarkom Knorpelkappe >2 cm)
Knochenszintigraphie: in der Wachstumsphase intensive ^{99m}Tc-Anreicherung

Ther: Meist keine Therapie erforderlich ⇨ regelmäßige Kontrolle bis Ende Pubertät
Operativ: Ind: neurologische Symptome, Deformität, Bewegungseinschränkung
⇨ Exzision mit Periost bei V.a. Malignität od. Symptomen, sonst Op erst **nach der Pubertät** (wegen hoher Rezidivrate) zur Prophylaxe einer späteren malignen Entartung
Informationen u. Selbsthilfegruppen im Internet: www.exostosen.de (private Seite)

Prog: Gut, eine maligne Entartung ist in 0,25-1 % d.F. mögl. (familiäre Form häufiger).

DD: Malignes Chondrosarkom (schnelles Wachstum, Symptome, dicke Knorpelkappe)

Osteoidosteom

Syn: Kortikalisosteoid, BERGSTRAND-Syndrom, ICD-10: D16.9

Path: **Benigner osteoblastischer** Tumor (bildet auch Prostaglandine)
Lok: Metaphyse der **langen Röhrenknochen** (Femur, Tibia), Wirbelkörper
Histo: gut vaskularisierter, typischerweise **intrakortikal** gelegener „Kern“ (Nidus), umgeben von einer rundlichen od. spindelförmigen Zone sklerotischen Knochengewebes (Osteoid bzw. Perifokalsklerose)

Epid: Prädisp.alter: Altersgipfel **10.-30. Lj.**, **m** > w (= 2-3:1)
Häufigkeit: ca. 10 % aller Knochentumoren sind Osteoidosteome.

Klin: Umschriebene Schmerzen, v.a. **Nachtschmerz**, ggf. lokale Schwellung od. Reizerguss bei gelenknahem Herd, Skoliose bei Befall eines Wirbelkörpers mögl.

Diag: Klinische Untersuchung: druckschmerzhafte, tastbare kleine Knochenanhebung
Röntgen/**CT**: ovale, zentral gelegene Aufhellung (**Nidus**), ggf. mit zentraler Verdichtung, mit Randsklerosierung (ossäre Verdichtung), lokale Auftreibung der Kortikalis (Abb. s.o.), Durchmesser i.d.R. max. 1,5 cm, ggf. MRT mit KM (Nachweis der guten Vaskularisierung)
Knochenszintigraphie: fokale Anreicherung v. ^{99m}Tc, gelegentlich typ. „double-density-sign“
CT-gesteuerte Punktion zur Gewinnung einer Histologie

Ther: Konservativ: Typisch ist ein gutes Ansprechen der Schmerzen auf ASS („Aspirin-Test“). Da spontane Heilung mögl. ist, kann abgewartet werden.
Minimalinvasive Entfernung: **CT-gesteuerte Radiofrequenzablation** od. MRT-gesteuerte Laser-Ablation der Läsion über einen Bohrkanal in Narkose (offene Op heute nicht mehr Standard, da höhere Rezidivrate).

Prog: Gut (keine maligne Entartung, keine Metastasierung), spontane Heilung innerhalb von 2-7 J. mögl., Rezidivrate nach Ablation <10 %

DD: Osteoblastom (eher Wirbelkörper, mit Nidus >1,5 cm, spricht nicht auf ASS an)
Enchondrom, Osteochondrom, benigne kortikale Defekte, EWING-Sarkom
Chronische Osteomyelitis, BRODIE-Abszess
Wachstumsschmerzen

Chondroblastom

Syn: CODMAN-Tumor, kalzifizierende Riesenzellgeschwulst, ICD-10: D16.9

Path: **Benigne** Sonderform eines Chondroms ausgehend von den Apo-/**Epiphysen**, langsames **osteolytisches** Wachstum (Auflösung der Kortikalis), Durchbruch der Wachstumsfugen in umgebendes Gewebe od. Gelenk mögl.
Lok: **lange Röhrenknochen** (Femurkondylus, prox. Tibia, prox. Humerus)
Histo: scharf begrenzte, polygonale Chondroblasten und **osteoklastäre Riesenzellen**, Verkalkungen, Zysten

Epid: Prädisp.alter: 10.-15. Lj. (vor dem Epiphysenfugenschluss), m > w
Häufigkeit: **selten**, ca. 1-5 % aller Knochentumoren

Klin: Schmerzen, uncharakteristische **Gelenkbeschwerden**
Gelenkerguss, pathologische Fraktur mögl.

Diag: Röntgen: scharf begrenzte exzentrische Osteolyse, feine Randsklerose, meist klein (2-4 cm), zystische punktförmige Verkalkungen (salz- und pfefferartige Flecken), Kortikalisausdünnung (Abb. s.o.), bei aggressiv-expansiver Form auch Kortikalisdurchbruch
CT: gute Darstellung bei Wachstumsfugendurchbruch od. Gelenkeinbruch
Szintigraphie: Mehranreicherung, aber schwer abgrenzbar von der Wachstumsfuge

Ther: Operativ: **Kürettage** (Histologie zur Abgrenzung eines malignen Tumors!) und Auffüllung mit Spongiosa, ggf. zusätzlich Phenolverödung und temporäre Zementplombe

Prog: Gut, Lokalrezidivrate 5-10 % (bei aggressiven Chondroblastomen aber bis 50 % und maligne Entartung mit Lungenmetastasen (in 2 % d.F.) bei aggressiven Chondroblastomen mögl.)

DD: Riesenzelltumoren (Syn: Osteoklastom, semimaligne, Epiphyse langer Röhrenknochen, Lungenmetastasen mögl.), Klarzellchondrosarkom od. Osteosarkom (maligne), Chondromyxoidfibrom, nicht-ossifizierendes Knochenfibrom, aneurysmatische Knochenzyste

Nicht-ossifizierendes Knochenfibrom

Syn: Gutartiges histiozytäres Fibrom, fibröser Kortikalisdefekt, ICD-10: D16.9

Ät: Vermutlich kein Tumor, sondern gutartige Wachstumsstörung des Knochens

Path: **Benigner**, exzentrisch gelegener, metaphysärer Kortikalisdefekt
Lok: distaler Femur, distale u. proximale Tibia, auch multipel mögl.
Histo: faserreiches Bindegewebe, spindelförmige Zellkerne, eingestreute mehrkernige Riesenzellen

Epid: Häufigkeit: Bei ca. 20 % aller Kinder zu einem Zeitpunkt des Wachstums vorhanden, ist die **häufigste gutartige Knochenveränderung** überhaupt.
Prädisp.alter: 5.-10. Lj., m = w

Klin: Meist asymptomatisch (z.B. **Zufallsbefund** beim Röntgen nach einem Trauma)
Selten Schmerzen od. pathologische Fraktur (nur wenn >50 % der Metaphyse betroffen)

Diag: Röntgen: multiple ovale, traubenartige **Osteolysen**, feiner reaktiver Randsaum, Kortikalisauftreibung möglich, Abb. s.o. (als DD: kein Kortikalisdurchbruch, keine Periostreaktion)
Szintigraphie: Aktive Läsionen zeigen eine Mehranreicherung.

Ther: **Keine** („leave me alone lesions"), bei pathologischer Fraktur Ruhigstellung (heilt i.d.R. ohne Operation aus)
Operativ: Ind. >50 % des Knochendurchmessers betroffen ⇨ Kürettage und Spongiosaplastik zur Stabilisierung

Prog: Sehr gut, **selbstlimitierend**, im Wachstumsalter Größenzunahme möglich, nach Wachstumsabschluss schrittweise Ausheilung

DD: MCCUNE-ALBRIGHT-Syndrom: Kombination von Knochenfibromen (Fibröse Dysplasie, s.u.), Pubertas praecox und Café-au-lait-Flecken, Spontanmutation im GNAS1-Gen (Chrom. 20q13.2)
Chondromyxoidfibrom, fibröse Dysplasie (im Markraum über lange Strecke gelegen)

Solitäre / juvenile Knochenzyste

Syn: Einfache Knochenzyste, Osteodystrophia fibrosa localisata, MIKULICZ-Krankheit-II, ICD-10: M85.49

Ät: Letztlich unklar, diskutiert werden vaskuläre Genese u. lokale Wachstumsstörungen.

Path: **Benigne**, primär einkammerige, flüssigkeitsgefüllte Höhle, meist in der **Metaphyse**
Lok: in 80 % d.F. **proximaler** Anteil **langer Röhrenknochen**, insb. Femur, Humerus, Tibia

Epid: Häufigkeit: 3 % aller Knochentumoren, ca. 1/10.000
Prädisp.alter: 5.-12. Lj., **m** > w (= 3:1)

Klin: Meist keine Beschwerden od. Schmerzen (z.B. **Zufallsbefund** beim Röntgen nach Trauma)
Pathologische Fraktur (in 40 % d.F. Erstdiagnose)

Diag: Röntgen: scharf begrenzte **Osteolyse**, ein- oder mehrkammerige Aufhellung (Abb. s.o.), kolbige Auftreibung, „fallen-fragment-sign" (in der Zyste sichtbares Knochenfragment nach patholog. Fraktur), (DD: die Epiphysenfuge wird nie durchbrochen)
MRT: dünne Zystenwand, flüssiger oder solider Inhalt, genaue Zystenausdehnung
Szintigraphie: bei aktiver Zyste Mehranreicherung, verringert sich mit abnehmender Aktivität

Ther: Konservativ: Beobachten, auch nach pathologischer Fraktur kann die konservative Therapie mit Ruhigstellung ausreichen (v.a. obere Extremität).
Operativ: Ind: rezidivierende Frakturen, persistierende Frakturgefahr
Steroid- (Methylprednisolonazetat) oder Knochenmark-Infiltration (aus dem Beckenkamm) in die Zyste ⇨ Heilungsrate ca. 50 % bei aktiven, 75 % bei latenten Zysten
Perkutane Kürettage und Spongiosaauffüllung (wenn möglich erst in der latenten Phase)
Notwendige Stabilisierung bei patholog. Fraktur: intramedulläre Osteosynthese (PREVOT-Marknägel zur Frakturstabilisierung, ist gleichzeitig Reiz zur Ausheilung der Zyste)

Prog: Gut, spontane Rückbildung mögl., bei Op in d. aktiven Zystenphase bis 50 % Rezidivgefahr

DD: Aneurysmatische Knochenzyste, Chondromyxoidfibrom, fibröse Dysplasie
Osteodystrophia fibrosa cystica generalisata (V.RECKLINGHAUSEN): multiple Knochenzysten in den langen Röhrenknochen durch Hyperparathyreoidismus

Aneurysmatische Knochenzyste

Syn: ICD-10: M85.59

Ät: Primär: unklar, chromosomale Translokation (t[16;17][q22;p13])
Sekundär: vermutlich reaktiv (Reparaturvorgänge)

Path: **Benigne**, exzentrisch liegende, blasig aufgetriebene, mehrkammerige Zyste mit umgebender fibrovaskulärer Membran ⇨ wächst lokal verdrängend und **destruktiv** (Verdünnung der Kortikalis), Ausbreitung in die Weichteile mögl.
Lok: **Metaphyse** der **langen Röhrenknochen**, Wirbelkörper, Becken
Histo: blutgefüllte Höhlen, spindelförmige Fibroblasten, osteoklastische Riesenzellen mit Hämosidereineinlagerungen, Osteoidbälkchen, aber keine Zellatypien (= benigne)

Epid: Prädisp.alter: **10.-20. Lj.**, m = w
Häufigkeit: selten, 3-4 % aller Knochentumoren, kommt in 30 % d.F. als sekundäre Zyste zusammen mit anderen Läsionen vor (Osteoblastom, Chondroblastom, Osteosarkom, usw.)

Klin: Derbe tastbare, z.T. schmerzhafte Schwellung
Pathologische Fraktur (in 1/3 d.F. Erstdiagnose)

Diag: Röntgen: größere bis sehr große, scharf begrenzte, exzentrische **Osteolyse** („blow out", Abb. s.o.), ggf. intraläsionale Septen, eierschalenartiger Sklerosesaum
CT/MRT: typische **Flüssigkeitsspiegel**, nur geringer solider Anteil (DD maligner Tumor)

Ther: Konservativ: Sklerosierung und Ausheilung durch direkte Injektion von Steroiden oder Okklusionsemulsion (Ethibloc®) in die Zyste mögl.
Operativ: Offene Biopsie (Histologie!, da DD Osteosarkom), Kürettage und Spongiosaauffüllung, bei sehr großem Defekt ggf. zuvor Embolisation (da starke Blutungsneigung) und Auffüllung mit Knochenzement u. subchondrale Unterfütterung mit autologer Spongio-

sa, nach 2 J. dann Zemententfernung und Spongiosaauffüllung

Prog: Gut, bei sehr langsam fortschreitenden Läsionen ist eine schrittweise Ossifizierung und Rückbildung mögl. (bei schnell wachsenden Zysten keine spontane Rückbildung ⇨ immer Op, Rezidivbildung in 20-30 % d.F.).

DD: Riesenzelltumor (geht eher von der Epiphyse aus, selten Unterbrechung des Sklerosesaums, semimaligne), juvenile Knochenzyste, Chondroblastom, fibröse Dysplasie
Maligne: teleangiektatisches Osteosarkom

Fibröse Dysplasie

Syn: JAFFÉ-LICHTENSTEIN-Syndrom (polyostotische Form), Osteofibrosis deformans juvenilis, ICD-10: Q78.1

Ät: Spontanmutation im GNAS1-Gen, Chrom. 20q13.2 mit genetischer Prädisposition (je früher die Mutation im Fetal- od. Embryonalalter, umso ausgeprägter die Symptome)

Etlg: **Polyostotische** (= mehrere Knochen betroffen) und monostotische Form

Path: Fibröse Dysplasie des spongiösen Knochens = Ersatz des **Knochenmarks** durch **Bindegewebe**, verläuft in Schüben mit Kompaktaatrophie und Pseudozysten.
Lok: Schädel, Kiefer, prox. Femur, Tibia, Rippen
Histo: proliferierende Fibroblasten und Kollagenablagerungen, isolierte Hyalininseln, Trabekel und Osteoid im fibrösen Stroma („Buchstabensuppe“)

Epid: Häufigkeit: 1/10.000
Prädisp.alter: **5.-15. Lj.** (polyostotische Form, monostotische später), w > m = 1,2:1)

Klin: Meist asymptomatisch (Zufallsbefund), z.T. Knochenschmerz
Knochendeformitäten bei größerer Läsion: Hirtenstabdeformität (prox. Femur), Säbeldeformität (Tibia), bei polyostotischem Befall groteske Deformitäten mögl.
Gesichtsschädeldeformitäten, Nasennebenhöhlenverlegung, Hirnnervenkompression
Pathologische Frakturen v.a. an der unteren Extremität mögl.
MCCUNE-ALBRIGHT-Syndrom: Kombination v. fibröser Dysplasie, Pubertas praecox u. Café-au-lait-Flecken

Diag: Röntgen/CT: milchglasartige Osteolysen im Bereich der Spongiosa mit Randsklerose, Knochenauftreibung und fleckförmigen Verkalkungen
Szintigraphie: massive Mehranreicherung
Labor: Ca- u. Phosphatspiegel normal, alkal. Phosphatase oftmals erhöht

Ther: Konservativ: Symptomatische Therapie (Analgetika, Bisphosphonate), pathologische Frakturen heilen schnell, Kallus jedoch von fibrösem „Ersatzknochen“ durchsetzt.
Operativ: Ind: Frakturprophylaxe, chron. Stressfraktur, Deformitätenkorrektur (nach Wachstumsabschluss) ⇨ Biopsie für Histologie, Kürettage und Spongiosaplastik (mit Fremdknochen)
Selbsthilfegruppen: Forum auf www.fibroesedysplasie.de

Prog: Gut, maligne Entartung in 0,5 % d.F. mögl. (Osteosarkom, Fibrosarkom)

DD: Enchondrom, aneurysmatische Knochenzyste, Chondromyxoidfibrom, Ameloblastom (Syn: Adamantinom, Läsion der Mandibula)

Langerhans-Zellhistiozytose

Syn: Histiocytosis X, ICD-10: unifokal C96.6, multifokal C96.5, multisystemisch C96.0

Ät: Letztlich unklar, virale Genese?, Hypersensitivitätsreaktion?, Autoimmunerkrankung?
Allgemein eher reaktiv/hyperplastisch u. granulomatös als neoplastisch

Etlg: Nach der Schwere der Krankheit (von oben nach unten zunehmender systemischer Befall)
Eosinophiles Granulom: v.a. **Schädelkalotte**, Femur, Wirbelsäule, Rippen, Becken, Haut, meist monosystemisch (nur in 20 % d.F. multiple Läsionen in parenchymatösen Organen)
HAND-SCHÜLLER-CHRISTIAN-Krankheit: Chronisch disseminierte Form, betroffen können Knochen (“Landkartenschädel“), Haut, Milz, Leber, Niere u. Hypophyse sein.

ABT-LETTERER-SIWE-Syndrom: Akut disseminierende schwerste Verlaufsform, macht ca. 10 % der LANGERHANS-Zell-Histiozytosen aus, Lok: Haut, Milz, Leber, Niere, selten Knochen.

Path: **Granulomatöse Entzündungsreaktion** mit intensiver Proliferation von Histiozyten (dendritischen LANGERHANS-Zellen) ⇨ Granulome entstehen, lokal destruierend, nekrotisierend ⇨ Narbenbildung.

Histo: LANGERHANS-Zellen (pathognomonisch), eosinophile Granulozyten-Nester, wenig Lymphozyten u. Plasmazellen, immunhistochemischer CD1-Antigen-Nachweis auf der Zelloberfläche, elektronenoptischer Nachweis von Bierbeck-Granula in den LANGERHANS-Zellen

Epid: Prädisp.alter: eosinophiles Granulom: 5.-20. Lj., HAND-SCHÜLLER-CHRISTIAN-Krankheit: 2.-5. Lj. u. Jugendliche, ABT-LETTERER-SIWE-Krankheit: 1.-2. Lj.

Häufigkeit: **selten**, Inzidenz: ca. 0,5/100.000 (40-50 Kinder/Jahr in Dtl.), m > w

Klin: Eosinophiles Granulom: in 30 % d.F. Zufallsbefund (asymptomatisch), Schmerzen bei rascher Größenzunahme, tastbare Schwellung, pathologische Fraktur, Hauterscheinungen

HAND-SCHÜLLER-CHRISTIAN-Krankheit: Polyurie (Diabetes insipidus), Wachstumsstörung, Exophthalmus/Strabismus/Sehverlust, Hepatosplenomegalie, erythematöser Hautausschlag

ABT-LETTERER-SIWE-Syndrom: kachektisches, chronisch krankes Kind, ekzematoide und seborrhoische Hautinfiltrate, Juckreiz, Organomegalie, Fieber, Anämie, Gewichtsverlust, Lk-Schwellung, Nachtschweiß (B-Symptomatik)

Diag: Röntgen/CT: „Chamäleon“ = kann viele Erkrankungen imitieren. Schädel: ausgestanzte Osteolysen, dünne Randsklerose; Röhrenknochen: Osteolysen in zentraler Lage, umgeben von dicker Randsklerose, Wirbelsäule: Wirbelkörper-Kompression, Vertebra plana

Szintigraphie: lokale Mehranreicherung, aber: bei ca. 30 % keine Mehranreicherung

Labor: Blutbild, Leberfunktion (GOT, GPT, alk. Phosphatase, Albumin, etc.), Gerinnung

Etlg: **Monosystemisch** („single system disease“): Manifestation nur an einem Organ od. Organsystem (dort uni- oder multifokaler Befall mögl.)

Multisystemisch („multisystem disease“): Befall zweier od. mehrerer Organe u. Systeme mit/ohne Beteiligung von "Risikoorganen" (hämatopoetisches System, Lunge, Leber, Milz)

Ther: Konservativ: Beim eosinophilen Granulom spontane Ausheilung möglich, Instillation von Glukokortikoiden intraläsional (40-200 mg Depot-Methylprednisolon) bei isolierten Herden

Bei systemischer Verlaufsform: Glukokortikoide als Monotherapie oder kombiniert mit Vinblastin, Erhaltungstherapiedauer: 12 Mon.

Bei Risikoorganbefall: Initialtherapie mit Dreimittelkombination (Prednisolon + Vinblastin + Etoposid) + Trimethoprim/Sulfamethoxazol-Prophylaxe, 5 mg/kgKG an 3 Tagen/Woche

Strahlentherapie: Selten bei manchen Lokalisationen indiziert, wenn chirurgisches Komplikationsrisiko höher eingeschätzt wird, Dosis sollte kumulativ 6-10 Gy nicht überschreiten.

Operativ: Ind: Frakturgefahr ⇨ Kürettage und Spongiosaplastik

Selbsthilfegruppen: HistiozytoseHilfe e.V., Goerderlerstr. 6, 65197 Wiesbaden, Tel.: 0152 36962609, Internet: www.histiozytose.org

Prog: Eosinophiles Granulom: **sehr gut**, Ausheilung nach Monaten/Jahren möglich

HAND-SCHÜLLER-CHRISTIAN-Krankheit: kann sich auch noch selbstständig zurückbilden, gutes Ansprechen auf Chemotherapie

ABT-LETTERER-SIWE-Syndrom: schlecht, unbehandelt rasch letal, mit Chemotherapie/Stammzelltransplantation gute Überlebensrate, aber Tod in früher Kindheit aufgrund Leberversagens mögl.

Kompl: Störung der Hämatopoese ⇨ Panzytopenie (Anämie, Leukozytopenie, Thrombozytopenie)

Befall der Hypophyse ⇨ Diabetes insipidus, Wachstumsretardierung

Gastrointestinale Symptome ⇨ Gingivostomatitis, Magen-Darm-Ulzera, Hepatosplenomegalie, Leberinsuffizienz

Pulmonaler Befall ⇨ multiple Zysten, Pneumothorax, nicht rauchen!

DD: Lymphome, Plasmozytom, EWING-Sarkom, Osteomyelitis

Hämophagozytische Lymphohistiozytose: aut.-rez. erblich, bereits im Säuglingsalter multisystemischer Befall mit Panzytopenie, Ther: Knochenmarktransplantation, Prog: schlecht

PÄDIATRISCHE RHEUMATOLOGIE

Etlg: # **Juvenile idiopathische Arthritis** mit ihren vielen Unterformen
Reaktive Arthritis (z.B. nach gastrointestinalen Infekten)
Rheumatisches Fieber (autoimmunologische Spätfolge einer Streptokokkeninfektion)

Path: ♦ Autoimmunologisch bedingte Entzündungen von Gelenken und Weichteilgeweben
♦ Molekulare Mimikry: Strukturen von Erregern sind körpereigenen Strukturen sehr ähnlich ⇨ durch eine Störung der Toleranz des Körpers gegen eigene Antigene (Kreuzreaktion) kommt es zu einer Autoimmunreaktion (Aktivierung von **autoreaktiven T-Helferzellen**), z.B. Wochen/Monate nach einer Infektion

JUVENILE IDIOPATHISCHE ARTHRITIS

Syn: Juvenile rheumatoide Arthritis, juvenile chronische Poly-/Arthritis, ICD-10: M08.99

Ät: – Letztlich unbekannt
– Genetische Disposition (polygene Vererbung), familiäre Häufung (⇨ 10faches Risiko), klimatische (v.a. Nordeuropa) u. psychosoziale Faktoren

Path: ♦ Chronisch-entzündliche, **autoimmunologische Gelenkerkrankung** (Arthritis) im Kindesalter (juvenil) ⇨ Synovia, Gelenkknorpel usw. betroffen ⇨ Erosion am Gelenk mögl.
♦ In der Synovialflüssigkeit können T-Zellen nachgewiesen werden, die TNF-α, Interleukine u. Zytokine (= Entzündungsmediatoren) ausschütten.

Epid: ◊ Prävalenz: 1/1.000 Kindern, für Deutschland ca. 15.000 betroffene Kinder und Jugendliche geschätzt (jährliche Neuerkrankungen ca. 1.200 Kinder), Geschlechterverteilung je nach Form unterschiedlich
◊ Prädisp.alter: per definitionem juvenile Form mit Beginn bei **Kindern <16 J.**, höchste allgemeine Prävalenz ist im Alter 55-75 J. (ca. 2 % der Bev. in diesem Alter betroffen).

Etlg: ILAR-Klassifikation aufgrund v. klinischen Symptomen u. Laborbefunden (gem. International League of Associations for Rheumatology, 1997):

Systemische juvenile Arthritis (STILL-Syndrom)
Juvenile **Polyarthritis** (Rheumafaktoren: **RF positiv** od. **RF negativ**), symmetrisch
Oligoarthritis, asymmetrisch (ca. 50 % d.F. mit Abstand häufigste Form)
Juvenile (Oligo-)Arthritis **mit Enthesitis** (= Entzündung der Ansätze von Sehnen od. Bändern), mit oligoartikulärem Beginn
Juvenile **Psoriasis**-Arthritis
Andere Arthritiden: Übergangsformen, nicht klassifizierbare Formen

Klin: ⇒ An einem od. mehreren Gelenken auftretend: Schmerzen (typische „**Morgensteife**"), Überwärmung, ggf. Rötung, **weiche Schwellung** und Erguss, Myalgien, **Schonhinken**
⇒ Allgemeine Müdigkeit, Schwitzen, ggf. subfebrile Temperaturen mögl.
⇒ **Bewegungseinschränkung** über **6 Wo.** anhaltend ohne andere erkennbare Ursache
⇒ Rheumaknoten (gelenknahe subkutane Knötchen), Polyserositis (Entzdg. innerer Organe)

Diag: 1. Anamnese: Dauer der Beschwerden (>6 Wo.), Infektanamnese?, Familienanamnese (Rheuma in der Familie?), andere Autoimmunerkrankungen
Klinische Untersuchung: Inspektion aller Gelenke (Bewegungsmaße, auch Hände u. Füße), Gangbild, Hautstatus

2. Bildgebung: **Sonographie**: Nachweis Gelenkerguss, periartikuläre Weichteilschwellung
   MRT (mit Gadolinium) klinisch betroffener Gelenke (und der Kiefergelenke ⇨ diese sind früh betroffen): zeigt Gelenkdestruktion, Entzündung, gut zur Verlaufskontrolle
   Röntgen: periartikuläre Osteoporose, konzentrische Gelenkspaltverschmälerung, Zystenbildung, Destruktionen, Subluxationen, Fehlstellungen
3. Labor: Entzündungsaktivität (BSG, CRP), Diff-BB, Leber- und Nierenwerte, Rheumafaktoren (RF) bzw. heute Ak gegen cyclische citrullinierte Peptid-/Protein-Antigene (ACPA od. **anti-CCP-Test** genannt, viel spezifischer als die Rheumafaktoren und früher positiv) verwendet, antinukleäre Antikörper (ANA), HLA-B27, Ferritin zur Verlaufskontrolle
4. Ultraschall: im Powerdoppler vermehrte Durchblutung der betroffenen Gelenksynovia
5. Ophthalmologische Untersuchung: Iridozyklitis (= anteriore Uveitis)?
6. Kardiologische Untersuchung: Perikarderguss?
7. Gelenkpunktion: Ausschluss eines Empyems, histologische Begutachtung der Synovia

Ther:
- Ziel: Unterdrückung von Entzündung und Schmerz, **Vermeidung von Gelenkschäden**, normale Entwicklung des Kindes ermöglichen ⇨ multidisziplinäre Betreuung erforderlich!
  - Konservativ: **Physiotherapie** (Dehnung, Gelenkbeweglichkeit, Muskelkraft), Thermotherapie (akut Kälte), Elektro-/Ultraschalltherapie, TENS, Massagen, Lymphdrainage
  - **Sport** (im schmerzfreien Bereich) wird empfohlen (nicht im akuten arthritischen Stadium), insb. Schwimmen, Radfahren, Nordic Walking, Wandern, Gymnastik
  - Sozialpädagogische Betreuung, Eltern-/Patientenschulung, Ergotherapie
  - Ggf. Orthesen, z.B. bei Achsabweichungen oder zur Gelenkstabilisierung
- Medikamentöse Therapie (Tagesdosis u. Zulassungsalter in Klammern):
  Früh und konsequent! Ziel ist die sofortige Remission. Begonnen wird immer mit einem NSAR, reicht dies nicht aus, werden Glukokortikoide ergänzt; reicht dies nicht aus, dann DMARDs (sog. Basistherapeutika, Disease Modifying Anti-Rheumatic-Drugs inkl. Immunsuppressiva), letzte Eskalation sind zusätzlich sog. Biologika (dort gibt es viele weitere Med., die aber nicht für Kinder zugelassen sind).
  - **NSAR** (nicht steroidale Antirheumatika): Ibuprofen (20-40 mg/kgKG/Tag in 3-4 Dosen, Nurofen®, ab ½ J.), Indometacin (1-3 mg/kgKG/Tag in 2-3 Dosen, Indo-paed®, ab 2 J.), Diclofenac (2-3 mg/kgKG/Tag in 2-3 Dosen, Voltaren®, ab 14 J.)
  - **Glukokortikoide**: p.os 0,1-2 mg/kgKG/Tag Prednisolonäquivalenzdosis (als Pulstherapie für 1-3 Tage auch sehr hoch dosiert, z.B. 30 mg/kgKG i.v.) od. auch intraartikulär gegeben (insb. bei Oligoarthritis, Triamcinolonhexacetonid, 2-20 mg je nach Gelenkgröße, max. alle 3 Mon., Lederlon®, ab ½ J.)
  - **Basistherapeutika** (DMARDs): Sulfasalazin (30-50 mg/kgKG/Tag in 2-3 Dosen, Azulfidine®, ab 6 J.) od. Hydroxychloroquin (5-6,5 mg/kgKG/Tag, Quensyl®, ab 6 J.)
    Immunsuppressiva: Methotrexat (**MTX**, p.os od. s.c. 10-15(-30) mg/m²KOF/Woche, Lantarel®, ab 3 J.), ggf. prophylaktisch Folsäure dazu (1 mg/Tag)
  - **Biologika** (sind neue Medikamentengruppen): TNF-α-Inhibitoren, z.B. Etanercept (0,4 mg/kgKG 2x pro Woche s.c., Enbrel®, ab 2 J. zugelassen, wenn MTX unverträglich od. nicht wirksam ist) od. Golimumab (Simponi®, ab 2 J., wenn MTX nicht alleine wirksam) od. Adalimumab (24 mg/m²KOF s.c. alle 2 Wo., Humira®, ab 2 J.)
    IL-1-Rezptorantikörper: Anakinra (2-4 mg/kgKG/Tag, Kineret®, ab 8 Mon.) od. Canakinumab (4 mg/kgKG s.c. alle 4 Wo., Ilaris®, ab 2 J.), insb. für die syst. juvenile Arthritis
    IL-6-Rezeptorantikörper: Tocilizumab (8 mg/kgKG als Infusion über 1 Std. alle 2 Wo., RoActrema®, ab 2 J. zugelassen, wenn NSAR + Glukokortikoide nicht ansprechen.)
    Kostimulationsantagonisten (T-Zell-Blockade): Abatacept (10 mg/kgKG als Infusion alle 4 Wo., ORENCIA®, ab 6 J. in Kombination mit MTX, wenn sonst keine Med. wirksam)
    Januskinase-Inhibitor: Tofacitinib, 2 x 5 mg/Tag oral (XELJANZ®, ab 2 J.)
- Operativ: Ind: Palliative Maßnahmen bei Versagen aller konservativen Therapien
  - Offene od. arthroskopische **Synovektomie**
  - Arthrodese, Endoprothesen (nach Abschluss des Wachstums)
- Selbsthilfegruppen und weitere Informationen im Internet: Deutsche Rheuma-Liga Bundesverband e.V., www.rheuma-liga.de, mit weiteren Verbänden in vielen Bundesländern
  Deutsche Gesellschaft für Rheumatologie e.V., Internet: www.dgrh.de
  Speziell für Kinder: Gesellschaft für Kinder- u. Jugendrheumatologie e.V., Internet: www.agkjr.de und www.kinder-rheumastiftung.de
  Österreich: www.rheumaliga.at u. www.rheumalis.org, Schweiz: www.rheumaliga.ch

Prog: Allgemein gut, in 50-60 % d.F. bildet sich die Erkrankung ohne langfristige Auswirkungen zurück. Selten auch schwerwiegende Verläufe mit Übergang in die Adoleszenz mögl. (diese werden dann von Erwachsenenrheumatologen weiterbetreut, sog. Transition = Übergang)

Kompl: * Beteiligung innerer Organe: **Polyserositis** ⇨ Perikarditis, Pleuritis, Peritonitis
* **Uveitis** (kann bei allen Formen auftreten) mit Entzündung insb. der Iris (**Iridozyklitis**) ⇨ bei allen Rheumakindern ophthalmologische Kontrollen durchführen
* Bei hoher Aktivität progrediente **Gelenkdeformitäten**
* Chronische Entzündung ⇨ **vermindertes Wachstum**
* **Osteoporose**

DD: Viele Krankheiten zeigen ebenfalls arthritische Symptome und sind Ausschlussdiagnosen:
- **Rheumatisches Fieber** (s.u.)
- **Reaktive Arthritis** (s.u.): Folge einer viralen od. bakt. Infektion
- **Coxitis fugax** (s.o., Kap. Kinderorthopädie), Wachstumsschmerzen
- Infektiös: bakterielle **Gelenkinfektion** (direkte Infektion od. septische Arthritis), **Osteomyelitis**, Lyme-Arthritis (Borreliose), Bursitis (= Schleimbeutelentzündung der Gelenke), Akne-assoziierte Arthritis u. Sakroiliitis (bei Acne fulminans), Ringelröteln (Parvovirus B19)
- Kollagenosen: Systemischer Lupus erythematodes, Sklerodermie, Dermato-/Polymyositis
- Vaskulitiden: Purpura SCHÖNLEIN-HENOCH, KAWASAKI-Syndrom, WEGNER-Granulomatose (granulomatöse Polyangiitis), Panarteriitis nodosa, BEHÇET-Krankheit
- Orthopädisch (s.o.): Perthes-Krankheit, Epiphyseolysis capitis femoris, Beinlängendifferenz
- Spondylarthritiden: juvenile Spondylitis ankylosans (Morbus BECHTEREW), Sakroiliitis
- Arthritis bei chronisch-entzündlicher Darmerkrankung (**Morbus CROHN**, Colitis ulcerosa)
- Familiäres Mittelmeerfieber: aut.-rez. erblich (Chrom. 16), Klin: rez. Fieberschübe, Oligoarthritis großer Gelenke, Erythemen, Polyserositis, Pleuritis, Perikarditis, Bauchschmerzen, Ther: lebenslang Colchicin, bei Colchizin-Resistenz IL-1-Antikörper Canakinumab
- **Arthrose**, Periarthropathien, Tendopathien, Tendinitis, Myositis, Fibromyalgiesyndrom
- Kristallarthropathie: Gicht (Hyperurikämie), Chondrokalzinose
- Polyarthrose der Fingergelenke (HEBERDEN, BOUCHARD), am Daumengrundgelenk (RHIZ)
- Als paraneoplastisches Phänomen bei Krebserkrankungen (insb. Leukämie)

Systemische juvenile Arthritis

Syn: STILL-Syndrom, Morbus STILL, Subsepsis allergica, ICD-10: M08.29

Epid: Prädisp.alter: **früh**, 2.-8. Lj., 5-10 % aller juvenilen Arthritiden

Klin: Rezidivierendes intermittierendes **Fieber**, Allgemeinzustand verschlechtert
Polyartikuläre Arthritis (kann initial aber fehlen), Gelenkergüsse
Kurzfristiges **Exanthem** der Haut an Rumpf u. Extremitäten (sog. Rash, makulopapulös)
Hepatosplenomegalie, Leberfunktionsstörungen, Lk-Vergrößerung
Polyserositis: Perikarditis (aber keine Endokarditis als DD zum rheumatischen Fieber), Perikarderguss, Pleuritis, Peritonitis (abdominelle Schmerzen)

Diag: Labor: BSG-/CRP-Erhöhung, **Anämie**, Leukozytose, Thrombozytose
RF, ANA, ANCA alle negativ, S100-Proteine/Calprotectin erhöht
Röntgen: Gelenkspaltverschmälerung, Zystenbildung, Gelenkdestruktionen, Epiphysenfugenschluss schon erfolgt?
MRT: Lokalisation von Entzündungen, sehr gut für die Verlaufskontrolle

Ther: Med: **NSAR**, **Glukokortikoide** (**systemisch**: Pulstherapie, danach hohe orale Dosis), bei Resistenz zusätzlich **DMARDs**/Immunsuppression mit **Methotrexat**, bei weiterer Ther.-Resistenz IL-1- (Anakinra od. Canakinumab) od. -6-Antikörper (Tocilizumab)
Physiotherapie (tägliche Anwendung)

Prog: **Schlechte** Prognose, ca. 50 % der Kinder brauchen eine langfristige Medikation.

Kompl: Makrophagenaktivierungssyndrom ⇨ Phagozytose aller Zellreihen ⇨ Panzytopenie
Schwere **Gelenkdestruktionen**, Deformitäten, Kontrakturen mögl.
Amyloidose (bei fehlender Ther.), insb. mit Nierenbeteiligung (Proteinurie)
Wachstumsverzögerung (sekundärer Kleinwuchs), interstitielle Lungenfibrose
Multiorganversagen mögl., Arteriosklerose im Langzeitverlauf

DD: Rheumatisches Fieber
Vaskulitiden u. systemische Kollagenosen, KAWASAKI-Syndrom

Seropositive Polyarthritis

Syn: Rheumafaktorpositive juvenile Polyarthritis, ICD-10: M08.99

Ät: Hohe Assoziation mit HLA-DR4

Epid: Prädisp.alter: **Schulkindalter**, 5.-14. Lj., **w** >> m (= 9:1)
2-5 % aller juvenilen Arthritiden

Klin: Meist symmetrische Arthritis (große u. kleine Gelenke), **≥5 Gelenke** betroffen
Gewichtsverlust, Vaskulitis mögl.

Diag: Labor: **RF** in mind. 2 Testungen positiv, ANA in 30 % d.F. positiv
Röntgen: schnelle Destruktionen der betroffenen Gelenke

Ther: Therapie **so schnell wie möglich beginnen** wegen rascher Progredienz
Med: **NSAR** u. **Glukokortikoide** (**intraartikulär** od. systemisch niedrig dosiert), bei hoher Aktivität zusätzlich **DMARDs**/ Immunsuppression mit **Methotrexat**, bei weiterer Ther.-Resistenz zusätzlich TNF-α-Inhibitoren (s.o.)
Physiotherapie (tägliche Anwendung)

Prog: RF-positive Polyarthritis eher ungünstig wegen schnellen progredienten Verlaufs

Kompl: Schnelle Progredienz mit Gelenkdefekten und zuletzt Ankylosebildung
RF-positive Arthritis geht meist in eine **chronische Polyarthritis des Erwachsenen** über.
Erhöhtes Risiko für spätere kardiovaskuläre Erkrankungen

Seronegative Polyarthritis

Syn: Rheumafaktor-negative Polyarthritis, ICD-10: M08.39

Ät: Assoziation mit HLA-DR1/-DPw3

Epid: 15 % aller juvenilen Arthritiden, **w** > m (= 3:1)

Klin: Meist symmetrische Arthritis (große Gelenke u. auch Finger), **≥5 Gelenke** betroffen
Arthritis (Schwellung, Rötung, Bewegungseinschränkung)

Diag: Labor: RF negativ; ANA in 40 % d.F. positiv

Ther: Therapie **so schnell wie möglich beginnen** wegen rascher Progredienz
Med: **NSAR** u. **Glukokortikoide** (**intraartikulär** od. systemisch niedrig dosiert), bei hoher Aktivität zusätzlich **DMARDs**/ Immunsuppression mit **Methotrexat**, bei weiterer Ther.-Resistenz zusätzlich TNF-α-Inhibitoren (s.o.)
Physiotherapie (tägliche Anwendung)

Prog: Meist guter Verlauf

Oligoarthritis

Syn: Juvenile idiopathische Oligoarthritis, frühkindliche Oligoarthritis, ICD-10: M08.49
Oligoarthritis **mit Enthesitis**/Sakroiliitis, M08.19

Etlg: Typ I: Mono-/Oligoarthritis, **w** > m (= 2:1), Altersgipfel sehr **früh**, **2.-6. Lj.**
Typ II: Oligoarthritis mit Enthesitis, **m** > w (= 3:1), Altersgipfel 6.-16. Lj., Assoziation mit Morbus BECHTEREW (**HLA-B27** assoziierte Verlaufsform)
Nach dem Verlauf: **persistent** (nicht fortschreitend, max. 4 Gelenke im Verlauf über 6 Mon. betroffen) und **extended** (zunehmende Schwere u. Anzahl an Gelenken, >4 Gelenke im Verlauf über 6 Mon. betroffen)

Epid: **Häufigste Form**, insg. 50-60 % aller juvenilen Arthritiden (überwiegend Typ I)

Klin: Initial **asymmetrische Arthritis, 1-4 Gelenke** betroffen (meist Knie- u. Sprunggelenke, Anmerkung: gesamtes Handgelenk, Sprunggelenk, HWS werden je als 1 Gelenk gewertet)
Typ I: Arthritis u. akute **Iridozyklitis** (in 1/3 d.F.) od. chronische Iridozyklitis (bis 50 %)
Typ II: Arthritis und **Enthesitis** (= Entzündung/Schmerzen an den Ansätzen von Sehnen und Bändern, z.B. Achillodynie mit Fersenschmerzen), Bursitis, **Sakroiliitis** bei juveniler Spondylarthritis mit Rückenschmerzen, Iridozyklitis (in 20 % d.F.)

Diag: Labor: Typ I: RF negativ, **ANA** meist positiv, HLA-B27 negativ
Typ II: RF negativ, ANA meist negativ, **HLA-B27** in 70-90 % d.F. positiv
Immer **ophthalmologische Untersuchung**: Iridozyklitis (= anteriore Uveitis)?

Ther: Med: **NSAR**, bei hoher Aktivität zusätzlich **Glukokortikoide** (**intraartikulär**), bei weiterer Ther.-Resistenz zusätzlich **DMARDs**/Immunsuppression mit **Methotrexat**
Physiotherapie (tägliche Anwendung)
Bei V.a. Iridozyklitis: sofort syst. Ther. beginnen und Glukokortikoide + Mydriatika lokal

Prog: Meist gute Verläufe, aber Iridozyklitis kann bleibende Schäden anrichten.

Kompl: **Iridozyklitis** (Syn: Entzündung der vorderen Uvea, **Uveitis anterior**, ICD-10: H20.9)
Epid: Am häufigsten bei der **Oligoarthritis** vorkommend, aber auch bei allen anderen Rheumaformen mögl. (insg. bei ca. 10 % aller juvenilen idiop. Arthritisfällen), **w** > m
Path: Immunreaktion mit Störung der Blut-Kammerwasser-Schranke, **ANA** meist pos.
Klin: Rötung der Bindehaut, Photophobie (Lichtscheue), vermehrter Tränenfluss, lokale Schmerzen, Abnahme der Sehschärfe, Anisokorie (seitendifferente Pupillenweite), Entrundung der Pupille, Kopfschmerzen
Cave: **Stumme Verläufe** häufig, sodass die Kinder erst spät mit Komplikationen auffallen ⇨ **alle von Rheuma betroffenen Kinder immer augenärztlich vorstellen!**
Diag: Ophthalmologische Untersuchung mit der Spaltlampe: verwaschene Irisstrukturen, Synechien (= Verklebungen zwischen Regenbogenhaut und Hornhaut (= vordere) bzw. Regenbogenhaut und Linse (= hintere)), Vorderkammerreiz (Zellen, Fibrinausschwitzungen), Beschläge auf der Hornhautrückfläche, Hypopyon (Eiter-/Sekretansammlung unten im Auge); Labor: ANA positiv
Ther: Bei V.a. Iridozyklitis sofort mit Ther. beginnen ⇨ Glukokortikoidsalbe zur Nacht u. -tropfen am Tag u. Mydriatika-Tropfen lokal
Systemisch: NSAR, ggf. Glukokortikoide u. Immunsuppressiva/Biologika
Weitere Informationen im Internet: www.duag.org
Prog: bei sofortigem Therapiebeginn (daran denken!) gut
Kompl: Katarakt, Sekundärglaukom, Kleeblattpupille durch **hintere Synechien**, ggf. Pupillarblock, bandförmige Keratopathie (trübende Einlagerungen in der Kornea), Makulaödem, Phthisis bulbi (schrumpfender Augapfel), **Visusverlust**
DD: Infektiöse Uveitis (bakteriell od. viral), bei Verdacht erregerspezifische Diagnostik

Spondylitis ankylosans (Morbus BECHTEREW): entwickelt sich in ca. 10 % d.F. mit Oligoarthritis Typ II im späteren Leben (eine primär juvenile Form ist extrem selten)

Arthritis psoriatica

Syn: Juvenile Psoriasis-Arthritis, psoriatische Arthritis, ICD-10: M09.09

Ät: Angeborene Schuppenflechte (polygene Vererbung, familiäre Häufung, spontan)

Epid: Häufigkeit: 1/10.000 Kindern (macht 5-10 % aller juvenilen Arthritiden aus)
Prädisp.alter: 6.-14. Lj., w > m

Klin: **Psoriasis** vulgaris **+ Oligoarthritis** (für die Diag. reichen aber auch Psoriasis bei Verwandten 1. Grades, Daktylitis ("Wurstfinger" durch Sehnenscheidenentzündung), typische Nageldeformitäten (Tüpfelnägel, Ölflecken) od. psoriasiforme Hautstörungen und Arthritis aus)
Arthritis: Alle Gelenke können betroffen sein, insb. DIP, MCP der Hände und Füße mit sog. **Befall im Strahl** (= alle Gelenke z.B. entlang eines Fingers), Hüft- und Kniegelenke

Diag: Familienanamnese?, Klinisch: Die Hauterscheinungen d. Psoriasis sind eine Blickdiagnose.
Labor: CRP erhöht, Leukozytose, RF negativ, HLA-B27 vereinzelt positiv

Ther: Med: **NSAR**, bei hoher Aktivität zusätzlich **Glukokortikoide** (**intraartikulär**), bei weiterer Ther.-Resistenz zusätzlich **DMARDs**/Immunsuppression mit **Methotrexat**, in Erprobung sind IL-17-Rezeptorantikörper (Secukinumab, Brodalumab)
Physiotherapie (tägliche Anwendung)
Lokaltherapie der Psoriasis: s.u., Kap. Hauterkrankungen

Prog: Häufig chronische Verläufe

Kompl: Iridozyklitis (s.o.)

REAKTIVE ARTHRITIS

Syn: Postinfektiöse Arthritis, ICD-10: M02.99

Ät:
- **Vorangegangener**, meist gastrointestinaler od. urogenitaler **Infekt** (insb. mit Yersinien, Salmonellen, Shigellen, Campylobacter, Chlamydien, verschiedenen darmpathogenen Viren), nach Meningokokkeninfektion
- Postvaccinal (bei verschiedenen Impfungen als NW beschrieben)
- Assoziation mit **HLA-B27** (Spondylarthritiden) ⇨ genetische Prädisp.

Path: Autoimmunreaktion auf bakterielle, virale od. Impfantigene (molekulare Mimikry)

Epid:
◊ Häufigkeit: 0,3/10.000; **m** >> w (= 20:1)
◊ Prädisp.alter: 10.-16. Lj.

Klin:
⇒ Mono- oder asymmetrische **Oligoarthritis** (Tage oder Wochen nach einem vorangegangenen Infekt), häufig Hüft-, Knie-, oberes Sprunggelenk, auch ISG-Arthritis/Wirbelsäulenbefall mögl.
⇒ Daktylitis ("Wurstfinger" durch Sehnenscheidenentzündung), Enthesitis (= Entzündung von Sehnen- und Bandansätzen) mögl.

Sonderformen:
⇒ **REITER-Krankheit** (urethro-okulo-synoviales Syndrom): Trias aus Arthritis + Konjunktivitis + Urethritis (od. Zervizitis, Prostatitis, Zystitis, Balanitis), weiter Fieber, Exantheme (insb. Hand- u. Fußsohle, Keratoma blennorrhagicum) mögl.
⇒ Coxitis fugax (s.o., Kap. Kinderorthopädie): reaktive Arthritis des Hüftgelenkes

Diag:
1. Anamnese (vorangegangener Infekt/Impfungen?) und klinische Untersuchung
2. Labor: hohe BSG + CRP, Leukozytose, RF neg., **HLA-B27** in ca. 80 % positiv, ANCA evtl. positiv, ggf. serologischer Ak-Nachweis der vorangegangenen Infektionserkrankung
3. Gelenkpunktion: **steril** ⇨ Ausschluss einer bakteriellen (septischen) Arthritis

Ther:
- Konservativ: lokale Kühlung, ggf. kurzfristige Schonung/Ruhigstellung
  - Med: vorwiegend **NSAR**, ggf. zusätzlich Glukokortikoide (intraartikulär), sollte dies nicht ausreichen, weitere Therapieeskalation wie bei Oligoarthritis (s.o.).
  - **Physiotherapie**

Prog: Meist günstig, selten chronische Verläufe (ANCA-assoziiert; wenn HLA-B27 pos., später Entwicklung einer Spondylitis ankylosans mögl.)

Kompl: * Herzbeteiligung: Karditis

DD:
- **Parainfektiöse Arthritis** bei vielen viralen Erkrankungen mögl.: Rubeola, Adenoviren, Influenza, Mononukleose, Hepatitis, Mumps, Varizellen, Ringelröteln, ECHO, Zytomegalie
- Juvenile Oligoarthritis, Arthritis psoriatica, juvenile Spondylitis ankylosans
- Septische/eitrige Arthritis (Ausschluss durch Gelenkpunktion), Lyme-Arthritis (Borreliose)
- Arthritis bei chronisch-entzündlicher Darmerkrankung (Morbus CROHN, Colitis ulcerosa)
- Akne-assoziierte Arthritis (insb. der Kniegelenke) u. Sakroiliitis bei Akne fulminans mögl.

RHEUMATISCHES FIEBER

Syn: Febris rheumatica, ICD-10: I00

Ät:
- Autoimmunprozess meist nach Angina tonsillaris mit ß-hämolysierenden Streptokokken der Gruppe A (**Scharlach, Tonsillitis, Erysipel**) als Auslöser
- Genetische Disposition

Path: ♦ **Infektinduzierte Zweiterkrankung** (Kreuzreaktion) von Haut, Gelenken, Herz u. ZNS nach einer Infektion mit **ß-hämolysierenden Streptokokken** der Gruppe A
♦ Ein direkt toxischer Effekt der Streptokokken insb. auf das Herz wird diskutiert.

Epid: ◊ Häufigkeit: bei <3 % der (unbehandelten) Infektionen mit ß-hämolysierenden Streptokokken vorkommend, insg. bei uns nur noch sehr selten (Dritte Welt!)
◊ Prädisp.alter: 6.-13. Lj.

Klin: ⇒ Allgemein: akut **Fieber**, reduzierter AZ, abdominelle Schmerzen mögl.
⇒ **Polyarthritis** der großen Gelenke (asymmetrisch, „wandernd“ = abwechselnd verschiedene Gelenke schmerzhaft u. überwärmt, keine Erosionen an den Gelenken)
⇒ Haut: **subkutane Knötchen**, **Erythema anulare** (ringförmig, insb. am Rumpf)

Diag: 1. Anamnese (vorangegangene Tonsillitis) u. klinische Untersuchung
2. Labor:, BSG u. CRP erhöht, Leukozytose, ASL erhöht (Antistreptolysintiter, ist unspezifisch), Anti-DNase erhöht
3. Rachenabstrich: Streptokokkennachweis, Streptokokken-Schnelltest
4. Echokardiographie: Ausschluss Klappenvitien

Diagnosekriterien modifiziert n. JONES (1992): Diag. gesichert – positiver Abstrich od. pos. Schnelltest und 2 Major- oder 1 Major- u. 2 Minor-Kriterien

Major-Kriterien	Minor-Kriterien
Polyarthritis	Fieber
Karditis	Arthralgien
Chorea minor	BSG-, CRP-Erhöhung
Erythema marginatum / anulare	verlängerte QT-Zeit im EKG
Rheumaknötchen	durchgemachtes rheumatisches Fieber

Ther: • Konservativ: Bettruhe für einige Tage, Physiotherapie, Med.:
- **Antibiose:** akut **Penicillin V** 100.000 I.E./kgKG/Tag über mind. 10 Tage, dann Rezidivprophylaxe mit 0,6-1,2 Mio. I.E./Monat i.m. für mind. 10 Jahre, bei Rezidiv lebenslang Makrolide (Erythromycin) bei Penicillin-Allergie
- Bei Karditis: zusätzlich **Glukokortikoide** (Prednisolon 2 mg/kgKG/Tag für 1-2 Wo., dann ausschleichen) u. **Ibuprofen** 30 mg/kgKG/Tag für 4-6 Wo.
- Bei Chorea: zusätzlich Glukokortikoide, sedierend Diazepam (Valium®) od. Haloperidol (0,025-0,05 mg/kgKG/Tag, Haldol®)

Prog: gut, bei raschem Therapiebeginn

Kompl: * Karditis: Pankarditis, Myokarditis, **Endokarditis** (verrucosa) ⇨ **Klappenvitien** (insb. **Mitral**- u. Aortenklappe, auch nach Jahren noch mögl.): Tachykardie, Arrhythmie, akute Herzinsuffizienz mögl., Letalität: 1%, ohne Penicillinprophylaxe Rezidivrate >50 %
* **Poststreptokokkenglomerulonephritis**: Hämaturie
* **Chorea minor** (SYDENHAM) Klin: oft nur einseitige Hyperkinesen (= Hemichorea) im Bereich der Kopfmuskeln (grimassieren) u. der distalen oberen Extremitätenmuskulatur (kurze, arrhythmische Zuckungen, „Veitstanz“), Ungeschicklichkeit, Affektlabilität, Ängstlichkeit, Prog: gut, Erkrankungsdauer 1-6 Mon., Ausheilung ohne Residuen, aber späteres Rezidiv in 30 % d.F. mögl. (z.B. in der Schwangerschaft), psychogene Fixierung

DD:
- Reaktive Arthritis
- Juvenile rheumatoide Arthritis
- Septische/eitrige Arthritis
- Endokarditis anderer Genese (z.B. angeborene Herzklappenfehler oder direkte bakterielle Endokarditis)
- Benigne familiäre Chorea (aut.-dom., im frühen Kindesalter beginnend), Chorea major HUNTINGTON (aut.-dom., erst im Erwachsenenalter beginnend)

ALLERGOLOGIE

Allergische Reaktionen

Syn: Überempfindlichkeit, Allergie, atopische Erkrankungen, ICD-10: T78.4

Ät:
- **Genetische Prädisposition** (sog. Atopie): erhöhtes Risiko, wenn ein oder beide **Elternteile** Allergiker sind, vermutlich prädisponierende Gene ADAM33, IL1RN, GPRA
- Hygiene: Unterforderung des Immunsystems im Kindes- u. Jugendalter durch übertriebene Hygienemaßnahmen, städtische Wohnverhältnisse, Rückgang parasitärer Erkrankungen, Geburt durch Sektio (anderes Mikrobiom (= Gesamtheit aller immunologisch wirksamen Keime eines Menschen), da bei der Geburt kein Kontakt mit den Keimen der Mutter)
- Erhöhte Allergenexposition: z.B. durch Anheftung von Allergenen an Feinstaub, Nahrungsveränderung (exotische Früchte, etc.), veränderte Lebensgewohnheiten, Medikamente

Epid:
◊ Häufigkeit: in Industriestaaten deutliche **Zunahme** in den letzten Jahrzehnten

◊ Prävalenz: Geschätzt **10-20 %** d. Kinder sind von einer Allergie betroffen. Die Lebenszeitprävalenz für die Bevölkerung in Dtld. beträgt 30 % (w: 36 %, m: 24 %, DEGS1 v. 2013). Allergiker haben in 86 % d.F. eine Pollen-, 40 % Tierhaar-, 38 % Hausstaub-, 14 % eine Schimmelpilzallergie (Mehrfachnennungen waren mögl.).

◊ Allgemeine Beobachtungen: Je mehr Geschwister, umso weniger Allergien (wegen häufigerer Infektionen?), „Stadtkinder" haben häufiger Allergien als Bauernkinder (höhere mikrobielle Belastung der Bauernkinder?), bei höherem sozialen Status mehr Allergien (zu saubere Umgebung).

Etlg: Immunologische Reaktionstypen nach COOMBS und GELL (1963):

Humorale Allergie

Typ I: „Klassische" Allergie vom **Soforttyp** (Reaktion innerhalb von Minuten), **IgE-vermittelt**, Klin: von mild (Bsp.: Konjunktivitis, Pollinosis, allergisches Asthma, Urtikaria) bis lebensbedrohlich (Insektengiftallergie, Larynxödem, anaphylaktischer Schock) mögl.

Typ II: Zellgebundene Antigene, Antikörper-vermittelter, **zytotoxischer Typ** (Reaktion innerhalb von Minuten bis 12 Std.)
- IIa: Bildung von IgG- od. IgM-Antikörpern gegen körperzellgebundene Antigene ⇨ Zytolyse durch Komplement, Makrophagen od. Killer-Zellen; Bsp.: hämolytische Anämie, GOODPASTURE-Syndrom
- IIb (manchmal auch als Typ V angegeben): Statt Zytolyse Aktivierung spezifischer Zellfunktionen über Rezeptorbindung mögl. (stimulatorische Immunreaktion durch zirkulierende Antikörper); Bsp.: Morbus BASEDOW, Myasthenia gravis

Typ III: Antikörper-abhängiger **Immunkomplextyp**, Arthus-Typ (Reaktion innerhalb von 6-12 Stunden) ⇨ Immunkomplexbildung aus **Antigenen und Ak** (IgG, IgM) ⇨ Ablagerung an Organgewebe; Bsp.: allergische Alveolitis, Serumkrankheit, Vaskulitis, Glomerulonephritis, Lupus erythematodes, Purpura SCHÖNLEIN-HENOCH

Zellvermittelte Allergie

Typ IV: Verzögerter Typ, **Spättyp**, zellvermittelter Typ, Tuberkulintyp, ausgelöst durch Aktivierung **spezifischer T-Lymphozyten**, Zytokinfreisetzung ⇨ Gewebeschaden manifestiert sich verzögert (Reaktion innerhalb von 12-72 Std.); Bsp.: Kontaktekzem, virale Exantheme, allergisches Asthma, Transplantatabstoßung

Klin:
⇒ Meist Symptome im Bereich von Schleimhäuten (**Konjunktivitis**, Larynxödem), Atemwegen (**Rhinitis**, **Asthma**), Haut (**Urtikaria**), GI-Trakt (**Nahrungsmittelallergie**)

⇒ Symptomatik von mild bis schwerwiegend, z.T. sogar akut lebensbedrohlich mögl.

Diag: 1. Anamnese (Familienanamnese?, Besonderheiten der Umgebungsbedingungen, jahreszeitliche Abhängigkeit der Beschwerden) und klinische Untersuchung

2. Labor: BB (Eosinophilie), **Gesamt-IgE** (RIST), Allergen-spezifische IgE-Ak (RAST), evtl. IgG-Subklassenbestimmung (Immundefekt?), Tryptase-Spiegel erhöht (wird ausgeschüttet von aktivierten Mastzellen)
3. **Hauttests:**
   - **Reibetest**: Vermuteter Allergieauslöser wird an der Unterarminnenseite gerieben ⇨ pos. Befund = großflächige Rötungen, Quaddeln
   - **Scratch-Test**: Anritzen der Haut auf der Unterarminnenseite mit einer Lanzette, dann Allergentropfen darauf geben ⇨ Sofortreaktion der Haut nach ca. 15 Min. beurteilbar (pos. Befund = Rötung, Quaddel)
   - **Prick-Test**: Allergentropfen werden mittels Prick-Nadel ca. 1 mm tief in die Epidermis eingebracht ⇨ Sofortreaktion n. 15 Min. beurteilbar (pos. Befund = Rötung, Quaddel)
   - **Intrakutantest**: Intrakutane Injektion von ca. 20 µl wässrigem Allergenextrakt (Test ist empfindlicher, meist für Insektengift-Diagnostik verwendet)
   - **Epikutantest** (Patch-Test, Pflastertest, Läppchentest): Allergen-Vaseline-Mischungen unter Pflaster, nach 2-3 Tagen (Spät-Typ-Reaktion) Ablesen des Ergebnisses
4. Weitere Provokationstests: inhalative Provokation, Nahrungsmitteltests (engl. double blind placebo controlled food challenge, Suchdiät)

Ther:
- Allgemein: **Allergenkarenz** = Verminderung/Vermeidung der Allergenexposition (soweit mögl.), Klimatherapie (z.B. allergenfreies Hochgebirge, Seeklima)
- Med: **Antiallergika** (= symptomatische Therapie)
  - **Antihistaminika**: systemisch (oral), z.B. Cetirizin (Zyrtec®), Loratadin (Lisino®), Levocetirizin (Xusal®), Desloratadin (Aerius®) oder topisch auf der Haut Dimetinden (Fenistil®Gel) oder als Augentropfen (Antazolin)
  - **Glukokortikoide**, z.B. topisch als Nasenspray od. Inhalator: Budesonid od. Mometason systemisch (oral, i.m. od. im Notfall i.v.) bei starken Beschwerden: z.B. Betamethason oral (0,1 mg/kgKG/Tag Celestamine®N Tbl.), Triamcinolonacetonid (i.m., Volon®A 40 mg), Prednisolon (1-2 mg/kgKG i.v., Solu-Decortin®H)
  - **Mastzellstabilisatoren**, Cromoglicinsäure (z.B. Vividrin®, Allergo-Comod®)
  - Leukotrienrezeptor-Antagonisten bei Asthma, z.B. Montelukast (Singulair®)
- Hyposensibilisierung (Syn: **Allergen-spezifische Immuntherapie**, Desensibilisierung, „Allergenimpfung", ab ca. 3. Lj. mögl.) mit dem allergieauslösenden Antigen (max. 3). Dazu wird über einen längeren Zeitraum (**3** (-5) **Jahre**) monatlich eine individuell angefertigte Antigenlösung in ansteigender Dosierung s.c. injiziert (dadurch Bildung von IgG, die die Allergene in vivo abfangen und somit zumindest partiell vor dem Kontakt mit IgE schützen). Erfolg (= weniger Symptome und weniger Medikamentengebrauch) in ca. 50 % d.F.
  Auch als tägliche sublinguale Immuntherapie (SLIT) mit individuell hergestellten Tropfen od. als Tabletten für Gräserpollen mögl. (Erfolgsrate mit nur ca. 25 % d.F. aber geringer) und als orale Immuntherapie bei Erdnussallergie (s.u.).
- Informationen: Gesellschaft für Pädiatrische Allergologie und Umweltmedizin e.V., Rathausstr. 10, 52072 Aachen, Tel.: 0241 9800-486, Fax: -259, Internet: www.gpau.de
  Deutscher Allergie- u. Asthmabund e.V., An der Eickesmühle 15-19, 41238 Mönchengladbach, Tel.: 02166 64788-20, Fax: -80, Internet: www.daab.de
  Arbeitsgemeinschaft allergiekrankes Kind e.V., Augustastr. 20, 35745 Herbon, Tel.: 02772 9287-0, Fax: -9, Internet: www.aak.de

Kompl:
- ∗ **Anaphylaktischer Schock** (Maximalform der allergischen Reaktion, s.u.)
- ∗ Med.-NW: bei den Antihistaminika insb. **Müdigkeit**
- ∗ Hyposensibilisierung: Lokalreaktionen (Schwellung, Überwärmung, Schmerz, Juckreiz), Cave! **anaphylaktischer Schock** mögl. (daher ist jeder Pat. nach der Injektion zumindest für 30 Min. noch zu überwachen). Empfehlungen: Keine körperlichen Anstrengungen am Tag der Injektion, zeitlicher Abstand zu Impfungen mind. 1 Wo.

Proph:
- ♥ Optimale Ernährung für Neugeborene: **ausschließliches Stillen** während der ersten **4 Lebensmonate** reduziert das Risiko für eine spätere Allergieentwicklung.
  Wenn Stillen nicht möglich ist, wird hypoallergene Babynahrung (hydrolisiert) empfohlen.
  Einführen der Beikost mit dem 5. Monat (nicht später, da das Immunsystem Kontakt mit den „Fremdstoffen" benötigt)
- ♥ Mutter/Vater (passiv): **nicht rauchen!** (auch nicht in der Schwangerschaft)
- ♥ Schimmelbelastung vermeiden

- ♥ Haustiere erhöhen das Allergierisiko primär eher nicht
- ♥ Impfungen: Standardimpfungen reduzieren eher das Allergierisiko
- ♥ Bei bereits sensibilisierten Kindern Allergene meiden.

DD:
- Autoimmunerkrankungen mit Symptomen an Haut, Schleimhäuten, GI-Trakt usw.
- Infektiös: Erysipel, Rhinitis, Sinusitis, Bronchopneumonie usw.
- Toxische Medikamentenwirkungen

URTIKARIA

Syn: **Nesselsucht**, Quaddelsucht, (lat. urtica = Brennnessel), ICD-10: L50.9

Ät:
- Allergisch: Reaktion vom Soforttyp, Immunkomplextyp od. Spättyp mögl. ⇨ **Nahrungsmittelallergie** (z.B. Nüsse, Milch, Ei, Fisch, Krustentiere, Konservierungsstoffe), Gräserpollen, Tierhaare, **Kontaktekzem** (ICD-10: L23.9, z.B. durch Nickelallergie, Duftstoffe in Kosmetika, Haarfärbemittel, Peru-Balsam usw.), Latexallergie
- Bei Infektionen, insb. **virale**
- Idiopathisch: **chronisch-spontane Urtikaria**, Stress als Verstärker
- Physikalisch:
  - Urtikaria factitia: **mechanisch** (Druck, Reibung, Vibration ⇨ Dermographismus)
  - Cholinerge Urtikaria: Wärme (erhöhte Körperkerntemperatur, Anstrengung)
  - Kälte-Urtikaria: durch lokalen oder generalisierten Kältereiz
  - Licht-Urtikaria: Licht unterschiedlicher Wellenlänge (meist UV-Licht, Sonnenexposition)
  - Aquagene Urtikaria: durch Wasserkontakt (unabhängig von der Temp.)
- Medikamente (Arzneimittelexanthem): ASS, ASS-Additiva-Intoleranz, Antiepileptika, Antibiotika ⇨ Maximalform ist die toxische epidermale Nekrolyse (LYELL-Syndrom, s.u. DD) Histaminfreisetzung durch Plasmaexpander od. Röntgenkontrastmittel
- Autoimmunologisch: Autoantikörper gegen IgE od. IgE-Rezeptoren
- Paraneoplastisches Symptom bei Tumoren
- Gehäuft bei Kindern mit atopischem Ekzem

Path:
- ♦ Gefäßwände werden durch Histaminausschüttung aus Mastzellen durchlässig ⇨ Extravasation, Vasodilatation, Ödem des Coriums
- ♦ Allergische Urtikaria: teilweise IgE vermittelt (Typ I n. COOMBS und GELL), teilweise Immunkomplexreaktion (Typ III), teilweise Spättypreaktion (Typ IV)

Epid: Lebenszeitprävalenz: 20 % der Bevölkerung haben mind. einmal im Leben eine Urtikaria.

Etlg:
- # **Akute Urtikaria** (Dauer <6 Wochen, typisch im Kindesalter): meist infektiös od. allergisch bedingt
- # Chronische Urtikaria (Dauer >6 Wochen, eher im Erwachsenenalter): meist nicht-immunologisch bedingt

Klin:
- ⇒ Erhabene, hellrote, scharf begrenzte Effloreszenzen, mit **Quaddelbildung** auf der Haut
- ⇒ **Pruritus** ⇨ Kratzspuren, Konzentrationsstörungen, Schlafstörungen
- ⇒ Glottisödem, Schluck-/Atemstörungen, Schock

Diag:
1. Anamnese (auslösender Faktor, Familienanamnese, Infektionserkrankung?) u. klinische Untersuchung: Blickdiagnose, Dermographismus prüfen (z.B. mit dem Fingernagel über die Haut streifen)
2. Expositions-/Kutantestungen (Reibe-, Prick-, Intrakutan-, Epikutantest), bei Nahrungsmittelallergie Suchdiät

Ther:
- Auslösende **Noxe meiden**, oft sonst keine weitere Behandlung notwendig

- Antihistaminika: **Cetirizin** (ab 2. Lj. 2 x 2,5-5 mg/Tag, Zyrtec®) od. Rupatadin (ab 25 kgKG, 1 x 5 mg/Tag, Urtimed®Lösung), bei fehlendem Ansprechen kann versucht werden die Dosis bis 3fach zu erhöhen. Bei akuter Form für 3-10 Tage geben, bei chronischer ½ J., dann Auslassversuch machen.
- Juckreiz stillende Salben (z.B. Polidocanol, Optiderm® od. Dimetinden, Fenistil®Gel)
- Glukokortikoide lokal od. kurzfristig systemisch (für 3-7 Tage, Supp.)
- In Erprobung: Omalizumab (= anti-IgE, Xolair®) mit guter Wirksamkeit in Studien

• Selbsthilfegruppen: UNEV - urticaria network e.V., Markgrafenstr. 57, 10117 Berlin, Tel.: 030 450518042, Internet: www.urtikaria.net

Kompl: * QUINCKE-Ödem (Angioödem): starke Schwellung v. Lippen, Augenlidern, Glottis-/Larynxödem ⇨ Atemnot, Ther: erste Maßnahme dann Adrenalin 0,01 mg/kgKG i.m.
* Anaphylaktischer Schock (s.u.)
* Kreuzallergie mit Nahrungsmitteln (z.B. Latex mit Kiwi, Pfirsich, Tomate, Avocado, Buchweizenmehl)

Prog: **Gut** und meist selbstlimitierend (bei akut allergischer Form Rückbildung **innerhalb von Stunden**, auch chronische Formen bessern sich meist nach einiger Zeit).

DD:
- **Exanthematöse Infektionserkrankungen** (s.o., Kap. Infektionskrankheiten): Masern, Röteln, Ringelröteln, Exanthema subitum, Mononukleose (Cave: Exanthem bei Gabe von Ampicillin), Scharlach, Varizellen, Herpes zoster
- **Postvakzinales** Exanthem (einige Tage nach einer Impfung auftretend)
- Toxisches Kontaktekzem: Ekzem durch **chemische Irritation** (z.B. Lösungsmittel, Zement), **Windeldermatitis** (Mazeration der Haut durch Urin, Stuhl, Feuchtigkeit)
- Autoimmunkrankheiten: juvenile rheumatoide Arthritis, systemischer Lupus erythematodes
- Lichtdermatosen, erbliche Protoporphyrie (Häm-Synthesestörung, Lichtdermatose)
- KAWASAKI-Syndrom (mukokutanes Lymphknotensyndrom, s.o., Kap. Hämatologie): systemische Vaskulitis unklarer Ursache, hauptsächlich bei Kleinkindern (1.-5. Lj.) vorkommend
- **Hereditäres Angioödem** (angeborener C1-Esterase-Inhibitor-Mangel od. -Dysfunktion, Chrom. 11, häufigster Komplementdefekt) ⇨ rezidivierende spontane Schwellungen insb. an den Extremitäten, selten auch Glottisödem, Ther: akut C1-INH-Konzentrat
- STEVENS-JOHNSON-Syndrom: sehr selten, infektallergisch od. arzneimittelallergisch bedingt, Klin: hohes Fieber, Erythema exsudativum multiforme mit Blasen an Haut u. Schleimhäuten, erosive Konjunktivitis, Maximalform: toxische epidermale Nekrolyse (LYELL-Syndrom) mit hoher Letalität. Risikomedikamente sind Cotrimoxazol, Carbamazepin, Phenytoin, Phenobarbital, Lamotrigin, Oxicame, Allopurinol, Sulfasalazin.

POLLINOSIS

Syn: Umgangssprachlich **Heuschnupfen**, Heufieber, saisonale allergische Rhinitis, engl. hay fever, ICD-10: J30.1

Ät:
- Saisonal: Inhalation von **Pflanzenpollen** (insb. Baum- und Gräserpollen, neu auch in Deutschland: sehr allergene und aggressive Pollen des Unkrauts Ambrosia artemisiifolia, Syn: Traubenkraut, engl. ragweed)
- Ganzjährige Beschwerden (= perennial): **Hausstaubmilben**, **Tierhaare** (insb. Katze)

Path: ♦ Die **Pflanzenpollen** haben auf ihrer Oberfläche **Proteine** (diese sind das eigentliche Allergen und stehen heute auch isoliert zur Diag. u. Ther. zur Verfügung) ⇨ IgE vermittelte allergische Reaktion vom **Soforttyp** (Typ I n. COOMBS und GELL)
♦ Jede Pollenart hat ein od. mehrere (typische) **Hauptallergene** (z.B. bei Birkenpollen: Bet v 1, bei Gräser Phl p 1 u. 5). Daneben gibt es auch Allergene, die noch in weiteren anderen Pflanzenpollen od. Nahrungsmitteln vorkommen und eine sog. **Kreuzimmunität** ver-

ursachen können (z.B. Birke mit Apfel, Erdnuss, Karotte, Soja).

♦ **Jahreszeitliche Abhängigkeit** der Beschwerden je nach Pollenart (s.u. Kalender)

Epid: ◊ Prävalenz: bei 6jährigen 1-7 %, bei 10jährigen 10 %, bei Jugendlichen >14 J. bis 20 %, gem. RKI - KiGGS-Studie: **9 % aller Kinder** in Deutschland betroffen, m > w, häufigstes Allergen sind die **Birkenpollen**.

◊ Prädisp.alter: ab 3. Lj. beginnend mit einem Gipfel im **Jugendlichenalter**

◊ Die Pollinosis hat in den letzten Jahrzehnten von allen Allergiearten am stärksten zugenommen.

Etlg: ARIA-Klassifikation (WHO): **Rhinitis allergica** <4 Wo. (= intermittierend) od. >4 Wo. (u. >4 Tage/Wo. = persistent), mild od. schwer (= Alltagsleben/Schlaf beeinträchtigt) ausgeprägt.

Klin: ⇒ **Konjunktivitis**: Reizung der Bindehäute ⇨ Juckreiz, Rötung, tränendes Auge

⇒ **Rhinitis allergica**: Niesattacken, Juckreiz, wässriger bis grünlicher Ausfluss, Krusten, Nasenbluten, Nasenschleimhautödem ⇨ behinderte Nasenatmung

⇒ **Urtikaria** (generalisiert od. lokal bei direktem Pflanzenkontakt), Juckreiz

⇒ Auch **Fieber** als systemische Reaktion mögl. (sog. „Heufieber")

⇒ Schlafstörungen, Tagesmüdigkeit

⇒ Entwicklung eines Asthma bronchiale (exogen-allergisches, s.u.)

Diag: 1. Anamnese (jahreszeitliche Abhängigkeit der Beschwerden, s. Pollenflugkalender oder ganzjährig?) und klinische Untersuchung

2. Labor: Allergen-spezifische IgE-Antikörper im Serum (RAST) bestimmbar

3. **Testung:** Scratch- od. Prick-Test, ggf. auch nasaler Provokationstest

Pollenflugkalender

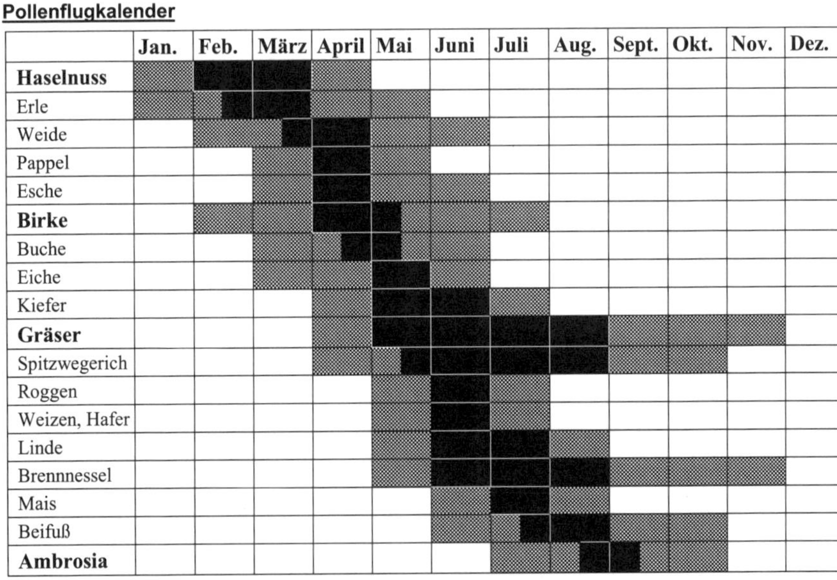

■ Hauptblüte ▩ Vor-/Nachblüte (⇨ geringer Pollenbelastung)

Ther: • Allgemein: **Allergenkarenz** = Exposition zur Hauptblütezeit vermeiden (s. Pollenflugkalender) od. Haustier (insb. Katze) abgeben, Fenster geschlossen halten, Pollenfilter im Auto, Fließ für Fenster, abendliches Haarewaschen, Kleider nach Aufenthalt draußen wechseln, bei Hausstaubmilbenallergie Encasing-Maßnahmen (⇨ milbendichte Bezüge).

- Medikamente zur symptomatischen Behandlung:
  - Antiallergische **Augentropfen** (Antihistaminika, z.B. Levocabastin, Livocab®)
  - Intranasale **lokale Glukokortikoide** (z.B. Budesonid, Mometason od. Fluticason), ggf. systemische Glukokortikoide bei stärksten Beschwerden
  - Mastzellstabilisatoren: **Cromoglicinsäure** als Nasentropfen u./od. Augentropfen (Vividrin®) oder auch inhalativ (Intal®N Aerosol)
  - **Antihistaminika** oral, z.B. Cetirizin (ab 2. Lj. 2 x 2,5-5 mg/Tag, Zyrtec®) od. Ebastin
- Spezifische Immuntherapie = s.c. **Hyposensibilisierung** mit individuell hergestellter Lösung mit den Hauptallergenen nach dem Ergebnis der Testung (ab dem 5. Lj. empfohlen). Diese wird wöchentlich in aufsteigender Dosierung in den Wintermonaten appliziert. Alternativ auch als sublinguale Immuntherapie (z.B. Frühblüher-Baumpollen, Staloral® od. 5-Gräser-Mischung, Oralair®).
- Informationen: Stiftung Deutscher Polleninformationsdienst, Charitéplatz 1, 10117 Berlin, Tel.: 030 450518-006, Fax: -988, Internet: www.pollenstiftung.de oder kostenlose Apps für das Smartphone, z.B. Husteblume od. Pollenapp für die Pollenflugvorhersage.

Prog: Insg. gut, mit Hyposensibilisierung in 50 % d.F. deutliche Besserung (und Verhinderung des Etagenwechsels zum Asthma bronchiale). Restbeschwerden können mit den Med. gut behandelt werden. Nach Abschluss der Pubertät bessern sich die Symptome meist weiter.

Kompl:
* Ausbreitung der Beschwerden auf das Bronchialsystem (sog. **Etagenwechsel**) ⇨ Entwicklung eines Asthma bronchiale (s.u.)
* Kreuzallergie mit Nahrungsmitteln (z.B. Birke mit Apfel, Karotte od. Sellerie)

ASTHMA BRONCHIALE

Ät:
- Extrinsisch (ICD-10: J45.0): exogen-**allergisch** (Blütenpollen, **Hausstaubmilben**, Tierhaare, Schimmelpilze) bei genetischer Prädisposition, häufigste Ursache für ein Asthma im Kindesalter
- Intrinsisch (endogenes, nicht-allergisches, ICD-10: J45.1): **idiopathisch**, getriggert von **Infektionen**, Medikamentenunverträglichkeit (Analgetika-Asthma, meist auf NSAR, ASS), **körperliche Anstrengung**, kalte Luft, gastroösophagealer Reflux, toxische Stoffe (Lösungsmittel, Weichmacher), multifaktorielle genetische Ursachen
- Risikofaktoren: **familiäre Atopie**, vorhergehende allergische Erkrankung, Jungen (Mädchen haben höheres Risiko für die Persistenz ins Erwachsenenalter), häufige Atemwegsinfekte im 1. Lj. (z.B. RSV-Bronchiolitis als Säugling), eigener **Nikotinkonsum** bzw. **rauchende Eltern** (= Passivrauchen, erhöht das Risiko insb. für Kleinkinder!), starke Luftverschmutzung (städtische Gebiete, Feinstaubbelastung), Babyschwimmen (durch Trichloramin), Übergewicht

Path:
- Extrinsisches (allergisches) Asthma: IgE-vermittelte allergische Sofortreaktion (Typ I n. COOMBS und GELL) und Spätreaktion (6-12 Std.) mögl., meist **Mischform** („dual reaction")
- **Chronische Entzündung** der Atemwege mit **bronchialer Hyperreagibilität** ⇨ Bronchialobstruktion durch Ödem der Schleimhäute, vermehrte Sekretproduktion, Spasmen der glatten Muskulatur. Bei längerer Dauer Proliferation von extrazellulären Matrixproteinen und vaskuläre Hyperplasie ⇨ irreversible strukturelle Veränderungen mit bleibender Einschränkung der Lungenfunktion mögl.
- Die sich entwickelnde bronchiale Hyperreagibilität bedingt die Empfindlichkeit gegenüber körperlicher Anstrengung, Kälte, Infektionen, Staub, Rauch usw.

Epid:
- ◊ Häufigkeit: **7-10 % aller Kinder** in Deutschland betroffen, häufigste chronische Erkrankung überhaupt im Kindesalter (weltweite Prävalenz 5-20 %, zunehmende Tendenz)
- ◊ Erkrankungsbeginn: 4.-10. Lj., **m** > w (= 1,5-2:1)
- ◊ Am häufigsten findet sich eine **Mischform**, z.B. allergisches Asthma und zusätzlich intrinsische Faktoren, wie Infektion der Atemwege od. Anstrengung ⇨ akute Atemnot
- ◊ Letalität: in Deutschland nur sehr selten tödliche Verläufe (Risiko Status asthmaticus)

Klin: ⇒ Anfallsartiger Husten (oft erstes Symptom), akute Luftnot (Dyspnoe), Kind sitzt aufrecht und ringt nach Luft, das Ausatmen ist erschwert mit **exspiratorischem Stridor** (pfeifendes Atemgeräusch bei der Ausatmung, sog. wheezing)

⇒ Tachypnoe, Einziehungen, Nasenflügeln, Einsatz der Atemhilfsmuskulatur

⇒ Schlafstörungen, nächtliche Asthmaanfälle (Spätreaktion!)

⇒ Verminderte kardiopulmonale Leistungsfähigkeit

⇒ Status asthmaticus (absoluter Notfall!): Kind kann kaum sprechen, Atemfrequenz >30/Min., Puls >120/Min., **pCO_2 >45 mmHg** (trotz der hohen Atemfrequenz), SaO_2 <85 %, PEF (Peak Expiratory Flow) <50 %, Zyanose, arterielle Hypotonie, keine od. nur schwache Reaktion auf inhalative Med.

Etlg: # Schweregrade bei Kindern/Jugendlichen (modifiziert nach. Dt. Atemwegsliga, 2005)

Grad	Häufigkeit der Symptome	FEV_1 (in % vom Soll)
1. Intermittierend	symptomfreies Intervall >2 Mon.	≥80 %
2. Persistierend, leicht	Intervall zw. Episoden <2 Monate	≥80 %, <80 % im Anfall
3. Persistierend, mittel	mehrmals pro Woche u. nächtlich	<80 %
4. Persistierend, schwer	tags ständig, auch häufig nachts	<60 %

Diag: 1. Anamnese (familiäre Atopie bei Mutter/Vater od. Geschwistern?, Auslöser für Asthmaanfälle?, Haustiere?, Tabakrauch in der Umgebung des Kindes?, sonstige Allergien?) und klinische Untersuchung: in der Auskultation trockene Nebengeräusche (pfeifendes Atemgeräusch, Giemen, Brummen), Atemgeräusch abgeschwächt, verlängerte Exspiration

2. **Lungenfunktion** (zuverlässig erst ab 6. Lj. mögl.): Bestimmung von Vitalkapazität (**VK**) u. forciertem exspir. Einsekundenvolumen (**FEV_1**), relativer Sekundenkapazität (FEV_1 in % der VK ⇨ Ausmaß der Obstruktion, pathologisch bei <75 % der Norm)

   Body-Plethysmographie: Untersuchung der Resistance der Lunge, z.B. sehr empfindlich bei Lungenemphysem, kann schon vor dem ersten Asthmaanfall pathologisch sein (typisches Fluss-Volumen-Diagramm s. Abb.)

   „Peak-Flow-Meter": PEF-Wert (Peak Expiratory Flow = Maximalwert des Luftflussvolumens bei der Ausatmung), gibt es als handliche Kleingeräte für zu Hause.

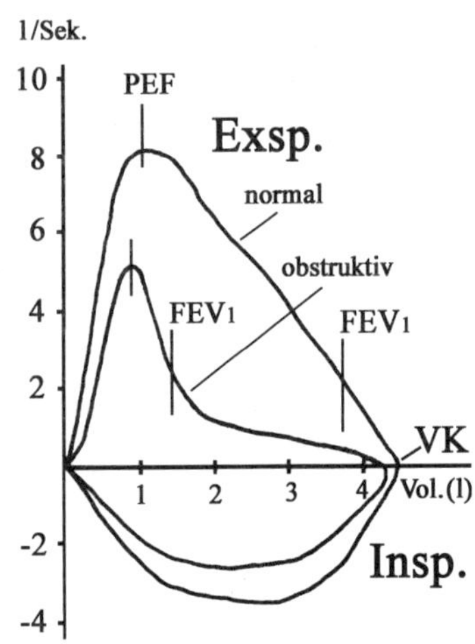

3. Allergietestung: Prick-Hauttestung, inhalativer Provokationstest
4. Labor: typisch ist eine Blut-**Eosinophilie** ≥5 %, spezifische IgE
5. Röntgen-Thorax: zum Ausschluss anderer Erkrankungen, fortgeschritten überblähte Lungen

Ther:
- Akut (symptomatische Ther., „reliever"):
  - Aufrecht-sitzende Lagerung, Kind beruhigen
  - Bedarfsmedikation: Inhalative, kurzwirksame **β_2-Sympathikomimetika** (sind bronchodilatativ): z.B. Salbutamol (Sultanol® Dosier-Aerosol) od. Fenoterol (Berotec®N Dosier-Aerosol) 2-4 Hübe alle 10 Min.
  - Inhalative Anticholinergika: Ipratropiumbromid (Atrovent®), bzw. in Kombination mit Fenoterol (Berodual®N Dosier-Aerosol)
- Status asthmaticus: Notarzt verständigen, da vitale Bedrohung ⇨ Klinikeinweisung
  - Inhalat. β_2-Sympathikomimetika + i.v. Therapie mit β_2-Sympathikomimetika/Theophyllin (ist ein Phosphodiesterasehemmer, bronchodilatativ u. atemantriebssteigernd, 4-5 mg/kgKG langsam i.v., Euphylong®)

- Glukokortikoid hochdosiert i.v. (Prednisolon 2 mg/kgKG alle 6 Std.)
- Sauerstoff-Gabe über Nasensonde od. Maske; reicht dies nicht aus (pCO_2 >65 mmHg), dann Intubation und Beatmung, Intensivtherapie, Flüssigkeitssubstitution

- Stufentherapie als Dauertherapie („controller", Stufen 1-6 gem. der nationalen Versorgungsleitlinie, 2020) ab Schweregrad 2 indiziert:
  - Ab Stufe 2 immer **inhalative Corticosteroide (ICS)**: Budesonid (2 x 1-2 Hub/Tag, z.B. Budes®N Druckgasinhalation od. Pulmicort®Turbohaler®) od. Fluticason (Flutide®), immer mit Spacer (= Inhalationshilfe) inhalieren; reicht die initiale Dosis nicht aus, dann verdoppeln (= Stufe 3).
  - Ab Stufe 4 Kombination von ICS mit inhalativem längerwirksamem (sog. LABA = long acting beta agonists) **ß$_2$-Sympathikomimetikum** (z.B. Formoterol, Oxis®Turbohaler®), ggf. kombiniert mit Cromoglicinsäure (+ Reproterol, AARANE®N Dosieraerosol) od. Muskarinrezeptor-Antagonist zur Bronchodilatation Tiotropium (Spiriva®Respimat®)
  - Reichen inhalative Med. alleine nicht aus, dann zusätzlich orale Med (Stufe 5): Leukotrien-Rezeptorantagonist: Montelukast p.os 4-10 mg 1 x abends/Tag (Singulair®) Die Gabe von langwirksamem retardiertem Theophyllin wird nicht mehr empfohlen. Orale Glukokortikoide in niedrigster effektiver Dosis, z.B. Methylprednisolon 0,5-2 mg/kgKG 1 x tgl. (Urbason®), eine Dauertherapie ist allerdings mit Kompl. verbunden.
  - Neue Med. (sog. **Biologika**, Stufe 6) bei schwerer therapieresistenter Form des Asthmas: IgE-Antikörper Omalizumab (s.c. alle 2-4 Wo., Xolair®, Kinder ab 6 J. zugelassen), Interleukin-5-Antikörper Mepolizumab (s.c. alle 4 Wo., Nucala®, ab 6 J.), IL-4/13-Antikörper Dupilumab (s.c. alle 2 Wo., Dupixent®, ab 12 J.), viele weitere sind in der Forschung, bzw. sind für Erwachsene bereits zugelassen und werden nun auch für Kinder erprobt.
- Allgemein: wie bei der Pollinosis auslösende **Allergene meiden** (z.B. Encasing v. Matratze/Decke/Kissen bei Milbenallergie), eine spez. Immuntherapie = **Hyposensibilisierung** sollte erwogen werden, ausführliche Aufklärung über die Erkrankung, **Asthmaschulung**, Physiotherapie, Sport (Kinder sollten am normalen Schulsport teilnehmen u. Ausdauersport machen; ggf. 10 Min. davor 2 Hübe eines ß$_2$-Sympathikomimetika nehmen), Klimatherapie (Höhenluft)
- Weitere Informationen: z.B. über die richtige Anwendung der Pulver- od. Aerosolinhalatoren bei Deutsche Atemwegsliga e.V., Internet: www.atemwegsliga.de

Prog: Gut, in 50 % d.F. verliert sich das Asthma bis zum Erwachsenenalter. Medikamentöse Behandelbarkeit heute gut, sodass bleibende Schäden meist vermieden werden können.

Proph:
- ♥ **Rauchfreie Umgebung** (auch der Vater sollte nicht rauchen!), bei Sensibilisierung keine Haustiere halten (keine Katzen, Nager od. Vögel; kurzhaarige Hunde sind o.k.)
- ♥ Kein Beruf mit Belastung (z.B. Bäckerasthma durch Mehlstaub) wählen.
- ♥ Bauernstudien: Kinder, die in landwirtschaftlichen Betrieben aufwachsen, haben deutlich geringere Allergieraten und seltener Asthma. Ursächlich ist vermutlich die vielfältigere mikrobielle Umweltexposition (breiteres Mikrobiom).

DD:
- Akute Pathologie/Verlegung der Luftwege durch Entzündungen: Epiglottitis, Pseudokrupp, Pertussis, Pneumonie, Bronchiolitis
- Allergische Alveolitis („Farmerlunge", „Taubenzüchterlunge", ist eine Typ-III-Allergie auf organische Staubpartikel)
- Laryngomalazie, Trachealstenose, Fremdkörper
- Bronchiektasien, bronchopulmonale Dysplasie, Bronchialstenose, chronische Aspiration, ziliäre Dyskinesie, toxische Inhalation, Lungenfibrose
- Spontanpneumothorax, Tumoren
- Tracheoösophageale Fistel, gastroösophagealer Reflux, Aspirationspneumonie
- Mukoviszidose
- Neuromuskuläre Erkrankungen
- Rheumatische Erkrankungen mit Lungenbeteiligung (z.B. WEGENER-Granulomatose)
- Psychisch: Hyperventilationssyndrom

NAHRUNGSMITTELALLERGIE

Syn: Lebensmittelallergie, ICD-10: T78.1, K52.2

Ät:
- Primär: In Lebensmitteln vorhandene Allergene: insb. **Erdnüsse**, Haselnüsse und andere **Baumnüsse**, Steinobst, Vollmilch (insb. **Kuhmilchprotein**), **Hühnereiweiß**, Fische, Schalentiere (Garnelen, Muscheln usw.), Getreide, Sellerie, Karotten, Soja, Kräuter, Äpfel
- Sekundär (Kreuzallergie): bei **Pollinosis**, insb. bei **Birkenpollen** ⇨ häufig zusätzlich Nahrungsmittelallergie auf **Äpfel**, Karotten, Sellerie, Birnen, Pfirsiche, Kirschen, Erdbeere, Himbeere, Kiwi, Haselnuss usw.

Path:
- ♦ Meist Reaktion vom **Soforttyp** (in 90 % d.F., **IgE-vermittelte** Reaktion Typ I n. COOMBS und GELL, meist innerhalb von 30-120 Min. nach Aufnahme des Lebensmittels)
- ♦ Spätreaktion: Immunkomplex-Typ (IgG/IgM-vermittelt mit Komplementaktivierung, nach 3-8 Std.) od. zellulär vermittelt (T-Zell-Reaktion, 24-48 Std.)

Epid:
- ◊ Häufigkeit: ca. 5 % aller Säuglinge und **3 % aller Kinder** betroffen. Eine (serologisch nachweisbare) Sensibilisierung liegt bei ca. 20 % aller Kinder vor.
- ◊ Prädisp.alter: **früh**, 1.-5. Lj.; Säuglinge: Milch, Ei, Weizen; Kleinkinder: Erdnüsse, Baumnüsse; Jugendliche/Erwachsene: meist Kreuzallergie

Klin:
- ⇒ Juckreiz, Unruhe, **Bauchschmerzen**, Übelkeit, Erbrechen, Durchfall, Nahrungsverweigerung, auch Obstipation mögl.
- ⇒ Schleimhautschwellungen im gesamten Mund- und Rachenraum, periorale Rötung
- ⇒ Allergische Rhinitis, allergisches Asthma, Ekzeme, Urtikaria, Anaphylaxie

Diag:
1. **Anamnese** (zeitlicher Abstand der Beschwerden zur Nahrungsaufnahme) u. klinische Untersuchung, ein **Ernährungstagebuch** führen lassen.
2. Labor: Allergen-spezifische IgE-Antikörper im Serum (RAST)
3. Hauttests mit unterschiedlichen Nahrungsmittelextrakten (Prick-Test/Epikutantest)
4. Ausschlussdiät (Kartoffel-Reis-Diät) = Weglassen sämtlicher auslösender Nahrungsgruppen (Milch, Fisch, Getreide, etc.) über mehrere Wochen, anschließend Provokationsdiät (mit Methylhistamin-Bestimmung im 24-Std.-Urin)

Ther:
- Bei (seltener) allergischer Reaktion bei vollgestillten Säuglingen gegen Fremdeiweiße aus der Muttermilch ⇨ Versuch der kontrollierten Eliminationsdiät bei der Mutter
- Neugeborene/Säuglinge: wird nicht gestillt und die Eltern od. ein Geschwisterkind haben eine Allergie, dann hypoallergene Formula-Nahrung (sog. HA-Nahrung) bestehend aus stark **hydrolysierten** Molke- oder Vollmilchproteinen (diese liegen nur noch in äußerst kleinen Fragmenten vor und werden von IgE-Antikörpern nicht mehr erkannt) verwenden.
- **Ernährungsberatung**: Meiden der entsprechenden Nahrung/-bestandteile (= Eliminationsdiät). Aufklärung über Allergene, die in Spuren in Nahrungsmitteln enthalten sind.
- Bei Kreuzallergie (Pollinosis) werden o.g. Nahrungsmittel **gekocht** meist gut vertragen.
- Orale Immuntherapie: bei Erdnussallergie (Palforzia®, Dosissteigerung von 0,1 bis 2.000 mg/Tag über Wochen, Gesamtdauer 2 J., Kosten ca. 11.00 EUR, ein Adrenalin-Pen muss zur Sicherheit zusätzlich verordnet werden), für Kuhmilchallergie in der Erprobung.

Prog: Gut bei Kuhmilch- u. Eiweißallergie der Säuglinge, sistieren meist von selbst. Andere Allergien, wie gegen Erdnuss, Fisch, Schalentiere u. Weizen bleiben meist lebenslang bestehen. Die orale Immuntherapie bei Erdnussallergie zeigt gut Ergebnisse (ca. 70 % Erfolg).

Kompl:
- ∗ Gedeihstörung
- ∗ Anaphylaktischer Schock, QUINCKE-Ödem (Cave: auch beim Provokationstest!)
- ∗ Gehäuftes Vorkommen bei Kindern mit **Neurodermitis** (atopische Dermatitis)
- ∗ Übergang / Entwicklung einer Pollenallergie („allergic march")

Proph: ♥ **Stillen** - gestillte Kinder haben seltener Nahrungsmittelallergien. Optimal für Neugeborene: ausschließliches Stillen für mind. die ersten 4 Lebensmonate!

♥ Hygienehypothese: übertriebene Hygiene ⇨ unterfordertes Immunsystem kann bei jungen Kindern die Entstehung einer Allergie fördern.

♥ Nahrungsmittel, die praktisch nie allergische Reaktionen auslösen: Kartoffeln, Reis, Artischocken, Blattsalate. Allgemein: abwechslungsreiche Kost

♥ In d. EU müssen potentiell allergene Bestandteile auf Nahrungsmitteln deklariert werden

DD: – Laktoseintoleranz (durch Laktasemangel, dies ist keine Allergie), Fruktosemalabsorption
– Zöliakie (Gluteninduzierte Enteropathie = Überempfindlichkeit gegen Gliadin (Proteinbestandteil des Glutens, das in vielen Getreidearten vorkommt)
– Mukoviszidose (zyst. Fibrose, intestinale Sympt. durch verminderte Verdauungsenzyme)

INSEKTENGIFTALLERGIE

Syn: **Hymenopterenallergie** (gr. Hymenoptera = Hautflügler), ICD-10: T63.4 + T78.2

Path:
- ♦ IgE vermittelte allergische Reaktion vom **Soforttyp** (Typ I n. COOMBS und GELL) gegen Insektengiftproteine
- ♦ Erhöhtes Risiko für Anaphylaxie: häufige Exposition (Imker und dessen Kinder), vorbestehendes Asthma bronchiale, bereits vorherige Stichanaphylaxie, Mastozytose

Epid:
- ◊ Prävalenz: **häufig**, systemische Reaktionen bei 0,3-3,5 % der Bevölkerung (bei bis zu 50 % der Kinder lässt sich im Labor eine IgE-vermittelte Sensibilisierung finden, dies ist aber unspezifisch und zeigt noch kein Anaphylaxierisiko an)
- ◊ Letalität: in Deutschland ca. 20 Todesfälle/Jahr (meist Erwachsene, m > w)

Etlg:
- # **Wespengift** (engl. wasp venom, lat. Vespula vulgaris, Hauptallergen: **Ves** v 5)
- # **Bienengift** (engl. bee venom, lat. Apis mellifera, Hauptallergen: **Api** m 1)
- # Andere: Hornissengift, Hummelgift, Ameisengift, Bremsenspeichel, Stechmückenspeichel, Raubwanzen (in USA), giftige Haare des Eichenprozessionsspinners

Klin:
- ⇒ Schwere Lokalreaktion: schmerzhafte Rötung, Schwellung >10 cm im Durchmesser, nichtinfektiöse Lymphangitis, Symptome über mehrere Tage persistierend
- ⇒ Anaphylaxie: generalisierte Urtikaria, Atemwegsobstruktion (Bronchospasmus, Larynxödem), anaphylaktischer Schock mit Atem- od. Kreislaufstillstand bis zum Tod

Diag:
1. Anamnese (frühere Insektenstiche, Symptome nach Stich) und klinische Untersuchung: typischer Lokalbefund
2. Labor: spezifische IgE bestimmen, Mastzelltryptase im Serum (erhöht ⇨ schwerer)
3. Hauttestung (Prick-Test, ist dieser negativ, dann noch der empfindlichere Intrakutantest mit 1,0 µg/ml Giftkonzentration)

⇨ Diagnostik muss entscheiden, ob ein Anaphylaxierisiko besteht (od. nur normale Stichreaktionen vorliegen). Nur dann ist die aufwändige Hyposensibilisierung indiziert.

Ther:
- Bienenstachel entfernen (mit dem Fingernagel wegkratzen, nicht ausdrücken)
- Bei schwerer Lokalreaktion: kühlender Umschlag, kortisonhaltige Salbe auftragen, orales Antihistaminikum + orales Glukokortikoid geben
- Akuttherapie einer Anaphylaxie s.u., Kap. Anaphylaktischer Schock
- **Spezifische Immuntherapie** (Hyposensibilisierung, ab 2. Lj.) bei Anaphylaxierisiko. Dauer: 3-5 Jahre (ggf. auch lebenslang, z.B. bei besonderem Risiko mit Mastozytose). Die Dosis wird zu Beginn gesteigert und dann über Jahre beibehalten (Erhaltungsphase, meist 100-200 µg). Der Erfolg wird dann mit einer „Stichprobe“ mit einer lebenden Biene/Wespe unter klinischen Bedingungen überprüft.
- Notfallset verordnen und in der **Anwendung schulen**:
  - **Antihistaminikum:** Dimetinden-Flasche (Fenistil®Tropfen, 20-40 Trpf.)

- **Glukokortikoid:** Betamethason-Flasche (Celestamine®N liquidum), bei >15 kgKG 0,5 mg/kgKG, bei 15-30 kgKG insg. 7,5 mg, bei >30 kgKG insg. 15 mg
- Bei beginnenden systemischen Beschwerden (Halsschwellung, Atemnot, Blutdruckabfall usw.) **Adrenalin-Autoinjektor** (Injektor mit 150 µg bei 7,5-30 kgKG, mit 300 µg bei >30 kgKG, z.B. Anapen®, Fastjekt®, Jext®, Österreich/Schweiz: EpiPen®) **i.m.**

  ⇨ Wichtig: **Die Anwendung muss unbedingt gut geschult werden!**
- Bei Pat. mit Asthma zusätzlich noch ein inhalatives β_2-Sympathikomimetikum

• Hilfe bei der Schulung: AGATE (Arbeitsgem. Anaphylaxie – Training u. Edukation e.V.), Internet: www.anaphylaxieschulung.de mit Adressen von Schulungszentren

Prog: Gut, die spezifische Immuntherapie hat eine Wirksamkeit von 80-95 % (wegen des Restrisikos sollte aber auch nach erfolgreicher Ther. das Notfallset immer mitgeführt werden).

Kompl: * **Anaphylaktischer Schock** (Cave: auch bei der Hyposensibilisierung!)
* Vorbestehende Mastozytose erhöht das Risiko stark für schwere allergische Reaktionen

Proph: ♥ Bei bekanntem Anaphylaxierisiko immer **Notfallset** mitführen u. **Exposition meiden**!

DD: – Normale lokale Stichreaktion: Schwellung <10 cm, Schmerz, Juckreiz, Rötung, Besserung der Symptome innerhalb v. 24 Std., kein systemischer Effekt!
– **Toxische** Wirkung des Wespen-/Bienengifts: Es sind aber ca. 50 Stiche bei Kindern (u. 100 bei Erwachsenen) erforderlich, um eine lebensbedrohliche Reaktion hervorzurufen (Hämolyse, Rhabdomyolyse, Leber-, Nierenschäden).

ANAPHYLAKTISCHER SCHOCK

Syn: Allergischer Schock, Anaphylaxie, ICD-10: T78.2

Ät: – Bei jedem allergischen Geschehen (Typ I n. COOMBS und GELL) als Maximalform mögl.
– Besonderes Risiko bei: **Insektengiftallergie** (insb. Wespenstiche), **Nahrungsmittel**allergie (z.B. Nüsse), Einnahme u. insb. Infusion von **Medikamenten**, Röntgenkontrastmittelallergie, inkompatible Bluttransfusion, **Hyposensibilisierung**sbehandlung, Provokationstests
– Prädisposition: bestehendes Asthma bronchiale, atopische Dermatitis, Mastozytose

Path: ♦ Anaphylaxie: Ag-Ak-Reaktion (IgE-vermittelt), Mediatorenfreisetzung, Histaminausschüttung aus Mastzellen ⇨ Dilatation der Arteriolen, Konstriktion der Venolen ⇨ Blut versackt im Kapillarbett ⇨ Plasmaabfluss ins Interstitium ⇨ **Hypovolämie**, starker Blutdruckabfall, verminderte Organdurchblutung, Schock
♦ Der anaphylaktischen Reaktion geht i.d.R. eine **Sensibilisierungsphase** voraus = vorhergehender, ggf. mehrfacher Kontakt des Körpers mit dem Allergen. Diese Sensibilisierung kann unbemerkt und ohne Symptome verlaufen.

Etlg: Anaphylaktische Reaktion: Schweregrade modifiziert n. RING u. MEßMER (1977)

I:	Allgemeinsymptome (Schwindel, Kopfschmerz) + Hautreaktion (Juckreiz, Urtikaria)
II:	Zusätzlich: Übelkeit, Dyspnoe, Blutdruckabfall, Tachykardie, Arrhythmie
III:	Zusätzlich: Erbrechen, Larynxödem, Bronchospasmus, Bewusstseinseintrübung, Zyanose, Schock
IV:	Kreislaufversagen, Atemstillstand, Organversagen

Klin: ⇒ Erste Symptome sehr unspezifisch: Juckreiz an Händen u. Füßen, Übelkeit, Erbrechen, Bauchschmerzen, Schwindel, Kreislaufbeschwerden, trockener Mund, Sehstörungen, Urtikaria (Quaddelbildung), blasses Hautkolorit, Kaltschweißigkeit, Angstgefühl
⇒ Dann: **akute Atemnot** durch Bronchokonstriktion (Histaminwirkung), evtl. Lungenödem, QUINCKE-Ödem (Augenlider, Glottis + Larynx ⇨ inspiratorischer Stridor)

⇒ In der Folge **Tachykardie, Blutdruckabfall** (Cave: der für Erwachsene angewendete sog. Schockindex ist für Kinder nicht anwendbar) ⇨ Herz-Kreislauf-Versagen

<u>Diag:</u> 1. Anamnese, bzw. Fremdanamnese (Eltern, Begleitperson ⇨ Allergien bekannt?) und klinische Untersuchung: Bewusstseinslage, Atemwege frei?, Puls, Blutdruck
akut keine weiteren Untersuchungen ⇨ **sofort Ther. beginnen**
2. Nach Ther. der akuten Situation spezifische allergologische Diagnostik erforderlich (spez. IgE, Testung)

<u>Ther:</u> • **Allergenexposition sofort stoppen**, umgehend Notarzt verständigen.
- <u>Allgemeinmaßnahmen:</u> Flachlagerung mit 15° angehobenen Beinen bei Hypovolämie, wenn ausschließlich Atembeschwerden Oberkörperhochlagerung, bei Herz-/Kreislaufversagen sofort mit Reanimation beginnen
- <u>Med:</u> akut 1. **Adrenalin** (Epinephrin 0,01 mg/kgKG i.m. in d. Oberschenkel od. bei Reanimation i.v. 0,01 mg/kgKG mit NaCl 0,9%ig 1:10 verdünnt, Suprarenin®)
  2. **Antihistaminikum** (Dimetinden 0,1 mg/kgKG langsam i.v., Fenistil®)
  3. **Glukokortikoid** (Prednisolon 2 mg/kgKG i.v., Solu-Decortin®H)
  4. Inhalatives $ß_2$-Sympathomimetikum bei Bronchoobstruktion (z.B. Salbutamol 2 Hübe alle 5 Min., Sultanol®-Dosier-Aerosol)
- **Volumenersatz** initial mit isotonischer Vollelektrolytlösung 20 ml/kgKG i.v. (wenn kein i.v.-Zugang zu bekommen ist, dann als intraossäre Infusion über Tibiapunktion)
- **O_2-Zufuhr** über Nasensonde (5-12 l/min.) oder falls erforderlich (Atemwegsobstruktion) Intubation und Beatmung (100%ige O_2-Gabe, ggf. mit PEEP)
- Nach der Akutsituation: Klinikeinweisung, Intensivstation! (mind. 10-stündige Überwachung, da Risiko für Anaphylaxierezidiv)

• Nach Ther. der akuten Situation spezifische allergologische Diagnostik durchführen und je nach Befund z.B. Hyposensibilisierungsbehandlung beginnen. Ein **Notfallset** verordnen (s.o. Insektenstichallergie) und einen **Anaphylaxiepass** ausstellen!
• <u>Selbsthilfegruppen u. weitere Informationen:</u> Präventions- u. Informationsnetzwerk Allergie/Asthma – pina e.V., UKSH, Ratzeburger Allee 160 (Haus 40), 23538 Lübeck, Tel.: 0451 500-42991, Fax: -42814, Internet: www.pina-infoline.de, von dort kann auch der Anaphylaxie-Pass kostenlos bezogen od. heruntergeladen werden.

<u>Prog:</u> Jeder Patient, der das Stadium des manifesten Schocks erreicht, hat eine sehr ernste Prog. mit hoher Letalität ⇨ **Frühdiagnose** u. **sofortige Ther.** ist entscheidend!

<u>Kompl:</u> * Akutes **Nierenversagen**, Ther: Diurese ⇨ Furosemid, Dobutamin-Perfusor, Bilanzierung von Ein- und Ausfuhr, evtl. Hämofiltration oder Hämodialyse
* Akute respiratorische Insuffizienz, ARDS (Schocklunge) ⇨ Beatmung
* DIC (**Verbrauchskoagulopathie**, Ther: FFP (fresh-frozen-plasma = Frischplasma), AT-III-Substitution (in der Frühphase: Heparin), Thrombozytenkonzentrat (bei Thrombozytensturz), Fibrinogensubstitution
* Weichgewebenekrosen, Myositis, nekrotisierende Fasziitis, Gangrän
* **Multiorganversagen**, Kreislaufversagen ⇨ Tod

<u>Proph:</u> ♥ Bei bekannter Sensibilisierung immer Notfallset mitführen, Allergene meiden!

<u>DD:</u> - **Intoxikation**
- Vasovagale Synkope, Hyperventilation
- Septischer Schock bei Infektion
- Volumenmangelschock bei Trauma, Blutung, Verbrennungen, H_2O- und Elektrolytverlust (schwere Diarrhoe, Erbrechen)
- Kardialer Schock (akute Herzinsuffizienz, Kammerflimmern, Myokarditis, Perikardtamponade, Lungenembolie)
- Neurogener Schock: Dysregulation der Gefäßtonisierung durch extremen Schmerz, SHT, Hirnblutung

HAUTKRANKHEITEN

Ät:
- **Angeborene** Erkrankungen (Genodermatosen): Epidermolysen, Ichthyosen, EHLERS-DANLOS-Syndrom (Cutis hyperelastica), Neurofibromatose, Xeroderma pigmentosum, ektodermale Dysplasie (Schweißdrüsenhypo/-aplasie), fokale dermale Hypoplasie
- Erkrankungen mit **genetischer Disposition**: Psoriasis, seborrhoische Dermatitis
- **Infektiöse** Erkrankungen: Erysipel, Impetigo contagiosa, Dermatitis exfoliativa neonatorum, Verrucae vulgares (Warzen), Molluscum contagiosum (Dellwarze), Borreliose, Mykosen (Tinea, Pityriasis versicolor, Candida)
- **Parasitäre** Erkrankungen: Läuse, Scabies, Flöhe, Wanzen, Maden, Milben
- **Irritative** Erkrankungen: Windeldermatitis, Insektenstiche, Photodermatosen
- **Allergische** Erkrankungen: Urtikaria, Kontaktekzem, Neurodermitis
- **Hauttumoren**: Naevuszellnaevus, Tierfellnaevus, Pilomatrixom
  Maligne (sehr selten im Kindesalter): Melanom, Basalzellkarzinom, Stachelzellkarzinom
- Krankheiten der **Hautanhangsgebilde**: Akne, Naevus sebaceus, Alopezie/Hypotrichose, Nagelerkrankungen
- Gefäßkrankheiten: Hämangiome, Naevus flammeus
- Zu einer **Mitreaktion** der Haut kommt es bei vielen systemischen Erkrankungen: Infektionen/**Kinderkrankheiten** (Masern, Varizellen, Röteln, Ringelröteln, Exanthema subitum, Herpes usw.), maligne Tumoren, internistische Erkrankungen, usw. (s. auch unten bei DD)

Path:
- ♦ Besonderheiten der Haut von Säuglingen und Kindern: erhöhte **Resorptionsfähigkeit** für Externa ⇨ systemische NW mögl. (z.B. bei topischen Glukokortikoiden)
- ♦ Epidermale Zellen haben eine verminderte Kohärenz ⇨ leichtere **Blasenbildung**
- ♦ Massive **Keimbesiedlung** nach der Geburt, die Säuglingshaut ist noch wenig verhornt und daher noch für Infektionen und irritative Stoffe sehr empfindlich
- ♦ **UV-Schäden** (nicht nur durch wiederholte Sonnenbrände) im Kindesalter können erhebliche Spätfolgen verursachen (insb. bei hellen Hauttypen)

Etlg: # Hauttypen (in absteigender Lichtempfindlichkeit, modifiziert n. FITZPATRICK, 1975):
- **Keltischer Typ**: rothaarig, sehr helle Haut, hellgrüne/hellgraue Augen, keine Bräunung nur Sommersprossen, extreme Lichtempfindlichkeit (Eigenschutzzeit <10 Min.), extrem schnell Sonnenbrand, sehr hohe Hautkrebsgefährdung
- **Nordischer Typ**: blonde Haare, helle Haut, blaue Augen, geringe Bräunung, starke Lichtempfindlichkeit (Eigenschutzzeit 10-20 Min.), sehr schnell Sonnenbrand, hohe Hautkrebsgefährdung
- **Mischtyp**: häufigster Typ in Deutschland, braune Haare, mittlere Hautfarbe, braune Augen, fortschreitende Bräunung, geringere Lichtempfindlichkeit (Eigenschutzzeit 20-30 Min.), seltener Sonnenbrand, geringere Hautkrebsgefährdung
- **Mediterraner Typ**: dunkelbraune bis schwarze Haare, braune Hautfarbe, braune Augen, schnelle Bräunung, geringe Lichtempfindlichkeit (Eigenschutzzeit >30 Min.), selten Sonnenbrand, geringe Hautkrebsgefährdung
- **Dunkler bis schwarzer Typ**: schwarze Haare, dunkelbraune Hautfarbe, schwarze Augen, praktisch keine Lichtempfindlichkeit (Eigenschutzzeit >90 Min.) und praktisch kein Sonnenbrandrisiko, kaum Hautkrebsgefährdung

Klin: ⇒ Primäreffloreszenzen in der Dermatologie:
- Macula: Farbveränderung der Haut ohne Konsistenz- oder Niveauveränderung
- Urtikaria: umschriebene Rötung und Ödem der Dermis, Quaddel
- Papula: Knötchen, leicht erhabene Verhärtung der Haut bis 5 mm Größe
- Nodulus: Knoten, umschriebene Verhärtung der Haut >5 mm Größe
- Vesicula: erbsengroße Blasenbildung über Hautniveau, intraepithelial
- Bulla: große Blase, intraepithelial u./od. subepithelial
- Pustula: Eiterblase

⇒ Sekundäreffloreszenzen:
- Squama: Hornhautauflage (Schuppe)
- Erosio: Defekt des Epithels bis zur Basalmembran (⇨ keine Narbenbildung), Rhagade: spaltförmiger Einriss der Epidermis, Cicatrix: Narbe
- Ulcus: Defekt bis über die Cutis in tiefe Schichten reichend (⇨ narbige Ausheilung)
- Atrophie: Zurückbildung von Hautarealen

Diag: 1. Anamnese (Familienanamnese, Allergien, Pruritus, Kontaktpersonen, Tiere, Erkältung, Stress, Grundkrankheiten, Medikamente) u. klinische Untersuchung: häufig typische **Blickdiagnostik der Effloreszenzen** mögl., Lk-Status, neurologisch (Sensibilität)
- Dermatographismus: Weißfärbung der Haut nach Reizung ⇨ Atopie-Zeichen
- Diaskopie (Glasspatel): zur Unterscheidung zwischen Einblutung (ist nicht wegdrückbar) od. Gefäßerweiterung od. Erythem (sind wegdrückbar)
- Auflichtmikroskopie: zur Ansicht von pigmentierten Hauttumoren, ggf. + Fotografie

2. Abstrich: Erregernachweis auf der Haut
3. Biopsie und histologische Untersuchung: Ausschluss Malignität, Regenerationsfähigkeit, Verhornung, Entzündungszellen?
4. Bei V.a. Atopie: Allergie-Testung u. Provokationstests (s.o., Kap. Allergologie)
5. Trichogramm: mikroskopische Untersuchung der Haarwurzeln

DD:
- Postvakzinales Exanthem (einige Tage nach einer Impfung auftretend)
- Autoimmunkrankheiten: rheumatoide Arthritis, Lupus erythematodes, Vaskulitiden
- WATERHOUSE-FRIDERICHSEN-Syndrom: multiple petechiale Hautblutungen, durch Meningokokkensepsis (selten auch bei Haemophilus) bei Kleinkindern
- STEVENS-JOHNSON-Syndrom: infektallergische od. arzneimittelallergisch bedingte Erkrankung mit hohem Fieber, Erythema exsudativum multiforme an Haut u. Schleimhäuten, erosiver Konjunktivitis, Maximalform: toxische epidermale Nekrolyse mit hoher Letalität
- KAWASAKI-Syndrom (mukokutanes Lymphknotensyndrom) mit Exanthem am Stamm, Erythem von Hand- u. Fußfläche, Himbeerzunge u. gerötetem Rachen, Konjunktivitis, Fieber zervikaler Lymphknotenschwellung, typischer Schuppung der Finger- u. Zehenkuppen nach 1-2 Wo., Kompl: Aneurysmen der Koronararterien, Mikroangiopathie ⇨ Absterben von Extremitätenteilen (Finger), Ther: i.v. Immunglobuline + ASS

PARASITEN

Syn: Parasitenbefall der Haut, ICD-10: B88.9

Epid: Im Kindesalter überwiegend und häufig **Kopfläuse**, alle anderen Parasiten sind bei uns selten.

Etlg:
Läuse: Pediculosis, Phthiriasis
Scabies (Krätzmilbe)
Flöhe (Pulikose): Menschenfloh (Pulex irritans), Hunde-/Katzenfloh, Sandfloh, Rattenfloh
Wanzen: Bettwanze (Cimex lectularius), Raubwanzen (in USA)
Maden: Myiasis
Milben: Trombidiose (Heukrätze), Akarinose

Path: ♦ Die Parasiten sind meist **blutsaugend** ⇨ Lokalreaktion mit punktförmiger Hämorrhagie, (Biss-/Einstichstelle), kleine Papel od. Quaddel, **Juckreiz** ⇨ Kratzspuren.

Kompl:
* Sehr selten auch allergische od. anaphylaktische Reaktionen auf Parasitenstiche mögl.
* Bakterielle Superinfektion (Impetiginisierung)

Proph: ♥ Bei Parasitenbefall immer auch Familienmitglieder u. Freunde untersuchen und Kindergarten/Schule informieren.

Pediculosis capitis

Syn: **Kopfläuse**, Pediculose, Läuse, engl. lice, ICD-10: B85.0

Ät: Kopflaus (Pediculus humanus capitis), Übertragung erfolgt von „**Kopf zu Kopf**“ (Kontakt)

Path: Adulte Läuse (1-3 mm groß, 3 Beinpaare) kleben ihre Eier (= **Nissen**) unmittelbar über der Kopfhaut am Haaransatz an die Haare. Die Larven schlüpfen nach ca. 8 Tagen, Lebenszyklus ca. 3 Wo. Zur Ernährung stechen die Läuse in die Haut u. saugen alle 3-4 Std. Blut.

Epid: Prävalenz: **häufig**, 1-3 % aller Kinder im Kindergarten-/Schulalter

Klin: **Pruritus** der Kopfhaut (durch den Speichel der Läuse), Ekzembildung durch Bisse, „Maculae caeruleae" = kleine bläuliche Flecken (Einstichstellen)

Kompl: Sekundärinfektion durch Kratzen (Staphylokokken), zervikale Lk-Schwellung mögl.

Diag: Mikroskopie/Lupe: Identifizierung der Läuse/Nissen (feuchtes ausbürsten mit Nissenkamm)

Ther: **Lokaltherapie** mit einem der antiparasitären Mittel und Durchkämmen der feuchten Haare mit einem **Nissenkamm** (ist ein sehr feiner Kamm, 0,2 mm), folgende Stoffe sind wirksam:

- Dimeticon (Jacutin®Pedicul Fluid in die Haare einreiben und 10 Min. einwirken lassen, dann auswaschen, nach 10 Tagen wiederholen), sehr gute Wirksamkeit, keine Resistenz
- Permethrin 0,5%ig (InfectoPedicul®Lösung in die Haare einreiben und ½-1 Std. einwirken lassen, dann ohne Shampoo auswaschen und durchkämmen mit einem Nissenkamm, ggf. Wiederholung nach 8-10 Tagen)
- Pyrethrumextrakt (Goldgeist®forte Lösung ca. ½-1 Std. einwirken lassen, dann auswaschen, ggf. Wiederholung nach 8-10 Tagen)
- Malathion (InfectoPedicul®Malathion-Shampoo 5 Min. einwirken lassen, dann auswaschen, nach 1 Wo. wiederholen)

Hygienemaßnahmen: Bettwäsche, Schlafanzug usw. wechseln und bei 60° C waschen, Kuscheltiere usw. für 3 Tage in Plastikbeutel verschließen.

Prog: Gut, Wiederzulassung zum Kindergarten/Schule bei Laus-/Nissenfreiheit (mit den antiparasitären Mitteln bei korrekter Anwendung am nächsten Tag)

Kompl: Übertragung von Rückfallfieber od. Fleckfieber (in tropischen Regionen mögl.)

DD: Filzlaus (Phthirus pubis, Schamlaus): Kann auch Kopfhaar befallen, Prädilektionsstellen sind Schambehaarung, am Kopf Augenbrauen u. Wimpern. Ther: wie bei der Kopflaus
Kleiderläuse (Pediculus humanus corporis): selten an Körperhaaren zu finden

Scabies

Syn: Skabies, Krätze, ICD-10: B86

Ät: **Krätzemilbe** (Sarcoptes scabiei variatio hominis), Übertragung durch **direkten Kontakt** (kommt nur bei Menschen vor), schlechte Hygiene, (Bett-)Wäsche (eher selten)

Path: Die Weibchen (0,3 mm groß) bohren sich in die Epidermis (Gänge ca. 1 cm lang) und legen dort am Ende des Kanals Kot und Eier ab ⇨ Bildung von Knötchen od. Ekzemen mögl.
Prädilektionsstellen: **Hände interdigital**, Mamillen, Achselhöhle, Nabel, Genitale, perianal

Klin: Gangartige Papeln, stark **juckende** Quaddeln (klein) mit Krustenbildung, Ekzem, verstärkt nachts bei Bettwärme („nächtliches Crescendo“)

Diag: Beginn der Symptomatik nach 8-20 Tagen, Milbengänge sind erst nach 20 Tagen sichtbar (**Lupenuntersuchung**), direkter Nachweis mittels Auflichtmikroskopie

Ther: Milbenentfernung durch Kanülenpunktion am Ende des Ganges mögl. (zur Diagnostik)
Lokal: 5%ige **Permethrin**-Salbe (z.B. Infectoscab®5%Creme, 8-12 Std. einwirken lassen, ggf. nach 7-10 Tagen wiederholen) oder **Benzylbenzoat** (z.B. Antiscabiosum®10% für Kinder ab 3. Lj., an 3 aufeinanderfolgenden Tagen eincremen, dann erst abwaschen).
Täglicher Wechsel der Wäsche (und waschen bei mind. 60°C)

Seit 2016 gibt es auch ein orales Med.: Ivermectin (1x200 μg/kgKG, Scabioral®, ab 15 kg)

Prog: Gut, bei Diagnose Verbot des Besuches von Gemeinschaftseinrichtungen, Wiederzulassung zum Kindergarten-/Schulbesuch nach Behandlung/Abheilung.

Kompl: Scabies crustosa bei Immundefizit, Superinfektion der Gänge (Impetigo)

STROPHULUS INFANTUM

Syn: Prurigo simplex acuta infantum, akute Prurigo, Urticaria papulosa infantum, Juckpöckchen, ICD-10: L28.2

Ät:
- Häufig unklar
- Parasiten (Stich oder Biss von Flöhen, Milben od. Mücken verursacht eine kombinierte **allergische** Typ-I- u. -IV-Reaktion nach COOMBS u. GELL)
- Triggerfaktoren: Heu oder Pollen, intestinale Parasiten, Infektionen

Epid:
◊ Prädisp.alter: **1.-3. Lj.**
◊ Saisonale Häufung im Sommer u. Herbst

Klin:
⇒ Stark juckende, entzündlich gerötete urtikarielle Papeln mit einem zentralen Bläschen (**Seropapeln**), im Verlauf Krustenbildung, Kratzspuren, nach Abheilung de- oder hyperpigmentierter Fleck
⇒ Prädilektionsstellen: Streckseiten der Extremitäten, Stamm mit Mamillen, Genitale
⇒ Keine Allgemeinsymptomatik, Sekundärinfektion (Impetiginisierung) mögl.

Diag:
1. Anamnese (Haustiere?) und klinische Untersuchung
2. Histologie: intraepidermale Seropapel mit unspezifischem lymphozytärem Infiltrat, später reaktive Epidermishyperplasie mit Parakeratose

Ther:
- Symptomatisch: orale Antihistaminika gegen Juckreiz (Dimetinden), Glukokortikoidcreme
  - Bei nachgewiesenem Parasitenbefall: entsprechende äußerliche Med., Kontaktpersonen kontrollieren, Haustiere kontrollieren und behandeln!
  - Täglicher Wechsel der Wäsche

Prog: Gut, kann auch rezidivierend od. chronisch verlaufen.

DD:
- Varizellen, Molluscum contagiosum
- Parasiten: Scabies, Trombidiose (Milben)
- Urtikaria

WINDELDERMATITIS

Syn: Windelausschlag des Säuglings, Windelekzem, ICD-10: L22

Ät:
- **Mazeration** der Haut durch (bakteriell) zersetzten alkalischen Harn und Stuhl, vermehrt bei dyspeptischen/sauren Stühlen
- Zu seltener Windelwechsel, ungenügende Reinigung, reizende Stoffe in Fertigwindeln oder Waschmittelrückstände in Stoffwindeln, Luftabschluss durch Plastik- oder Gummibündchen („feuchte, warme Kammer")

Path:
♦ Nicht allergische sondern kumulativ-toxische entzündliche Hautreaktion im Windelbereich durch **irritierende** körpereigene (Ammoniak im Urin, Enzyme im Stuhl) oder körperfremde Substanzen (z.B. übertriebener Gebrauch von Reinigungsmitteln)
♦ Lok: beginnt intertriginös (Falten anal, inguinal)

Epid: **Sehr häufig** vorkommend, fast jeder **Säugling** hat einmal eine Windeldermatitis

Klin:
⇒ Flächenhafte Rötung mit Entwicklung von Papulovesikeln, konfluierend
⇒ Herde im Verlauf rötlich-schuppend, nässend, später krustig

⇒ Bei längerer Dauer derbe gerötete Papeln od. Knötchen
⇒ Ausbreitung psoriasiformer Streuherde über d. ganzen Körper ("napkin dermatitis") mögl.

Diag: 1. Anamnese u. klinische Untersuchung: meist typisches, gut abgegrenztes klinisches Bild im Windelbereich
2. Labor: Abstrich für mikrobiologische Untersuchung

Ther: • Symptomatisch: **häufiger Windelwechsel** (tags alle 2-3 Std., kein Nassliegen des Kindes), sooft wie mögl. Kind windelfrei lassen
- Nicht bei jedem Windelwechsel das Kind waschen, keine Hilfsmittel wie chemische Reinigungstücher oder Seife verwenden
- Ggf. hautschützende Paste (z.B. weiche Zinkoxid-Pasten) od. Zink-Öl in dünner Schicht auftragen
- Ggf. Antibiotika bei Keimnachweis, kurzfristig cortisonhaltige Salben

Prog: Gut

Kompl: * Bakterielle Superinfektion durch Staphylokokken (**Impetiginisierung**), Ther: Cefuroxim 100 mg/kgKG/Tag in 3 Dosen oral
* Sekundäre **Candida**-Infektion (in ca. 80 % d.F., sog. Windelsoor), Ther: topisches Antimykotikum (z.B. Clotrimazol, Imazol®Paste)

DD: – Seborrhoische Dermatitis od. andere Ekzeme, Psoriasis (Schuppenflechte), Mastozytose
– Scabies, Herpesviren

SEBORRHOISCHE DERMATITIS

Syn: Dermatitis seborrhoides infantum, seborrhoisches Ekzem, Morbus UNNA, ICD-10: L21

Ät: Letztlich unklar, genetische Prädisposition

Path: ♦ Vermehrte Androgenbildung bei Säuglingen ⇨ erhöhte Talgdrüsenaktivität
♦ Lok: behaarte **Kopfhaut** und **Gesicht** (Nase), Windelbereich

Epid: ◊ Prädisp.alter: von Geburt bis **maximal zum 6. Lebensmonat**, m > w

Klin: ⇒ Begrenzte leicht rötliche Herde mit **Schuppung** auf der Kopfhaut (Gneis), **kein** Juckreiz
⇒ Keine sonstigen Symptome, kein Fieber, kein Krankheitsgefühl, keine Schlafstörungen

Diag: 1. Anamnese (Familienanamnese) und klinische Untersuchung
2. Abstrich: Erregernachweis (häufig Candida albicans od. Malassezia furfur zu finden)

Ther: • Meist keine erforderlich
- Symptomatisch: Glukokortikoid-Creme, Trockenpinselung, z.B. mit 1%igem Vioform in Lotio alba; UV-Strahlung hilft (regelmäßige milde Sonnenlichtexposition), kurzer Haarschnitt, häufiges Haarewaschen
- Stiefmütterchenkraut (Viola tricolor): als Teeaufguss oder Hautöl
- Antimykotika bei Pilznachweis, z.B. Ketoconazol topisch angewendet

Prog: Gut, meist **selbstlimitierend** innerhalb der ersten drei Lebensmonate. Erhöhtes Risiko später eine Neurodermitis (s.u.) zu entwickeln

Kompl: * Bakterielle Superinfektionen (Impetiginisierung)
* Erythrodermia desquamativa LEINER: Ausbreitung des Ekzems mit Fieber, Diarrhoe und Erbrechen

DD: – Milchschorf, Neurodermitis, Psoriasis
– Neonataler Lupus erythematodes (mütterliche Ak ⇨ Hautsymptome bei Geburt)

NEURODERMITIS

Syn: **Endogenes Ekzem**, atopisches Ekzem, **atopische Dermatitis**, ICD-10: L20

Ät:
- Letztlich unklar
- **Erbliche Disposition** (Mutationen im Filaggrin-Gen, Atopie, Nahrungsmittelallergie), Krankheitsrisiko bei betroffenen Eltern 60-80 %
- Triggerfaktoren (Verstärkung von Symptomen): Textilien, bestimmte Nahrungsmittel, Übergewicht, Schweiß, irritierende Seifen, Infektionen, Inhalationsallergene, Hausstaubmilben, Katzen, Klima, UV-Licht, Hormone, psychosomatische Verstärker (Stress), Autoimmunerkrankungen, Tabakrauchen von Mutter (auch in der Schwangerschaft) od. Vater

Path: Vermehrter Wasserverlust über die Haut (**Barrieredefekt**) ⇨ trockene Haut, Juckreiz

Epid:
◊ Häufigkeit: 8-15% aller Kleinkinder in Deutschland sind zumindest zeitweise betroffen (Prävalenz im Erwachsenenalter: 1,5-3 %), damit ist das atopische Ekzem die **häufigste chronische Hauterkrankung** im Kindesalter.
◊ Prädisp.alter: beginnend ab 4.-6. Lebensmonat bis 10. Lj. und junges Erwachsenenalter

Etlg: Nach dem Manifestationsalter:
Very early infant phase (4.-6. Lebensmonat): meist an Wangen u. Kopf (Milchschorf), später Streckseiten der Extremitäten, Dauer: ca. 2 J.
Late infant phase (ab 8. Lebensmonat): typische Ekzeme u. Lok., Sebostase
Adult phase (nach dem 20. Lj.): trockene Ekzeme, insb. an Händen u. Beugeseiten der Extremitäten

Klin:
⇒ **Milchschorf** an der **Wange** des Säuglings als früheste Manifestation
⇒ Später Ekzem (rot, schuppend, trocken bis nässend mögl.), insb. an den Innenseiten der Ellenbogengelenke (sog. **Beugeekzem**) u./od. Kniegelenke, selten der gesamten Haut
⇒ **Starker Juckreiz** (Pruritus) ⇨ Kratzspuren, Schlafstörungen
⇒ Weitere Zeichen: **Lichenifikation** (= Vergröberungen der Oberhautfelderung), auch an Händen, periorbital (Infraorbitalfalte), **Ohrläppchenrhagaden**, Ausdünnung der lateralen Augenbrauen (HERTOGHE-Zeichen), insg. trockene (Sebostase) und empfindliche Haut
⇒ Oft in Schüben auftretend

Diag:
1. **Anamnese** (Familienanamnese, Milchschorf als Baby, Allergien?) und klinische Untersuchung: typischer Befund an den Ellenbeugen, weißer Dermatographismus (weiße Streifen auf der Haut nach Kratzen), Quantifizierung mit SCORAD (Scoring Atopic Dermatitis)
2. Labor: Serum-IgE in 80 % d.F. erhöht, Höhe korreliert mit Schwere der Erkrankung, spezifische IgE (gegen Nahrungsmittel, Aeroallergene, Hausstaubmilben, Tierhaare)
3. Hauttestung (ab 4. Lj.): Pricktest, Epikutantest (Patch-Test) zur Allergiediagnostik
4. Bei vermuteten Nahrungsmitteln als Trigger ggf. Provokationstest

Ther:
- Lokalbehandlung: (Ziel: Barrierefunktion der Haut unterstützen)
  - **Basispflege** mit Hydratation der Haut, Hautfettung, Pinselungen, Schüttelmixturen, Ölen, feuchten Umschlägen
  - Bei akuter Entzündung: Antiseptika (z.B. Octenidin od. Triclosan), **topische Glukokortikoide** (1 x tgl. Prednicarbat, Prednicarbat acis® od. Methylprednisolonaceponat, Advantan®) für einige Wochen, als lokale längerfristige Ther. dann **topische Calcineurinhemmer** (am Stamm Tacrolimus, Protopic® od. im Gesicht Pimecrolimus, Elidel®)
- Med: H_1-Antihistaminika oral (z.B. Loratadin, lindert den Juckreiz)
  Bei sehr schwerer Ausprägung kurzzeitig systemische Glukokortikoide, ggf. systemische Ther. mit Ciclosporin A, in Erprobung ist der Interleukin-4-Rezeptorantagonist Dupilumab

- Elternschulung, Triggerfaktoren meiden, z.B. hautreizende Stoffe (Konservierungsmittel, Duftstoffe), Testung und Diät bei Nahrungsmittelallergie
- Ergänzend möglich: UV-B-/-A1-Bestrahlung, Klimatherapie (z.B. im Hochgebirge), Neurodermitisschulung, psychologische Betreuung

Prog: Gut, nach der Pubertät sind 70-80 % der Kinder beschwerdefrei, beim Rest meist chronischer Verlauf u./od. Übergang/Entwicklung einer Pollenallergie, Asthma („allergic march").

Kompl:
* **Superinfektion**: Staphylokokken (Impetiginisierung, Ther: lokal antiseptisch und oral Cefuroxim für 1 Wo.), Mykosen (z.B. Pityriasis versicolor), Herpesviren (Ekzema herpeticatum), Dellwarzen (Molluscum contagiosum), Coxsacki-Virus, Verrucae vulgares
* Weiter atopische Erkrankungen: Nahrungsmittelallergie, Pollinosis, Asthma bronchiale
* Stigmatisierung der Pat., Depression

DD:
- **Windeldermatitis** (toxisches Kontaktekzem, s.o.): Ekzem insb. an Gesäß u. Genitalien
- **Seborrhoische Dermatitis** bei Säuglingen (s.o.), Strophulus infantum (s.o.), Psoriasis
- Allergisches Kontaktekzem, Arzneimittelexanthem
- Infektiös: Tinea (Mykose)

PSORIASIS VULGARIS

Syn: **Schuppenflechte**, ICD-10: L40

Ät:
- **Genetische Prädisposition** (Familienanamnese, HLA-Cw6)
- Trigger: mechanische Reizung (KÖBNER-Phänomen), thermische od. chemische Reizung, psychischer Stress, Medikamente (z.B. Betablocker, ACE-Hemmer), Passivrauchen

Path:
- ♦ Systemische Erkrankung mit entzündlichen Plaques (starke **Schuppung** und Rötung = erythrosquamöse Erkrankung) der Haut
- ♦ Verhornungsstörung (**Hyperkeratose** = beschleunigte Verhornung)
- ♦ Lok: Haaransatz am Kopf, Ellenbogenaußenseite, über der Kniescheibe, Achselhöhle, Abdomen/Genialregion, After (rima ani), bei Kindern gerne auch Hand- u. Fußflächen (Psoriasis inversa) od. gesamter behaarter Kopf und auch Gesicht mögl.

Epid:
- ◊ Prävalenz: ca. 2 % der Bevölkerung in Deutschland betroffen, bei Kindern 0,7 % (mit dem Alter zunehmend, 0,1 % bei Säuglingen, 1,2 % bei Jugendlichen)
- ◊ Bei ca. 30 % der Pat. ist der Beginn um die **Pubertät**.

Etlg:
- # Typ I (ca. 70 % d.F.): Altersgipfel bei Erstmanifestation 10.-20. Lj., eher schwerer Verlauf, meist positive Familienanamnese
- # Typ II (ca. 30 % d.F.): Spätmanifestation, Alter >40. Lj., leichterer Verlauf

Klin:
- ⇒ Runde, scharf begrenzte, rötlich verdickte, schuppende Effloreszenzen, geringer Pruritus
- ⇒ Nagelveränderungen: Tüpfelnägel (pits), gelbe Verfärbung (Ölnägel), Längsstreifung, Onychodystrophie
- ⇒ Schmerzhaft geschwollene Gelenke (Arthritis psoriatica großer Gelenke), kann bei Kindern Erstsymptom sein
- ⇒ KÖBNER-Phänomen (= psoriatische Herde nach einem Trauma, z.B. Schürfwunde oder Scheuern zu enger Kleidung)
- ⇒ Alopecia psoriatica

Diag:
1. Anamnese (Familienanamnese) und klinische Untersuchung: typische Effloreszenzen u. Lok., Kerzenwachsphänomen (beim Kratzen blättert die Haut wie Kerzenwachs ab), Phänomen des letzten Häutchens (nach dem Abkratzen der Schuppen bleibt eine glänzende Fläche übrig, in die es punktförmig einbluten kann, sog. Auspitz-Phänomen)
2. Schweregradbestimmung z.B. mit dem PASI-Score (Psoriasis Area and Severity Index)

Ther:
- Bei leichter Form: **topische** Therapie
  - Salbe mit **Vitamin D3**: Calcipotriol (Psorcutan® Salbe) u. ggf. Kombination mit Phototherapie (mit UV-B-Licht, bei Kindern nicht, bei Jugendlichen vorsichtig einsetzen, da Haut noch sehr lichtempfindlich)
  - **Dithranol** (Micanol®) als Monotherapie mögl. (1-2x/Tag auftragen)
  - Zusätzlich lokale Glukokortikoide, z.B. Betamethasondipropionat (2x/Tag auftragen), möglichst nur kurzfristig einsetzen
  - Topisches Retinoid: Tazaroten (Zorac®) in Kombination mit lokalen Glukokortikoiden, abendliches Auftragen
  - Topische Calcineurinhemmer (Tacrolimus, Protopic® od. Pimecrolimus, Elidel®, wirken über Hemmung der Aktivität der T-Zellen, allerdings Off-label-Anwendung) an Hautfalten od. Genitalien, Monotherapie möglich, Auftragen 1-2x/Tag
- Bei schwerer Form topische Ther. **+ systemische** Ther.:
  - Biologika: TNF-α-Inhibitor (Etanercept 0,8 mg/kgKG s.c. 1 x/Wo., Enbrel®, ab 6. Lj. zugelassen): zur Induktionstherapie bei schweren Verläufen für ca. ½ Jahr
  - Ciclosporin A (Sandimmun®): nur zur Induktion (keine Dauerther.)
  - Methotrexat (Lantarel® Tbl.): wird in der Langzeittherapie bei schweren Fällen eingesetzt (gut wirksam, allerdings hier off-label bei Kindern)
  - Fumarsäureester (Fumaderm® Tbl.) immunmodulierend wirksam, allerdings off-label bei Kindern
  - Acitretin (ein Retinoid, Neotigason®) wirkt differenzierungsfördernd (Cave: Teratogen)
  - In der Erprobung sind verschiedene weitere Biologika (z.B. Infliximab, Adalimumab)
- Allgemein: Kombinationen mit Klimatherapie (insb. am Meer) und psychologischer Mitbetreuung
- Selbsthilfegruppen: Deutscher Psoriasis Bund e.V., Seewartenstraße 10, 20459 Hamburg, Tel.: 040 223399-0, Fax: -22, Internet: www.psoriasis-bund.de

  Psoriasis Netz, Schmitzweg 64, 13437 Berlin, Tel.: 030 612830-90, Fax: -91, Internet: www.psoriasis-netz.de

Prog: Insg. gut, chronische (= lebenslange) Verläufe sind aber sehr häufig. Je jünger das Kind bei Krankheitsbeginn, desto ausgeprägter der Langzeitverlauf.

Kompl:
- ∗ Psoriasis pustulosa generalisata: Maximalform mit Organbeteiligung, sehr schwere Verläufe, sogar mit tödlichem Ausgang mögl.
- ∗ Arthritis psoriatica: Gelenkerosionen, Enthesitis (s.o., Kap. Rheumatologie, Psoriasis-Arthritis)
- ∗ Herz: erhöhte Gefahr eines akuten Koronarsyndroms
- ∗ Augen: Uveitis (Iridozyklitis) mögl.
- ∗ Komorbidität: Morbus CROHN, Adipositas, Hyperlipidämie, Diabetes mellitus
- ∗ Symptomverstärkung: bei Streptokokkeninfekten (z.B. Angina tonsillaris)

DD:
- Erythema anulare (ringförmige Erytheme, z.B. arzneimittelallergisch, autoimmunologisch od. paraneoplastisch bedingt)
- Kontaktdermatitis, Windeldermatitis, Neurodermitis
- Infektiös: Tinea (Mykose)
- Kutane Lymphome
- Reaktive Arthritis (Morbus REITER)

AKNE VULGARIS

Syn: ICD-10: L70.0

Ät:
- Letztlich unklar
- Familiäre Disposition, multifaktorielle Verstärker (Rauchen, Stress, Leistungssport)
- Hormonelle Umstellung in der Pubertät (Androgene ↑, DHEA-S ↑)

Path: ♦ Talgdrüsenstimulation durch Androgene ⇨ Seborrhoe
♦ Störung der Sekretion und Verhornung der Talgdrüsenfollikel ⇨ entzündliche Effloreszenzen wie **Komedone** (sog. Mitesser = mit Talg gefüllte Follikel), Pusteln u. Papeln

Epid: ◊ Häufigkeit: 70-100 % aller Jugendlichen haben Akne-Symptome, bei ca. 20 % ausgeprägt
◊ Prädisp.alter: Maximum im **14.-18. Lj.**

Etlg: # Akne neonatorum: Akne der ersten Lebenswochen, Lok: im Gesicht auftretende geschlossene Komedone (Verhornung des Follikelepithels), meist Spontanheilung
Akne vulgaris: Prädilektionsstellen: **Gesicht**, Schultern, Rücken, Brust
- Akne comedonica: leichte Form, Komedone offen und geschlossen, Seborrhoe
- Akne papulopustulosa: entzündete Papeln und Komedone, Seborrhoe
- Akne conglobata: ausgedehnte Form der Akne papulopustulosa, Abszesse, Fisteln, Bildung von Narben, m > w
- Akne fulminans: akute Infektion mit Ulzerationen, meist Jungen betroffen

Diag: 1. Anamnese (Familienanamnese) und klinische Untersuchung: typische Komedone und Lok. (= Blickdiagnose)
2. Labor: bei schwerer Verlaufsform Leukozytose u. BSG/CRP erhöht

Ther: • Hautreinigung mit sauren Syndets (z.B. Dermowas®, Sebamed®, Solutio Cordes® für die Kopfhaut), Salicylsäure als Peeling (Aknefug®Liquid 1%)
• Lokale Med. (zur Schälung der Haut):
- **Benzoylperoxid** 2,5 od. 5 od. 10%ig (z.B. Aknefug®Oxid, Akneroxid®): ist ein Bleichmittel, wirkt antibakteriell und keratolytisch, hoher Wasserverlust der Haut
- **Azelainsäure** (Skinoren®Gel od. Creme), wirkt antibakteriell und keratolytisch
- **Erythromycin** (Aknemycin® Lsg. od. Salbe) als lokales Antibiotikum
- **Retinoide** (Vit.-A-Säure): äußerlich anwendbar, komedolytisch (Isotretinoin, Isotrex®Gel od. Creme oder Adapalen, Differin®Gel od. Creme), K-Ind.: Schwangerschaft
• Systemische Med.:
- Bei Sekundärinfektion orale Antibiose: **Tetracyclin** 25-35 mg/kgKG/Tag in 3-4 Dosen (>8. Lj., Tefilin®) od. **Erythromycin** 30-50 mg/kg/Tag in 2-3 Dosen (bei Kindern 1-12 J. od. bei Schwangeren) für max. 3 Mon.
- Bei Mädchen verbessern orale Kontrazeptiva meist den Schweregrad (insb. mit dem antiandrogenen Gestagen Cyproteronacetat, z.B. in Diane®-35, Anmerkung: ist für die Akne und nicht zur Kontrazeption zugelassen, jedoch auch kontrazeptiv wirksam)
- Zink oral (Zinkglukonat, Cefazink®): wirkt antiinflammatorisch
- **Isotretinoin** 0,3-0,5 mg/kgKG/Tag p.os (Aknefug®Iso) in sehr schweren Fällen, reduziert Talgproduktion, Cave: teratogene Wirkung! ⇨ sichere Kontrazeption erforderlich!

Prog: Gut, nach der Adoleszenz meist Abklingen der Symptome; in 10 % d.F. persistiert die Erkrankung über das 25. Lj. hinaus und bei ca. 5 % verbleiben teils erhebliche **Narben**.

Kompl: * Sekundärinfektionen, Narbenbildung, Hyperpigmentierung
* Bei Akne fulminans: Fieber, Leukozytose u. akneassoziierte **Arthritis** (insb. der Kniegelenke) u. Sakroiliitis mögl.

DD: - Medikamentenakne: Glukokortikoide (sog. **Steroidakne**), Androgene u. Anabolika (**Doping-Akne**), Neuroleptika ⇨ Ther: Med. absetzen
- „Mallorca-Akne": Verstopfung der Follikel durch Sonnencremes ⇨ kleine follikuläre, entzündliche Papeln
- Berufsakne: bei Umgang mit Ölen, Pech, Teer (heute bei uns kaum mehr vorkommend)

DERMATOMYKOSEN

Syn: **Hautpilz**erkrankungen, ICD-10: Tinea B35.9

Etlg: # **Tinea pedis** durch die Dermatophyten Trichophyton rubrum u. interdigitale
Tinea unguis (Onychomykose) = Nagelmykose (meist an den Füßen), ICD-10: B35.1
Tinea corporis, Tinea inguinalis durch die Dermatophyten Trichophyton rubrum u. interdigitale (alte Bezeichnung: mentagrophytes)
Tinea capitis durch die Dermatophyten Microsporum audouinii, Trichophyton tonsuraris u. schoenleinii
Pityriasis versicolor durch den Sprosspilz Malassezia furfur (Syn: Pityrosporum ovale), ICD-10: B36.0
Kandidose (Syn: Soor) durch den Sprosspilz Candida albicans, ICD-10: B37.9

Ät: - Übertragung der Dermatophyten v. Mensch zu Mensch oder über **Kontaktflächen** (Schwimmbad, Sauna) od. engen Kontakt mit infizierten **Haustieren** (Tier zu Mensch)
Prädisp.: kleine Einrisse od. Verletzungen der Haut als Eintrittspforte, Diabetes mellitus
- Kandidose insb. bei Säuglingen mit Windeldermatitis (Windelsoor)

Epid: Häufigkeit: am häufigsten ist die Tinea pedis (beginnt meist im 3. u. 4. Zehenzwischenraum)

Klin: ⇒ Tinea pedis: typischer Befall beginnt **interdigital** mit Rötung u. **Juckreiz**, feuchte Schuppung, Rhagaden, auch als Tinea manuum an der Hand mögl.
⇒ Tinea unguis: weißlich verfärbte u. verdickte, brüchige Nägel, ggf. zusätzlich Tinea pedis
⇒ Tinea corporis, faciei u. capitis: scharf begrenzte, **runde schuppende Rötung**, Juckreiz, Abheilung beginnt von zentral
⇒ Tinea capitis u. Tinea barbae (Bartregion): runde schuppende Stellen im Haar, Abbrechen der Haare bis zur Alopezie mögl.
⇒ Pityriasis versicolor: typischer Befall an der **Brust** (an den Stellen mit vermehrtem Schwitzen) mit scharf abgegrenzter, flächiger Rötung u. später Aufhellung, Juckreiz, nach Kratzen Schuppung (Hobelspan-Phänomen)
⇒ Kandidose: im Mund weißliche, schwer entfernbare Auflagerungen auf der Schleimhaut, bei Windelsoor starke Rötung, nässende Bläschen und Juckreiz, bei Darmbefall Durchfall

Diag: 1. Anamnese und klinische Untersuchung: Blickdiagnose, Inspektion mit der WOOD-Lampe (UV-Licht mit 365 nm) ⇨ Dermatophyten leuchten fluoreszierend auf.
2. Abstrich ⇨ Nativpräparat mikroskopieren und kulturelle Anzüchtung

Ther: • Allgemein: **Feuchtigkeit reduzieren**, z.B. barfuß laufen, offenes Schuhwerk, lockere Kleidung, in Schwimmbädern/Duschen Badeschlappen tragen (ist zugleich Proph.)
- Tinea pedis: **Clotrimazol-Creme** (Canesten®) für mind. 4 Wo. auftragen, trocken halten, Desinfektion der Schuhe mit einem pilzwirksamem Desinfizienz
Tinea unguis: wirkstoffhaltiger Nagellack (z.B. Ciclopirox, Ciclopoli® od. Amorolfin, Loceryl®) auftragen, längerfrisitge Behandlung erforderlich (mind. ½ Jahr), bei gleichzeitiger Tinea pedis Creme für die umgebende Haut
- Tinea corporis u. capitis: Clotrimazol-Creme
Falls therapieresistent, dann systemische Ther. mit dem für Kinder zugelassenen Fluconazol od. Griseofulvin (nicht mehr in Dtl. erhältlich) für 6-8 Wochen.
- Pityriasis versicolor: topisch **Ketoconazol** (Terzolin®2% Lösung) und auch an der behaarten Kopfhaut über mehrere Wochen anwenden
- Windelsoor: häufiger Windelwechsel, sooft wie mögl. Kind windelfrei lassen, topisches Antimykotikum (z.B. Clotrimazol, Imazol®Paste)
- Bei oraler Kandidose od. Darmbefall: **Nystatin** oral 3-6 x tgl. (Moronal®Suspension)

Prog: Gut, konsequent (mehrmals täglich) behandeln und ca. 3-4 Wo. über die sichtbare Symptomatik hinaus therapieren, um auch ruhende Sporen zu erfassen.

Kompl: * Erysipel am Unterschenkel bei Tinea pedis mögl.
* Kandidasepsis bei Immunsuppression (HIV, Transplantationen, Lymphome) mögl.

DD: - Atopisches Ekzem, Kontaktekzem
- Psoriasis plantaris, hereditäre Palmarplantarkeratose
- Erythrasma (Corynebacterium minutissimum ⇨ produziert Pigmente): inguinal od. in der Axilla auftretende hellbraune Flecken

MOLLUSCUM CONTAGIOSUM

<u>Syn:</u> **Dellwarzen**, Epithelioma contagiosum, Molluske, ICD-10: B08.1

<u>Ät:</u> – Molluscum-contagiosum-Virus (Poxvirus, behüllte u. doppelsträngige DNA (dsDNA), gehört zur Pockengruppe und befällt ausschließlich die Epidermis)
- Prädisp.: Immundefekt, HIV, Leukämie, oftmals auftretend bei Neurodermitis (s.o., Ekzema molluscatum)

<u>Path:</u> ♦ <u>Übertragung:</u> Schmierinfektion od. Kontaktinfektion, Inkubationszeit: 2 Wo. bis 3 Mon.
♦ Histo: benigne infektiöse Epitheliome mit spezifischen Molluscumkörperchen

<u>Epid:</u> ◊ Prävalenz: sehr häufig im Kindesalter, m > w
◊ Prädisp.alter: erster Erkrankungsgipfel in der Kindheit, zweiter im frühen Erwachsenenalter (auch sexuelle Übertragung mögl.)

<u>Klin:</u> ⇒ Multiple 2-4 mm große, erhabene weiße bis rötliche Knötchen (= breitbasige Papeln) mit einer Eindellung in der Mitte (daher „Dellwarze" genannt)
⇒ Auf Druck kann sich eine weiße teigig-krümelige Masse entleeren (Cave: ist infektiös)
⇒ Kann beim Kind über den ganzen Körper verteilt sein (meist mehrere in einer Gruppe beieinanderstehend), bei Erwachsenen meist Genitalregion

<u>Diag:</u> Anamnese und klinische Untersuchung: Blickdiagnose

<u>Ther:</u> • Einzelne Dellwarzen (und immunkompetentes Kind) keine Ther., Prog: **Spontanheilung** meist innerhalb von 6-9 Mon.
• <u>Operativ:</u> Ind: störende Lok., große Anzahl (führen zur Auto-Reinfektion)
  - In Lokalanästhesie Abtragung mit dem scharfem Löffel, Desinfektion u. Povidon-Iod-Pinselung (Betaisodona®, Mercuchrom®)
  - Alternativ auch Kryotherapie (Vereisung) od. gepulster Farbstofflaser

<u>DD:</u> – **Verrucae vulgares** (durch HPV = <u>h</u>umanes <u>P</u>apilloma<u>v</u>irus, normale Warzen, haben keine Eindellung, Lok: insb. Hände u. Füße)
- Verrucae planae juvenilis (= flache Warzen, auch HPV, Lok: insb. Stirn, Handrücken)
- Condylomata acuminata (sog. Feigwarzen, auch HPV, Lok: Genitalregion)
- Herpes simplex (s.o., Kap. Infektionskrankheiten)

EPIDERMOLYSEN

<u>Syn:</u> Epidermolysis bullosa hereditaria, „Schmetterlingskrankheit", ICD-10: Q81.9

<u>Ät:</u> Gruppe genetisch bedingter Hauterkrankungen (sog. Genodermatosen) mit lokaler od. generalisierter **Blasenbildung**: aut.-dom., -rez. od. X-chrom. erblich

<u>Path:</u> ♦ Mutation in Keratin-, Laminin-, Integrin- oder Kollagen-VII-Genen
♦ Je tiefer die Blasenbildung in der Haut, umso schwerer die Symptomatik

<u>Epid:</u> ◊ Häufigkeit: **sehr selten**, 0,2/10.000 Geburten
◊ (ist natürlich <u>nicht</u> ansteckend! ⇨ Eltern, Angehörige, Kindergarten usw. beruhigen)

<u>Etlg:</u> # **Epidermolysis simplex** (90 % d.F.): mildeste Formen, 9 verschiedene Mutationen bekannt, Spaltbildung oberhalb der Basalmembran, bessert sich meist mit dem Alter
Epidermolysis junctionalis: schwerste Formen, 6 Mutationen bekannt (alle aut.-rez. erblich), Spaltbildung innerhalb der Basalmembran, bei Typ HERLITZ Tod innerhalb von 2 J.

Epidermolysis dystrophica: häufig schwere Verläufe, 5 Mutationen bekannt, Spaltbildung unterhalb der Basalmembran
KINDLER-Syndrom: Blasenbildung u. zusätzlich Pigmentierungsstörungen

Klin: ⇒ **Blasen** der Haut meist bereits bei Geburt vorhanden, jedes (harmloses) Hauttrauma führt zur Blasenbildung (Pemphigus traumaticus) und **Schmerzen**, die Blasen können dabei große Hautareale befallen, Einblutungen und Ruptur der Blasen mögl.
⇒ Nach Ruptur kann es je nach Typ zu Ulzerationen u. dystropher **Narbenbildung** kommen
⇒ Die Haut ist ubiquitär **extrem fragil** („wie bei einem Schmetterling"), Ausfall der Nägel mögl., Pigmentstörungen, Blasenbildung auch an den Schleimhäuten mögl.

Diag:
1. Anamnese (Familienanamnese) und klinische Untersuchung: Blickdiagnose, vom äußeren Aspekt kann aber noch nicht auf den Typ u. somit auf die Prog. geschlossen werden. NIKOLSKI-Phänomen: Seitliches Schieben auf normaler Haut führt zur Blasenbildung. Heute werden die Blasen manchmal bereits in der pränatalen Sonographie gefunden.
2. Biopsie und Histologie: Hautschichtuntersuchung, Immunfluoreszenz-Mapping
3. Labor: molekulargenetischer Mutationsnachweis mögl.

Ther:
- Allgemein: **Meiden von Traumata**, Diag. u. Ther. in einem Zentrum durchführen (Adressen beim Netzwerk Epidermolysis bullosa, Freiburg, Internet: www.netzwerk-eb.de)
- Symptomatisch: minimales **sanftes Handling** des Neugeborenen
  - Gute Hautpflege, enge Kleidung, Hitzestau u. Aufweichen der Haut vermeiden
  - Blasen nur eröffnen (Punktieren), Blasendach als Schutz belassen, lokale Antiseptika (z.B. Octenidin-2HCl, Octenisept® od. Triclosan-haltige Cremes), nur nichtklebende Verbände verwenden
  - Bei Superinfektion orale Gabe eines Cephalosporins
  - Glukokortikoide: lokal und/oder systemisch bei schweren Verläufen
- An Gentherapie od. Knochenmarktransplantation wird geforscht.

Kompl: * Narben ⇨ Beugekontrakturen (beim Typ HALLOPEAU-SIEMENS), Syndaktylien mögl.
* Alopezie, Ösophagusstrikturen, Zahnbildungsstörungen
* Erhöhtes Risiko für Hautkrebs (Plattenepithelkarzinom)

DD:
- Erythrodermia congenitalis ichthyosiformis bullosa BROCQ: Blasenbildung und Ichthyose-Symptomatik (extrem selten, 0,05/10.000, aut.-dom. erblich od. Spontanmutation)
- Bullöses Pemphigoid u. Pemphigus vulgaris: autoimmunologisch bedingte Blasenbildung (meist erst bei älteren Erwachsenen vorkommend, bei Kindern lineare IgA-Dermatose)
- Dermatitis herpetiformis (DUHRING-BROCQ): Entzündung der Haut mit Bläschenbildung durch gluteninduzierte Ig-A-Komplexe; Ther: Dapson anfänglich, glutenfreie Diät lebenslang
- LYELL-Syndrom (Epidermolysis acuta toxica): schwerste Form des STEVENS-JOHNSON-Syndrom (infektallergische od. arzneimittelallergische Reaktion, Syndrom der „verbrühten Haut") mit hoher Letalität

ICHTHYOSEN

Syn: Ichthyosis congenita, **Fischschuppenkrankheit**, Reptilienhaut, ICD-10: Q80.9

Ät: Gruppe **genetisch bedingter** Hauterkrankungen (Genodermatosen) mit generalisierter **Verhornungsstörung** der Haut: aut.-dom., rez. od. X-chrom. erblich

Path: Diffuse Verhornungsstörung der Haut (**Hyperkeratose**) ⇨ verstärkte Bildung größerer Hautschuppen („Fischschuppen")

Etlg: # **Ichthyosis vulgaris:** häufigste Form, aut.-dom. erblich (Chrom. 1q21), Schweregrad und

Beginn (1.-4. Lj.) variabel - leichte Rauigkeit bis Reptilienhaut mögl., Gelenkbeugen nicht befallen, vertiefte Palmar- u. Plantarfurchen (sog. Ichthyosishand)

X-chrom.-rez. Ichthyosis vulgaris (nur Jungen erkranken): sehr selten, meist auch Gelenkbeugen betroffen, Fehlen von Steroidsulfatase (Diagnosesicherung im Labor mögl., Geburtsstillstand mögl.), Kryptorchismus, Hornhauttrübung

Ichthyosis congenita gravis (**lamelläre Ichthyose**): aut.-rez., sehr seltene und schwere Form, Symptome ab Geburt (bzw. pränatal, Kollodiumbaby), panzerartige grobe, bräunliche Schuppung, Kindstod in schweren Fällen mögl. (Harlekin-Fetus)

Epid: ◊ Prävalenz: 10-40/10.000 (die schweren rezessiven Formen sind 100 x seltener)
◊ (Ist natürlich nicht ansteckend! ⇨ Eltern, Angehörige, Kindergarten usw. beruhigen)

Klin: ⇒ Verstärkte Hornschicht und **Schuppung**, vorwiegend am Stamm u. Streckseiten der Extremitäten, Juckreiz, insg. sehr **trockene Haut**
⇒ Schwitzfähigkeit eingeschränkt (vermehrte Kühlung bei Anstrengung nötig)

Diag: 1. Anamnese (Familienanamnese) und klinische Untersuchung: Blickdiagnose
2. Labor: molekulargenetische Untersuchung und genetische Beratung mögl.

Ther:
- Konservativ: aufwändige, **tägliche** Hautpflege erforderlich!, keine alkal. Seifen/Syndets
  - Salben und Hautcremes mit **Harnstoff** (z.B. Basodexan®) zur Aufweichung der Schuppen, bei Entzündung auch kurzfristig Glukokortikoidsalben
  - **NaCl-Bäder** (3%ig, Kur am Toten Meer) und **Ölbäder**
- Bei schweren Formen: lokal od. **systemisch Retinoide** (0,1-0,2 mg/kgKG/Tag Acitretin oral, Neotigason®, Cave: teratogen! ⇨ sichere Kontrazeption erforderlich)
- Selbsthilfegruppen: Ichthyose e.V., Straße der Einheit 5d, 15749 Mittenwalde, Tel.: 033764 204-57, Fax: -59, Internet: www.ichthyose.de

Prog: lebenslange Persistenz

DD:
- Erythrodermia ichthyosiformis congenitalis bullosa BROCQ: ichthyose Symptomatik und Blasenbildung (extrem selten, aut.-dom. erblich od. Spontanmutation)
- Ichthyosis bullosa SIEMENS: ichthyose Symptomatik und Blasenbildung (aut.-dom. erblich)
- REFSUM-Syndrom (Phytansäurestoffwechselstörung): milde Ichthyose, Polyneuropathie
- SJÖGREN-LARSSON-Syndrom (aut.-rez. erbl., Chrom. 17, Aldehyddehydrogenasemangel): ichthyose Erythrodermie, Tetraplegie, Netzhautdegeneration, geistige Behinderung
- COMÈL-NETHERTON-Syndrom (aut.-rez. erbl.): ichthyose Erythrodermie, brüchige Haare („Bambushaare“), Immundefekt, Atopie
- Erworbene Ichthyose: bei Tumoren vorkommend

ALOPEZIE

Syn: Haarausfall, Alopecia areata / circumscripta, Hypotrichose, ICD-10: L63.9

Ät:
- Meist **unklar**, familiäres Auftreten, Autoimmunprozess, Atopie, Vitiligo, stressgetriggert
- Erblich (Alopecia hereditaria): aut.-dom. od. -rez. erblich

Path:
- Autoimmunprozess mit T-Zell-Infiltration der Haut ⇨ Zytotoxizität, Haarfollikelschädigung
- Fehlerhaftes Keratin ⇨ frühes Abbrechen der Haare

Etlg: # Alopecia areata diffusa / Hypotrichosis simplex: diffuser Haarverlust an der Kopfhaut
Alopecia areata circumscripta: kreisrunder, lokalisierter Haarverlust an der Kopfhaut
Alopecia areata totalis: Verlust aller Haare des Kopfes
Alopecia universalis congenita: Verlust jeglicher Körperbehaarung (Atrichie)

<u>**Epid:**</u> Zeitraum des Haarverlustes sehr variabel (Häufigkeitsgipfel: 3.-12. Lj.)

<u>**Klin:**</u> ⇒ Fleckweise Auflockerung (Effluvium) bis Totalverlust der Haare am Kopf, Stummelhaare (exclamation mark hairs) ohne Keratin, nicht schmerzhaft, Verlauf in Schüben mögl.
⇒ Areale am ganzen Körper mögl., auch Augenbrauen- u. Wimpernausfall mögl.
⇒ Wachstumsstörungen der Nägel mögl., **psychische Belastung** für die Kinder

<u>**Diag:**</u> 1. Anamnese (Familienanamnese?) und klinische Untersuchung: Blickdiagnose
2. Trichogramm od. Kopfhautbiopsie u. histologische Untersuchung

<u>**Ther:**</u>
- Keine kausale Ther. mögl. und Behandelbarkeit insg. **eher gering**
  - Versucht werden topische Glukokortikoide (z.B. Dexamethason-Schaum) od. lokale Glukokortikoidinjektionen
  - Lokale Reiztherapie mit Dithranol (z.B. Micanol®Creme)
  - Kontaktallergie-Immuntherapie (wiederholtes Anwenden von Diphencyclopropenon führt zur Immunantwort der Haut ⇨ regt Haarwachstum an), nur in Zentren, >12.-14. Lj.
- Perückenversorgung, psychotherapeutische Unterstützung (auch der Eltern!)
- Selbsthilfegruppen: Alopecia Areata Deutschland e.V., Pf. 10 01 45, 47701 Krefeld, Tel.: 02151 786006, Internet: www.kreisrunderhaarausfall.de

<u>**Prog:**</u> selbstlimitierend = Spontanremission in ca. 50 % d.F. innerhalb von 6 Mon., Rezidive häufig

<u>**DD:**</u>
- Alopecia mechanica: bei Säuglingen, die immer auf der gleichen Stelle liegen
- Alopecia androgenetica (männlicher Typ, Haarausfall bereits im Jugendlichenalter mögl.)
- Alopecia medicamentosa: NW bei Zytostatika, Retinoiden ⇨ reversibel nach dem Absetzen
- Tinea capitis (Pilzinfektion)
- Ektodermale-Dysplasie-Syndrome: erbliche Krankheiten mit Haarausfall, Schweißsekretionsstörungen (Anhidrose) u. Dentitionsstörungen
- Psychiatrisch: Trichotillomanie = Ausreißen der Haare

HAUTTUMOREN

<u>**Syn:**</u> Neubildungen der Haut, ICD-10: gutartig D23.9, malignes Melanom C43.9

<u>**Path:**</u> <u>Dignität:</u> Maligne Hauttumoren im Kindesalter sind **sehr selten** (und von den entfernten Tumoren sind in der Histologie 98-99 % benigne)

<u>**Etlg:**</u> # **Naevus** (s.u.): melanozytäre Naevi (Pigmentnaevi), organoide Naevi
Hämangiome (Gefäßmissbildungen), Naevus flammeus (Kapillarenfehlbildung, s.u.)
Juveniles Xanthogranulom (fettspeichernde Makrophagen, gelbliche Knötchen)
Pilomatrixom (benigne Vermehrung der Haarfollikelzellen, derber Knoten)
Mastozytose (Mastzellvermehrung in der Haut, hellrote Plaques)
<u>Maligne Hauttumoren:</u> malignes Melanom, Basalzellkarzinom, Stachelzellkarzinom, kutanes T-Zell-Lymphom, Angiosarkom u. Ausbreitung/Absiedlungen anderer maligner Tumoren in der Haut

<u>**Epid:**</u> ◊ <u>Hämangiome:</u> **häufig** (bei 3-4 % aller Säuglinge, bei Frühgeborenen 10fach höher), w > m (= 1,5:1), größte Wachstumstendenz in den ersten Lebensmonaten, spontane Rückbildung meist bis zum 4.-8. Lj., Lok: insb. Gesicht, Hals, lumbosakral
◊ Juveniles Xanthogranulom: häufig (5 % aller Neugeborenen u. Säuglinge)

<u>**Diag:**</u> 1. Anamnese (Familienanamnese, Hauttumor bereits bei Geburt od. neu aufgetreten?) und klinische Untersuchung: Blickdiagnose
<u>**Warnzeichen für Malignität:**</u> **Größenzunahme**, Größe >3 cm, derbe Konsistenz, **Ulzeration**, Blutung, Farbwechsel, Tumor mit der darunterliegenden **Faszie verwachsen**, Tumor bereits beim Neugeborenen

2. Bei unklarem Hauttumor Biopsie bzw. Exzisionsbiopsie (gesamter Tumor wird entfernt) und histologische Untersuchung

<u>Ther:</u>
- Kleine Hämangiome bilden sich meist spontan über Jahre zurück ⇨ nur **Beobachtung**
  - Große od. proliferierende Hämangiome können konservativ mit **Propranolol** (2-3 mg/kgKG/Tag verteilt auf 2 Dosen für 6 Monate, einschleichend beginnen u. ausschleichen, Hemangiol®) behandelt werden, auch Glukokortikoide mögl. (aber mehr NW).
  - Bei Progredienz: Kontaktkryotherapie (-32° C), Laserther. od. operative Entfernung
- Juveniles Xanthogranulom: bildet sich meist spontan im Kindesalter zurück
- Pilomatrixom: operative Entfernung indiziert (keine spontane Rückbildungstendenz)
- Mastozytose: ¾ bilden sich bis zur Pubertät spontan zurück, meiden von histaminfreisetzenden Med. (Ibuprofen, Codein) u. Insektenstichen (Sensibilisierungsgefahr)

<u>Prog:</u> Die überwiegende Anzahl der Hauttumoren im Kindesalter hat keinen Krankheitswert.

<u>Kompl:</u> * **Maligne Entartung** eines benignen Tumors, dies ist im Kindesalter aber sehr **selten**.

<u>Proph:</u> ♥ Allgemein: dermatologische Vorsorgeuntersuchung 1x/Jahr empfohlen
♥ Vermeiden von Sonnenbrand!, **Sonnenschutz** (Kleidung, Schutzcreme)

<u>DD:</u>
- Keloid, hypertrophe Narben
- Hauttumoren bei Fehlbildungssyndromen (z.B. Phakomatosen)
- Xeroderma pigmentosum: sehr seltene angeborene DNA-Reparaturgendefekte (aut.-rez. erblich) ⇨ UV-Licht führt früh zu Hautschäden (Altershaut u. insb. maligne Hauttumoren, Risiko 1.000fach erhöht), Ther: absoluter Lichtschutz (im Freien kompletter textiler Sonnenschutz inkl. Gesicht, „Mondscheinkinder" = gehen nur nachts nach draußen)

Naevus

<u>Syn:</u> Umgangssprachlich **Muttermal**, Mal, Melanozytennävus ICD-10: D22.9

<u>Ät:</u> Benigne angeborene (= kongenital) oder später spontan entstehende Fehlbildungen der Haut
Nävusdysplasie-Syndrom (Syn: BK-mole-Syndrom, aut.-dom. erblich, Chrom. 1, 9, 12 mit Hunderten von Naevi mit erhöhtem Risiko der malignen Entartung)

<u>Etlg:</u> <u>Melanozytäre Naevi</u> (Pigmentnaevi): typische **braune Naevuszellnaevi**, wie sie bei nahezu jedem Menschen vorkommen, auch mit Haaren mögl. (Tierfellnävus), Halo-Naevus (mit einer umgebenden Aufhellung), Naevus coeruleus (blauer Fleck, Melanozytennaevus tief in der Dermis liegend), SPITZ-Naevus (Spindelzellnaevus, roter Naevus, meist im Gesicht, schnelles Wachstum, dann aber Persistenz, ist benigne - aber auch histologisch schwierig vom Melanom zu differenzieren)
<u>Organoide Nävi:</u> Naevus sebaceus (Talg- u. Schweißdrüsennaevus, meist am Kopf)
<u>Maligner Naevus:</u> Vorstufe ist der dysplastische Naevuszellnaevus; maligne: malignes Melanom melanoisch (= dunkel) od. amelanoisch (= hell), familiäre Disposition mögl.

<u>Epid:</u> Maligne Melanome sind im Kindesalter insg. **sehr selten**

<u>Klin:</u> **ABCDE-Regel**: Charakteristika für ein **malignes Melanom**

A = <u>A</u>symmetrie	Bei gedachter Linie ist Naevus asymmetrisch
B = <u>B</u>egrenzung	Unregelmäßiger Rand
C = <u>C</u>olorit	Unregelmäßige Farbe (helle/dunkle Areale)
D = <u>D</u>urchmesser	Größe >5 mm
E = <u>E</u>ntwicklung	Wachstum, Größenzunahme

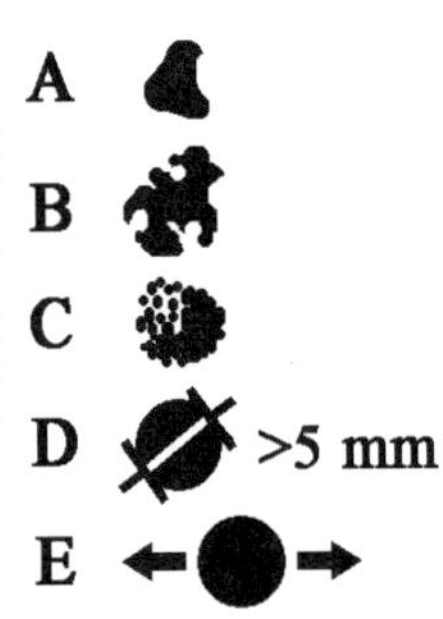

<u>Diag:</u> Anamnese und klinische Untersuchung: Malignitätsabschätzung nach der ABCDE-Regel
Auflichtmikroskopie: genauere Beurteilbarkeit der Naevi, ggf. Foto machen zum späteren Vergleich bei Kontrolluntersuchung

Größenprognose für kongenitale melanozytäre Naevi: Durchmesser-Zunahme vom Neugeborenen zum Erwachsenenalter am Kopf um Faktor 1,7, an Rumpf u. Armen um 2,8, an den Beinen um 3,3. Eingeteilt werden diese dann nach der voraussichtlichen Größe im Erwachsenenalter als klein (<1,5 cm, Häufigkeit 1/100 Kinder), mittelgroß (1,5-20 cm), groß (>20 cm, sog. **Riesennaevus,** Häufigkeit: 0,5/10.000 Kinder)

Ther: Gutartige Tumoren werden nur **beobachtet** (z.B. jährliche Kontrolle).

Operativ: bei Malignitätsverdacht Entfernung und histologische Untersuchung

Naevi mit Erwachsenenprognose >20 cm sollten gegen Ende des 1. Lj. wegen des Risikos der malignen Entartung entfernt werden und bedürfen besonderer operativer Techniken (z.B. Serienexzision, Gewebeexpansion, gestielte od. freie Lappenplastiken usw.)

Bestätigt sich ein malignes Melanom, dann Nachresektion und bei Tumordicke >1 mm zusätzlich Sentinel-Lymphknotenbiopsie (sog. Wächterlymphknoten) u. Histologie

Prog: Malignes Melanom im Kindesalter: 75-80%ige 5-JÜR

Bereits zwei Sonnenbrände im Kindesalter erhöhen das Risiko für ein malignes Melanom!

Kompl: **Melanomentwicklung** aus einem benignen Naevus, dies ist bei Kindern aber **eher selten** (erhöhtes Risiko bei Hellhäutigkeit, häufigen Sonnenbränden, hoher Zahl an Naevi, kongenitaler **Riesennaevus**, Melanom in der Familie)

Neurokutane Melanose: Aussaat von Nävuszellen in den Meningen bei Riesennaevus an Kopf od. Wirbelsäule mögl. (frühzeitig Hirndruckentwicklung mit schlechter Prognose)

Proph: Immer ausreichender **Sonnenschutz** (Kleidung, Sonnenschutzcreme), Tageszeit mit hoher UV-Strahlung meiden, dermatologische Vorsorgeuntersuchung 1x/Jahr

DD: Mongolenfleck (dermal vorkommende Melanozyten, benigne, Lok: flächig lumbosakral, v.a. Asiaten betroffen, spontane Rückbildung bis zur Pubertät)

Neurofibromatose v.RECKLINGHAUSEN (aut.-dom. erblich od. Neumutation): multiple hellbraune Café-au-lait-Flecken, kleine Hautflecken (Freckling) inguinal od. axillär, multiple Neurinome, Hirntumoren, Hamartome an der Iris (LISCH-Knötchen), mentale Retardierung

Naevus flammeus

Syn: Feuermal, Weinfleck, Naevus vinosus, engl.: port-wine stain, ICD-10: Q82.5

Ät: Angeborene, **benigne Fehlbildung der Kapillaren** mit flächiger Rotfärbung der Haut

Path: Isoliert vorkommend oder im Rahmen von komplexen Fehlbildungssyndromen

Etlg: Medialer: Stirn, Nasenrücken, Nacken (Naevus UNNA-POLITZER, sog. Storchenbiss), lumbaler Wirbelsäulenbereich

Lateraler: seitliche Stirn od. Wange, einseitige Extremität ⇨ kann Hinweis auf Fehlbildungssyndrom sein (s.u.)

Epid: **Sehr häufig**, 20-50 % aller Kinder zeigen bei Geburt ein Feuermal (insb. „**Storchenbiss**“)

Klin: Scharf begrenzte, hellrote Verfärbung **im Niveau der Haut**, glatte Oberfläche

Diag: Anamnese und klinische Untersuchung: mit Spatel wegdrückbar

Bei lateralen Abklärung/Ausschluss von Fehlbildungssyndromen

Ther: Bei medialen primär abwarten, da **Spontanremission** häufig bis zum 2. Lj.

Bei Persistenz Entfernung mit dem Argon-Laser mögl.

Kompl: Assoziierte **Fehlbildungssyndrome**: STURGE-WEBER-KRABBE-Syndrom (enzephalofaziale Angiomatose mit Naevus flammeus im Gesicht u. ipsilateralen Hämangiomen der Meningen ⇨ fokale Epilepsie, mentale Retardierung),

HIPPEL-LINDAU-Syndrom (zerebellare und retinale Hämangioblastome ⇨ Ataxie, Nystagmus, später Hirndruckentwicklung, Glaukom, Erblindung mögl.),

KLIPPEL-TRÉNAUNAY-Syndrom (Feuermal mit Varikosis, AV-Fisteln mit Schmerzsyndrom, lokale Osteohypertrophien),

Tuberöse Sklerose (Phakomatose ⇨ multiple Angiofibrome, mentale Retardierung),

Spina bifida occulta (Dysrhaphiesyndrom)

DD: Hämangiom, AV-Fistel ⇨ ragen aus dem Hautniveau heraus

HNO-ERKRANKUNGEN

Epid: Die häufigsten Erkrankungen des HNO-Fachgebietes bei Kindern sind die **Infektionen der Atemwege** (Erkältungsschnupfen, Rhinopharyngitis, Sinusitis, Angina tonsillaris/Scharlach, s.o. im Kap. Infektionskrankheiten) sowie die entzündlichen Erkrankungen des **Ohres** und **Hörstörungen**. Weiterführende Informationen gibt es beim Dt. Bundesverband der Hals-Nasen-Ohrenärzte e.V., Internet: www.hno-aerzte-im-netz.de

OTITIS MEDIA

Syn: Mittelohrentzündung, ICD-10: H66.9

Anatomie: Äußeres Ohr: Ohrmuschel (Auricula), äußerer Gehörgang (**Meatus acusticus ext.**) u. das **Trommelfell** (Membrana tympanica)
Mittelohr: Ab dem Trommelfell beginnt die **Paukenhöhle** (Cavitas tympani). Sie enthält Hammer (Malleus), Amboss (Incus) u. Steigbügel (Stapes), der dem ovalen Fenster (Scala vestibuli) anliegt. Über die Ohrtrompete (**Tuba auditiva** EUSTACHII) ist die Paukenhöhle mit dem Rachenraum verbunden.
Innenohr: Schnecke (Cochlea) und Vestibularorgan (Gleichgewicht)

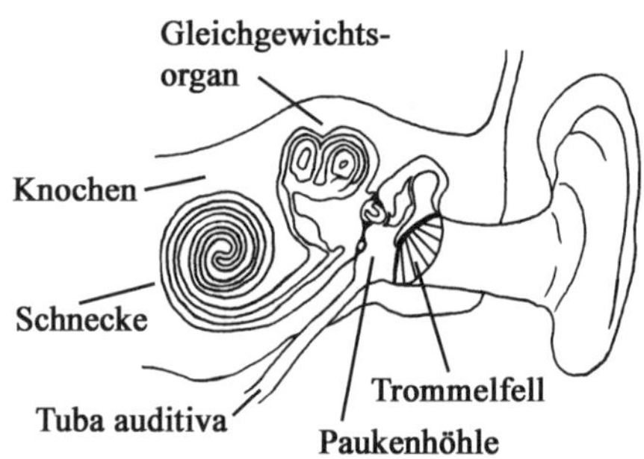

Ät:
- **Virale** akute Mittelohrentzündungen (hämatogene Ausbreitung), insb. **RSV** = respiratory syncytial virus bei Kindern unter 3 J., Grippeviren, Herpesviren, Masern-Otitis (heute selten)
- **Aszendierende** Infektion aus dem Nasopharynxraum über die Tuba auditiva = **bakterieller Infekt**, insb. Haemophilus influenzae, Pneumokokken, Streptococcus pyogenes, Staphylokokken, Moraxella catarrhalis (Syn: Branhamella od. Neisseria catarrhalis)

Path: Bei fortgeleiteter Entzündung aus dem Nasen-Rachen-Raum Beginn zuerst als **Tubenkatarrh** (Otitis media catarrhalis), dann Übergang in eitrige Form (**Otitis media purulenta**)

Epid:
◊ Häufigkeit: 50 % aller Kinder im 1. Lj. und bis zum 7. Lj. ist statistisch **jedes Kind** mind. einmal an einer Mittelohrentzündung erkrankt (40 % mehrfach).
◊ Prädisp.alter: insb. **Säuglingsalter** (Erkrankungsgipfel 6.-18. Lebensmonat)

Etlg:
Otitis media acuta
Otitis media chronica

Klin:
⇒ Allgemeinsymptome: Fieber, Unruhe, Schreien, Schlafstörungen, Übelkeit, Erbrechen, Bauchschmerzen, Durchfall, Säugling greift sich ständig an das Ohr.
⇒ Lokale pulsierende **Ohrschmerzen**, Druckgefühl
⇒ Pochende Ohrgeräusche, **Hörminderung**, Schwindel, meningeale Reizsymptome
⇒ Bei Trommelfell-Perforation: Flüssigkeits- oder Blutabgang aus dem Gehörgang (**Otorrhoe**) und sofortige Besserung der Schmerzen durch die "Druckentlastung"

Diag:
1. Anamnese und klinische Untersuchung: in der **Otoskopie** (Ohrspiegelung) Rötung u. Vorwölbung des Trommelfells, **Mukotympanon** (Syn: Paukenhöhlenerguss = flüssiges Sekret hinter dem Trommelfell sichtbar), ggf. Trommelfelleinriss u. Sekretabgang sichtbar
2. Audiometrie, bzw. bei Säuglingen/Kleinkindern OAE (= otoakustische Emissionen)

3. Eine weitergehende Diag. ist meist nicht erforderlich, bei chron. Otitis mit Cholesteatom ggf. CT od. MRT der Felsenbeinregion zur Op-Planung

Ther:
- **Symptomatisch**/abwartend: 90 % d.F. heilen auch ohne Behandlung aus, daher ist nur Beobachtung u. Kontrolle für 1-3 Tage gut zu vertreten (wenn dann keine Besserung od. Progredienz ⇨ Antibiose), kein Wasser in die Ohren (kein Schwimmbad!)
  - Abschwellende Nasentropfen (**Xylometazolin**, Nasic®für Kinder) tief einsprühen, damit gute Wirkung am Tubenostium am Rachendach
  - Analgetika/Antipyretika (Ibuprofen od. Paracetamol)
  - Schmerzstillende Ohrentropfen (Phenazon + Procain, Otalgan®), eher geringer Effekt
- **Antibiose** (insb. bei Kindern <2 J.): **Amoxicillin** (oral 50 mg/kgKG/Tag in 3 Einzeldosen), ein Cephalosporin (z.B. Cefuroxim oral od. Ceftriaxon i.v.) od. ein Makrolid bei Penicillinallergie (z.B. Erythromycin) für 7-10 Tage bei Otitis media purulenta (= bakterieller Infekt)
- Operativ: Parazentese (= Trommelfelleröffnung) bei sehr schmerzhafter Otitis media purulenta mit Vorwölbung des Trommelfells (meist kommt es aber schon von selbst zur Spontanperforation)

Prog: Gut, heilt meist folgenlos aus. Spontane Trommelfell-Perforationen schließen sich meist innerhalb von wenigen Tagen bis 2 Wo. wieder.

Kompl:
* Mastoiditis (ICD-10: H70.0): akute Entzündung im Processus mastoideus des Schläfenbeines mit **Knocheneinschmelzung** u. Abszesshöhlenbildung
  Klin: Erneutes Auftreten von Schmerzen bzw. verzögerter Krankheitsverlauf und sehr schmerzhafte Schwellung u. Rötung hinter der Ohrmuschel am Warzenfortsatz. Eine Mastoiditis + Abduzensparese + Trigeminusreizung wird GRADENIGO-Syndrom genannt.
  Diag: CT-Schädel, Ther: Stationäre Aufnahme, i.v.-Antibiose, bessern sich die Symptome nicht, Durchführung einer Mastoidektomie.
* Otogene **Meningitis** purulenta bzw. otogener Hirnabszess (sehr selten), Ther: sofortige operative Behandlung, Kompl: **Sinusvenenthrombose**, Augenmuskellähmung, Sepsis
* **Fazialisparese**, Labyrinthitis
* Übergang in eine **chronische Otitis media**: bei rezidivierenden akuten Mittelohrentzündungen und/oder chronischer Tubenfunktionsstörung ⇨ Ausbleiben der spontanen Ausheilung ⇨ chronische Schleimhauteiterung (kann jahrelang bestehen) und/oder Knocheneiterung (Cholesteatom), Tympanosklerose, meist mit Trommelfelldefekt.
  Ther: wenn nicht schon eine Trommelperforation besteht, operative Trommelfelleröffnung (Parazentese) u. Paukenröhrcheneinlage, ggf. Adenotomie

Proph: ♥ Standardimpfung gegen Haemophilus influenzae u. Pneumokokken (häufige Erreger bei der bakteriellen Otitis media)

DD:
- Otitis externa (s.u.), Mumps (Parotitis), Tonsillitis, Pharyngitis
- **Serotympanon** (Seromukotympanon, Paukenerguss) = Flüssigkeit hinter dem Trommelfell sichtbar, Path: chron. Tubenmittelohrkatarrh durch Tubenfunktionsstörung mit Sekretstau
  Klin: meist nicht schmerzhaft, Hörminderung. Epid: sehr häufig! (bei Säuglingen u. Kleinkindern bei ca. 20 % zu finden). Ther: liegt eine Rachenmandelhyperplasie (sog. adenoide Vegetationen, ICD-10: J35.2) als Ursache vor, dann in Vollnarkose operative Adenotomie + Parazentese + Paukenröhrchen
- Cholesteatom: kann aus einer chronischen Otitis media resultieren od. kongenital sein, Path: versprengte Plattenepithelzellen führen im Mittelohr zur Osteolyse u. chronischen Knocheneiterung, Ther: operative Resektion u. je nach Befund Rekonstruktion der Gehörknöchelchenkette und Tympanoplastik

OTITIS EXTERNA

Syn: Entzündung des äußeren Gehörganges, ggf. auch der Ohrmuschel, ICD-10: H60.9

Ät: – **Bakterielle Infektion** von außen, Badesaison! (**Schwimmbadotitis**, engl. swimmer´s ear)

- Reizung/Superinfektion durch einen **Fremdkörper** (z.B. Murmel) od. Zeruminalpfropf, angeborene Verengung des äußeren Gehörganges
- Ausbreitung einer Otitis media (z.B. nach Trommelfellperforation)
- Mykose (Aspergillus, Candida, Tinea faciei/capitis)
- Manifestation einer Hauterkrankung (endogenes Ekzem, seborrhoische Dermatitis, Autoimmunerkrankungen, Psoriasis), Herpes zoster (Zoster oticus)
- Prädisp.: Diabetes mellitus, Immunsuppression

Path: ♦ Mazerationen der Gehörgangshaut durch Flüssigkeiten (Schwimmbad) od. kleinere Verletzungen (**Wattestäbchen**! od. Fremdkörper) ⇨ nachfolgende **lokale Infektion**
♦ Keime: insb. Pseudomonas aeruginosa, Staphylokokken, Proteus mirabilis

Epid: Prädisp.alter: 7.-12. Lj.

Etlg: # Gehörgangsfurunkel (Otitis externa circumscripta)
Phlegmone des Gehörganges (Otitis externa diffusa)
Progredient nekrotisierende Otitis (Otitis externa maligna, schwere Verlaufsform)

Klin: ⇒ **Schmerzen** (insb. Tragus-Berührungsempfindlichkeit, Schmerzen beim Kauen), Druckgefühl, Juckreiz
⇒ Lokal gerötete Haut, Schwellung, ggf. äußerliche Effloreszenzen, Fieber, Lk-Schwellung
⇒ Seröse od. eitrige **Sekretion** aus dem Gehörgang mögl. (Otorrhö), Hörminderung

Diag: 1. Anamnese (Schwimmen?) und klinische Untersuchung: **Tragus-Druckschmerz** (Tragus ist der Hautlappen vor dem äußeren Gehörgangeingang), Schmerz bei Zug an der Ohrmuschel, Otoskopie: Rötung, Schwellung des Gehörgangs, Trommelfell intakt
2. Labor: ggf. Keimabstrich (Erreger- u. Resistenzbestimmung/Antibiogramm)

Ther: • Lokal: Gründliche Reinigung des Gehörgangs (**Ohrspülung**, Absaugung), Einlegen eines mit Alkohol od. Ohrentropfen (Desinfektion/Austrocknung) getränkten Mullstreifens, täglicher Wechsel bis zum Abschwellen. Bei einem Furunkel mit Eiteransammlung Inzision.
- Ohrentropfen: schmerzstillende (Phenazon + Procain, Otalgan®), ggf. lokale antibiotische Ohrentropfen (Ciprofloxacin, Panotile®Cipro) od. lokale Glukokortikoide (Fluocinolon, OtoFlamm®) zur Abschwellung, bzw. Kombination (InfectoCiproCort®)
- Orale Analgetika/Antipyretika (Paracetamol, Ibuprofen)
- In schweren Fällen (Infektausbreitung): orale Antibiose nach Abstrich

Prog: Gut, heilt meist folgenlos innerhalb von 7-10 Tagen aus.

Kompl: * Infektionsausbreitung ⇨ Otitis media, **Mastoiditis**, Perichondritis (Ohrknorpel), Parotitis

Proph: ♥ Keine Ohrreinigungsstäbchen benutzen, das Cerumen schützt das Ohr und wird physiologischerweise von alleine nach außen befördert (**Selbstreinigungsfunktion**)

DD: Zeruminalpfropf (Cerumen obturans), Gehörgangsexostose, Otitis media

HÖRSTÖRUNGEN

Syn: Schwerhörigkeit, Hypakusis, Gehörlosigkeit, Taubheit, ICD-10: H91.9

Ät: - **Angeborene** Hörminderung (Cochleahypoplasie, dysplastische Gehörknöchelchen, Otosklerose, Cholesteatom, Gehörgangsverengung, Gehörgangsatresie, fehlende Ohren, N.vestibulocochlearis-Aplasie, aut.-rez. Ionentransportstörung der Haarzellen, in 50 % d.F. bleibt die Ursache unklar), angeborene **Syndrome**:
PENDRED-Syndrom: aut.-rez. erbliche (SLC26A4-Genmutation auf Chrom. 7q31) Kombination von Innenohrschwerhörigkeit und Hypothyreose
USHER-Syndrom: aut.-rez. erbliche Innenohrschwerhörigkeit + Netzhautdegeneration
ALPORT-Syndrom: X-chrom.-dom. od. aut.-rez. erbliche (COL-Genmutation) Kombination

von Innenohrschwerhörigkeit, Glomerulopathie, Augenfehlbildungen
COGAN-Syndrom: autoimmune Kombination v. Innenohrschwerhörigkeit, Vaskulitis, Keratitis
- **Pränatale Infektion**: Rötelnembryopathie, Zytomegalie, Toxoplasmose
- **Frühgeburtlichkeit** (mehrfach erhöhtes Risiko), Asphyxie, Kernikterus, Hirnblutung, Alkoholembryopathie
- Infektiös: **Meningitis**, Enzephalitis, Labyrinthitis, Parotitis (Mumps), Masern, Herpes Otitis media u. Otitis externa (i.d.R. nur vorübergehende Hörstörung), Tympanosklerose
- Mechanisch: **Zeruminalpfropf**, Fremdkörper, Serotympanon, angeborene Gaumenspalte
- Traumatisch: Schädel-Hirn-Trauma, Schädelbasisfraktur, Felsenbeinfraktur
- Lärm: **exzessive Lärmbelastung** (Disko, Konzerte!), berufliche Exposition, Knalltrauma
- Hörsturz (ist im Kindesalter extrem selten), Tinnitus (Ohrgeräusche)
- Toxisch: Aminoglykosid-Antibiotika, Zytostatika, Thalidomid, Chinin, Kokain, Alkohol

Path: Die ersten 2-3 Lj. sind entscheidend für die Ausbildung des Hörvermögens auf zerebraler Ebene ⇨ Frühdiagnose und -therapie wichtig!

Epid: Häufigkeit: geschätzt insg. 80.000 betroffene Kinder in Deutschland mit stark eingeschränktem Hörvermögen, bei Geburt 10-30/10.000 Kinder betroffen

Etlg: # Schallleitungsschwerhörigkeit = Mittelohrstörungen od. äußerer Gehörgang
Schallempfindungsschwerhörigkeit = Innenohrstörung od. Hörnervenschädigung
Zentrale Schwerhörigkeit = Reizweiterleitungs- u. -verarbeitungsstörung (Hörrinde)

Klin: ⇒ Hörstörungen im Säuglings- u. Kindesalter behindern stark d. **Sprachentwicklungsfähigkeit**, kritische Grenze sind 25-35 dB Hörverlust im Sprachfrequenzbereich (250-4.000 Hz)

Diag:
1. Anamnese (Familienanamnese?, Reagiert der Säugling auf Geräusche?, Kopfdrehung zur Schallquelle?, usw.) u. klinische Untersuchung: äußeres Ohr, Ohrspiegelung
2. Audiometrie (ab ca. 3 J. mögl.), bzw. bei Säuglingen/Kleinkindern OAE (= otoakustische Emissionen) und akustisch evozierte Potentiale (ggf. in Narkose)
3. Gleichgewichtssinnprüfung: Spontannystagmus?, thermische Prüfung
4. Bildgebung: HR-CT + MRT

Ther:
- Konservativ: Meningitis, Otitis med., ext. usw. stets gut behandeln und kontrollieren
- **Hörgeräteversorgung** bei irreversibler Taubheit (bereits bei Neugeborenen mögl.)
  - Externes normales Hörgerät, Knochenleitungshörgerät
  - **Cochleaimplantat** (elektronische Innenohrprothese): die Übertragungselektrode liegt in der Cochlea, der Empfänger unter der Haut, der Sender mit dem Mikrophon außerhalb. Implantation ab ½ J. mögl., wird heute meist beidseitig implantiert
  - Auditorisches Hirnstammimplantat (bei Hypo-/Aplasie des Hörnerven indiziert)
- **Hör-Sprach-Frühförderung** („hören lernen") über **mehrere Jahre** erforderlich!
- Informationen u. Selbsthilfegruppen: bei www.schnecke-online.de, zu Studienzwecken gibt es das Dt. Zentralregister für kindliche Hörstörungen an der Charité, Berlin

Prog: Heute gute Versorgungs- und Fördermöglichkeiten (möglichst in einem Zentrum)

Proph:
- ♥ Bei der U2 (3.-10. Tag, meist noch in der Klinik vor der Entlassung von Mutter und Kind) **Neugeborenen-Hörscreening**: Inspektion der Gehörgänge, Reaktion auf Geräusche, objektive Hörtestung mit der Methode **TEOAE** (= automatisch ausgewertete transitorisch evozierte otoakustische Emissionen, dabei werden durch einen akustischen Reiz die äußeren Haarzellen angeregt, die wiederum selbst Schallwellen retrograd aussenden, die dann gemessen werden können). Bei pathologischem Befund (bzw. bei Risikogeburten immer) zusätzlich AABR (= automated auditory brainstem response, also akustisch evozierte Potentiale) zur Kontrolle.
- ♥ Arbeitsschutz (aber auch an Diskobesuche od. MP3-Player von Jugendlichen denken): sog. äquivalente Schallpegel-Zeitexposition (oberer Auslösewert = im Arbeitsschutz muss bei Erreichen dieser Werte Gehörschutz getragen werden) für mögl. Hörschädigung bei **85 dB über 8 Std.** Einwirkung/Tag, analog bei 90 dB – 2 Std., 94 dB – 1 Std., 97 dB – 30 Min., 100 dB (Diskotheken!) – 15 Min., 103 dB – 8 Min., 109 dB – 2 Min.

DD: Sprachliche u. psychomotorische Entwicklungsstörungen (s.u. Kinder- u. Jugendpsychiatrie)

KINDEROPHTHALMOLOGIE

Visusentwicklung
Die sensitive Phase = Zeitraum der Lernfähigkeit von Sehbahn, visuellem Kortex und übergeordneten Zentren reicht von Geburt bis zum ca. 2. Lj. (morphologisch) und funktionell bis zum 8 Lj.

Meilensteine der visuellen Entwicklung (n. KÄSMANN-KELLNER):

Lebensalter	Visusäquivalent	Visuelle Funktionen
1.-4. Woche	0,05-0,1	**Fixationsreflex**, Fixation wird nur kurz gehalten, sakkadierte und dysmetrische Folgebewegungen
bis 6. Woche	0,2	Fixation stabiler, **Gesichtererkennung** und reaktives Lächeln
bis 8. Woche	0,3	Gezielte **Akkommodation** (Nah-Fern-Einstellung), Entwicklung des beidäugigen Sehens, glatte Folgebewegungen, Parallelstand der Augen
bis 12. Woche	0,4	Stereosehen, Farbsehen, Kontrastsehen
6. Monat	0,6	Gesichtsfeldgrenzen frei, lang anhaltende Fixation, **Auge-Hand-Koordination** unter Führung der Augen
9. Monat	0,8-1,0	„Krümelvisus" – kleinste Teile werden bemerkt
1.-2. Lebensjahr	1,0 (= **voller Visus**)	Visuelle Funktionen morphologisch ausgereift

Die häufigsten Ursachen einer gestörten Sehentwicklung sind **Schielen**, starke Brechungsfehler insb. **Hyperopie** (über +6 dpt), **Astigmatismus** (>2 dpt) od. einseitige Refraktionsanomalien (mehr als 2 dpt **Seitendifferenz**), Trübungen der brechenden Medien (**Katarakt**) u. Ptosis.

AMBLYOPIE UND FEHLSICHTIGKEIT

Syn: Schwachsichtigkeit, ICD-10: H53.0

Ät:
- Am häufigsten **Schielamblyopie**, frühkindlicher Strabismus, Mikrostrabismus
- **Refraktionsamblyopie** (durch **unterschiedliche Brechkraft** der Augen = Anisometropie), insb. bei höherer Hyperopie (Weitsichtigkeit) u./od. Astigmatismus (Hornhautverkrümmung)
- Deprivationsamblyopie, z.B. durch einseitige Ptosis (hängendes Lid), großes Hämangiom eines Lides, einseitige congenitale Katarakt (Linsentrübung, kindlicher grauer Star), frühkindlicher Nystagmus ⇨ fehlende visuelle Eindrücke des betroffenen Auges

Path:
- ♦ Die Amblyopie ist eine (meist einseitige) **Schwachsichtigkeit** ohne Pathologie der Retina ⇨ entwicklungsbedingte zerebrale Differenzierungsstörung durch Reizdeprivation u./od. Störung des beidäugigen Sehens. Beim Schielen od. stark unterschiedlicher Brechkraft der Augen kommt es zur **Suppressionsamblyopie** (= zentrales Unterdrücken der Seh-verarbeitung des schlechteren Auges zur Vermeidung von Doppelbildern).
- ♦ Wegen der Entwicklung der visuellen Funktion bis zum 2.-3. Lj. ist eine **frühzeitige** Diagnose u. Ther. essentiell für die visuelle und allgemeine psycho-motorische Entwicklung.

Epid: ◊ Prävalenz: Eine Amblyopie liegt bei bis zu 13 % der Bevölkerung vor, eine behandlungsbedürftige Fehlsichtigkeit (Refraktionsanomalie) bei ca. 6 % aller Kinder.

Klin:
⇒ Eine Amblyopie macht für das Kind subjektiv **keine** Symptome!
⇒ Ggf. sichtbares Schielen (ständig od. bei bestimmten Augenbewegungen)
⇒ Ggf. Ungeschicklichkeiten beim Greifen von Gegenständen

⇒ „Anamnese des Fotoalbums“: Suche nach Fotos mit einseitigem/asymmetrischem Rotreflex der Pupillen bzw. Leukokorie (weißes Aufleuchten der Pupille)

Diag: Bei Auffälligkeiten im Bereich der Augen unbedingt zeitnah augenärztliche Untersuchung!
1. Anamnese (Brechungsanomalien od. Schielen in der Familie?) und klinische Untersuchung: Inspektion der Lider und des äußeren Auges, Sehschärfenbestimmung (z.B. mit standardisierten LEA-Symbolen), Test des räumlichen Sehens, Nystagmus?
2. Augenarzt: beide Augen nacheinander monokular mit einem Okklusionspflaster prüfen (zur Aufdeckung verborgenen oder kleinwinkligen Schielens, sog. Mikrostrabismus) u. Brechkraftbestimmung bei erweiterter Pupille (Skiaskopie in Zykloplegie)

Ther:
- Je früher, umso besser! (Nach dem 6. Lj. ist der Effekt nur noch gering!)
  - Beseitigung von amblyogenen Faktoren: Korrektur von Refraktionsfehlern durch **Brille**
  - **Okklusionstherapie** (Abkleben des gesunden, dominanten Auges durch ein Okklusionspflaster od. Mattfolie auf dem Brillenglas) nach festgelegtem Rhythmus ⇨ Aufklärung der Eltern ist wichtig zur Förderung der Compliance.
- Operativ: Ind: bei Katarakt (s.u.), Hämangiomen (⇨ Resektion od. Laser), Ptosis (s.u.)

Prog: Bei frühzeitigem Erkennen und konsequenter Ther. **sehr gut**.

Kompl:
* Unerkannt Einschränkungen bei der Berufswahl (kein LKW-Führerschein, keine Pilotenlizenz wegen fehlendem räumlichen Sehens)
* Später bei Schädigung des besseren Auges (z.B. Unfall) erhebliche Beeinträchtigung

Proph:
- ♥ Screening auf morphologische Pathologie od. visuelle Auffälligkeiten bei den **U-Vorsorgeuntersuchungen** (U2-7 u. insb. in der U7a, s.o.).
- ♥ Gem. Berufsverband der Augenärzte Deutschlands wird eine augenärztliche Untersuchung bis zum 2. Lj. und eine weitere im 3.-6. Lj. empfohlen (ist aber bisher keine Routineuntersuchung und damit ohne Auffälligkeiten in Deutschland keine Kassenleistung).

DD:
- Optikushypoplasie, Papillenanomalien, Retinoblastom (s.o., Kap. Kinderonkologie)
- Mikrophthalmie, Anisokorie, Katarakt, Aphakie (fehlende Linse)
- V.HIPPEL-LINDAU-Syndrom (aut.-dom.) retinale Hämangioblastome ⇨ Visusverlust
- USHER-Syndrom: aut.-rez. erbliche Netzhautdegeneration + Innenohrschwerhörigkeit
- Vit.-A-Mangel: Nachtblindheit, Xerophthalmie, Dritte-Welt-Problem, bei veganer Ernährung

STRABISMUS

Syn: **Schielen**, engl. squint, ICD-10: H49.0 - H50.9

Anatomie: Für die Bulbusbewegungen sind die 6 äußeren Augenmuskeln, innerviert durch die Hirnnerven III (N.oculomotorius), IV (N.trochlearis) und VI (N.abducens), zuständig (s. Abb., re. Auge).

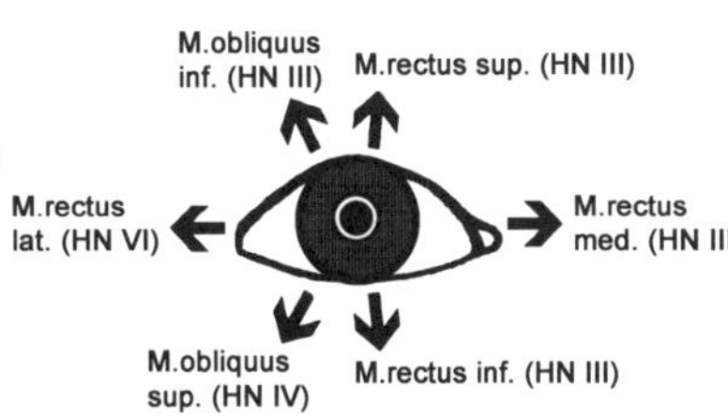

Ät:
- Angeborenes u. **frühkindliches Schielsyndrom**: häufig unklar, erbliche Disposition
- Unterschiedliche Sehschärfe beider Augen durch Brechkraftunterschiede (Anisometropie, Astigmatismus) od. Visusminderung (z.B. durch ein Retinoblastom) und nachfolgend Suppression eines Auges ⇨ fehlende Fixation (= sekundäres Schielen)
- Akkommodativer Strabismus convergens (bei Akkommodation überschießende Konvergenzreaktion), insb. bei starker Hyperopie
- Neuromuskuläre Dysbalance, Vorliegen einer sonstigen Behinderung (4faches Risiko)
- Strabismus paralyticus (= Lähmungsschielen, paretisches Schielen, Ophthalmoplegie) bei Läsion od. Parese eines Hirnnerven: intrakranielle Raumforderung, Gefäßprozess, traumatisch, infektiös (z.B. GRADENIGO-Syndrom bei Mastoiditis), neurodegenerativ
- Strabismus bei Systemerkrankungen: Myasthenia gravis, endokrine Orbitopathie

Epid: ◊ Häufigkeit: 4 % aller Kinder in Deutschland betroffen
◊ Prädisp.alter: frühkindliches Schielsyndrom beginnt im 1. Lj.

Etlg: # Manifestes Schielen = **Tropie** (Strabismus concomitans, Begleitschielen)
latentes Schielen = **Phorie** (wird durch Fusionsmechanismen unter Kontrolle gehalten)
Richtung der Schielstellung: Präfix Eso- für Innenschielen (Syn.: Strabismus convergens), Exo- für Außenschielen (Syn.: Strabismus divergens), Hyper- und Hypo- für vertikale Abweichungen der Augenstellung nach oben od. unten, In-/Exzyklo- für Verrollungsschielen
Seitenbefall: einseitig (= nur ein Auge betroffen) od. alternierendes Schielen
Mikrostrabismus (Kleinwinkelschielen = <5° Schielwinkel, daher häufig unbemerkt!)
Normosensorisches Spätschielen (>3. Lj.): **Doppelbilder**, Zukneifen eines Auges, Kopfschmerzen ⇨ sofortige Ther. erforderlich, sonst Verlust des Stereosehens

Klin: Abweichung vom Parallelstand beider Augen beim Geradeausblick in die Ferne

Diag: 1. Anamnese (familiäres Vorkommen von Schielstellungen od. Brechungsfehlern?) und klinische Untersuchung: Folgebewegung beobachten, HIRSCHBERG-Test (Orientierung über die Symmetrie der Hornhautreflexe mit einer Taschenlampe)
2. Augenarzt: Bestimmung der zentralen Sehschärfe, Augenstellung u. -beweglichkeit, Abdecktest (Covertest) u. Quantifizierung von Abweichungen, Konvergenzreaktion, räumliches Sehen, Brechkraftbestimmung mit medikamentös erweiterter Pupille unter Ausschaltung der Akkommodation

Ther: • Konservativ: frühzeitig Ther. beginnen (im 6. Lebensmonat), regelmäßige Kontrolle in der Sehschule
– **Brillenanpassung** bei Brechungsfehlern (Ausgleich von Hyperopie u. Astigmatismus)
– **Okklusionstherapie**: Abkleben des dominanten („gesunden“) Auges mit einem Hautpflaster, bzw. mit Mattfolie auf dem Brillenglas bei Brillenträgern, beginnend ab dem **6. Lebensmonat** (ab 6. Mon 1/2 Std./Tag, ab 1 J. 1 Std., ab 2 J. 2 Std. usw.), Aufklärung der Eltern! ist wichtig zur Förderung der Compliance.
• Operativ: Ind: Kopfzwangshaltung, großer Schielwinkel, normosensorisches Spätschielen
– OP-Zeitpunkt: vor der Einschulung, ggf. früher bei großem Schielwinkel, Ziel: Reduktion des Schielwinkels (zumindest auf Werte <5° = Mikrostrabismus)
– Verlagerung, Teilresektion od. Verkürzung eines oder mehrerer äußerer Augenmuskeln

Prog: Bei frühzeitigem Erkennen und konsequenter Ther. **sehr gut** (stabiles räumliches Sehen, volle seitengleiche Sehschärfe und möglichst parallele Augenstellung)

Kompl: * Schielen (ohne Korrektur) führt zur **Amblyopie** (Schwachsichtigkeit des betroffenen Auges) und zu reduziertem bzw. fehlendem räumlichen Sehen.
Op: * Bindehautunterblutung, Perforation des Bulbus, Infektion, Über- od. Unterkorrektur

Proph: ♥ s.o., Kap. Amblyopie

DD: – Pseudostrabismus: „Babyschielen“ (noch nicht ausgereifte Augenbewegungskoordination, bis ca. zum 3. Monat), ausgeprägter Epikanthus, prominenter Nasenrücken, Gesichtsasymmetrie od. bei angeborener Makulaektopie erscheint der subjektive Eindruck eines Schielens für den Beobachter (tatsächlich sind die Blickachsen aber korrekt)
– Schielen nach einer Liquorpunktion (meist reversibel)

KONGENITALE KATARAKT

Syn: Angeborene **Linsentrübung**, kindlicher grauer Star, Cataracta congenita, ICD-10: Q12.0

Ät: – Einseitige Linsentrübung: Störung während der Embryogenese
– Beidseitige Linsentrübungen: **genetisch** bedingt (aut.-dom., selten aut.-rez., sehr selten X-

chrom. erblich), intrauterine Infektion (Röteln, Toxoplasmose, Zytomegalie, Herpes, Lues) Bei syndromalen Erkrankungen (LOWE-Syndrom, Trisomie 13, 18, 21, TURNER-Syndrom)

Epid: Häufigkeit: selten, ca. 0,05 % aller Geburten

Klin: ⇒ Reduzierter / seitendifferenter Fundusrotreflex bis zur **Leukokorie**
⇒ **Schielen** (sekundärer Strabismus), **Nystagmus**

Diag: 1. Anamnese (familiäres Vorkommen?) und klinische/augenärztliche Untersuchung: Rotreflex, Prüfung der Fixation, Visusbestimmung
2. Sonographie: ggf. bereits pränatale sonographische Diagnostik mögl.

Ther:
- Konservativ: bei geringen partiellen Linsentrübungen engmaschige Kontrollen, falls erforderlich (bei Schielen) Amblyopiebehandlung mit Okklusionspflastern
- Operativ: Ind: kurzfristig bei beidseitiger Katarakt od. visusrelevantem einseitigem Befund
  - Entfernung der Linse (Phakoemulsifikation, mit Erhalt des Kapselsackes)
  - Postoperativ Versorgung mit Kontaktlinsen bzw. Starbrille mit Nahteil, regelmäßige Anpassung der Stärke von Brille/Kontaktlinse und konsequente Amblyopiebehandlung, ggf. später dann Versorgung mit einer Intraokularlinse als Ersatz

Prog: Relativ gut bei frühzeitiger Op. einer einseitigen Katarakt möglichst noch im ersten Lebensmonat, schlecht bei bereits bestehendem Nystagmus u. beidseitiger Katarakt.

Kompl: * Amblyopie, Sekundärglaukom
Op: * Akkommodationsfähigkeit geht verloren (natürlich auch bei einer Kunstlinse)
* Nachstar

DD:
- Spätere Katarakt: okuläre Auswirkung einer Systemerkrankung (z.B. Diabetes mellitus, Galaktosämie), posttraumatisch (Contusio bulbi, Augapfelperforation)
- Persistierender hyperplastischer Glaskörper
- Organisierte Glaskörpereinblutungen (bei SHT od. Kindesmisshandlung, sog. shaken baby syndrome)

KONGENITALES GLAUKOM

Syn: Angeborener „grüner Star", Buphthalmus = Ochsenauge, ICD-10: Q15.0

Ät:
- Okuläre Anomalien: Aniridie, PETER-Anomalie, Kammerwinkeldysgenesie, AXENFELD-RIEGER-Anomalie (Glaukom + Irisatrophie u. Irisbrücken), aut.-rez. erblich
- Bei Systemerkrankungen, wie Phakomatosen (STURGE-WEBER-Syndrom, Neurofibromatose)

Path: Entwicklungsstörung des Kammerwinkels ⇨ Abflussbehinderung führt zu **erhöhtem Augeninnendruck**, kann ein- od. beidseitig (2/3 d.F.) auftreten.

Epid: ◊ Häufigkeit: selten, bei 0,5-1/10.000 aller Geburten vorhanden
◊ Prädisp.alter: kann schon bei Geburt auffallen, sonst innerhalb des 1. Lj.

Klin: ⇒ **Vergrößertes Auge** (= Buphthalmus, fällt besonders bei einseitigem Befund auf)
⇒ **Tränenträufeln** (Epiphora), **Lichtempfindlichkeit** (Photophobie), Lidkrampf

Diag: 1. Anamnese („Kind hat so schöne große Augen") und klinische Untersuchung: vergrößerter Hornhautdurchmesser?, Hornhauteinrisse (HAAB-Striae) u. **Hornhauttrübungen**
2. Augenarzt: Untersuchung in **Narkose** mit Bestimmung des Hornhautdurchmessers (patholog.: >11,5 mm) Augeninnendruckmessung (Tonometrie), Fundusuntersuchung (Papillenexkavation?), Kammerwinkelspiegelung (Gonioskopie) u. Ultraschallvermessung (Augapfellänge)

Ther: • Konservativ: lokale drucksenkende Augentropfengabe (bei Frühgeborenen)
• Operativ: Ind: bei Buphthalmus **stets gegeben**, um das Sehvermögen zu erhalten
  – Diverse operative Verfahren (z.B. **Goniotomie**, **Trabekulotomie**, usw.), bei Misslingen der Kammerwinkelchirurgie auch Glaukomdrainageimplantat mögl.
  – **Nachkontrollen**!, ggf. Amblyopiebehandlung

Prog: Nur gut bei **sofortiger** Ther. (Problem bei beidseitigem Befall, der nicht sofort auffällt) und lebenslange Kontrollbedürftigkeit.

Kompl: ∗ **Erblindungsgefahr** durch druckbedingte Neuropathie des Nervus opticus
∗ Brechungsfehler, Amblyopie, Hornhautnarben

DD: – Megalocornea (Hornhautvergrößerung >12 mm, hat isoliert keinen Krankheitswert)
– Tränenwegsstenose als DD beim Tränenträufeln (Epiphora)
– Hornhauttrübungen durch Stoffwechselerkrankungen (s.o., Kap. Mukopolysaccharidosen)

NEUGEBORENENKONJUNKTIVITIS

Syn: Bindehautentzündung des Neugeborenen, Ophthalmia neonatorum, ICD-10: P39.1

Ät: – **Bakterielle Infektion** (50 % d.F.): Neisseria gonorrhoeae (**Gonoblennorrhoe**), **Chlamydia trachomatis**, Haemophilus influenzae, Staphylococcus aureus, Streptococcus pneumoniae
– Virale Infektion (20 % d.F.): **Herpes-Viren**, Adeno-Viren, Papilloma-Viren
– Toxisch: nach lokaler Antibiotikagabe, früher durch die Silbernitratapplikation (CREDÉ-Prophylaxe, wird heute wegen NW seltener durchgeführt)
– In 1/3 d.F. keine Ursache zu finden

Epid: ◊ Häufigkeit: bei bis zu 10 % der Neugeborenen (bei uns insg. rückläufige Tendenz, wegen des Rückgangs der maternalen Infektionen, z.B. durch Zervix-Abstrich in der Schwangerschaft u. Ther. bei Nachweis von Chlamydia-trachomatis-Antigen)
◊ Prädisp.alter: Gonokokken-Konjunktivitis entwickelt sich meist 2-5 Tage p.p., Chlamydien-Konjunktivitis u. virale Konjunktivitis durch Herpes-Viren meist erst nach 5-14 Tg. p.p.

Klin: ⇒ Eitriges Sekret im Bindehautsack und in den Wimpern, Lidödem
⇒ Hyperämie der Konjunktiva, Chemosis (wässrige Schwellung) der Konjunktiva
⇒ Ggf. Schwellung der präaurikulären Lymphknoten

Diag: 1. Anamnese und klinische Untersuchung: rote Konjunktiva, Pus (Cave: Pus-Spritzer beim Öffnen der Lider)
2. Abstrich und Antibiogramm (Erreger und Resistenzbestimmung)

Ther: • Konservativ: regelmäßiges Auswaschen der Augen
  – Lokale Antibiotikagabe (Moxifloxacin Augentropfen, Vigamox®), ggf. systemische Antibiose bei Gonokokken (Ceftriaxon) od. Chlamydien (Erythromycin)
  – Antivirale Therapie (Aciclovir, s.o. Kap. Herpes simplex)
  – Mitbehandlung d. Eltern (z.B. Gonorrhoe der Mutter, Herpes-Infektion eines Elternteils)

Prog: Sehr gut, fast immer folgenlose Ausheilung.

Kompl: ∗ Hornhauteinschmelzung mit intraokularer Eiteransammlung (Hypopyon = Eiterspiegel), insb. bei Gonokokkeninfektion
∗ Bindehautnarben (insb. bei Chlamydieninfektion)
∗ Entwicklung einer Meningitis (insb. bei Haemophilus influenzae)

LIDPHLEGMONE U. ORBITALPHLEGMONE

Syn: Präseptale Cellulitis, Lidabszess ICD-10: H00.0; orbitale Cellulitis, ICD-10: H05.0

Anatomie: Die mediale Wand der Orbita ist nur eine hauchdünne Knochenlamelle (Lamina papyracea) ⇨ Infektionen aus dem **Nasen-Rachenraum** können über das Siebbeinlabyrinth (Sinus ethmoidalis) leicht auf die Orbita übergreifen.

Ät:
- Meist Infektion durch **Staphylokokken** (Staph. aureus) od. Streptokokken (S. pyogenes, S. pneumoniae) od. Haemophilus influenzae, durch fortgeleitete HNO-Infektion (**Sinusitis**, Ethmoiditis), Zahnabszess, Superinfektion bei Insektenstich, fortgeleitete Lidrandentzündung (Gerstenkorn), Erysipel am Augenlid (Streptokokken)
- Traumatisch: Fremdkörper, postoperativ nach Eingriffen an Nasennebenhöhlen od. Auge

Etlg:
Lidphlegmone: Infektion bleibt auf das **Lid begrenzt** (durch das Septum orbitale = bindegewebige Verbindung zwischen Augenhöhlenrand und Lidtarsus)
Orbitalphlegmone: Ausbreitung der Infektion hinter dem Septum orbitale = innerhalb der Augenhöhle u. retrobulbär

Klin:
⇒ Lidphlegmone: diffuse Rötung, Schwellung und Überwärmung des Lides, Bewegungseinschränkung des Lides (meist des Oberlides) ⇨ Augenöffnung ggf. nicht mehr mögl.
⇒ Orbitalphlegmone: Lidschwellung und -rötung, Bindehautschwellung (**Chemosis**) u. -rötung, **eingeschränkte Beweglichkeit** des Auges (wichtiges diagnostisches Kriterium), **Schmerzen**, ggf. **Exophthalmus** (Hervortreten des Auges), Diplopie, Fieber

Diag:
1. Anamnese (Insektenstich?, Lid-/Orbita-Fremdkörper?, Sinusitis?) und klinische Untersuchung: Inspektion, Visusbestimmung, Motilität = Augenbeweglichkeit prüfen, Abstrich
2. Röntgen: ggf. CT der Orbita u. Nasennebenhöhlen (Abszess-Suche)
3. HNO-ärztliche Untersuchung u. Nasenabstrich bei Sinusitis (Erreger- u. Resistenz)

Ther:
- Konservativ: bei Lidphlegmone lokale Antibiotikasalbe u. systemische Antibiose, z.B. Cefaclor p.os 30 mg/kgKG/Tag in 3 Dosen (Infectocef®-Saft)
- Operativ: bei Orbitalphlegmone stationäre Aufnahme, **Abszessspaltung** u. **-drainage** erforderlich + **systemische Antibiose** (initial z.B. Ceftriaxon 50 mg/kgKG i.v. [Rocephin®], nach Erreger- u. Resistenzbestimmung dann gezielte Antibiose)

Prog: Bei Lidphlegmone sehr gut, bei Orbitalphlegmone schnelle Ther. wichtig

Kompl:
* Meningitis, Thrombose des Sinus cavernosus, Hirnabszess, Sepsis
* Affektion des Nervus opticus

DD:
- Hordeolum (sog. „Gerstenkorn") = Entzündung der Talgdrüsen
- Dakryozystitis = Entzündung des Tränensacks (⇨ Schwellung medial im Unterlidbereich)
- Allergische Reaktion (z.B. auf Insektengift) mit Schwellung der Augenlider

PTOSIS

Syn: Lidheberschwäche, engl. drooping eyelid, ICD-10: kongenital Q10.0, erworben H02.4

Anatomie: Lidheber: **M.levator palpebrae sup.**, Innervation durch N.oculomotorius (III. Hirnnerv) und der sympathisch innervierte (= nicht willkürlich) **M.tarsalis sup.**

Ät:
- Angeboren: **idiopathisch**, familiär (aut.-dom. erblich), Fehlentwicklung d. M.levator palpebrae, Fehlinnervation (MARCUS-GUNN-Phänomen = Trigeminus-Okulomotorius-Synkinesie), Hämangiom des Oberlids
- Erworben: **Geburtstrauma** (untere Plexus-brachialis-Läsion), Läsion des N.oculomotorius, **HORNER-Syndrom** (Sympathikusbahn betroffen, z.B. bei Hirnstamminfarkt, zervikale Raumforderung, Lungenspitzentumor), Myasthenia gravis (Autoimmunkrankheit mit ACh-Rezep-

tor-Ak an der motorischen Endplatte), progressive externe Ophthalmoplegie (KEARNS-SAYRE-Syndrom = mitochondriale Myopathie), Muskeldystrophien (aut.-dom.), Myositis

Epid: Häufigkeit: in ca. 0,5 % kongenitale Lidanomalien mit Verlegung der optischen Achse

Klin: ⇒ Lähmung des N.oculomotorius: **hängendes Oberlid** kombiniert mit Pupillenstörung und Motilitätsstörung des Auges und Lähmungsschielen (Exo- und Hypotropie)
⇒ HORNER-Syndrom: Ptosis (M.tarsalis-sup.-Parese), Miosis (M.dilatator-pupillae-Parese), scheinbarer Enophthalmus (M.orbitalis-Parese, verengt stehende Lidspalten), Irisheterochromie (betroffenes Auge wird mit der Zeit heller), Anhidrose u. Hautrötung der ipsilateralen Gesichtshälfte
⇒ Myasthenia gravis: Schwankungen in der Ausprägung im Tagesverlauf

Diag:
1. Anamnese (Familienanamnese?, Differenzierung kongenital / erworben, z.B. Geburtstrauma?) und klinische Untersuchung: Sehachse frei?, unterschiedliche Irisfarbe?
2. Augenarzt: Augenbeweglichkeit, Pupillenreaktion, Levatorfunktion, Hornhautsensibilität, Astigmatismus (Hornhautverkrümmung, entsteht durch den Druck des Lids auf das Auge)
3. Neurologische Diagnostik je nach Verdacht bei erworbener Form

Ther:
- Konservativ: Bei freier Pupille ggf. Brillenkorrektur eines induzierten Astigmatismus
- Operativ: Ind: Teilweise verdeckte Pupille ⇨ **Behinderung der optischen Achse**, Kopfzwangshaltung (Kopfneigung nach hinten od. Schiefhals)
  - Teilresektion od. Faltung des M.levator sup.
  - Bei geringem Befund reicht es ggf. aus, an der Innenseite des Oberlids einen horizontalen Streifen zu resezieren u. das Lid wiederzuvernähen (Op. n. FASANELLA-SEREVAT)

Kompl: * Bei Einschränkung d. Sehachse beim Neugeborenen droht schnell eine **Deprivationsamblyopie** (s.o., Kap. Amblyopie) ⇨ rasche Korrektur erforderlich, dann gute Prog.
Op: * Über- (Auge kann nicht mehr geschlossen werden, sichtbares BELL-Phänomen) od. Unterkorrektur

TRÄNENWEGSSTENOSE

Syn: Dakryostenose, ICD-10: kongenital Q10.5, erworben H04.5

Ät:
- Angeboren: Verlegung des Ausgangs des **Ductus nasolacrimalis** durch eine Schleimhautfalte im unteren Nasengang (HASNER-Falte/Membran)
- Erworben: **Dakryozystitis** = Entzündung des Tränensacks (⇨ Schwellung medial im Unterlidbereich), Dakryolith bei chron. Entzündung

Epid: Häufigkeit: ca. 5-6 % aller Neugeborenen

Klin: Tränenträufeln (Epiphora, Dakryorrhoe), Lichtscheu, rezidivierende bakt. Konjunktivitiden

Diag: Klinische Untersuchung: erhöhter Tränenmeniskus (Tränensee am Unterlidrand), sonstige Fehlbildungen an Nase od. Auge?

Ther:
- Konservativ: Verklebungen abwaschen, antibiotische Augentropfen, abschwellende Nasentropfen, Massage mit Druck auf den Tränensack (mehrmals täglich durch Eltern)
- Operativ: Ind: Persistenz über 6.-12. Lebensmonat hinaus bzw. nach Dakryozystitis
  - Überdruckspülung / Sondierung (in Narkose/Sedierung), Einlage eines Schläuchleins
  - Nachbehandlung mit antibiotischen Augentropfen u. abschwellenden Nasentropfen

Prog: Gut, die HASNER-Membran öffnet sich häufig spontan in den ersten 6 Lebensmonaten.

Kompl: * Rezidivierende bakterielle Konjunktivitiden, Dakryozystitis

DD:
- Neugeborenenkonjunktivitis
- Angeborenes Glaukom (verursacht auch vermehrten Tränenfluss)

NEUROPÄDIATRIE

KOPFSCHMERZEN

Syn: Zephalgie, Cephalgia, engl. headache, ICD-10: G44.-

Ät: Die International Headache Society (2013, Version 3) unterscheidet drei große Gruppen:
- **Idiopathische (primäre) Kopfschmerzen** (>90 % d.F., ICHD-3-Code 1-4)
  Prädisposition: **familiäre Disposition** (3- bis 6fach erhöhtes Risiko für Kinder betroffener Eltern), psychische Belastung, **Stress**, Klimaeinflüsse (Wetterumschwung, Föhn), Genussmittel (Alkohol, Schokolade, Käse), Schlafmangel, Menstruation bei Mädchen (Kopfschmerzen meist prämenstruell), ungünstige Haltung der HWS, Muskelverspannungen
- **Symptomatische (sekundäre) Kopfschmerzen** (ICHD-3-Code 5-12): durch Trauma, neurologische od. Systemerkrankungen oder Infektionen bedingt sowie als Nebenwirkungen medizinischer Therapien (z.B. Medikamente, nach einer Liquorpunktion)
- **Kraniale Neuralgien** (ICHD-3-Code 13): Trigeminusneuralgie, Gesichtsneuralgien

Path: Das Gehirn selbst ist nicht schmerzempfindlich. Schmerz kann von den intrakraniellen Gefäßen, den Meningen (diese werden vom N.trigeminus sensibel innerviert) und den das Gehirn umgebenden Knochen und Weichteilen ausgehen.

Etlg: # **Primäre Kopfschmerzen:**
- Episodischer **Spannungskopfschmerz**, engl. tension headache (ICD-10: G44.2) und vasomotorischer Kopfschmerz (ICD-10: G44.1)
- **Migräne** (ICD-10: G43.-), familiäre hemiplegische Migräne (aut.-dom. erblich, Gendefekt auf Chrom. 1, 2 od. 19, Beginn meist schon im Kindesalter, Prävalenz: 0,01 %)
- Trigeminoautonome Kopfschmerzen: Cluster-Kopfschmerz (ICD-10: G44.0), SUNCT-Syndrom, paroxysmale Hemikranie, Hemicrania continua

Symptomatische (= sekundäre) Kopfschmerzen:
- Entzündlich: am häufigsten durch (**harmlose**) virale **Erkältungskrankheiten** bedingt, **Rhinosinusitis**, **Otitis media**, Mastoiditis, **Meningitis**, Enzephalitis, Hirnabszess
- Säuglinge/Kleinkinder: **Exsikkose** (z.B. bei **Durchfallerkrankung**)
- **Schädel-Hirn-Trauma** (chronisch posttraumatischer Kopfschmerz), HWS-Distorsion
- Intrakraniellen Raumforderungen: **Hirntumoren**
- Hirndruck: **Hydrozephalus**, spontanes Liquorunterdrucksyndrom, benigne intrakranielle Hypertension ("Pseudotumor cerebri", w >> m)
- Gefäßbedingt: **Hirnblutung**, **Subarachnoidalblutung** („Vernichtungskopfschmerz"), Gefäßdissektion, TIA, Apoplexie, Riesenzellarteriitis (Arteriitis temporalis), arterielle Hypertonie / hypertensive Krise (Phäochromozytom), Sinusvenenthrombose, Gefäßschlingen an der Hirnbasis (⇨ Trigeminusneuralgie)
- **Anstrengungskopfschmerz**, Hustenkopfschmerz, Kopfschmerz bei sexueller Aktivität, hypnic Headache (Kopfschmerzen aus dem Schlaf heraus)
- **Dentalgie** (Zahnschmerz, Bruxismus = Zähneknirschen, Okklusionsstörungen, COSTEN-Syndrom des Kiefergelenkes) mit Ausstrahlung der Schmerzen in Ohr od. Kopf
- Hypoglykämie, CO-Vergiftung, Methanol-Vergiftung, akuter Glaukomanfall
- Plasmozytom (am Schädelknochen)
- Psychiatrische Erkrankung (psychosomatische Kopfschmerzen (Psychosomatose), im Rahmen einer Depression, bei Angststörung usw.)
- **Drogenabusus** (insb. bei Amphetaminen und anderen Psychostimulanzien), Entzug
- Iatrogen: postpunktioneller Kopfschmerz (nach LP durch Liquorunterdrucksyndrom)

- Med-NW: Arzneimittelinduzierter Kopfschmerz, insb. durch **Analgetika-Übergebrauch** (w >> m, Schmerzmittelgebrauch >15 Tage/Monat), **Stimulanzien** (z.B. ADHS-Ther.), **hormonelle Kontrazeptiva** (Östrogene), Kalziumantagonisten, Nitrate, Ergotamin

Epid: ◊ Prävalenz: Kinder (bis zum 12. Lj.) haben schon zu **90 % Kopfschmerzerfahrungen**. **Spannungskopfschmerz**, **Migräne** oder eine Kombination von beiden ist am häufigsten. Sekundärer Kopfschmerz meist als harmlose Begleiterscheinung bei **grippalen Infekten**.

◊ Bei 10-30 % der Kinder kommt es zu wiederkehrenden Kopfschmerzen (Trigger ist u.a. Stress durch schulische Belastung, zu wenig Freizeit, Streit in der Familie und pos. od. neg. Verstärkung durch die Eltern, zu hoher Medienkonsum).
Eine Migräne haben ca. 7 % der Kinder/Jugendlichen im Schulalter.

◊ Nur bei 0,375 % der Kinder mit Kopfschmerzen liegt eine ernsthafte Erkrankung vor.

Klin: ⇒ **Spannungskopfschmerz:** durch Muskelkontraktion **von Nacken** u. Schulter **ausstrahlender, beidseitiger, diffuser**, drückender od. beengender Kopfschmerz („Band um den Kopf"), von 30 Min. bis einen Tag (oder bis zu einer Woche) dauernd, Häufigkeit: 1-15 x /Monat (bei >15 x /Monat liegt ein chronischer Spannungskopfschmerz vor)

⇒ **Migräne: halbseitiger** (bei Kindern aber gerne auch beidseitig) dumpf-drückender, oft **pulsierender** Kopfschmerz, **Übelkeit** und/oder Erbrechen, **Empfindlichkeit** auf Licht und Geräusche (Photophobie und Phonophobie ⇨ Kind zieht sich in sein abgedunkeltes Kinderzimmer zurück), Dauer der Attacken 2-72 Std., Verstärkung bei körperlicher Aktivität, Zunahme bei Kopfbewegungen, Berührungsempfindlichkeit an der Kopfhaut

Der Schmerzepisode kann eine **Aura** vorangehen (= Migräne mit Aura) oder nicht (Migräne ohne Aura). Eine Aura kann z.B. ein Flimmerskotom, Lichtblitze, Gesichtsfeldausfälle, Alice-im-Wunderland-Syndrom (bekannte Dinge werden ganz groß od. ganz klein wahrgenommen), Kribbelparästhesien, Sprachstörungen od. einseitige Muskelschwäche sein.

⇒ Cluster-Kopfschmerz: Kopfschmerzattacke häufig in der Nacht aus dem Schlaf heraus, einseitige heftigste Schmerzen hinter dem Auge/Schläfe und Rötung des Gesichts, Hyperhidrose, konjunktivale Injektion, Tränenfluss, Nasensekretion, Miosis + Ptosis, Völlegefühl im Ohr

Diag: 1. Anamnese: Frühere Erkrankungen, Operationen, SHT?, Verlauf des Kopfschmerzes, Beginn (Schultage, Wochenende?), Aura?, **Dauer**, **Stärke** (typisch ist Spannungskopfschmerz 3-4, Migräne 6-7 auf der Schmerzskala von 1-10, s.o. Kap. Klinische Untersuchung) und **Charakter** der Schmerzen (dumpf-drückend, pulsierend, spitz-stechend, halbseitig, oberflächlich?), **Lokalisation** und **Ausstrahlung** der Schmerzen, Häufigkeit (**Kopfschmerzkalender** für 1-2 Mon. führen lassen), Trigger?, Menstruation?, welche Medikamente wurden schon genommen (Häufigkeit in den letzten 4 Wo.?), familiäre Kopfschmerzbelastung?

2. Neurologische und körperliche Erstuntersuchung: Hirnnervenstatus, neurologische Ausfälle?, Meningismus?, Herz- und Lunge, Blutdruck, HWS, Gefäßstatus, Zahnstatus

Bei typischer Kopfschmerzanamnese (für einen primären Kopfschmerz) und unauffälliger neurologisch/pädiatrischer Untersuchung **keine** weitere Diagnostik, sonst:

3. Bei V.a. auf sekundären/symptomatischen Kopfschmerz ⇨ MRT zum Ausschluss intrakranieller Erkrankung/Raumforderung (bei jungem Kind mit Sedierung)
4. LP: bei Verdacht auf entzündliche Ursache (Meningitis?)

Ther:
- Allgemein: **Entspannungsverfahren** (Autogenes Training, progressive Muskelrelaxation), Akupunktur od. Akupressur, Hypnose mögl., regelmäßiger **Ausdauersport**, Massagen und Krankengymnastik bei Muskelverspannungen, ggf. Verhaltenstherapie (Stressbewältigungstraining)
  Meidung schädigender Noxen (Alkohol, Medikamente), ausreichend Schlaf
- Spannungskopfschmerz: **Analgetika** (15 mg/kgKG Paracetamol, ben-u-ron® od. 10 mg/kgKG Ibuprofen, Nurofen®Junior) und Phytotherapeutika (pflanzliche Med.): **Pfefferminzöl** (10%iges Öl in alkoholischer Lösung lokal auf Stirn und Schläfen aufgetragen, Euminz®) mit nachgewiesener Wirkung bei Spannungskopfschmerzen
- Migräne: Reizabschirmung (ruhiger, dunkler Raum), bei Übelkeit **Antiemetika** Domperidon (Motilium® p.o.) od. Dimenhydrinat (Vomex A® z.B. als Supp., NW: Müdigkeit) und dazu ein **Analgetikum**, bevorzugt Ibuprofen (10 mg/kgKG). Bei Therapieresistenz ggf. ein Triptan als Nasenspray (5-10 mg Sumatriptan, Imigran®nasal od. 5 mg Zolmitriptan, AscoTop®Nasal; sind aber erst ab 12 J. zugelassen, off-label ggf. bei jüngeren Kindern)

Prophylaxe: Bei hoher Krankheitsaktivität (und nicht ausreichendem Ansprechen von Entspannungsverfahren und Verhaltenstherapie) kann medikamentöse Prophylaxe versucht werden (Ther. mind 6 Mon. durchführen, alle aber nur off-label!): Flunarizin (5 mg/Tag abends) od. Propranolol (2 mg/kgKG/Tag) od. Topiramat (1-3 mg/kgKG/Tag). Als Phytotherapie (pflanzliches Med.) wird Pestwurz-Extrakt (Petadolex®) versucht, ebenso kann Magnesium (200-600 mg/Tag) angewendet werden. *Für Erwachsene gibt es verschiedene monoklonale CGRP-Antikörper (z.B. 70 mg s.c. 1x/Mona, Erenumab, Aimovig®), wird für Kinder derzeit geprüft.*

- Cluster-Kopfschmerz: Inhalation von 100%igem O_2 (mit high flow = >10 l/Min.) über eine Gesichtsmaske, topische Anwendung von 4%iger Lidocainlösung in die Nase od. Triptane
- Selbsthilfegruppen: Deutsche Schmerzliga e.V., Rüsselsheimer Str. 22, 60326 Frankfurt, Schmerztelefon: 069 13828022, Internet: www.schmerzliga.de
  Informationen zur Klassifikation: Internet: www.ihs-headache.org/ichd-guidelines
- Internetbasiertes verhaltenstherapeutisches Hilfsprogramm für Kinder/Jugendliche der Universität Göttingen (kostenpflichtig): www.stopp-den-kopfschmerz.de

Prog: Bei Disposition letztlich immer rezidivierend und nur symptomatisch therapierbar.

Kompl:
* Chronifizierung der Kopfschmerzen, affektive Labilität, Depression
* Cave: Bei Meningismus immer stationäre Abklärung (LP, MRT/CCT) ⇨ Meningitis ausschließen!
* Migräne mit neurologischen Ausfällen = Migraine accompagnée: zerebrale Herdsymptome mit Parästhesien, Lähmungen, Sprechstörungen wie Dysarthrie oder Wortfindungsstörungen, Schwindel, Ataxie, Doppelbilder, paroxysmaler Torticollis (bei Kindern)
* **Analgetikaübergebrauch** (insb. bei Analgetika-Mischpräparaten) ⇨ verursacht selbst Kopfschmerzen!, Nierenschädigung ⇨ Keine Dauereinnahme von Analgetika!

KINETOSEN

Syn: Bewegungskrankheit, See-, Luft- od. Reisekrankheit, engl. motion sickness, ICD-10: T75.3

Ät:
- **Schifffahrt**, Busfahrt-/PKW-Fahrt (insb. auf den **Rücksitzen**), Flugzeug, Weltraum
- Videospiele, Virtual-Reality-Brille (**simulator sickness**), 3-D-Kino
- Genetische Disposition

Path: Nicht-übereinstimmende Sinnesreize (ungleiche Gleichgewicht – Augen Informationen)

Epid: Prädisp.alter: jüngere Kinder, **w** > m

Klin: ⇒ **Übelkeit**, Blässe, Kaltschweißigkeit, ggf. Müdigkeit u. Kopfschmerz ⇨ **Erbrechen**

Ther:
- Gewöhnung (Habituation, z.B. bei Schiffsreisen werden die Beschwerden mit der Zeit besser), Fixierung des Horizonts, ggf. Bettruhe, nicht lesen beim Autofahren
- Med: Anticholinergikum **Scopolamin** als Pflaster (8 Std. vor Reise prophylaktisch aufkleben, wirkt bis 3 Tage, Scopoderm TTS®), Antihistaminikum **Dimenhydrinat** (prophylaktisch 1 Std. vorher od. akut mehrfach tägl., Vomex A®) od. Dimenhydrinat + Cinnarizin (als Akutther., 3 x tgl., max. 4 Wo., Arlevert®), NW: Müdigkeit, Reaktionsverschlechterung
  Phytotherapeutika (pflanzliche Med.): Ingwerextrakt (z.B. ZINTONA®)

Prog: Gut, fällt die Bewegungsstimulation weg, sistieren die Beschwerden spontan.

HYDROZEPHALUS

Syn: umgangssprachlich "Wasserkopf", ICD-10 angeboren / erworben: Q03.9 / G91.9

<u>**Ät:**</u> – <u>Angeboren:</u> X-chrom. vererbt (sehr selten)

– <u>Hydrocephalus occlusus</u> (= Verschlusshydrozephalus ⇨ Abflussstörung, **Hirndruck** erhöht): Blockade des Foramen MONROI = Foramen interventriculare (Zysten oder Tumoren im Bereich des III. Ventrikels), Aneurysma der V.magna cerebri GALENI, Stenose des Aquaeductus cerebri (Entzündungen, Tumoren im Bereich der Vierhügelregion), Okklusion der Apertura LUSCHKAE od. MAGENDII (Tumoren im Bereich der hinteren Schädelgrube, entzündliche Verklebungen, **Ventrikelblutung** unter der Geburt od. bei **Frühgeborenen**, ARNOLD-CHIARI-Syndrom Typ II = Herniation von Gehirnteilen in das Foramen magnum infolge des Zuges v. kaudal durch Meningomyelozele, DANDY-WALKER-Krankheit = Atresie der Apertura MAGENDII und LUSCHKAE durch zystische Verdickung und Ausbuchtung von Kleinhirnanteilen)

– <u>Hydrocephalus malresorptivus</u> (⇨ Resorptionsstörung): durch Verklebung der basalen Zisternen, des Subarachnoidalraumes oder insb. der Granulationes arachnoidales, nach **Subarachnoidalblutung**, eitriger **Meningitis**, Schädel-Hirn-Trauma

– <u>Hydrocephalus hypersecretorius</u> (⇨ vermehrte Liquorproduktion): entzündliche Prozesse, toxische Reize, Plexuspapillom

– <u>Hydrocephalus e vacuo</u> (⇨ hirnatrophischer Prozess durch Untergang von Hirnsubstanz, Hirndruck normal): frühkindliche **Enzephalitis**, Abszesse

– Idiopathischer Normaldruckhydrozephalus

<u>**Epid:**</u> Häufigkeit: Ein Hydrozephalus findet sich bei 10-30/10.000 Geburten.

<u>**Etlg:**</u> Nach der Lokalisation:

<u>Hydrocephalus internus:</u> Vergrößerung der Ventrikelräume (bei Hydrocephalus occlusus)

<u>Hydrocephalus externus:</u> Vergrößerung der äußeren Liquorräume (Zisternen u. Subarachnoidalraum)

<u>Hydrocephalus communicans:</u> Vergrößerung der inneren u. äußeren Liquorräume bei erhaltener Verbindung (bei Hydrocephalus malresorptivus und e vacuo)

<u>**Klin:**</u> ⇒ <u>Allgemein:</u> Trinkunlust, Übelkeit und (Nüchtern-)Erbrechen, Kopfschmerzen, psychische Veränderungen

⇒ <u>Säuglinge und Kleinkinder (bis 4. Lj.):</u> Schädelnähte sind noch nicht synostosiert ⇨ "der Kopf gibt nach" ⇨ gespannte Fontanellen, erweiterte **klaffende Schädelnähte** (s. Abb.), **Zunahme des Kopfumfangs** bis zum ballonförmigen Schädel („Wasserkopf"), Sonnenuntergangszeichen (= Pupillen sind nach unten gerichtet und verschwinden unter dem Unterlid), ohne Ther. Entwicklung von Spastik, Nystagmus, motorische und geistige **Retardierung**

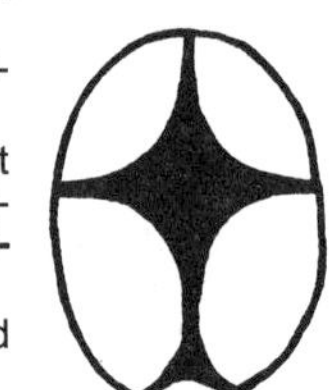

klaffende Schädelnähte

⇒ <u>Späte Trias:</u> **Gangstörungen** (kleinschrittiger Gang und Starthemmung, aber normale Motilität der oberen Körperhälfte = „Parkinsonismus der unteren Körperhälfte"), neurogene **Blasenentleerungsstörung** mit Harninkontinenz, **psychoorganische Veränderungen** (Konzentrationsstörungen, Verlangsamung, Störung des Antriebs, Erschöpfbarkeit, Anosognosie = Pat. nimmt eigene Störungen nicht wahr), Doppelbilder

⇒ Endstadium: Bewusstseinstrübung, akinetischer Mutismus bis hin zum Koma

<u>**Diag:**</u> 1. Anamnese (vorangegangenes Trauma, Meningitis, Blutungen? psychische Veränderungen?) und klinische Untersuchung: Kopfumfang bei Säuglingen im Verlauf messen, Spiegelung des Augenhintergrunds (**Stauungspapille**?)

2. <u>Sonographie:</u> bei noch nicht verknöcherten Fontanellen (die große Stirnfontanelle verknöchert physiologisch bis zum 1½ Lj.) und pränatal mögl. ⇨ Ventrikelweite messbar
Norm: beim Neugeborenen <u>S</u>eiten<u>v</u>entrikel<u>w</u>eite (SVW) <13 mm, III.-Ventrikel-Weite <10 mm, äußerer Liquorraum (CCW = <u>c</u>ranio<u>c</u>orticale <u>W</u>eite) <4 mm, <u>I</u>nter<u>h</u>emisphärenspalt<u>w</u>eite (IHW) <6 mm

3. <u>Bildgebung:</u> **CCT** ⇨ Größe der Ventrikel, der Zisternen u. äußeren Liquorräume, periventrikuläre Ödemzonen, **MRT**: Veränderungen im Marklager, periventrikuläre saumartige Hyperintensität durch Übertritt von Liquor in das Hirnparenchym

4. Liquordruckmessung über einen lumbalen Katheter (intrakranieller Druck: 15-25 cm H_2O im Sitzen gemessen, 6-20 cm H_2O im Liegen = ca. 10 mmHg od. 0,5-2,0 kPa)

<u>Ther:</u> • <u>Operativ:</u> Ind: Hydrocephalus occlusus et malresorptivus = Druckhydrozephalus
- Behandlung einer mögl. Grunderkrankung, z.B. Tumorentfernung
- **<u>Liquorableitendes System:</u> Katheter + Ventil** (verhindert Rückfluss, mit Ballonpumpe zur Funktionskontrolle)
  Verlauf: vom **Ventrikel** (über eine Bohrlochtrepanation wird ein Katheter in das Vorderhorn eines Seitenventrikels eingeführt, das Ventil wird unter der Kopfhaut platziert) in den **rechten Herzvorhof** (ventrikulo-atrialer **Shunt** über die V.jugularis ext., auch ventrikulo-aurikuläre Drainage/Ventrikuloaurikulostomie genannt, nach SPITZ-HOLTER, s. Abb.) oder in das **Peritoneum** (ventrikulo-peritonealer Shunt)
- Ventrikeldrainage nach TORKILDSEN: Ventrikulozisternostomie = Ableitung aus einem Seitenventrikel in die Cisterna magna
- Postoperativ: antikonvulsive Prophylaxe (Phenytoin, Zentropil®), neurologische Kontrollen und regelmäßige Kontrolle des ableitenden Liquordrainagesystems (Pumpmechanismus, Ventil), Ausstellen eines Shuntpasses

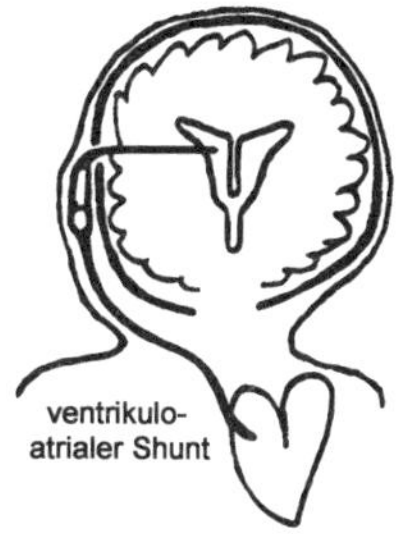

• Selbsthilfegruppen: Arbeitsgemeinschaft Spina bifida u. Hydrocephalus e.V., Grafenhof 5, 44145 Dortmund, Tel.: 0231 861050-0, Fax: -50, Internet: www.asbh.de

<u>Prog:</u> Bei rechtzeitiger Ventrikeldrainage gute Langzeitprognose, die klinischen Symptome bilden sich rasch zurück, wenn noch kein Hirnschaden entstanden ist. Revisionsoperationen sind im Kindesalter häufiger (wegen Wachstum u. Kompl.)

<u>Kompl:</u> * Hirnschädigung, intrazerebrale Blutung, ischämischer Hirninfarkt, subdurale Hämatome
* <u>Shunts:</u> Ventilinsuffizienz, Verlegung od. Thrombose des Shuntlumens, Infektion des Katheters/Ventils und/od. des Liquorraumes (Meningitis/Enzephalitis), Nierenstörungen, epileptische Anfälle, Hirnblutung od. Hygrome bei Unterdruck (Überdrainage im Stehen durch fehlerhafte Ventilfunktion oder zu häufige Ballonbetätigung)

<u>DD:</u> - Ventrikelblutung = hypertone Massenblutung mit Einbruch in das Ventrikelsystem
- Otitischer Hydrozephalus: nach Otitis media mit Mastoiditis durch Sinusvenenthrombose, Ther: Mastoidektomie u. Antibiose, Ventrikeldrainage nur selten notwendig
- Säuglinge u. Kleinkinder: **Makrozephalie** (idiopathisch, familiär, subdurale Hygrome, Marmorknochenkrankheit, Neurofibromatose) und Megalenzephalie (frühkindlicher Hirnschaden mit Gehirnvergrößerung bei Thesaurismosen [sind Stoffwechselerkrankungen mit Ablagerungen], z.B. Mukopolysaccharidosen, ZELLWEGER-Syndrom = aut.-rez. erbliches zerebro-hepato-renales Syndrom)
- **Infantile Zerebralparese** durch frühkindlichen Hirnschaden (s.u.)
- Cavum septi pellucidi (Syn: Septum-pellucidum-Zyste, sog. V. Ventrikel): Erweiterung des Septum pellucidum zwischen den Vorderhörnern, evtl. nach occipital vergrößert als Cavum vergae, ist häufig und nicht pathologisch

DYSRHAPHISCHE STÖRUNGEN

<u>Syn:</u> Dysrhaphiesyndrome, Myelodysplasie, engl. spinal dysrhaphism, ICD-10: Q05.-

<u>Def:</u> Entwicklungsstörung (**Hemmungsmissbildung**) der Neuralanlage in der Embryonalperiode (bis 8. SSW) ⇨ unvollständiger Verschluss des Neuralrohres (= **Neuralrohrdefekt**)

<u>Ät:</u> Meist sporadisch, Folsäuremangel od. selten auch familiäres Auftreten

<u>Etlg:</u> # **Spina bifida (dorsalis) occulta** (knöcherner **Spalt des Wirbelbogens**, lumbo-sakral od. zerviko-thorakal, ohne Öffnung = Rückenmarkhäute sind über dem Spalt geschlossen)
Spina bifida (dorsalis) aperta (= Rückenmarkhäute eröffnet, s.u. Abb.)

– **Dermalfistel** (Syn: Dermalsinus)
– **Meningozele, Myelozele**
– **Meningomyelozele**, Meningomyelozystozele, Hydromyelozele

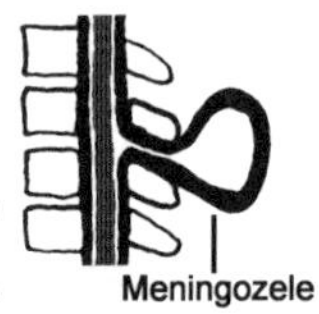

\# Fisteln od. Zysten, z.B. Syringomyelie (= Höhlenbildung im Myelon)
\# Tethered-spinal-cord-Syndrom (tethered cord = angeheftetes Band, Syn: Filum-terminale-Syndrom, Cord-traction-Syndrom)
\# Schädeldachdefekte (Cranium bifidum) mit Ezephalozele, Kranioschisis, Gesichtsspalten
\# **Klippel-Feil-Syndrom** (Blockwirbelbildung der HWS + Bogenschlussstörung mit Spina bifida cervicalis, w > m)
\# **Dandy-Walker-Krankheit** (Zyste bei Kleinhirnunterwurm-Aplasie)

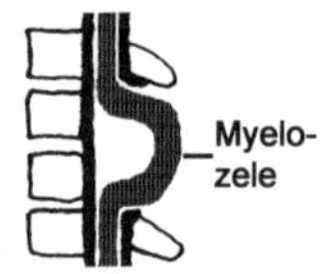

Epid: ◊ Inzidenz/Prävalenz: **0,1 %** der Neugeborenen haben eine klinisch manifeste Spina bifida (aperta), eine occulta kommt bei bis zu 15 % der Bevölkerung vor (meist klinisch stumm)
◊ Lok: häufigste **L5/S1**, aber auch okzipital/zervikal od. zervikal/ thorakal mögl.

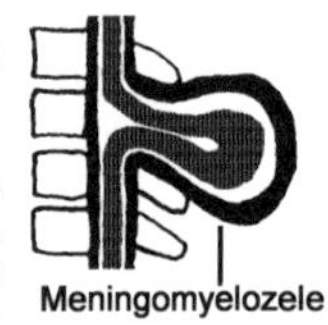

Klin: ⇒ Spina bifida occulta: häufig **Zufallsbefund** im Röntgen **ohne entsprechende Klinik**, wenn symptomatisch: Rückenschmerzen, Sphinkterschwäche, Enuresis nocturna, Wadenmuskelatrophie, Pes equinovarus (Klumpfuß) mögl., lokal: Hautveränderungen mit Hypertrichose, Teleangiektasien, Lipome mögl.
⇒ Dermalfistel: Verbindung zwischen Dura/intraduralem Raum und Cutis mit kleiner knöcherner Spaltbildung. Häufig zusätzliche Missbildungstumoren (Dermoid, Teratome)
⇒ Meningozele: Vorwölbung der Dura aus dem Spinalkanal, das Rückenmark u. die Spinalnerven sind aber an Ort u. Stelle, intakte äußere Haut, keine neurologischen Ausfälle
⇒ Myelozele (Rückenmark ohne Meningen liegt offen) und Meningomyelozele (Spaltbildung und Vorwölbung der Dura + Rückenmark mit äußerem Hautdefekt) ⇨ das **Rückenmark liegt offen** außerhalb des Wirbelkanals, **neurologische Ausfälle** obligat: Blasen- und Mastdarmstörungen, reithosenförmige sensible Ausfälle der Beine, **schlaffe Parese der Beine**, Beugekontrakturen im Hüftgelenk, X-Beine, Klumpfuß, trophische Störungen an den Füßen
⇒ Tethered-spinal-cord-Syndrom: mit der Wirbelsäule verwachsener od. fixierter (z.B. durch intraspinales Lipom) Conus medullaris/Filum terminale ⇨ Beweglichkeit des Rückenmarks eingeschränkt. Neurologische Ausfälle mit distalen Beinparesen u. Sensibilitätsstörungen, Lumbalgie/Ischialgie, Miktionsstörungen, trophischen Ulzera an den Füßen, Fußdeformitäten, Skoliose, Naevi in der Lumbosakralregion
⇒ Klippel-Feil-Syndrom: Verschmelzung von 2-3 HWK zu einem **Blockwirbel** ⇨ abnorm **kurzer Hals** mit tiefer Haargrenze, häufig kombiniert mit Spina bifida cervicalis, evtl. auch mit Atlasassimilation und basilärer Impression. Neurologische Ausfälle mit Hirnstammsymptomatik, inkompletter Querschnittlähmung, Hydrozephalus meist erst im mittleren Lebensalter
⇒ Dandy-Walker-Krankheit: Atresie/Verlegung der Apertura medialis (Magendii) u. laterales (Luschkae) des IV. Ventrikels durch zystische Ausbuchtung im Bereich des Kleinhirnwurms ⇨ **Hydrocephalus** occlusus, Hirndruckzeichen, meist um 20. Lj. beginnend

Diag: 1. Anamnese (familiäres Auftreten?) und klinische Untersuchung: **Lokalbefund** über der LWS, manchmal lokal **Hypertrichose** od. Hauteinziehung über dem Defekt
2. Neurologische Untersuchung: motorische/sensible Ausfälle
3. Sonographie: bei Neugeborenen sind die Wirbelbögen noch nicht voll verknöchert, sodass der Spinalkanal gut eingesehen werden kann, pathologisch ist ein Tiefstand des Conus medullaris (tiefer als L2/L3), fehlende atem- od. pulsabhängige Beweglichkeit des Myelons, Fixierung des Myelons. Heute oft bereits **pränatale Diagnose** bei d. Schwangerschaftsultraschalluntersuchungen (insb. **Ultraschallfeindiagnostik** in d. 20.-22. SSW)
4. Bildgebung: **MRT**, CT, Röntgen des lumbosakralen Übergangs

Ther: • Spina bifida occulta: i.d.R. keine Ther. erforderlich, Op nur bei neurologischen Ausfällen
• Dermalfistel: frühzeitige Fistelentfernung (noch im Säuglingsalter)

- Offene Myelozele und Meningomyelozele: **sofortige Op** nach der Geburt (mit geplanter Sectio caesarea, wenn der Defekt schon pränatal diagnostiziert wurde) wegen der **Infektionsgefahr** und der Ausbildung eines ARNOLD-CHIARI-Syndroms. Schonende Zurückverlagerung des Rückenmarks in den Spinalkanal und schichtweiser Wundverschluss bzw. plastische Deckung. Eine bereits intrauterine Op wird in Studien erprobt.
- Tethered-spinal-cord-Syndrom: Durchtrennung der bindegewebigen Verwachsungen bzw. Neurolyse zwischen Conus medullaris/Filum terminale und der Wirbelsäule
- KLIPPEL-FEIL-Syndrom: Laminektomie im Bereich des Blockwirbels, ggf. partielle Resektion der oberen Rippen zur Verbesserung der Beweglichkeit der HWS
- Bei Hydrozephalus: Shunt-Op (s.o.)
- Hilfsmittel: z.B. Orthesen für Gangentwicklung, Harnableitung bei neuropathischer Blase, Krankengymnastik nach BOBATH und VOJTA zur Bewegungsschulung, psychosoziale Begleitung von Kind und Eltern
- Selbsthilfegruppen: Arbeitsgemeinschaft Spina bifida u. Hydrocephalus e.V. (s.o.)

Prog: Leichte Formen einer Spina bifida haben eine gute Prog., bzw. sind klinisch stumm. Bei schweren Formen ist der Verlauf davon abhängig wie viel Myelon geschädigt ist.

Kompl:
* Zusätzliche Missbildungen u. Komplikationen sind häufig: **Hydrozephalus**, urogenitale Missbildungen (z.B. einseitige Nierenagenesie), Fußdeformitäten (Pes equinovarus = Klumpfuß), Hüftdysplasien, Ventrikelseptumdefekt, Lippen-Kiefer-Gaumenspalten, Gesichtsdysmorphien, Zwerchfelldefekte, Ösophagusatresien
* **ARNOLD-CHIARI-Syndrom/-Malformation** = Herniation von Gehirnteilen: Tiefstand der Kleinhirntonsillen durch zu großes Foramen magnum (Typ I), Kaudalverlagerung der Medulla oblongata in das Foramen magnum (**Typ II**, am häufigsten) durch Zug der kaudal verwachsenen Myelozele/Meningomyelozele beim Wachstum der Wirbelsäule ⇨ Liquorwegeverlegung (IV. Ventrikel), **Hydrocephalus occlusus**, evtl. zusätzlich Verlagerung des gesamten Kleinhirns u. Hirnstammes (Typ III) od. Missbildung/Hypoplasie des Kleinhirnes (Typ IV), Kompl: Einklemmungssymptome bis hin zum Tod, Ther: Liquorableitung bei Hydrozephalus und Op. der Meningomyelozele
* Sekundäres Tethered-spinal-cord-Syndrom: Verwachsungen von Conus medullaris/ Filum terminale nach Meningomyelozelen-Op mit neurologischen Ausfällen der unteren Extremität

Proph: ♥ Zur Protektion von Neuralrohrdefekten sollte direkt ab Beginn der Schwangerschaft (besser noch bei geplanter Schwangerschaft 4 Wo. **davor** beginnen) bis zur 14. SSW 400 µg/Tag **Folsäure** substituiert werden (Lafol®, Folsan®0,4mg), bei bekanntem Neuralrohrdefekt eines Geschwisterkindes 10fach höhere Dosis (Folsan®5mg).

DD:
- Assimilation = lumbosakrale Übergangswirbel, meist symptomlos, evtl. Lumbalgien
  Lumbalisation: 1. Sakralwirbel ist frei = überzähliger Lendenwirbel
  Sakralisation: 5. Lendenwirbel ist mit dem Kreuzbein teilweise oder ganz verschmolzen
- Spondylolisthesis = Abgleiten eines Wirbels (mit der Wirbelsäule darüber) nach ventral durch Spaltbildung an den Wirbelgelenken (Spondylolyse), meist zw. LWK5 u. S1 und häufig ohne Symptome (= Zufallsbefund im Röntgen), s.o., Kap. Kinderorthopädie

INFANTILE ZEREBRALPARESE

Syn: Angeborene spastische Lähmung, LITTLE-Krankheit, engl. cerebral palsy, ICD-10: G80.9

Ät:
- **Frühkindlicher Hirnschaden**: perinatale Hypoxie, Hirnblutung, zerebrale Ischämie bis zum Apoplex, pränatale Infektion, neonataler Schock, periventrikuläre Leukenzephalopathie, Kernikterus, Mikrozephalie bei schwerer Form
- Insb. bei **Frühgeburtlichkeit** (40faches Risiko bei den **frühen** Frühgeborenen = <1.500g)
- In ca. der Hälfte der Fälle bleibt die Ursache unklar.

Path: Kein einheitlich definiertes Krankheitsbild, die Symptomatik ergibt sich je nachdem welche **Hirnregion** geschädigt ist (**motorischer Kortex** ⇨ spastische Paresen, **extrapyramidal-motorisches System** ⇨ Dystonien, **Kleinhirn** ⇨ Ataxie) und Kombination von Symptomen.

Epid: ◊ Häufigkeit: 2-3/1.000 Lebendgeburten
◊ Symptome gleich nach der Geburt od. innerhalb des 1. Lj. beginnend.

Klin: ⇒ **Spastische Lähmungen** (hemiparetisch = Arm u. Bein einer Körperseite, diparetisch = beide Beine od. tetraparetisch = alle Extremitäten betroffen); wird das Gehen erlernt, ist das „**Kauer-Gangbild**" (s. Abb.) typisch.

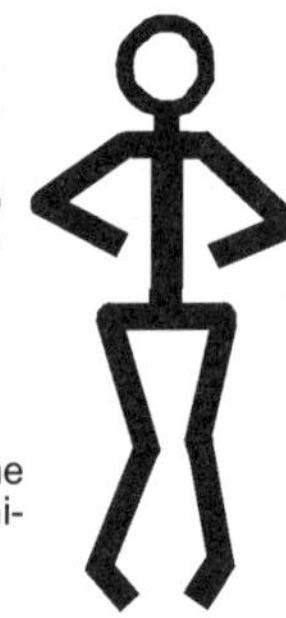

⇒ Dyskinesien: Dystonien (langsame Verdrehungen und Fehlhaltung des Körpers), Athetose (wurmartige Bewegungen), choreatiforme Bewegungsstörungen (blitzartige schleudernde Bewegungen)
⇒ Ataxie, Ungeschicklichkeit, Unsicherheit beim Stehen (Kleinhirnschaden)
⇒ **Psychomotorische Entwicklungsverzögerungen** unterschiedlichster Ausprägung (Lernbehinderung, Intelligenzminderung), Gedeihstörung
⇒ Sehstörungen (Strabismus, Nystagmus), Hörstörungen
⇒ **Epilepsie** (= sog. Residualepilepsie)

Diag: 1. Anamnese (Geburtskomplikationen, Frühgeburtlichkeit?) und klinische Untersuchung: Muskeleigenreflexe gesteigert (**Hyperreflexie**), Pyramidenbahnzeichen (BABINSKI pos.)
2. Bildgebung: **MRT** des Schädels u. ggf. der Wirbelsäule

Ther:
- Konservativ: **Physiotherapie** (insb. nach BOBATH od. VOJTA ⇨ Übung normaler Haltungs- und Bewegungsabläufe, Normalisierung des Muskeltonus)
  - **Frühförderung**: heilpädagogische Förderung, Logopädie, Ergotherapie usw., psychologische Begleitung der Familie, stationäre Rehabilitationen
  - **Orthopädische Hilfsmittel**: Einlagen, nächtliche Lagerungsschalen, Schienen, Gehhilfen, Rollator, Dreirad, Rollstuhl mit zusätzlichen Stützen usw.
  - Med: bei starker Spastik Baclofen (0,3-2 mg/kgKG/Tag in 3-4 Einzeldosen, Lioresal®), Botulinumtoxin-Injektion in die spastischen Muskelgruppen
- Operativ: Ind: bei ausgeprägten, korrigierbaren Fehlstellungen ⇨ Umstellungsosteotomien, Sehnenverlagerungen od. -verlängerungen ⇨ Korrektur der Beinachsen (Gangbild)
- Selbsthilfegruppen: Bundesverband für körper- u. mehrfachbehinderte Menschen e.V., Brehmstr. 5-7, 40239 Düsseldorf, Tel.: 0211 64004-0, Fax: -20, Internet: www.bvkm.de, Förderverein rege e.V. – Forum Infantile Cerebralparese, Internet: www.rege-ev.de

Prog: Bei Förderung gute Entwicklung mögl., Gesamtprog. letztlich aber vom Ausmaß der primären zerebralen Schädigung abhängig (von nur minimaler Beeinträchtigung [MCD = minimale cerebrale Dysfunktionen] bis Rollstuhlpflichtigkeit und geistiger Behinderung).

Kompl: * **Gelenkkontrakturen** durch die Spastik, Fußdeformitäten (z.B. dynamischer Spitzfuß)
* Entwicklung einer **Skoliose** (durch Dystonien, Fehlhaltung), Hüftdysplasie, Hüftluxation
* Sehstörungen (Amblyopie), insb. durch Strabismus ⇨ frühzeitige augenärztliche Ther.

DD:
- Spastische Spinalparalyse (ICD-10: G80.0): ähnliche Symptomatik wie bei der infantilen Zerebralparese mögl., Erkrankungsbeginn jedoch **später** im Kindesalter, insg. seltener
  Ät: aut.-dom., -rez. od. X-chrom. erblich (20 verschiedene Genmutationen bekannt), Prog: langsam progredient über 20-30 J., führt schließlich zur Immobilisation u. Bettlägerigkeit
  Selbsthilfegruppe: HSP - Hereditäre Spastische Spinalparalyse, Sophienstr. 96b, 76135 Karlsruhe, Tel.: 0721 5164562, Internet: www.hsp-selbsthilfegruppe.de
  weitere Informationen im Internet: www.hsp-info.de
- Angeborene, genetische od. chromosomale Störungen: z.B. Kleinhirn-Hypoplasie, Heredoataxie, SJÖGREN-LARSSON-Syndrom (aut.-rez. erblich, Tetraplegie, Ichthyosis, Netzhautdegeneration, geistige Behinderung), Trisomien, mitochondriale Enzephalomyopathien, usw.
- Hydrozephalus mit neurologischen Ausfällen, parasagittaler Hirntumor
- **Intelligenzminderung** unterschiedlichster Ursachen (s.u., Kap. Kinder- und Jugendpsych.)

KINDLICHER/JUVENILER SCHLAGANFALL

Syn: **Apoplex**, ischämischer Insult, zerebraler Gefäßinsult, zerebrovaskuläre Insuffizienz, Apoplexia cerebri, apoplektischer Insult, Hirninfarkt, engl. pediatric/childhood stroke, apoplexy, TIA, PRIND, ICD-10: I63.- bis I67.-

Anatomie: Vorderes Stromgebiet = **A.carotis** (Durchfluss: 300-400 ml/Min.), hinteres Stromgebiet = **A.vertebralis** (100 ml/Min.). Verbindung zwischen den Stromgebieten über den **Circulus arteriosus cerebri** WILLISII über paarige A.communicans post. und auch zwischen den beiden Hemisphären (s. Abb.). Sehr viele anatomische **Variationen**!, nur 50 % haben einen vollständigen Circulus.

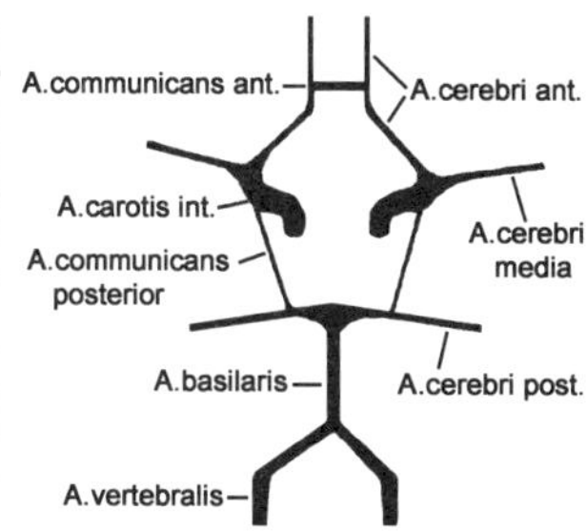

Physiologie: RR-Regulation im zerebralen Stromgebiet über BAYLISS-Effekt, dieser hält den zerebralen Blutdruck durch Dilatation oder Konstriktion der Gefäße konstant (**Autoregulation**) bei systemischen RR-Werten zwischen 70-180 mmHg.

Epid:
◊ Bei Kindern/Jugendlichen sehr seltenes Ereignis, jedoch wie auch im Erwachsenenalter immer besonders **zeitkritischer Notfall!**
◊ Inzidenz: 1-8/100.000/Jahr bis 18 J. (zum Vergleich Erwachsene: 340/100.000/Jahr), ca. 300 Fälle/Jahr bei Kindern/Jugendlichen in Deutschland
◊ **10.-häufigste Todesursache im Kindesalter**
◊ **50 %** d.F. **ischämisch** bedingt, 30 % Subarachnoidal-, 20 % intrazerebrale Blutungen

Ät:
- Gefäßbedingt: angeborene **Gefäßanomalien**, **Aneurysma dissecans** intra- od. extrakranieller Arterien, **Subarachnoidalblutung** (angeborene Aneurysmen der Hirnbasisarterien), **Moyamoya-Syndrom** (rezidivierende zerebrale Ischämien durch Stenosen im Gefäßbereich der der A.carotis int. mit Ausbildung von vielen Kollateralen [in der Bildgebung "Wölkchen" = jap. moyamoya, engl. puffy smoke], mit familiärer Häufung, auch bei Sichelzellenanämie, Neurofibromatose od. Trisomie 21 vermehrt vorkommend)
- Herzerkrankungen: Thromboembolien, insb. bei linksseitigen **Herzvitien** (z.B. Mitralvitium mit Vorhofthrombus), Vorhofflimmern/absolute Arrhythmie, Myokarditis, Kardiomyopathie, Klappenvegetationen (infektiöse Endokarditis), Vorhofmyxom, intrakardiales Neuroblastom
- Gerinnungsstörungen: Polyglobulie, Sichelzellenanämie, Polyzythämie, Thrombophilie (venöse Thrombosen mit paradoxer venös-arterieller Thromboembolie bei (PFO) **persistierendem offenem Foramen ovale** od. Vorhofseptumdefekt = rechts-links Shunt), z.B. durch APC-Resistenz [Faktor-V-LEIDEN-Genmutation], AT-III-Mangel, Protein-S- od. -C-Mangel, Antiphospholipidantikörper-Syndrom, Methyltetrahydrofolatreduktase-Mutation, Prothrombin-Gen-Mutation, Hyperfibrinogenämie, Verbrauchskoagulopathie, hormonale Kontrazeptiva (insb. auch bei Kombination mit Nikotinabusus), bei Schwangerschaft: Gestose
- Vaskulopathien: primäre ZNS-Vaskulitis, KAWASAKI-Syndrom, fibromuskulärer Dysplasie, Panarteriitis nodosa, systemischer Lupus erythematodes, SNEDDON-Syndrom (subintimale Arterienhyperplasie, Lumeneinengung und generalisierte Livedo racemosa), SUSAC-Syndrom (disseminierte Mikroinfarkte), HERNS-Syndrom (hereditäre Endotheliopathie mit Retinopathie, Nephropathie u. Schlaganfällen), Immunkomplexvaskulitis (Morbus BEHCET), Takayasu-Arteriitis, reversibles Vasokonstriktionssyndrom

  Vaskulitis durch Infektionen: bei/nach **Varizelleninfektion** (VZV-assoziierte Vaskulopathie), Herpesviren, Epstein-Barr-Virus, Enteroviren, Parvoviren, HIV, Otitis media, bakterielle Meningitis, Borreliose, Tuberkulose, Chagas-Krankheit, Syphilis, Sepsis
- MELAS-Syndrom (= mitochondriale Myopathie, Enzephalopathie, Laktatazidose, Schlaganfälle)
- FABRY-Syndrom (vererbte Lipidspeicherkrankheit ⇨ Ablagerung von Ceramid)
- CADASIL (Cerebrale aut.-dom. Arteriopathie mit subkortikalen Infarkten und Leukenzephalopathie, Defekt auf Chrom. 19, Mutation im Notch-3-Gen)
- Bindegewebeerkrankungen: MARFAN-Syndrom, EHLERS-DANLOS-Syndrom, LOEYS-DIETZ-

Syndrom (Aortendilatation, Gaumenspalte, Trichterbrust)

- Mechanisch: Schädel-Hirn-Trauma, Hirntumor, Neurochirurgie
- Drogen: erhöhtes Risiko bei Kokain- od. Amphetaminmissbrauch (arterielle Hypertonie, Vasospasmus) , Globus-pallidum-Ischämie bei Opiatüberdosierung, bei i.v.-Drogen embolisch-infektiöse Infarkte/Endokarditisvegetationen, Doping (anabole Steroide, Erythropoetin)
- Iatrogen: Lungenersatzverfahren (ECMO = extracorporale Membranoxygenierung), Herzunterstützung (LVAD = left ventricular assist device), Katheterinterventionen/Stents, chiropraktische Therapien, Stammzelltransplantation
- *Die im Erwachsenenalter häufigste Ursache durch Arteriosklerose bei arterieller Hypertonie, Diabetes mellitus, Nikotinabusus, Hypercholesterin- und Hyperlipidämie, erhöhtes Lipoprotein a, Adipositas (BMI >30 kg/m²), Hyperurikämie, Hyperhomocysteinämie, hoher Alkoholkonsum, obstruktives Schlafapnoesyndrom, Bewegungsmangel usw. spielen im Kindesalter meist noch keine Rolle.*
- In bis zu 20 % d.F. bleibt die Ursache letztlich unklar (sog. „kryptogener" Schlaganfall)

Etlg: Nach der Klinik

I:	Stenosen u. Verschlüsse **ohne Klinik** (gute Kollateralen über Circulus arteriosus WILLISII)
IIa:	**TIA** (transitorische ischämische Attacke) oft brachiofazial betonte, kontralaterale Hemisymptomatik, die innerhalb **von 24 Std. voll reversibel** ist
IIb:	**PRIND** (prolongiertes reversibles ischämisches neurologisches Defizit) Rückbildung innerhalb von 7 Tagen bis 3 Wochen
III:	**Großer ischämischer Schlaganfall**, fortschreitender Insult (progressive stroke / stroke in evolution, Crescendo-TIA), Symptome nur teilweise reversibel
IV:	**Komplette Apoplexie** (completed stroke) ⇨ Defektheilung ⇨ bleibendes (chronisches) neurologisches Defizit

Klin:
⇒ Je jünger das Kind umso **unspezifischer** sind die Symptome.
⇒ Bei Kindern sind Krampfanfälle und Kopfschmerzen viel häufigere Symptome als im Erwachsenenalter.
⇒ A.cerebri-med.-Gebiet: **Kontralaterale** brachiofazial betonte Paresen (initial schlaffe dann **spastische** Mono- od. **Hemiparese** u./od. faziale Paresen je nach Ausdehnung des Infarktgebietes), Parästhesien, **Aphasie** (in 85 % d.F. wenn die dominante Hemisphäre [meist li.] betroffen ist), Babinski pos., Schluckstörungen, pathologisches Lachen und Weinen, Hemianopsie kontralateral, Kopf u. Augen sind der Herdseite zugewandt, **zirkumduzierender Gang**
⇒ Amaurosis fugax (ipsilateral, bei rezidiv. Embolien der A.ophthalmica)
⇒ Hemianopsie bei A.cerebri-post.-Infarkt
⇒ A.basilaris / A.vertebralis-Gebiet: **Hirnstammsyndrome** mit Schwindel, Gleichgewichtsstörungen, Tinnitus (Ohrgeräusche), Kopfschmerzen, Doppelbildern, Nystagmus, Dysphagie und zerebellarer Ataxie
Kleinhirninfarkte mit Kopfschmerzen, Schwindel, Übelkeit, Dysarthrie, Dysmetrie, Nystagmus, Rumpf-, Gang- und Extremitätenataxie, Bewusstseinsstörungen
⇒ Neuropsychiatrische Auffälligkeiten

Diag:
1. **Anamnese** (Beginn u. Dauer der Symptome = Time, frühere Ereignisse, bekannte Gefäß- od. kardiale Vorerkrankungen?) u. klinische Untersuchung: **beFAST**-Test (= balance, eyes, Face-Arm-Speech-Time) ⇨ Halbseitensymptomatik, Apraxie, gesteigerte Muskeleigenreflexe, positive Pyramidenbahnzeichen, Fingerperimetrie (Sehen), N.facialis-Parese, Sprache (Aphasie), Palpation (Pulsstatus komplett, im Seitenvergleich)
2. Bildgebung: **MRT** ist heute die akute **Standarddiagnostik** bei Kindern mit diffusionsgewichtetem (DWI) MRT, FLAIR-Sequenz (fluid attenuated inversion recovery) und time of flight = TOF-**MR-Angiographie** (ggf. mit KM) zur Beurteilung des gesamten Gefäßgebietes. Ist ein MRT nicht verfügbar oder nur zeitverzögert >60 Min. mögl., dann cCT zur DD durchführen (Ischämie od. Blutung?)
3. **Internistisch/kardiologische Untersuchung:** EKG, Langzeit-EKG, **Echokardiographie** bzw. besser gleich **TEE** (trans-esophageale Echokardiographie zum Ausschluss einer kardialen Emboliequelle od. eines offenen Foramen ovale/Vorhofseptumdefektes)

4. Labordiagnostik: Diff-BB, CRP, Basischemie, BGA, Eisen, **Gerinnungsanalyse**!
5. Carotis-Doppler: Frequenzerhöhung über der Stenose (ab 50 % erkennbar); retrograder Fluss über der A.supratrochlearis
   Farbkodierte Duplexsonographie: zusätzlich morphologische Darstellung einer Karotisstenose (auch schon unter 50 % sichtbar) u. Flusses, Messung der Intima-Media-Dicke
   Transkranieller Doppler: Flussverhältnisse intrazerebral
6. Angiographie (als selektive intraarterielle DSA): exakte Vermessung der Stenosen und gleichzeitiger interventioneller Eingriff mögl.

Ther:
- Akut: **sofortige Klinikeinweisung** (möglichst mit einer **Stroke unit**, von diesen sind in Deutschland bereits viele etabliert und eine flächendeckende Versorgung ist fast erreicht). Die Behandlung von Kindern ist aber wenig erforscht und pädiatrische Schlaganfallzentren sind viel seltener.
- Lysetherapie: Wegen später Diagnosestellung meist nicht mögl. (Therapiebeginn muss innerhalb von **3 Std.** (max. 4,5 Std.) sein, „time is brain") und wegen der geringen Fallzahlen ist dies bis heute für Kinder nicht validiert (Off-label-Anwendung).
- Interventionell: Stent-Retriever-Systeme zur Entfernung des Thrombus über den Katheter sind bei Kindern kaum erforscht, das gleiche gilt für die **PTA** (perkutane transluminale Angioplastie) = Ballondilatation, ggf. mit Stenteinlage (kleines Metallgerüst, das mit dem Ballon eingebracht wird und die dilatierte Arterie dann abstützt), Off-label-Anwendung.
- Symptomatisch: optimale Lagerung, **frühzeitige mobilisierende Krankengymnastik**, orthopädische Hilfsmittel, **Ergotherapie**, **Logopädie**, psychosomatische Begleitung, Rehabilitation mit Heilstättenschule (Beurteilung der Beschulbarkeit)
- Antithrombotische Therapie: Akut ggf. Vollheparinisierung, **Thrombozytenaggregationshemmer** ASS (3-5 mg/kgKG/Tag, max. 100 mg/Tag) für mind. 2 Jahre
- Operativ: Ind: Moyamoya-Syndrom, hochgradige Stenosen, PFO
  - Extra-intrakranieller Bypass zwischen A.temporalis superficialis und A.cerebri media nach Kraniotomie
  - Bei persistierendem Foramen ovale interventionelles Einbringen eines verschließenden doppelten Schirmchens über einen Katheter. Ist dies nicht mögl., dann operativer Verschluss des Defektes durch Naht/Kunststoffpatch (s.o. Kap. Vorhofseptumdefekte)
- Informationen/Selbsthilfegruppen: Schlaganfall-Kinderlotsen-Projekt der Stiftung Deutsche Schlaganfall-Hilfe, Carl-Miele-Straße 210, 33311 Gütersloh, Tel.: 01805 093093, Internet: www.schlaganfall-hilfe.de
  Deutsches Netzwerk Pediatric Stroke der Gesellschaft für Neuropädiatrie e.V., Haubensteinweg 19, 87439 Kempten/Allgäu, Tel.: 0831 960761-77, Fax: -97, Internet: www.gesellschaft-fuer-neuropaediatrie.org
  weitere Informationen: Internet: www.schlaganfallkinder.de, www.schlaganfall-kinder.de, www.schlaganfallbegleitung.de

Prog: Symptome nach einem Schlaganfall können sich über einen langen Zeitraum (Monate - Jahre) bessern oder sogar ganz zurückbilden. Das Rezidivrisiko hängt von der Ursache des Schlaganfalles ab (besonders hoch bei Moyamoya-Syndrom od. Sichelzellenanämie). Die sozialen Folgen sind erheblich, nur ca. 50 % der Pat. können in das Berufsleben integriert werden.

Kompl:
* Risiko für **Schlaganfallrezidiv** (bei Moyamoya u. Sichelzellenanämie am höchsten)
* Post-Stroke-Epilepsie

DD:
- **Hirnblutung** (20 % der Schlaganfälle sind intrazerebrale Blutungen ⇨ immer cCT zur DD durchführen, wenn MRT nicht verfügbar oder nur zeitverzögert >60 Min. mögl.)
- Andere neurologische Erkrankungen mit Schlaganfall-ähnlichen Symptomen („stroke mimics" liegen in >90% d.F. vor): **Epilepsie**, **Migräne**, idiopathische Fazialisparese
- Hirntumoren, Liquorzirkulationsstörung
- Hirnabszess, Meningitis, Enzephalitis, Sinusvenenthrombose
- Fettembolie, Luftembolie
- Internistisch: Synkopen, Hypoglykämie, Hypotonie
- Psychosomatose

EPILEPSIE

Syn: Epilepsia (griechisch: Fallsucht), Krampfanfälle, Anfallskrankheit, Ictus, ICD-10: G40.9

Ät: – Genuine u. erbliche Epilepsie, sind **altersgebunden** = typisch im Säuglings- u. Kindesalter:
- Idiopathisch / kryptogen (= ungeklärt) / **genuin** (= ohne fassbare Ursache)
- **Erbliche Disposition**: genetisch bedingt, aut.-dom., bisher bekannte Defekte betreffen diverse **Ionenkanäle** (Na^+, Cl^-, K^+, Ca^{++}), Glukosekanäle od. Funktionsverlust des $GABA_A$-**Rezeptors**. Familiäre Häufung (ist ein Elternteil erkrankt, beträgt das Risiko für die Kinder 4 %, haben beide Eltern eine Epilepsie dann bis 25 %!).

– Strukturell/metabolische (= symptomatische) zerebrale Anfälle, sind nicht altersgebunden, eine Läsion/Ursache ist nachweisbar:
- **Prä- od. perinatale Hypoxie** und **perinatale Hirnschäden** (= sog. Residualepilepsie)
- Intrakraniell **raumfordernder Prozess**: Hirntumoren, Hirndruck, **Fehlbildungen**
- **Schädel-Hirn-Trauma**, gliale Narben, Hydrozephalus, iatrogen: nach einer Hirnoperation
- Intrakranielle **Blutungen**, insb. chron. subdurales Hämatom, Subarachnoidalblutung, intrazerebrale Blutung, Sinusvenenthrombose, Angiome (kavernöse Hämangiome), Phakomatosen (tuberöse Sklerose, STURGE-WEBER-KRABBE-Syndrom = enzephalofaziale Angiomatose), **zerebrale Durchblutungsstörungen** (Ischämie/Apoplexie, embolisch bei Herzfehlern, Koagulopathie, Moyamoya-Syndrom = prog. Stenose der A.carotis int.)
- **Infektionen:** Herpes-**Enzephalitis**, HIV-, CMV-, Zika-Virus-Entzündungen, **hohes Fieber**
- **Autoimmunologisch:** Anti-NMDA-Rezeptor- (**postinfektiös** od. auch paraneoplastisch), Anti-LGI1-Antikörper-, VGKC-Komplex-Antikörper-assoziierte Enzephalitis
- Hirnatrophische Prozesse, Ammonshornsklerose, Leukodystrophien (Sphingolipidosen)
- Systemerkrankungen/**metabolische Störungen**: Hypoglykämie od. Hyperglykämie, Glukosetransporterdefekt, Phenylketonurie, Glutarazidurie, Isovalerianazidämie, Porphyrie, Zeroidlipofuszinosen, Pyridoxin- (Vit. B_6), Folinsäure-, Biotinidasemangel/-defekt, Urämie
- Schwangerschaft: Eklampsie = epileptische Komplikation einer schweren Gestose
- Intoxikationen: Drogenabusus und -entzug, Alkoholismus, Alkoholentzug, Med.-Entzug

Path:
- ♦ Funktionsstörung des ZNS mit abnormer extremer **Synchronisierung** der Neuronenaktivität im Cortex = pathologische Erregung von **Gruppen von Nervenzellen** ⇨ Epilepsie-spezifische Potentiale (sog. Graphoelemente) im EEG ableitbar
- ♦ Typische altersgebundene = kindliche Anfallsformen sind Grand-mal, BNS, myoklonisch-astatische Anfälle, Absencen u. Impulsiv-petit-mal sowie der Fieberkrampf/Zahnkrampf

Etlg: **Klassifikation in Anlehnung an die Internationale Liga gegen Epilepsie (ILAE, 2017)**

1. Generalisierte Anfälle 1.1. *Motorisch:* Klassische **tonisch-klonische Anfälle** jeder Kombin. (**Grand-Mal**) ***Petit-mal*** (kleine primär generalisierte Anfälle) Blitz-Nick-Salaam-Anfälle (= WEST-Syndrom od. Propulsiv-petit-mal) Myoklonisch-astatische Anfälle = LENNOX-GASTAUT-Syndrom Myoklonische Anfälle = Impulsiv-petit-mal Atonischer Anfall 1.2. *Nicht motorisch* (Absencen)
2. Fokale (partielle, lokalisierte) **Anfälle =** Herdanfälle 2.1. *Einfache partielle Anfälle* **ohne** Störung des Bewusstseins motorisch (JACKSON-Anfälle), sensibel, Epilepsia partialis continua sensomotorisch (ROLANDO-Epilepsie), somatosensorisch, okzipital autonome Symptomatik (vegetativ), Adversivanfälle 2.2. *Komplexe partielle Anfälle* **mit** Störung des Bewusstseins psychomotorische Anfälle (Syn: Temporallappenepilepsie, Dämmerattacken) 2.3. *Primär fokale, sekundär generalisierte Anfälle* sekundär generalisiertes Grand-mal od. Petit-mal
3. Nicht klassifizierbare Anfälle

Epid: ◊ Prädisp.alter: bis zum 20. Lj. sind bereits 70 % aller Epilepsie-Patienten betroffen.
◊ Prävalenz: im Kindesalter ca. **0,5 %**, Inzidenz: 30-60/100.000/Jahr
◊ Lebenszeitprävalenz: 5 % = jeder 20. Mensch erkrankt irgendwann im Leben an Epilepsie

Klin: ⇒ Allgemein: epileptische Anfälle sind meist **kurz** (<2 Min.), die Augen sind i.d.R. **offen**, starr od. **verdreht**, oft verlangsamte Reorientierung nach dem Anfall
⇒ Generalisierte Anfälle: alle Hirnregionen betroffen, **mit Bewusstseinsstörung**
⇒ Fokale Anfälle: auf **eine Hirnregion** (Hirnrinde) beschränkte Anfälle ⇨ Symptome entsprechend der Hirnfunktion des betroffenen Areals, mit oder ohne Bewusstseinsstörung

Diag: 1. **Anamnese** (Eigen- und insb. Fremdanamnese), familiäre Disposition?
- Anfallsanamnese: Subjektive **Anfallsschilderung**, Anfallsfrequenz, Zeitpunkt der Anfälle (Schlaf, Aufwachphase), **Provokationen** od. auslösende Ursachen, Vorboten (= **Aura**, z.B. epigastrische Missempfindungen, Schwindel, Déjà-vu-Erlebnisse = Vertrautheit od. Jamais-vu = Entfremdung, Störungen der Sinneswahrnehmung), Amnesie und Bewusstlosigkeit für die Zeit des Anfalls, Verletzungen, Zungenbiss, Urinabgang (Enuresis), Kotabgang, postiktuale Symptome, Fieber?
- Ergänzung durch **Fremdangaben**, z.B. der Eltern, die den Anfall beobachtet haben, Dauer des Anfalls, anfallsbegleitende neurologische Symptome?
- Geburtsanamnese (perinatale Schädigung?), Fieberkrämpfe als Kind?
- Früheres Schädel-Hirn-Trauma, Meningitis, Enzephalitis, andere neurologische od. internistische Erkrankungen
- Medikamenteneinnahme, Drogen-, Alkoholabusus?

2. **Anfallskalender** vom Pat. bzw. von den Eltern führen lassen
3. Klinische u. neurologische Untersuchung: im Intervall in der Regel unauffällig
4. **EEG** (= Elektroenzephalographie): Ableitung standardisiert (z.B. mit dem Ten-Twenty-System, s. Abb.), im freien Intervall = **interiktual** häufig normal (schließt eine Epilepsie aber nicht aus (s. auch DD) ⇨ weiterführende EEG-Diagnostik erforderlich:
EEG mit Provokation: Hyperventilationsprovokation (respiratorische Alkalose), Schlafentzugsprovokation (und anschließendes **Schlaf-EEG**), Lichtstimulation (Flickerprovokation mittels Stroboskop = „photogene“ Epilepsie), mobiles 24-Stunden-**Langzeit-EEG** od. ggf. LZ-EEG mit gleichzeitiger Videoüberwachung (= **Simultan-Doppelbild-Aufzeichnung**) im EEG-Labor.

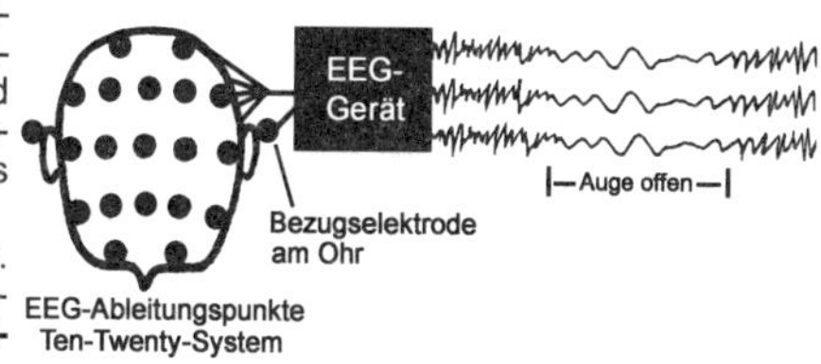

Intrazerebrales EEG, selten indiziert (z.B. vor Epilepsiechirurgie zur Op-Vorbereitung)
5. Bildgebende Verfahren: **MRT** bei der **Erstdiagnostik** zum Ausschluss organischer Ursache (ggf. mit KM), ggf. zerebrale Angiographie bei V.a. Gefäßveränderungen
6. Labor: BB, BSG/CRP, BZ, weitere Untersuchungen (z.B. Stoffwechselscreening oder genetische Untersuchung) je nach Verdacht

Diagnosestellung: sicheres Anfallsleiden = **zwei Anfälle**, ohne akuten auslösenden Reiz oder nur einmaliger Anfall (= Gelegenheitsanfall) **+** pathologischer EEG-/MRT-Befund

Ther:
- Im Anfall: Pat. vor Verletzungen schützen (sichere Umgebung, Polsterung, Pat. nicht fixieren), Lockerung der Kleidung, Ruhe bewahren und Anfall beobachten, Atmung überwachen, stabile Seitenlage (wenn die motorischen Zuckungen sistieren)
- Allgemein: anfallprovozierendes Verhalten meiden (s.u. Prophylaxe)
  - **Sorgfältige Aufklärung** von Kind und Eltern über die Erkrankung!
- **Medikamentös:** Ind: **manifestes Anfallsleiden =** mind. 2 unprovozierte Anfälle od. einmaliger Anfall + pathologisches EEG (Gelegenheitsanfälle mit vermeidbaren Auslösern od. reine EEG-Veränderungen ohne Anfälle werden nicht medikamentös behandelt)
  - Ein **geeignetes Medikament** ist entsprechend des Anfalltyps auszuwählen (als ersten Anhalt s.u. Tabelle), allerdings ist für jeden Pat. eine **individuelle Abwägung** zu treffen (z.B. Nebenwirkungsprofil, Komedikation, Begleiterkrankungen, Compliance des Pat. usw.) und sollte durch einen erfahrenen Neurologen/Epileptologe erfolgen.

⇨ Als "Minimalwissen" zu den Med. kann man sich merken: bei generalisierten Anfällen **Valproinsäure**, bei fokalen Anfällen **Oxcarbazepin**, bei Fieberkrämpfen **Diazepam**.

- Es wird immer mit einer **Monotherapie** mit Antiepileptika (Syn: Antikonvulsiva) begonnen, auf **ausreichende Dosierung** achten ⇨ regelmäßige Serumkontrolle der **Antiepileptikaspiegel** und individuelle Dosisanpassung erforderlich.

  Eine Kombinationstherapie (2 od. mehrere Antiepileptika) ist nur indiziert, wenn mit ausreichend dosiertem, einzelnem Medikament keine Anfallsfreiheit zu erzielen ist. Meist wird dann ein Standardantiepileptikum (Carbamazepin od. Valproinsäure) mit einem Antiepileptikum der **neuen Generation** (Gabapentin, Vigabatrin, Lamotrigin, Tiagabin, Topiramat od. Levetiracetam) kombiniert (sog. **Add-on-Medikation**).

  Beachte: **Latenz** bis zum vollen Wirkungseintritt und Fließgleichgewicht (steady state) der Serumspiegel der Antiepileptika kann bis zu **2 Monate** dauern ⇨ nicht zu schnell wechseln, wenn ein Medikament nicht sofort wirkt.

  Therapieende nach 2-5 Jahren Anfallsfreiheit und unauffälligen EEG-Kontrollen ⇨ Med. dann über längeren Zeitraum (½-1 Jahr) ausschleichen (= langsame Dosisreduktion).

- Chirurgische Therapie = **Epilepsiechirurgie** (in einem spezialisierten Zentrum), Ind: pharmakoresistente Anfallskrankheit, wenn eine operative **Ursachenbeseitigung** möglich ist (= Beseitigung des krampfauslösenden Stimulus), z.B. operative Entfernung einer Gefäßmissbildung, eines Hirntumors, Hämatoms od. Exostose
- Bei therapierefraktärer Epilepsie gibt es seltene weitere Verfahren, wie die **Vagus-Nerv-Stimulation** mit einem Stimulationsgerät od. die tiefe Hirnstimulation, die stereotaktisch geführte Radiotherapie oder die Hemisphärektomie.
- Eine **ketogene Diät** kann bei Kindern die Anfallshäufigkeit vermindern: fettreich ca. 75 % und Kohlenhydrat-/Protein-reduziert ⇨ die Ketonkörper wirken anfallsmindernd, Kochbuch: Die Modifizierte ATKINS-Diät (2016), zu beziehen über das Epilepsiezentrum Kork (Amazon-Shop), Internet: www.epilepsiezentrum.de
- Selbsthilfegruppen und kostenloses Informationsmaterial:
  Deutsche Gesellschaft für Epileptologie e.V., Reinhardstr. 27c, 10117 Berlin, Tel.: 0700 131413-00, Fax: -99, Internet: www.dgfe.info uns internationale Webseite: www.ilae.org
  Deutsche Epilepsievereinigung e.V., Zillestr. 102, 10585 Berlin, Tel.: 030 34244-14, Fax: -66, Beratungs-Telefon: 030 34703590, Internet: www.epilepsie-vereinigung.de
  Epilepsie Bundes-Elternverband e.V., Am Eickhof 23, 42111 Wuppertal, Tel./Fax: 0202 2988465, Internet: www.epilepsie-elternverband.de, www.epikurier.de

	1. Wahl	2. Wahl	3. Wahl
Generalisierte Anfälle			
Grand-mal	**Kaliumbromid** (bei Säuglingen u. Kleinkinder) **Valproinsäure** (ab 6. Lj.)	Kaliumbromid + Phenobarbital Lamotrigin, Topiramat	Valproinsäure Phenobarbital, Levetiracetam
BNS	Sultiam, ACTH / Glukokortikoide	Vigabatrin	Valproinsäure, Lamotrigin, Topiramat
Myoklonisch-astatische Anfälle	**Valproinsäure**	+ Lamotrigin od. Topiramat od. Felbamat	ACTH, Glukokortikoide, Rufinamid
Myoklonische Anfälle	**Valproinsäure**	Lamotrigin, Ethosuximid	Phenobarbital, Clonazepam
Absencen / Pyknolepsie	**Valproinsäure** od. **Ethosuximid**	Lamotrigin	Valproinsäure + Ethosuximid od. Lamotrigin
Fokale Anfälle			
Einfach-partielle Anfälle	**Sultiam** (idiopathische) **Oxcarbazepin** (symptomatische Formen)	+ Clonazepam + Valproinsäure od. Lamotrigin + Valproinsäure	ACTH, Glukokortikoide Sultiam, Topiramat, Phenytoin, Phenobarbital, Primidon, Levetiracetam
Psychomotorische Anfälle (Temporallappenepilepsie)	**Oxcarbazepin**, Carbamazepin	Phenytoin, Valproinsäure, Lamotrigin, ggf. zusätzlich Gabapentin, Tiagabin od. Vigabatrin	Clonazepam
Gelegenheitsanfälle			
Fieberkrampf, Zahnkrampf	**Diazepam** Supp.		

Prog: Das Anfallsleiden selbst verursacht keine hirnorganische Schäden. Es können jedoch sekundäre Folgen entstehen (s.u. bei Kompl.). 75 % der Kinder werden durch eine medikamentöse antikonvulsive Ther. anfallsfrei.

Proph:
- ♥ Korrekte und **zuverlässige Einnahme der Antikonvulsiva** (Compliance!), regelmäßige **Kontrolle** des Serumspiegels (zur Vermeidung von Unterdosierungen, Erkennen von Überdosierung wegen der Gefahr der Intoxikation) anfangs wöchentlich, später in 3-monatigem Abstand (zusätzlich BB, Transaminasen): Carbamazepin [4-12 µg/ml], Phenytoin [5-20 µg/ml], Valproinsäure [40-100 µg/ml]
- ♥ **Vermeidung anfallprovozierendem Verhaltens** = Chronohygiene (kein Schlafentzug, regelmäßige und gleiche Schlafzeiten), keine Drogen, kein Alkohol, **kein Diskobesuch** (wegen Stroboskoplicht), bei Flugreisen über mehrere Zeitzonen ggf. Zusatzmedikation (Diazepam, Valium®)
- ♥ *Cave:* **Krampfschwelle-senkende Medikamente** (⇨ erhöhte Krampfbereitschaft): Antidepressiva, Neuroleptika, Reserpin, Pyrazolonderivate, Isoniazid, Penicillin in hohen Dosen, L-Thyroxin, Glukokortikoide, Theophyllin, Malariaprophylaxe (insb. Mefloquin, Chloroquin), Pertussisimpfung, parenterale Typhusimpfung
- ♥ **Sozialmedizinische/rechtliche Empfehlungen:** Kein **Beruf** mit Absturzgefahr (z.B. Gerüstbauer, Zimmermann, Dachdecker), an selbstdrehenden Maschinen (z.B. Werkzeugmechaniker), keine Nachtdienste (z.B. Wachdienste, Gesundheitsberufe), keine Pilotentauglichkeit, keine Überwachungstätigkeit (z.B. Fluglotse), keine LKW- od. Bus-Fahrereignung, kein Beruf mit Schusswaffen (z.B. Polizei, Bundeswehr) - Einzelheiten bei der DGUV (Dt. gesetzliche Unfallversicherung, Berufsgenossenschaftlich-Information: DGUV 250-001 v. 12/2019 (bisher BGI 585 von 2007), Broschüre od. online unter www.arbeitssicherheit.de), keine extreme Belastungssituationen, Vorsicht bei Wassersportarten (insb. Tauchen).

Kompl:
- * Status epilepticus: andauernder Anfall od. Anfallserie, s.u.
- * Traumatologische Verletzungen im Verlauf eines Anfalls, z.B. durch den Sturz auf den Boden, Zungenbiss, Lippenverletzungen, Aspiration
- * Morphologische Veränderungen: vorwiegend durch **iktogene Hypoxie** bedingte sekundäre Schädigung mit Großhirnatrophie, lobuläre Kleinhirnatrophie, Ammonshornsklerose
- * Epileptische Wesensänderung: nach sehr vielen und schweren Anfällen mögliche chronische psychische Veränderungen (psychomotorische Verlangsamung, Umständlichkeit im Denken und Handeln, enechetische Wesensänderung („klebriges“ Wesen) bis hin zur Demenz), auch mögl. sind iktale Psychosen, erhöhte Suizidalität (4- bis 5fach erhöht)
- * Psychische Komorbidität: Depression, Angsterkrankung
- * TODD-Paralyse = temporäre Parese nach einem Anfall
- * Eine Anfallshäufung findet sich bei manchen Frauen zyklussynchron (periovulatorisch od. prämenstruell) und bei chronischen anovulatorischen Zyklen, da Östradiol prokonvulsiv wirkt (sog. katameniale Anfallshäufung)
- * Erhöhte Inzidenz für das Auftreten einer Migräne (liegen beide Erkrankungen vor, können die Antiepileptika Valproinsäure, Gabapentin od. Topiramat auch zur Migräneprophylaxe eingesetzt werden)
- * **SUDEP** (engl. sudden unexpected death in epilepsy): 20faches Risiko für plötzlichen Tod, größtes Risiko bei Grand-mal-Anfällen u. je früher der Krankheitsbeginn, umso höher das Risiko, m > w (1,7:1)
- * NW der Antiepileptika: **Schläfrigkeit**, Nausea, **Gewichtszunahme** (insb. Valproinsäure u. Carbamazepin), Überempfindlichkeitsreaktionen, Agranulozytose, Haarausfall, Lupus erythematodes, **Enzyminduktion** (Cave: ⇨ verminderte Wirkung von hormonalen Kontrazeptiva u. anderer Med., insb. bei Carbamazepin, Oxcarbazepin, Phenytoin, Phenobarbital, Primidon), Hirsutismus, Verminderung der Konzentration fast aller Vitamine, **Lebererkrankung** bis hin zum Leberkoma u. Pankreatitis (Valproinsäure, insb. bei Kindern), Osteomalazie (Phenytoin, Primidon durch Vit.-D-Verminderung), Gerinnungsstörungen (Valproinsäure), Polyneuropathie (Carbamazepin), Gingivahyperplasie (Phenytoin), zerebellare Ataxie, Nystagmus, **Gesichtsfeldeinschränkung** (Vigabatrin, Gabapentin, Tiagabin), Folsäureantagonismus mit megaloblastärer Anämie (Phenytoin), bei Frauen häufiger anovulatorische Zyklen (hyperandrogene Anovulation), Spermatogenesestörung bei Jungen, STEVENS-JOHNSON-Syndrom (Erythema exsudativum multiforme mit Blasen an Haut u. Schleimhäuten, hohem Fieber, erosive Konjunktivitis, Maxi-

malform: toxische epidermale Nekrolyse (LYELL-Syndrom) mit hoher Letalität (20-44 %) bei Lamotrigin, Carbamazepin, Phenytoin, Phenobarbital)

Fehlbildungsrisiko in der Schwangerschaft: Durch die Antiepileptika **2- bis 3faches Risiko** für Missbildungen/Embryo-/Fetopathien (= insg. ca. 10 %), z.B. Herzfehler, Lippen-Kiefer-Gaumenspalten und Gesichtsschädelanomalien, Myelomeningozelen, Spina bifida. Besonders hohes Risiko für die **Neuralrohrdefekte** (10- bis 20faches Risiko) bei Valproinsäure u. Carbamazepin und insb. bei **Kombinationstherapie**. Zusätzlich später neuropsychologische Entwicklungsstörungen, z.B. verminderter verbaler IQ bis zum Autismus bei Valproinsäure mögl. Trotzdem sollten Antiepileptika bei ungeplanter Schwangerschaft **nicht abgesetzt** werden, da dann auftretende Anfälle durch iktale Hypoxie ebenfalls Schäden machen.

DD:
- EEG: 4-6 % aller Kinder haben Epilepsie-typische Potentiale im EEG **ohne** je einen Anfall zu haben. Sie haben keine Epilepsie und es ist **keine** Therapie erforderlich. Bei Verwandten von Epilepsie-Pat. sind in bis zu 40 % d.F. Veränderungen zu finden.
- **Psychogene Anfälle** (Syn: hysterische Anfälle, dissoziative Anfälle): bei belastenden Situationen auftretend, mit opisthotonem Krampf, Zuckungen, Tremor und Wälzbewegungen („Bewegungssturm") oder „Totstellreflex", die Augen sind meist **geschlossen**. Die Anfälle können stundenlang anhalten und sind mit einem Grand-mal-Status zu verwechseln. Machen ca. 10 % aller Anfallssyndrome aus. EEG: unauffällig. Ther: Psychotherapie
- Wutanfälle und respiratorische Affektkrämpfe (typisch 6. Mon. bis 3. Lj.): **Trotzreaktion**, die durch langes Schreien bis zum kurzfristigen Atemstillstand führen kann
- Stereotype Bewegungsstörungen: Jactatio capitis, Tic-Störungen
- **Synkopen**: **vasovagal**, kardial bedingt, Karotissinussyndrom, Hypoglykämien
- Tetanische Anfälle, Krämpfe bei Hypokalzämie (**Hyperventilationstetanie**, Alkalose)
- REM-Schlaf-Verhaltensstörungen: Unruhe, komplexe Bewegungen mögl., meist in der zweiten Nachthälfte, meist jede Nacht, bei Erwecken Traumerinnerung
- Narkolepsie, Kataplexie (s.u.)
- Hirnstammanfälle bei Multiple Sklerose, Hirnstammläsionen, Tumoren ⇨ plötzliche Muskelkontraktionen einer Körperhälfte bei erhaltenem Bewusstsein und ohne EEG-Veränderungen, Ther: Carbamazepin (Tegretal®)
- Kleinkinder: **Gelegenheitsanfall** (z.B. Fieberkrampf od. Zahnkrampf, s.u.), meist als Grand-mal. Die DD zwischen Gelegenheitsanfall und Grand-mal-Anfallskrankheit ist beim ersten Anfall manchmal schwierig und klärt sich ggf. erst im weiteren Verlauf.
- Erworbene Aphasie mit Epilepsie im Kindesalter (LANDAU-KLEFFNER-Syndrom, ICD-10: F80.3) mit Sprachverständnisstörung, EEG zeigt spikes u. Slow-waves-Komplexe über rückwärtigen Hirnabschnitten beider Hemisphären, li. > re., Prädisp.alter: 3.-7. Lj.

Status epilepticus

Syn: Klinisch oft auch nur „Status" genannt, ICD-10: G41.9

Def: Andauernder Anfall oder Anfallsserie mit einer Dauer von >20-30 Min. **ohne** dass der Pat. zwischenzeitlich das **Bewusstsein wiedererlangt**

Ät: Insb. bei **symptomatischen Formen** (Hirntumoren, Schädel-Hirn-Trauma, intrakranielle Blutung, Apoplexie, Enzephalitis ⇨ Diagnostik durchführen), vergessen einer antikonvulsiven Medikation od. Schlafmangel bei bestehender genuiner Epilepsie

Etlg: **Grand-mal-Status**, Petit-mal-Status, Status bei komplex fokalen Epilepsien (psychomotorischer Status), Status bei Absencen, Status bei einfachen fokalen Anfällen (dann aber keine Bewusstseinsstörung), febriler Status (Fieberkrampf)

Epid: Prädisp.alter: insb. in den ersten 3 Lj., Inzidenz: ca. 10-20/100.000/Jahr, Mortalität: bis 8 %

Klin: **Lebensbedrohlicher Zustand**, insb. beim **Grand-mal-Status**. Verkürzung der Abstände zwischen den einzelnen Anfällen, Myoklonien mit abrupten, komplexen Bewegungsmustern (Box-, Radfahrbewegungen), fortschreitende Bewusstseinsstörung

Diag: Akut: Vitalparameter überwachen (Sauerstoffsättigung, Atmung, Puls), BZ bestimmen
In der Klinik dann weitere Diagnostik mit Labor (BB, BZ, Elektrolyte, Gerinnung usw.) u. CT

Ther: **Therapeutische Intervention notwendig**, da lebensbedrohlicher Zustand!

Allgemein: Polsterung des Kopfes, Bergung aus Gefahrensituation, **Notarzt verständigen.**
Med: Versuch der Anfallskontrolle mit einem **Benzodiazepin**: Midazolam bukkal oder nasal appliziert (0,2-0,5 mg/kgKG, z.B. Midazolam-ratiopharm® Lösung) od. Diazepam rektal (0,5 mg/kgKG, Desitin® rectal tube 5 od. 10 mg). Nach Eintreffen des Notarztes/Klinik dann 2. Gabe als i.v. Bolusgabe von Midazolam (0,15 mg/kgKG, Dormicum®) und anschließende Dauerinfusion (1-5 µg/kgKG/Min.) od. Clonazepam i.v. (0,01-0,05 mg/kgKG, Rivotril®)
Bei weiter refraktärem Status epilepticus Phenobarbital i.v. 15 mg/kgKG [Luminal®] od. Thiopental i.v. initial 5 mg/kgKG als Bolus (Trapanal®, dann weiter mit 3-5 mg/kgKG/Std., in Beatmungsbereitschaft, bzw. besser gleich Intubation und Beatmung). Bei weiterhin therapierefraktärem Status ist eine Inhalationsnarkose mit Intubation indiziert und sollte dann für 24 Std. fortgeführt werden.
Als Antiepileptikum kann Phenytoin i.v. 10-20 mg/kgKG (Zentropil®) als Kurzinfusion über 30 Min. gegeben werden, dann Erhaltungsdosis 2 x 2-4 mg/kgKG/Tag.
Zusätzlich: Infusion von Glukose 10%ig 2,5 ml/kgKG (bei nachgewiesener oder auch schon bei V.a. Hypoglykämie)

Prog: Risiko bleibender Folgeschäden in 5-10 % d.F.

Kompl: Cave: Hypoxie, Hirnödem, steigende Körpertemperatur, Elektrolytentgleisung, Hypotonie, Aspirationsgefahr, Rhabdomyolyse ⇨ Gefahr von Herz- und Kreislaufversagen, Ausfall der Atemsteuerung sowie irreversible **sekundäre Hirnschäden**
Refraktärer Status epilepticus: >60 Min. (Letalität dann je n. Grunderkrankung bis 35 %)
Postparoxysmaler Dämmerzustand nach einem Anfall-Status: temporäre Bewusstseinstrübung, verlangsamtes Denken, ungeschickte Bewegungsabläufe für Stunden, manchmal auch für Tage. EEG: verlangsamt (Delta- od. Thetawellen), vereinzelte Krampfpotentiale

DD: Häufung von Anfällen/Anfallsserien = zwischen den Anfällen wird das Bewusstseins aber wiedererlangt, nicht lebensbedrohlich
Bewusstseinsstörung aus ander Ursache (z.B. Hypoglykämie), hysterische Anfälle

Neugeborenenkrampfanfälle

Syn: Krämpfe beim Neugeborenen, ICD-10: P90

Ät: Symptomatisch: peri- od. postnatale Hypoxie (Asphyxie), Infektionen mit Meningitis, Enzephalitis od. Sepsis, Hypoglykämie, Hypomagnesiämie, Hypokalzämie, Hypo- od. Hypernatriämie, schwerer Hyperbilirubinämie (Kernikterus), intrakranielle Blutung, Hirnödem, Hydrozephalus, „Drogenentzug“ (Opiat-abhängige Mutter), Pyridoxinmangel (Vit. B_6)
Klonische, sog. **5-Tages-Krämpfe** (engl. 5th-day-fits) bei reifen Neugeborenen
Benigne familiäre neonatale Konvulsionen (ICD-10: G40.3, aut.-dom. erblich, Chrom 20q13.3 od. 8q24, Mutationen im KCNQ2-, KCNQ3- od. SCN2A-Gen für neuronale Kaliumkanäle)

Klin: Symptomatische Neugeborenenkrampfanfälle: fokale (je nach Lok. der Läsion) oder generalisierte Anfälle mögl.
Klonische 5-Tage-Krämpfe: ungeordnete Zuckungen der Extremitäten zw. 3.-7. Lebenstag bei reifen Neugeborenen, die spontan nach einigen Tagen sistieren.
Benigne familiäre neonatale Konvulsionen: kurzdauernde tonisch-klonische generalisierte Anfälle, beginnend bereits in den ersten Lebenstagen

Diag: Symptomatische Formen ausschließen (Labor, Blutkulturen, Liquorpunktion, Sonographie, CT/MRT, EEG)

Ther: Wenn mögl. Ursache behandeln (z.B. Glukose 20%ig 2-4 ml/kgKG i.v. bei Hypoglykämie, Kalziumglukonat 10%ig 1-2 ml/kgKG i.v. bei Hypokalzämie)
Persistieren die Krämpfe, dann ist Mittel der 1. Wahl **Phenobarbital** 10-20 mg/kgKG [Luminal®] langsam i.v. od. i.m. (Erhaltungsdosis 2 x 1,5-2,5 mg/kgKG/Tag), bei weiterer Persistenz **Phenytoin** 10-20 mg/kgKG [Zentropil®] als Kurzinfusion über 30 Min. (Erhaltungsdosis 2 x 2-4 mg/kgKG/Tag), auch Clonazepam 0,05-0,1 mg/kgKG [Rivotril®] langsam i.v. mögl., bei Therapieresistenz noch 50 mg Pyridoxin (Vit.-B_6) i.v. unter EEG-Kontrolle.
Weitere Reservemedikamente sind Sultiam, Valproinsäure, Lamotrigin, Topiramat od. Levetiracetam.

Prog: Symptomatische Neugeborenenkrampfanfälle abhängig von der Grunderkrankung.
Klonische 5-Tage-Krämpfe sistieren nach einigen Tagen spontan.

Benigne familiäre neonatale Konvulsionen: sistieren meist spontan bis ca. zum 6. Lebensmonat, in 10-15 % d.F. im späteren Leben jedoch weitere epileptische Anfälle.

Grand-mal

Syn: Generalisierte **tonisch-klonische Anfälle**, "klassische" Form der Epilepsie, ICD-10: G40.6

Ät: Typisch **genuin** (= keine organische Ursache zu finden), genetische Disposition
Symptomatisch: z.B. Hirnschädigung, Hirntumoren, Eklampsie, Alkoholentzug
Anfallsprovokation: durch Schlafentzug, Hyperventilation, Alkoholabusus bzw. -entzug

Etlg: **Schlaf-Epilepsie** = Anfälle während des Schlafens
Aufwach-Epilepsie = Anfälle während der Aufwachphase (bis 2 Std. nach dem Erwachen), typisch für die genuine Form
Diffuse Epilepsie = nicht an bestimmte Zeit gebunden

Epid: Prädisp.alter: **6.-25. Lj.**, aber auch später mögl. ⇨ dann nach symptomatischer Ursache suchen!, Sonderform sind frühkindliche Grand-mal im Säuglingsalter

Klin: Anfall: Beginn **plötzlich** ohne Aura oder mit einer **Aura**, z.B. Sehstörungen, Sprachstörungen, motorische Erscheinungen, traumartige Erlebnisse
Häufig **Initialschrei** (= tonische Kontraktion der Atemmuskulatur), Pat. stürzt zu Boden (Verletzungsgefahr), **tonische Phase** mit Überstrecken der Extremitäten, opisthotone Haltung des Kopfes, Schließen des Mundes (evtl. lateraler Zungenbiss) für einige Sekunden und Apnoe
Dann **klonische Phase** = rhythmischen Muskelzuckungen, schaumiger, blutiger Speichel (durch Hypersalivation und Hyperpnoe), Einnässen (Enuresis = Urin- und ggf. auch Stuhlabgang), lichtstarre weite Pupillen, Dauer insgesamt ca. **1-2 Min.**
Bewusstseinsstörung: setzt mit Beginn des Anfalls ein (Amnesie für die Zeit des Anfalles und für einen Teil der postiktualen Periode, ca. 10 Min.)
Anschließend (postiktal): Erschlaffung, postiktuale Verwirrtheit, erweckbarer Nachschlaf = sog. **Terminalschlaf**

Diag: Anamnese und insb. Fremdanamnese: Schilderung des Anfallablaufes, Aura (je nach Symptom kann dies ein diagnostischer Hinweis auf die Ursprungsregion geben)
Klinische/neurologische Untersuchung: pathol. Reflexe (BABINSKI pos.), RR stark erhöht während eines Anfalles
EEG: iktuales EEG immer pathologisch, in der tonischen Phase ß- und α-Wellen mit Krampfspitzen, in der klonischen Phase rhythmische Verlangsamung mit eingestreuten Krampfspitzen über allen Ableitungen.

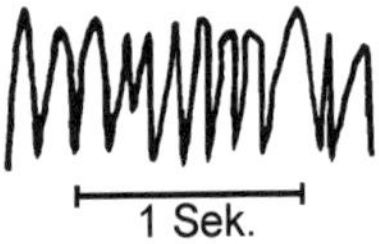

Postiktuale Phase: irreguläre hohe Delta- und Subdelta-Aktivität (= verlangsamte Grundaktivität), danach α-Wellen
EEG im Intervall bei 50 % d.F. ohne Ther. episodisches Auftreten v. Spikes-waves-Komplex
Labor: Erhöhung der CK (Creatinkinase), Erhöhung des Prolaktins u. Plasmakortisols unmittelbar nach dem Anfall

Ther: Allgemein: Pat. nicht fixieren (Gefahr v. Luxationen) sondern nur **polstern** (Kopfunterlage, umherliegende Gegenstände entfernen, störende Kleidung öffnen), Beobachtung des Pat., stabile Seitenlage nach der klonischen Phase
Med: bei frühkindlichem Grand-mal: **Kaliumbromid** (40-70 mg/kgKG/Tag, Dibro-Be® mono) od. Kombination von Brom + Phenobarbital (Luminal®)
Bei Grand-mal ab 6. Lj.: beginnen mit einer Monotherapie mit **Valproinsäure** (20-50 mg/kgKG/Tag, Orfiril®, Ergenyl®, Convulex®), 2. Wahl Lamotrigin (Lamictal®) od. Topiramat (Topamax®), 3. Wahl Phenobarbital od. Levetiracetam (Keppra®). Wird der Pat. darunter nicht anfallsfrei, dann Kombination von z.B. Valproinsäure + Lamotrigin od. Lamotrigin + Topiramat oder zusätzlich Perampanel (Fycompa®)

Prog: Fast jeder Grand-mal-Anfall (99 %) sistiert von alleine. Die medikamentöse Anfallsprophylaxe gelingt in 80 % d.F.

Kompl: **Verletzungsgefahr** bei dem Sturz zu Boden oder bei den klonischen Zuckungen, z.B. Frakturen der Wirbelkörper, Schultergelenkluxation, Zungenbiss, Lippenverletzungen,

Aspirationspneumonie, tonische Verkrampfung der Stimmritze ⇨ Apnoe u. Zyanose

Nach einem Anfalle postparoxysmaler Dämmerzustand mögl., TODD-Paralyse (postiktuale temporäre Parese), Epileptische Wesensänderungen bei sehr vielen und sehr schweren Anfällen mögl.

Status epilepticus (Syn: Grand-mal-Status) **Lebensbedrohlicher Zustand**, s.o.

Med.-NW: bei Bromid Bromakne, Gastritis, Appetitlosigkeit, hat sehr lange HWZ

DD: **Psychogene Anfälle** (hysterische Anfälle, Konversionsneurose): im Zusammenhang mit affektiv belastenden Situationen auftretende Anfälle mit opisthotonem Krampf und extremer ventral-konvexer Flexion des Körpers („arc de cercle"), Zuckungen, Tremor und Wälzbewegungen mögl. Die Patienten sind dabei nicht ansprechbar, die Anfälle können stundenlang anhalten und sind mit einem Grand-mal-Status verwechselbar. Unauffälliges EEG

Gelegenheitsanfall: ist meist ein Grand-mal, mit entsprechender „Provokation" (s.u.)

BNS-Krämpfe

Syn: BNS = Blitz-Nick-Salaam-Anfälle, Propulsiv-petit-mal, **WEST-Syndrom**, engl. infantile spasm, gehören zu den Petit-mal, ICD-10: G40.4

Ät: Oft **perinatale Hirnschädigung**, Asphyxie, Frühgeburtlichkeit, Geburtskomplikationen

Zerebrale Missbildungen: kortikale Dysplasie, **tuberöse Sklerose**

Angeborene Stoffwechselerkrankungen (z.B. Phenylketonurie, Ahornsirupkrankheit), Leukodystrophie, Mitochondropathien

In 1/3 d.F. keine fassbare Ursache (= idiopathisch, dann ist die Prog. etwas besser)

Epid: Prädisp.alter: Beginn sehr früh, **½-1. Lj.**, m > w

Gehören zu den kleinen generalisierten Anfällen (Petit-mal, altersgebunden)

Klin: Anfall: wenige Sekunden dauernd, heftiges **Zusammenzucken** des Körpers, **brüske Vorwärtsbewegung** des Kopfes (nicken, Spasmus nutans), tonische Beugung der Arme nach vorne, Anheben der Beine (selten auch des Oberkörpers = „Salaam")

Auftreten in **Serien** bis zu 100 Anfällen/Tag, Bewusstseinstrübung, Kombination mit Grand-mal-Anfällen mögl.

Diag: EEG: langsame Wellen wechselnd mit diffusen gemischten Krampfpotentialen = **Hypsarrhythmie** (= unregelmäßige Frequenzen und unterschiedlich hohe Amplituden), auch im Intervall

MRT: Ausschluss/Bestätigung einer zerebralen Schädigung

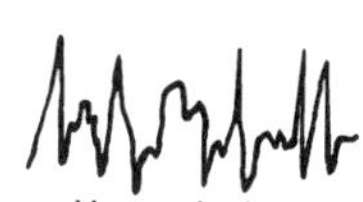

Hypsarrhythmie

Ther: **Schwierige Behandlung**, stationäre Therapieeinleitung (Kinderklinik)

Med: **Sultiam** (5-15 mg/kgKG/Tag, Ospolot®) + kurzfristig Vit.-B6 (für 3 Tage) oder **Steroidbehandlung** mit ACTH (Synacthen®) od. Glukokortikoiden (Prednisolon 5-7,5 mg/kgKG/Tag) über mehrere Wochen, dann ausschleichen, alternativ auch **Vigabatrin** (Sabril®, insb. bei tuberöser Sklerose) und Steroide. Weitere medikamentöse. Optionen sind Valproinsäure (Orfiril®, Ergenyl®), Lamotrigin (Lamictal®) od. Topiramat (Topamax®)

Bei Therapieresistenz und identifizierbarem epileptogenem Fokus **Epilepsiechirurgie**

Prog: Eher **schlecht**, körperliche und geistige **Retardierung** häufig, Letalität 5 %. Prognostisch ungünstig: früher Beginn (<3 Mon.), manifeste **Gehirnschädigung**, zusätzliche andere Anfälle. Um das 5. Lj. setzen die BNS-Krämpfe meist aus, es folgen jedoch in 50-70 % d.F. fokale und/oder generalisierte Anfälle.

DD: Benigne familiäre neonatale Konvulsionen (aut.-dom. erblich) u. klonische, sog. 5-Tage-Krämpfe bei reifen Neugeborenen (s.o., Kap. Neugeborenenkrampfanfälle)

Myoklonisch-astatische Anfälle

Syn: **LENNOX-GASTAUT-Syndrom**, Sturzanfälle, engl. akinetic seizures, ICD-10: G40.4

Ät: Genetische Disposition, Hirnschädigung

Epid: Prädisp.alter: Beginn 2.-4. Lj., m > w

gehören zu den kleinen generalisierten Anfällen (Petit-mal, altersgebunden)

Klin: Beuge**myoklonien**, Zuckungen der Gesichtsmuskulatur, Nicken des Kopfes, orale Auto-

matismen. Dann durch plötzlichen **Tonusverlust** der Antigravitationsmuskeln Zusammensinken des Körpers und **Sturz zu Boden**.
Auftreten insb. nach dem Erwachen und auch nachts mit tonischen Anfällen mögl.

Diag: EEG: **2/Sek. Spike-wave**-Muster oder sharp-slow-waves wie bei BNS-Anfällen

Ther: Med: **Valproinsäure** (20-50 mg/kgKG/Tag, Orfiril®, Ergenyl®), meist muss dazu ein weiteres Antiepileptikum kombiniert werden, z.B. Lamotrigin (Lamictal®) od. Topiramat (Topamax®) od. Felbamat (Taloxa®, nur als Reservemittel, da schwere NW mögl.: Leberversagen, Panzytopenie, Anaphylaxie), neu ist Rufinamid (Inovelon®Suspension), das speziell für das LENNOX-GASTAUT-Syndrom eine europäische Zulassung hat.
Zusätzlich kann Cannabidiol bei Therapieresistenz eingesetzt werden (25 mg/kgKG/Tag, Epidyolex®), versucht wird auch Fenfluramin, evtl. auch ACTH od. Glukokortikoide bei Säuglingen/Kleinkindern (wie bei BNS-Anfällen).

Prog: Relativ therapieresistent, Übergang in andere Anfälle häufig

Kompl: Zusätzlich Grand-mal-Anfälle mögl.
Statusartige Häufung der myoklonisch-astatischen Anfälle

DD: Atonischer Anfall: Zusammensinken des Körper durch Tonusverlust der Muskulatur = nur astatische Komponente (keine Myoklonien)

Myoklonische Anfälle

Syn: **Impulsiv-petit-mal**, juvenile myoklonische Epilepsie, Myoklonien des Heranwachsenden, bilaterale epilept. Myoklonie, HERPIN-JANZ-Syndrom, gehören zu d. Petit-mal, ICD-10: G40.3

Ät: Meist ohne fassbare Ursache (= idiopathisch), **Schlafentzug** ist Trigger
Genetische Disposition/familiärer Häufung (z.B. Mutation im GABA-Rezeptor-Gen)

Epid: Prädisp.alter: Beginn 10.-20. Lj.
gehören zu den kleinen generalisierten Anfällen (Petit-mal, altersgebunden)

Klin: Anfall: Ruckartige unsystematische **Zuckungen** = Myoklonien der oberen Extremität, 2-3 Sek. dauernd, keine wesentliche Bewusstseinsstörung, kein Tonusverlust, kein Hinstürzen
Auftreten oft morgens **nach dem Erwachen**, z.B. Zahnbürste wird weggeschleudert, Kaffeetasse wird umgestoßen

Diag: EEG: **Polyspikes-waves-Komplexe**, in 1/3 d.F. Provokation mit Flickerlicht oder Schlafentzug mögl.

Ther: Med: **Valproinsäure** (20-50 mg/kgKG/Tag, Orfiril®, Ergenyl®) und/oder Lamotrigin (Lamictal®), reicht dies nicht aus dann zusätzlich Phenobarbital zur Nacht od. auch Clonazepam
Kein Schlafentzug (**Chronohygiene**), kein Alkohol, keine Lichtstimulation (Flickerlicht)

Prog: gut

Kompl: Zusätzlich Entwicklung von Absencen oder Grand-mal-Anfällen mögl.

DD: Kann auch als motorische Aura von Grand-mal-Anfällen auftreten (Aufwach-Epilepsie)
Myoklonusepilepsie (UNVERRICHT-LUNDBORG-Syndrom): Myoklonien + Grand-mal-Anfälle + Demenz durch aut.-rez. (Chrom. 21q22.3) Kohlenhydratstoffwechselstörung mit Polyglukosanablagerungen im Gehirn (LAFORA-Körper)
Familiäres Myoklonus-Niereninsuffizienz-Syndrom (aut.-rez.)
Familiäre Hyperekplexie (Syn: STARTLE-Erkrankung, Stiff-baby-Syndrom, aut.-dom. erblich, Chrom. 5q32, Mutation des Glycin-Rezeptors): gesteigerte Schreckreaktion mit generalisierten Myoklonien, Hypertonus der Flexoren, häufigen Stürzen, selten auch epileptische Anfälle, Ther: Clonazepam
DRAVET-Syndrom (Syn: severe myoclonic epilepsy in infancy, Mutationen im SCN1A-Gen): Epilepsie im Kindesalter mit mentaler Retardierung, Ther: schwierig, versucht wird Valproinsäure, Topiramat, Stiripentol (Diacomit®), Kaliumbromid od. Clobazam + Cannabidiol (Epidyolex®) und als Zusatztherapie Fenfluramin (Fintepla®), Prog: schlecht
Physiologische Myoklonien: als Einschlafzuckungen, Singultus (Schluckauf), Schreckreaktion, nach starker Muskelarbeit, erschöpfliche Kloni (z.B. Fußklonus) und während der REM-Phasen im Schlaf

Absencen / Pyknolepsie

Syn: Pyknolepsie (griechisch pyknós = dicht) = sehr häufige Absencen, FRIEDMANN-Syndrom, ICD-10: G40.3

Ät: Genetische Disposition, Provokation durch seelische Erregung od. Hyperventilation

Path: Aktivitätsänderung in Neuronen im Thalamus (regulieren Schlaf-/Wachzustände)

Epid: Prädisp.alter: Beginn 2.-15. Lj., 8-10/100.000 Kindern betroffen, w > m
gehören zu den kleinen generalisierten Anfällen (Petit-mal, altersgebunden)

Klin: Absencen: **Bewusstseinspause** mit **schlagartig** einsetzendem Beginn, kurze Dauer von **wenigen Sekunden**, abruptes Ende. Die gerade durchgeführte Handlung wird unterbrochen, **starrer, leerer Blick** („Hans-guck-in-die-Luft"), Kind **nicht ansprechbar** und **Amnesie** für die Zeit der Absence. Häufung nach dem Aufwachen oder in den Vormittagsstunden
Evtl. Rückwärtsneigen des Kopfes (über mind. 6 Sek.), rhythmische motorische Abläufe, z.B. nystaktische Augenbewegungen nach oben, Lidzuckungen, auch nestelnden Automatismen oder Mund- und Zungenbewegungen mögl.
Pyknolepsie: große Häufung von Absencen (bis 100x/Tag)

Diag: Anamnese und Fremdanamnese (Eltern, Kindergärtnerin, Schullehrer)
EEG: iktual generalisierte synchrone **3/Sek. Spike-waves**-Komplexe, sehr hohe Amplituden (300-400 µV), Provokation durch Hyperventilation leicht mögl.

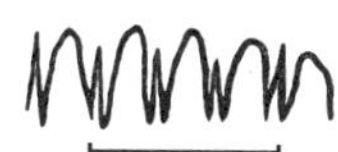
1 Sek.

Ther: Med: **Ethosuximid** (15-40 mg/kgKG/Tag, Petnidan®) od. **Valproinsäure** (20-50 mg/kgKG/Tag, Orfiril®, Ergenyl®), bei Persistenz Kombination von Valproinsäure + Ethosuximid od. Valproinsäure + Lamotrigin (1-5 mg/kgKG/Tag, Lamictal®)

Prog: Gut, 30 % heilen spontan aus, unter Therapie meist Anfallsfreiheit

Kompl: Status pyknolepticus (Absencenstatus, Petit-mal-Status): Der Patient erscheint wie in einem Dämmer-/Traumzustand dauerhaft benommen, verlangsamte Reaktion, stereotype mot. Handlungen, retropulsive Kopfbewegungen. Ther: Clonazepam (Rivotril®) i.v.
Zusätzlich Entwicklung von Grand-mal-Anfällen mögl. (= Mischepilepsie)

DD: Psychomotorische Anfälle (haben ebenfalls Automatismen, dauern aber länger, mit einer Aura zu Beginn, jedoch kein abruptes Ende sondern verlängerte Reorientierungsphase)
Narkolepsie (Pat. sind erweckbar)

Fokale Anfälle im Kindesalter

Syn: Partielle Anfälle, lokalisationsbezogene Anfälle, Herdanfälle, ICD-10: G40.1-G40.2

Etlg:
- Gutartige **kindliche fokale Epilepsie** (ROLANDO-Epilepsie): Ät: **idiopathisch** (= genuin)
- Adversivanfälle (Frontalregion betroffen)
- Nächtliche Frontallappenepilepsie (aut.-dom. erblich, Chrom. 20q13, Mutation des neuronalen ACh-Rezeptors): Frontallappenanfälle aus dem Schlaf heraus
- Einfach-fokale (-partielle, -lokale) motorische (sog. JACKSON-Anfälle) od. sensible Anfälle = **symptomatische Epilepsie** mit nachweisbarer Hirnveränderung (s.o. Ät. Epilepsie)

Path: Einfach-fokale Anfälle: Herd primär im **motorischen Kortex** (Gyrus praecentralis) od. sensiblen Kortex lokalisiert ⇨ **kontralaterale** motorische od. sensible Anfallserscheinungen

Epid: Prädisp.alter: gutartige kindliche fokale Epilepsie 2.-12. Lj., m > w

Klin: Gutartige kindliche fokale Epilepsie: einseitige Missempfindungen, diese können sich zu tonisch-klonische Anfällen nur einer Körperhälfte od. generalisierten Krämpfen entwickeln, getrübtes od. aufgehobenes Bewusstsein
Adversivanfälle: tonische Drehung des Kopfes (= Versiv-Bewegung) und Hebung des Armes („Fechterstellung") für einige Sek. Dauer, Nystagmus
Motorische Anfälle: tonische und/oder klonische Zuckungen, Beginn häufig an der **Hand** u.
Sensible Anfälle: Missempfindungen (Taubheit, Kribbeln) breiten sich von einer Körperregion auf benachbarte Bezirke aus (sog. march), sind **ohne Bewusstseinsstörungen**

Diag: EEG: **Spike-Aktivität** (über dem betroffenen Areal der Hirnrinde lokalisiert)

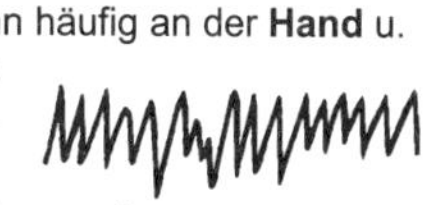
1 Sek.

Ther: Bei symptomatischer Epilepsie **Therapie der Ursache** anstreben: z.B. neurochirurgische Entfernung des epileptogenen Fokus

Med: bei gutartiger kindlicher fokaler Epilepsie primär keine Ther., bei >2 Anfällen/Jahr **Sultiam** 5-10 mg/kgKG (Ospolot®), ggf. Kombination mit Clonazepam

Bei symptomatischen fokalen Anfällen: **Oxcarbazepin** (30-50 mg/kgKG/Tag, Trileptal®, Timox®), bei Therapieresistenz Kombination mit Valproinsäure (20-30 mg/kgKG/Tag, Orfiril®, Ergenyl®, Convulex®) od. Lamotrigin (Lamictal®) + Valproinsäure.

Prog: Bei gutartiger kindlicher fokaler Epilepsie gut, meist Spontanremission

Bei Ther. der Ursache sehr gut. Bei Pat. ohne anfallsauslösender Ursache werden 50-75 % d.F. unter medikamentöser Therapie anfallsfrei.

Kompl: Fokaler Status epilepticus: rasch aufeinanderfolgende Anfälle od. Daueranfall >20-30 Min.

Postparoxysmale Parese, sog. TODD-Paralyse (Path: aktiver Hemmungsmechanismus auf neuronaler Ebene mit Hyperpolarisation der Nervenzellmembran)

Epilepsia partialis continua (KOZEVNIKOW-Syndrom): anhaltende (für Tage) streng auf eine Körperstelle lokalisierte myoklonische Zuckungen ohne Bewusstseinsstörung

Ät: Hirnläsion oder Stoffwechselstörungen (z.B. hyperosmolare Hyperglykämie), bei Kindern RASMUSSEN-Enzephalitis (spongiforme halbseitige Großhirnatrophie durch Autoimmunantikörper gegen zentrale Glutamatrezeptoren). Dauer: stunden- bis tagelang (= continua, auch im Schlaf), pathologisches EEG direkt über dem Ort der Läsion, sonst o.B.

Medikamentöse Ther. u. Prog. oft frustran, ggf. Epilepsiechirurgie (funktionelle Hemisphärektomie) in seltenen Fällen bei Kindern indiziert. Bei RASMUSSEN-Enzephalitis kann eine Ther. mit Tacrolimus (Prograf®) od. Immunglobulinen versucht werden.

DD: Hemikonvulsion-Hemiplegie-Epilepsie-Syndrom durch perinatale Hirnschädigung mit Epilepsie bei andauernder Hemiparese (DD: TODD-Paralyse bildet sich immer zurück)

Hemispasmus facialis (N.facialis-Schädigung, keine EEG-Veränderungen)

Psychomotorische Anfälle

Syn: **Temporallappenepilepsie**, Schläfenlappenepilepsie, Dämmerattacken, ICD-10: G40.2

Ät: **Geburtsschädigung** (Erweichung des Ammonshorn = ist Teil des Hippocampus, Teil des limbischen Systems), Hirntumoren im Bereich des Temporallappens, Ammonshornsklerose, limbische Enzephalitis (paraneoplastisch od. Antikörper gegen Kaliumkanäle)

Path: **Komplex-partieller** Anfall, betroffen basaler Temporallappen ⇨ **limbisches System**

Epid: Prädisp.alter: Jugendliche, junge Erwachsene

Klin: Bei typischer Manifestation Ablauf in 3 Stadien:

⇒ Beginn mit **Aura** (meist für den Pat. negative Symptome): epigastrische Missempfindungen, „komisches Gefühl", Übelkeit, Schwindel, psychische Manifestationen (Déjà-vu-Erlebnisse = Vertrautheit od. Jamais-vu = Entfremdung), Angst, Störung der Sinneswahrnehmung (Dysmorphopsie = verzerrte Größenwahrnehmung), Geruchssensationen („Unzinatus-Krisen")

⇒ **Bewusstseinstrübung** für 1-2 Min. (DD: länger und weniger tief als bei den Absencen), ähnelt einem „wachen" Dämmerzustand (Kind ist nicht ansprechbar) mit **stereotypen Bewegungen**, Automatismen (v.a. **orale Automatismen**, Grunzen, nestelnde Bewegungen) oder objektbezogene Handlungsabläufe (z.B. hin- und herrücken von Stühlen oder umherliegenden Dingen, zielloses Umherlaufen „fugue épileptique"). Für die Dauer des Anfalls besteht **Amnesie.** Vegetative Störungen: Tachykardie, Hypersalivation, Mydriasis, Blässe oder Rötung des Gesichts

⇒ **Reorientierungsphase**: langsame Wiedererlangung des Bewusstseins u. Orientierung

Diag: Anamnese, insb. Fremdanamnese (Eltern): Beschreibung des Anfallablaufes

Klinische, neurologische Untersuchung: i.d.R. unauffällig

EEG: Paroxysmale Dysrhythmie, hohe Deltawellen oder scharfer Abläufe in den Ableitungen **über der Temporalregion** (uni od. auch bilateral), in 30 % d.F. normales EEG

Ther: Med: **Oxcarbazepin** (30-50 mg/kgKG/Tag, Trileptal®, Timox®) od. Carbamazepin (Tegretal®), Lamotrigin (Lamictal®), Phenytoin (Zentropil®), bei Therapieresistenz ggf. zusätzlich (Add-on-Medikation) Gabapentin (Neurontin®), Tiagabin (Gabitril®), Vigabatrin (Sabril®) od.

Zonisamid (Zonegran®)
Operativ: bei medikamentöser Therapieresistenz ggf. auch **Epilepsiechirurgie** (selektive Amygdalohippokampektomie, Läsionektomie od. 2/3-Resektion des Temporallappens)

Prog: 80 % d. Pat. werden mit der medikamentösen Ther. anfallsfrei. Die selektive Epilepsiechirurgie führt noch einmal bei 50-80 % der zuvor nicht anfallsfreien Pat. zur Anfallsfreiheit.

Kompl: Generalisierung des Anfalles mögl., psychomotorischer Status
Rezidivrisiko bei Absetzen der antikonvulsiven Medikation ist hoch
Statistisches Suizidrisiko 5-mal höher als in der Normalbevölkerung
Op: verbale Gedächtnisstörungen (insb. bei linksseitiger Op.)

DD: Absencen (dauern nur Sekunden, haben keine Aura, keine verlängerte Reorientierung)
Narkolepsie (plötzliche Schlafanfälle, keine Aura, keine verlängerte Reorientierung)
Komplex-fokale Anfälle der Frontalregion zeigen ebenfalls komplexe Handlungsabläufe, die sich wiederholen
Epileptische Psychosen: anfallsartige Schizophrenie-ähnliche psychotische Symptome mit manischem Charakter („überwache“ Pat.), EEG: im Anfall relativ normal
Schizophrenie, psychogene Anfälle

FIEBERKRAMPF / GELEGENHEITSANFALL

Syn: Fieberkrampf ICD-10: R56.0, Gelegenheitsanfall ICD-10: G40.5

Def: Gelegenheitskrampf = **einmaliger Anfall** als **Reaktion** auf einen **definierten Reiz.** Jedes Gehirn kann bei bestimmter Provokation (z.B. experimentell) krampfen.

Ät:
- **Fieberkrampf**: hohes Fieber bei **Infektionskrankheiten** (meist Virusinfekt, insb. bei Herpes (HHV-6) u. Influenza, Exanthema subitum = Dreitagefieber, Masern oder Otitis media), selten auch familiäres Vorkommen von Fieberkrämpfen (familiäre fiebergebundene Krampfanfälle), begünstigend ist auch eine Eisenmangelanämie
- Gelegenheitsanfall: **Zahnkrampf** (beim Zahnen der Kleinkinder), extremer Schlafentzug, extreme körperliche Belastung, Hypoxie, Hypoglykämie, Alkoholkonsum („durchzechte Nächte“), Alkoholentzugsdelir, Drogenabusus od. -entzug, Intoxikation, Medikamente (z.B. Amitriptylin), nach Impfung, Medikamentenentzug

Epid:
◊ Häufigkeit: der Fieberkrampf ist die **häufigste Anfallsform im Kindesalter**, 2,5 % aller Kinder entwickeln in der Kindheit einmal einen Fieberkrampf, Wiederholungsrisiko dann 10-30 % (ca. 10 % der Kinder haben drei und mehr Fieberkrämpfe).
◊ Lebenszeitprävalenz: für einen Gelegenheitsanfall beträgt **10 %** = jeder 10. Mensch krampft irgendwann einmal in seinem Leben.
◊ Prädisp.alter: 6. Lebensmonat bis zum 6. Lj. (Zahl 6 merken), **m** > w (= 2:1)

Klin:
⇒ Fieberkrampf/Gelegenheitsanfall: meist Bild eines **generalisierten Krampfanfalls** (Grand-mal), Bewusstlosigkeit, tonische Versteifung, klonische Phase mit rhythmischen Zuckungen am ganzen Körper (meist 2-15 Min. dauernd), Augen meist offen und oft nach oben verdreht, bei Säuglingen auch atonischer Anfall mögl.
⇒ Nach dem Anfall ist das Kind schläfrig (postiktale Benommenheit/Nachschlaf)

Diag:
1. Anamnese (hohes Fieber, Zahnen bei Kleinkindern, besondere Belastungen?) und klinische Untersuchung: postiktale Müdigkeit/Amnesie, Körpertemperatur rektal, Verletzungen?
2. Liquorpunktion: Säuglinge <12(-18) Mon. mit einem erstmaligen od. Kinder mit kompliziertem Fieberkrampf (s.u.) immer **stationär aufnehmen** und LP zum Ausschluss einer Meningitis durchführen.
3. Labor: BZ, Elektrolyte, BB, BSG u. CRP, Urinuntersuchung

Ther:
- Ein einmaliger Gelegenheitsanfall bedarf **keiner Therapie**.

- Eltern beraten und **beruhigen**, Schutz vor Verletzungen
- **Meiden der Provokation** = **Fiebersenkung**: Wadenwickel u. Antipyretika, z.B. Paracetamol od. Ibuprofen
- Bei erneutem Anfall: medikamentöse Anfallsunterbrechung, wenn der Anfall **länger als 3 Min. andauert**, Fieber >39° C vermeiden bei Vorbelastung

• Med: Mittel der Wahl ist ein Benzodiazepin, z.B. **Midazolam** als Lösung **bukkal** aus der Fertigspritze in den Wangenraum träufeln (Buccolam®, 3 Mon. bis 1 J. 2,5 mg, 1-5 J. 5 mg, 5-10 J. 7,5 mg, >10 J. 10 mg) oder **Diazepam** als **Supp.** (Diazepam Desitin®rectal tube, bis 15 kgKG 5 mg, >15 kgKG 10 mg). Falls eine 2. Gabe notwendig sein sollte, dann nach 10 Minuten geben.
Auch bei wiederholten Fieberkrämpfen nur im Anfall geben, keine Intervalltherapie.

Prog: **Sehr gut**, die meisten Anfälle sind selbstlimitierend und sistieren mit dem Ende der Grunderkrankung. Es gibt keine Hinweise auf eine schlechtere schulische Entwicklung. Daher immer Eltern aufklären und beruhigen.

Kompl: * 4 % d. Kinder mit Fieberkrämpfen entwickeln später auch eine Epilepsie.
Prognostisch ungünstig sind familiäre Disposition, häufige od. langandauernder Fieberkrampf (>5-15 Min.), mehrere Anfälle während eines Infektes, Alter >5 J., neurologische Symptome postiktal od. vorbestehende organische Hirnschädigung (= liegt einer der Faktoren vor, wird dies dann **komplizierter Fieberkrampf** genannt) ⇨ dann sollte eine weitere Diagnostik erfolgen (EEG im Intervall, Bildgebung).
* (Febriler) Status epilepticus (s.o.), TODD-Paralyse = temporäre Parese postiktal

DD:
- Neugeborene: klonische, sog. 5-Tage-Krämpfe (zw. 3.-7. Lebenstag) = ungeordnete Zuckungen der Extremitäten bei reifen Neugeborenen mit guter Prog. (spontanes Sistieren nach 1-14 Tagen) u. benigne familiäre neonatale Konvulsionen (s.o. bei DD zu BNS)
- Generalisierte Epilepsie mit Fieberkrämpfen plus (aut.-dom. erblich, Chrom. 19q13.1-2): Fieberkrämpfe in der Kindheit, später gefolgt von meist primär generalisierten Anfällen
- Symptomatische Anfälle: **Meningitis**, Enzephalitis, Sepsis, intrakraniell raumfordernder Prozess (z.B. Hirntumor, Fehlbildungen), Schädel-Hirn-Trauma usw. ⇨ weitergehende Diagnostik bei klinischem Verdacht **zum Ausschluss** mit MRT/Liquorpunktion/Labor durchführen.

NARKOLEPSIE

Syn: Narkolepsie-Kataplexie-Syndrom, Narkoleptischer Anfall, Schlafanfälle, ICD-10: G47.4

Ät:
- **Idiopathisch** (Reifestörung der Schlaf-Wach-Regulation?)
- Genetische Disposition (**familiäre Häufung**), Assoziation zum HLA-System (DQB1*0602 u. DRB1*1501)
- Aut.-dom. erblich (GÉLINEAU-Syndrom mit typischen Schlafanfällen, KLEINE-LEVINE-Syndrom = Schlafsucht von evtl. mehrtägiger Dauer bei jungen Männern mit Bulimie)
- Symptomatisch: Hirnschädigung durch Enzephalitis, SHT, Hirntumoren, MS, Apoplexie, diskutiert wird ein möglicher Zusammenhang mit einer Influenza-Impfung (Typ H_1N_1)

Path: Es wird heute ein Mangel an Hypocretin-haltigen (Syn: Orexin) Neuronen/Rezeptoren im posterioren/lateralen Hypothalamus angenommen ⇨ Überwiegen der REM-on-Zellen

Epid: ◊ Prädisp.alter: Beginn kurz **nach der Pubertät** oder >30. Lj., m = w
◊ Prävalenz: 20-50/100.000, für Deutschland 40.000 Pat. geschätzt

Etlg: # Monosymptomatisch: nur Schlafanfälle (Narkolepsie)
Polysymptomatisch (Narkolepsie-Kataplexie-Syndrom): Schlafanfälle u. zusätzlich affektiver Tonusverlust, Wachanfälle, hypnagoge Halluzinationen

Klin: ⇒ **Narkolepsie: Tagesmüdigkeit**, zwanghafte nicht unterdrückbare **Schlafanfälle am Tag** für wenige Sekunden – Minuten Dauer (Pat. sind dabei erweckbar, DD zur Absence), danach Gefühl frisch und ausgeruht zu sein

⇒ **Hypnagoge Halluzinationen** (traumartige Erlebnisse, insb. beim Einschlafen) mit automatisierten Handlungen im Schlaf und Amnesie mögl.

⇒ Störung des Nachtschlafes, z.B. unruhiger Schlaf mit häufigem Erwachen, verfrühter Schlaf, verfrühter Traumschlaf (REM-Phasen), weniger Tiefschlafphasen

⇒ **Kataplexie: affektiver Tonusverlust** der Haltemuskulatur ohne Bewusstseinstrübung für wenige Sekunden bis Minuten ⇨ Bewegungsunfähigkeit und Hinstürzen mögl., Auslöser sind unerwartete affektive Stimuli, z.B. Lachen (sog. Lachschlag) od. Erschrecken

⇒ **Wachanfälle** (Schlafparalysen) mögl., die beim Einschlafen oder Erwachen bei vollem Bewusstsein für Minuten zur völligen Aufhebung der Willkürmotorik führen

⇒ Kopfschmerzen, Gedächtnisstörungen, Doppelbilder, Essstörung mit Gewichtszunahme

Diag:
1. Anamnese: Häufigkeit und Dauer der Anfälle, Schlaftagebuch führen lassen
2. Klinische u. neurologische Untersuchung sind im Intervall unauffällig
3. EEG: im Anfall wie im Schlaf Theta- (4-7/Sek.) oder Delta-Wellen (0,5-3,5/Sek.) oder REM-EEG mit flachen, raschen unregelmäßigen Wellen
4. LP: Hypocretin-1 im Liquor (pathologisch sind verminderte Werte <110 pg/ml)
5. Schlaflabor (Simultan-Doppelbild-Aufzeichnung von Kind u. + EEG, Polysomnographie): **schnelles Einschlafen** (<5 Min.) und zwei od. mehr **frühzeitige REM-Phasen** ohne Durchlaufen der anderen Schlafstadien jeweils bereits 10-15 Min. nach dem Einschlafen (= sog. Sleep-onset-REM-periods) und insg. häufigere REM-Phasen

Ther:
- Keine kausale Therapie möglich. Einfache od. nur seltene Narkolepsie **keine Therapie**, lediglich Aufklärung (Meidung monotoner Tätigkeiten, Schlafpausen während des Tages)
  - Med: Psychostimulanzien wie Methylphenidat (Ritalin®, Cave: Gefahr der Sucht!) od. besser **Modafinil** (Vigil®, wirkt zentral α-adrenerg u. hat weniger/keine Suchtgefahr).
- Selbsthilfegruppen und Infos: Deutsche Narkolepsie-Gesellschaft e.V., Hauptstr. 20, 56357 Bogel, Tel.: 067729 1985-90, Fax: -99, Internet: www.dng-ev.de

Prog: Gut, spontane Remissionen sind häufig, keine neurologischen Folgeschäden

DD:
- Epilepsie: **Absencen**/Pyknolepsie, psychomotorische Anfälle, myoklonisch-astatisches Petit-mal, Gelegenheitsanfall ⇨ sind als DD nicht „erweckbar" während eines Anfalls
- Synkopen (vegetative, Hypotonie), paroxysmale Lähmungen (Hypo- od. Hyperkaliämie)
- Idiopathische Hypersomnien, Schlafapnoesyndrom, PICKWICK-Syndrom (hochgradige Fettsucht mit alveolärer Hypoventilation, Schlafapnoen und anfallsweisen Schlafzuständen)
- Endokrine Störungen: Hypothyreose, ADDISON-Krankheit (= NNR-Insuffizienz)
- Psychogene Anfälle

TOURETTE-SYNDROM

Syn: GILLES-de-la-TOURETTE-Syndrom, BRISSAUD-Syndrom, maladie des tics, ICD-10: F95.2

Ät: Aut.-dom. erblich (Chrom. 13) mit unvollständiger Penetranz od. spontan auftretend

Path: Störung im Bereich der Basalganglien sowie frontalen, limbischen und zingulären Kortex

Epid: ◊ Prädisp.alter: 2.-18. Lj., mittleres Erkrankungsalter 7 Jahre, Symptommaximum 12.-14. Lj.
◊ Prävalenz: 5-50/10.000, **m** >> w (3-4 : 1)

Klin: ⇒ **Multiple motorische Tics** (Augenzwinkern, Mundzuckungen, Zungenschnalzen, ruckartige Kopfdrehungen, Schulterzuckungen, Hüpfen) + **vokale Tics:** Geräusche wie „hä", „pfu" (Klazomanie), Räuspern, Bellen, Grunzen, Husten, manchmal auch ganze Wörter

od. Sätze, z.B. mit obszönem Inhalt (Koprolalie) od. Echolalie (Nachsprechen v. Wörtern)
- ⇒ Die motorischen Tics können von den Kindern für kurze Zeit willkürlich unterdrückt werden, Anspannung verstärkt meist die Symptome
- ⇒ Innere Anspannung und soziale Beeinträchtigung durch die Erkrankung
- ⇒ Häufigste Begleiterkrankung: Hyperaktivität (**ADHS**), **Zwangsstörungen**, z.B. Zählzwang, gestische Abläufe obszönen Inhalts (Kopropraxie), Depression, Schlafstörungen

Diag: 1. Anamnese(familiäre Häufung?) und klinische/neurologische Untersuchung
2. EEG: unspezifische Veränderungen

Ther:
- Keine kausale Ther. mögl., Spiel- oder Gesprächstherapie, Aufklärung von Pat. und Eltern sowie des sozialen Umfelds (z.B. Kindergarten, Schule, Arbeitskollegen)
  - Med: versucht werden **Tiaprid** (Tiapridex®) od. Neuroleptika, z.B. Sulpirid (Meresa®), Risperidon (Risperdal®), Aripiprazol (Abilify®), Pimozid (Orap®), Haloperidol (Haldol®, ist in Deutschland das einzig zugelassene Med.) oder Clonidin
  - Bei extremem therapieresistentem TOURETTE-Syndrom kann eine tiefe Hirnstimulation im Bereich des Thalamus versucht werden (bisher nur in Studien, mit gutem Erfolg).
- Selbsthilfegruppen: Tourette-Gesellschaft Deutschland e.V., Carl-Neuberg-Str. 1, 30625 Hannover, Tel.: 0511 5323551, Internet: www.tourette-gesellschaft.de, www.tourette.de

Prog: 1/3 bis 2/3 d.F. bilden sich spontan bis zum Erwachsenenalter zurück

DD:
- **Vorübergehende Tic-Störungen** im Kindes- und Jugendalter (bei bis zu 15 % aller Kinder, insb. bei Jungen): hat keinen Krankheitswert, verlieret sich mit der Zeit von alleine
- Einfache motorische Tic-Störungen: Dystone Syndrome, z.B. Blepharospasmus, Chorea major oder minor, Tremor, Morbus WILSON, fokale Epilepsie, tardive Dyskinesien nach Neuroleptikamedikation, Enzephalitis, posttraumatisch, postischämisch, CO-Vergiftung
- Komplexe motorische Tics: Stereotypien, Manierismus, Akathisie, Schizophrenie, Autismus, mentale Retardierung, komplexe epileptische Anfälle, psychogen bei Konversionsstörung

ATHETOSEN

Syn: Engl. athetosis (griechisch: Áthetos = ohne feste Stellung), ICD-10: G80.3

Ät:
- **Perinatale Hypoxie** (Asphyxie, Status marmoratus) od. Rh-Inkompatibilität (**Kernikterus**, Status dysmyelinicus) ⇨ beidseitige Athetose (HAMMOND-Syndrom), Beginn im 1. Lj.
- HALLERVORDEN-SPATZ-Erkrankung (aut.-rez. erblich od. sporadisch, in der Kindheit beginnend mit langsam progredienter Demenz, Lebenserwartung <30 Jahre)
- Zerebrovaskuläre Insuffizienz, Apoplexie (dann meist kontralaterale Hemiathetose)

Path:
- ♦ Extrapyramidal-motorische Störung durch Verlust kleiner Nervenzellen im Putamen und Nucl.caudatus (= Striatum), seltener im Nucl.ruber u. Thalamus (subthalamische Kerne)
- ♦ Ausfall der Steuerung prämotorischer Rindenfelder

Klin:
- ⇒ Unwillkürliche, langsame verschraubte, **wurmartige Bewegungen** (Hyperkinesen), insb. der distalen Extremitäten (Hände und Füße), einseitig (Hemiathetose) od. beidseitig
- ⇒ Bizarre grimassierende Bewegungen der mimischen Muskulatur = **pathologisches Lachen** und Weinen, Beeinträchtigung des Sprechens und der Atmung
- ⇒ Bajonettfinger (Subluxation, Hyperextension) mögl.
- ⇒ Verstärkung bei affektiver Erregung, sistieren beim Schlafen und in Narkose
- ⇒ Evtl. Kombination mit anderen extrapyramidal-motorischen Störungen

Diag: 1. Anamnese (typisches Bewegungsmuster, Familienanamnese?), klinische/neurologische Untersuchung: MER lebhaft, starke gleichzeitige Anspannung von Agonisten und Antagonisten, dann abwechselnd (= poikilotonisch) mit herabgesetztem Muskeltonus

2. MRT: bei HALLERVORDEN-SPATZ-Erkrankung hyperintenses Areal umgeben von hypointensem Signal (sog. Eye-of-the-tiger-Zeichen) im Bereich des Globus pallidus

Ther: • Krankengymnastik (insb. nach BOBATH) mit Erlernen von normalen Haltungen und Bewegungsabläufen
- Med: Tiaprid (Tiapridex®), Haloperidol (Haldol®)

Prog: Bei schwerer perinataler Schädigung ungünstig

Kompl: * Kontrakturen der Gelenke
* Bei perinataler Schädigung verzögerte motorische u. geistige Entwicklung, Anfallsleiden

FRIEDREICH-ATAXIE

Syn: Spinozerebellare Heredoataxie, ICD-10: G11.-

Ät: **Aut.-rez.** erblich (Chrom. 9q13, vermehrte GAA-Tripletts, zwischen 66 und >1.000 Triplettrepeats ⇨ verminderte Bildung des Proteins Frataxin)

Epid: Prädisp.alter: Symptombeginn im Schulkind/Jugendalter (8.-15. Lj.)
Prävalenz: ca. 1/10.000, Prävalenz der Genträger **1/80** in der Bevölkerung!

Path: Atrophie des **Kleinhirns** mit Untergang der Purkinje-Zellen, Degeneration der **Hinterstränge**, des Trac.spinocerebellaris und der **Hinterwurzeln** im Rückenmark, ggf. auch Pyramidenbahn und Vorderhornneuronen betroffen

Klin: ⇒ **Gang-, Stand-, Rumpf- und Extremitätenataxie**, Muskelschwäche und Muskelatrophie, Gehen lernen erschwert, tapsiger breitspuriger Gang, manuelle Schwierigkeiten, Spastik
⇒ **Skelettdeformitäten** wie FRIEDREICH-Fuß (Hohl- und Spitzfuß, innenrotiert, Überstreckung in d. Grundgelenken, Beugung d. Interphalangealgelenke = Krallenstellung, Hammerzehen, auch an der Hand mögl.), Skoliose, Kyphose (Rumpfmuskulaturinsuffizienz)
⇒ Axonale Polyneuropathie (Parästhesien), Störung der Tiefensensibilität
⇒ **Dysarthrie**, skandierende Sprache (schleppend, abgehackte Silben u. explosionsartige Aussprache), Nystagmus (Fixationsgegenrucke), progrediente **Demenz**, Optikusatrophie, Innenohrschwerhörigkeit, hypertrophe fibrosierende **Kardiomyopathie**, Arrhythmien und Herzinsuffizienz mögl. (⇨ meist Todesursache)

Diag:
1. Anamnese (Familienanamnese, Angehörige betroffen?), klinische/neurologische Untersuchung: **Vibrations-** und **Lagesinn aufgehoben** od. gestört, Muskeleigenreflexe aufgehoben (**Areflexie**), Pyramidenbahnzeichen, **Kleinhirnzeichen**: Dysdiadochokinese, grober Intentionstremor, Nystagmus, Ataxie beim Gehen u. Stehen im ROMBERG-Versuch (bei geschlossenen Augen = sensible Ataxie bei Hinterstrangdegeneration; auch bei offenen Augen = zerebellare Ataxie), fortgeschritten auch im Sitzen
2. MRT: **Kleinhirnatrophie**, Hirnstammatrophie, Ausschluss anderer Ursachen
3. Internistisches Konsil: kardiale Beteiligung?
4. Labor: molekulargenetische Untersuchung mit Bestimmung der Triplett-Repeats mittels PCR-(= polymerase chain reaction)-Screening-Methode mögl.: je länger die Basenwiederholungen, desto früherer Krankheitsbeginn u. schnellere Progredienz. Auch prädiktive genetische Untersuchung (noch) nicht erkrankter Kinder erkrankter Eltern mögl.

Ther: • Keine kausale Ther. mögl., **Krankengymnastische** Übungsbehandlung: Entspannungstechniken, Spastik lockern, Fehlbelastungen vermeiden, Logopädie
- **Hilfsmittel** je nach Progredienz (Gehhilfen, Stützkorsett, Rollstuhl usw.)
- Med: Versucht werden 5-Hydroxytryptophan, Clomipramin (Anafranil®) und Isoniazid (INH®), bei Spastik Baclofen (Lioresal®)

- Selbsthilfegruppen: Deutsche Heredo-Ataxie-Gesellschaft e.V., Hofener Str. 76, 70372 Stuttgart, Tel.: 0711 5504644, Internet: www.ataxie.de

Prog: Langsam progrediente Symptomatik über Jahrzehnte mit Gehunfähigkeit nach 15 J. und später Bettlägerigkeit u. Demenz, je früheres Manifestationsalter, umso schlechtere Prog.

Kompl: * Skelettdeformitäten, Stürze, bei Immobilisation, Inaktivitätspneumonie, Thrombosen, zerebrovaskuläre Insuffizienz, Apoplexie, Diabetes mellitus
* Genetische Antizipation: Bei den Triplett-Repeat-Erkrankungen kommt es von Generation zu Generation zu **zunehmender Symptomatik** und **früherem** Erkrankungsbeginn.

DD:
- Weitere Heredoataxien: (haben alle einen Symptombeginn meist erst im Erwachsenenalter)
  NONNE-MARIE-Heredoataxie = zerebellare Heredoataxie, aut.-dom., Ataxie, „Löwenstimme" Paraparese der Beine und Spastik, Hirnnervenstörungen, progrediente Demenz
  Spinozerebellare Ataxien: heute bereits 30 Typen bekannt, mit zerebellarer Gang-, Stand- u. Extremitätenataxie sowie Dysarthrie, Hirnnervenstörungen, Demenz, Polyneuropathie
  MACHADO-JOSEPH-Krankheit: aut.-dom., spinozerebellare Ataxie u. Dysarthrie, ausgeprägter Nystagmus, Ophthalmoplegie, Spastik und Rigor, Hohlfuß, Inkontinenz, periphere Neuropathie, Restless-Legs-Syndrom, Schlafstörungen
  Olivo-ponto-zerebellare Atrophie, aut.-dom. od. sporadisch, Gangataxie, Dysarthrie, PARKINSON-Symptome, Stuhl- und Miktionsstörung (Inkontinenz), progrediente Demenz
- Hereditäre metabolische Ataxien: sind i.d.R. **aut.-rez. erblich**, Beginn 5.-20. Lj.
  REFSUM-Syndrom (Phytansäurestoffwechselstörung)
  A-Betalipoproteinämie (BASSEN-KORNZWEIG-Syndrom)
  Sphingolipidosen, Metachromatische Leukodystrophie (Arylsulfatase-A-Mangel)
  Aminosäurenstoffwechselerkrankungen: Ahornsirupkrankheit, HARTNUP-Krankheit
  Ataxia teleangiectatica (LOUIS-BAR-Syndrom, aut.-rez. erblich, Chrom. 11, durch defektes DNA-Reparatursystem Kleinhirnsymptome, immunologische Störungen, Gefäßdefekte)
  Vit.-E-Mangelataxie (Chrom. 8, defektes Vit.-E-Transportprotein, Nordafrika u. Sizilien)
- Aut.-dom. erbliche (Chrom. 12p13, 19p13), episodische Ataxien durch Störung von K^+- od. Ca^{++}-Kanälen, Ther: versucht wird Acetazolamid (Diamox®)
- Ataxie bei Störungen des Vestibularapparates
- Morbus WILSON: aut.-rez. Kupferstoffwechselstörung, juveniler Typ
- **Kleinhirntumoren** und Tumoren im Bereich der hinteren Schädelgrube, **paraneoplastische** zerebellare Ataxie mit Kleinhirnrindenatrophie
- Hirnstamm-, Kleinhirnischämie, z.B. perinatale Komplikationen
- Congenital Disorders of Glycosylation (CDG): aut.-rez. erbliche Defekte der Glykoproteinbiosynthese (sehr seltene Krankheitsbilder) mit zerebellarer Hypoplasie u. Retardierung
- Infektiös: Toxoplasmose, Tabes dorsalis (Neurolues), Tuberkulose
- Funikuläre Myelose (⇨ sensible Ataxie), Multiple Sklerose, HMSN = hereditäre motorische-sensible Neuropathien (s.u.), Vitaminmangel-Ataxie: Vit. B_1, B_{12}, E
- Ataxien mit toxischer Ursache: chronisch durch Barbiturat, Hydantoin, Lithium, Phenytoin

SPINALE MUSKELATROPHIE

Syn: Progressive spinale Muskelatrophie (SMA), nukleäre Atrophien, ICD-10: G12.-

Ät: Erblich (= hereditäre SMA) oder sporadisches Auftreten je nach Typ

Path: α-**Motoneurone** in den Vorderhörnern des Rückenmarks bzw. der motorischen Hirnnervenkerne (= progressive Bulbärparalyse) betroffen ⇨ neurogene (= schlaffe) **Muskelatrophie**

Epid: Häufigkeit: sehr selten, ca. 1/10.000 Neugeborene, die Heterozygotenfrequenz für die SMN_1-Gen-Mutation beträgt aber 1:40-50 (= ca. 2 Mio. Mutationsträger in Deutschland)

Etlg:

Typ I: **Akute infantile spinale Muskelatrophie** (Typ WERDNIG-HOFFMANN): **aut.-rez.** erblich (= gesunde Eltern, Mutation im SMN1-Gen (Survival-Motoneuron) auf Chrom. 5q), Beginn in den ersten 3 Mon. (od. bereits intrauterin) mit proximalen beinbetonten Ausfällen, Sitzen/Gehen wird nie erlernt, Bulbärbefall, schnell fortschreitend, Tod nach 1-3 J.
Typ II: Intermediärer Typ, (**chronisch infantile**) proximale spinale Muskelatrophie, Beginn im 1. Lj., Sitzen wird erlernt, freies Gehen nicht, Lebenserwartung 10-20 J.

Typ III: **Juvenile spinale Muskelatrophie** (Typ KUGELBERG-WELANDER): aut.-rez., Chrom. 5q, unregelmäßig erblich, Beginn 3.-15. Lj., Ausfälle im Beckengürtelbereich, nur geringe Einschränkung der Lebenserwartung

Typ IV: **adulte** proximale spinale Muskelatrophien (= im Erwachsenenalter beginnend)

Nicht-proximale und ander SMA-Formen (alle meist im Erwachsenenalter beginnend)
- Peronealer Typ: aut.-dom., sehr langsame Form, Ausfällen der US-Muskulatur
- Progressive distale spinale Muskelatrophie (Typ DUCHENNE-ARAN): aut.-dom., aut.-rez. u. sporadisch, Beginn um 30. Lj., kleine Handmuskeln- u. Thenaratrophie
- Progressive spinale Muskelatrophie (Typ VULPIAN-BERNHARDT): Beginn um 30. Lj. mit symmetrischen Ausfällen im Schultergürtel = skapulo-humeraler Typ
- Spinobulbäre Muskelatrophie Typ KENNEDY, X-chrom.-rez. (vermehrte CAG-Basentriplettrepeats), Beginn 20.-40. Lj., prox. Paresen von Armen, Beinen u. HN
- Progressive Bulbärparalyse: Beginn 30.-40. Lj., Ausfall mot. HN V, VII, IX, X, XI, XII)

Klin:

⇒ Allgemein: langsam **progrediente schlaffe Lähmungen** (peripher), **Muskelatrophien**, (sichtbare) **Faszikulationen**, **keine sensiblen** Störungen, **keine vegetativen** Symptome, **normale geistige** Entwicklung und Intelligenz

⇒ Typ WERDNIG-HOFFMANN: Beginn mit Trinkschwäche und muskulär schlaffem Baby „**floppy infant**", keine Beinbewegungen, paradoxe Atmung (Schaukelatmung über den Bauch = bei Inspiration sinkt Thorax ein u. Bauch wölbt sich vor, Exspiration umgekehrt)

⇒ Typ KUGELBERG-WELANDER: Beginn mit proximaler Schwäche der Beine mit häufigerem Stürzen und Schwierigkeiten beim Aufrichten und Treppensteigen, Watschelgang, dann Ausfall der Schulter-Arm-Muskulatur

⇒ Bei bulbären Störungen: Kau- (mot. V. HN) und **Schluckstörung** (Nucl.ambiguus), Gefahr der Aspiration wegen mangelndem Schluss der Epiglottis, **bulbäre Sprache** mit „schwerer Zunge" (Faszikulationen oft an der Zunge sichtbar) und näselnder Stimme (Gaumensegelparese), Heiserkeit (Stimmbandparese) bis hin zur Anarthrie, beidseitige **Fazialisparese** (schlaffes Gesicht), Augenlidfaszikulationen

⇒ Muskelatrophien führen zu sekundären Fehlstellungen mit Gelenkkontrakturen, **Skelettanomalien** durch Fehlbelastung (**Skoliose**, Hyperlordose, Hohlfuß, Spitzfußstellung)

Diag:

1. Anamnese (Familienanamnese?) und klinische Untersuchung: **Erlöschen der Muskeleigenreflexe**, keine Pyramidenbahnzeichen, evtl. TRENDELENBURG-Gang (bei Beckengürtelbefall), Faszikulationen, Sensibilität ist normal
2. Neurologische Untersuchung: EMG u. Muskelbiopsie (Zeichen der neurogenen Muskelatrophie, pathologische Spontanaktivität im Ruhe-EMG), NLG: meist Normalbefund
3. Labor: geringe CK-Erhöhung mögl.
4. Pränatale Diagnostik: bei WERDNIG-HOFFMANN, KUGELBERG-WELANDER u. KENNEDY mögl., Test Bestandteil des erweiterten Neugeborenenscreenings am 2.-3. Lebenstag

Ther:

- Konservativ: Krankengymnastik mit Muskelaufbautraining, Prophylaxe von Kontrakturen, geeignete orthopädische Hilfsmittel je nach Behinderung (Rollstuhl usw.)
- Med: Seit 2017 ist der Wirkstoff Nusinersen (Spinraza®) für den SMA-Typ I-II zugelassen (dieser aktiviert das SMN2-Gen ⇨ Nervenzellen bleiben funktionstüchtig), Applikation über eine Lumbalpunktion (im 1. Jahr 6x, dann alle 4 Mon., Kosten pro Inj. 100.000 EUR)

  Eine kausale Ther. (**Gentherapie**) gibt es seit 2020 (Onasemnogen-Abeparvovec, Zolgensma®): über einen viralen Vektor wird eine funktionstüchtige humane SMN1-Gen-Kopie in die Motoneuronzellen eingeschleust (einmalige Infusion i.v., Kosten: 1.900.000 EUR)
- Selbsthilfegruppen: Deutsche Gesellschaft für Muskelkranke e.V., Im Moos 4, 79112 Freiburg, Tel.: 07665 9447-0, Fax: -20, Internet: www.dgm.org und www.initiative-sma.de

Deutsche Muskelstiftung, Werner-von-Siemens-Ring 13, 75015 Bretten, Tel.: 07252 973662, Internet: www.muskelstiftung.de

Prog: Schleichender, **langsam progredienter Verlauf** mit unterschiedlicher Ausprägung, auch jahrelanger Stillstand mögl., bulbäre Beteiligung ist meist ungünstiger. Die neuen medikamentösen Therapien sind sehr gut wirksam (es gibt aber noch keine Langzeitergebnisse).

Kompl:
* Ernährungsprobleme, Aspirationspneumonie bei (bulbär bedingten) Schluckstörungen
* Atelektasen u. Pneumonien durch Atemmuskulaturparese ⇨ respiratorische Insuffizienz
* Verminderte Knochendichte

DD:
- Progressive **kongenitale Muskeldystrophien** (genetisch bedingter **muskulärer** Defekt, Pat. haben Pseudohypertrophien und keine Faszikulationen, s.u.)
- Myopathien (Muskeleigenreflexe bleiben erhalten), Polymyositis
- **Kongenitale Myasthenie**: aut.-rez. od. aut.-dom. erblich od. sporadisch auftretend, Störung der Acetylcholin-Synthese oder der ACh-Rezeptoren, häufig sind episodische Apnoen

  Myasthenia gravis im Kindesalter (selten): Auto-Ak gegen ACh-Rezeptoren
- Plexusschäden, periphere Nervenschäden, HMSN (s.u.), Polyneuroradikulitis
- Syringomyelie, amyotrophische Lateralsklerose (haben gesteigerte MER)
- Poliomyelitis anterior (spinale Kinderlähmung)
- Zerebrale Bewegungsstörungen (frühkindliche Hirnschäden), PRADER-WILLI-Syndrom, Hirntumoren an der Schädelbasis, Syringobulbie, Pseudobulbärparalyse = supranukleäre Störung (1. motorisches Neuron betroffen ⇨ spastische Paresen der betroffenen HN)
- Fazialisparese: in 80 % d.F. ohne erkennbare Ursache (= idiopathisch) u. sehr guter Prog.

HMSN

Syn: Hereditäre motorische-sensible Neuropathien, **neurale Muskelatrophie**, ICD-10: G60.0

Epid: Prävalenz: 20-40/100.000

Path: Degeneration des Myelins (hypertrophische Form) od. der Axone (neuronale Form)

Etlg: Frühere Klassifikation nach DYCK und LAMBERT (1968), heute genetische klassifiziert:
- # HMSN Typ I (CHARCOT-MARIE-TOOTH, hypertrophische demyelinisierende Form, neurale peroneale Muskelatrophie ⇨ NLG stark vermindert): aut.-dom., aut.-rez. od. X-chrom. erblich oder spontane Neumutation, bereits in der **frühen Jugend** (10.-30. Lj.) beginnend
- # HMSN Typ II (CHARCOT-MARIE-TOOTH, neuronale Form der peronealen Muskelatrophie ⇨ normale NLG): aut.-dom. od. selten aut.-rez. erblich, Manifestationsalter: 20.-40. Lj.
- # HMSN Typ III (DÉJERINE-SOTTAS, hypomyelinische Form, starke NLG-Verlangsamung): aut.-rez. od. selten aut.-dom. erblich, Beginn im **Schulkindalter** (10.-15. Lj.)
- # HMSN Typ IV (REFSUM-Syndrom, Heredopathia atactica polyneuritiformis, hypertrophische Form mit Lipoidablagerungen ⇨ NLG vermindert): Phytansäurestoffwechselstörung, aut.-rez. erblich, Mutationen auf Chrom. 6 u. 10 bekannt, Beginn: 5.-40. Lj.
- # HMSN Typ V, VI u. VII: aut.-dom. od. selten aut.-rez. erblich

Klin:
- ⇒ Allgemein: Symptome einer **distal betonten, symmetrischen Polyneuropathie**
- ⇒ HMSN Typ I: muskulär bedingte Fußdeformitäten (Hohlfuß, Krallenzehen, Klumpfußdeformität), Atrophie der Unterschenkelmuskulatur ⇨ „**Storchenbeine**", Steppergang (N.peroneus-Parese), Bügeleisengang (N.tibialis-Parese), mit zunehmendem Alter von distal nach proximal zunehmender MER-Verlust, distale Sensibilitätsstörung, trophische Störungen und livide Marmorierung der Haut, evtl. verdickte Nervenstränge tastbar
- ⇒ HMSN Typ III: verzögerte motorische Entwicklung, rasche Progression, deutliche Paresen auch der Hände, MER-Verlust, Gehunfähigkeit oft bereits im 30. Lj., distale Sensibili-

tätsstörungen, verdickte Nervenstränge, Pupillenstörungen, Liquoreiweißvermehrung

⇒ HMSN Typ IV: Polyneuropathische Symptomen wie bei Typ I und zerebellare Ataxie, Knochenanomalien, Ichthyose der Haut, Retinitis pigmentosa mit Nachtblindheit, Schwerhörigkeit, Phytansäureablagerungen insb. in Leber u. Nieren, kardiale Störungen

Diag: 1. Anamnese (**Familienanamnese**?) und klinische Untersuchung: Paresen, Muskelatrophien, Reflex-Abschwächung bis -Verlust, Sensibilitätsstörungen

2. Neurologische Untersuchung: NLG stark **verlangsamt** bei der hypertrophischen (= demyelinisierenden) Form oder **normal** bei der neuronalen (= axonalen) Form, EMG: Denervierungszeichen bei der neuronalen Form (neurogene Muskelatrophie)

3. Labor: Chromosomenanalyse und genetische Beratung mögl.

Ther: • **Keine kausale Therapie** mögl.

- Aktive **Physiotherapie** der betroffenen Muskelgruppen, orthopädische Maßnahmen bei Fußdeformitäten od. Skoliose und orthopädische Hilfsmittel nach Erfordernis
- REFSUM-Syndrom: Phytansäurearme Diät (keine Schokolade, Nüsse, Gemüse, Obst, tierische Fette [Fleisch, Quark, Sahne, Butter, Käse, Eier, Eiprodukte])

• Genetische Beratung und Testung der Familien mögl.

Prog: Langsam chronisch progredienter Verlauf. Bei HMSN I u. II eher guter Verlauf, ein Teil der der Pat. werden im Verlauf aber behindert (Rollstuhlabhängigkeit). Schlechte Prog. bei HMSN III CHNA-C mit eingeschränkter Lebenserwartung.

DD:
- HSN od. HSAN = verschiedene **h**ereditäre **s**ensible u. **a**utonome **N**europathien mit ausschließlich sensiblen Ausfällen und ggf. autonomen Regulationsstörungen
- Funikuläre Myelose (Vit.-B_{12}-Mangel)
- ROUSSY-LEVY-Syndrom (aut.-dom. erblich mit zerebellarer Ataxie, Muskelatrophie der unteren Extremitäten durch hypertrophische Polyneuropathie)
- Spinale Muskelatrophie (s.o.): prox. betonte Muskelatrophien, keine Sensibilitätsstörungen
- FRIEDREICH-Ataxie (spinozerebellare Heredoataxie, s.o.)
- Dystrophische Myotonie (CURSCHMANN-STEINERT-BATTEN-Syndrom, s.u.)

MUSKELDYSTROPHIEN

Syn: Progressive (kongenitale) Muskeldystrophien, ICD-10: G71.0

Ät: **Genetische Defekte** (Erbkrankheit) od. spontane Neumutation

Path:
- Degeneration der quergestreiften Muskulatur durch **genetisch bedingte Enzymdefekte**
- Kompensatorische Zunahme von Fett- u. Bindegewebe (**Pseudohypertrophie**)

Epid: Häufigkeit: insg. 2-3/10.000, m > w

Etlg:

X-chromosomal-rezessiv (**m** >>> w, da X-chrom.-rez. vererbt): Typ **DUCHENNE** (maligner Beckengürteltyp, Protein **Dystrophin** fehlt, Symptombeginn 1.-3. Lj., häufigste Form, 3/10.000 bei männlichen Neugeborenen), Typ **BECKER-KIENER** (benigner Beckengürteltyp, Beginn 5.-20. Lj.), Typ **EMERY-DREIFUSS** (humeroperonealer Typ, Protein Emerin fehlt, Beginn Kindesalter bis 10. Lj.)

Autosomal-rezessiv: **Gliedergürtel-Typ** (Chrom. 2,4,5,9,13,15,17,19), Myopathia distalis juvenilis hereditaria (Chrom. 2), **kongenitale** (maligne) **Muskeldystrophien** (über 20 Formen bekannt, Chrom. 1,2,3,6,8,9,12,14,19,21,22, am häufigsten mit Merosinmangel)

Autosomal-dominant: **Fazio-skapulo-humeraler Typ** (Chrom. 4), Okuläre Form, Okulopharyngeale Form (Chrom. 14), Myopathia distalis tarda hereditaria, Gliedergürtel-Typ

Klin: ⇒ **Schwäche** + Atrophie der Willkürmuskulatur, meist **proximale Muskelgruppen** betroffen

⇒ Skelettdeformitäten, z.B. Lendenhyperlordose, Skoliose, Kontrakturen

⇒ Kardiale Beteiligung mögl. (Rhythmusstörungen, Kardiomyopathie)

⇒ **Keine Sensibilitätsstörungen**, je nach Typ geistige Retardierung mögl.

⇒ Progression der Symptome durch Infekte, konsumierende Prozesse usw. mögl.

⇒ Typ DUCHENNE: im Neugeborenenalter Trinkschwäche, **„floppy infant"**, verzögertes Laufenlernen, **Watschelgang**, Treppensteigen erschwert, später auch aufsteigend zum Schultergürtel (Scapulae alatae), **Pseudohypertrophie der Wadenmuskulatur** („Gnomenwaden"), GOWERS-Zeichen (Aufstehen nur mit Abstützen mit den Händen am Oberschenkel mögl.), **Wespentaille**, frühe Gehunfähigkeit (10.-13. Lj.), bettlägerig (ab 16.-20. Lj., Tod. 20-30. Lj.), geistige Retardierung, Hypogonadismus, NNR-Insuffizienz mögl.

Diag: 1. Anamnese (Familienanamnese, erkrankte Eltern oder Großeltern, erkrankte Geschwister?) und klinische Untersuchung: Muskelatrophien, kein Faszikulieren, **Muskeleigenreflexe bleiben lange erhalten** (ggf. sind diese aber sehr schwach und nur noch elektromyographisch nachweisbar), keine Sensibilitätsstörungen

2. Neurologische Untersuchung: EMG: **niedrige Amplitude** bei max. Innervation, verkürzte und niedrige Einzelpotentiale, keine Spontanaktivität in Ruhe, NLG: Normalbefund

3. Labor: **Erhöhung der CK** im Serum (Abhängig von der Krankheitsaktivität), **molekulargenetische Untersuchung** der Familienangehörigen und **pränatale Diagnostik** (ab 10. SSW) mögl.

4. Muskelbiopsie: Kaliberschwankungen, Nekrosen, mesenchymal-lipomatöser Umbau (s. Abb.), Immunhistochemie u. Immunoblot

5. EKG u. Echokardiographie: kardiale Beteiligung?, Kontrollen 1x/J.

Muskelbiopsie

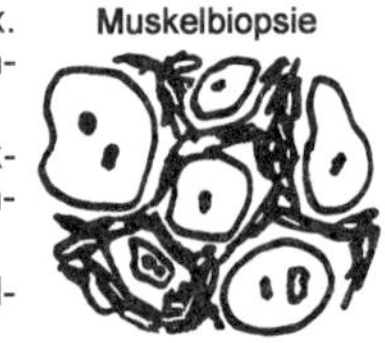

Muskeldystrophie

Ther: • **Keine kausale Ther**. mögl. (Myoblasten- od. Gentransfer noch experimentell)

- **Aufklärung** über die jeweilige Form, den Verlauf und die Prognose der Erkrankung
- Symptomatisch: **Krankengymnastik** zur Kräftigung der Muskulatur (isometrische Spannungsübungen, Klopf-Druck-Behandlung), Vorbeugung von Gelenkkontrakturen durch passives Durchbewegen, Haltungstraining, ggf. orthopädische Korrekturoperationen
- Med: Bei Typ DUCHENNE Glukokortikoide (Prednison 1 x 0,75 mg/kgKG/Tag) ab 5.-7. Lj. Für Pat. mit Nonsense-Mutation im Dystrophin-Gen (Stopp-Codon in der RNA, 10 % d.F.) gibt es ein neues Med., das das Stopp-Codon überbrückt (Ataluren, Translarna®)
- Hilfsmittel: Korsett, Stehständer, Rollstuhl, Hilfen für Toilette und Bad, Lagerung mit Nachtschienen bei Kontrakturen, nächtliche Heimbeatmung im Endstadium

• Selbsthilfegruppen: Deutsche Gesellschaft für Muskelkranke e.V., Im Moos 4, 79112 Freiburg, Tel.: 07665 9447-0, Fax: -20, Internet: www.dgm.org;
Aktion benni & co e.V., Huestr. 20, 44787 Bochum, Tel.: 02324 92569670, Internet: www.aktionbenniundco.de

Prog: Je nach Typ verschieden, insgesamt aber immer chronisch progredient, keine Remissionen

Kompl: * Im Endstadium Bettlägerigkeit, **respiratorische Insuffizienz**, pulmonale Infekte

* Kardiale Beteiligung: dilatative **Kardiomyopathie**, Herzinsuffizienz, AV-Block, Bradykardie, Synkopen (⇨ ggf. Herzschrittmacher, auch Herztransplantation mögl.)

DD:
- **Spinale** (neurogene) **Muskelatrophien** (Degeneration des 2. motorischen Neurons, s.o.)
- **Kongenitale Myopathien**: aut.-dom., -rez. od. X-chrom. Strukturstörungen der Muskulatur
- **Metabolische Myopathien** bei Glykogenosen (s.o.), mitochondriale Myopathien
- Dystrophische Myotonie, Polymyositis, Myasthenia gravis, paraneoplastische Syndrome
- Periphere Neuropathien (pathologische NLG)
- Poliomyelitis anterior

MYOTONIEN

Syn: Myotonia hereditaria, ICD-10: G71.1

Ät: – **Aut.-dom.** od. aut.-rez. **erblich**, geringe Penetranz, seltene Erkrankungen (0,5/10.000)
– Symptomatisch: bei Polyneuropathie, Polymyositis, Muskeldystrophie, Hypothyreose mögl.

Path: Abnorme **Verlängerung der Muskelkontraktion** (für einige Sekunden) nach einem Reiz = Dekontraktionshemmung durch **Defekte von Membrankanälen** („Channelopathien")

Etlg: # **Myotonia congenita** THOMSEN (aut.-dom., Chrom. 7p35, Myotonie + Hypertrophie), Beginn bereits im Säuglings-/Kleinkindalter, Chloridkanal der Skelettmuskulatur betroffen

Myotonia congenita BECKER (aut.-rez., Chrom. 7q35, Myotonie + Hypertrophie), Beginn im Schulalter (5.-8. Lj.), Chloridkanal der Skelettmuskulatur betroffen

Paramyotonia congenita EULENBURG (aut.-dom., Chrom. 17q23, Myotonie + Lähmungen), Beginn v. Geburt an, typische Symptomverstärkung bei Kälte, Na^+-Kanal betroffen

Dystrophische Myotonie, CURSCHMANN-STEINERT-BATTEN-Syndrom (häufigste Form, aut.-dom., Chrom. 19q13.2.-13.3 mit Basenwiederholungen = CTG-Triplettrepeats [>38 bis zu 2.000], je mehr desto größer die Krankheitsaktivität, Kombination v. Muskeldystrophie u. Myotonie), Beginn von Geburt an (kongenitale Form) oder im 15.-30. Lj. (adulte Form)

Klin: ⇒ Steifigkeit der **Beinmuskulatur** ⇨ verzögerte motorische Entwicklung (Laufen lernen)
⇒ Augenmotilitätsstörungen (Bulbusbewegungen und Öffnen des Auges erschwert), Zungen- und Kaumuskulaturstörungen
⇒ **Hypertrophie** der Rumpf- und Wadenmuskulatur, **„athletisches" Aussehen**
⇒ Dystrophische Myotonie: generalisierte Hypotonie der Muskulatur („floppy infant"), Trinkschwäche, Facies myopathica, offenstehender Mund, hoher Gaumen, Katarakt, Innenohrschwerhörigkeit, psychomotorische Retardierung, Hypogonadismus, Hypoventilation

Diag: 1. Anamnese (familiäre Erkrankung) und klinische Untersuchung: beim Beklopfen der Thenarmuskulatur (= **Perkussionsmyotonie**) oder nach spontanen Bewegungen (5 Sek. Hand drücken lassen) bleibt die Muskelkontraktion für einige Sekunden bestehen.
2. Neurologische Untersuchung: EMG: nach Nadelstich od. Beklopfen **Entladungsserie** von Muskelpotentialen (hörbar als sog. „Sturzkampfbombergeräusch") für **einige Sekunden**, asynchrone Nachentladungen
3. Labor: Normalwerte für CK usw.

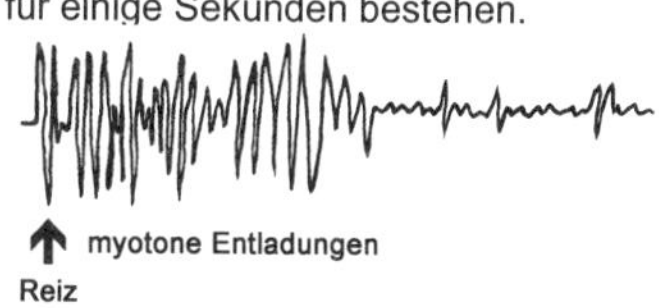

Ther: • **Keine kausale Ther.** mögl., Pat. helfen sich selbst durch repetitive Bewegungen vor Aufnahme einer Tätigkeit (sog. „warm up"), die dann gut durchgeführt werden kann
– Med: Membranstabilisatoren, z.B. Mexiletin od. Phenytoin, Carbamazepin
• Kontaktadressen und weitere Informationen im Internet: www.myotonia.de

Prog: **Gut**, nur bei Dystrophischer Myotonie Verkürzung der Lebenserwartung (auf 50-60 J.)

DD: – Muskeldystrophien, motorische Polyneuropathie, Neuromyotonie, Stiff-man-Syndrom
– Myotonie mit Zwergwuchs (SCHWARTZ-JAMPEL-Syndrom, auch aut.-rez. vererbt)
– Infektiös: Tetanus (zeigt im EMG ständige Aktivität)

KINDER- UND JUGENDPSYCHIATRIE

INTELLIGENZMINDERUNG

Syn: Intellektuelle/geistige Behinderung, mentale Retardierung, veralteter Begriff: Oligophrenie od. Schwachsinn, *ICD*-10: leichte F70.- bis schwerste Intelligenzminderung F73.-

Def: Oligophrenie = alle **angeborenen** oder früherworbenen Minderungen der psychischen und intellektuellen Entwicklung (im Gegensatz zur Demenz = später erworben).
Der Intelligenzquotient (**IQ**) der Allgemeinbevölkerung beträgt im Mittel 100 (mit einem Normalbereich/Streuung von **85-115**).

Ät:
- **Unklare Ursache** (häufigste Ursache)
- **Prä-, peri- und postnatal** erworbene Schäden (frühkindliche Hirnschädigung)
  Pränatal: Embryo- und Fetopathien, Virus- und andere **Infektionskrankheiten** der Mutter (Röteln, Zytomegalie, Lues, Toxoplasmose, Listeriose, Herpes simplex), **Alkoholembryopathie**, Drogenabhängigkeit der Mutter, Strahlenschäden, Blutgruppenunverträglichkeit, Abtreibungsversuche, EPH-Gestose, Eklampsie, Hypothyreose (Kretinismus), Medikamentennebenwirkungen
  Perinatal: Geburtstrauma mit mechanischer Schädigung, **O_2-Mangel** (Asphyxie), **Frühgeburtlichkeit**
  Postnatal: Kernikterus (Hyperbilirubinämie), Ernährungsstörungen, Meningitis od. Enzephalitis (z.B. Masern), Krampfanfälle, schwer verlaufende frühe Kinderkrankheiten
- **Chromosomal** bedingt: DOWN-Syndrom (= **Trisomie 21**, häufigste Chromosomenaberration), EDWARDS-Syndrom (= Trisomie 18), KLINEFELTER-Syndrom (47, XXY), TURNER-Syndrom (45, XO), Cri-du-chat-Syndrom (Katzenschrei-Syndrom, Deletion am Chrom. 5p-), WOLF-HIRSCHHORN-Syndrom (Deletion am Chrom. 4p-), AICARDI-GOUTIÈRES-Syndrom (aut.-rez., Chrom 3_{p21}), Fragiles-X-Syndrom, PRADER-WILLI-Syndrom, Mikrodeletionen
- **Erblich** (metabolisch-genetisch) bedingt: Stoffwechselstörungen: Phenylketonurie (= FÖLLING-Krankheit), Ahornsirupkrankheit, Morbus WILSON, Homocystinurie, KH-Stoffwechselstörungen: Galaktosämie, hereditäre Fructoseintoleranz, idiopathische infantile Hypoglykämie, Lipidstoffwechselstörung: GAUCHER-Krankheit, TAY-SACHS-Syndrom, PFAUNDLER-HURLER-Krankheit, Leukodystrophien (s.o., Kap. Sphingolipidosen)
  Phakomatosen: Tuberöse Hirnsklerose, STURGE-WEBER-KRABBE-Syndrom, HIPPEL-LINDAU-Syndrom, Neurofibromatose
- Hirn- und Schädelmissbildungen: Mikropolygyrie, Lissenzephalie (fehlende Gyrierung), Porenzephalie, Hydrozephalus, Kraniostenose, LAURENCE-MOON-BARDET-BIEDL-Syndrom (dienzephale Degeneration)
- Soziale Isolation, schwere Vernachlässigung

Path: Zusammenwirken von Anlage- und Umweltfaktoren (ungünstige soziale Strukturen, Mangel an Zuwendung)

Epid:
◊ Prävalenz: eine Intelligenzminderung betrifft 1-3 % der Bevölkerung
◊ Knaben sind etwas häufiger betroffen, **m** > w (1,4-1,9:1)
◊ Eine der häufigsten Ursachen ist das DOWN-Syndrom (Trisomie 21): Gesamtprävalenz in der Bevölkerung 1/700 (Gesamtrisiko für Chromosomenaberrationen ist stark abhängig vom Alter der Mutter bei der Konzeption ⇨ 35 J. Risiko 0,3 %, 40 J. 1 %, 45 J. 5 %)

Etlg: # **Debilität** (*leichte Intelligenzminderung* ICD-10: F70.-, **85 % d. betroffenen Pat.**): Pat. können einen einfachen Beruf erlernen, Unabhängigkeit in der Selbstversorgung, Sprachentwicklung verzögert aber ausreichend (IQ = 70-50)

Imbezillität (*mittelgradige Intelligenzminderung* ICD-10: F71.-, 10 % d. Pat.): kein selbstständiges Zurechtfinden im Alltag, Arbeiten nur in beschützten Werkstätten mögl., Behinderung in der sprachlichen Ausdrucksfähigkeit (IQ = 49-35)

Idiotie (*schwere Intelligenzminderung* mit IQ = 35-20, ICD-10: F72.-; bis *schwerste Intelligenzminderung* mit IQ = <20, ICD-10: F73.-, insg. nur 5 % d. Pat.): völlige Bildungsunfähigkeit, völlige Abhängigkeit in der Selbstversorgung, nur rudimentäre Sprachentwicklung

Dissoziierte Intelligenz (ICD-10: F74.-): deutliche Diskrepanz (mindestens 15 IQ-Punkte) z.B. zwischen Sprach-IQ und Handlungs-IQ

Klin: ⇒ Unterschiedliche Ausprägung der **Sprachentwicklung** von verzögert bis nur rudimentär
⇒ **Aufmerksamkeitsschwäche,** Verhaltensabweichungen, Störung der Affektivität
⇒ **Bewegungsstörungen**, psychomotorische Unruhe (frühkindliches Psychosyndrom)
⇒ Unterschiedliche Ausprägung bezgl. der **Selbstversorgung** (Essen, Waschen, Anziehen, Stuhl- und Miktionskontrolle)
⇒ Unvermögen zu **logischem Denken**, fehlendes Abstraktionsvermögen, haften am Gewohnten, Unvermögen neuen Anforderungen gerecht zu werden
⇒ DOWN-Syndrom: motorische und geistige Entwicklung deutlich verzögert, IQ im Kindesalter um 50, später auch geringer (frühzeitige Entwicklung einer Demenz, um das 40. Lj. beginnend), sonstige Symptome/Kompl. s.o., Kap. genetische Erkrankungen

Diag: 1. Anamnese (Frage nach Anpassung und Bewältigung des täglichen Lebens, schulische Fähigkeiten, Kontaktfähigkeit), sprachliches Ausdrucksvermögen und klinischer Eindruck
2. Standardisierte **Intelligenztests** (IQ-Wert, z.B. mit HAWIK) und Leistungstests
3. Laboruntersuchungen, z.B. zum Ausschluss von Stoffwechselstörungen ggf. Chromosomenanalyse
4. EEG, CCT, MRT zum Ausschluss organisch-neurologischer Erkrankungen

Ther: • **Heilpädagogische Behandlung** (sensomotorische Übungsbehandlungen, Perzeptionstraining, logopädische Behandlung, Musiktherapie, Spieltherapie)
• **Sozialfürsorgerische Maßnahmen**: Sonderkindergarten, Förderschule („Sonderschule“, E-Schule), beschützende Werkstätten, Tagesbildungsstätten usw.
  - Bei schwerstbehinderten Pat.: Dauerhospitalisierung in einer betreuenden Einrichtung mit strukturiertem Tagesablauf, Arbeitstherapie
• Selbsthilfegruppen: Bundesvereinigung Lebenshilfe für Menschen mit geistiger Behinderung e.V., Raiffeisenstr. 18, 35043 Marburg, Tel.: 06421 491-0, Fax: -167, Internet: www.lebenshilfe.de

Prog: Insb. bei leichten Formen ist durch die heilpädagogische Therapie eine gute Förderung mögl., wichtig ist eine frühzeitige Diagnose.

Proph: ♥ Prophylaxe: **Elternberatung** durch den Gynäkologen und bei Vorliegen einer genetischen Erkrankungen in der Familie in einer humangenetischer Beratungsstelle
⇨ ggf. erweiterte Schwangerschaftsvorsorgeuntersuchungen = **pränatale Diagnostik:** Sonographie mit Bewertung der Nackentransparenz u. Labor: PAPP-A (pregnancy-associated plasma protein-A) u. freie ß-Untereinheit des HCG (humanes Choriongonadotropin) od. Triple-Test (=α-Fetoprotein (AFP), unkonjugiertes Östriol (uE3) u. HCG)
ggf. auch Amniozentese (Fruchtwasseruntersuchung) oder Chorionzottenbiopsie mit **Chromosomenanalyse** und Suche nach Enzymdefekten (Ind: Vorliegen einer genetischen Erkrankung der Eltern od. deren Verwandten, vorhergehendes Kind mit einer Chromosomenanomalie, mütterliches Alter >35 J. bzw. Alter des Vaters >50 J.)
Neugeborenenscreening: z.B. auf Phenylketonurie [mit Tandemmassenspektrometrie] in der U2 (⇨ die Therapie mit phenylalaninarmer Diät verhindert eine Intelligenzminderung), auf Entwicklungsverzögerungen achten
Aufklärung über Alkoholembryopathie u. Drogenfolgen! in der Schwangerschaft

Kompl: * Zusätzliche psychische Störungen (Risiko 3- bis 4fach höher als in der Normalbevölkerung), z.B. für Autismus, Phobien, Schizophrenie

* Zusätzliche körperliche Behinderungen, z.B. Herzfehler, Fußdeformitäten
* Zusätzliche neurologische Erkrankungen, z.B. Epilepsie

DD: – Grenzdebilität (Lernbehinderung, IQ = 70-85) sind noch der Normalbevölkerung zuzuordnen: Ursache anlage-, neurotisch- od. sozial-bedingt
– Teilleistungsschwächen (s.u.) verschiedener Ausprägung wie Legasthenie, Rechenstörungen, Sprachentwicklungsstörung, motorische Entwicklungsstörungen
– Kindliche Verhaltensstörungen, Störungen im Sozialverhalten, Depression
– Hyperkinetisches Syndrom
– Frühkindlicher Autismus, Mutismus
– Demenz (= während des Lebens erworbene Intelligenzminderung bei zuvor normalem Intellekt)

AUTISMUSSPEKTRUMSTÖRUNG

Syn: **Autismus**, Autistisches Syndrom, Selbstbezogenheit, engl. early infantile autism, frühkindlicher Autismus, ICD-10: F84.0, ASPERGER-Syndrom, ICD-10: F84.5

Ät: – Häufig unklar
– Genetische Disposition (KANNER-Syndrom - Chrom. 2, 3, 6, 7, 17; ASPERGER-Syndrom - Chrom. 1, 3, 13), höheres Alter des Vaters (>50. Lj. 6faches Risiko für Autismus beim Kind)
– **Frühkindlicher Hirnschaden,** Hypoplasien des Kleinhirns, Frühgeburtlichkeit <32. SSW
– Teratogene Noxen:
⇨ Infektiös: Röteln- od. Zytomegalie-Infektion der Mutter während der Schwangerschaft
⇨ Toxisch: Alkoholabusus der Mutter während der Schwangerschaft
⇨ Medikamenteneinnahme der Mutter während der Schwangerschaft: Valproinsäure, Misoprostol, Thalidomid, β_2-Sympathomimetika, fehlende Folsäureeinnahme der Mutter (2faches Risiko)

Etlg: # Frühkindlicher Autismus (Syn: KANNER-Syndrom, **schwerste Form** mit tiefgreifender Entwicklungsstörung)
„High functioning"-Autismus = frühkindlicher Autismus, jedoch mit höherem IQ (>65)
ASPERGER-Syndrom (Syn: autistische Psychopathie/Persönlichkeitsstörung, kindlicher Autismus): Autismus mit relativ **normaler** geistiger Entwicklung und **normaler Intelligenz**
MAHLER-Syndrom (symbiotische Psychose): ausgesprochene Fixierung an die Mutter
Psychogener Autismus: autistische Reaktion auf schweres psychisches Trauma
Somatogener Autismus: hirnorganisch bedingter Autismus

Epid: ◊ Frühkindlicher Autismus: Prädisp.alter meist in den ersten Lebensmonaten (jedenfalls bereits **vor dem 3. Lj.**) beginnend, **m** >> w (3:1), Prävalenz: 5-10/10.000
◊ ASPERGER-Syndrom: ab dem 3. Lj. bzw. meist im Schulalter beginnend, **m** >> w (8:1), Prävalenz: wird heute auf ca. **1 %** geschätzt
◊ Geschätzt 30-50 % d.F. haben zusätzlich eine geistige Behinderung od. eine Epilepsie

Klin: ⇒ Frühkindlicher Autismus (KANNER-Syndrom): besteht von Geburt an oder entwickelt sich in den ersten 30 Lebensmonaten mit **Kontaktstörung,** eingeschränktem od. fehlendem Blickkontakt und eingeschränkter Affektivität (kein Lächeln oder Zuwendung des Säuglings zur Mutter), **Abkapselung**, ängstlich zwanghaftes Bedürfnis nach Konstanz der unbelebten Umwelt (Fixierung an vertrauten Gegenständen) = **Veränderungsangst**
Monotones Schreien im Säuglingsalter (= kein Signalcharakter des Schreiens, die Mutter kann also nicht erkennen, ob das Kind Hunger hat usw.), deutlich **verzögerte Sprachentwicklung** mit Echolalie, Neologismen und falscher grammatikalischer Struktur (Umkehr der Pronomina, z.B. ich statt Du) bis hin zum Mutismus (= völlige Sprachhemmung), herabgesetzte Fähigkeit des abstrakten Denkens

Motorische Entwicklung wenig od. nicht verzögert, typisch sind aber motorische **Stereotypien**, wie repetitive Bewegungen, stereotype Spielgewohnheiten, Zehengang sensorische Störungen (verminderte Schmerzempfindlichkeit)

⇒ ASPERGER-Syndrom: verzögerte motorische Entwicklung mit Koordinationsstörungen, linkische Bewegungen, soziale Beeinträchtigungen (kann soziale/nonverbale Signale nicht interpretieren, geringe Stresstoleranz), pedantische Sprache u. Dysprosodie (gleichförmige Sprache, keine Modulation), Kontaktdefizite (kein Blickkontakt), Distanzlosigkeit, Reizbarkeit, Bestehen auf ritualisierte Abläufe (Routinen), spezielle Interessen/Spiele. Da die Kinder normal intelligent sind, meist nur geringe schulischen Probleme.

Diag:
1. Anamnese (Familienanamnese?), typisches Lebensalter (bei frühkindlichem Autismus erste Worte erst nach dem 3. Lj., bei ASPERGER-Syndrom verspätet aber noch vor 3. Lj.)
2. Testpsychologische Untersuchung: Autismus-diagnostische Interviews (z.B. **ADOS** = Autism Diagnostic Observation Schedule, CARS = Childhood Autism Rating Scale, M-CHAT = Modified Checklist for Autism in Toddlers, MBAS = Marburger Beurteilungsskala Asperger-Syndrom), Sprachentwicklungstest, Intelligenztest für Kinder (HAWIK)
3. Organische Ausschlussdiagnostik (EEG, CT/NMR-Schädel)
4. Die **Verlaufsbeobachtung** sichert die Diagnose

Ther:
- Eine kausale Therapie ist nicht möglich.
- **Heilpädagogische Behandlung** (Einübung sozialer Fähigkeiten und der Bewältigung von Alltagsproblemen), logopädische Behandlung, Spiel- und Musiktherapie, Verhaltenstherapie, Beschäftigungs- und Ergotherapie, möglichst **frühzeitige Förderung**
  - Sprach-/heilpädagogischer Kindergarten, Förderschule, Elterntraining
  - Später bei Erwachsenen mit Vollbild: betreute Wohneinrichtungen oder Heimunterbringung je nach Schwere der Erkrankung
- Selbsthilfegruppen: Autismus Deutschland e.V., Rothenbaumchaussee 15, 20148 Hamburg, Tel.: 040 511-5604, Fax: -0813, Internet: www.autismus.de
  Einen Elternfragebogen zur Früherkennung gibt es im Internet unter www.autismus-frueherkennung.de
  In Deutschland gibt es ca. 30 spezialisierte Autismus-Ambulanzen (zumeist an den Universitätskliniken).

Prog: Langfristige Prognose beim frühkindlichen Autismus ist **ungünstig**, es bleiben auch im Erwachsenenalter meist Störungen zurück. Die Mehrzahl dieser Pat. leben als Erwachsene in Behinderteneinrichtungen. Die anderen Formen haben eine bessere Prognose.

Kompl:
* Gleichzeitige **Intelligenzminderung** (75 % d.F.) mit Wutattacken, Aggressionen, Beißen, Schlaf- und Essstörungen, stereotypen Automutilationen (autoaggressive selbstverletzende Handlungen, Ther: Neuroleptika, z.B. Sulpirid, Meresa®), Phobien, ADHS
* Koinzidenz von Epilepsie (insb. bei frühkindlichem Hirnschaden)
* Im Erwachsenenalter gehäuft Depression, Angststörungen, Zwangsstörungen, Borderline-Störung od. eine bipolare Störung

DD:
- **Psychischer Hospitalismus** (frühkindliche mütterliche Deprivation, ICD-10: F94.1): durch Abwesenheit der Bezugsperson oder Vernachlässigung („passive Kindesmisshandlung"), mangelnde Förderung. Klin: Kontaktschwäche mit Introvertiertheit, Angst, Aggressivität
- Intelligenzminderung (geistige Behinderung)
- Sprachentwicklungsstörungen, Spätentwickler, Aphasie, Hörstummheit
- Schizoide Persönlichkeitsstörung, Borderline-Persönlichkeitsstörung, ADHS (s.u.)
- **RETT-Syndrom** (ICD-10: F84.2): Epid: nur Mädchen betroffen, Häufigkeit: 1/10.000
  Ät: X-chrom.-dom. erblich (Genlocus Xq28), Mutation im MeCP2-Gen (Mutationen bei männlichen Feten sind in der Regel letal, daher nur bei Mädchen klinisch relevant),
  Klin: plötzlicher Verlust zuvor bereits erlernter Fähigkeiten im ½-2. Lj., Entwicklung von Ataxie, stereotypen Handbewegungen („Waschbewegungen"), Mikrozephalie, Epilepsie, schwere geistige Retardierung und Autismus. Ther: bisher keine mögl.
  Selbsthilfegruppen: Elternhilfe für Kinder mit Rett-Syndrom in Deutschland e.V., Gaswerkstr. 13, 52525 Heinsberg, Internet: www.rett.de

- **Fragiles-X-Syndrom** (Marker-X-Syndrom, MARTIN-BELL-Syndrom), s.o. Kap. Geschlechtsentwicklungsstörungen: Epid: meist männliche Neugeborene erkrankt
  Ät: brüchige Stelle auf dem X-Chrom., molekulargenetisch vermehrte CGG-Basentriplett-repeats (>200 Wiederholungen)
  Klin: faziale Fehlbildungen (ovales Gesicht, große Ohren, Progenie), Hodenvergrößerung, Intelligenzminderung (Sprachentwicklungsstörung, Hyperaktivität und Aggressivität, Autismus), Epilepsie
- **Mutismus**, elektiver Mutismus (= nur gegenüber Fremden): völlige Sprachhemmung (bei erhaltenem Sprachvermögen) nach zuvor ungestörter Sprachentwicklung, meist psychogene Ursache (Sozialangst, Rückzugsverhalten), Prädisp.alter: Vor- od. Einschulalter
- Schizophrenie mit Manifestation bereits im Kindesalter (sehr selten), Katalepsie
- Savant-Syndrom (sog. Inselbegabung): Autisten mit extrem ausgeprägter Begabung in einem Gebiet (z.B. ungewöhnliche mathematische Fähigkeit, musikalisches Genie, fotografisches Gedächtnis für Bilder, das Savant-Syndrom war Vorlage für den Film „Rain Man“)
- Tic-Störungen (GILLES-DE-LA-TOURETTE-Syndrom)

KINDLICHE ENTWICKLUNGSSTÖRUNGEN

Syn: Teilleistungsschwächen, **MCD** = minimale cerebrale Dysfunktionen, ICD-10: F80 - F89

Ät:
- Häufig unbekannt
- Genetische Disposition, **familiäre Häufung** (40 % d.F., 5faches Risiko)
- **Frühkindlicher Hirnschaden** (prä-, peri- und postnatal erworbene Schäden), Frühgeburtlichkeit, pränatale Alkohol- oder Nikotinexposition
- Probleme im sozialen Umfeld: fehlende Anregung von außen, Trennungsproblematik, Schwierigkeiten mit Mitschülern od. Lehrern, Schulangst, fehlende Motivation, niedriger sozioökonomischer Status

Etlg:
Sprachentwicklungsstörung, ICD-10: F80.-
Lese- und Rechtschreibschwäche (LRS, **Legasthenie**, Syn: Dyslexie), ICD-10: F81.0
Rechenstörungen (Arithmasthenie, Dyskalkulie), ICD-10: F81.2
Entwicklungsstörung schulischer Fähigkeiten, Lernbehinderung, ICD-10: F81.9
Bewegungskoordination (Entwicklungsstörung der motorischen Funktion, ICD-10: F82.9)
Autismusspektrumstörung (s.o.)

Epid:
◊ Geschlechtsverteilung: **m** >> w (2-4:1)
◊ Prävalenz: Umschriebene Sprachentwicklungsstörungen bei **6-8 %** d. Kleinkinder/Kinder, 12-14 % der Schulkinder haben eine Teilleistungsschwäche,
eine Legasthenie findet sich bei ca. 5 % der Schulkinder,
Rechenstörungen ebenfalls bei ca. 5 %.

Klin:
⇒ Sprachentwicklungsstörung (ab 3. Lj. pathologisch): Artikulationsstörung, Dyslalie (= Stammeln), Lallen, Lispeln, gestörtes Sprachverständnis, verminderter Wortschatz, falscher Wortgebrauch, Dysgrammatismus, Ersetzen von Lauten

⇒ Lese- und Rechtschreibschwäche (manifest ab 8. Lj.): Auslassen, Verdrehen von Wörtern oder Wortteilen oder von Buchstaben in Wörtern, langsame Lesegeschwindigkeit, Verlieren der Zeile im Text beim Vorlesen, falsche Phrasierungen, Unfähigkeit Gelesenes sinnhaft wiederzugeben und Schlussfolgerungen zu ziehen, Vermeidungsverhalten Lesen zu müssen, Schwierigkeiten beim Schreiben von Buchstaben, hohe Fehlerzahl bei Diktaten und beim Abschreiben von Texten

⇒ Motorische Störungen (umschriebene Entwicklungsstörung der motorischen Funktion): Schwierigkeiten beim Erlernen von Auf- u. Zuknöpfen, Schuhbinden, häufiges Stolpern, Fallen über Hindernisse, unbeholfenes und langsames Laufen, Hüpfen und Treppensteigen, Werfen und Fangen von Bällen gelingt nicht, schlechte Zeichnenfertigkeiten

⇒ Allgemein: es sind Teilleistungsschwächen ⇨ es liegt i.d.R. eine normale, **durchschnittliche Intelligenz** vor (im Gebiet der Teilleistungsschwäche liegt die Intelligenz aber um 1-1,5 Standardabweichungen unter der Gesamtintelligenz)

Diag: 1. Anamnese und Fremdanamnese, Schulbericht
2. **Testpsychologische Untersuchungen**: Intelligenz- und Leistungstest (HAWIK = HAMBURG-WECHSLER-Intelligenz-Test für Kinder),
Entwicklungstests (z.B. nach GRIFFITH, MFED 2-3, ET 6-6, BSID II),
Sprachentwicklungstests (z.B. ELFRA-2 od. SBE-2-KT für 2-jährige, SBE-3-KT für 3-jährige, ETS-4-8 für 4- bis 8-jährige, P-ITPA für 4- bis 11-jährige),
Schulreifetest, „Probediktat" (standardisierter Rechtschreibe- u. Lesetest, z.B. DERET, ZÜRCHER-Lesetest)
3. Neurologische und klinische Untersuchung: zum **Ausschluss** einer organischen Erkrankung od. Sinnesstörung (Sehtest) od. HNO-Erkrankung (Hörtest), ggf. EEG

Ther:
- Beratung der Eltern, Einbeziehung von Angehörigen und Lehrern
  - **Heilpädagogische Behandlung** mit sensomotorischer Übungsbehandlung, Sprachschulung (**Logopädie** n. ZOLLINGER mit ganzheitlichem Ansatz, möglichst früh beginnen, 2.-3. Lj.), Konzentrationstraining, Spieltherapie
  - Lernhilfen, **ständiges Üben**, schulische Förderkurse in Kleingruppen (es gibt Legasthenierverordnungen in den einzelnen Bundesländern, z.B. Notenschutz)
  - Vermeidung von Bestrafung!
  - Bei neurotisierten Kindern unterstützende psychotherapeutische Behandlung
- Selbsthilfegruppen: Bundesarbeitsgemeinschaft zur Förderung von Kindern und Jugendlichen mit Teilleistungsstörungen e.V., Blücherstr. 67, 40477 Düsseldorf, Tel.: 0170 3881008, Internet: www.bag-tl.de
  Bundesvereinigung Selbständigkeits-Hilfe bei Teilleistungsschwäche e.V., Pielachtalstr. 39, 67071 Ludwigshafen, Tel.: 0621 689982, Internet: www.seht.de
  Bundesverband zur Förderung von Menschen mit Lernbehinderung e.V., Maybachstr. 27, 71686 Remseck, Tel.: 07141 97478-70, Fax: -71, Internet: www.lernen-foerdern.de
  Bundesverband Legasthenie u. Dyskalkulie e.V., Postfach 20 13 38, 53143 Bonn, Tel.: 0700 285285285, Internet: www.bvl-legasthenie.de
  Initiative zur Förderung rechenschwacher Kinder e.V., Im Mocken 3, 77830 Bühlertal, Tel.: 07223 9946-589, Fax: -606, Internet: www.ifrk-ev.de
  Verein zur Förderung der Kinder mit MCD e.V., Postfach 66 22 04, 81219 München, Tel.: 089 8543141, Internet: www.mcd.de

Prog: Gut bei umfassender Förderung der kindlichen Entwicklung, ohne Förderung persistieren die Defizite in das Erwachsenenalter (die Störungen **„wachsen" sich nicht aus**).

Kompl:
* Gleichzeitige Störung des Sozialverhaltens
* Gleichzeitiges **Hyperkinetisches-/Aufmerksamkeitsdefizitsyndrom** (s.u.)
* Jugendliche haben ein 3fach höheres Risiko für Angststörungen, Depression, Suizid
* 50 % der Kinder mit einer Sprachentwicklungsstörung entwickeln im Verlauf auch eine Lese-/Rechtschreibschwäche
* **Persistenz in das Erwachsenenalter** (5-6 % der Erwachsenen in Deutschland haben eine Lese-/Rechtschreibschwäche) ⇨ schlechtere berufliche Chancen, erhöhtes Risiko für Störungen des Sozialverhaltens

DD:
- Organisch bedingte **Sehstörung** od. **Hörstörung**/Taubheit ⇨ führt ebenfalls zu einer verzögerten Sprachentwicklung
- Globale **Intelligenzminderung**
- Dysarthrie (Sprechmotorik ist gestört) bei infantiler Zerebralparese mit monotoner, skandierender Sprache und Näseln
- Neurologisch bedingte Aphasien (z.B. Aphasie mit Epilepsie = LANDAU-KLEFFNER-Syndrom, nach Schädel-Hirn-Trauma, Apoplexie), hirnorganisches Psychosyndrom
- Gaumenspalten

- **Verzögerte Sprachentwicklung** im Kleinkindalter (sog. **late talkers**): z.B. erste Wörter erst >15 Mon., Wortschatz <50 Wörter im Alter von 24 Mon. (durchschnittlich haben Kinder ca. 200 Wörter), keine Zweiwortkombinationen im Alter von 24 Mon, Gebrauch weniger Verben. Zusätzlich ggf. auch eingeschränktes Sprachverständnis. Häufiger **Jungen** betroffen.

  Diag: Elternfragebogen zur Sprachentwicklung (im Alter von 21-24 Mon., z.B. SBE-2-KT), Ausschluss einer Hörstörung

  Ther: Anleitung der Eltern! zu sprachförderndem Verhalten ⇨ einfache Sätze sprechen, langsam sprechen, viele Wiederholen machen, Dinge des Alltags immer benennen, eine ½ Std./Tag zusammen spielen, aus Büchern vorlesen. Kindergrippen-Besuch ist positiv.

  Prog: die Hälfte der Kinder holt den Rückstand bis zum 3. Lj. wieder auf, 1/3 entwickeln jedoch im Verlauf eine manifeste Sprachentwicklungsstörung ⇨ Kontrolle und frühe Förderung dieser Kinder noch im 3. Lj. beginnend (Logopädie).
- Sprachentwicklungsstörung bei Zweisprachigkeit

VERHALTENS- U. EMOTIONALE STÖRUNGEN

Syn: ICD-10: F90 – F98

Ät:
- **Psychosoziale Belastungen**, Risikofaktoren: Heimerziehung, gestörte Familienverhältnisse (Ehescheidung, dissoziales Milieu, niedriger sozioökonomischer Status, Gewalttätigkeit, Alkoholmissbrauch), fehlende emotionale Zuwendung, mütterliche Berufstätigkeit im 1. Lj., Geburt eines Geschwisters in den ersten 2 Lj., rigide oder mangelnde Erziehung, Überforderung und Reizüberflutung oder Langeweile und Unterforderung, Trennungsangst von der Bezugsperson, psychische oder schwere körperliche Erkrankung der Eltern, väterliche Abwesenheit, überängstliche Mutter, mangelnde Anpassungsfähigkeit, sexueller Missbrauch, Mobbing (engl. bullying, Cyberbulling)
- Frühkindliche Hirnschädigung (hirnorganisches Psychosyndrom)
- Familiäre/genetisch/epigenetische Disposition

Epid:
◊ Prävalenz: insg. 17 % der Kinder und Jugendlichen zeigen psychische Auffälligkeiten gleich welcher Art, BELLA-Studie des KiGSS des RKI in Deutschland (Erhebung 2009-12)
◊ Insg. **m** > w

Etlg:
Angststörungen: **Phobien** im Kindesalter (ICD-10: F93.1): Dunkelangst, Tierphobien, soziale Phobien, **Schulphobie**, Agoraphobie, **Trennungsangst** (ICD-10: F93.0)
Zwangsstörungen (selten vor dem 15. Lj., z.B. Reinigungs- od. Kontrollzwang)
Konversionsstörungen (meist um die Pubertät beginnend), psychogene Anfälle, psychogene Lähmungen
Somatisierungsstörungen: **psychosomatische Kopfschmerzen** od. Bauchschmerzen, häufig in Kombination mit ängstlichen u. depressiven Symptomen
Schlafstörungen (Parasomnien, s.u.): Ein- und Durchschlafstörungen, Pavor nocturnus, Albträume, Schlafwandeln
Störung des Sozialverhaltens (ICD-10: F91.-): Lügen, Stehlen, Schulschwänzen, Fortlaufen, Aggressivität, Wutausbrüche („hot aggression"), Tierquälerei, sozial unsicheres Verhalten (Schüchternheit, Trennungsangst, apathisches Verhalten)
Habituelle Manipulationen (ICD-10: F98.8): **Daumenlutschen** (pathologisch >3. Lj.), **Nägelbeißen** (Onychophagie), Nägelausreißen, Nasenbohren, Zähneknirschen (Bruxismus), Haarausreißen (Trichotillomanie), Kauen an den Lippen (Morsicatio), Rumination (Regurgitation und wieder Verschlucken von Mageninhalt), genitale Manipulationen (Spielonanie)
Stereotype Bewegungsstörungen: Jactatio capitis (= rhythmisches Kopfschütteln, ICD-10: F98.4) des Kopfes oder Oberkörpers, meist vereinsamte Kinder
Tic-Störungen (unwillkürliche, unregelmäßig auftretende Bewegungen, ICD-10: F95.-), GILLES-DE-LA-TOURETTE-Syndrom (schwere Tics + Echolalie, Grunzlaute, ICD-10: F95.2)

Wutanfälle und respiratorische Affektkrämpfe (typisch 6. Mon. bis 3. Lj.)
Nichtorganisch-bedingte **Enuresis** (ICD-10: F98.0, meist nächtliches Bettnässen = Enuresis nocturna, selten am Tag = E. diurna, pathol. >5. Lj.): primäre E. (Kind war noch nie trocken) od. sekundäre E. (= nach zuvor schon vorhandener Blasenkontrolle), s.o. Kap. Kinderurologie
Enkopresis (= Einstuhlen, ICD-10: F98.1, pathol. >4. Lj., m > w)
Essstörungen: Appetitstörungen, kindliche Adipositas (s.o., Kap. Stoffwechselstörungen), Obstipation, Anorexia nervosa u. Bulimie (s.u.), Pica (Verschlucken von Fremdkörpern), Trichophagie (Verschlucken von Haaren)
Mutismus (völlige Sprachhemmung) und elektiver Mutismus (Sprachhemmung nur gegenüber Fremden, ICD-10: F94.0) nach zuvor ungestörter Sprachentwicklung und erhaltenem Sprachvermögen, Prädisp.alter: Vor- od. Einschulalter
Hyperkinetische Störungen, Aufmerksamkeitsstörung (s.u. Kap. ADHS)

Klin: ⇒ Allgemein: Ängstlichkeit, Kontaktschwierigkeiten, sozialer Rückzug (Vermeidungsverhalten), Schulprobleme, depressive Persönlichkeitszüge
⇒ Identifikationsprobleme, aggressives Verhalten

Diag: 1. Anamnese, Fremdanamnese (Eltern, Bezugspersonen) und klinische, neurologische Untersuchung, Fragebogen (z.B. Schlafinventar)
2. Psychologische Testverfahren: Intelligenztest (HAWIK), Fähigkeitstest, Entwicklungstest (Youth-Self-Report od. Child Behavior Checklist)
3. Verhaltensbeobachtung durch Eltern und ggf. durch Psychologen
4. Ausschluss organischer Erkrankungen

Ther: • Allgemein: Beratung, Spieltherapie, Entspannungsverfahren, Psychotherapie unter Einbeziehung der Eltern (Familientherapie, insb. bei gestörtem Familiensystem), in schweren Fällen auch als stationäre Therapie
• **Nicht tadeln oder bestrafen**, dies verstärkt oft nur das Verhalten und begünstigt die Entwicklung neurotischer Störungen. Reduktion von chronischer Überforderung.
– Phobien: systematische Desensibilisierung und Entspannungsverfahren
– Enuresis: Verhaltensther., Blasentraining, Med: ADH-Nasenspray zur Nacht (Nocutil®)

Prog: Im Allgemeinen günstig, häufig nur vorübergehende Erscheinung, gehen nur selten als neurotische Störung in das Erwachsenenalter über.
Störungen im Sozialverhalten persistieren jedoch häufiger.

Kompl: * Schulversagen, Stigmatisierung der Kinder (soziale Ächtung ⇨ Verstärkung u. **Chronifizierung** der Symptomatik)
* Drogenabusus im Jugend- und später im Erwachsenenalter

Proph: ♥ **Protektive Faktoren:** stabile, seelisch gesunde Bezugspersonen (Familienzusammenhalt, Großfamilie, gute elterliche Beziehung), überdurchschnittliche Intelligenz, gutes Selbstwertgefühl, gesicherte ökonomische Verhältnisse, soziale Förderung (Schule, Kirche, Vereine), positives Schulklima.
⇨ Als **Resilienz** wird die psychische Widerstandskraft bezeichnet, trotz belastender Umstände eine gute Frustrationstoleranz zu entwicklen.

DD: – **Pubertät** mit unspezifischen Störungen dieser Übergangszeit
– **Kopfschmerzen:** im Schulalter bereits häufig, insb. **Spannungskopfschmerz** od. Migräne
– **Sucht** (Alkohol, Drogen, Spielsucht, s.u.) ⇨ Störung des Sozialverhaltens
– Depression: im Kindesalter selten, Ther: Verhaltenstherapie, Med: Fluoxetin
– Enuresis: kindliche Harninkontinenz = urologische (organische) Erkrankung der ableitenden Harnwege (s.o., Kap. Kinderurologie), Spina bifida (neurogene Blasenstörung)
– Enkopresis: organische Erkrankung, wie Megakolon, Malabsorption, Incontinentia alvi, neurologische Erkrankungen, z.B. Spina bifida
– Störung durch Kindesmisshandlung (s.o., Kap. Kindertraumatologie)
– MÜNCHHAUSEN-by-proxy-Syndrom = absichtliches Zufügen od. Vortäuschen von körperlichen Schäden am Kind durch eine nahe Bezugsperson (meist psychiatrisch kranke Mutter)

SCHLAFSTÖRUNGEN

Syn: Dyssomnien, engl. dyssomnia, sleep disorders, ICD-10: emotional bedingte Schlafstörungen F51.9, organische Schlafstörungen G47.9 (s.u. bei DD)

Physiologie: Neugeborene haben noch keinen festen Tag-Nacht-Rhythmus.
Ab dem 5. Monat können Kleinkinder alleine einschlafen und sich bei nächtlichem Erwachen selbst beruhigen. Im Verlauf des 1. Jahres wird das überwiegende Schlafen in der Nacht erreicht (mit 1-2 kürzeren Schlaperioden am Tag, s. Abb.).

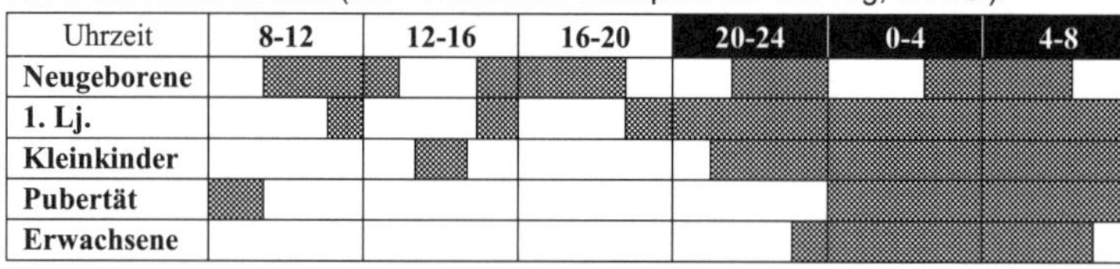

Schlaf wird unterschieden in orthodoxen ruhigen (Non-REM-Schlaf bis zum Tiefschlaf) und paradoxen aktiven (**REM-Schlaf** = rapid eye movements). REM-Phasen machen bei Neugeborenen noch 50 % der Gesamtschlafzeit aus, sinkt dann aber auf 25 % im 1. Lj. (Erwachsene haben ca. 20 % REM-Phasen).

Allgemein: Die Schlafdauer bei Kindern ist stark altersabhängig:

Alter	Schlafdauer
bis 3 Mon.	16-18 Std.
4-12 Monate	12-16 Std.
1-2 Jahre	11-14 Std.

Alter	Schlafdauer
3-5 Jahre	10-13 Std.
6-12 Jahre	9-12 Std.
13-18 Jahre	8-10 Std.

Ät: – Säuglinge: Verhalten der Eltern! (inkonsequentes Einhalten von Regeln), noch Unreife der Selbstregulation des Schlaf-Wach-Rhythmus
– Kinder/Jugendliche: Schulstress, erhöhter Medienkonsum/Computerspiele

Epid: Prävalenz: 20-40 % der Kinder und Jugendlichen haben (zeitweise) Schlafstörungen.

Etlg: # **Insomnien** (= Ein- und Durchschlafstörungen), ICD-10: F51.1
Parasomnien:
- Pavor nocturnus (= Nachtschreck, nächtlich Furchtepisoden mit Schreien und Erregung in der ersten Nachthälfte, keine Erinnerung am Morgen daran, m > w, typisch im Kleinkindesalter), ICD-10: F51.4
- Schlafmyoklonien (Zuckungen), Somniloquie (Sprechen im Schlaf), Bruxismus (Zähneknirschen), REM-Schlaf-Verhaltensstörungen (heftige Körperbewegungen)
- Albträume (= Kind erwacht und erinnert sich an die Träume, typisch im Vorschulalter), ICD-10: F51.5
- Schlafwandeln (= Somnambulismus, familiäre Häufung, typisch im Grundschulalter), ICD-10: F51.3
- Enuresis nocturna (Einnässen über das 5. Lj. hinaus, s.o. Kap. Kinderurologie)

Klin: ⇒ Schlafstörungen: am häufigsten sind Einschlafstörungen, Durchschlafstörung und Störung der Schlaflänge
⇒ **Tagesmüdigkeit**!, Konzentrationsstörungen, erhöhtes Unfallrisiko

Diag: 1. Anamnese und klinische Untersuchung: Fragebogen für die Kinder bzw. Eltern (z.B. Schlafinventar), Schlaftagebuch, organische Ursachen ausschließen (z.B. HNO)
2. Bei Persistenz ggf. pädiatrisches Schlaflabor (Adressen bei der DGSM)

Ther: • **Einschlafrituale** (kurze positive Rituale, z.B. Vorlesen, Gute-Nacht-Lied, Plüschtieren gute Nacht sagen usw.), **geregelte Zeiten**, wach ins Bett legen, immer gleicher Schlafplatz (Säuglinge im Zimmer der Eltern, aber nicht im Bett der Eltern), Autonomie-Ermutigung des Kindes, Schnuller

- Bei Erwachen nachts keine Spielaktivitäten, nicht aus dem Bett nehmen und umhertragen, wenig Licht, ggf. Verhaltenstherapie (**der Eltern!**, z.B. Mini-KiSS-Programm)
- Schlafwandeln: Verhaltensberatung, z.B. Verschließen von Fenster u. Türen und Abpolsterungen um Verletzungen zu vermeiden, Bewegungsmelder, kein Alkohol
- Jugendliche: ruhige Phase vor dem Schlafengehen (kein Medienkonsum), Blauanteil bei Fernseher/Handy/Tablet am Abend reduzieren, kein Alkohol/Drogen/Medikamente
- Med: bei Therapieresistenz bei Kindern mit Autismus: Melatonin (Slenyto® Retardtbl.)
- Informationen: Dr. Gesellschaft für Schlafforschung und Schlafmedizin DGSM e.V., Internet: http://dgsm.de (z.B. Schlaftagebuch abrufbar bei Fachinformationen u. AG Pädiatrie)

Kompl: * Gehäuft Verhaltensauffälligkeiten, hyperaktivtäts-ähnliche Störungen (ADHS)

DD:
- Neurologisch: Narkolepsie, Blitz-Nick-Salaam-Anfälle (= WEST-Syndrom), Säuglingsschlafapnoe (Unreife des Atemzentrums), Undine-Syndrom (zentral bedingte Hypoventilationen)
- **Obstruktive Schlafapnoe**, Adipositas, gastroösophagealer Reflux
- **HNO:** adenoide Vegetationen im Nasen-/Rachenraum
- Kraniofaziale Fehlbildungen, Gaumenspalte
- Trisomie 21, PRADER-WILLI-Syndrom, PIERRE-ROBIN-Syndrom
- Autismusspektrumstörung, Depression, Drogenkonsum

ANOREXIE UND BULIMIE

Syn: Psychogene Magersucht, Pubertätsmagersucht, *Anorexia nervosa*, ICD-10: F50.0
Bulimie, Ess-Brechsucht, Heißhungerattacken, Hyperorexie, *Bulimia nervosa*, ICD-10: F50.2

Ät:
- Psychische Störung bei individuell erhöhter Vulnerabilität der Persönlichkeit, ausgeprägte Reifungsängste, geringes Selbstvertrauen, Perfektionismus, familiäre Disposition
- Selten Psychose

Path:
- ♦ Psychodynamik: Gestörte Mutterbeziehung, ödipaler Konflikt zum Vater, **geringes Konfliktlösungspotential**, Störung der Körperwahrnehmung („überwertige" Idee zu dick zu sein), Retardierung der psychosexuellen Entwicklung, **Identifikationsproblem** mit der Frauenrolle, unbewusste Gleichsetzung von Gewichtszunahme und Schwangerschaft, besonders gefährdete Personengruppen für Essstörungen sind Balletttänzerinnen, Fotomodelle, Leistungssportlerinnen
- ♦ Hypothalamische Ovarialinsuffizienz (hypogonadotroper Hypogonadismus) ⇨ Amenorrhoe

Epid:
- ◊ Prädisp.alter: **Adoleszenz** (10.-25. Lj.) mit zwei Gipfeln bei 14 u. 18 J.
- ◊ Prävalenz: 1-3 % der Frauen zwischen 10. und 35. Lj., **w >> m** (10 : 1)

Klin:
- ⇒ Allgemein bei beiden Erkrankungen: **Fehlende Krankheitseinsicht**, Körperwahrnehmungsstörung (die Pat. halten sich trotz Untergewicht für zu dick)
  - Körperliche Funktionsstörungen: **Amenorrhoe**, Libido- u. Potenzverlust, **Wachstumsverzögerung**, Pubertas tarda mit fehlender Brustentwicklung und Pubesbehaarung, Ödeme, Bradykardie, arterielle Hypotonie, orthostatische Dysregulation, erniedrigte Körpertemperatur, Muskelschwächen bis zur **Kachexie**, Lanugo-Behaarung, Haarausfall, Ösophagitis (durch das Erbrechen)
  - Sekundäre endokrine u. metabolische Folgen (durch die Unterernährung, Erbrechen), z.B. Elektrolytstörungen, Exsikkose, Eiweißverminderung, hypophysäre Störungen
  - Psychisch: Depressive Verstimmung, Kontaktstörungen, Leistungsehrgeiz, Zwänge, hysterische Persönlichkeitszüge, Angst vor Gewichtszunahme, soziale Phobie
- ⇒ Anorexie: Absichtlich selbst herbeigeführter **Gewichtsverlust** durch verminderte Nahrungsaufnahme, selbstinduziertes (heimliches) **Erbrechen** und Abführen (**Laxanzien**), übertriebene körperliche Belastung, Hyperaktivität, Missbrauch von **Appetitzüglern** (z.B. das Antidepressivum Sibutramin [Reductil®]) od. Fettresorptionshemmer Orlistat [Xenical®]) und Diuretika

⇒ Bulimie: Zusätzlich **anfallartige Heißhungerattacken** mit anschließendem herbeigeführtem **Erbrechen**, ständige **gedankliche Beschäftigung mit Nahrungsaufnahme** und Furcht zu dick zu werden, geht häufig aus einer früheren Anorexie oder auch Adipositas hervor, das Körpergewicht ist meist normal, ausgeprägte Karies (durch das Erbrechen sauren Mageninhalts, Zuckergenuss)

Diag: 1. Anamnese (Essgewohnheiten, Diäten, Heißhungerattacken, körperliche Aktivitäten), typischer klinischer Befund (Kachexie, fehlende sekundäre Geschlechtsmerkmale), Med: Laxanzienabusus, Appetitzügler, Diuretika, Schilddrüsenhormone, Alkohol od. Drogen?

2. **Ausschluss organischer Erkrankungen** (z.B. konsumierender Prozess, Malignom, Hirntumoren, Hyperthyreose, Hypogonadismus)

3. Gewichtsberechnung: **BMI** (body mass index)

BMI = Körpergewicht [kg] : Körpergröße^2 [m^2]

Zur schnellen Bestimmung siehe Nomogramm, normal: BMI 18,5-25 kg/m² (bzw. 10.-90. Altersperzentile ⇨ je nach Alter ist dies 14-25 kg/m², Diagramme s.o., Kap. Untergewicht)

Anorexie/Bulimie bei Kindern: **<10. Altersperzentile**, je nach Alter ist dies **<14-16** kg/m² (Abb. mit Bsp.: 15-jähriges Mädchen, 1,65 m groß, 42 kg Gewicht = BMI 15,5 kg/m²), bei Erwachsenen ist die Definition <17,5 kg/m²

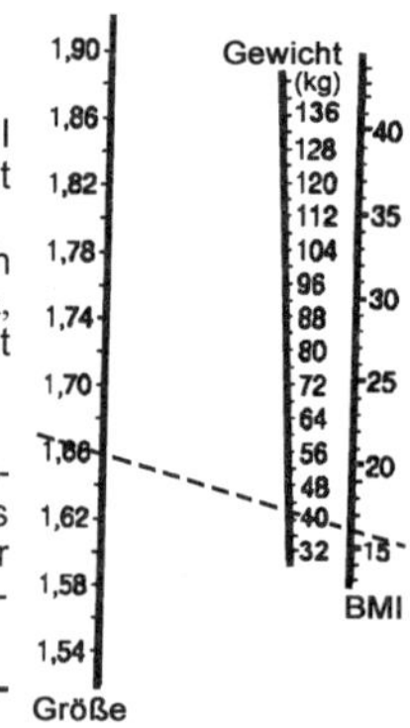

Ther: • Akut: Stationäre Therapie zur **Gewichtszunahme** nötig (manchmal sogar parenterale Ernährung zu Beginn notwendig u. als Zwangsmaßnahme, § 1631 b BGB), **Verhaltenstherapie** zur Nahrungsaufnahme, Förderung der Krankheitseinsicht, Ernährungsberatung

- Tiefenpsychologisch orientierte **Psychotherapie**, **Familientherapie** bei jungen Pat.
- Langfristige **Nachbetreuung** nach stationärer Ther. für mind. 2 J., Integrationshilfen
- Med: ggf. zyklusanaloge Substitution von Östrogen und Gestagen (z.B. Estradiol 2 mg + Levonorgestrel 0,15 mg, Cyclo-Progynova®N) für 6 Mon., ggf. Antidepressiva (Fluoxetin) bei Depression od. Neuroleptika (Olanzapin) bei ängstlicher Hyperaktivität

• Selbsthilfegruppen: ANAD e.V. - Beratungsstelle für Essstörungen, Poccistr. 5, 80336 München, Tel.: 089 219973-0, Fax: -23, Internet: www.anad.de
Beratungszentrum bei Ess-Störungen - Dick & Dünn e.V., Innsbrucker Str. 37, 10825 Berlin, Tel.: 030 854-4994, Fax: -8442, Internet: www.dick-und-duenn-berlin.de

Prog: Unbehandelt **Chronifizierung** mit schlechter Prognose, 2/3 der Pat. bessern sich durch eine Therapie. Prognostisch schlecht bis hin zum Exitus im Verlauf ist ein BMI bei stationärer Aufnahme <13 kg/m^2 (Beispiel: 37 kg Gewicht bei 1,69 m Größe).

Kompl:
* Elektrolytstörungen (Hypokaliämie), arterielle Hypotonie, bradykarde Herzrhythmusstörungen, ventrikuläre Arrhythmien, Herzstillstand
* Anämie, Nierenversagen, Kachexie bis zum Exitus, Bulimie: Magendilatation
* Zerebrale Anfälle, zentrale pontine Myelinolyse
* Entwicklung einer **Osteoporose**, pathologische Frakturen
* Psychiatrische Komorbitäten: **Depression** und **Suizidalität**, Angst- u. Zwangsstörungen sowie Substanzmissbrauch kommen gehäuft zusätzlich vor
  Zusätzliche selbstverletzende Handlungen (Automutilation)
* Appetitzügler auf Amphetaminbasis [z.B. Cathin, Antiadipositum X112S®], sind seit 2001 wegen mögl. NW (pulmonale Hypertonie, Herzklappenschädigung, Herzrhythmusstörungen, Halluzinationen und Abhängigkeitspotential) nicht mehr zugelassen. Missbräuchlich zum Abnehmen eingenommen werden aber auch Psychostimulanzien, wie z.B. Methylphenidat (Ritalin®) od. Drogen wie Kokain od. Ecstasy.

DD:
- Organische Ursachen für Untergewicht: Malabsorption, Morbus CROHN od. Colitis ulcerosa, Pylorusstenose, Tumoren des ZNS, Tumorkachexie, HIV-Infektion, Tuberkulose, ADDISON-Krankheit (= NNR-Insuffizienz) ⇨ müssen ausgeschlossen werden!
- **Anorexia athletica**: Untergewicht bei Leistungssportlern (ebenfalls vermehrt Frauen betrof-

fen), z.B. Langstreckenläuferinnen ⇨ Kompl: führt insb. bei Vegetariern zur Anämie. Als DD haben diese Sportler aber keine gestörte Körperwahrnehmung.

- **Pubertas tarda** durch hypothalamisch/hypophysäre Insuffizienz (s.o., Kap. Endokrinologie)
- Binge-Eating-Störung = **Essattacken** (wie bei der Bulimie, jedoch ohne das „kompensatorische" Verhalten, wie anschließendes Erbrechen usw.) ⇨ durch die wiederholten „Fressanfälle" großer Mengen von Speisen (Kontrollverlust) kommt es zur **Adipositas**. Eine genetische Disposition (im Serotonin-Transporter-Gen kurzes 5-HTTLPR-Allel) wird diskutiert.
  Epid: Prävalenz 1-3 % geschätzt, w > m
  Ther: Psychotherapie mit Verhaltenstherapie, zu Beginn noch keine Diät (erst muss sich das Essverhalten normalisieren), dann langsame Gewichtsabnahme anstreben
- Pica: Essen von Gegenständen (alleine oder bei tiefgreifender Entwicklungsstörung, geistiger Behinderung od. Schizophrenie vorkommend), Trichophagie (Essen von Haaren), Koprophagie (Essen von Stuhl, eigenständig od. als sexuelle Paraphilie vorkommend)
- Alkohol- und/oder Drogenabhängigkeit

ADHS

<u>Syn:</u> **Aufmerksamkeitsdefizit-Hyperaktivitäts-Störung**, Aufmerksamkeitsdefizitsyndrom (Abk. ADS), Hyperkinetisches Syndrom (Abk. HKS), Hyperaktives Syndrom, Störung mit Aufmerksamkeitsdefizit, (Umgangssprachlich: „Zappelphilipp-Syndrom", engl. „Fidgety Phil"), engl. attention-deficit / hyperactivity disorder (ADHD), *hyperkinetische Störungen,* ICD-10: F90.-

<u>Ät:</u>
- **Kombination** von genetischen u. umweltbedingten Faktoren
- **Genetische Disposition** (Polymorphismus des Dopaminrezeptor-D4-Gens, Chrom. 11) und familiäre Häufung (Erkrankungsrisiko: eineiiger Zwilling erkrankt, Risiko für d. zweiten 75 %; ein Elternteil erkrankt, Risiko für die Kinder 20-40 %)
- Gestörte Familienverhältnisse, Ehescheidung, fehlende emotionale Zuwendung, niedriger Bildungsstand, Arbeitslosigkeit der Eltern, Überforderung und Reizüberflutung
- <u>Risikofaktoren:</u> frühkindlicher Hirnschaden, Frühgeburtlichkeit, hypoxisch-ischämische Episoden, pränatale Nikotinexposition (Rauchen der Mutter während der Schwangerschaft verdoppelt das Risiko für das Kind später ein ADHS zu entwickeln) und ein Schwangerschaftsdiabetes der Mutter, Kinder nach künstlicher Befruchtung haben <u>kein</u> erhöhtes Risiko

<u>Path:</u> Diskutiert wird ein Dopaminmangel im Frontalhirn und den Basalganglien.

<u>Epid:</u>
- ◊ <u>Prävalenz:</u> **häufig**, ca. 3-6 % der Kinder betroffen, **m** >> w (4-8:1)
- ◊ <u>Prädisp.alter:</u> Beginn **vor 6.** Lj. (typisch im **Kindergartenalter**), Höhepunkt im Schulalter (Gipfel: 7.-11. Lj.), häufig Probleme von Geburt an („Schreikinder")

<u>Klin:</u>
- ⇒ **Psychomotorische Unruhe** (**Hyperaktivität**, Bewegungsdrang, nicht stillsitzen können)
- ⇒ **Aufmerksamkeitsstörung** (Konzentrationsstörung) mit wenig motivierbarer aber ständig wechselnder Aufmerksamkeit (große **Ablenkbarkeit**), Vergesslichkeit
- ⇒ <u>Expansive Symptomatik:</u> **Impulsivität** = mangelnde Impulskontrolle (schlechte Selbstkontrolle, "erst handeln, dann denken"), dranghafter Charakter, Erregbarkeit, Aggressivität, **Wutausbrüche**, Distanzlosigkeit, **emotionale Instabilität** (Stimmungsschwankungen), Störung des Sozialverhaltens (trotzig, ungehorsam), geringe Frustrationstoleranz
- ⇒ Erhöhte Unfallgefährdung, Angstlosigkeit und Neigung zu Regelverletzungen
- ⇒ In 10-40 % d.F. gleichzeitige Verzögerung der motorischen u. sprachlichen Entwicklung mit Teilleistungsschwächen wie Lese- und Rechtschreibschwäche, Dyskalkulie, Tic-Störungen, Enuresis nocturna (Bettnässen), Schlafstörungen

<u>Diag:</u>
1. Anamnese, Fremdanamnese (**Eltern**, Kindergärtnerin, Lehrer) und klinische/neurologische Untersuchung, Hör- und Sehtest, Verhaltensbeobachtung (Eltern, Psychologen)
2. Psychologische Testverfahren (HAWIK ⇨ meist normaler IQ), Fragebogentests (FBB-HKS, CONNERS-Bogen – gibt es für Eltern [CONNERS' Parent Rating Scale] und für Lehrer [CONNERS' Teacher Rating Scale]), Aufmerksamkeitstests

3. Ausschluss organischer Erkrankungen: EEG, EKG, Diff-BB (insb. auch vor Medikation), Hör- und Sehtest

Ther:
- Psychoedukation: Aufklärung v. Eltern, Erzieher, Lehrern usw. über das Krankheitsbild
  - Heilpädagogische Maßnahmen (psychomotorisches Training, reizarme Umgebung)
  - Verhaltenstherapie (insb. mit Einbeziehung der Eltern, Schulintervention, Sommer-Therapie-Programm), kognitive Trainings, soziales Kompetenztraining
- Med: eingesetzt werden im Schulalter **Psychostimulanzien,** Ind: stark ausgeprägte psychosoziale Einschränkungen, insb. im schulischen Bereich
  - **Methylphenidat** 0,5-1,0 mg/kgKG [Ritalin®, Medikinet®, Equasym®Retard, Concerta®Retard], ist ein BTM! und gehört zu den Amphetaminen
    od. Dexamphetaminhemisulfat (5 mg Tbl., 1-4 Tbl./Tag, Attentin®, ebenfalls ein BTM)
    od. das neuere Prodrug Lisdexamfetamindimesilat (Elvanse®, ebenfalls ein BTM, hat längere Wirkdauer)
    Alternativen sind ein selektiver Noradrenalin-Wiederaufnhamehemmer: **Atomoxetin** (0,5-1,2 mg/kgKG, Strattera®, Vorteil: ist kein BTM) und ein Nicht-Stimulans: Guanfacin (Intuniv®, ebenfalls kein BTM)
    Pemolin (Tradon®, wurde wegen potenzieller Leberschädigung aus dem Handel genommen.)
  - Therapiekontrolle mit Verlaufsfragebogen durchführen und Auslassversuche (z.B. in den Schulferien) machen.
  - Versucht werden auch Antidepressiva, z.B. Reboxetin (Edronax®), Venlafaxin (Trevilor®), Bupropion (Zyban®), Neuroleptika (Risperidon, Risperdal®) od. ß-Rezeptorenblocker (Propranolol, Dociton®).
- Selbsthilfegruppen: ADHS Deutschland e.V., Rapsstr. 61, 13629 Berlin, Tel.: 030 856059-02, Fax: -70, Internet: www.adhs-deutschland.de
  Arbeitsgemeinschaft ADHS der Kinder- und Jugendärzte e.V., Postfach 500128, 22701 Hamburg, Tel.: 040 38915588, Internet: www.ag-adhs.de
  Weitere Informationen für Eltern und Erzieher im Internet: www.zentrales-adhs-netz.de und bei www.adhs.info

Prog: Bei Förderung bis zum Erwachsenenalter meist gut, **1/3** der betroffenen Kinder zeigen später aber auch im Erwachsenenalter noch Symptome (Aufmerksamkeitsdefizite, Impulsivität, Suchtentwicklung, Suizidalität). Die medikamentöse Therapie wirkt bei 70-80 %.

Kompl:
* **Störung des Sozialverhaltens** (dissoziale Persönlichkeitsstörung, Delinquenz), schulische Schwierigkeiten ⇨ geringeres Bildungsniveau, Schulabbruch, Arbeitslosigkeit
* Begünstigung der **Suchtentwicklung** (bis zu 8faches Risiko) von Nikotin-, Alkohol- od. Drogenmissbrauch (Lebenszeitprävalenz: 2- bis 3fach höher)
* Persistenz in das **Erwachsenenalter** (manifest bei 10-30 % d.F.), Med: für Erwachsene zugelassen sind Methylphenidat (Medikinet®adult) und Atomoxetin (Strattera®)
* Med.-NW: Methylphenidat: Schlaflosigkeit, Appetitminderung, leichte Gewichtsabnahme, Kopfschmerzen, Übelkeit, Schwindel, Blutdruck- und Pulserhöhung bis zum plötzlichen Herztod (vor Ther. wird daher ein EKG empfohlen), Mundtrockenheit, Magenschmerzen, Obstipation, Tagträume, Angstzustände, Tic-Symptomatik, Thrombozytopenie ⇨ BB kontrollieren.

DD:
- **Verhaltensstörung** bei chaotischen Familienverhältnissen, dissoziale Entwicklungsstörung
- Schlafstörungen ⇨ führen am Tag zu ADHS-ähnlichen Symptomen
- Deprivationsstörung (Bindungsstörung), z.B. nach Misshandlung, Vernachlässigung, Missbrauch, lange Depression der Mutter
- Lernbehinderung, Intelligenzminderung, Autismus (s.o.)
- Hochbegabung (HB-Kinder, IQ >130, Kinder sind unterfordert)
- Psychotisch: affektive Störungen, agitierte Depression, Manie, Schizophrenie mit Akathisie bei Neuroleptikatherapie, Borderline-Syndrom, Unruhe durch Angst- od. Zwangsstörung
- Restless-Legs-Syndrom im Kindesalter, motorische Unruhe bei Neurodermitis
- Neurologische Erkrankungen: Absencen, Hirntumoren, extrapyramidal-motorische Störungen, z.B. Athetose, Ballismus, Chorea, Tic-Störungen (GILLES-DE-LA-TOURETTE-Syndrom)
- Hyperthyreose

STOTTERN

Syn.: Balbuties, Psellismus, Dysphemie, **Redeflussstörung**, engl. stuttering, ICD-10: F98.5

Def: Störung des rhythmischen Sprachablaufs durch Hemmung und Unterbrechung

Ät:
- Häufig unklar, **genetische Disposition** (3faches Risiko, wenn Verwandte stottern = originär neurogenes Stottern)
- Frühkindliche Hirnläsion, peripartale Hypoxie, Pat. mit Zerebralparese od. Epilepsie
- Psychische Belastungssituationen, chronische Konflikte und Aggressionshemmung, neurotische Fehlhaltung

Path:
- ♦ Vermehrte Anspannung artikulatorischer od. laryngealer Muskeln
- ♦ Meist auch insgesamt verzögerte Sprachentwicklung

Epid:
- ◊ Geschlechtsverteilung: **m** >> w, bei Kindern 2-4:1(Erwachsene: 5:1)
- ◊ Prävalenz: 1-2 % der Kinder
- ◊ Erkrankungsbeginn: in 90 % d.F. vor dem 6. Lj.

Etlg:
- # Tonisches Stottern: Stimmbildung ist blockiert, Lautbildung erfolgt unter **Pressen** = Verlängerung des Anlautes („iiiiiii-ich"), Ersatzbewegungen und verkrampfte Gesichtsmimik
- # Klonisches Stottern: Lautbildung mit raschen **Wiederholungen** von Silben („bi-bi-bitte"), insb. am Anfang eines Satzes

Klin:
- ⇒ Stottern: Hemmung des Sprachablaufs wie Wiederholung von Einzellauten od. Silben, Unterbrechungen von Worten, stille Blockierungen im Redefluss oder Lautdehnungen
  Verstärkung durch Erregung, Minderung durch Entspannung
- ⇒ Stammeln: Dyslalie, falsches Aussprechen von G als D oder K als T oder Auslassen einzelner Konsonanten
- ⇒ Lispeln: Sigmatismus, z.B. Unfähigkeit S-Laute richtig zu artikulieren

Diag:
1. Anamnese und typischer klinischer Sprachbefund
2. Organische Ausschlussdiagnostik (Neurologie, HNO)

Ther:
- **Logopädische Behandlung** (Sprechübungen, motorische Übungen, rhythmische Gymnastik) von 1-2 Jahren Dauer (manchmal auch länger), auch bereits im Vorschulalter beginnen (wegen der hohen Spontanremissionsrate kann zu Beginn 1/2 -1 Jahr „abwarten" o.k. sein, spätestens dann aber sollte eine Therapie begonnen werden.)
  - Die Kinder nicht kritisieren od. bestrafen! ⇨ kann sonst zur Sprechangst führen.
  - Bei neurotischer Fixierung Psychotherapie, ggf. Med. Tiaprid (Tiapridex®)
- Selbsthilfegruppen: Bundesvereinigung Stotterer & Selbsthilfe e.V., Zülpicher Str. 58, 50674 Köln, Tel.: 0221 1391-106, Fax: -370, Internet: www.bvss.de
  Leitlinie bei www.awmf.org (Stichwort: Redeflussstörungen, Nr. 049-013 v. 8/2016)

Prog: Bei Kindern **häufig spontane Remission** bis zur Pubertät (80 % d.F.), insb. Mädchen heilen oft aus (daher sind im Erwachsenenalter auch wesentlich mehr Männer betroffen).
Bleibt das Stottern bis in das Erwachsenenalter, kann nur bei ca. der Hälfte der Pat. durch eine Ther. die Redeflussstörung günstig beeinflusst werden.

Kompl:
- * Gestörtes Selbstwertgefühl ⇨ Gefühle wie Scham od. Angst, Frustration, Leidensdruck, neurotische Fehlhaltung, Aggression, Sprechangst
- * Erwartungsangst ⇨ Verstärkt wiederum das Stottern

DD:
- **Entwicklungsstottern** und physiologisches Stammeln im 2.-4. Lj.: Asynchronie des Sprechens bei gedanklichem Übereifer, ist nicht pathologisch und verliert sich von alleine.
- Poltern (Syn: Battarismus, Tachyphemie, ICD-10: F98.6): hastiges, überstürztes Sprechen, bessert sich auf Aufforderung ruhig u. langsamer zu sprechen (im Gegensatz zum Stottern)
- Tic-Störungen, TOURETTE-Syndrom (s.o.)

SUCHT / ALKOHOL / NIKOTIN / DROGEN

Syn: Abhängigkeit, Substanzbezogene Störung, engl. dependency, ICD-10: F10 – F19

Epid: ◊ Nikotin: Bei den 12- bis 17-Jährigen rauchen ca. 7 % (damit hat sich die Raucherquote in diesem Alter in den letzten 20 Jahren erfreulicherweise auf ein Drittel reduziert, Erhebung der BZgA v. 2019), durchschnittliches Einstiegsalter für das Zigarettenrauchen ist in Deutschland ca. **15 J.** Stark zugenommen hat die Verwendung von E-Zigaretten, E-Shishas u. Wasserpfeifen.
Es besteht ein enger Zusammenhang zwischen dem Rauchverhalten der Eltern und dem Einstieg in das Rauchen, weiter bedeutsam ist die Gruppe der Gleichaltrigen (Peergroup) und die Bildungsunterschiede (Haupt-/Gesamtschule >> Gymnasium).

◊ Alkohol: durchschnittliche Einstiegsalter für den Alkoholkonsum in Deutschland beträgt ca. **14,5 Jahre**. Bei den 12- bis 17-jährigen trinken 14,7 % regelmäßig, 500.000 Kinder/ Jugendliche gelten als alkoholgefährdet.

◊ Schnüffelsucht: Prädisp.alter fast immer Schulkinder/Jugendliche, es werden 30.000 „Schnüffler" in Deutschland geschätzt, insb. aber hohes Vorkommen in der **Dritten Welt**.

◊ Drogen: 10 % der Jugendlichen/Adoleszenten macht zumindest einmal Erfahrung mit Drogen (meist Cannabis u./od. Ecstasy), ca. 10 % der „Drogenprobierer" werden süchtig. Schwangerschaft: 2/1.000 Schwangere nehmen in Deutschland harte Drogen

Etlg: # In der ICD-10 erfolgt die Einteilung an den ersten beiden Stellen nach der psychotropen Substanz (Substanzgruppe), nach dem Punkt wird die entsprechende körperliche od. psychische Folge (klinisches Erscheinungsbild) kodiert.

Substanzgruppen:
- **Alkohol** (ICD-10: F10.-)
- **Opiate** = Morphine (ICD-10: F11.-): Opium, Morphin, Codein, Tilidin, Polamidon, Dolantin, **Heroin** = Diacetylmorphin
- **Cannabinoide** (ICD-10: F12.-): **Haschisch**, Marihuana (sind sog. weiche Drogen)
- **Sedativa** und **Hypnotika** (ICD-10: F13.-): Barbiturate, Tranquilizer/Benzodiazepine
- **Kokain**, synthetisch **Crack** (ICD-10: F14.-)
- **Psychostimulanzien** (ICD-10: F15.-): **Amphetamine,** Designer-Drogen [z.B. „**Ecstasy**"], Kat, Weckamine, Nichtamphetamine, Ephedrin u. **Koffein**
- **Halluzinogene** (ICD-10: F16.-): **LSD**, Mescalin, Phencyclidin, Psilocybin, DOM, DOB
- **Tabak** = **Nikotin**abhängigkeit (ICD-10: F17.-), E-Zigaretten, E-Shishas, Wasserpfeifen
- **Flüchtige Lösungsmittel** = **Schnüffelsucht**, Thinner-Sucht (ICD-10: F18.-): Syn. in der Szene: Poppers, Jungle Juice, Geilmacher, Explosive. Substanzen sind z.B. Benzin, Nitroverdünnung, Fleck- od. Nagellackentferner, Haarspray, Azeton, Äther, Feuerzeug- oder Campinggas, Schnüffeln an Farben/Lacken, Filzschreibern od. Klebstoffen
- **Multipler Substanzgebrauch** = Polytoxikomanie (ICD-10: F19.-)

Klinisches Erscheinungsbild:
- Akute Intoxikation (ICD-10: F1x.0)
- Schädlicher Gebrauch (ICD-10: F1x.1), Abhängigkeitssyndrom (ICD-10: F1x.2)
- Entzugssyndrom (ICD-10: F1x.3), mit Delir (ICD-10: F1x.4)
- Psychotische Störung (ICD-10: F1x.5), Amnestisches Syndrom (ICD-10: F1x.6)
- Residuen und verzögerte psychotische Störungen (ICD-10: F1x.7)

Klin: ⇒ Angewiesensein auf das Suchtmittel = **physische** und/oder **psychische Abhängigkeit**

⇒ **Kontrollverlust**, unausweichliches Verlangen (engl. craving)

⇒ Vernachlässigung anderer Interessen, eingeengtes Verhaltensmuster, **psychosoziale Folgeschäden**, Verfall sittlicher und moralischer Werte = **Depravation**, Straffälligkeit (z.B. Beschaffungskriminalität zur Finanzierung der Drogen) = problematischer Konsum

⇒ Tendenz zur **Dosissteigerung** = **Toleranzentwicklung** = problematischer Konsum

⇒ **Entzugserscheinungen** nach Abstinenz: psychomotorische Unruhe, Tremor, Schwitzen, Wechsel von Kälte- und Hitzegefühl, Temperaturanstieg, Gliederschmerzen und Muskel-

krämpfe, Übelkeit und Erbrechen, Obstipation im Wechsel mit Diarrhoe, Tachykardie, Schlafstörungen, Krampfanfälle
⇨ Substanzgebrauch zur Milderung der Entzugssymptome (Circulus vitiosus)

Diag: 1. Anamnese des Pat. oder auch fremdanamnestische Angaben (Eltern, Erzieher)
2. Drogenscreening: mit **Blut**- (Serum), **Speichel**- und **Urinproben** sowie aus Haaren mögl., nachweisbar sind Opiate/Methadon, Heroin, Barbiturate, Benzodiazepine, Amphetamine, Metamphetamine, Kokain, Ecstasy, Cannabinoide, Tricyclide und Phencyclidin
3. Organische Diagnostik zur Feststellung von sekundären Organschäden

Ther:
- AlkoholCannabis/Ectasy-Konsum im Jugendlichenalter ist häufig und teilweise nur „normales Ausprobieren“ ⇨ aufklärende Gespräche
- **Kontaktphase:** Bei problematischem Konsum **Motivation** des Patienten und Vermittlung in die individuell notwendige nächste Behandlungsstufe, 24-Stunden-Sucht-Hotline der BZgA: 0180 5313031
- **Entziehung:** wenn erforderlich, dann meist als stationärer Entzug = **Entgiftung** (Tage bis 4 Wochen)
- **Entwöhnung:** schließt sich an den Entzug an und dauert über eine längere Zeit (Wochen bis zu 6 Monate). Psychologische, soziale und medizinische Unterstützung und danach
- **Nachsorge** (Jahre – lebenslang): Besuch von **Selbsthilfegruppen**, Wiedereingliederung in das Berufsleben, Hilfe bei sozialen Problemen (z.B. Schule, Familie, Wohnung, Freundeskreis), Ziel: dauerhafte **totale Abstinenz** nach der Entwöhnungstherapie
- Aufklärungsmaterial: BZgA (= Bundeszentrale für gesundheitliche Aufklärung), Maarweg 149-161, 50825 Köln, Tel.: 0221 8992-0, Fax: -300, Internet: www.bzga.de und www.prevnet.de, Informationsportal der BZgA im Internet: www.drugcom.de

  Online-Portal für das Rauchausstiegsprogramm der BZgA im Internet: www.rauch-frei.info

  Deutsche Hauptstelle für Suchtfragen e.V. (DHS), Westenwall 4, 59065 Hamm, Tel.: 02381 9015-0, Fax: -30, Internet: www.dhs.de, E-Mail: info@dhs.de

  Für Eltern zur Aufklärung der Kinder: www.elterninfo-alkohol.de

  Weitere Informationen im Internet auch bei www.drug-infopool.de

  Adressen geeigneter Therapieplätze: Fachverband Sucht e.V., Walramstr. 3, 53175 Bonn, Tel.: 0228 261555, Internet: www.sucht.de, E-Mail: sucht@sucht.de und beim Bundesverband für stationäre Suchtkrankenhilfe „buss“ e.V., Wilhelmshöher Allee 273, 34131 Kassel, Tel.: 0561 779351, Internet: www.suchthilfe.de

Prog: Bei problematischem Konsum insg. eher **schlecht**, hohe Rezidivquote (50-90 %, auch nach professioneller Entwöhnung). Prognostisch schlecht ist auch, wenn eine psychiatrische Komorbidität mit Polytoxikomanie vorliegt.

Nikotin: wird ab der Jugend durchgehend geraucht, so versterben 50 % später bereits im mittleren Lebensalter und büßen damit statistisch ca. 22 Jahre ihrer Lebenserwartung ein!

Kompl:
* **Akute Intoxikation** mit vitaler Bedrohung (Cave: „**Komasaufen**“, Trinkexzesse sog. Binge Drinking bei Jugendlichen, Rauschgifttote!)
* **Polytoxikomanie** (Abhängigkeit von mehreren suchterzeugenden Substanzgruppen, insg. zunehmende Tendenz), organische Schäden durch die Substanzen, insb. auf das zentrale Nervensystem, Leber-, Nierenschäden, Kardiomyopathie, Infektanfälligkeit, Gewichtsverlust, Libido- und Potenzverlust, irreversibles Psychosyndrom
* Soziale Schwierigkeiten: amotivationales Syndrom (Cannabis!), Vernachlässigung normaler Lebensbereiche, **Beschaffungskriminalität**, Teilnahme am **Straßenverkehr** unter Alkohol-/Drogeneinfluss, erhöhte Suizidrate
* Alkohol: Leberzirrhose, Pankreatitis, Ösophaguskarzinom, Wesensänderung bis zur Demenz, Polyneuropathie, Schwangerschaft: **Alkoholembryopathie** (s.o.)
* Nikotinabusus: **chronische Bronchitis**, „Raucherhusten“, Asthma, **kardio-vaskuläre Erkrankungen**, **Kanzerogenität** der Kondensate des Tabakrauchs (insb. **Bronchialkarzinom**), Thrombosegefahr (potenziert bei gleichzeitiger Einnahme von hormonalen Kontrazeptiva!, darüber muss bei der Verordnung der Pille aufgeklärt werden)
* Schnüffelsucht: Verätzungen der Atemwege, Herzrhythmusstörung, Herzstillstand, Atemlähmung, Laryngospasmus, Krampfanfälle, Aspirationsgefahr bei Erbrechen, Er-

stickungstod, chronisch: **hirnorganische Wesensänderung** bis zur Demenz, Polyneuropathie, Leber- und Nierenschäden, Knochenmarkschäden

* Schwangerschaft: nahezu alle Drogen und Alkohol können embryonale/fetale Schäden und Fehlbildungen oder eine erhöhte Frühgeburtlichkeit, Wachstumsretardierung sowie eine erhöhte perinatale Sterblichkeit verursachen. Vor einer „geplanten" Schwangerschaft daher unbedingt Entzugstherapie durchführen und absolute Drogenkarenz. Bei bestehender Drogenabhängigkeit aber **kein** Drogenentzug **während** einer Schwangerschaft (extrem hohe Gefahr für schwerwiegende Plazentastörungen, vorzeitige Wehen, intrauterine Asphyxie od. Fruchttod), sondern Substitutionsbehandlung einleiten.

  Nikotin: **absolute Nikotinkarenz!** (es gibt keine unbedenkliche Zahl an Zigaretten in der Schwangerschaft, auch „nur" 1 od. 2 Zigaretten/Tag schaden bereits), sonst Reifungsstörung der Plazenta, intrauteriner O_2-Mangel, erhöhte Abortrate u. Frühgeburtlichkeit, vermindertes Geburtsgewicht, erhöhte perinatale Sterblichkeit, postpartaler Anstieg der Herzfrequenz/Blutdruck, höheres Risiko für spätere Asthma-Erkrankungen u. ADHS

Proph:
- ♥ **Vorbild-** und **Erziehungsfunktion der Eltern!**
- ♥ **Prävention durch Aufklärung** *(primäre Prävention)*, Schulunterricht über Alkohol, Nikotin u. Drogen, Werbeverbot für Drogen aller Art, Peer-Group-Education
- ♥ Erschwerung der Drogenbeschaffung, Bekämpfung der Drogenkriminalität, **Früherkennung** und Behandlung von Drogensüchtigen *(sekundäre Prävention)*
- ♥ Ärzte: potenziell suchterzeugende Substanzen **zurückhaltend** u. kontrolliert rezeptieren

DD:
- **Missbrauch** (Abusus) von nicht abhängigkeitserzeugenden Substanzen (ICD-10: F55.-), z.B. Laxanzien, Analgetika, Appetitzügler
- Gewohnheitsbildung = Wunsch nach Einnahme einer Substanz aber ohne Abhängigkeit
- Akute Intoxikation, Schädel-Hirn-Trauma, Hypoglykämie
- Psychotische Störung: Schizophrenie, affektive Störung, schizoide Persönlichkeit
- Amnestisches Syndrom: hirnorganische Störung, Demenz, Delir, Depression
- Nicht substanzgebundene Abhängigkeiten:

  Übermäßiger Medienkonsum: internetbezogene Störungen, Computerspielabhängigkeit, pathologisches Spielen (**Spielsucht**, engl. IGD = internet gaming disorder), Gebrauch sozialer Netzwerke, Smartphones, Spielekonsolen, Fernsehen, Videos usw. ⇨ **m** > w, besonders häufig bei bildungsfernem Elternhaus u. Migrantenkindern. Dies korreliert auch eindeutig negativ mit den Schulleistungen (PISA-Studie). In Deutschland bei ca. 3-6 % der Kinder manifest (Toleranzentwicklung, Kontrollverlust), 10 % gelten als gefährdet.

  Pathologisches Glücksspiel (Pockern, Rubbellose, Spielautomaten, Sportwetten usw.)

  Anorexia nervosa (Magersucht) u. Bulimia nervosa (Esssucht)

  Bigorexia (Muskeldysmorphie, Adonis-Komplex): Sucht nach "Muskelmasse", gestörte Wahrnehmung des eigenen Körperbildes, meist Jungen/Männer betroffen. Oft auch Einnahme illegaler Substanzen (Anabolika = anabole androgene Steroide wie Testosteron, Andriol usw.)

  Tanorexie (Sonnen-/Solariumsucht)

  Sexsucht

  Arbeitssucht (workaholism)
- Biogene Suchtmittel:

  Diese werden aus **Pflanzen/Pilzen** hergestellt und sind leicht zu bekommen (z.B. über das Internet od. „Anzüchtung" im heimischen Blumenbeet) und sind billig (sog. „Taschengelddrogen"). Problematisch ist, dass der Wirkstoffgehalt stark schwanken kann und so schwerwiegende Vergiftungserscheinungen mögl. sind (z.B. Symptome einer Atropinvergiftung) und sie im normalen Drogenscreening nicht nachgewiesen werden:
  - Magic mushrooms aus den *Psilocybe species*: Blätterpilze, halluzinatorischer Effekt ähnlich LSD
  - *Amanita muscaria*: roter Fliegenpilz, desorientierende Effekte wie Halluzinogene
  - *Datura species*: Stechapfel-Samenkörper od. -Blüten [Engelstrompete, Trompetenblume], halluzinatorischer Effekt, Cave: Delir
  - *Myristica fragans*: Muskatnuss, die Wirkung ist Ecstasy-ähnlich
  - *Salvia divinorum:* Zauber- od. Aztekensalbei, psychoaktive halluzinogene Substanz
  - Weitere: *Kräutermischungen*, *Kakteen*, *Tollkirsche, Betelnuss*

ALTERSADAPTIERTE NORMWERTE

Größe, Gewicht, KOF, Blutdruck

	Neugeborenes (0-28. Tag)	Säugling (1.-12. Mon.)	Kleinkind (1-3 Lj.)	Vorschulkind (4.-6. Lj.)	Schulkind (ab 6. Lj.)
Größe	50 cm	60-80 cm	80-100 cm	100-120 cm	120-160 cm
Gewicht	3,4 kg	4-10 kg	10-14 kg	15-20 kg	21-50 kg
KOF	0,2 m²	0,3 m²	0,5 m²	0,75 m²	1 m²

Körpergewicht-Schätzung: **[**Alter (in Jahren) x 2**]** + 8 = kg

KOF (= Körperoberfläche in m², für Erwachsene wird als Standard 1,73 m² angegeben):

Berechnung nach der DUBOIS-Formel: $\text{KOF (m}^2\text{)} = \sqrt{\text{Größe (cm) x Gewicht (kg)}} \times 0{,}0167$

Blutdruck (syst./diast.):
Neugeborene 60/35 mmHg, Säugling 80/50 mmHg, Kleinkind 100/60 mmHg, Kinder 110/70 mmHg

Blutbild (in Klammern physiologische Spannweite der Werte)

Alter	Erythrozyten [Mio./µl]	Hämoglobin [g/dl]	Hämatokrit [%]	MCV [fl]	Leukozyten [1.000/µl]
1. Lebenstag	5,5 (4,5 - 6,5)	20 (15 – 24)	60 (47 - 75)	110 ± 7	10 – 26
1 Wo.	5,3 (4,4 - 6,1)	14 (12 – 15)	60 (58 - 62)	103 ± 7	5 – 21
1 Mon.	4,7 (3,9 - 5,3)	15 (11 – 18)	44 (41 - 48)	100 ± 6	5 – 19
3 Mon.	3,8 (3,2 - 4,3)	11,5 (10 – 13)	34 (30 - 37)	90 ± 8	5 – 18
6 Mon.	4,2 (3,8 - 4,9)	11,5 (10 – 13)	37 (34 - 38)	77 ± 7	6 – 17
1 J.	4,9 (4,2 - 5,5)	12 (11 – 13)	37 (33 - 40)	73 ± 8	6 – 16
2-6 J.	5,0 (4,3 - 5,5)	13 (11 – 14)	38 (34 - 41)	76 ± 8	6 – 17
7-12 J.	5,1 (4,5 - 5,5)	13 (11 – 15)	40 (37 - 43)	79 ± 8	4,5 – 14,5
Jugendliche, ♀	5,0 (4,3 - 5,5)	14 (12 – 15)	40 (36 - 44)	81 ± 8	4,5 – 13
Jugendliche, ♂	5,3 (4,8 - 5,7)	15 (12 – 17)	43 (39 - 47)	80 ± 8	4,5 – 13

Eiweißelektrophorese (Plasmaelektrophorese der Plasmaproteine, Anteil am Gesamteiweiß)

Fraktion	Neugeborenes	Säuglinge/Kleinkinder	Kinder/Jugendliche
Albumin	60-65 %	63-68 %	56-68 %
α_1	2-5 %	2-5 %	2-5 %
α_2	7-10 %	9-11 %	6-10 %
β	2-16 %	7-14 %	8-14 %
γ	13-22 %	5-19 %	10-20 %
Gesamteiweiß	4,3 - 7,6 g/dl	5,5 – 8,0 g/dl	6,1-8,1 g/dl

Weitere altersadaptierte Normwerte finden sich jeweils bei den einzelnen Kapiteln.

ICD-10

Der **ICD-10-GM** (German Modification, Version 2022, herausgegeben vom BfArM = Bundesinstitut für Arzneimittel und Medizinprodukte, Bonn) gilt für den ambulanten u. stationären Bereich. Die Verschlüsselung hat mindestens vierstellig zu erfolgen. Online als kostenloser Download: www.dimdi.de

Zusätzlich kann zu jeder Ziffer kodiert werden: R = rechts; L = links; B = beidseitig
im ambulanten Bereich auch: V = Verdacht auf; Z = Zustand nach; A = Ausschluss; G = Gesichert

".-" od. "-" bedeutet, dass an dieser (4. od. 5.) Stelle eine Zahl eingefügt werden muss, die meist die Lokalisation od. Komplikationen kodiert. "+*" = Kreuz-Stern-System bedeutet, dass hier immer zwei ICD-Codes erforderlich sind (weiteres s. ICD-Handbücher).

Angeborene Fehlbildungen Q00 - Q99
Autoimmunerkrankungen M30 - M36
Atmungsstörungen ... P20 - P28
Bösartige Tumoren ... C00 - C97
Gefäßerkrankungen ... I00 - I99
Genetische Erkrankungen . Q90 - Q99
Gutartige Tumoren ... D00 - D48
Immundefekte ... D80 - D84
Infektionskrankheiten ... A00 - B99
Neurologische ErkrankungenG00 - G99
Psychiatrische Erkrankungen F00 - F99
Risikoneugeborenes ... P00 - P96
Schwangerschaft,Geburt... O00 - O99
Urogenitalsystem-Erkr.... N00 - N99
Vergiftungen ... T36 - T65
Verletzungen ... S00 - S99

A

Abdominalschmerz ... R10.4
Abszess ... L02.9
ADHS ... F90.-
Adipositas ... E66.9
Adrenogenitales Syndrom ... E25.9
AIDS ... B20 - B24
Akne vulgaris ... L70.0
Akutes Abdomen ... R10.0
Alkoholembryopathie ... Q86.0
Allergie, nicht näher bezeichnet ... T78.4
Allgemeinuntersuchung ... Z00.0
Anämie ... D64.9
Angina tonsillaris ... J03.0
Anorexie ... F50.0
Aortenisthmusstenose ... Q25.1
Aortenstenose, angeb. ... Q23.0
Appendizitis ... K35
Arteriovenöse Fistel/angeb... I77.0/Q27.3
Asthma bronchiale ... J45
Atemnotsyndrom ... P22.0
Atemwegsinfektionen ... J00-J22
Autismusspektrumstörung ... F84

B

Bauchtrauma ... S36
Beckenverletzung ... S32
Bisswunde ... T14.1
Blutung, fetale ... P50-P56
Bronchiektasen ... J47
Bronchitis, akute ... J20.9
Bulimie ... F50.2

C

Chromosomenanomalien ... Q99.9
Cluster-Kopfschmerz ... G44.0
Colitis ulcerosa ... K51
Colles-Fraktur ... S52.5
Commotio cerebri ... S06.0
Coxitis fugax ... M12.85
Cushing-Syndrom I ... E24

D

Darmatresien ... Q41-Q42
Debilität ... F70.-
Dermatomyositis ... M33.-
Designer-Drogenabhängigkeit ... F15.2
Diabetes mellitus Typ I ... E10.-
Diabetes mellitus Typ II ... E11.-
Diarrhoe ... A09
DIC ... D65.-
Dickdarmatresie ... Q42.8
Diphtherie ... A36.9
Distale Radiusfraktur ... S52.5
Down-Syndrom ... Q90.9
Dreimonatskoliken ... R10.4
Dreitagefieber ... B08.2
Drillinge ... O30.1
Ductus arteriosus Botalli ... Q25.0
Dünndarmatresie ... Q41.8
Durchfallerkrankung ... A09.0
Dysmelien ... Q70-73
Dysrhaphische Störungen ... Q05.-
Dystone Syndrome ... G24.-

E

Ebstein-Anomalie ... Q22.5
Einschlafstörungen ... F51.0
Elektiver Mutismus ... F94.0
Emotionale Störungen im Kindesalter F90-98
Empfängnisverhütung ... Z30.9
Endokarditis ... I38
Endokrine Myopathien ... G73.5
Entwicklungsstörungen, kindliche F80 - F89
Enuresis ... F98.0
Enzephalitis ... G04.9
Epiduralblutung ... I62.1
Epilepsie ... G40.9
Epiphysenfugenverletzung ... M93.9
Epispadie ... Q64.0
Erbrechen ... R11
Erfrierung ... T35.7
Erkältung, Schnupfen ... J00
Ertrinken ... T75.1
Erythroblastose, fetale ... P55.9
Ewing-Sarkom ... C40
Exanthema subitum ... B08.2

F

Fallot-Tetralogie ... Q21.3
Fieber, allg. ... R50.9
Fieberkrampf ... R56.0
Fraktur, nicht näher bezeichnet ... T14.2
Fremdkörperaspiration ... T17.9
Frühgeburt ... P07.3
Frühkindlicher Autismus ... F84.0

G

Gastritis ... K29.7
Gastroenteritis ... A09
Geburt ... Z38.2
Geburt, regelwidrige ... O66.9
Gelegenheitsanfall ... G40.5
Genitalverstümmelung ... Z91.70
GI-Blutung, obere ... K92.2
GI-Blutung, untere ... K62.5
Glioblastom ... C71.-
Glücksspielsucht ... F63.0
Gonadendysgenesie-Syndrome ... Q96.9
Grand-mal ... G40.6
Grippaler Infekt ... J06.9

H

Hämatom ... T14.0
Hämophilie A / B ... D66 / D67
Harnblasenentzündung ... N30.9
Harnleiterabgangstenose ... N13.5
Harnröhrenklappen ... Q64.2
Harnröhrenstriktur ... N35.8
Harnsepsis ... N39.0
Harnverhalt, akuter ... R33
Harnweginfekt ... N39.0
Hepatitis-B-Infektion ... B16.9
Hepatitis-C-Infektion ... B17.1
Hepatoblastom ... C22.2
Hernia inguinalis ... K40.-
Herpes-simplex-Infektion, genital A60.0
Herpes-simplex-Infektion, labial ... B00.1
Herzinsuffizienz ... I50.9
Herz-Kreislaufversagen ... I46.-
Herzrhythmusstörungen ... I49.9
Heuschnupfen ... J30.1
Hirndruck, Hirnödem ... G93.6
Hirninfarkt ... I63.-
Hirnmassenblutung ... I61.-
Hirntumoren, je nach Lok. .. C70 - C72.9
Hitzeschädigung ... T67.9
HIV-Infektion, asymptomatisch ... Z21
HMSN ... G60.0
Hodenhochstand ... Q53.9
Hodentorsion ... N44.0
Hodentrauma ... S39.9
Hodentumoren, benigne ... D40.1
Hodentumoren, maligne ... C62.9
Hüftdysplasie ... Q65.8
Hydrozele ... N43.3
Hydrozephalus/angeboren ... G91.-/Q03.-
Hymenalatresie ... Q52.3
Hyperbilirubinämie, Neugeb. P58-P59
Hypertonie, arterielle ... I10.-
Hyperventilationstetanie ... F45.33
Hypoglykämie ... E16.2
Hypoplastisches Linksherzsyndrom Q23.4
Hypospadie ... Q54.9
Hypothyreose, konnatale ... E03.1
Hypotonie, arterielle ... I95.9

I, J

Idiotie ... F73.-
Ileus ... K56.-
Imbezillität ... F71.-
Impfung ... Z26.9
Influenza ... J09-J11

Inkontinenz, Urin N39.3
Intelligenzminderung F70-F73
Intersexualität Q56.0
Intrazerebrale Blutung I61.-

K

Kaiserschnitt O82.9
Kardiomyopathie I42.9
Kawasaki-Syndrom M30.3
Kernikterus P57.0
Kindervorsorgeuntersuchungen Z00.1
Kindesmisshandlung T74.1
Kindliche Entwicklungsstörung. F80 - F89
Klinefelter-Syndrom Q98.4
Klumpfuß / angeb. .... M21.57 / Q66.0
Knochentumoren .... C40 - C41
Kollaps R55
Kombinationsimpfung Z27.9
Kongenitale Myopathien G71.2
Kopfschmerzen R51
Koronare Herzkrankheit I25.9
Kraniosynostosen Q75.0
Krankheit, allg. R69
Kreuzschmerzen M54.5
Kryptorchismus Q53.9
Kurzdarmsyndrom K91.2

L

Läuse B85.0
Leberabszesse K75.0
Leberverletzung S36.1-
Legasthenie F81.0
Leistenhernie K40.-
Leistenhoden Q53.9
Leukämie C95.90
Lippen-Kiefer-Gaumenspalte .. Q35-Q37
Listeriose / Neugeb. .... A32.9 / P37.2
Lungenabszess J85.-
Lungenembolie I26.-
Lymphadenopathie I88.-/R59.9
Lymphome C81.9, C85.9

M

Maldescensus testis Q53.9
Masern B05.9
Meatusstenose N35.9
Meckel-Divertikel Q43.0
Megakolon/Morbus Hirschsprung .. Q43.1
Megaureter, primärer Q62.2
Megaureter, sekundärer N28.8
Mekoniumaspiration P24.0
Mekoniumileus P75*
Meningitis bei Viruskrankheiten ... G02.0
Meningitis, bakterielle G00.9
Migräne G43.-
Milzverletzung S36.0-
Mitralinsuffizienz I05.1/I34.0
Mitralstenose I05.0/I34.2
Mononukleose B27.0
Morbus Crohn K50.-
Morbus Wilson E83.0
Mukoviszidose E84
Mumps B26
Muskeldystrophien G71.0
Mutismus F94.0
Myokarditis I40.9
Myopathien .... G71 - G73
Myotonien G71.1

N

Nabelhernie K42.-
Narkolepsie G47.4
Nekrotisierende Enterokolitis P77
Neugeborenenblennorrhoe A54.9
Neugeborenenikterus P58-P59
Neuroblastom C47.9
Neurodermitis L20
Neurofibromatose v.Recklinghausen Q85.0
Nierenanomalien Q63.9
Nierenbeckenabgangstenose N13.-
Niereninsuffizienz N17-N18
Nierensteine N20.-
Nikotinabusus F17.1

O

Obere GI-Blutung K92.2
Obstipation K590
Ohne Befund (o.B.) Z03.9
Omphalozele Q79.2
Orchitis N45.0
Orthostatische Dysregulation I95.1
Ösophagusatresie Q39.-
Ösophagusverätzung T28.6
Osteomyelitis M86.-
Osteosarkom C40
Otitis media H66.9

P, Q

Pankreasverletzung S36.2-
Paralytischer Ileus K56.0
Pavor nocturnus F51.4
Penismissbildungen Q55.-
Penistrauma S39.9
Peritonitis K65.-
Pertussis A37.0
Phenylketonurie E70.0
Phimose N47
Phlebothrombose I80.2
Phobien im Kindesalter F93.1
Pierre-Robin-Syndrom Q87.0
Platzwunde T14.0
Plexus-brachialis-Läsion G54.0
Plötzlicher Kindstod R95.9
Pneumonie J18.9
Pneumothorax J93.-
Poliomyelitis anterior A80.-
Polytrauma T06.8
Prader-Willi-Syndrom Q87.1
Prellung, oberflächlich T14.0
Psoriasis L40
Pubertas praecox E30.1
Pubertas tarda E30.0
Pulmonalstenose, angeb. Q22.1
Pyelonephritis, akute N10
Pyelonephritis, chronische N11.9
Pylorusstenose Q40.0

R

Rechenstörungen F81.2
Refluxiver Ureter N13.7
Retinoblastom C69.2
Rhesus-Inkompatibilität P55.0
Rheuma M08.99
Ringelröteln B08.3
Röteln B06.9
Rötelnembryopathie P35.0
Rückenschmerzen M54.-

S

Salmonellosen A01.0-A02.0
Schädel-Hirn-Trauma S06.-
Scharlach A38
Schielen H49-H50
Schlafstörungen G47.9/F51.9
Schmerz, allg. R52.9
Schnittwunde T14.1
Schnupfen J00
Schock R57.9
Skoliose / angeb. .... M41.99 / Q67.5
Skrotumverletzung S39.9
Spannungskopfschmerzen G44.2
Spondylolyse M43
Sprachentwicklungsstörung F80.-
Status asthmaticus J46
Stottern F98.5
Subarachnoidalblutung I60.-
Sucht .... F10 - F19
Suizidversuch .... X84.9!
Synkope R55

T

Teilleistungsschwächen .... F80 - F89
Thoraxtrauma .... S20 - S29
Thrombose, tiefe I82.9
Thrombozytopenie D69.6-
TIA G45.9
Tod, allg. R99
Torticollis spasmodicus G24.3
Tourette-Syndrom F95.2
Tourette-Syndrom F95.2
Toxoplasmose B58.-
Toxoplasmose, pränatale P37.1
Transposition großer Arterien Q20.3
Trichterbrust Q67.6
Trikuspidalatresie Q22.4
Trisomie 21 .... Q90.9
Trisomien Q92.9
Tuberkulose A16.9
Tumornachsorge Z08.-
Turner-Syndrom Q96.9

U

Übelkeit R11
Unterarmfraktur S52.9
Unterbauchschmerz R10.3
Untere GI-Blutung K62.5
Untergewicht E40-E46
Unterkühlung T68
Unterschenkelfraktur S82
Untersuchung, allg. Z00.0
Urachusfistel Q64.4
Ureterabgangsstenose N13.5
Ureteranomalien Q62.8
Ureterdoppelfehlbildungen Q62.5
Urethralklappen Q64.2
Urininkontinenz N39.3
Urosepsis N39.0

V

V.a., ohne Befund Z03.9
Varikozele I86.1
Varizellen B02
Vegetat.Nervensystem-Krankheiten G90.9
Ventrikelseptumdefekt Q21.0
Verbrauchskoagulopathie D65.-
Verbrennung T30.-
Verdacht auf, o.B. Z03.9
Verhaltensstörungen,Kindesalter F90-98
Vesikoureteraler Reflux N13.7
Vorhofseptumdefekt Q21.1
Vorsorgeuntersuchung Z00.0

W

Wachstumsstörungen E34
Weichteiltumoren D21.-/C49.-
Wilms-Tumor C64
Windeldermatitis L22
Windpocken B02
Wirbelsäulenfraktur T08.-
Wunde T14.1
Wurmerkrankungen B83.9

X, Y, Z

Zerebralparese, infantile G80.9
Zerebrovaskuläre Insuffizienz .. I63 - I67
Ziegenpeter B26
Zöliakie K90.0
Zwerchfellhernie, angeb. Q79.0
Zwillinge O30.0
Zwitter/Hermaphroditismus Q56.0
Zyklusanomalien N91.-
Zystische Fibrose E84
Zystitis N30.9
Zytomegalie B25.9
Zytomegalie, pränatale Infektion .. P35.1

GEGENSTANDSKATALOG 2

IMPP-Gk 2 für den Zweiten Abschnitt der Ärztlichen Prüfung v. 10/2021

Wegen der Corona-Pandemie wurde der ursprünglich geplante Start von 2021 auf das Frühjahr 2022 verschoben.

Die Prüfungsaufgaben sollen unter Aspekten der allgemeinen ärztlichen Tätigkeit auf die wichtigsten Krankheitsbilder und Gesundheitsstörungen abgestellt sein. Dies sind insbesondere solche, die sich durch ihre Verbreitung, ihre Folgen für den Einzelnen oder die Gesellschaft auszeichnen. Hierzu zählen:

- Krankheiten des Blutes, der blutbildenden Organe, des Kreislaufsystems, der Atmungsorgane, der Verdauungsorgane, der Drüsen mit innerer Sekretion, des Stoffwechsels und der Nieren. Immunologische und allergische Krankheiten, Krankheiten des rheumatischen Formenkreises, Infektionskrankheiten, Geschwulstkrankheiten.
- Krankheiten des zentralen Nervensystems, der peripheren Nerven und der Muskulatur. Hirnorganische, endogene, psychotische und persönlichkeitsbedingte reaktive Störungen. Neurosen. Süchte. Suizidalität. Sexuelle Verhaltens- und Erlebnisstörungen. Psychosomatische Krankheiten und funktionelle Störungen. Störungen der Kommunikation.
- Krankheiten der perinatalen Periode, des Kindes- und Jugendalters, Verhaltens- und Entwicklungsstörungen sowie Behinderungen bei Kindern und Jugendlichen.
- Krankheiten der Haut, ihrer Anhangsgebilde und der Schleimhäute der äußeren Körperhöhlen. Geschlechtskrankheiten.
- Wundbehandlung. Asepsis, Antisepsis, Fehlbildungen, Krankheiten und Verletzungen von Kopf, Hals, Wirbelsäule, Thorax, Abdomen, Extremitäten, Herz, Gefäßen, Nieren, ableitenden Harnwegen, äußeren und inneren Genitalorganen, des zentralen und peripheren Nervensystems sowie der Sinnesorgane. Unfälle und Vergiftungen.
- Störungen der Geschlechtsentwicklung und der Fertilität. Familienplanung. Schwangerschaft, Beratung und Beurteilung in Konfliktsituationen, insbesondere medizinische, rechtliche und ethische Aspekte des Schwangerschaftsabbruchs, Risikoschwangerschaft, Beratung und Vorsorge in der Schwangerschaft. Geburt und Risikogeburt. Krankheiten des Wochenbetts. Entzündungen und Geschwülste der weiblichen Genitalorgane. Körperliche, geistige und psychische Entwicklung und ihre Varianten, altersspezifische Aspekte von Gesundheitsstörungen, ihrer Diagnostik und Behandlung, klinische Genetik einschließlich humangenetischer Beratung.

Die Prüfungsaufgaben sollen einen oder mehrere der folgenden Aspekte berücksichtigen:

- Ätiologie, Pathogenese, spezielle Pathologie, Pathophysiologie.
- Symptomatologie, Diagnostik, Differentialdiagnose, Durchführung und Bewertung körperlicher, labormedizinischer und technischer Untersuchungen, Indikationen, Kontraindikationen.
- Anwendung konservativer, operativer und physikalischer Behandlungsverfahren einschließlich Strahlenbehandlung, Grundprinzipien operativer Techniken, Grundprinzipien der Vor- und Nachbehandlung, klinische Pharmakologie und Pharmakotherapie, spezielle therapeutische Verfahren, Indikationen, Kontraindikationen, Prognose, Rehabilitation, Gesundheitsberatung, Behandlung von Langzeitkranken, unheilbar Kranken und Sterbenden, Schmerzbehandlung und Palliativmedizin.
- Erkennung und Behandlung akut lebensbedrohender Zustände, Notfall- und Katastrophenmedizin.
- Grundzüge der Allgemein-, Krankenhaus- und Seuchenhygiene.
- Individuelle, epidemiologische und sozialmedizinische Aspekte der Krankheitsentstehung und -verhütung, Öffentliche Gesundheitspflege/Public Health.
- Arbeitsmedizinische Untersuchungen. Analyse von Arbeitsplatz- und Berufsbelastung. Berufskrankheiten.
- Medizinische Begutachtung. Rechtsfragen der ärztlichen Berufsausübung.

Teil A - Absolventenprofil

1. Rollen und Bilder von Ärztinnen und Ärzten
2. Anvertraubare professionelle Aktivitäten

Teil B - Konsultationsanlässe (kinderheilkundlich relevante Themen)

1) Akuter (plötzlicher) Schmerz
2) Änderung der Harnfarbe bzw. -beschaffenheit
3) Angst und Ängstlichkeit
4) Anhaltende Beschwerden (ohne bisher klare Ursache)
5) Appetitlosigkeit und abnormes Essverhalten
6) Atemnot und Kurzatmigkeit
8) Auffällige Familiengeschichte
9) Auffällige Fontanelle
11) Auffälliges Neugeborenes
13) Aufmerksamkeits- bzw. Konzentrationsstörungen
15) Ausfluss aus den Ohren
16) Ausfluss aus der Harnröhre oder aus Geschlechtsorganen
17) Ausfluss aus der Nase
18) Austrocknung (Exsikkose)
19) Bauchschmerzen
20) Begleitung chronisch erkrankter Patienten/innen
21) Behinderte Nasenatmung
22) Behinderung der Atemwege durch Aspiration
23) Beratung Gesunder und der Eltern gesunder Kinder
24) Beratung zum Thema Organspende
25) Beschwerden beim Wasserlassen
26) Betreuung unheilbar Kranker und Sterbender
27) Bewegungsstörungen und ungewollte Bewegungen
28) Bewusstseinsverlust oder -störung
30) Blähungen bzw. Blähbauch (Meteorismus)
31) Blauverfärbung von Haut und Schleimhaut (Zyanose)
32) Blasenbildung
33) Blässe
34) Blutung aus dem Darm und Teerstuhl
35) Blutungsneigung
36) Chronischer Schmerz
39) Entwicklungsstörungen und Schulprobleme
40) Erhöhter Blutdruck
41) Essattacken bzw. übermäßige Nahrungsaufnahme
42) Fehlbildungen
44) Fieber

45) Flankenschmerzen
46) Flecken der Haut
48) Früherkennung / Vorsorgeuntersuchung
49) Geburt
51) Gehstörungen und Sturzneigung
52) Gelbsucht
53) Gelenkschwellung
54) Generalisierter Schmerz / an verschiedenen Lokalisationen
56) Gewalterfahrung und Missbrauch
57) Gewichtsabnahme
58) Gewichtszunahme
60) Halsschmerzen
62) Herzklopfen
63) Hodenfehllage
64) Hörstörungen
65) Husten
66) Impfungen und Impfberatung
68) Juckreiz
70) Kindesmisshandlung
71) Kleinwuchs
73) Kollaps
74) Kopfschmerzen
76) Krampfanfall
77) Kreislaufstillstand (beobachtet)
79) Lähmungen
81) Lymphknotenvergrößerung
84) Muskelschwäche
86) Nachtschweiß
88) Nackensteifigkeit (z.B. Meningismus)
89) Nahrungsunverträglichkeiten
92) Ohrenschmerzen
97) Probleme im sozialen Umfeld
102) Rückenschmerzen
104) Schlafstörungen
105) Schluckbeschwerden
107) Schmerzen im Bereich Arme / Beine, inkl. Gelenke
109) Schmerzen im Bereich des Brustkorbs
113) Schockzeichen
117) Schwellung am Hals
118) Schwellung des Bauches
119) Schwellung des Hodensacks
120) Schwellung in der Leiste
121) Schwellungen von Armen / Beinen (lokalisiert / diffus)
122) Schwellungen bzw. Flüssigkeitseinlagerungen (Ödeme)
123) Schwindel und Taumel
125) Sodbrennen
127) Sprech- und Sprachstörung
131) Störung des Sehvermögens bzw. Blindheit
132) Störungen der Pubertätsentwicklung
135) Störung des Herzrhythmus
137) Suchtverhalten, Abhängigkeit, Gebrauch v. Genussgiften
138) Taubheitsgefühl und Kribbeln bzw. Parästhesien
140) Übelkeit und Erbrechen
141) Übergewicht
142) Unter-, Fehl- und Mangelernährung
143) Unterkühlung
144) Unwillkürliche Bewegungen (Tics bzw. Stereotypien)
145) Unwillkürlicher Stuhlabgang
149) Veränderung und Beschwerden des Stuhlgangs
150) Verbrennungen, Verbrühungen, Verätzungen
151) Verdickungen bzw. Knoten im Bauchbereich
152) Verdickungen der Haut, z.B. Schwellungen und Knoten
153) Vergiftung
155) Verhaltensauffälligkeiten
157) Vermehrter Durst
158) Verminderte oder fehlende Urinausscheidung
160) Verstärkung der Atmung (Hyperventilation)
161) Verstärktes Schwitzen
162) Vorhautverengung bzw. Abschnürung
164) Wachstums- und Gedeihstörung
165) Wunden und Geschwüre der Haut und Schleimhäute
166) Wundschmerz

Teil C - Krankheitsbilder

Dieser Teil bildet im Wesentlichen die Klassifikation der Krankheiten nach dem ICD-10 ab.

Teil D - Übergeordnete Kompetenzen

D1 Medizinisch-wissenschaftliches Denken und Handeln
D2 Ärztliche Kommunikation
D3 Interprofessionelle Kommunikation und Zusammenarbeit
D4 Gesundheitsberatung, -förderung und Prävention
D5 Führung und Management
D6 Professionelles Handeln

Anhang - Arzneistoffliste

Die Liste umfasst ca. 300 Arzneistoffe. Sie ist in übergeordnete Systeme und Arzneistoffgruppen gegliedert. Bei der Auswahl wurden wichtige Wirkprinzipien, die Häufigkeit der Verschreibung in Deutschland, die Evidenz der Wirksamkeit, therapeutische Leitlinien, besondere Gefährlichkeit und die WHO-Liste essentieller Arzneistoffe berücksichtigt.

Übergeordnete Systeme:

Adrenerges System
Antibakterielle Wirkung
Antimykotische Wirkung
Antiparasitäre Wirkung
Antivirale Wirkung
Blutgerinnung
Calcium- und Knochenstoffwechsel
Cholinerges System
Dopaminerges System
Eicosanoidsystem
Endocannabinoidsystem
GABAerges System
Glukosestoffwechsel
Glutanerges System
Histaminerges System
Immunsystem
Ionenkanäle
Klassische Zytostase
Lipidstoffwechsel
Membranstabilisatoren
mGPCR-Antagonisierung
Norepinephrin/5-HT-Verstärkung
NO/cGMP-System
Peptiderge Systeme
Physikalische Wirkprinzipien
Purinstoffwechsel
RAA-System
Schilddrüse
Serotinerges System
Sexualhormone
Unbekannt
Wachstumsfaktoren
Wasser- und Elektrolythaushalt
Zielgerichtete Tumorbeeinflussung
Zyklische Nukleotide

Literatur: Den vollständigen Gegenstandskatalog gibt es als kostenlosen Download im Internet: www.impp.de unter /Prüfungen /Allgemein /Gegenstandskataloge (gk2-2021-Auflage05_1.pdf für die Examen seit Frühjahr 2022).

INTERNET-ADRESSEN

Medizinische Selbsthilfegruppen, Informations- und Kontaktstellen

ADHS	www.adhs-deutschland.de u. www.ag-adhs.de
AIDS	www.aidshilfe.de
Autismus	www.autismus.de
Cancer Institute (USA), Cancernet	www.cancer.gov, www.cancer.net
Chromosomal geschädigter Kinder	www.leona-ev.de
Colitis ulcerosa, Morbus Crohn	www.dccv.de
Dialysepatienten	www.dnev.de, www.bundesverband-niere.de
Down-Syndrom	www.down-syndrom.org, www.ds-infocenter.de
Epilepsie	www.epilepsie-vereinigung.de, www.epilepsie-netz.de
Essstörungen, Bulimie	www.anad.de und www.dick-und-duenn-berlin.de
Frühgeborene Kinder	www.fruehgeborene.de
Fragiles-X-Syndrom	www.frax.de
Gefäßerkrankungen	www.deutsche-gefaessliga.de
Herzfehler	www.herzstiftung.de u. www.herzkind.de u. www.kinderherzliga.de
Herzklappen	www.die-herzklappe.de
Hirntumoren	www.hirntumorhilfe.de
Hydrocephalus	www.asbh.de
Hypophysenerkrankungen	www.glandula-online.de
Immundefekte	www.dsai.de, www.dgfi.org, www.immunschwaeche-schweizd.ch, www.oespid.org
Intensiv-pflegebeürftige Kinder	www.intensivkinder.de
Klinefelter-Syndrom	www.klinefelter.de
Kleinwüchsiger Menschen	www.bkmf.de
Klumpfuß	www.klumpfusskinder.de
Körperbehinderte - Bundesverband	www.bsk-ev.org
Krebs (allgemein)	www.krebshilfe.de, www.krebsgesellschaft.de, www.kinderkrebsstiftung.de
Krebsinformationsdienst (Krebsforschungszentrum Heidelberg)	www.krebsinformationsdienst.de
Lebererkrankungen	www.leberhilfe.org u. www.bag-leber.de
Legasthenie	www.bvl-legasthenie.de
Lernbehinderte	www.lernen-foerdern.de
Leukämie	www.kompetenznetz-leukaemie.de, www.leukaemie-online.de, www.leukaemie-hilfe.de
Lippe	www.lkg-selbsthilfe.de
Lungenerkrankungen	www.lungenstiftung.de
Muskelkranke	www.dgm.org
Medikamente für Kinder	www.kinderformularium.de, www.kindermedika.at
Nebennierenerkrankungen	www.glandula-online.de
Nierenerkrankungen	www.bundesverband-niere.de
Ösophagusatresie	www.keks.org
Osteoporose	www.osteoporose-deutschland.de und www.osteoporose.org
Pankreaserkrankungen	www.adp-bonn.de
Prader-Willi-Syndrom	www.prader-willi.de
Rechenschwache Kinder	www.ifrk-ev.de
Rett-Syndrom	www.rett.de
Rheuma	www.rheuma-liga.de, www.kinder-rheumastiftung.de
Schädel-Hirn-Patienten	www.schaedel-hirnpatienten.de
Schilddrüsenerkrankungen	www.schilddruesenliga.de
Schmerzen (Kopf-, Rückenschmerzen, Tumorschmerzen)	www.schmerzliga.de
Skoliose	www.bundesverband-skoliose.de u. bei www.skoliose-info-forum.de
Spina bifida	www.asbh.de
Stotterer-Selbsthilfe	www.bvss.de
Suchterkrankungen, Fachverband und Suchttherapie (stationäre)	www.sucht.de und www.suchthilfe.de
Teilleistungsschwächen	www.seht.de
Tourette-Syndrom	www.tourette-gesellschaft.de, www.tourette.de
Transplantationen	www.eurotransplant.org, www.dso.de, www.bdo-ev.de, www.a-g-o.de
Turner-Syndrom	www.turner-syndrom.de
Verbrennungen, brandverletzte Kinder	www.brandverletzte-leben.de und www.paulinchen.de
Zytomegalie	www.cmv-selbsthilfegruppe.de

Sonstige medizinische Adressen und Auskunftsdienste

American Medical Association	www.ama-assn.org
Apotheken-Notdienst	www.aponet.de/notdienst u. www.apothekenfinder.mobi
Ärztezeitung, Deutschland	www.aerztezeitung.de
Bundesärztekammer	www.baek.de
Bundesministerium für Gesundheit	www.bmg.bund.de
Bundeszentrale für gesundheitliche Aufklärung	www.bzga.de
CNN Health (Nachrichtendienst)	www.cnn.com/health
Cochrane Zentrum Deutschland	www.cochrane.de
Deutsche Zentralbibliothek für Medizin	www.zbmed.de
Deutsche Gesellschaft für Kinder- und Jugendmedizin e.V.	www.dgkj.de
Deutsche Bibliothek	www.portal.dnb.de
DIMDI (medizinische Literaturdatenbank)	www.dimdi.de
Gefahrstoff-Datenbank	www.dguv.de/ifa/stoffdatenbank
Kassenärztliche Bundesvereinigung	www.kbv.de
Kongresse, medizinische	www.my-medical-education.com
Stillen	www.afs-stillen.de
Leitlinien, medizinische (AWMF)	www.awmf.org
Medikamente – Gelbe Liste	www.gelbe-liste.de
Medizin Forum – allgemeine Gesundheitsaspekte	www.medizin-forum.de
National Library of Medicine (USA), PubMed/MEDLINE	www.nlm.nih.gov, www.pubmed.gov
Public Health	www.deutsche-gesellschaft-public-health.de
Robert Koch-Institut	www.rki.de
Selbsthilfegruppen – Kontaktstellen, Organisationen	www.nakos.de und www.dag-selbsthilfegruppen.de
Verzeichnis lieferbarer Bücher	www.buchhandel.de
World Health Organisation	www.who.int
Zeitschriften, medizinische (freier Zugang)	www.freemedicaljournals.com

STICHWORTVERZEICHNIS

A

A.carotis....471
A.carotis-Dissektion....357
A.frenularis....307
A.pulmonalis-Hypoplasie....246
A.testicularis....311, 316
A.vertebralis....471
A.vertebralis-Dissektion....357
AABR....8, 189, 455
AADC-Mangel....34
AB0-Inkompatibilität....**74**, 142
ABCDE-Regel....450
Abdomen,akutes....251
Abdomenübersic....254
Abdominaltrauma....352
Abdominaltuberkulose....122
Abdomino-sacro-perin.Durchzug..259
A-Betalipoproteinämie....490
Abhängigkeit....510
Ablatio retinae....334
Ablatio testis....342
Abnabelung....61, 142
Abort....104
Abortrate,Amniozentese....23
Abrutschwink....397
Absencen....**483**, 485, 487, 508
Abszess....88, 178, 347
- Appendix....262
- Hirn....357
- Knochen....349, 411
- Lunge....119
- Niere....301
- Tonsillen....108
Abt-Letterer-Siwe-Syndrom....416
Abtropfmetastasen....331
Abwehrspannung....261
Acetabulum....394
Acetylsalicylsäure....115
Achillotenotomie....408
Achondroplasie....33, 185, 375, **378**
Aciclovir....103, 106, 113
Acne fulminans....419
Acne vulgaris....184
Acquired immune deficiency syndr.135
Acyl-CoA-Dehydrogenasedefekte ...8, 192, **207**
Adamantinom....415
Adams-Stokes-Anfall ... 236, 239, 241
Adams-Test....385, 386
ADA-SCID....173
Addison-Krankheit.180, 207, 209, 251
Addison-Krise....188
Add-on-Medikation....476
Adduktorensehnen-Zerrung....318
Adenoide Vegetationen**108**, 116, 453, 505
Adenosin....237
Adenosindesaminase-Mangel....173
Adenoviren....114, 124
ADH....298
ADHS....10, 45, 54, 298, 488, **507**
Adipositas....57, **212**, 274
Adnexitis....251, 263, 301
Adoleszentenkyphose....389
Adrenalin....69, 435
Adrenogenitales Syndrom...8, 34, 38, 183, 185, **187**, 190, 192, 258
Adrenoleukodystrophien....206
Advancement,fronto-orbitales....381
Adversivanfälle....483
Aedes....47, 112
AE-Kinder....53
Affektiver Tonusverlust....487
Affektkrämpfe....478, 503
Afibrinogenämie....153, 159
AFP....22, 175, 341
Agammaglobulinämie....167, 170
Aganglionose....264
$AgNO_3$-Lösung....48
Agranulozytose, infantile....176
AGS....39, 258
Ahornsirupkrankheit 8, 192, **194**, 490, 496
Aicardi-Goutières-Syndrom....496
AIDS....50, **135**, 251
Aitken-Etlg. (Epiphyseolyse)....362
Akanthozytose....151
Akne....436, **443**
Akrokranium....380
Akromegalie....185, 191, 194, 375
Akromikrie....36
Akrozephalopolysyndaktylie....381
Akute Leukämien....323
Akutes Abdomen...125, **251**, 261, 273, 305
Akutes Nierenversagen....**280**, 435
Akutes Skrotum....311, 316
Akutphaseproteine....166
Alagille-Syndrom....275
Albers-Schönberg-Krankheit....379
Albinismus....34, 158, 192, 194
Albträume....504
Aldosteronom....194
Alglucosidase-α....201
Alice-im-Wunderland-Syndrom....464
Ali-Krogius-Op....401
Alkalizitraten....303
Alkaptonurie....192, 194
Alkoholkrankheit....54
- Alkoholabusus....20, 510
- Alkoholembryopathie25, **53**, 168, 214, 496
ALL....323
Allantois....285
Allantoisgang....291
Allel....32
Allergic march....432, 442
Allergie....167, **424**
Allergische Alveolitis....431
Allergische Vaskulitis....163
Allergologie....424
Alloimmunthrombozytopenie ...77, 153, 155
Alopecia areata....448
Alopecia psoriatica....442
Alopezie....436, **448**
Alpha-1-Antitrypsinmangel....274
Alport-Syndrom....34, 282, 454
ALTE....85
Alterseinschätzung....352
Altersklassen....11
Amanita muscaria....512
Amastie....45
Amaurose....334
Amaurotische Idiotie....205
Amblyopie....**456**, 458
Ambrosiapollen....428
Amelie....376
Ameloblastom....415
Amenorrhoe....34, 183, 188, 505
AMH....38
Aminoglykoside....88
Aminosäurestoffwechsel....192
- Erkrankungen....490
Amiodaron....238
Ammonshorn....484
Amnesie....355
Amnestisches Syndrom....510
Amnioninfektionssyndrom....60
Amniotomie....25
Amniozentese....**23**, 28, 35, 76, 497
Amöbiasis....135
Amoxicillin....88
Amphetamine....25, 266, 510
Ampicillin....88, 101
Ampulläres Nierenbecken....279, 289
Amputation....346
Amygdalohippokampektomie....485
Amyloidose....419
ANA....181
Anabolika....191
Analatresie....62, 258
Analgetika....321, 464
- Missbrauch....512
- Übergebrauch....465
Analkarzinom....137
Anämie....**141**, 207
- aplastische....142
- renale....281
Anamnese....1
Anaphylaktischer Schock424, 425, 434
Anaphylaxie....434
Ancylostomiasis....135
Andersen-Krankheit....200
Andersen-Tawil-Syndrom....236
Androgen-Insensitivitäts-Syndr.....38
Androgenrezeptordefekt191, 305, 309
Androgenrezeptorresistenz....39, 306
Anenzephalie....63
Anephrie....277, 278
Aneuploidien....26
Aneurysmatische Knochenzyste. 411, 414, 415
Anfälle,psychogene....478
Anfälle,tonisch-klonische....480
Anfallskalender....475
Anfallskrankheit....474
Anfallsprovokation....480
Angeborene Anämie....142
Angeborene Herzfehler....214
Angeborene Zwerchfellhernie....80
Angelman-Syndrom....27, 36
Angina lacunaris....100, 108
Angina pectoris....228
Angina retronasalis....108
Angina tonsillaris....107, 452
Angiographie....473
Angiohämophilie....159
Angiome....474
Angiomyolipom....338, 343
Angioödem....427
- hereditäres....**179**, 427
Angiosarkom....345
Angststörungen....502
Aniridie....337
Anisomastie....45
Anisometropie....456
Anisozytose....143
Ankyrin-Defekt....147
Anomalien, Mamma....45
Anoplastik....62, 259
Anorchie....311
Anorektaler Verschluss....258
Anorexia athletica....506
Anorexia nervosa.184, 190, 199, 209, **505**

Anosognosie ... 466
Anterograde Amnes ... 355
Antetorsion ... 393
Antibiogramm ... 87, 111
Antibiotika ... 88
- assoziierte Enterokolitis ... 133
- Ketten ... 384
- Prophylaxe ... 360
Antidiuretisches Hormon ... 298
Anti-D-Prophylaxe ... 75
Anti-ds-DNA-Ak ... 181
Antiemetika ... 324, 464
Antiepileptika ... 20, 160, **476**
Antigen-Schnelltest ... 111
Antihämophiles Globin ... 158
Antihistaminika ... 425
Antikoagulation ... 154, 227
Antikonvuls ... 476
Antikörper-Suchtest ... 76
Anti-Müller-Hormon ... 38
Anti-NMDA-Rezeptor-Enzephalitis 112, 474
Antinukleäre Antikörper ... 181
Antiphospholipid-Syndrom ... 157
Antiplasminmangel ... 154
Antithrombin ... 153
Antitrypsinmangel ... 245, 274
Antituberkulotika ... 123
Antizipation,genetis ... 490
Anuloplastik ... 230
Anulozytose ... 143
Anurie ... 129, 131, 281, 284
Anus praeternaturalis ... 62, 259
Aortenaneurysma ... 251
Aortenbogen-Syndrom ... 165
Aortenhypoplasie ... 224
Aortenisthmusstenose ... 62, 214, **223**
Aortenklappeninsuffizienz ... 229
Aortenklappenstenose ... 228, 229
Aortenstenose ... 214, 225, **228**, 229
Aortopulmonales Fenster ... 219
AP50-Test ... 167
Apallisches Syndrom ... 358
APC-Resistenz ... 19, 154, 471
Apert-Syndrom ... 381
Apertura medialis,.lat. ... 468
APGAR-Score ... **7**, 61, 65, 142
Aphthoid Pospischill-Feyrter ... 105
Aplasie,Mammae ... 45
Aplastische Anämie ... 142, 156
Aplastische Krise ... 144, 148, 149, 154
Apnoe ... **70**, 120
Apolipoproteinämie ... 192
Apophyse ... 362
Apoplektisches Gliom ... 328, 330
Apoplex ... 471
Apoplexie ... 93, 213, 241, 474, 488
Appendikolith ... 262
Appendix testis ... 312
Appendizitis ... 125, 251, **261**, 264, 305
Appetitzügler ... 505
Arabin-Pessar ... 65
Arachnoidalzysten ... 329
Arachnopathie ... 111
Arbeitssucht ... 512
Arbovirosen ... 112
ARDS ... 435
Arena-Virus ... 112
Argininbernsteinsäurekrankheit ... 192
Arithmasthenie ... 500
Armstrong-Krankheit ... 47
Armvorhaltetest ... 385
Arnold-Chiari-Syndrom ... 466, 469
Artemis-Defekt ... 173
Arterielle Hypertonie 19, 213, 282, 425, 472
Arterioskleros ... 197
Arthritis ... 107, 180, **417**
- juvenile ... 417
- psoriatic ... 443
- rheumatische ... 423
Arthrogryposis multiplex congenita 399, 407
Arylsulfatase-A-Mangel ... 490
Arzneimittelexanthem ... 101, 426, 442
Ascorbinsäuremangel ... 207
ASD ... 216
Aseptische Knochennekrose 363, 384, **392**, **401**, 402, 403, 405
Aseptische Meningitis ... 104
Askariasis ... 133, 134
Askin-Tum ... 350
Asperger-Syndrom ... 498
Aspergillose ... 137
Asphyxie 59, **62**, 64, 71, 77, 479, 481, 488, 496
Aspirationspneumonie ... 78, 257, 259
Aspirin-like Defekt ... 158
Asplenie ... 168
Assimilation ... 469
Asterixis ... 274
Asthma bronchiale ... 117, 122, **429**
Astigmatismus ... 456, 462
Astrozytome ... 319, 327, **329**
Asystolie ... 235
Aszendierende Infektion . 60, 291, 294
Ataxia teleangiectatica. 174, 322, 325, 345, 490
Ataxie ... 490
ATD ... 198
Atemnotsyndrom ... 62, 66, **70**, 198
Atemstörungen ... 68
Atemwegsinfektionen ... **114**, 251
Athabasca-Indianer ... 173
Athelie ... 45
Atherom ... 347
Athetosen ... 488
Athyreose ... 189
AT-III ... 162
- Mangel ... 19, 154, 471
Atlasassimilation ... 388
Atomoxetin ... 508
Atonischer Anfall ... 474
Atopische Dermatitis ... 441
Atopische Erkrankungen ... 57, **424**
Atosiban ... 65
Atrichie ... 448
Atrioseptostomie ... 221, 222
Atrioventrikulärer Block ... 238
Atrioventrikular-Kanaldefekte ... 217
Attention-deficit disorder ... 507
Atypische Pneumonie ... 114, 117
Aufmerksamkeitsdefizitsyndr. 501, 507
Aufwach-Epilepsie ... 480
Augeninnendruck ... 459
Augmentationsplastik ... 191
Aura ... 475, 480, 484
Ausfluss ... 300
Auskultationsbefund,Herz ... 225
Ausscheidungsurographie ... 289, 291
Austauschtransfusion ... 74, 76, 152
Autismus ... 45, 478, **498**, 500
Autoimmunerkrankungen ... 180, 268
- Autoimmunhämolytische Anämie 146, 181
- Autoimmunhepatitis ... 274
- Autoimmunneutropenie ... 177
- Autoimmunthrombozytopenie ... 156
- Autoimmunthyreoiditis ... 190
Autoinflammatorische Erkrankungen 167
Automatismen ... 358, 484
Automutilation ... 499, 506
Autosomen ... 26, 32
AV-Block ... 235, **238**
Avenin-Unverträglichkeit ... 269
AV-Kanal-Defekte ... 217
Axenfeld-Rieger-Anomalie ... 459
Azithromycin ... 88, 120
Azoospermie ... 314
AZT ... 138
Azyanotische Herzfehler ... 214

B

Babinski-Fröhlich-Syndrom ... 333
Babkin-Reflex ... 5, 13
Baby ... 11
Bäckerasthm ... 431
Bakterielle Endokarditis 225, 231, 423
Bakterielle Ruhr ... 130
Bakterielle Vaginose ... 64
Balanitis ... 301, 307, 308
Balanoposthitis ... 301, 307, 308
Balbuties ... 509
Baldwin-Zeichen ... 262
Balkenblase ... 296
Balkonstirn ... 378
Ballard-Score ... 8, 65
Ballonatrioseptostomie ... 221
Bandwürmer ... 133
Banti-Syndrom ... 148
Barbiturate ... 25, 510
Bardet-Biedl-Syndrom ... 212
Barlow-Zeichen ... 394
Bart's-Hydrops-fetalis ... 150
Bartholin-Pätau-Syndrom ... 31
Bartonella-Granulom ... 347
Basalzell-Naevus-Syndrom ... 33, 344
Basentriplettrepeats ... 27, 38, 491
Basis-Bolus-Prinzip ... 196
Basisreproduktionszahl ... 86, 94
Bassen-Kornzweig-Syndrom ... 490
Bassini-Op ... 318
Battarismus ... 509
Batten-Spielmeyer-Vogt-Krankheit 206
Battered-child-Syndrom . 63, **373**, 503
Bauchdeckenaplasie-Syndrom 289, 311
Bauchdeckenlücke ... 61
Bauchhoden ... 310
Bauchspalte ... 79
Bauchtrauma ... 352, 373
Bauchtumor ... 335
Beatmung ... 68
Beckenanomalien ... 19
Beckenendlage ... 20
Beckenniere ... 279
Beckenschiefstand ... 386
Becker-Kiener-Muskeldystrophie . 493
Behçet-Krankheit ... 106, 419
Beinachsenfehlstellung ... 399
Bell-Phänomen ... 462
Bence-Jones-Protein ... 349
Benigne familiäre neonatale Konvulsionen ... 479
Benigne intrakran.Hypertension ... 463
Benzodiazepine ... 25, 479, 486, 510
Berger-Nephritis ... 283
Bergstrand-Syndrom ... 412
Bernard-Soulier-Syndrom ... 154, 157
Berstfraktur ... 354
Bertin-Säulen ... 279
Berufsakne ... 444
Beschaffungskriminalität ... 511
Beschneidung,rituelle ... 309
Beschneidung,Vorhaut ... 308
Bestrahlungstherapie ... 20
Betamethason ... 65
Betasympathomimetikum ... 65
Bettnässen ... 298, 503
Bettwanze ... 437
Bewegungskrankheit ... 465
Bewegungsmaße ... 374
Bewusstlosigkeit ... 355
Bezoar ... 255
Bickerstaff-Enzephalitis ... 113
Biegefraktur ... 359
Bienengiftallergie ... 433
Bigorexia ... 512
Bilharziose ... 301
Bilirubin ... 73
- Absorptionsmaximum ... 23, 76
- Enzephalopathie ... 74, 77
Bindungsstörung ... 508
Binge-Eating-Störung ... 212, 507
Biogene Suchtmittel ... 512
Biologika ... **418**, 443
Biologische Klappen ... 226
Biotinidasemangel ... 8, 192, 474
Birkenpollen ... 428
Bishop-Koop-Ileostomie ... 84
Bisphosphonate ... 350
Bitemporale Hemianopsie ... 333

Björk-Shiley-Klappe 226
BK-mole-Syndrom 450
Blackfan-Diamond-Anämie 34, 144
Blackout 240
Blalock-Taussig-Shunt 220
Bland-White-Garland-Syndrom 224
Blasenaufbauplastik 294
Blasenbildung 364
Blasendivertik 292
Blasenekstrophie 62, **293**, 299, 309
Blasenektopie 293
Blasenentleerungsstörung 466
Blasenfistel 292, 294
Blasenhalssklerose 288, 298
Blasen-Nabel-Fistel 291
Blasensprung, vorzeitiger 64
Blastopathie 19
Blätterpilze 512
Bleibende Zähne 58
Blei-Intoxikation 251
Blennorrhoe 48
Blinddarmentzündung 261
Blinddarmreizung 263
Blitz-Nick-Salaam-Anfälle 344, 474, **481**, 505
Bloch-Sulzberger-Krankheit 345
Blockwirbel 381, 468
Bloom-Syndrom 175
Blount-Krankheit 402, 404
Blumberg-Zeichen 261
Blutarmut 141
Blutbild 166, 513
Bluterkrankheit 158
Blutgasanalyse 242
Blutgerinnung 140
Blutgruppenantikörper 74
Blutgruppenbestimmung 76
Blutgruppeninkompatibilität 74
Blutkultur 231
Blutstuhl 161
Blutsverwandtschaft 32
Blutungsneigung 153
Blutungszeit 154
Blutverlust 141, 142, **352**
Blutviskosität 152
Blutzucker 199
- Kontrollen 196
B-Lymphozyten 166
BMI 59, 60, **210**, 211, 212, 275, 506
Bobath-Krankengymnastik 470
Bocavirus 114
Bochdalek-Hernie 81
Boder-Sedgwick-Syndrom 174
Body mass index 60, 210, 212
Bodybuilder 191
Bohrdraht 360
Borderline-Syndrom 508
Bordetella pertussis 120
Borreliose 112, 398, 419, 436
Botulinumtoxin 470
Botulismus 132
Bourneville-Pringle-Syndrom 343
Brachyzephalus 380
Bradykardie 239
Brandverletzungen 363
Brauner Tumor 348, 411
Brechdurchfall 124
Breitschädel 380
Brenneman-Syndrom 263
Brillenhämatom 335
Brissaud-Syndrom 487
Brodie-Abszess 384, 412
Bromide 476, 480
Bronchialatmen 118
Bronchiektasen 243
Bronchiolitis 114, **116**, 429
- obliterans 246
Bronchitis 114, **116**
Bronchophonie 118
Bronchopneumonie 117
Bronchopulmonale Dysplasie 63, 66, **70**, 219, 245
Bronchusanomalien 243
Bronchusmalazi 243
Bronchusstenos 243
Browne-Operation 295
Brucellose 326
Brugada-Syndrom 236
Bruns-Etlg. 404
Brunzel-Zeichen 312
Brushfield-Flecken 29
Brushit-Stein 302
Brüsseler Klassifizierung 358
Brusternährung 57
Brustkyphose 385, 389
Bruton-Syndrom 139, 170
Bruxismus 502, 504
B-Symptome 325
Buckley-Syndrom 175
Budesonid 425, 429, 431
Büdinger-Ludloff-Läwen-Syndrom 406
Bulimia nervosa 184, 209, **505**
Bullöses Pemphigoid 447
Bullying 502
Bunya-Virus 112
Buphthalmus 459
Buprenorphin 25
Bürger-Zeichen 104
Burkitt-Lymphom 101, 325
Burned-out-Tum 342
Burns-Krankheit 393
Bürstenmassage 241
BZ (Blutzucker) 60
B-Zelldefekte 167, 168
BZgA 139, 511

C

C1-Esterase-Inhibitor-Mangel **179**, 427
CA L 471
Café-au-lait-Flecken 33, 344, 413, 415, 451
Caffey-Silverman-Syndrom 379
Calcineurinhemmer 441
Calcinosis cutis 182
Calcitriol 208
Calcium 24, 209
Calciumoxalat-Steine 302
Campylobacter-Enteritis 130
Camurati-Engelmann-Syndrom 379
Canavan-Krankheit 207
Candida albicans 47, 299, 445
Candidose 137, 445
Cannabidiol 344, 482
Cannabis 25, 510
Capdepont-Syndrom 377
Caput obstipum 382, 387
Caput succedaneum 72
Carbam n 476, 484
Carbapenem **88**, 119
Caroli-Syndrom 276
Carpenter-Syndrom 381
CAR-T-Zellen 324
Cäsarenhals 121
Castillo-Morales-Therapie 30, 83
Castleman-Tumor 326
Cataracta congenita 96
CATCH22 171
Catterall-Etlg. 403
Cavitas tympani 452
Cavum septi pellucidi 329, 467
Cavum rgae 467
CCR5-Antagonisten 138
CD40-Liganden-Gen 171
CD_4-T-Lymphozytopenie-Syndrom 139
CDC-Einteilung, AIDS 136
CDG 490
Cephalgia 463
Cephalosporine 88
- Cefotaxim 88, 111, 118, 128, 372
- Ceftazidim 88, 250, 300
- Ceftriaxon 88, 111, 453
- Cefuroxim 88, 360, 453
Ceramid-Speicherkrankheit 205
Cerclage 65, 67
Cerebralparese 469
Cerebrosidosen 192
Ceroidlipofuszinosen 206
Cerumen obturans 454
CFTR-Genmutation 248
CGG-Basentriplettrepeats 38, 44
CH50-Test 167
Chagas-Krankheit 232, 264
Channelopathien 495
Chapman-Zeichen 262
Charcot-Marie-Neuropathie 407, 492
Chargen-Nummer 91
CHARGE-Syndrom 174
Chediak-Higashi-Syndrom 178
Cheilognathopalatoschisis 82
Cheilotomie 407
Chelatbildner 150
Chemoprophylaxe 89
Chemosis 461
Chemotherapie 320
- Hirntumoren 328
- Hodentumoren 342
- Knochentumoren 349
- Leukämien 323
- Lymphome 326
- Weichteiltumoren 346
- Wilms-Tumor 337
Cheyne-Stokes-Atmung 355
Chiasmasyndrom 333
Chikungunya-Virus 112
Chlamydien 48, 299
Choanalatresie 58, 61, 70
Cholangioadenomatose 276
Cholera 124, 125
Cholestase 160, 276
Cholesteatom 453
Cholezystitis 255
Chondroblastom 411, **413**
Chondrodysplas 378
Chondrom 411, 413
Chondromyxoidfibrom 348, 411, 413
Chondrosarkom 329, 348, 412
Chordom 329, 348, 411
Chordozentese 24, 28
Chorea Huntington 33, 423
Chorea major 423
Chorea 107, 231, 423
Choriomeningitis,lymphozytäre 47
Chorionbiopsie 23
Chorionepitheliom 191, 339
Choriongonadotropin 22
Chorionhöhle 21
Chorionkarzinom 339, 347
Chorionzottenbiopsie **23**, 28, 35, 497
Choroidepitheliom 332
Chororetinitis 49, 51
Chotzen-Syndrom 381
Christmas-Faktor 158
Chromosomenaberrationen 26, 37
Chromosomenanalyse 23, 39, 497
Chromosomenanomalien 37, 64
Chromosomenstörung 21, 28
Chronische Bronchitis 116
Chronische Diarrhoe 125
Chronische Granulomatose 178
Chronische Leukämie 323
Chronische Niereninsuffizienz 280
Chronische Osteomyelitis 384
Chronische Otitis media 453
Chronohygiene 475
Chylomikronämie 213
Circulus arteriosus cerebri 471
Clarithromycin 88
Clifford-Syndrom 60
Clindamycin 88
Clonazepam 61, 476
Clostridium botulinum 132
Clostridium difficile 133
Clotrimazol 47
Cluster-Kopfschmerz 463
CMV 50
Coalitio 407, 410
- talonaviculare 406, 409
Coarctatio aortae 214, 223
Coats-Krankheit 334
Cobalamin 146
Cobb-Winkel 386, 389

Cochlea ... 452
Cochleaimplantat ... 455
Codman-Dreieck ... 349
Codman-Tum ... 413
Cogan-Syndrom ... 455
Colecalciferol ... 208
Colitis ulcerosa125, 133, 209, 251, 253
Collet u. Edwards-Etlg ... 223
Collum-Diaphysen-Winkel ... 393
Colon irritabile ... 125, 272
Coma diabetic ... 358
Coma dyspepticum ... 59
Coma pylori ... 258
Coma vigile ... 358
Combustio ... 363
Comèl-Netherton-Syndrom ... 448
Common atrium ... 216
Common variable immunodeficiency... ... 139, **168**
Commotio cerebri ... 241, **354**
Compliance ... 477
Compound-Heterozygotie149, 151, 160
Computersuc ... 512
Condylomata acuminata 48, 137, 297, 446
Congelatio ... 368
Conjunctivitis gonorrhoica ... 48
Contergan ... 214, 375
Contusio cerebri ... 241, **354**
Conus medullaris ... 468
Cooley-Anämie ... 150
Coombs-Test ... 73, 75, **147**
Cope-Zeichen ... 262
Cord-traction-Syndrom ... 468
Cori ankheit ... 200
Coronaviren ... 86, 90, **114**, 117, 164
Corpus spongiosum ... 295
Cortisol ... 188
Corynebacterium diphtheriae ... 121
Coryza syphilitica ... 48
Costen-Syndrom ... 463
Covertest ... 458
COVID-19 ... 87, 90, **114**, 165
COX-2-Inhibitoren ... **321**
Coxa antetorta ... 393
Coxitis fugax . 394, **397**, 403, 419, 422
Coxsackie ... 112, 114, 232
CPAP ... 70
Craving ... 510
Credé-Prophylaxe ... 48
Cri-du-chat-Syndrom ... 36, 496
Crigler-Najjar-Syndrom ... 72, 273
Crossing-over ... 27
Crouzon-Syndrom ... 381
CRP ... 87
Crus e ... 182, 361, 367
Crush-Syndrom ... 162, 280, 361
Crush-Verletzung ... 362
CSII ... 196
Cullen-Phänomen ... 254
Curschmann-Steinert-Batten-Syndrom ... 493, 495
Cushing-Syndrom ... 185, 194, 212
Cutis hyperelastica ... 436
CVID ... 139, 167, **168**, 174
Cyclospora cayetanensis ... 135
Cyproteronacetat ... 444
Cystinose ... 192, **209**
Cystinurie ... 192, 302
Cystitis ... 300
Cytochrom-B ... 178
Cytomegalie ... 26, **50**, 112, 137
C-Zell-Karzinom ... 190

D

Dakryoadenitis ... 104
Dakryozystitis ... 461, 462
Dämmerattacken ... 474, 484
Dandy-Walker-Krankheit ... 466, 468
Danon-Krankheit ... 200
Darmatresien ... 258
Darmduplikatur ... 259
Darm ämie ... 251
Darmperforation ... 265, 267
Darmtuberkulose ... 122
Darm chlingung ... 259
Datura species ... 512
Dauerausscheider ... 128
Dauerkatheter ... 297
Daumenlutschen ... 502
Debilität ... 44, 496
Debré-Fibiger-Syndrom ... 187
Deferentitis ... 316
Defibrillation ... 69, 238
Defibrillator ... 235, 236
Dehnungszeichen ... 111
Dehydratation . 59, 124, 126, 192, 241
Déjà-vu-Erlebnisse ... 475, 484
Déjerine-Sottas-Neuropathie ... 492
Deletionen ... 27
Delir ... 510
Dellwarzen ... 106, 442, 446
Delta-Welle ... 238
Demenz ... 498
Denis-Browne-Schiene ... 408
Dentinogenesis imperfecta ... 377
Denver-Klassifikation ... 23
Denys-Drash-Syndrom ... 284, 338
Depravation ... 510
Depression ... 503
Depressionszustand ... 59
Deprivation ... 499
Deprivationsamblyopie ... 456, 462
Deprivationsstörung ... 508
Dermalfistel ... 468
Dermatitis exfoliativa neonatorum ... 436
Dermatitis herpetiformis ... 268, 447
Dermatitis seborrhoische ... 436, 440
Dermatographism ... 437
Dermatomykos ... 444
Dermatomyosit ... 182
Dermoide ... 329, 333, 347
Descensus testis ... 295
Designer-Drogen ... 510
Desm n ... 159, 160
Detrusor-Blasenhals-Dyssynergie 298
Dezerebrations ... 206, **358**
DHA ... 24
DHE ... 184
Diabetes insipidus ... 111, 333, 416
Diabetes mellitus19, 25, 72, 180, 192, **194**, 209, 213, 268
Diabetische Embryo-/Fetopathie ... 198
Dialyse ... 281
Diamond-Blackfan-Anämie ... 34, 144
Diaphyse ... 347
Diarrhoe ... 59, 124, 125
Diaskopie ... 437
Diastolikum ... 229
Diastrophische Dysplasie ... 185
Diät ... 196
Diathese, hämorrhagische ... 153
Diazepam ... 100, 476, 479, 486
DI ... 153, **161**
DIDMOAD-Syndrom ... 194
Didymitis ... 315
Dietrich-Krankheit ... 393
Differential-Blutbild ... 166
Diffusionsgewichtetes MRT ... 472
DiGeorge-Syndrom 27, 139, 167, 171
Dilatative Kardiomyopathie ... 234
Dimenhydrinat ... **125**, 321, 465
Dioxine ... 57
Diphtherie ... 89, 108, **121**, 232
Diphyllobothrium latum ... 134
Diplokokken ... 111
Direkte Leistenhernie ... 317
Dislocatio ... 359
Disomie ... 35
Disseminierte intravas. Gerinnung 154
Dissoziative Anfälle ... 478
Dissoziierte Intelligenz ... 497
Disstress ... 472
Diverticulum ilei ... 263
Divertikulitis ... 251
Divertikulose ... 253
DMARDs ... 418
DMS ... 359
DNA ... 26
Docosahexaensäure ... 24
Dolichozephalus ... 381
Dominante Vererbung ... 32
Donath-Landsteiner-A ... 147
Doping-Akne ... 444
Doppelbilder ... 458
Doppelblase ... 294
Doppelniere ... 279
Doppelter Aortenbogen ... 224, 257
Dornzellen ... 151
Dosissteigerung ... 510
Dottergang-Zyste ... 263
Dottersack ... 291
Dottersacktumoren ... 347
Double bubble ... 259
Double-chambered-right-Ventrikel 228
Double-inlet-left-Ventrikel ... 221
Double-outlet-Ventrikel ... 222, 225
Douglas-Abszes ... 262
Douglas-Schmerz ... 262
Douglas-Vorwölbung ... 254
Downey-Zellen ... 100
Down-Staging ... 346, 349
Down-Syndrom .. 20, 27, **29**, 168, 185, 194, 212, 217, 268, 322, 397, 496
Doxycyclin ... 88
Dravet-Syndrom ... 482
Dreiecksschädel ... 380
Dreimonatskoliken ... 271
Dreitagefieber ... 93, 99
Drepanozytose ... 148
Dressler-Syndrom ... 147
Drogen ... 25, 57, 496, **510**
- Screening ... 511
Drop-Attacks ... 241
DSA ... 473
Duarte-2-Galaktosämie ... 201
Dubin-Johnson-Syndrom ... 273
Dubois-Form ... 513
Dubowitz-Score ... 8, 65
Duchenne-Aran-Muskelatrophie ... 491
Duchenne-Muskeldystrophie ... 493
Duct.arteriosus apertus ... 96
Duct.arteriosus Botalli55, 63, 214, **218**
Duct.craniopharyngeus ... 332
Duct.deferens ... 316
Duct.nasolacrimalis ... 462
Duct.omphaloentericus ... 79, 263
Duct.venosus Arantii ... 55
Duct.vitellinus ... 263
Dunkelangst ... 502
Dünndarmatresie ... 84, 258
Dünndarmbiopsie ... 269
Dünndarmdivertikel ... 264
Dünndarm-Nabel-Fistel ... 264
Dünndarmtransplantation ... 267
Duodenalatresie ... 62, 258
Duodenalstenose ... 62, 258
Duodenalulkus ... 251
Duodeno-Duodenostomie ... 62, 259
Duodenojejunostomie ... 62
Duplexsonographie,farbkodierte ... 23, 219, 220, 312, 473
Durchfall ... **124**, 126, 127, 128
Dysarthrie ... 501
Dysgerminome ... 327, 329, 333, 347
Dysgrammatismus ... 500
Dyskalkulie ... 500
Dys en ... 388, 470
Dyskranie ... 380
Dyslalie ... 500, 509
Dyslexie ... 500
Dysmelien ... 375
Dys en ... 375, 377
Dysostosis cleidocranialis33, 379, 381, 392
Dysostosis craniofacialis ... 33, 381
Dysostosis multiplex ... 204
Dyspepsie ... 59
Dysphagozytose ... 178
Dysphemie ... 509

Dysplasia c ... 394
Dyspnoe ... 230
Dysrhaphiesyndrome 24, 26, 62, 146, 299, **467**
Dysrhythmie ... 235
Dyssomnien ... 504
Dystonien ... 470
Dystope Niere ... 309
Dystrophia adiposogenitalis ... 396
Dystrophia musculorum prog. ... 493
Dystrophin ... 35, 493
Dystrophische Myotonie 194, 493, 495
Dyszephalie ... 7, 380

E

E.coli ... 117, 129
Ebstein-Anomalie ... 214, 220
EBV ... 100
Echinokokkos ... 134
Echokardiographie ... 23, 215, 226
Echolalie ... 488
ECHO-Viren ... 112, 114, 170
ECMO ... 78, 472
Ecstasy ... 25, 209, 266, 510
Eculizumab ... 129
EDTA-Pseudothrombozytopenie .. 155
Edwards-Syndrom ... 20, 27, 30, 496
EEG ... 475, 478
Effluvium ... 449
EHEC-Infektion ... 129
Ehlers-Danlos-Syndrom 158, 225, 229, 264, 386, 392, 399, 436
Eibe ... 369
Eigenhauttransplantation ... 366
Einheimische Sprue ... 268
Einklemmungssymptome ... 328
Einnässen ... 298
Einnistung ... 18
Einschlafzuckungen ... 482
Einschlusskörperchenkrankheit ... 50
Einzelimpfung ... 89
Eisen ... 24
- Elimination ... 150
- Mangelanämie ... 143
Eisenmenger-Reaktion ... 215, 216
Eiweißelektrophorese ... 170, 513
Eiweißmangeldystrophie ... 210
Ekchymosen ... 335
Eklampsie ... 24, 64, 474
Ekstrophie ... 62
Ektoderm ... 18
Ektodermale Dysplasie 171, 436, 449
Ektope Uretermündung ... 286
Ektrodaktylie ... 376
Ektromelie ... 376
Ekzem ... 174, 176
Ekzema herpeticatum ... 106, 442
Elektiver Mutismus ... **500**, 503
Elektroenzephalographie ... 475
Elektrolyte ... 23
Elektrolytstörungen ... 211
Elektromanometrie ... 265
Elephantiasis ... 109
Elliptozytose ... 72, 148
Elmslie-Trillat-Op ... 401
Embryo ... 18
Embryoblast ... 18
Embryofetopathia alcoholica ... 53
Embryofetopathia diabetica 25, 192, **198**, 214
Embryologie ... 18
Embryonale Karzinome ... 339, 347
Embryonales Rhabdomyosarkom 338, 345
Embryopathia rubeolosa ... 95
Embryopathie ... 19, 478, 496
- alkoholische ... 53
- diabetisc ... 198
Embryotoxon ... 275
Emery-Dreifuss-Muskeldystrophie 493
EMG-Syndrom ... 78, 337
Emotionale Störg.,Kindesalter ... 502
Em ... 242, 245
Empyematöse Appendizitis ... 261
Encasing ... 428, 431
Enchondrom ... 348, **411**, 415
Enchondromatos ... 411
Endemie ... 47, **86**, 113, 128
Endogene Osteomyelitis ... 383
Endogenes Ekzem ... 441
Endokarditis 107, 109, 110, 225, 229, **231**, 423, 471
- Prophylaxe 216, 223, 225, **227**, 228, 229, 232
Endokardkissen-Defekte ... 214, 217
Endokardleiste ... 228
Endokrinologie ... 183
Endometriose ... 251
Endomyokardfibrose ... 225, 231
Engelstrompete ... 512
Enges Segment ... 265
Englische Krankheit ... 208
Enkopresis ... 503
Enophthalmus ... 462
Entamoeba histolytica ... 135
Enteric cytopathogenic Virus ... 112
Enterobacteriaceae ... 299
Enterobiasis ... 133
Enterokokken ... 299
Enterokolitis,nekrotisierende ... 67, **265**
Enterothorax ... 80
Enterotoxine ... 131
Enteroviren ... 112, 114, 124
Enthesitis ... 417, 420
Entoderm ... 18
Entwicklungsbogen ... 13
Entwicklungsstörungen ... 500
Entwicklungsstottern ... 509
Entwicklungsverzögerung ... 185, 500
Entwöhnung ... 511
Entzug ... 511
Entzugserscheinungen ... 510
Entzugssyndrom ... 25, 510
Entzündungszeichen ... 87
Enuresis ... **298**, 503
Enzephalitis ... **112**, 183, 357, 466
Enzephalomyelitis ... 113
Enzephalopathie ... 274
Enzymdefekte ... 23
Enzymersatztherapie 193, 204, 206, 209
Enzyminduktion ... 74
Eosinophiles Granulom 348, 384, 411, **415**
Ependymkolloidzysten ... 332
Ependymom ... 319, 327, **331**
EPH-Gestose ... 20
Epidemie ... **87**, 94, 130
Epidermoide ... 347
Epidermolysen ... 436
Epidermolysis bullosa ... 446
Epididymitis ... 104, 312, **315**
Epigentik ... 28
Epiglottitis ... 115, **122**, 372, 431
Epikanthus ... 29, 31, 37, 54, 458
Epilepsia partialis continua ... 484
Epilepsie ... 200, 241, 329, 358, **474**
- posttraumatische ... 357
Epilepsiechirurgie ... 476, 485
Epiphora ... 459
Epiphyse ... 347, 362
Epiphysenfugenverletzung ... 359, **362**, 393
Epiphyseolyse ... 362
Epiphyseolysis capitis femoris 187, 394, **396**
Episodische Ataxien ... 490
Epispadie ... **293**, 309
Epistaxis ... 157, 160, 161
Epstein-Barr-Virus **100**, 168, 315, 325, 332
Eradikation ... 89
Erbkrankheiten ... 32
Erbrechen **124**, 126, 127, 128, 132, 255, 465
- im Strahl ... 257
Erdheim-Tum ... 332
Erfrierung ... 368
Erkältung ... 114
Erkältungsschnupfen ... 452
Ermüdungsfraktur ... 358
Ernährung ... 57
Erregerpersistenz ... 89
Ersttrimester-Screening ... 22, 29
Ertrinkungsunfall ... 372
Erysipel ... **109**, 422, 436
Erythema anulare ... 423, 443
Erythema infectiosum ... 98
Erythema nodosum ... 130
Erythrasma ... 445
Erythroblastopenie ... 144
Erythroblastose,fetale ... 20, **74**
Erythrodermia congenitalis ... 447
Erythromycin ... 48, **88**, 108, 444
Erythropoese ... 140, 142
Erythropoetin ... 140, 143, 152, 282
Erythrozyten ... 513
Erythrozytenenzymdefekte 72, 142, 148, 151
Erythrozytenmembrandefekte 72, 142
Erythrozytopoese ... 141
Erythrozytose ... 152
ESBL-Infektion ... 119, 130
Escharotomie ... 365
Escherichia coli ... 129, 299
ESIN ... 360
Ess-Brechsucht ... 505
Essstörungen ... 503, 505
ESWL ... 303
Etagenfraktur ... 359
Ethambutol ... 123
Ethosuximid ... 476, 483
Evans-Syndrom ... 146, 157
Ewing-Sarkom 319, 348, **350**, 384, 416
Exanthem ... 92
Exanthema subitum ... 93, 98, **99**, 427
Exanthema variegatum ... 98
Exogene Osteomyelitis ... 383
Exomphalos ... 78
Exostose, kartilaginäre ... 348, 411
Exsikkose ... 152
Extrakorp. Stoßwellenlithotripsie .. 303
Extrasystolen ... 235, **239**
Extrauteringravidität ... 251, 263
Extrinsisches System ... 153

F

Fabry-Syndrom ... 205, 471
Faktor IX ... 158
Faktor VIII ... 158
Faktor-V-Leiden-Mutation 19, 154, 471
Fallot-Tetralogie ... 214, **219**
Famciclovir ... 106
Familiäre Erythrozytose ... 152
Familiäre hemiplegische Migräne. 463
Familiäre Hyperekplexie ... 482
Familiäre neonat. Konvulsionen ... 479
Familiärer Kleinwuchs ... 185
Familiäres Mittelmeerfieber ... 419
Familiäres periodisches Fieber ... 33
Familienanamnese ... 1
Fanconi-Abderhalden-Syndrom ... 209
Fanconi-Anämie ... 144, 154, 322
Farber-Krankheit ... 205
Farbkodierte Duplexsonographie. . 23, 219, 220, 312, 473
Farmerlunge ... 431
FAST-Test ... 472
Fasziitis,nekrotisierende 109, 301, 313, 316, 435
Favismus ... 151
Fazialisparese ... 453, 492
Fazio-skapulo-humerale Muskeldystrophie ... 493
Feeding on demand ... 58
Fehlbildungsrate ... **21**, 60
Fehlgeburt ... 67
Fehlsichtigkeit ... 456
Felbamat ... 476
Feminisierung,testikuläre ... 38
Fenoterol ... 65
Ferritin ... 143

Fertilität ... 16
Fertilitätserhalt ... 326
Fetal distress ... 59
Fetale Erythroblastose ... 20, **74**
Fetales Alkoholsyndrom 25, 53, 60, 83
Fetales Hämoglobin ... 140
Fetofetales Transfusionssyndrom ... 24, 60, 142, 152
Fetogenese ... 18
Fetopathie ... 19, 478, 496
- diabetisc ... 198
Fetoskopie ... 24
Fettleber ... 213, **274**
Fettweis-Gips ... 395
Fetus ... 18
Feuermal ... 451
Fibrinogen ... 153, 162
Fibrinolyse ... 153
Fibrinspaltproduk ... 155
Fibroadenome ... 184, 191
Fibrom ... 347
Fibrosarkom ... 345
Fibröse Dysplasie . 348, 385, 411, **415**
Fieber **87**, 89, 94, 99, 100, 102, 108, 110, 115
Fieberkrampf ... 88, 99, 476, 478, **485**
Fiedler-Myokarditis ... 232
Filaggrin-Gen ... 441
Filariose ... 316
Filum-terminale-Syndrom ... 468
Filzlaus ... 438
Fischbandwurm ... 134
Fischschuppenkrankheit ... 447
FISH ... 27, 172
Fissura urethrae ... 293, 294
Fisteln ... 263
Fixateur externe, interne ... 361
Flachrücken ... 385
Flachwarzen ... 45
Flapping tremor ... 274
Flaschennahrung ... 57
Flavi-Viren ... 112
Fleckfieberenzephalitis ... 112
Flickerlicht ... 475
Fliegenpilz ... 512
Flimmerskotom ... 464
Flöhe ... 436, 437
Floppy infant 25, 33, 34, 36, 491, 494, 495
Flucloxacillin ... 88
Fludrocortis ... 188
Flügelfell ... 41
Flügelklappen ... 226
Fluorid ... 8, 10, **58**, 209
Flüssigkeitsbedarf ... 271
FMR1-Gen ... 44
Fokale Anfälle ... 483
Follikelstimulierendes Hormon ... 16
Fölling-Krankheit ... 193, 496
Follitropin ... 16
Folsäure ... 24, 146, 469, 498
- Mangelanämie ... 19, 145
Fontanellen ... 380, 466
Fontan-Op ... 221, 225
Fonticulus ... 380
Foramen interventriculare ... 332
Foramen ovale .. 55, 63, 216, 471, 473
Forbes-Syndrom ... 200
Formylpeptid-Rezeptordefekt ... 178
Foscarnet ... 51
Fossa-ovalis-Defekt ... 216
Fournier-Gangrän . 301, 312, **313**, 316
Fournier-Zeichen ... 48
Fowler-Stephens-Op ... 310
FOXE1-Gen ... 189
Fragiles-X-Syndrom ... 35, 38, **44**, 496, 500
Frakturen ... 358
- Krankheit ... 361
- pathologische ... 320, 348, **359**
- Zeichen ... 360
Frank-Zeichen ... 55
Frataxin ... 489
Freiberg-Köhler-Krankheit ... 406
Freier Gelenkkörper ... 403
Fremdanamnese ... 1
Fremdeln ... 12
Fremdkörper ... 70, 253, 454
- Aspiration ... 117, 371
- Ingestion ... 369, 372
Frenulotomie ... 307
Frenulum breve ... 307
Fressanfälle ... 507
Friedmann-Syndrom ... 483
Friedreich-Ataxie ... 34, 194, 386, 493
Friedreich-Fuß ... 489
Fröhlich-Syndrom ... 36, 185, 212, 396
Frontallappenepilepsie,nächtliche ... 483
Frontobasale Fraktur ... 355
Fronto-orbitales Advancement ... 381
Frontzahntrauma ... 357, 371
Frostbeulen ... 369
Fruchtwasseraspiration ... 117
Fruchtwasserpunktion ... **23**, 76
Frühamniozentese ... 23
Frühe Frühgeborene ... 64, 68, 70
Früherkennungsuntersuchungen ... 6
Frühfütterung ... 61, 198
Frühgeborene ... 59, **64**, 70
- Bronchopulmonale Dysplasie ... 70
- Enterokolitis ... 67, 265
- Retinopathie ... **66**, 71
Frühgeburtlichkeit 1, 20, 25, 58, 60, **64**, 72, 136, 496, 512
Frühinfantile Kokardenpurpura ... 164
Frühkindliche Reflexe ... 4
Frühkindlicher Autismus ... 498
Frühsommer-Meningoenzephalitis 112
Fruktoseintoleranz 192, **202**, 269, 273
Fruktosemalabsorption ... 203, 433
Fruktosurie ... 192, 203
FSH ... 16, 184
FSME ... 112
- Impfung ... 90, 113
Fuchsbandwurm ... 134
Fukosidose ... 204
Functio laes ... 360
Fünfte Krankheit ... 98
Funikuläre Myelose ... 146
Funikulitis ... 316
Funktionelle Bauchschmerzen 125, 272
Fusionsanomalien,Niere ... 278
Fusionshemmer ... 138
Fußdeformitäten ... 407, 470

G

Gabapentin ... 476
Galaktokinase-Mangel ... 201
Galaktorrhoe ... 191
Galaktosämie 8, 34, 72, 192, **201**, 496
Galaktosetransferase-Mangel ... 201
Galant-Reflex ... 5, 13
Galeazzi-Zeichen ... 394
Gallengangatresie ... 72, 275
Gallenganghypoplasie ... 275
Gallengangzyste ... 275
Gallensteinkolik ... 305
Galliges Erbrechen ... 259
Galloway-Syndrom ... 284
Galsulfase ... 204
Gametopathie ... 19
Ganciclovir ... 51, 52
Ganglion ... 347
Gangliosidosen ... 205
Gangränöse Appendizitis ... 261
Gangstörung ... 466
Gargoylismus ... 204
Garré-Krankheit ... 385
Gastritis ... 251
Gastroenteritis 114, **124**, 126, 127, 251, 255
Gastroschisis ... 61, 79
Gaucher-Krankheit ... 205, 496
Gaumenplatte ... 61
Gaumenspalte ... 82
GCS ... 355
G-CSF ... 176
Gebiss ... 58
Geburtstermin ... 21
Gedeihstörung ... 210
Gehirnerschütterung ... 354
Gehirnmetastasen ... 327
Gehörgangsexostose ... 454
Geistige Behinderung ... 496
Gekreuzte Dystopie ... 279
Gelegenheitsanfall 241, 476, 478, **485**
Gelenkblutungen ... 158
Gelenkfraktur ... 359
Gelenkkontraktur ... 383
Gelenkmaus ... 403
Gélineau-Syndrom ... 486
Generalisierte Anfälle ... 480
Genetische Antizipation ... 44, 490
Genitalverstümmelungen ... 309
Genom ... 26
Genopathie ... 19
Gentamicin ... 88
Gentherapie 35, 150, 159, 173, 193, 324, 491
Genu recurvatum ... 399
Genu valgum ... 399, 400
Genu varum ... 399, 404
Genuine Epilepsie ... 474
Gerbungsmethode ... 366
Gerinnungsfaktoren ... 160
Gerinnungsstörungen . 19, 60, 62, 153
Gerstenkorn ... 461
Gesamtbilirubin ... 72
Geschlechtschromosomen ... 37
Geschlechtsentwicklungsstörungen 26, 37
Geschlechtskrankheiten ... 48
Geschlechtsmerkmale,sekundäre .. 38
Gesichtsdeformierung ... 381
Gesichtsspalten ... 82, 468
Gestationsdiabetes ... 195
Gestose ... 20, 24, 64
Gewicht ... 7, 11, 14, 210, 513
- Gewichtsentwicklung ... 21, 58
Gewohnheitsbildung ... 512
GFR ... 56, 280, **281**
GH ... 184
Giardia lamblia ... 124, 135
Gibbus ... 389
Gicht ... 419
Gierke-Krankheit ... 200
Giftnotruf ... 370
Gigantomastie ... 191
Gilbert-Meulengracht-Syndrom 72, 273
Gilles-de-la-Tourette-Syndrom 487, 502
Gingivahyperplasie ... 478
Gingivostomatitis ... 105
Gips-Ruhigstellung ... 360
Gittertransplantat ... 366
Glabellareflex ... 5, 13
Glans penis ... 306
Glanzmann-Naegeli-Syndrom ... 157
Glasgow Coma Scale ... 355
Glasknochenkrankheit ... 377
Glaukom ... 421, **459**, 462
Gleithoden ... 310
Glenn-Op ... 225
Gliadin ... 268, 433
Gliedergürtel-Muskeldystrophie ... 493
Glioblastome ... 327, **329**
Gliomatosis cerebri ... 330
Gliome ... 327
Globoid-Zell-Leukodystrophie ... 205
Glomeruläre Filtrationsrate ... 280, **281**
Glomerulonephritis ... 280
Glomus-caroticum-Tumor ... 345
Glomustumoren ... 344
Glossoptose ... 83
Glucagonom ... 194
Glucose-6-Phosphat-Dehydrogenasemangel 72, 147, 151
Glukokortikoide 65, 165, 328, 435, 481
Glukosephosphatisomerase-Mangel 152
Glukosurie ... 195
Glukuronyltransferase ... 72
Glutarazidurie ... 8, 192, **207**, 474

Glutathionsynthetase-Mangel....... 152
Glutensensitive Enteropathie250, **268**, 433
Glykogenosen................ 34, 192, 200
Glykogenspeicherkrankheiten**200**, 233
Glykopeptide.................................. 88
Glykoproteinbiosynthese............. 490
Glykosaminoglykane.................... 203
Gnathoschisis 81
Gnomenwaden 494
GnRH 310
- Analoga 184
Goldthwait-Op.............................. 401
Golfball-Phänomen 23
Golfloch-Ureterostium 289, 291
Gonadal streaks............................. 41
Gonadendysgenesie-Syndrome37, 183
Gonarthrose................................. 404
Goniotomie 460
Gonoblennorrhoe.................. 48, 460
Gonorrhoe 48
Gonosomen 26, 37
Goodpasture-Syndrom......... 124, 283
Gordon-Syndrom 383
Gorlin-Goltz-Syndrom 33, 344
Gottron-Zeichen........................... 182
Gowers-Zeichen 494
Gradenigo-Syndrom............. 453, 457
Graf-Sonographie 8, 394
Grand-mal.................. 474, **480**, 485
- Status.................................. 478, 481
Granulomatosis infantiseptica 53
Granulosazelltum 340
Granulozyten 140, 166
- Funktionsstörungen 177
Graphoelemente 474
Gräserpollen 428
Grauer Star 456
Graviditätsmakromastie 191
Gregg-Syndrom 95
Greifreflex 5, 13
Grenzdebilität.............................. 498
Grey-Turner-Zeichen 254
GRH 184
Grippaler Infekt **114**, 117
Griscelli-Syndrom......................... 178
Grisel-Syndrom............................ 388
Grönblad-Strandberg-Syndrom 344
Größe 7, 14, 513
- Größenentwicklung 21
Größenprognose.................... 15, 187
- Naevus 451
Großwuchs 184
Growing-Teratoma-Syndrom........ 342
Growth hormone 184
Grundimmunisierung...................... 91
Grüner Star.................................. 459
Grünholzfraktur 359, 384
Gubernaculum testis 309
Guillain-Barré-Syndrom. 52, 100, 101, 130
Gumann-Flecken 94
Gürtelrose...................... 93, 101, **102**
Guthrie-Test................................. 193
Gynäkomastie...16, 42, 184, **191**, 341

H

Haarausfall 448
Haarausreißen 502
Haarleukoplakie.................. 101, 137
HAART 138
Habituelle Patellaluxation............. 400
Habituelles Erbrechen.................. 258
Haemophilus influenzae...89, 93, 108, 110, 117, 119, **122**, 452
Hairless-woman-Syndrom...... 38, 309
Hakenwurm 135
Halban-Reaktion 63
Hallervorden-Spatz-Erkrankung... 488
Hallux valgus 407, 410
Halluzinogene 510
Halo-Naevus 450
Halskrawatte 356
Halsreflex 13
Halsstellreflex................................. 13
Hämangiom.. 347, 348, 411, **449**, 451
Hämangioperizyt 345
Hamartom 327, 329, 333, 347
Hämatokolpos 308, 309
Hämatologie 140
Hämatom 347
Hämatometra 308
Hämatopoese 140
Hämatosalpinx 308
Hämatozele 312
Hämaturie107, 129, 149, 159, 163, 283, **285**, 337
Hamburg-Wechsler-Intelligenz-Test501
Hamman-Rich-Syndrom 247
Hammerzehen 407
Hämodialyse 281
Hämoglobin 140, 513
Hämolyse 72, 74, 141, 142, 155
Hämolytische Anämie................... 147
Hämolytische Krise....................... 152
Hämolytisch-urämisches Syndrom**129**, 131, 147, 280, 282
Hämophilie 19, 35, 153, **158**, 163
Häm oe 124
Hämorrhagien 161
Hämorrhagische Diathese 153
Hämorrhagische Enterokolitis....... 265
Hämorrhagische Zystitis 301
Hämorrhoiden 253
Häm e 153
Hand-foot and mouth disease....... 114
Hand-Fuß-Syndrom 149
Hand-Mund-Reflex 13
Hand-Schüller-Christian-Krankheit348, 411, 415
Hans-guck-in-die-Luft 483
Hantavirus 117, 280, 285
Happy-puppet-Syndrom 36
Harlekin-Fetus 448
Harnableitung 289
Harnblasenaplasie........................ 294
Harnblasenentzündung 300
Harninkontinenz 299
Harnleiter 288
- Abgangstenose........................... 286
- Fehlbildungen 285
- Schienung 291
- Stein... 301
- Verletzung 288
Harnreflux 290
Harnröhrendoppelungen............... 295
Harnröhrenentzündung................. 300
Harnröhrenklappen.............. 288, **295**
Harnröhrenpolyp........................... 297
Harnröhrenstenose....................... 297
Harnröhrenstriktur. 297
Harnsediment 300
Harnsteine 213
Harnsteinleiden 301
Harnstoffzyklusdefekte 192
Harntransportstörung.................... 288
Harnweginfektion......... 196, 291, **299**
Hartnup-Krankheit 490
Haselnusspollen 428
Hasenscharte 58, 81
Hashimoto-Thyreoiditis. 180, 189, 190
Hasner-Falte 462
Hausstaubmilben......... 427, 429, 441
Hautkrankheiten 436
Hautmazeration 292
Hautpilzerkrankungen................... 444
Hautschuppung 108, 165
Hauttumoren 436, **449**
Hauttypen..................................... 436
HAV 90
HAWIK 189, 497, 499, **501**, 507
HbA1c 196
HbE 141
HB-Kinder 508
HBs-Ag... 46
HCG **22**, 29, 497
HCoV 114
Head-Zonen.................................. 251
Hegemann-Krankheit 393
Heilpädagog. Behandlung497, 499, 501
Heimerziehung............................. 502
Heimlich-Manöver 371
Heinz-Innenkörperchen................ 151
HELLP-Syndrom 19, 24, 155
Helminthosen............................... 133
Hemianopsie................................. 333
Hem ea 107, 423
Hemikonvulsion-Hemiplegie-Syndr.484
Hemispasmus facialis 484
Hemithyroidea 189
Hemizygot....................................... 32
Heparin-induz. Thrombozytopenie**155**, 157, 163
Heparinisierung............................ 163
Hepatitis **46**, 72, 126, 255
- autoimmun 274
Hepatitis A 46
Hepatitis B 46, 89, 139
Hepatitis C 46, 139, 275
Hepatitis E 47
Hepatoblastom............ 319, 336, **338**
Hepatolentikuläre Degeneration... 274
Hepatomegalie.............................. 200
Hepatosplenomegalie 49, 150, 379
Herdanfälle 483
Herdenschutz **91**, 170, 173
Herdsymptome 327, 465
Hereditäre Fruktoseintoleranz...... 202
Hereditäre Neuropathien............. 492
Hereditäre Orotazidurie............... 146
Hereditäre Sphärozytose 147
Hereditäres Angioödem **179**, 427
Heredoataxie 175, **489**
Hermansky-Pudlak-Syndrom 158
Hermaphroditism 306
Hernia diaphragmatica 80
Hernia funiculi umbilicalis 78
Hernia inguinalis 316
Hernia umbilicalis 79
Herniation 328
HERNS-Syndrom.......................... 471
Herpangina 108, 114
Herpes genitalis 105
Herpes labialis 105
Herpes neonatorum 106
Herpes simplex.26, 48, **104**, 112, 137
Herpes zoster 93, 102, 137, 427
Herpesenzephalitis 106, 474
Herpessepsis................................ 106
Herpin-Janz-Syndrom 482
Hers-Krankheit............................. 200
Hertoghe-Zeichen 441
Herz-Auge-Ohr-Trias 96
Herzbeutelentzündung................. 233
Herzdruckmassage 69
Herzfehler 54, 62, 198, **214**
Herzinfarkt 251
Herzinsuffizienz 216, **225**, 232, 234
Herzkatheter 216, 226, 233
Herzklappenersatz 226
Herzklappenfehler........................ 225
Herz-Kreislauf-Versagen.............. 354
Herz-Lungen-Maschine........ 216, 226
Herzrasen 238
Herzrhythmusstörungen............... 235
Herzscheidewanddefekte............... 54
Herzschrittmacher......................... 239
Herztod 234, 238
Herztransplantation...................... 233
Heteroglykanosen................ 192, 204
Heterozygot 32
Heubner-Herter-Krankheit............ 268
Heuschnupfen 427
Hexenmilch 63
Hexokinase-Mangel 152
H-Fistel 256
HHV-6... 99
Hiatushernie **81**, 252, 255, 273
High-functioning-Autismus 498
Himbeerzunge 93, 108, 165, 437
Hinterhauptsfontanelle 380

Hiob-Syndrom 175
HIPA-Test 155
Hippel-Lindau-Syndrom **33**, 344, 451, 457
Hippocampus 484
Hirnabszess 357
Hirnblutung 473
Hirnblutungen 156, 157
Hi 327, 356, 466
Hirnhautentzündung 110
Hirninfarkt 471
Hirnmetastas 327
Hirnödem 197, 274, 357
Hi manfälle 478
Hirnstammgliom 329
Hirnstammsyndrome 472
Hi ation 476, 488
Hirntumoren 183, 319, **326**, 463, 473
Hirschsprung-Krankheit 264
His-Bündel 237
Histaminintoleranz 269, 273
Histiozytom 345
- malignes fibröses 348
Histiozytose 319, 348, 411, **415**
HIT 155
Hitzenotfälle 367
Hitzschlag 368
HIV-Infektion 48, 49, 51, **135**, 168, 209, 326
HMSN 490, **492**
HNO-E ankungen 452
Hochauflösender Ultraschall 23
Hochbegabung 508
Hochspannungstrauma 367
Hoc 42, 184, 185
Hockerstellung 215
Hoden 55, **309**
- Atrophie 318
- Dystopie 309
- Ektopie 310
- Entzündung 315
- Hochstand **309**, 312, 318, 339
- Hypoplasie 311
- Infarkt 312
- Retention 309
- Torsion 163, **311**, 316
- Trauma 312
- Tumoren 191, 314, **339**, 347
Hodgkin-Lymphome 324
Hohlfuß 407
Hohlkreuz 385
Hohlrunder Rüc 385
Hohlwarzen 45
Holt-Oram-Syndrom 214
Homocystinurie 8, **34**, 185, 192, 496
Hom t 226, 229
Homozygot 32
Hordeolum 461
Hormonale Kontrazeptiva 471
Horner-S ndrom 335, 461
Hornhautverkrümmung 456, 462
Hörstörungen 454
Hospitalismus 499
Hospitalkeime 63
HPA-System 155
HPV 48, 137, 446
- Impfung 10, **90**
HSAN 493
HS 493
HS 105
Hufeisenniere 41, 278
Hüftdysplas 394
Hüfterkrankungen 393
Hüftgelenkdysplasie 8, 394
Hüftgelenkluxation 403
Hüftkopfabrutsch 396
Hüftkopfnekrose 396, 397, **402**
Hüftpfanne 394
Hüftschnupfen 397, 403
Hüftsonographie 8, 394
Hühnerbrust 242, 392
Humaninsulin 196
Humorale Allergie 424
Hundebandwurm 134
Hunter-Glossitis 146
Hunter-Syndrom 35, 203
Hurler-Pfaundler-Syndrom 203
HUS **129**, 131, 280, 282
Hustenattacken 120
Hutch-Divertikel 287
Hutchinson-Gilford-Syndrom 185
Hutchinson-Trias 48
HW 299
Hyaline Membranen 66
Hydatidentorsion 312, 316
Hydrocephalus 330, **465**
- occlusus 332, 468
Hydrocortis 188
Hydrokalix 279
Hydromyelozele 468
Hydronephrose 286, 288, 304, 338
Hydrops congenitus 75
Hydrops fetalis **75**, 99, 142, 150, 244
Hydrostatischer Druck 313
Hydroxyprogesteron 188
Hydrozele 312, 318
Hydrozephalus 61, 66, 111, 183, 332, 463, **465**, 470
Hymen bifenstratus 309
Hymenalatresie 308
Hymenopterenallergie 433
Hyperaktivitätsstörung 507
Hyperalimentation 212
Hyperammonäm 192
Hyperbilirubinämie 56, 57, 63, **72**, 75, 77, 140, 151
Hypercholesterinämie 213
Hyperchrome Anämie 141, 146
Hyperechogener Darm 23
Hyperekplexie,familiäre 482
Hyperemesis gravidarum 24
Hyperextension 399
Hyperfibrinolyse 154, 162
Hyperglykäm 195
Hypergonadotrop.Hypogonadismus 41
Hyperhydratation 192
Hyper-IgD-Syndrom 176
Hyper-IgE-Syndrom 175
Hyper-IgM-Syndrom 171
Hyperinsulinismus 192, 199
Hyperkalzämie 301
Hyperkeratose 442, 447
Hyperkinetisches Syndrom 498, **507**
Hyperkortisolism 212
Hyperkyphose 388
Hyperlipoproteinämie 192, 213
Hypermobile Patella 401
Hyperopie 456
Hyperosmolare Störung 197
Hyperostos 379
Hyperoxalurie 302
Hyperparathyreoidismus 251, 348, 385, 411
Hyperplastische Bertin-Säulen 279
Hyperprolaktinämie 191
Hypersplenism 155
Hypertelorismus 29, 37, 41
Hyperthermiesyndrom 368
Hyperthyreose 64, 190, 194, 209, 235
Hypertonie
- arterielle 19, 213, 278, 282, 425, 472
Hypertriglyceridämie 192
Hypertrophe Kardiomyopathie 234
Hypertrophe Pylorusstenose 257
Hyperurikämie 302
Hyperventilation 241
Hyperventilationstetanie 478
Hyperviskositätssyndrome 72, 152
Hypnic Headache 463
Hypnotika 510
Hypochrome Anämie 141
Hypocretin 486
Hypofibrinogenämie 159
Hypogammaglobulinämie 139, 167, 168
Hypoglykämie 63, 192, 196, **199**, 200, 202, 207, 241, 358, 368, 474
Hypogonadismus 183, 188, 209, 396
Hypokaliämie 197, 238
Hypokalzämie 60, 208, 379
Hypoparathyreoidismus 172
Hypophosphatämie 208
Hypophosphatasie 185, 209
Hypophysenadenom 185
Hypophyseninsuffizienz 333, 357
Hypophysentumoren 185, 191, 327, 333
Hypoplastische Anämie 144
Hypoplastisches Linksherzsyndr. 62, 224
Hyporegenerative Anämie 144
Hyposensibilisierung **425**, 429, 431, 433
Hypospadie **294**, 306, 309
Hypothalamus 184
Hypothermie 69, 241, 358, 368, **372**
Hypothyreose 72, 183, 185, **189**, 212
Hypovolämischer Schock 352
Hypoxie,iktogene 477
Hypsarrhythmie 481
Hysterische Anfälle 481

I

Ibuprofen 115, **321**, 453
ICD-10 alphabet. Verzeichnis 514
Ichthyosen 436, **447**
ICSI 23, 28, **42**
Icterus gravis 63, 75
Icterus neonatorum 56, 57, **72**, 77, 140
Icterus praecox 60
Icterus prolongatus 202, 248
IDDM 194
Idiopathisches Megakolon 264
Idiotie 497
Iduronidase 203
Idursulfase 204
IgA 57
- Mangel 169, 268
- Nephropathie 283
IgA-Dermatose 447
IGF-1 185
IGRA (Tuberkulose) 118, 123
Iktogene Hypoxie 477
IL7-Mutation 173
Ileus 79, 251, 258, 271
Ilizarov-Kallusdistraktion 361
IL-Rezptorantikörper 418
Imbezillität 497
Imhäuser-Op 397
Imipenem 88
Immundefekte 167
Immunglobuline 56, 57, 140, 165, 166
Immunkomplexe 179, 180
Immunkomplexvaskulitis 163
Immunologie 166
Immunsystem 56, 140
Im zytopenie 153, 156
Impetiginisierung 442
Impetigo contagiosa 436
Impfabstände 91
Impfausweis 91
Impfpflicht 94
Impfungen 65, **89**
Implantation 18
Impressionsfraktur 354
Imprinting 28, 35
Impulsivität 507
Impulsiv-petit-mal 474, 482
Incontinentia pigmenti 34, 345
Indikationsimpfungen 91
Indinavir 138
- Steine 302
Indirekte Leistenhernie 317
Induktionstherapie 323
Induratio penis plas 306
Infantile Agammaglobulinämie 170
Infantile Agranulozytose 176
Infantile spinale Muskelatrophie 491
Infantile Zerebralparese 209, 467, **469**
Infektanämie 144
Infektionskrankheiten 20, 26, 86
Infektiöse Mononukleose 100
Infektpseudarthros 384
Infektsteine 302
Infertilität 310, 314
Infibulation 309

Influenza 90, **114**, 117
Infraktion 359, 384
Infratentorielle Hirntumoren 327
Inguinalhernie 294, 314, 316
Inhalationstrauma 363
Inhibin 22
Initialschrei 480
Inkarzeration 318
Inkarzerierte Hernie 312
Inkomplette Frakturen 359, 384
Inkontinenz 295
Inkubationszeit 86
Inkubator 65
Innenohrschwerhörigkeit 48, 96
INR 154, 227
Insektengiftallergie 424, **433**, 434, 461
Inselbegabung 500
Inselzellhyperplasie 199
Insolation 367
Insomnien 504
INSS,Neuroblastom 335
Insulin 198
- Bestimmung 23
Insulinom 199
Insult 471
Integrase-Inhibitoren 138
Intelligenz 501
- Minderung 34, 190, 193, **496**, 499
- Quotient 496
- Test 497, 499
Interferonopathien 181
Interhemisphärenspaltweite 466
Interleukin-6 109
Internet-Adres 518
Internetbezogene Störung 512
Intersex-Fehlbildung 295
Interstitielle Nephritis 280, 284
Interstitielle Pneumonien 117
Interstitielle Zystitis 301
Interstitielles Emphysem 245
Intoxikation 369, 435
Intracytoplasmatische Spermien-
injektion 42
Intrakranielle Blutung 66, 358
Intrakranielle Tum 326
Intrakranielle Verletzung 354
Intrakranieller Druck 466
Intrauterine Bluttransfusion 76
Intrauterine Wachstumsretardierung 20, 24, 187
Intrazerebrale Metastasen 327
Intrazerebrale Verkalkungen 50
Intrinsic-Faktor-Mangel 145
Intrinsisches System 153, 158, 160
Intubation 69, 353
Invagination 127, 251, 258, **260**
In-vitro-Fertilisation 42, 64
Inzisionsbiopsie 346
Ionenkanalerkrankung ... 85, 236, 238
Ionenkanal-Mutationen 236
Ionisierende Strahlung 20
IQ 496
Iridozyklitis 49, 419, **421**
Irreguläre Blutgruppenantikörper 74
Ischämischer Insult 471
Isochromosom 27
Isoimmunneutropenie 177
Isoniazid 123
Isosporias 137
Isotopennephrographie 287, 288, 291
Isotretinoin 444
Isovalerianazidämie . 8, 192, **207**, 474
IVF 42, 64
IVIG 113, **165**, 233
I-Zell-Krankheit 204

J

Jackson-Anfälle 474, 483
Jactatio capitis 478, 502
Jaffé-Lichtenstein-Syndrom . 385, 415
JAK3-Mutation 173
Jamais-vu-Erlebnis 475, 484
James-Bündel 237
Jansky-Bielschowsky-Krankheit 206
Januskinase-Inhibitor 418
Japanische-B-Enzephalitis 112
Jatene-Op 222
Jejunoileale Atresie 258
Jervell-Lange-Nielsen-Syndrom 236
Job's-Syndrom 175
Jobst-Druckbehandlung 367
Jod 24, 190
Jodmangelstrum 190
Jones-Kriterien 423
Juckpöckchen 439
Jugendgesundheitsuntersuchung 7, 10
Jugendpsychiatrie 496
Juvenile Arthritis 417
Juvenile Dermatomyositis 182
Juvenile Knochenzyste . 384, 411, 414
Juvenile myoklonische Epilepsie .. 482
Juvenile Osteochondrose 392
J-Welle 369

K

Kachexie 137, 505
Kahnbein-Knochennekrose 406
Kahnschädel 380
Kaliumbromid 476, 480
Kallmann-Syndrom 183
Kallusdistraktion 361
Kälteexposition 368
Kältetyp-Antikörper 147
Kälte-Urtikari 426
Kalzium 24, 60
Kalziummangel-Rachitis 208
Kammerflattern 235, 238
Kammerflimmern 235, 238, 368
Kammertachykardie 238
Kamptodaktylie 376
Kandidose 137, 445
Känguruhen 65
Kanner-Syndrom 498
Kanzerogenität 511
Kapillarpuls 229
Kaposi-Sarkom 137
Kardiaanomalien 257
Kardiomyopathie 34, **233**, 235, 489
Kardiomyotom 229
Kardiopulmonale Reanimation 68
Karditis 422
Kariesprophylaxe 8, 58, 209
Karotissinussyndrom 235, 236, 240
Kartagener-Syndrom 115, **244**, 250
Kartilaginäre Exostose 348, 411
Karyogramm 23, 39
Karyotypisierung 28
Karzinoid 263
Kasabach-Merritt-Syndrom 344
Kasai-Operation 275
Käseschmiere 60
KASPERLE-Konzept 353
Kastration 191
Katameniale Anfallshäufung 477
Kataplexie 487
Katarakt 202, 421, 456
Katarrhalische Appendizitis 261
Katheterablation 238
Katzenauge 334
Katzenkot 49
Katzenkratzkrankheit 347
Katzenschrei-Syndrom 27, **36**, 496
Kaudale Dysplas 199
Kaudale Regression 199
Kawasaki-Syndrom 93, 101, 109, 127, 153, **164**, 181, 229, 427, 437, 471
Kayser-Fleischer-Kornealring 274
Kearns-Sayre-Syndrom 28, 462
Kehlkopfdiphtherie 121
Kehr-Zeichen 251
Keilwirbel 389
Keimleisten,rudimentäre 40
Keimzelltumoren... 327, 329, 333, **347**
Kelchdivertik 279
Kell-Blutgruppensyst 75
Keloid 347, 367, 450
Kent-Bündel 237
Kephalhämatom 72
Keratokonjunktivitis 106
Keratopathie 421
Kerley-Linien 230
Kernikterus ... 63, **74**, 75, 77, 469, 488
Kernohan-Etlg 326
Ketoazidotische Störung 197
Ketosteroide 188
Keuchhusten 63, 119
- Impfung 112
Kieferkerbe 83
Kieferspalte 81
Kielbrust 242, 392
Kielschädel 380
Kienböck-Krankheit 393
KiGGS-Studie 14, 187, 212, 428
Kinderkrankheiten 92, 115
Kinderorthopädie 374
Kinderpsychiatrie 496
Kindervorsorgeuntersuchungen 6
Kindesmisshandlung 63, 85, 154, **373**, 459, 503
Kindler-Syndrom 447
Kindliche Entwicklungsstörungen . 500
Kindsbewegungen 21
Kindspech 56, 84
Kindstod, plötzlicher 63, **85**
Kinetose 255, **465**
Kingella kingae 383
King-Klassifikation 386
Kirschner-Draht 360, 397
Klaffende Schädelnähte 466
Klappenfehler 62, 225
Klappenringeinpflanzung 226
Klappensprengung 226
Klarzellsarkom 338
Klazomanie 487
Klebsiellen 117, 299
Kleeblattschädel 380
Kleiderläuse 438
Kleidokraniale Dysplasie 379
Kleine-Levine-Syndrom 486
Kleinfleckiges Exanthem 93, 96
Kleinhirnastrozytome 331
Kleinhirnwurm 330
Kleinkind 2, 11
Kleinwuchs 41, **184**, 190, 282, 377, 378
Klinefelter-Syndrom 20, 26, 38, **41**, 183, 191, 194, 309, 399, 496
Klinische Malignität 328
Klinodaktylie 376
Klippel-Feil-Syndrom 381, 388, 468
Klippel-Trénaunay-Syndrom 451
Klistier 271
Klitorishypertrophie 188
Kloakale Ekstrophie 62
Kloake 295
Klonische Phase 480
Klumpfuß .. 60, 62, 383, 399, **407**, 468
Klumphand 376
Knicksenkfuß 407, **409**
Kniegelenkluxation 399
Knochenabszess 349, 411
Knochenalter 184, **186**, 375
Knochenentwicklungsstörungen ... 375
Knochenerweichung 208
Knochenfibrom 348, 411
Knochenfrakturen 359, 393
Knochenmarkentzündung 383
Knochenmetastasen 320, 349, 411
Knochennekrose,aseptische 384, 392, 401
Knochenreifung 186, 362
Knochenschmerzen 348
Knochensegmenttransport 361
Knochensequester 383
Knochentransplantation 361
Knochentumoren .319, **347**, 359, 384, 393, 403, 404, 410
- benigne 410
- maligne 347

Knochenzyste.......348, 384, 411, 414
Knorpelauftreibungen.................. 207
Koagulopathien............................ 153
Köbner-Phänomen....................... 442
Koenen-Tumoren......................... 343
KOF.................................. 364, 513
Koffein...................... 20, 65, 70, 510
Kohlenhydratstoffwechsel........... 192
Köhler-Krankheit................ 402, 406
Kokain...................25, 209, 266, 510
Kokardenform............. 254, 257, 260
Kokardenpurpura, frühinfantile..... 164
Kokzidiose......................... 135, 137
Kollagenosen...................... **180**, 419
Kollaps... 240
Kollodiumbaby............................ 448
Kolloidzysten............................... 329
Kolonatresie................................ 258
Kolondysplasie............................ 264
Koma... 358
Kombinationsimpfungen................ 89
Kombinierte B-/T-Zelldefekte........ 172
Kombiniertes Mitralvitium............ 230
Komedone................................... 444
Kommissurotomie........ 217, 226, 229
Kompartimentresektion................ 346
Komplement.................................. 57
- Defekte.................................... 179
- System..................................... 166
Komplizierter Fieberkrampf.......... 486
Kongenitale Halswirbelsynostose. 381
Kongenitale Herzfehler................ 214
Kongenitale Kniegelenkluxation... 399
Kongenitale Muskeldystrophie..... 493
Kongenitale Myasthenie.............. 492
Kongenitale Myopathien.............. 494
Kongenitale Neutropenie.............. 176
Kongenitaler Hyperinsulinismus... 199
Kongenitaler Klumpf 407
Kongenitales Emphys 245
Konjunktivitis...........93, 109, 437, **460**
Konnatale Hypothyreose.............. 189
Konnatales Röteln-Syndrom.......... 95
Konnatales Varizellen-Syndrom... 102
Konsanguinität............................... 32
Kontagionsindex............................ 86
Kontagiosität................................. 86
Kontaktekzem..................... 436, 442
Kontaktinfektion............................ 86
Kontaktphase.............................. 511
Kontrazeptiva,hormonale............ 471
Konzeption.................................... 18
Kopfkontrolle................................. 13
Kopfläuse............................ 437, **438**
Kopfschmerzen... 110, 327, 368, **463**, 466, 502
Kopfschwartenverletzung............ 356
Koplik-Flecken.............................. 94
Koprolalie.................................... 488
Koprophagie........................ 371, 507
Kopropraxie................................. 488
Koronaraneurysm 165
Körpergewicht............... 14, 210, 513
Körpergröße.................................. 14
Körperoberfläche......................... 513
Körpertemperatur........................... 56
Korsett-Therapie.......................... 387
Kortikalisosteoid.......................... 412
Korynebakterien.......................... 121
Kostimulationsantagonisten......... 418
Kostmann-Syndrom..................... 176
Kotsteine..................................... 261
Koxarthrose................................ 396
Koxitis... 397
Kozevnikow-Syndrom................. 484
Krabbe-Krankheit......................... 205
Krampfanfälle..8, 9, 60, 200, 329, **474**
Krampfschwelle........................... 477
Kraniopharyngeom185, 319, 327, **332**
Kranioschisis............................... 468
Kraniosynostosen.................... 7, **380**
Kraniotomie................................ 353
Kranznaht.................................... 380
Krätze.. 438
Krätzmilbe...................................437
Kreatinin......................................281
Krepitation...................................360
Kretinismus.................................190
Kreuzbandaplasie........................400
Kreuzbeinniere............................279
Krippentod.....................................85
Krupp..121
Kruse-Sonne-Bakterien................130
Kryoglobulinämische Vaskulitis.....164
Kryptogene Epileps 474
Kryptokok 137
Kryptomenorrhoe.........................308
Kryptorchism 289, **309**, 339
Kryptosporidiose..........124, 135, 137
Kuchenniere................................278
Kufs-Hallervorden-Krankheit.........206
Kugelberg-Welander-Muskelatrophie...491
Kugelklappen...............................226
Kugelzellenanämie.......................147
Kuhmilchproteinintoleranz... 125, 269, 432
Kumarine.......................................20
Kupferstoffwechselstörung...........274
Kurzdarmsyndrom...............126, 267
Kurzhalssyndrom.........................381
Kwashiorkor.................................209
Kyphose.............242, 385, **388**, 389

L

Labiensynechie............................309
Labium fissum...............................81
Labyrinthitis............................51, 453
Labyrinth-Reflex.............................13
Lactobacillus-Instillation.................67
LADA...194
Ladd-Op.......................................259
Lafora-Körper...............................482
Lageanomalien........................20, 64
Lähmungsschielen........................457
LAHS-Kode....................................82
Laktazidose..................................197
Laktoferrin......................................57
Laktoseintoleranz.........202, 273, 433
Lambert-Eaton-Syndrom..............133
Lam 124, 135
Lamelläre Ichthyose.....................448
Lamina papyrac 461
Lamivudin.....................................138
Lamotrigin....................................476
Lancefield-Gruppe........................107
Landau-Kleffner-Syndrom.....478, 501
Landau-Reflex.............................6, 13
Langenskiöld-Etlg........................405
Langerhans-Zellhistiozytose 348, 411, **415**
Langschädel.................................380
Langzeitbeatmung........................117
Langzeit-EEG...............................475
Langzeit-EKG...............................235
Lanz-Op.......................................401
Lanz-Punkt...................................261
Laparoschisis.................................79
Lappenplastik...............................451
Large for date baby......................198
Large for gestational age.............198
Laronidase...................................204
Laron-Syndrom............................185
Larrey-Hernie.................................81
Larsen-Johansson-Krankheit399, 406
Laryngomalazie............................243
Laryngospasm 372
Larynxhypoplasie....................70, 78
Larynxpapillome.............................48
Laserverödung...............................24
Late talkers..................................502
Latenzzeit.......................................86
Laterale Leistenhernie..................317
Laterales Release........................401
Laterobasale Fraktur....................355
Laterocollis..................................388
Lauenstein-Aufnahme..................397
Laurell-Eriksson-Syndrom........... 274
Läuse......................... 436, 437, **438**
LCM-Virus............................ 47, 112
LDL-Rezeptordefekt..................... 213
Lebendimpfstoff....................... 90, 92
Lebendimpfungen................. 26, 139
Lebenserwartung........................... 62
Lebensmittelallergie.................... 432
Leberkapselschm 320
Leber-Optikusatrophie................... 27
Leberzelladenom......................... 339
Leberzirrhose............................... 274
Leberzysten........................ 273, 339
Lecithinkonzentration..................... 23
Legasthenie................................. 500
Legg-Calvé-Perthes-Krankheit'.... 402
Legionellen.................................. 117
Leigh-Syndrom......................... 27, 28
Leihimmunität................ 56, 89, 140
Leiomyom.................................... 347
Leiomyosarkom........................... 345
Leistenhernie.............. 259, 312, **316**
Leistenhoden............................... 310
Leistenkanal................................ 316
Leistenlymphome......................... 318
Leistungssportler......................... 191
Leistungstest............................... 501
Lejeune-Syndrom........................... 36
Lemierre-Syndrom........................ 108
Lendenlordose............................. 385
Lennox-Gastaut-Syndrom.... 474, **481**
Leopardfellstruktur....................... 329
LEOPARD-Syndrom..................... 345
Leptinresistenz............................ 212
Léri-Weill-Syndrom................ 41, 185
Lernbehinderung.......................... 500
Lesch-Nyhan-Syndrom................... 35
Leseschwäche................ 10, 54, **500**
Leucin-empfindliche Hypoglykämie200
Leukämie.................... 142, 319, **322**
Leukodystrophie,metachromatische192
Leukodystrophien......................... 205
Leukoenzephalitis......................... 113
Leukokorie..................... 66, 334, 459
Leukozyten......................... 166, 513
Leukozytenadhäsionsdefekte....... 178
Leveuf- u. Pais-Etlg..................... 399
Leydig-Zwischenzellen................... 42
LGA.................................... 60, 198
LGL-Syndrom..................... 235, 237
LH.. 16, 184
Libman-Sacks-Syndrom181, 225, 231
Lichen sclerosus................. 297, 307
Lichenifikation.............................. 441
Lich-Grégoire-Op......................... 291
Lichtdermatose............................ 152
Lidphlegmone.............................. 461
Lifetime Risk, Appendizitis........... 261
Li-Fraumeni-Syndrom.......... 329, 350
Lig.teres hepatis............................ 55
Lig.terminale................................ 263
Lig.umbilicale medianum............ 292
Lig.venosum................................... 55
Lilakrankheit................................ 182
Limbische Enzephalitis........ **112**, 484
Limbisches System...................... 484
Lincosamide................................... 88
Linksherzhypoplasie-Syndrom..... 224
Linkshypertrophiezeichen............ 228
Links-Rechts-Shunt..... 215, 216, 217
Linksventrikelpumpe.................... 233
Linsentrübung.................... 456, 458
Lipidspeichermyopathien............ 201
Lipidstoffwechsel......................... 192
Lipodystrophie-Syndrom.............. 138
Lipofuszinosen............................. 206
Lipoidnephrose............................ 284
Lipoidspeicherkrankheiten........... 205
Lipom........................... 184, 318, 347
Lipomatose.................................. 347
Liposarkom.................................. 345
Lippenkerbe................................... 83
Lippen-Kiefer-Gaumenspalte58, 61, **81**

Liquordrainage 61, 66, 331, 467
Liquorfistel 110, 357
Liquorrhoe 355
Liquorunterdrucksyndrom 463
Lisch-Knötchen 344, 451
Lispeln 500, 509
Lissenzephalie 496
Listerien **52**, 72, 112, 117
Lithotripsie 304
LKG-Spalte 82
Lobäres Emphysem 242, 245
Lobärpneumonie 117
Locked-in-Syndrom 358
Löffler-Infiltrate 134
Löffler-Syndrom 225, 231
Logopädische Behandlung 509
Lokomotion 13
Long-QT-Syndrom 235, **236**, 240
Loslassschmerz 261
Lösungsmittel 510
Louis-Bar-Syndrom 174, 325, 345, 490
Lowe-Syndrom 459
Lown-Klassifikation 239
L-Polamidon 25
LSD 25
Lucey-Driscoll-Syndrom 72
Lues 72
- connata 48
Lumbalisation 469
Lunarmonate 20
Lungenembolie 251
Lungenemphysem 68, **245**, 274
Lungenentzündung 117
Lungenfibrose 247
Lungenhypoplasie 68, 78, 80, **244**
Lungenödem 221
Lungenreife 23
- Induktion **65**, 76
Lungensequestration 246
Lungentuberkulose 122
Lungenvenenfehlmündung 62, 221
Lungenzysten 246
Lupus erythematodes . 157, **180**, 225, 231, 235, 238, 283, 441
Lupusantikoagulans 19
Luschkae-Aperturae 332, 468
Luteinisierendes Hormon 16
Lutembacher-Syndrom 214, **217**
LVAD 233
Lyell-Syndrom 367, 426, 427, 447, 478
Lymphadenitis 49, 263, 347
Lymphadenopathie-Syndrom 136
Lymphangiom 347
Lymphatische Leuk 323
Lymphödem 109, 320
Lymphogranulomatose 324
Lymphohistiozyt 416
Lym me 319, **324**, 336
Lymphozytäre Choriomeningitis 47, 112
Lymphozytäre Meningitis 112
Lymphozyten 140
Lym ose 96, 100
Lysetherapie 473
Lysosomale Speicherkrankheiten 203
Lysozym 57, 166
Lyssa 112

M

M.deltoideus 91
M.detrusor vesicae 292
M.sphincter pylori 257
M.sternocleidomastoideus 387
M.vastus lat 91
Machado-Joseph-Krankheit 490
Madenwurm 133
MA ance 288, 291
Magenausgangsstenose 257
Magendi-Apertura 332, 468
Magenpförtnerkrampf 257
Magenulkus 251
Magic mushroom 512
Magnesiumammoniumphosphat 301
Mahaim-Fasern 237
Mahler-Syndrom 498
Makroglossie 29
Makrohämaturie 285, 302
Makrolide **88**, 108, 236
Makromastie 191
Makrosomie 60, 195, 198
Makrostoma 82
Makrozephalie 381, 467
Malabsorption 59, 199, 209, 267, 268
Malakoplakie 301
Malaria **47**, 147, 151
Maldescensus testis 36, **309**, 339
Maldigestion 59, 268
Malignes fibröses Histiozytom 348
Malignes Melanom 449, 450
Malignes neuroleptisches Syndrom 113
Mallorca-Ak 444
Malnutrition 59, 211
Malrotation 259
Mamillensekretion 191
Mamma 45, 190
- Anomalien 45
- Hypoplasie 190
- Karzinom 184, 191, 348
- Reduktionsplastik 45, 191
Mangelernährung 209
Mangelgeburt 59, 67, 187
Manifestationsindex 86
Mannosidose 204
Maras 59, 209
Marcumar 227
Marfan-Syndrom 19, **33**, 185, 225, 229, 392, 399
Mark ndrom 44, 500
Marknagel 360, 378
Markphlegmone 384
Markschwammniere 278, 301
Marmorknochenkrankheit 379
Maroteaux-Lamy-Syndrom 204
Marschfraktur 358
Martin-Bell-Syndrom 44, 500
Maschinengeräusch 219, 220
Mas 90, 93, 165, 427
- Enzephalitis 95
- Impfung 112
- Otitis 452
Maskenbeatmung 68
Massenverschiebung 328
Mastoiditis 110, 453
Mas e 433, 449
Matthias-Haltungs 385
Maturation 291
Mäuseuringeruch 193
Mayer-Rokitansky-Syndrom 40, 309
May-Hegglin-Anomalie 154, 157
Mayo-Viernstein-Op 401
Maze-Op 235, 237
McArdle-Krankheit 200
McBurney-Punkt 261
McCune-Albright-Syndrom 183, 413, 415
MCD 500
MCH 141
MCHC 141
MCV 141, 513
MDR-TBC 123
Meatotomie 297, 307
Meatus acusticus ext. 452
Meatus urethrae 294
Meatusstenose 290, 295, **297**, 307
Mebendazol 134
Mecarserm 186
Meckel-Divertikel 78, 253, 260, 262, **263**, 276
Meckelitis 263
Mediale Leistenhernie 317
Medienkonsum,übermäßiger 512
Medulläres SD-Karzinom 190
Medulloblastom 319, 327
Megacolon congenitum 264
Megakalikose 279, 289
Megakaryoblasten 154
Megakolon **264**, 266
Megalerythema infectiosum 98
Megaloblastäre Anämie 145
Megalourethra 297
Megapyelon 62, 286, 288, 290, 296
Megaureter 62, **287**, 296, 309
Megaureter-Megazystis-Syndrom 289
Mehrfachverletzung 352
Mehrlinge 60, 64
Mehrlingsschwangerschaft 19, **20**, 24, 64
Meilensteine 1, 7, **11**
Mekonium 56, 84, 259
- Aspiration 63
- Aspirationssyndrom 68, 70, 77
- Ileus 63, **83**, 248, 250, 266, 267
- Pfropfsyndrom 84, 267
- Verhaltung 264
Melaena neonatorum vera 161
Melaninstoffwechsel 194
Melanom 436, 450
Melanose 344
Melanozytäre Naevi 450
MELAS-Syndrom 27, 471
Meloschisis 82
Membranoxygenator 63
Membranstabilisatoren 495
MEN **33**, 190
Menarche 16, 183
Mendel-Gesetze 32
Mendel-Mantoux-Test 124
Meningeome 327
Meningismus 110
Meningitis 63, **110**, 114, 119, 128, 357, 453, 466
- aseptische 104
- tuberkulöse 122
Meningoenzephalitis 104, 111
Meningokokken 110
- Impfung 90, 112, 148
- Sepsis 93, 111, 437
Meningomyelozele 26, 62, 468
Meningozele 26, 62, 468
Menstruation 143
Mentale Retardierung 496
Meropenem 88
Merosinmangel 493
MERRF-Syndrom 27
Mesangiosklerose 284, 338
Mesaortitis luetica 229
Mesenchymom 345
Mesenterialinfarkt 251
Mesh graft 366
Mesoderm 18
Metabolische Myopathie 200, 494
Metabolisches Syndrom 213
Metachrom. Leukodystrophie 192, 205, 490
Metallimplantatbruch 361
Metamizol 177, 303, **321**
Metanephrogener Strang 277
Metanephrogenes Gewebe 285
Metaphyse 347, 362
Metapneumonievirus 114
Metatarsus varus 410
Meteorismus 253
Methadon 25
Methotrexat 418
Methylphenidat 270, 487, 508
Meyerding-Etlg 391
Meyer-Dysplasie 403
Meyer-Weigert-Regel 286
Michaelis-Gutmann-Körperchen 301
Microsporum 445
Midazolam 479, 486
MIDD-Syndrom 28
Migräne 463
Mikroalbuminurie 281
Mikrobiom 57, 424, 431
Mikrodeletion 27, 35
Mikrogenie 83
Mikrohämaturie 285, 302
Mikromastie 190
Mikropenis 305
Mikrostrabismus 456, 458
Mikrozephalie 47, 51, 54, 96, 193, 209, 469
Miktionssynkope 240

Miktionszystourethrographie 289, 291, 292, 296, 300
Mikulicz-Linie ... 399
Milben ... 437
Milch ... 59
Milchgangspapillome ... 184
Milchgebiss ... 58
Milchschorf ... 441
Miliarpneumonie ... 117
Miliartuberkulose ... 122
Miller-Dieker-Syndrom ... 27
Milzbuckel ... 279
Milzinfarkt ... 149
Milzruptur ... 101
Milz-Szintigraphie ... 148
Minderwuchs ... 29, 41, 185, 188
Minimal-Change-Glomerulopathie 284
Minimale cerebrale Dysfunktion ... 500
Miosis ... 462
MIS-C ... 114, **165**
Missbildungsrisiko,Antiepileptika .. 478
Mitesser ... 444
Mitigierte Masern ... 94
Mitochondriale Krankheitsbilder 27, 201
Mitralatresie ... 229
Mitralklappeninsuffizienz ... 230
Mitralklappenstenose ... 230
Mitralöffnungston ... 230
Mittelmeeranäm ... 150
Mittelmeerfieber,familiäres ... 419
Mittelohrentzündung ... 452
MMRV-Impfung 9, **90**, 91, 95, 97, 103, 104, 316
Mobbing ... 502
Mobitz-AV-Block ... 239
Modafinil ... 487
MODY ... 194
Molluscum contagiosum 106, 137, 436, 442, **446**
Mometason ... 425
Mongolenfalte ... 29
Mongolenfleck ... 451
Mongolismus ... 29
Monoarthritis ... 420
Monogenetische Erkrankungen ... 32
Mononucleosis infectiosa ... 100
Mononukleose 93, **100**, 108, 315, 324, 326, 427
Monooxygenasedefekt ... 188
Monosomie ... **26**, 40
Monozyten ... 166
Monozytenangina ... 100
Monro-Linie ... 261
Monro-Zyste ... 332
Moraxella catarrhalis ... 115, 452
Morbilli ... 93
Morbus Basedow ... 190
Morbus Bechterew ... 421
Morbus Biermer ... 145
Morbus Blount ... 404
Morbus Bornholm ... 251
Morbus Bruton ... 170
Morbus Crohn 125, 133, 179, 183, 209, 251, 253
Morbus Fölling ... 193
Morbus haemolyticus fetalis 20, 60, **74**
Morbus haemolyticus neonatorum ... 72, **74**, 142
Morbus haemorrhagicus neonatorum 77, 153, 160
Morbus Hirschsprung 33, **264**, 267, 270
Morbus Kawas ... 164
Morbus Koch ... 122
Morbus Köhler-Albau ... 406
Morbus Moschcowitz ... 163, 164
Morbus Osgood-Schlatter ... 405
Morbus Perthes ... 402
Morbus Pom ... 200
Morbus Scheuermann ... 385, 386, 388, **389**
Morbus Stil ... 419
Morbus rlhof ... 156, 163
Morbus Wilson ... **274**, 388, 496
Morgagni-Hernie ... 81
Morgagni-Hydatide ... 312
Moro-Reflex ... 5, 13
Morphin ... **321**, 370, 510
Morquio-Syndrom ... 204
Morsicatio ... 502
Mosaik ... 19, 26
Moschcowitz-Krank ... 155, 164
Motorische Tics ... 487
Moyam ndrom ... 471, 474
MRCP ... 275
MRGN ... 119
MRSA-Infektion ... 119
Mukokutanes Lymphknotensyndrom 93, 109, 164, 427, 437
Mukolipidosen ... 204
Mukopolysaccharidosen 23, 192, **203**, 207, 381, 467
Mukotympanon ... 452
Mukoviszidose 34, 59, 84, 120, 160, 183, 209, **248**
Muk le ... 263
Müller-Gang ... 296
Multiorganversagen ... 354
Multipler Substanzgebrauch ... 510
Multivitaminpräparaten ... 24
Mumps ... 90, **103**, 195
Mumpsorchitis ... 315, 339
Münchhausen-by-proxy-Syndrom ... 503
Muskatnuss ... 512
Muskelatrophie, neurogene ... 492
Muskelatrophie, spinale ... 34, 490
Muskeldystrophie ... 462, **493**
- Duchenne ... 35, 493
- kongenitale ... 382
Mutismus ... 498, **500**, 503
Muttermal ... 450
Muttermilch ... 25
- Ikterus ... 72
Myasthenia gravis 133, 457, 461, 492, 494
- fetale ... 382
Mycobacterium tuberculosis ... 122
Myelodysplastisches Syndrom 146, 177, 323
Myelofibrose ... 148, 153
Myeloische Leukämie ... 323
Myelomeningozele ... 386
Myeloproliferative Syndrome ... 153
Myelozele ... 26, 62, 468
Mykobakteriosen ... 122, 137
Mykoplasmen ... 48, 117, 299
Myoglobinurie ... 182
Myokardinfarkt ... 225, 235
Myokardiopathie ... 233
Myokarditis 101, 121, **232**, 233, 235, 423
Myoklonien ... 482
- physiologische ... 482
Myoklonisch-astatische Anf. . 474, **481**
Myoklonische Anfälle ... 474, **482**
Myoklonus-Dystonie-Syndrom ... 388
Myoklonusepilepsie ... 482
Myoklonus-Niereninsuff.-Syndrom 482
Myolyse ... 280
Myolysis cordis toxica ... 121, 232
Myopathien ... 182, 201, 494
Myositis ... 280
Myositis ossificans ... 347, 349
Myotone Dystrophie ... 33, 495
Myotonien ... 33, **495**
Myristica fragans ... 512
Myxödem ... 189
My n ... 114

N

Nabelbruch ... 189
Nabelfistel ... 79, 263
Nabelhernie ... 79
Nabelkoliken ... 272
Nabelpflege ... 56
Nabelschnur ... 56
Nabelschnurbruch ... 61, 78
Nabelschnurpunktion ... 24, 76, 98
Nabelvenenkatheter ... 69
Nächtliche Frontallappenepilepsie 483
Nachtschweiß ... 137
Nackentransparenz ... 22, 497
Nadelstichprobe ... 364
Nadelstichverletzung ... 139
Naegele-Regel ... 21
Naevus ... 449
- coeruleus ... 450
- flammeus ... 344, 436, 449, **451**
- sebaceus ... 450
Naevuszellnaevus ... 436, 450
Nägelbeißen ... 502
Nagellinie ... 165
Nahrungsmittelallergie . 269, **432**, 434
Naloxon ... 322
Narbenkarzinom ... 367
Narkolepsie ... 241, 483, 485, **486**, 505
Nasal bone ... 22
Nasenbeinverknöcherung,fehlende 22
Nasendiphtherie ... 121
Nasenspalte ... 83
Nasopharynxkarzinom ... 101
Natriumbicarbonat ... 353
Nebenhoden
- Entzündung ... 315
- Tumoren ... 343
Nebennierenrindenhyperplasie ... 187
NEC ... 67, **265**
Neisseria gonorrhoeae ... 299
Neisseria meningitidis ... 110
Nekrosektomie ... 366
Nekrotisierende Enterokolitis 62, 67, 161, 219, **265**
Nekrotisierende Fasziitis 102, 107, 109, 301, 313, 316, 435
Nekrotisierende Vaskulitis ... 164
Neonatale Alloimmunthrombozytopenie ... 77, 153, 155
Neonatale Konvulsionen ... 479
Neonatale Polyglobulie ... 152
Neonatale Varizellen ... 101, 102
Neonatologie ... **55**, 61
Nephrektomie ... 287, 289, 304, 337
Nephritis ... 163
Nephritisches Syndrom ... 282
Nephroblastom ... **336**, 338
Nephrolithiasis 35, 213, 268, 278, 285, 301
Nephrolitholapaxie ... 304
Nephrolithotomie ... 304
Nephronophthise ... 278
Nephropathie ... 197
Nephroptose ... 279
Nephrostomie ... 62, 289, 304
Nephrotisches Syndrom 164, 283, **284**
Nesidioblastose ... 199
Nesselsucht ... 426
Nestschutz . 56, **89**, 90, 115, 140, 166, 168
Netzhautablösung ... 66, 334
Netzhauttumor ... 333
Neugeborene ... 55
- Basisuntersuchung ... 8
- Gynäkomastie ... 191
- Hyperbilirubinämie ... 72
- Hypothyreos ... 189
- Konjunktivitis ... 48, **460**, 462
- Krampfanfälle ... 61, **479**
- Listeriose ... 52
- Periode ... 55
- Reanimation ... 68
- Screening **8**, 149, 190, 192, 202, 250, **491**, 497
- Sepsis ... 66, **109**
Neunerregel n. Wallace ... 363
Neuralrohrdefekte 24, 26, 62, 146, **467**, 469
Neuraminidasemangel ... 204
Neurinome ... 327
Neuroblastom ... 319, **334**, 338, 345
Neurodermitis ... 174, 176, 436, **441**
Neuroepitheliale Hirntumoren ... 327
Neurofibrom ... 347
Neurofibromatose .. 33, 329, 337, **344**, 347, 436, 451, 459

Neurogene Blasenentleerungsstörung 288, 466
Neurogene Muskelatrophie .. 492, 494
Neurogener Schock 435
Neurokutane Melanose 344, 451
Neurolues 137
Neuronspezifische Enolase 335
Neuropädiatrie 465
Neutral-Null-Methode 374
Neutropenie, kongenitale 176
Nevirapin 138
Nicht nukleosidale reverse Transkriptase Inhibitoren 138
Nicht-ossifizierendes Knochenfibr. 411
Nickelallergie 426
Nidation 18
Nidus 412
Niemann-Pick-Krankheit 205
Nierenagenesie 277, 309
Nierenaplasie 277
Nierenbecken 285, 288
- Abgangstenose 279, 286
- Plastik 287
Nierenbuckel 279
Nierendegeneration,polyzystische 278
Nierendysplas 278
Nierenektopie 279
Nierenfehlbildungen 277
Niereninsuffizienz 33, 278, 291
Nierenkolik 251
Nierenpyelektasie 23
Nierensteine 213, 278, 301
Nierensteinkolik 302
Nierentransplantation 19, 282
Nierentuberkulose 122
Nierenversagen 129, 131, 162
Nierenverschmelzung 309
Nierenzysten 33, **278**
Nijmegen-Breakage-Syndrom 175
Nikotin 510
Nikotinabusus 25, 57, 471, 511
Ni m 438
NKX2.1-Gen 189
N-myc-Amplifikation 336
NNRTI 138
Noack-Syndrom 381
Nokardiose 137
Non-Hodgkin-Lymphome 324
Nonne-Marie-Heredoataxie 490
Non-specific abdominal pain 251
Noonan-Syndrom ... **41**, 185, 214, 227, 233
Norman-Greenfield-Syndrom 205
Normochrome Anämie 141
Norm e 513
Norovi s 124, **127**
Norwood-Op 225
Nosokomiale Infektion 87
Notfallkraniotom 356
Notoperation 353
NSAP 251
NSAR 158, 321, 418
NS 335
NT = nuchal translucency 22
Nukleäre Atrophien 490
Nukleosidanaloga 138
Nukleotidstoffwechsel-Störung 152
Nusinersen 491
Nuss-Op. 392
NYHA 225, 230

O

OAE 8, 452, 455
O-Beine 399, 404
Oberkörperhochlagerung 356
Oberlippenspalte 83
Obstipation 189, 264, **270**, 322
Obturator 61, 82
Obturator-Zeichen 262
Offene Frakturen 359
Ohnmacht 240
Ohrenknorpel 55
Ohrmuschel 55
Okklusionstherapie 457
Okklusivhydrozephalus 330
Oligoarthritis 417, **420**
Oligodendrogliome 327, 330
Oligohydramnion 20, 244
Oligophrenie 496
Oligospermie 34
Oligurie 281, 283
Olivo-ponto-zerebellare Atrophie .. 490
Omenn-Syndrom 174
Omphalozele 61, **78**
Onychomykos 445
Onychophagie 502
Oophoritis 104
Oozephalie 380
Ophthalmia neonatorum 460
Ophthalmologie 456
Ophthalmoplegie 457
Ophthalmoplegie-plus 28
Opiate 25, 510
Opioide **321**, 370
Opportunistische Infektionen .. 86, 167
Opsomyoklonisches Syndrom 335
Optikusatrophie 205
Optikusgliom 329
Optikushypoplasie 457
OPV 26, 89
Orale Haarleukoplakie 101
Orbitalphlegmone 461
Orchidofunikulolyse 310
Orchidopexie 36, 310, 312
Orchiektom 342
Orchioblastom 339
Orchitis 104, 312, **315**
Orexin 486
Organoazidurien 192
Organogenese 18
Organultraschall 23, 215
Orofaziodigitales Syndrom 34
Orotazidurie 146
Orthopädie 374
Orthostatische Dysregulation 240
Ortolani-Einrenkungsphänomen ... 394
Os frontale 380
Os metatarsale 407
Os naviculare 406
Os occipitale 380
Os parietale 380
Osgood-Schlatter-Krankheit 384
Osler-Krankheit 253
Osler-Rendu-Weber-Krankh. 164, 345
Ösophagitis 251
Ösophagotracheale Fistel 243
Ösophagusatresie 58, 61, 70, 243, **256**
Ösophagusstenose 257
Ossifikationsstörungen 375
Ossifikationszentren 186, 362
Osteoblastom 348, 411
Osteochondrom 348, 411
Osteochondrose 392
Osteochondrosis deformans. 389, 405
Osteochondrosis dissecans. 349, 384, 393, 401, **403**
Osteodystrophia fibrosa 414
Osteofibrosis deformans 415
Osteogenes Sarkom 384
Osteogenesis imperfecta 33, 185, 375, **377**, 386
Osteoidosteom 348, 384, 411, **412**
Osteoklastische Trepanation 356
Osteoklastom 413
Osteom 411
Osteomalazie 208
Osteomyelitis 349, 351, 361, **383**, 385, 403, 416, 419
Osteomyelosklerose 148
Osteopetrose 375, 379
Osteophyten 391
Osteoporose 209, 211, 506
Osteosarkom 319, 348, 415
Osteosklerose 379
Osteosynthese 360
Ostium ureteris 285
Ostium-primum-Defekt 217
Östradiol 184
Otitis externa 453
Otitis media ... 115, 251, **452**, 455, 485
Otoakustische Emissionen 8, 455
Otorrhoe 452
Otosklerose 454
Ovarialzysten 251, 263
Ovarien,polyzystische 189
Ovariopexie 326
Ovotestis 306
Owren-Syndrom 159
Oxcarbazepin 476, 484
Oxytocinrezeptorantagonist 65
Oxyuriasis 133
Oxyzephalus 380

P

Pachyzephalus 380
Palatoschisis 82
Palatum fissum 82
Palmure 306
Palpitationen 235, 239
Pancreas aberrans 276
Pancreas anulare 276
Pancreas divisum 276
Pandemie 87
Panhypopituitarismus 185
Pankreasinsuffizienz 248
Pankreaszysten 255, 276
Pankreatitis 104, 251, 276, 305
Pankreatoblastom 319
Panner-Krankheit 393
Pansynostosis 380
Panzytopenie 144, 379
Papilla duodeni major 258
Papillarmuskel 229
Papillarmuskelnekrose 62
Papillom 332
PAPP-A 22, 29, 497
Paracetamol ... 98, 100, 115, **321**, 356, 370, 453, 486
Parachute reflex 6, 13
Paradoxe Diarrhoe 264
Paradoxe Embolie 215, 217, 471
Paragangliom 345
Parahämophilie 159
Parainfluenza 114, 117
Parapertussis 120
Paraphimose 308
Paraproteinämie 152
Parasiten der Haut 437
Parasomnien 502, **504**
Paraspadie 295
Parathormon 208, 303
Paratyphus 127
Paraureterale Divertikel 287
Parazentese 453
Parecho-Viren 112
Parkkulainen-Etlg 290
Parkland-Formel 365
Parotitis acuta 104
Parotitis epidemica 103, 195, 315
Paroxysmale Kältehämoglobinurie 147
Pars spongiosa 295, 297
Partielle Anfälle 483
Parvoviren 114
Parvovirus B19 ... **98**, 99, 144, 148, 149, 232
Passivrauchen 25, 429
Pätau-Syndrom 20, 27, 31
Patellafraktur 401
Patellaluxation 400
Paterson-Kelly-Syndrom 143
Pathologische Fraktur .. 320, 348, 349, **359**, 506
Paukenhöhle 452
Paukenröhrchen 453
Pavlik-Bandage 395
Pavor nocturnus 504
PAX8-Gen 189
PCB 57
PCNL 304
PCR 137

PCT **87**, 107, 111
PDA 218
Pearson-Syndrom 28
Pectus carinatum 392
Pectus excavatum 392
Pediculosis 437, 438
Pelveoperitonitis 255
Pemphigus neonatorum 62
Pemphigus vulgaris 447
Pendelhoden 311
Pendred-Syndrom 189, 454
Penicilline 88
Penisaplasie 305
Penisdeviation 295, 305
Penisfehlbildungen 305
Penishypoplasie 305
Peniskurvatur 305
Percutane Nephrolitholapaxie 304
Perforation 251
Perikarditis 233, 234
Perikardtamponade 233
Perimyokarditis 233
Perinatalmedizin 55
Perinatalperiode 55
Perinatalzentrum 61
Periodische Atmung 71
Periodische Neutropenie 177
Periop. Antibiotikaprophylaxe 360
Peritonealdialyse 282
Peritonitis 251, 267
Perityphlitis 261
Periventrikuläre Leukomalazie 66
Perniones 369
Perniziöse Anämie 145
Peromelie 376
Persistierende fetale Zirkulation 63, 66, **78**, 81, 152, 245
Persistierender Duct.arteriosus 67, 214, **218**
Persistierender Urachus 79
Perthes-Krankheit 384, 394, 397, 398, 401, **402**
Pertussis 63, 89, **119**
Pes adductus 410
Pes equinovarus 62, 407, 468
Pes excavatus 407
Pes planovalgus 409
Pes transversoplanus 409
Pes valgus 409
Pessar n.Arabin 65
Pestizide 57
Petit-mal 474
- Status 478, 483
Petrussa-Score 65
Peutz-Jeghers-Syndrom 344
Pfannendachwinkel 395
Pfaundler-Hurler-Krankheit .. 203, 496
Pfefferminzöl 464
Pfeiffer-Drüsenfieber 100, 326
Pfeiffer-Syndrom 381
Pfeilnaht 380
Pflaumenbauch 289
PGCS 355
Phagozyten 166
- Defekte 176
Phakomatosen... .329, **344**, 450, 451, 474, 496
Phänotyp 32
Phäochromozytom 194, 209
Pharaonische Zirkumzision 309
Pharyngitis 107
Pharyngoplastik 82
Phelan-McDermid-Syndrom 27
Phenobarbital 61, 74, 476, 479
Phenprocoumon 227
Phenylalanin 193
Phenylketonurie...8, 19, 34, 192, **193**, 474, 496
Phenytoin 61, 476, 479
Philadelphia-Chromos 322
Philtrum 54
Phimose 306
Phobien 502
Phokomelie 376
Phosphatdiabetes 208
Phosphatmangel-Rachitis 208
Photophobie 110, 459
Phototherapie 57, 73, 76
Phthirus pubis 438
Phthisis bulbi 421
Phytansäurestoffwechselstörung..207, 490, 492
Phytomenadion 58, 161
Pica 371, 503, 507
Pickwick-Syndrom 487
Pierre-Robin-Syndrom 70, 81, 83
Pigmentnaevus 450
Pille 10
Pilomatrixom 436, 449
Pilozytisches Astrozytom 329
PIMS 114, **165**
Pinealom 183, 327
Pinzettengriff 12
Pityriasis versicolor. 93, 436, 442, 445
Placenta praevia 20, 24, 64, 142
Plagiozephalus 380, 381
Plasmaelektrophorese 513
Plasminogen 153
Plasmozytom 158, 348
Plattfuß 407, 409
Plazentainsuffizienz.. 20, 24, 152, 198
Plazentalösung,vorzeitige 20
Plazentareifungsstörung 24
Plazentastörungen 24
Pleomorphes Sarkom 345
Pleurazysten 242
Pleuritis 251
Plexus pampiniformis 311, 316
Plexus-brachialis-Läsion 461
Plexus-choroidei-Zyste 22
Plexuspapillom 332
Plötzlicher Herztod 121, 234, 236, 238
Plötzlicher Kindstod 25, 63, 67, **85**
Plummer-Vinson-Syndrom 143
P-mitrale 230
PMMA-Knochenzementkugeln 384
PNET 330, 351
Pneumatosis intestinalis 266
Pneumenzephalon 357
Pneumocystis jiroveci 117
Pneumokokken 117, 452
- Impfung 90, 112, 119, 148
Pneumonie 72, 77, 114, **117**, 251
Pneumoperikard 247
Pneumothorax 63, 66, 68, 70, 78, 245, **247**, 251
PNP-SCID 173
Pocken 47
- Impfung 112
Poikilozytose 143
Polamidon 25
Poland-Symptomenkomplex 45
Poland-Syndrom 392
Polioenzephalitis 113
Poliomyelitis...**89**, 112, 133, 386, 407, 492, 494
Politano-Leadbetter-Op 291
Pollenflugkalender 428
Pollinosis 424, **427**
Poltern 509
Polyarthritis 107, 417, 420, 423
Polycythaemia vera 148, 153
Polydaktylie 60, 375, 381, 407
Polyglobulie 72, 471
- neonatale 152
Polyhydramnion 20, 64, 195, 198
Polymastie 45
Polymerase-chain-reaction 137
Polymyositis 182
Polyneuropathie 137, 197
Polyneuroradikulitis 492
Polysomien 42
Polysomnographie 487
Polyspikes-waves-Komplexe 482
Polythelie 45
Polytoxikomanie 510
Polytrauma **352**, 355
Polyurie 195, 281
Polyzystische Nierendegeneration 278
Polyzystische Ovarien 189, 212
Polyzythämie 19, 152, 471
Pompe-Krankheit 200
Ponseti-Technik 408
Ponsgliom 329
Porphyrie 251
Pospischill-Feyrter-Aphthoid 105
Postenzephalitisches Syndrom 113
Postkardiotomiesyndrom 233
Postkommotionelle Beschwerden 357
Postparoxysm. Dämmerzustand .. 479
Poststreptokokkennephritis...107, 282, 423
Posttransfusionsthrombozytopenie 156
Posttraumatische Epilepsie 357
Posttraumatische Osteomyelitis ... 383
Postvakzinale Enzephalitis 112
Postvakzinales Exanthem 437
Pott-Buckel 389
Potter-Sequenz 245, 277, 407
PPom 209
PQ-Zeit 238
Prader-Willi-Syndrom 27, **35**, 183, 185, 194, 212, 310, 496
Präeklampsie 155
Präexzitationssyndrom 235, **237**
Prämutation 44
Pränatale Diagnostik 497
Pregnancy-assoc. plasma protein .. 22
Prehn-Zeichen 312, 315
Preputialschürze 294
Preputium 306
Priapismus 149, 306
Prick-Test 425
Pridie-Bohrung 404
Primär sklerosierende Cholangitis 274
Primäre biliäre Zirrhose 274
Primärkomplex 122
PRIND 471
Procalcitonin 87, 111
Processus vaginalis 311
Profuse Durchfälle 265
Progressive spin. Muskelatrophie 490
Prolaktinom 19
Proliferierendes Hämangiom 450
Propulsiv-petit-mal 474, 481
Prostatahyperplasie 288
Prostatitis 301
Proteaseinhibitormangel 274
Proteaseninhibitoren 138
Protein S u. C 153
- Mangel 19, 471
Proteinurie 163, 164, **283**, 284
Proteus 299
Proteus-Syndrom 376
Prothrombin 153
Protionamid 123
Protoporphyrie 152, 427
Prune-belly-Syndrom 289, 311
Prurigo simplex 439
Psellismus 509
Pseudarthrose 361
Pseudoappendizitis 263
Pseudobulbärparalys 492
Pseudodivertikel,Blase 292
Pseudohermaphroditismus...188, 190, 191
- femininus 188
- masculinus 38, 310
Pseudo-Hurler-Dystrophie 204
Pseudohypertrophie 493
Pseudo-Klinefelter-Syndrom 42
Pseudokrupp 114, **122**, 431
Pseudomembranen 121
Pseudomembranöse Beläge 100, 108
Pseudomembranöse Kolitis 133
Pseudomonas 117, 299
Pseudoperitonitis 252
Pseudopubertas praecox 39, 183
Pseudothrombozytopenie 155
Pseudotumor cerebri 463
Pseudo-Turner-Syndrom 41, 185, 227, 233

Pseudoxanthoma elasticum 344
Psilocybe 512
Psoaszeichen 262
Psoriasis 436, **442**
- Arthritis 417, 421, 443
Psychischer Hospitalismus 499
Psychogene Anfälle 478, 481
Psychogene Bewusstlosigkeit 241
Psychomotorische Anfälle 474, **484**
Psychosomatische Kopfschmerzen463
Psychostimulanzien 25, 266
Psychotherapie 506
Pterygium colli 41
Ptosis 456, **461**
PTT 154
Pubarche 16, 183
Pubertas praecox ... 17, **183**, 185, 188, 341, 413, 415
Pubertas tarda 17, 40, 42, 183
Pubertät **16**, 183, 503
Pubertätsgynäkomastie.. 16, 184, 191
Pubertätsmakromastie 191
Pubertätsstörungen 16, 183
Pucken 394
Pulikose 437
Pulmonalarterienstenose 227
Pulmonalatresie 221
Pulmonale Hypertonie63, 66, **71**, 216, 217, 219
Pulmonalklappeninsuffizienz 228
Pulmonalklappenstenose 227
Pulmonalstenose 96, 214, 225, **227**
Pulmonalvalvuloplastie 228
Pulsoxymetrie 8, 70, 215
Punktmutationen 38
Purin-Nukleotid-Zyklus-Myopathien201
Purpura Schönlein-Henoch . 112, 153, 163, 260, 283
Purtilo-Syndrom 101
Pyelolithotomie 304
Pyelonephritis 196, 288, 301
Pyknolepsie 474, **483**
Pyloromyotom 258
Pylorusstenose 209, **257**
Pyodermie 109
Pyrazinamid 123
Pyruvatkinasemangel 72, 151

Q

QT-Zeit 236
Quaddeln 426
Quadrantenanopsie 333
Quadruple-Test 22
Querlage 20
Querschnittlähmung 299
Querschnittsymptomatik 336
Quick 154, 227
Quincke-Ödem 179, 427, 432, 434

R

Rac2-GTPase-Defekt 178
Rachendiphtherie 121
Rachenmandel 453
Rachentubus 61
Rachitis 34, 59, 192, **208**, 405
- Prophylaxe 58, 209
Rachitisches Becken 208
Radiatio 328
Radiofrequenzablation 412
RAG-Mutation 173
Randall-Plaques 278
Rasmussen-Enzephalitis 484
Rasselgeräusc 118
Rastelli-Op 223
Rathke-Taschen-Tumor 332
Rauchen,passives 429
Rauchvergiftung 363
R-auf-T-Phänom 239
Raynaud-Phänomen 165
Raynaud-Syndrom 181, 182
RDS 70, 72
Reaktive Arthritis...130, 131, 417, **422**, 443
Reanimation 61, **68**, **353**, 372
Rechenstörungen 500
Rechtschreibschwäche 10, 54, **500**
Rechts-Links-Shunt63, 72, 78, 152, 215, 216
Redeflussstörung 509
Reflexe 4
Reflexsynkope 240
Reflux,vesikoureteraler **290**, 296
Refluxnephropathie 291, 301
Refraktionsamblyopie 456
Refraktur 361
Refsum-Syndrom 192, **207**, 448, 490, 492
Regulatorproteine,Komplement 179
Rehabilitationsbehandlung 357
Rehbein-Op 259, 265
Rehydrationsbehandlung59, 125, 126, 127, 255
Reife Neugeborene 55
Reifenstein-Syndrom 39, 191, 306
Reifescores 64
Reisekrankheit 465
Reitenden Aorta 219
Reiter-Krankheit 148, 422
Reizblase 301
Reizdarmsyndrom 125, 135
Reizmeningitis 112
Rekapillarisierungszeit **3**, 4, 125
Rek sie 62, 258
Relaxatio diaphragmatica 81
REM-Phasen 487, 504
REM-Schlaf-Verhaltensstörungen478, 504
Ren mobilis 279
Renale Anämie 281
Renale tubuläre Azidose 302
Reorientierungsphase 484
Reoviren 114, 124
Residualepilepsie 470, 474
Resilienz 503
Resistenzentwicklung 89
Respiratorische Arrhythmie 235
Respiratorlunge 70
Respiratory distress syndrome 70
Restharn 297
Restless-Legs-Syndrom 508
Restriktive Kardiomyopathie 234
Retentio alvi 270
Retentio testis 294
Retikuläre Dysgenesie 174
Retikulozytenzahl 73, 76, **141**
Retikulumzells e 348
Retinoblastom 33, 319, **333**, 350, 457
Retinoide 20, 444
Retinopathie 149
- Frühgeborene 66
RET-Protoonkogen 33
Retrogenie 23
Retrokavaler Ureter 287
Retrolentale Fibroplasie 63, 66, 71
Retroperitoneale Fibros 288, 313
Retroviren 135
Rett-Syndrom 34, 499
Reverse Transkriptase 135
Reye-S om 102, 115, **274**, 321
Rezessive Vererbung 32
Reziproke Translokation 27, 38
Rhabdoidtumor 338
Rhabdomyolyse 162, 280, 361
Rhabdomyom 347
Rhabdomyosarkom 319, 336, **345**
- embryonales 338, 345
Rhabdo-Virus 112
Rhesus-Inkompatibilität 20, 72, **74**
Rheumafaktor 420
Rheumatische Endokarditis ..225, 231
Rheumatisches Fieber. 107, 109, 232, 417, **422**
Rheumatoide Arthritis 417
Rhinitis allergic 115, **428**
Rh-Inkompatibilität 142
Rhinopharyngitis **114**, 117, 452
Rhinoviren 114
Rhizomelia chondrodysplastica 377
Rhombenzephalitis 112
Rh-Prophylaxe 23, **77**
Rhythmuschirurgie 235
Ribavirin 115
Richner-Hanhart-Syndrom 194
Rickettsia prowazeki 112
Riegelungsimpfung 91
Riesenhämangiom 155, 162
Riesenkind 25, 60, 195, **198**
Riesennaevus 451
Riesenzellarteriitis 463
Riesenzellpneumonie 94
Riesenzelltumor 413, 415
Rifampicin 111, 123
Rilliet-Duckpunkte 104
Rindenprellungsherde 354
Rinderbandwurm 133
Ringelröteln93, **98**, 144, 148, 149, 232, 427
Risikoneugeborene 59
Rituelle Beschneidung 309
Rituelle Genitalverstümmelungen 309
Robert-Koch-Institut 89
Roberts-Syndrom 375
Robin-Syndrom 83
Rokitansky-Küster-Syndrom .. 40, 309
Rolando-Epilepsie 474, 483
Romano-Ward-Syndrom 236
Rosenthal-Faktor 159
Roseola infantum 99
Ross-Operation 229
Rotavirus 90, 124, **126**, 266
Röteln 26, 72, 90, 93, **95**, 326, 427
- Embryopathie 95, 455
- HAH-Test 97
Rot-Grün-Blindheit 34
Rotor-Syndrom 274
Roussy-Levy-Syndrom 493
Roviralta-Syndrom 258
Rovsing-Zeichen 262
Roxithromycin 88, 108
RPI 141
RS-Virus 114, 117, 452
Rubeola 95
Rubinikterus 73
Rückgratreflex 13
Rudimentäre Keimleisten 40
Ruhr, bakterielle 130
Rumination 502
Rundrücken 385, 388, 389
R-Wert 86, 94

S

Säbelscheidentibia 48
Sabin-Feldmann-Serofarbtest 49
SA-Block 235, 236
Saccharose 203
Saccharose-Isomaltose-Malabsorption 203
Saisonale Pollinosis 427
Sakralisation 469
Sakroiliitis 420
Salmonellenenteritis 127
Salmonellose 124
Salter- und Harris-Etlg. 362
Salter-Op 403
Salven 239
Salvia divinorum 512
Salzverlustsyndrom 188
Samenstrangtorsion 311
Sandalenlücke 29
Sandhoff-Krankheit 205
Sanduhrblase 294
Sanduhrtumor 335
Sanfilippo-Syndrom 203
Santavuori-Haltia-Krankheit 206
Sapovirus 124
Sarkoidose 119, 232
Sarkome 345
SARS-Coronavirus 90, 114, 164

Sattelnase 48, 378
Saubohnenkrankheit 151
Sauerstoffsättigung 56, 69, 242
Saughütchen 59
Säugling 2, 11
Säuglingsbotulismus 132
Säuglingskoxitis 394, 398
Säuglingsskoliose 387
Säuglingssterblichkeit 62, 64
Saugreflex 5, 13
Savant-Syndrom 500
Scabies 436, 437, **438**
Scapulae alatae 494
Schädelbasisfraktur 354
Schädeldachdefekte 468
Schädeldysostos 380
Schädel-Hirn-Trauma 183, 241, 352, **354**, 388, 466, 474
Schädelnähte 380, 466
Schädelübersicht 356
Schaftfraktur 359
Schallschatten 303
Schaltenbrand-Reflex 6, 13
Schamlaus 438
Scharlach 93, **108**, 165, 422, 427, 452
Scheie-Syndrom 203
Schellong-Test 241
Schenkelblock 235
Scheuermann-Krankheit 389
Schiefhals 381, 385, **387**
Schiefschädel 380
Schielamblyopie 456
Schielen 457
Schilddrüsenkarzinom 33, 348
Schilddrüsenmalignome 190
Schilddrüsenperoxidase-Defekt 189
Schilddrüsenunterfunktion 189
Schilling-Test 146
Schistosomiasis 301
Schizoide Persönlichkeit 499
Schlafanfälle 486
Schlaf-EEG 475
Schläfenlappenepilepsie 484
Schlaf-Epileps 480
Schlaflabor 487, 504
Schlafparalys 487
Schlafstörungen 502, **504**, 508
Schlaganfall 217, 471
Schlatter-Osgood-Krankheit 384, 402, 405
Schleimhautblutungen 160
Schlingenextraktion 304
Schluckauf 482
Schluckimpfung 90, 126
Schmerzgedächtnis 320
Schmerzskala **3**, 464
Schmerztherapie **320**, 323, 328
Schmetterlingserythem 180
Schmetterlingskrankheit 446
Schmidt-Syndrom 194
Schmierinfektion 86
Schminke-Tumor 332
Schmorl-Knötchen 389
Schnittentbindung 60
Schnüffelstoffe 26
Schnüffelsuc 510
Schnupfen 114
Schock 161
- anaphylaktischer 434
- hypovolämischer 142, 352
- Lunge 62, 354
- Niere 282, 354
Scholz-Bielschowsky-Syndrom 205
Schönlein-Henoch-Purpura 163
Schrauben 360
Schreckreaktion 205
Schreibaby 271
Schreitreflex 5, 13
Schulphobie 502
Schulversagen 503
Schuppenflechte 442
Schütteltrauma 241, 354, 358, **373**
Schwachsichtigkeit 456
Schwachsinn 496
Schwangerschaft
- Anämie 19
- Antiepilept 478
- Dauer 20
- Diabetes 25, 72, 152, 195
- Drogen 512
- Kardiomyopathie 233
- Test 22
- Vorsorgeuntersuchung **24**, 48, 76, 198, 288, 296
- Zeichen 21
Schwannom 344, 347
Schwartz-Jampel-Syndrom 495
Schweinebandwurm 133
Schweineklappe 226
Schwerbrandverletzte 365
Schwerhörigkeit 190, 454
Schwimmbadotit 453
Schwindsucht 122
SCID 8, 139, 167, **172**, 176
Scratch-Test 425
Seborrhoische Dermatitis 436, **440**, 442
Sebostase 441
Sechste Krankheit 99
Sectio caesarea 60, 138, 142
Sedativa 510
Seekrankheit 465
Segmentpneumonie 117
Sehnenscheidenhygrom 347
Seitenventrikelweite 466
Sektio 138
Sekundärglaukom 421
Sekundärinfektion 88
Sekundärneoplasien 320
Selbstbezogenheit 498
Selektiver IgA-Mangel 169
Semikastration 342
Seminome 339, 347
Sensibilisierung 434
Sensible Neuropathien 493
Sepsis 62, 177, 265, 367
- Meningokokken 93, 111
- Neugeborene 47, 66, **109**
- Urosepsis 289, 291, **301**
Septierte Vagina 309
Septumdefekte 62
Septum-pellucidum-Zyste 329, 467
Sequester 383
Serokonversion 135
Serom 347
Seropapeln 439
Seropurulente Appendizitis 261
Seroreversion 137
Serotympanon 453
Sertoli-Leydig-Zelltumor 191, 340
Serumeisen 143
Serumferritin 143
Sesambein 184, 186
Sever-Krankheit 406
Sexsucht 512
Sexueller Missbrauch 63, 373
SGA 59, 187
Sherren-Dreieck 261
Shigatoxin 129, 130, 147, 155, 280, 282
Shigellose 130
Shimada-Klassifikation 335
Shouldice-Op 318
SHOX-Gen 41, 185
SHT 352, **354**
Shuntanlage 61
Shuntumkehr 216
Shuntvitien 215
SHV 354
Shwachman-Diamond-Syndrom 250
Sialadenitis 103
Sialidose 204
Sialolipidose 204
Sialolithiasis 104
Siamesische Zwillinge 19
Sichelfuß 407, 410
Sichelzellenanämie 19, 147, **148**, 284, 306
Sichelzellenkrankheit 8, **148**
Sichelzell-ß-Thalass 150, 151
Sichere Frakturzeichen 360
Sick-Sinus-Syndrom 235, **236**
Sideroblastische Anämie 144
Sideropenische Anämie 143
SIDS 25, 63, 67, **85**
Sigmatismus 509
Silbernitrat-Augenprophylaxe 48
Silver-Russell-Syndrom 185
Simultan-Doppelbild-Aufzeichnung 475, 487
Single-port-Op 262
Singultus 482
Sinus ethmoidalis 461
Sinus urogenitalis 40, 285, 292, 293, 294
Sinusarrhythmie 235
Sinusbradykardie 235
Sinusitis 107, 115, 452
Sinusvenenthrombose 473
Sinus-venosus-Defekt 216
SIOP-Klassifikation 337
Sirenomelie 199
Sitkowski-Zeichen 262
Sjögren-Larsson-Syndrom 448, 470
Skabies 438
Skaphozephalus 380
Skelettalter 186
Skelettdysplasien 185
Skelettszintigraphie 384
Skeletttumoren 347
Skoliose 385, **386**, 470, 491
Skorbut 59, 192, **207**
Skrotalphlegmone 312
Skrotum 55
- Verletzung 312
Sleep-onset-REM-periods 487
Sly-Syndrom 204
SMA 490
Smith-Magenis-Syndrom 36
Sofortabnabelung 76
Soforttyp-Allergie 424
Somatisierungsstörung 502
Somatogramme 7, 210
Somatostatinom 194
Somatotropes Hormon 184
Somatropin 41, 184, 186, 282
Somnambulismus 504
Somniloquie 504
Sonnenallergie 368
Sonnenbrand 367
Sonnenstich 368
Sonnenuntergangszeichen 466
Sonographie - Graf 8, 394
Soor 47, 137, 445
Sotos-Syndrom 45, 185
Soziale Phobie 502
Spaltbildungen 24, 26, 62, 146
Spaltblase 293
Spalthaut 366
Spanischer Kragen 308
Spannungskopfschmerz 463
Spannungspneumothorax 78, **247**
Spasmus nutans 481
Spastik 470
Spastische Muskelatrophie 207
Spastische Spinalparalyse 470
Spastisch-hypertr.Pylorusstenose 257
Spätabnabelung 142
Spätabszess 357
Spätgebärende 21
Spättyp-Allergie 424
Speicheldrüsenviruskrankheit 50
Speicherkrankheiten 148
Spektrin-Defekt 147
Spezif. Immuntherapie **425**, 429, 433
Sphärozytose 72, 147
Sphenozephalus 380
Sphingolipidosen 192, **205**
Sphingomyelinkonzentration 23
Sphingomyelinose 192, 205
Sphinktermyektomie 265
Spickdraht 360, 363
Spielonanie 502
Spielsucht 512

Spike-Aktivität ... 483
Spike-wave-Muster ... 482
Spina bifida ... 451, 467
Spinale Muskelatrophie ... 34, 382, **490**, 494
Spinalkanalstenose ... 378
Spinalparalyse ... 470
Spindelzellnaevus ... 450
Spinozerebellare Ataxien ... 33, 490
Spiramycin ... 50
Spitzfuß ... 470
Spitz-Holter-Shunt ... 467
Spitz-Naevus ... 450
Spitzschädel ... 380
Splenom ... 148
Splenomegalie ... 101, 148, 150
Spondylarthritis ... 391
Spondylarthrose ... 391
Spondylitis ... 389
- ankylosans ... 421
Spondylodese ... 387
Spondyloepiphysäre Dysplas. 185, 378
Spondylolisthesis ... 385, **390**, 469
Spondylolyse ... 385, **390**
Spondylose ... 391
Spongioblastome ... 329
Spongiofibrose ... 297
Spongiosaplastik ... 361, 384
Spontanpneumothorax ... 247
Sportlerherz ... 235, 236
Sprachentwicklung ... 2
- Störung ... 500
- Verzögerung ... 502
Spreizfuß ... 409
Spreizhose ... 395
Sprengel-Deformität ... 382
Sprue ... 143, 145, 268
Sprungbereitschaft ... 13
Squatting ... 215
SSPE ... 95
St.Jude-Klappe ... 226
St.Louis-Virus ... 112
Stadion-Ostium ... 291
Stakkatomiktion ... 303
Stammeln ... 500, 509
Stammzelle ... 140
Stammzelltransplantation 149, 150, 173, 174
Standardimpfungen ... 91
Staphylokokken ... 117
- Gastroenteritis ... 131
Starr-Edwards-Klappe ... 226
Startle-Erkrankung ... 482
Status asthmaticus ... 430
Status epilepticus .. 477, **478**, 481, 484
Status pyknoleptic ... 483
Stauchungsbruch ... 359
Stauungspapille ... 331
Steatorrhoe ... 268
Steatosis hepatis ... 212
Stechapfel ... 512
Stechapfelform ... 151
STEC-Infektion ... 129
Steinabgang ... 303
Stein-Leventhal-Syndrom ... 189, 212
Stemmreaktion ... 6, 13
Stenozephalie ... 380
Stent-Retriever-S ... 473
Sterblichkeit ... 62
Stereotype Bewegungen ... 484
Stereotypien ... 499
Sterilität ... 41, 188
Sternberg-Reed-Zellen ... 325
Sternumspalten ... 242
Steroidakne ... 444
Steroiddehydrogenasedefekt ... 188
Stevens-Johnson-Syndrom ... 93, **427**, 437, 447, 477
STH ... 184
Stickler-Syndrom ... 83
Stiff-baby-Syndrom ... 482
Stiff-Person-Syndrom ... 194
STIKO ... 89
Stillen ... 57, 138
Still-Syndrom ... 148, 417, **419**
Stimmfremitus ... 118
Stirnfontanelle ... 380
Stirnnaht ... 380
Stoffwechselstörungen ... 192
Stolperherz ... 239
Stomatozytose ... 148
Storchenbeine ... 492
Storchenbiss ... 451
Stottern ... 509
Strabismus ... 334, 346, 456, **457**
Strahlenfibrose ... 320
Stratum germinativum ... 362
Streptokokken ... 47, 62, **106**, 117, 231, 423
- Pharyngitis ... 107
Streptomycin ... 123
Stress ... 472
Stressfraktur ... 358
Stridor ... 116, **121**, 224, 242, 243, 371, 430
Stroke unit ... 473
Strongyloidiasis ... 135
Strophulus infantum ... 439, 442
Strukturanomalien ... 38
Struma maligna ... 190
Struvitsteine ... 301
Stuart-Prower-Defekt ... 159
Stuhl ... 58
Stuhlfrequenz ... 58, 270
Sturge-Weber-Syndrom **344**, 451, 459, 474, 496
Sturzanfälle ... 481
Sturzkampfbombergeräusch ... 495
Subarachnoidalblutung. 463, 466, 471
Subclavian-Flap-Technik ... 224
Subduralhämatom ... 63, 357, 373
Subependymom ... 331
Subglottische Stenose ... 78
Subpelvine Harnleiterabgangstenose. ... 279, 286
Substanzmissbrauch ... 506
Suchreflex ... 5, 13
Sucht ... 503, **510**
SUDC ... 85
Sudden infant death syndrome. 63, 85
Sudeck-Syndrom ... 361
SUDEP ... 477
Suizidalität ... 506
Sulbactam ... 88
Sulcus coronarius ... 306
Sulfatidlipidose ... 205
Sultiam ... 476, 484
Sunna Circumcision ... 309
Superinfektion ... 88, 116
Suppressionsamblyopie ... 456
Supratentorielle Hirntum ... 327
Supraventrikuläre Tachykardie 235, 236, **237**
Surfactant ... 56, 65, 67
- Mangelsyndrom ... 66, 70
Susac-Syndrom ... 471
Sutura coronalis, frontalis, lambdoidea, sagittalis ... 380
Switch-Operation ... 222
Swyer-James-Syndrom ... 246
Swyer-Syndrom ... 38
Symbiotische Psychose ... 498
Sympathoblastom ... 334
Sympathomimetikum ... 65
Syndaktylie ... 60, 375, 381, 407
Synechien ... 421
Synkopen 235, 236, 239, **240**, 358, 478, 487
Synostose ... 376
Synovialsarkom ... 319, 345
Syphilis ... 48
Syringomyelie ... 388, 468
Systemische Arthritis ... 417, 419
Systemischer Lupus erythematodes 180
Systolikum ... 228

T

T4-Helfer-Lymphozyten ... 135
Tabak ... 510
Tabakbeutelnaht ... 262
Tachykardie-Bradykardie-Syndrom 236
Tachyphemie ... 509
Tachypnoe ... 118
- transitorische ... 71
Taenia solium/saginata ... 133
Takayasu-Arteriitis ... 165, 229
Talus verticalis ... 409
Tamponkrankheit ... 109
Tandemmassenspektrometrie. 8, 193, 497
Tanner-Stadien ... **17**, 183
Tanorexie ... 512
TAR-Syndrom ... 154
Tarui-Krankheit ... 200
Taubenzüchterlunge ... 431
Taubheit ... 454
Taurin ... 56, 72, 140
Taussig-Bing-Komplex ... 222, 225
Tay-Sachs-Syndrom ... 205, 496
TBC ... 122
TDF ... 37
TEE ... 226
Teicoplanin ... 88, 178
Teilleistungsschwächen ... 500
Teleangiektasien ... 175, 182
Temperaturdifferenz ... 261
Temporallappenepilepsie ... 474, **484**
Ten-Horn-Zeichen ... 262
Tennisschlägerdaumen ... 48
Tentorielle Einklemmung ... 355
Tentorium cerebelli ... 327
Ten-Twenty-System ... 475
TEOAE ... 189
Teratogenität ... 19
Teratokarzinome ... 339
Teratome ... 327, 329, 333, **347**
Terminale Niereninsuffizienz ... 280
Testikuläre Feminisierung **38**, 191, 306, 309
Testis-determinierender Faktor ... 37
Testosteron ... 42, 184, 512
Tetanie ... 208
Tetanus-Impfung ... 89, **92**, 365
Tethered-spinal-cord-Syndrom ... 468
Tetracyclin ... 88, 444
Tetrahydrobiopterin ... 194
TGA ... 222
Thalassämie ... 19, 144, 150
Thalidomid ... 214, 375
Thelarche ... 16, 183, 184
Thermoregulation ... 56
Thesaurismosen ... 381, 467
Thiamin-sensitive Anämie ... 146
Thiersch-Transplantat ... 366
Thinner-Sucht ... 510
Thiopental ... 479
Thorakalniere ... 279
Thoraxtrauma ... 352
Thrombasthenie ... 157
Thrombin ... 153
Thrombininhibitor ... 155
Thromboembolien ... 471
Thrombophilie ... 471
Thromboplastinzeit ... 154
Thrombotisch-thrombozytopenische Purpura ... 130, 155, 163, 164
Thrombozyten ... 140
- Aggregationshemmer ... 154
- Funktionsstörungen ... 153, 157
Thrombozytopathien ... 153, 157
Thrombozytopenie .. 19, 153, 154, 174
- neonatale alloimmune ... 155
Thrombozytose ... 19
Thymushypoplasie ... 171
Thyreoiditis ... 190
TIA ... 241, 471
Tiagabin ... 476
Tibia vara infantum ... 404
Tic-Störungen 478, 488, 500, 502, 508

Tierfellnävus 450
Tierversuch 123
Timothy-Syndrom 236
TIN 342
Tinea 436, 442, **445**
- capitis 449
- pedis 445
Tintenlöscherfuß 407, 410
T-Lymphozyten 166
TNF-α-Inhibitor 250, 418, 443
Tobramycin 88
Todd-Paralyse 477, 481, 484, 486
Toilettentraining 271
Tokolyse 65
Toleranzentwicklung 510
Tollwut 90
- Impfung 112
Toluol 26
Tonische Phas 480
Tonisch-klonische Anfälle 480
Tonnenförmige Schneidezähne 48
Tonsillitis 100, **107**, 114, 282, 422
Tonsillotomie 108
Topiramat 476
TORCH 20, 26, **46**, 60
Torkildsen-Ventrikeldrainage 467
Torsade de pointes 236
Torsionsovar 251
Torticollis 382, **387**
Toscana-Virus 112
Totale Lungenvenenfehlmündung. 62, 215, **221**
Totenlade 383
Totenstille 254
Totimpfstoffe 91
Tourette-Syndrom **487**, 502, 508
Toxic schock Syndrom 109, 161
Toxikomanie 209
Toxische Myokarditis 232
Toxisches Megakolon 265
Toxoplasma gondii 49
Toxoplasmose 26, 72, 137, 326, 455
Trabekelblase 296
Tracheaclipping 24
Trachealdivertik 243
Trachealstenose 243
Tracheobronchitis 114, 116
Tracheomalazi 243
Tracheostoma 366
Tramadol 303, 321
Tränenwegsstenose 462
Tranquilizer 510
Transaminasen 155, 275
Transferrin 143
Transfusionssyndrom,fetofetal 24, 142
Transition 419
Transitorische Hypogammaglobulinämie 168
Transitorische Tachypnoe 71
Transitorischer Erythroblastopenie 144
Translokation 37, 322
- reziproke 27, 38
Transposition großer Arterien 62, 214, **222**
Transsexualität 39
Traumatologie 352
Treacher-Collins-Syndrom 83
Trendelenburg-Gang 491
Trennungsangst 502
Trepanation 356
Tribasilarsynostose 380
Trichinose 135
Trichogramm 449
Trichophagie 371, 503, 507
Trichophyton 445
Trichotillomanie 449, 502
Trichterbrust 242, **392**
Trigeminusneuralgie 463
Trigonozephalus 380
Trikuspidalklappenatresie 214, **221**, 230
Trikuspidalklappeninsuffizienz 220
Trimenon 20
Trinkschwäche 8, 9, 189
Triple-Test 22, 497
Triplettrepeats 489, 491, 495
Triple-X-Syndrom 20, 26, 38, **43**
Triploidie 26
Triptan 464
Trisomie 19, 37
Trisomie 13 20, 27, **31**
Trisomie 18 20, 27, **30**
Trisomie 21 20, 27, **29**, 168, 185, 194, 212, 214, 268, 322, 397, 399, 496
Trisomie 8 31
Trisomie X 43
Trisomie XXY 41, 42, 185
Trisomie XYY 42
Trombidiose 437
Trommelfell 452
Trommelschlägelfinger 215, 249
Trompetenblum 512
Tröpfcheninfektion 86, 94, 96
Trophoblast 18
Trümmerfraktur 359
Truncus arteriosus communis 214, 222, 223
Trypanosoma cruzi 232
Tscherne u. Oestern-Etlg 359
TSH-Test 8, 190, 192
Tuba auditiva 452
Tubenkatarrh 452
Tuberkulöse Meningitis 122
Tuberkulose 20, 26, 47, 90, 119, **122**, 326, 385
- urogenitale 301
Tuberöse Sklerose 329, **343**, 451, 481
Tuberositas tibiae 405
Tubusgrößen 69, 353
Tumoranäm 144
Tumorkachexie 209
Tumorlysesyndrom 324
Tumorrachitis 209
Tumorschmerzen 320
Tumorsuppressorgene 343, 345
Turmschädel 380
Turner-Syndrom 26, 38, **40**, 185, 214, 278, 496
Turrizephalus 380
Tympanoplastik 453
Typhus abdominalis 127
Tyrosin 193
- Stoffwechselstörungen 194
Tyrosinosen 192, 194
T-Zelldefekte 167, 171

U

Übelkeit **124**, 126, 127, 128, 255, 465
Überempfindlichkeit 424
Übergangsfraktur 362
Übergewicht 57, **212**
Übertragung 20, **25**, 60
UDP-Glukuronyltransferase 72
Uhrglasnägel 215, 220, 247, 249
Ulcus duodeni 252, 255
Ulkusperforation 305
Ullrich-Turner-Syndrom 38, **40**, 183, 185, 190, 194, 214, 268, 278
Ultraschall,hochauflösender 23
Ultraschallfeindiagnostik 23, 82, 215, 375, 468
Ulzero-phlegmonöse Appendizitis 261
Umbilikalhernie 79
Undine-Syndrom 505
Univentrikuläre Korrektur 221
Unterbrochener Aortenbogen 224
Untergewic 209
Unterkühlung 368
Unverricht-Lundborg-Syndrom 482
Urac 285, **291**
Urachusdivertikel 292
Urachusfistel 79, 287, **291**, 299
Urachuspersistenz 291
Urac nus 287, **292**
Urachuszyste 292
Urämie 282
Uranokoloboma 82
Uranoplastik 82
Uranoschisis 82
Uratsteine 302
Urban-Syndrom 35
Ureaplasmen 48, 299
Ureter 285
- Abgangstenose 279, 286, 301
- Agenesie 286
- Anomalien 285
- Doppelfehlbildungen 286, 309
- fissus, duplex 286
- Knospe 277, 285
- Ligatur 288
- Lithiasis 301
- Lithotomie 304
- Mündungsdefekt 290
- Stein 288
- Stenose 286, 291
- Zele 286, 288, 291
- Zyste 286
- Zystoneostomie 291
- Zystostomie 289
. Phimose 286
Ureteritis 300
Urethralfalten 294
Urethralklappen 62, **295**, 309
Urethralsyndrom 301
Urethrastenose 297
Urethritis 297, **300**
Urethrotomia interna 297
Uricit-Stein 302
Uricult 300
Urikosurika 302
Urinkultur 300
Urinstix 300
Uroflowmetrie 297
Urogenitalmembran 295
Urogenitaltuberkulose 122, 301, 315
Urolithiasis 213, 287, 299, **301**
Urolitholyse 303
Uros 289, 291, **301**, 304
Urtikaria 424, **426**, 436
Us om 334, 454, 457
Usuren 224
Uterusfehlbildung 64
Uterushypoplasie 309
Utriculus prostaticus 296
Utrikuluszyste 296
U-Untersuchungen 6
Uveitis 421

V

V.cava-inferior-Syndrom 25
v.Gierke-Krankheit 200
V.renalis 313
V.testicularis 313
v.-Willebrand-Jürgens-Syndrom 19, 153, **159**
Vacciniavirus 48
VACTERL-Assoziation 256, 259
Vaginalaplasie 309
Vagus-Nerv-Stimulation 476
Valaciclovir 52, 106
Valproinsäure 476, 480, 483, 484
Valsalva-Manöver 237
Vancomycin 88, 133, 178
Variables Immundefektsyndrom 168
Varicella-Zoster-Virus 101
Varikosis 318
Varikozele **313**, 318
Varizellen 90, 93, **101**, 137, 427, 471
Vaskulitis 153, 163
- allergische 163
- nekrotisierende 164
Vasomotorischer Kopfschmerz 463
Vasovagale Dysregulation 240
Vasovagale Synkope 478
Velokardiofaziales Syndrom 83, 171
Venenklappen 313
Ventilinsuffizienz 467
Ventrikeldrainage 467
Ventrikelseptumdefekt 214, **218**, 219
Ventrikeltamponade 66
Ventrikuläre Extrasystolen 239
Ventrikuläre Tachykardie 235, **238**
Ventrikulo-atrialer Shunt 467

Ventrikulozisternostomie 467
Veränderungsangst 498
Verätzungen 369
Verbrauchskoagulopathie 62, 153, **161**, 435
Verbrennungen 363
Verbrennungskrankheit 280, **364**
Verdinikterus 73
Vergiftung 369
Vergrünende Streptokokken 231
Verhaltensstörungen 502
Verkehrsunfall 352
Verletzung,intrakranielle 354
Vermis cerebelli 330
Vernachlässigung 373
Vernix caseosa 60
Verotoxin 129
Verrucae planae juvenilis 446
Verrucae vulgares 436, **446**
Verschlussazoospermie 316
Verschlusshydrozephalus 466
Verschmelzungsnieren 278
Verstopfung 270
Vertebrobasiläre Insuffizienz 241
Verzögerte Bruchheilung 361
Verzögerungsinsulin 196
VES 239
Vesica duplex 294
Vesikoumbilikalfistel 79, 291
Vesikoureteraler Reflux 288, **290**, 296
Vestibulum vaginae 294
Viererzeichen 398
Vierfingerfurche 29
Vierkammerblick 23
Vigabatrin 476
Virale Enzephalitis 112
Virilisierung 34, 183, 188
Virusinfekt 114, 147, 485
Virusmeningitis 112
Visusentwicklung 456
Viszero-viszerale Reflexe 252
Vit.-A-Mangel 59, 457
Vit.-B_{12}-Mangel-Anämie 145
Vit.-B-Komplex 146
Vit.-C-Mangel 59, 192, **207**
Vit.-D 24, 208
- Mangel 192
Vit.-E-Mangelataxie 490
Vit.-K 161
- Gabe 8, 58, 65
- Mangel 56, 140, 153
- Mangelblutungen 160
Vogt-Etlg. (Ösophagusatresie) 256
Vogt-Koyanagie-Syndrom 112
Vojta-Krankengymnastik 470
Vokale Tics 487
Vollhauttransplantation 366
Volumenersatz 435
Volvulus 258, 259
Vorbeugetest 385, 386
Vorhaut 306
Vorhofflattern 235, **237**
Vorhofflimmern 235, **237**, 471
Vorhofseptumdefekt 214, **216**, 471
Vorschiebevers 385
Vorzeitige Plazentalösung 20, 142
Vorzeitige Wehen 20
Vorzeitiger Blasensprung 64
Voßschulte-Op 224
VSD 218, 219
Vulpian-Bernhardt-Muskelatrophie 491
Vulvovaginitis candidomycetica 47

W

Wabenlunge 246
Wachanfälle 487
W ma 358
Wachstumshormon 41, 185, 186, 396
Wachstumsretardierung 20, 24
- intrauterine 152, 187
W merzen 411
W törungen 184
WAGR-Syndrom 337
Wallace-Neunerregel 363
Wanderhoden 311
Wandernder Schrittmacher 236
Wanderniere 279
Warkany-Syndrom 2 27, 31
Wärmetyp-Antikörper 147
Wasserkopf 465
W ere 286, 288
Wasserspeiergesicht 204
Wasting-Syndrom 137
Waterhouse-Friderichsen-Syndrom 93, **111**, 161, 437
W hnitt 262
Weddellit-Stein 302
Wegener-Granulomatose 283, 431
Weheninduktion 25
Weichteilsark 345
Weichteilschaden 361
Weichteiltumoren 319, **345**
Weinfleck 451
Weissenbacher-Zweymüller-Phänot. 83
Weißes Blutbild 166
Weitsichtigkeit 456
Wenckebach-Periodik 239
Werdnig-Hoffmann-Muskelatrophie 491
Werlhof-Krankheit 157
Wesensänderung, epileptische 477
Wespengiftallergie 433
Wespentaille 494
West-Nil-Virus 112
W om 474, 481, 505
Whewellit-Stein 302
White spot 23
Wiedemann-Beckwith-Syndrom 78, **337**, 338
Willebrand-Jürgens-Syndrom 19, 153, **159**
Williams-Beuren-Syndrom **27**, 183, 228, 268
Wilms-Tum 313, **336**
Wilms-Tumor-Aniridie-Syndrom 27
Wilson-Krankheit 274
Windeldermatitis 427, 436, **439**, 442
Windelsoor 445
Windpocken 101
Wirbelgleiten 385
Wirbelkörperverschmelzung 381
Wirbelsäulenerkrankungen 385
Wiskott-Aldrich-Syndrom 154, 167, **174**, 176, 325
Wolff-Gang 277
Wolff-Parkinson-White-Syndrom 237
Wolf-Hirschhorn-Syndrom 27, 496
Wolfram-Syndrom 194
Wolfsrachen 82
WPW-Syndrom 220, 235, **237**
W ktur 359
Wundbotulismus 132
Wunddiphtherie 121
Wunde
- Heilungsstörungen 346
- Infektion 361, 367
Wunderlich-Syndrom 344
Wurmerkrankungen 133, 209
Wurmfortsatzentzündung 261
Wutanfälle 478, 503
Wutausbrüc 507

X

Xanthinoxidasemangel 302
Xanthogranulom 449
X-Beine 399
XDR-TBC 123
Xeroderma pigmentosum 436, **450**
X-linked-SCID 173
XXX-Trisomie 43
XXY-Syndrom 41
XY-Gonadendysgenesie 310
XYY-Syndrom 38, **42**

Y

Y-Chromosom 37
Yersinien 131, 263, 326
YY-Syndrom 42

Z

Zahnärztliche Untersuchung 10
Zähne 58
Zähneknirschen 502, 504
Zahnkrampf 476, 478, **485**
Zahnluxation 357
Zahntrauma 357, 371
ZAP-70-Mutation 173
Zappelphilipp-Syndrom 507
Zauberpflaster 322
Zellvermittelte Allergie 424
Zellweger-Syndrom 207, 381, 467
Zephalgie 463
Zerebrale Metastasen 327
Zerebralparese 62, 66, 386, 390, 407, 467, **469**
Zerebrosid-Speicherkrankheit 205
Zerebrovaskuläre Insuffizienz 241, 471
Zeroidlipofuszinosen **206**, 474
Zeruminalpfropf 454
Zervikale Dystonie 382, 388
Zervikalkanalweite 23
Zervixinsuffizienz 19, 64, 65
Zervixkarzinom 137
Zervixlänge 23
Zervixreifung 25
Zestoden 133
Zidovudin 138
Ziegenmilchanäm 146
Ziegenpeter 103
Ziehl-Neelsen-Färbung 123
Zigarettenrauchen 510
Zika-Virus **47**, 474
Ziliäre Dyskinesie 115, 116, **244**, 250, 431
Zirkulation, persistierende fetale 63, 66, **78**, 81, 245
Zirkumzision 307, 309
ZNS-Lymphome 137
ZNS-Tumoren 319, **326**
Zöliakie 59, 143, 145, 169, 183, 185, 209, 250, **268**, 273
Zoster 102
Zuchthaut 366
Zuckerkrankheit 194
Zuelzer-Wilson-Syndrom 265
Zuggurtung 360
Zugschraube 360
Zungenbiss 477
Zwangsstörung 502
Zweigipfliges P 226, 230
Zweitinfektion 48
Zweittumoren 320, 326
Zwerchfellhernie 61, 68, 70, **80**, 244, 246
Zwerchfellruptur 81
Zwergniere 278
Zwillinge 64
Zwitter 26, 39, 306
Zyanose 71
Zyanotische Herzfehler 152, 214
Zyste
- Gallengang 275
- Knochen 348, 384, 411
- Lunge 246
- Niere 152, 278
- Pankreas 276
- Septum pellucidum 329, 467
Zystinurie 302
Zystische Fibrose 34, 72, 84, 120, **248**
Zystitis 300
- chronisch interstitielle 301
Zystostomie,suprapubische 62
Zytomegalie 26, **50**, 72, 117, 137, 142, 324, 455
Zytostatika 20, 302